中华医学百科全书

中医药学

中药学

国家出版基金项目
NATIONAL PUBLICATION FOUNDATION

中国协和医科大学出版社

图书在版编目（CIP）数据

中药学 / 高学敏主编 . —北京：中国协和医科大学出版社，2017.6
（中华医学百科全书）
ISBN 978-7-5679-0707-2

Ⅰ.①中… Ⅱ.①高… Ⅲ.①中药学 Ⅳ.① R28

中国版本图书馆 CIP 数据核字 (2017) 第 094274 号

中华医学百科全书·中药学

主　　编：高学敏

编　　审：呼素华　袁　钟

责任编辑：李亚楠　戴小欢

出版发行：中国协和医科大学出版社
　　　　　（北京东单三条九号　邮编 100730　电话 010-6526 0431）

网　　址：www.pumcp.com

经　　销：新华书店总店北京发行所

印　　刷：北京雅昌艺术印刷有限公司

开　　本：889×1230　1/16 开

印　　张：24

字　　数：650 千字

版　　次：2017 年 6 月第 1 版

印　　次：2017 年 6 月第 1 次印刷

定　　价：280.00 元

ISBN 978-7-5679-0707-2

《中华医学百科全书》编纂委员会

总顾问　吴阶平　韩启德　桑国卫

总指导　陈　竺

总主编　刘德培

副总主编　曹雪涛　李立明　曾益新

编纂委员（以姓氏笔画为序）

许媛	许腊英	那彦群	阮长耿	阮时宝	孙宁	孙光
孙皎	孙锟	孙长颢	孙少宣	孙立忠	孙则禹	孙秀梅
孙建中	孙建方	孙贵范	孙海晨	孙景工	孙颖浩	孙慕义
严世芸	苏川	苏旭	苏荣扎布	杜元灏	杜文东	杜治政
杜惠兰	李龙	李飞	李东	李宁	李刚	李丽
李波	李勇	李桦	李鲁	李磊	李燕	李冀
李大魁	李云庆	李太生	李曰庆	李玉珍	李世荣	李立明
李永哲	李志平	李连达	李灿东	李君文	李劲松	李其忠
李若瑜	李松林	李泽坚	李宝馨	李建勇	李映兰	李莹辉
李继承	李森恺	李曙光	杨凯	杨恬	杨健	杨化新
杨文英	杨世民	杨世林	杨伟文	杨克敌	杨国山	杨宝峰
杨炳友	杨晓明	杨跃进	杨腊虎	杨瑞馥	杨慧霞	励建安
连建伟	肖波	肖南	肖永庆	肖海峰	肖培根	肖鲁伟
吴东	吴江	吴明	吴信	吴令英	吴立玲	吴欣娟
吴勉华	吴爱勤	吴群红	吴德沛	邱建华	邱贵兴	邱海波
邱蔚六	何维	何勤	何方方	何绍衡	何春涤	何裕民
余争平	余新忠	狄文	冷希圣	汪海	汪受传	沈岩
沈岳	沈敏	沈铿	沈卫峰	沈心亮	沈华浩	沈俊良
宋国维	张泓	张学	张亮	张强	张霆	张澍
张大庆	张为远	张世民	张志愿	张丽霞	张伯礼	张宏誉
张劲松	张奉春	张宝仁	张宇鹏	张建中	张建宁	张承芬
张琴明	张富强	张新庆	张潍平	张德芹	张燕生	陆华
陆付耳	陆伟跃	陆静波	阿不都热依木·卡地尔		陈文	陈杰
陈实	陈洪	陈琪	陈楠	陈薇	陈士林	陈大为
陈文祥	陈代杰	陈红风	陈尧忠	陈志南	陈志强	陈规化
陈国良	陈佩仪	陈家旭	陈智轩	陈锦秀	陈誉华	邵蓉
邵荣光	武志昂	其仁旺其格	范明	范炳华	林三仁	林久祥
林子强	林江涛	林曙光	杭太俊	欧阳靖宇	尚红	果德安
明根巴雅尔	易定华	易著文	罗力	罗毅	罗小平	罗长坤
罗永昌	罗颂平	帕尔哈提·克力木		帕塔尔·买合木提·吐尔根		
图门巴雅尔	岳建民	金玉	金奇	金少鸿	金伯泉	金季玲
金征宇	金银龙	金惠铭	郁琦	周兵	周林	周永学
周光炎	周灿全	周良辅	周纯武	周学东	周宗灿	周定标
周宜开	周建平	周建新	周荣斌	周福成	郑一宁	郑家伟
郑志忠	郑金福	郑法雷	郑建全	郑洪新	郎景和	房敏
孟群	孟庆跃	孟静岩	赵平	赵群	赵子琴	赵中振

赵文海	赵玉沛	赵正言	赵永强	赵志河	赵彤言	赵明杰
赵明辉	赵耐青	赵继宗	赵铱民	郝 模	郝小江	郝传明
郝晓柯	胡 志	胡大一	胡文东	胡向军	胡国华	胡昌勤
胡晓峰	胡盛寿	胡德瑜	柯 杨	查 干	柏树令	柳长华
钟翠平	钟赣生	香多·李先加	段 涛	段金廒	段俊国
侯一平	侯金林	侯春林	俞光岩	俞梦孙	俞景茂	饶克勤
姜小鹰	姜玉新	姜廷良	姜国华	姜柏生	姜德友	洪 两
洪 震	洪秀华	洪建国	祝庆余	祝陈晨	姚永杰	姚祝军
秦 川	袁文俊	袁永贵	都晓伟	晋红中	粟占国	贾 波
贾建平	贾继东	夏照帆	夏慧敏	柴光军	柴家科	钱传云
钱忠直	钱家鸣	钱焕文	倪 鑫	倪 健	徐 军	徐 晨
徐永健	徐志云	徐志凯	徐克前	徐金华	徐建国	徐勇勇
徐桂华	凌文华	高 妍	高 晞	高志贤	高志强	高学敏
高金明	高健生	高树中	高思华	高润霖	郭 岩	郭小朝
郭长江	郭巧生	郭宝林	郭海英	唐 强	唐朝枢	唐德才
诸欣平	谈 勇	谈献和	陶·苏和	陶广正	陶永华	陶芳标
陶建生	黄 峻	黄 烽	黄人健	黄叶莉	黄宇光	黄国宁
黄国英	黄跃生	黄璐琦	萧树东	梅长林	曹 佳	曹广文
曹务春	曹建平	曹洪欣	曹济民	曹雪涛	曹德英	龚千锋
龚守良	龚非力	袭著革	常耀明	崔 蒙	崔丽英	庾石山
康 健	康廷国	康宏向	章友康	章锦才	章静波	梁显泉
梁铭会	梁繁荣	谌贻璞	屠鹏飞	隆 云	绳 宇	巢永烈
彭 成	彭 勇	彭明婷	彭晓忠	彭瑞云	彭毅志	
斯拉甫·艾白		葛 坚	葛立宏	董方田	蒋力生	蒋建东
蒋建利	蒋澄宇	韩晶岩	韩德民	惠延年	粟晓黎	程 伟
程天民	程训佳	童培建	曾 苏	曾小峰	曾正陪	曾学思
曾益新	谢 宁	谢立信	蒲传强	赖西南	赖新生	詹启敏
詹思延	鲍春德	窦科峰	窦德强	赫 捷	蔡 威	裴国献
裴晓方	裴晓华	管柏林	廖品正	樊代明	谭先杰	翟所迪
熊大经	熊鸿燕	樊飞跃	樊巧玲	樊代明	樊立华	樊明文
黎源倩	颜 虹	潘国宗	潘柏申	潘桂娟	薛社普	薛博瑜
魏光辉	魏丽惠	藤光生				

《中华医学百科全书》学术委员会

主任委员　巴德年

副主任委员（以姓氏笔画为序）

汤钊猷　　吴孟超　　陈可冀　　贺福初

学术委员（以姓氏笔画为序）

丁鸿才	于是凤	于润江	于德泉	马　遂	王　宪	王大章
王文吉	王之虹	王正敏	王声湧	王近中	王邦康	王晓仪
王政国	王海燕	王鸿利	王琳芳	王锋鹏	王满恩	王模堂
王澍寰	王德文	王翰章	乌正赉	毛秉智	尹昭云	巴德年
邓伟吾	石一复	石中瑗	石四箴	石学敏	平其能	卢世璧
卢光琇	史俊南	皮昕	吕军	吕传真	朱预	朱大年
朱元珏	朱家恺	朱晓东	仲剑平	刘正	刘耀	刘又宁
刘宝林（口腔）		刘宝林（公共卫生）		刘桂昌	刘敏如	刘景昌
刘新光	刘嘉瀛	刘镇宇	刘德培	江世忠	闫剑群	汤光
汤钊猷	阮金秀	孙燕	孙汉董	孙曼霁	纪宝华	严隽陶
苏志	苏荣扎布	杜乐勋	李亚洁	李传胪	李仲智	李连达
李若新	李济仁	李钟铎	李舜伟	李巍然	杨莘	杨圣辉
杨宠莹	杨瑞馥	肖文彬	肖承悰	肖培根	吴坤	吴蓬
吴乐山	吴永佩	吴在德	吴军正	吴观陵	吴希如	吴孟超
吴咸中	邱蔚六	何大澄	余森海	谷华运	邹学贤	汪华
汪仕良	张乃峥	张习坦	张月琴	张世臣	张丽霞	张伯礼
张金哲	张学文	张学军	张承绪	张洪君	张致平	张博学
张朝武	张蕴惠	陆士新	陆道培	陈子江	陈文亮	陈世谦
陈可冀	陈立典	陈宁庆	陈尧忠	陈在嘉	陈君石	陈育德
陈治清	陈洪铎	陈家伟	陈家伦	陈寅卿	邵铭熙	范乐明
范茂槐	欧阳惠卿	罗才贵	罗成基	罗启芳	罗爱伦	罗慰慈
季成叶	金义成	金水高	金惠铭	周　俊	周仲瑛	周荣汉
赵云凤	胡永华	钟世镇	钟南山	段富津	侯云德	侯惠民
俞永新	俞梦孙	施侣元	姜世忠	姜庆五	恽榴红	姚天爵
姚新生	贺福初	秦伯益	贾继东	贾福星	顾美仪	顾觉奋
顾景范	夏惠明	徐文严	翁心植	栾文明	郭　定	郭子光
郭天文	唐由之	唐福林	涂永强	黄洁夫	黄璐琦	曹仁发
曹采方	曹谊林	龚幼龙	龚锦涵	盛志勇	康广盛	章魁华

梁文权　　梁德荣　　彭名炜　　董　怡　　温　海　　程元荣　　程书钧

程伯基　　傅民魁　　曾长青　　曾宪英　　裘雪友　　甄永苏　　褚新奇

蔡年生　　廖万清　　樊明文　　黎介寿　　薛　淼　　戴行锷　　戴宝珍

戴尅戎

中医药学

总主编

王永炎　中国中医科学院

曹洪欣　中国中医科学院

本卷编委会

主　编

高学敏　北京中医药大学

副主编

钟赣生　北京中医药大学

邓家刚　广西中医药大学

彭　成　成都中医药大学

刘树民　黑龙江中医药大学

张德芹　天津中医药大学

唐德才　南京中医药大学

编　委（以姓氏笔画为序）

于　虹　天津中医药大学

王　淳　北京中医药大学

王景霞　北京中医药大学

王满恩　山西药科职业学院

王德友　长春中医药大学

毛晓健　云南中医学院

任艳玲　辽宁中医药大学

刘贤武　成都中医药大学

杨柏灿　上海中医药大学

吴庆光　广州中医药大学

邱颂平　福建中医药大学

宋树立	国家卫生和计划生育委员会
宋捷民	浙江中医药大学
张　冰	北京中医药大学
张一昕	河北医科大学
张建军	北京中医药大学
陈　芳	贵阳中医学院
陈卫平	南京中医药大学
陈绍红	北京中医药大学
欧丽娜	河南科技大学
金　华	天津中医药大学
周祯祥	湖北中医药大学
胡锡琴	陕西中医药大学
姚映芷	南京中医药大学
秦华珍	广西中医药大学
袁　静	安徽中医药大学
聂　晶	江西中医药大学
徐晓玉	西南大学
高慧琴	甘肃中医药大学
郭　忻	上海中医药大学
郭建生	湖南中医药大学
崔　瑛	河南中医药大学
鲁耀邦	湖南中医药大学
蓝森麟	广州中医药大学
滕佳林	山东中医药大学

前　言

《中华医学百科全书》终于和读者朋友们见面了！

古往今来，凡政通人和、国泰民安之时代，国之重器皆为科技、文化领域的鸿篇巨制。唐代《艺文类聚》、宋代《太平御览》、明代《永乐大典》、清代《古今图书集成》等，无不彰显盛世之辉煌。新中国成立后，国家先后组织编纂了《中国大百科全书》第一版、第二版，成为我国科学文化事业繁荣发达的重要标志。医学的发展，从大医学、大卫生、大健康角度，集自然科学、人文社会科学和艺术之大成，是人类社会文明与进步的集中体现。随着经济社会快速发展，医药卫生领域科技日新月异，知识大幅更新。广大读者对医药卫生领域的知识文化需求日益增长，因此，编纂一部医药卫生领域的专业性百科全书，进一步规范医学基本概念，整理医学核心体系，传播精准医学知识，促进医学发展和人类健康的任务迫在眉睫。在党中央、国务院的亲切关怀以及国家各有关部门的大力支持下，《中华医学百科全书》应运而生。

作为当代中华民族"盛世修典"的重要工程之一，《中华医学百科全书》肩负着全面总结国内外医药卫生领域经典理论、先进知识，回顾展现我国卫生事业取得的辉煌成就，弘扬中华文明传统医药璀璨历史文化的使命。《中华医学百科全书》将成为我国科技文化发展水平的重要标志、医药卫生领域知识技术的最高"检阅"、服务千家万户的国家健康数据库和医药卫生各学科领域走向整合的平台。

肩此重任，《中华医学百科全书》的编纂力求做到两个符合：一是符合社会发展趋势。全面贯彻以人为本的科学发展观指导思想，通过普及医学知识，增强人民群众健康意识，提高人民群众健康水平，促进社会主义和谐社会构建；二是符合医学发展趋势。遵循先进的国际医学理念，以"战略前移、重心下移、模式转变、系统整合"的人口与健康科技发展战略为指导。同时，《中华医学百科全书》的编纂力求做到两个体现：一是体现科学思维模式的深刻变革，即学科交叉渗透/知识系统整合；二是体现继承发展与时俱进的精神，准确把握学科现有基础理论、基本知识、基本技能以及经典理论知识与科学思维精髓，深刻领悟学科当前面临的交叉渗透与整合转化，敏锐洞察学科未来的发展趋势与突破方向。

作为未来权威著作的"基准点"和"金标准"，《中华医学百科全书》编纂过程中，制定了严格的主编、编者遴选原则，聘请了一批在学界有相当威望、具有较高学术造诣和较强组织协调能力的专家教授（包括多位两院院士）担任大类主编和学科卷主编，确保全书的科学性与权威性。另外，还借鉴了已有百科全书的编写经验。鉴于《中华医学百科全书》的编纂过程本身带有科学研究性质，还聘请了若干科研院所的科研管理专家作为特约编审，站在科研管理的高度为全书的顺利编纂保驾护航。除了编者、编审队伍外，还制订了详尽的质量保证计划。编纂委员会和工作委员会秉持质量源于设计的理念，共同制订了一系列配套的质量控制规范性文件，建立了一套切实可行、行之有效、效率最优的编纂质量管理方案和各种情况下的处理原则及预案。

《中华医学百科全书》的编纂实行主编负责制，在统一思想下进行系统规划，保证良好的全程质量策划、质量控制、质量保证。在编写过程中，统筹协调学科内各编委、卷内条目以及学科间编委、卷间条目，努力做到科学布局、合理分工、层次分明、逻辑严谨、详略有方。在内容编排上，务求做到"全准精新"。形式"全"：学科"全"，册内条目"全"，全面展现学科面貌；内涵"全"：知识结构"全"，多方位进行条目阐释；联系整合"全"：多角度编制知识网。数据"准"：基于权威文献，引用准确数据，表述权威观点；把握"准"：审慎洞察知识内涵，准确把握取舍详略。内容"精"："一语天然万古新，豪华落尽见真淳。"内容丰富而精炼，文字简洁而规范；逻辑"精"："片言可以明百意，坐驰可以役万里。"严密说理，科学分析。知识"新"：以最新的知识积累体现时代气息；见解"新"：体现出学术水平，具有科学性、启发性和先进性。

《中华医学百科全书》之"中华"二字，意在中华之文明、中华之血脉、中华之视角，而不仅限于中华之地域。在文明交织的国际化浪潮下，中华医学汲取人类文明成果，正不断开拓视野，敞开胸怀，海纳百川般融入，润物无声状拓展。《中华医学百科全书》秉承了这样的胸襟怀抱，广泛吸收国内外华裔专家加入，力求以中华文明为纽带，牵系起所有华人专家的力量，展现出现今时代下中华医学文明之全貌。《中华医学百科全书》作为由中国政府主导，参与编纂学者多、分卷学科设置全、未来受益人口广的国家重点出版工程，得到了联合国教科文等组织的高度关注，对于中华医学的全球共享和人类的健康保健，都具有深远意义。

《中华医学百科全书》分基础医学、临床医学、中医药学、公共卫生学、军事与特种医学和药学六大类，共计144卷。由中国医学科学院/北京协和医学院牵头，联合军事医学科学院、中国中医科学院和中国疾病预防控制中心，带动全国知名院校、科研单位和医院，有多位院士和海内外数千位优秀专家参加。国内知名的医学和百科编审汇集中国协和医科大学出版社，并培养了一批热爱百科事业的中青年编辑。

回览编纂历程，犹然历历在目。几年来，《中华医学百科全书》编纂团队呕心沥血，孜孜矻矻。组织协调坚定有力，条目撰写字斟句酌，学术审查一丝不苟，手书长卷撼人心魂……在此，谨向全国医学各学科、各领域、各部门的专家、学者的积极参与以及国家各有关部门、医药卫生领域相关单位的大力支持致以崇高的敬意和衷心的感谢！

《中华医学百科全书》的编纂是一项泽被后世的创举，其牵涉医学科学众多学科及学科间交叉，有着一定的复杂性；需要体现在当前医学整合转型的新形式，有着相当的创新性；作为一项国家出版工程，有着毋庸置疑的严肃性。《中华医学百科全书》开创性和挑战性都非常强。由于编纂工作浩繁，难免存在差错与疏漏，敬请广大读者给予批评指正，以便在今后的编纂工作中不断改进和完善。

刘德培

凡　例

一、《中华医学百科全书》（以下简称《全书》）按基础医学类、临床医学类、中医药学类、公共卫生类、军事与特种医学类、药学类的不同学科分卷出版。一学科辑成一卷或数卷。

二、《全书》基本结构单元为条目，主要供读者查检，亦可系统阅读。条目标题有些是一个词，例如"中药"；有些是词组，例如"中药用药禁忌"。

三、由于学科内容有交叉，会在不同卷设有少量同名条目。例如《中药学》《中药炮制学》都设有"大黄"条目。其释文会根据不同学科的视角不同各有侧重。

四、条目标题上方加注汉语拼音，条目标题后附相应的外文。例如：

^{yíncháihú}
银柴胡（Stellariae Radix）

五、本卷条目按学科知识体系顺序排列。为便于读者了解学科概貌，卷首条目分类目录中条目标题按阶梯式排列，例如：

中药性能 ……………………………………………………………………

　　四气 …………………………………………………………………

　　五味 …………………………………………………………………

　　　性味合参 ………………………………………………………

　　升降浮沉 ……………………………………………………………

　　归经 …………………………………………………………………

六、各学科都有一篇介绍本学科的概观性条目，一般作为本学科卷的首条。介绍学科大类的概观性条目，列在本大类中基础性学科卷的学科概观性条目之前。

七、条目之中设立参见系统，体现相关条目内容的联系。一个条目的内容涉及其他条目，需要其他条目的释文作为补充的，设为"参见"。所参见的本卷条目的标题在本条目释文中出现的，用蓝色楷体字印刷；所参见的本卷条目的标题未在本条目释文中出现的，在括号内用蓝色楷体字印刷该标题，另加"见"字；参见其他卷条目的，注明参见条所属学科卷名，如"参见□□□卷"或"参见□□□卷□□□□"。

八、《全书》医学名词以全国科学技术名词审定委员会审定公布的为标准。同一概念或疾病在不同学科有不同命名的，以主科所定名词为准。字数较多，释文中拟用简称的名词，每个条目中第一次出现时使用全称，并括注简称，例如：甲型病毒性肝炎（简称甲肝）。个别众所周知的名词直接使用简称、缩写，例如：B 超。药物名称参照《中华人民共和国药典》2015 年版和《国家基本药物目录》2012 年版。

九、《全书》量和单位的使用以国家标准 GB 3100~3102—1993《量和单位》为准。援引古籍或外文时维持原有单位不变。必要时括注与法定计量单位的换算。

十、《全书》数字用法以国家标准 GB/T 15835—2011《出版物上数字用法》为准。

十一、正文之后设有内容索引和条目标题索引。内容索引供读者按照汉语拼音字母顺序查检条目和条目之中隐含的知识主题。条目标题索引分为条目标题汉字笔画索引和条目外文标题索引，条目标题汉字笔画索引供读者按照汉字笔画顺序查检条目，条目外文标题索引供读者按照外文字母顺序查检条目。

十二、部分学科卷根据需要设有附录，列载本学科有关的重要文献资料。

目　录

zhōngyàoxué

中药学 (science of Chinese materia medica)

专门研究中药基本理论和中药来源、产地、采集、炮制、性能、功效及临床应用规律等知识的学科。是中医院校的骨干学科，是祖国医药学宝库中重要组成部分。

形成、发展和现状 中药的发现和应用，以及中药学的产生、发展，与中医学并行，都是经历了极其漫长的实践过程。中药的起源是中国劳动人民长期生活实践和医疗实践的结果，因此，有"药食同源"之说。《淮南子·修务训》谓："神农……尝百草之滋味，水泉之甘苦，令民知所避就，当此之时，一日而遇七十毒。"《史记·补三皇本纪》云："神农氏以赭鞭鞭草木，始尝百草，始有医药。""神农尝百草"虽属传说，客观上却反映了中国劳动人民由渔猎时代过渡到农业、畜牧业时代发现药物、积累经验的艰苦实践过程，也是药物起源于生产劳动的真实写照。随着历史的递嬗，社会和文化的演进，生产力的发展，医学的进步，人们对于药物的认识和需求也与日俱增。药物的来源也由野生药材、自然生长逐步发展到部分人工栽培和驯养，并由动、植物扩展到天然矿物及若干人工制品。记录和传播用药知识与经验的方式、方法也就由最初的"识识相因""师学相承""口耳相传"发展到以文字记载。

现存最早的本草专著当推《神农本草经》（简称《本经》），约成书于西汉末年至东汉初年（公元前1世纪~1世纪）。全书载药365种，其中植物药252种、动物药67种、矿物药46种，按药物功效的不同分为上、中、下三品。上品120种，功能滋补强壮，延年益寿，无毒或毒性很弱，可以久服；中品120种，功能治病补虚，兼而有之，有毒或无毒当斟酌使用；下品125种，功专祛寒热，破积聚，治病攻邪，多具毒性，不可久服。《神农本草经》序论中还简要赅备地论述了中药的基本理论，如四气五味、有毒无毒、配伍法度、辨证用药原则、服药方法及丸、散、膏、酒等多种剂型，并简要介绍了中药的产地、采集、加工、贮存、真伪鉴别……，为中药学的全面发展奠定了理论基石。书中所载药物大多朴实有验，至今仍习用，如常山抗疟、苦楝子驱虫、阿胶止血、乌头止痛、当归调经、黄连治痢、麻黄定喘、海藻治瘿等等。《本经》是汉以前药学知识和经验的第一次大总结，奠定了中国大型骨干本草的编写基础，是中国最早的珍贵药学文献，与《黄帝内经》《难经》《伤寒论》一起被后世奉为四大经典，它对中药学的发展产生了深远的影响。

梁·陶弘景（公元456~536年）在整理注释经传抄错简的《神农本草经》的基础上，又增加汉魏以来名医的用药经验（主要取材于《名医别录》），撰成《本草经集注》一书，对魏晋以来三百余年间中药学的发展做了全面总结。全书七卷，载药730种，分玉石、草、木、虫兽、果菜、米食、有名未用七类，首创按药物自然属性分类的方法，改变了"三品混糅，冷热舛错，草木不分，虫兽无辨"的现象。对药物的形态、性味、产地、采制、剂量、真伪辨别等都做了较为详尽的论述，强调药物的产地与采制方法和其疗效具有密切的关系。该书还首创"诸病通用药"，分别列举80多种疾病的通用药物，如治风通用药有防风、防己、秦艽、川芎等，治黄疸通用药有茵陈、栀子、紫草等，以便于医生临证处方用药。此外本书还考定了古今用药的度量衡，并规定了汤、酒、膏、丸等剂型的制作规范。此书是继《神农本草经》之后的第二部本草名著，它奠定了中国大型骨干本草编写的雏形。南朝刘宋时代（公元420~479年）雷敩的《雷公炮炙论》是中国第一部炮制专著，该书系统地介绍了300种中药的炮制方法，提出药物经过炮制可以提高药效，降低毒性，便于贮存、调剂、制剂等，标志着中药学的一个新兴分支学科的出现。

唐显庆四年（公元659年）颁布了经政府批准，由长孙无忌、李勣领衔编修，由苏敬实际负责，23人参加撰写的《新修本草》（又名《唐本草》）。全书卷帙浩繁，共54卷，收药844种（一说850种），新增药物114种（一说120种），由药图、图经、本草三部分组成，分为玉石、草、木、兽禽、虫、鱼、果菜、米谷、有名未用等九类。增加了药物图谱，并附以文字说明。这种图文并茂的方法，开创了世界药学著作的先例。在保持《神农本草经》原文的基础上，对古书未载者加以补充、内容错讹者重新修订。书中既收集了为民间所习用的安息香、龙脑香、血竭、诃黎勒、胡椒等外来药，同时又增加了水蓼、荭草、山楂、人中白等民间经验用药，且药物分类也较《本草经集注》多两类。《新修本草》是由国家组织修订和推行的，因此也是世界上公开颁布的最早的药典，比公元1542年欧洲《纽伦堡药典》要早800余年。此后，唐开元年间（公元 713~741 年），陈藏器深入实际，搜集了《新修本草》所遗漏的许多民间药物，对《新修本草》进行了增补和辨误，编写成《本草拾遗》，为丰富本草学的内容作出了贡献。还根据药物功效，提出宣、通、补、泻、轻、重、燥、湿、滑、涩十种分类方法，对后世方药分类产生了很大影响。

宋开宝元年（公元 973 年）刘翰、马志等奉命在《新修本草》《蜀本草》的基础上修改增订宋代第一部官修本草《开宝新详定本草》，次年发现其仍有遗漏和不妥之处经翰林学士中书舍人李昉、户部员外郎知制诰王祐、左司员外郎知制诰扈蒙详细审察，重加校定，较《新修本草》增加药物 133 种，合计 983 种，名《开宝重定本草》，苏颂称此书"其言药性之良毒。性之寒温，味之甘苦，可谓备且详矣。"嘉祐二至五年（公元 1057~1060 年），又出现了第三部官修本草，即《嘉祐补注神农本草》（简称《嘉祐本草》）。较《开宝重定本草》增加新药 99 种，合计载药 1082 种，采摭广泛，校修恰当，对药物学的发展起了一定的作用。嘉祐六年（公元 1061 年），由苏颂将经国家向各郡县收集所产药材实图及开花、结果、采收时间、药物功效的说明资料以及外来进口药的样品，汇总京都，编辑成册，名曰《本草图经》。全书共 21 卷，考证详明，颇具发挥。此书与《嘉祐本草》互为姊妹篇。宋代医家唐慎微搜集了大量古今单方、验方，整理了经史百家 246 种典籍中有关药学的资料，在《嘉祐本草》《本草图经》的基础上，于公元 1082 年撰成《经史证类备急本草》。全书 33 卷，载药 1558

种，较前增加 476 种，附方 3000 余首。方例是药物功能的直接例证，每味药物附有图谱，这种方药兼收，图文并重的编写体例，较前代本草又有所进步，且保存了民间用药的丰富经验。全书不仅切合实际，而且在集前人著作大成方面作了极大贡献，为后世保存了大量古代方药的宝贵文献。该书使中国大型骨干本草编写格局臻于完备，起了承前启后、继往开来的作用。元代忽思慧于1330 年编著的《饮膳正要》是饮食疗法的专门著作。书中对养生避忌、妊娠食忌、高营养物的烹调法、营养疗法、食物卫生、食物中毒都有论述，介绍了不少回、蒙民族的食疗方法，至今仍有较高的参考价值。另外，这一时期药性理论发展较大，研究药性理著名的医籍有寇宗奭的《本草衍义》、王好古的《汤液本草》、张元素的《医学启源》及《珍珠囊》等。

明代伟大的医药学家李时珍在《证类本草》的基础上，参考了 800 多部医药著作，对古本草进行了系统全面地整理总结。他边采访调查，边搜集标本，边临床实践，经过长期的考查、研究、历时 27 年，三易其稿，终于在公元 1578 年完成了 200 多万字的中医药科学巨著《本草纲目》。该书共 52 卷，载药 1892 种，改绘药图 1160 幅，附方 11096 首，新增药物 374 种，大大地丰富了本草学的内容。该书以《证类本草》为蓝本，在文前编辑了序例，介绍历代诸家本草，经史百家书目、七方、十剂、气味阴阳、升降浮沉、引经报使、配伍、禁忌、治法、治则等内容，全面总结了明以前药性理论内容，保存了大量医药文献。其百病主治药，既是

临床用药经验介绍，又是药物按功效主治病症分类的楷模。本书按自然属性分为水、火、土、金石、草、谷、菜、果、木、器服、虫、鳞、介、禽、兽、人共 16 部 62 类，每药标正名为纲，纲之下列目，纲目清晰。这种按"从贱至贵"的原则，即从无机到有机、从低等到高等，基本上符合进化论的观点，因而可以说是当时世界上最先进的分类法，它比植物分类学创始人林奈的《自然系统》一书要早 170 多年。《本草纲目》中的每一味药都按释名、集解、修治、气味、主治、发明、附方等项分别叙述。详细地介绍了药物名称的由来和含义、产地、形态、真伪鉴别、采集、栽培、炮制方法、性味功能、主治特点。尤其是发明项下，主要是介绍李时珍对药物观察、研究和实际应用的新发现、新经验，这就更加丰富了本草学的内容。此书在收集历代本草精华的同时，对其错误之处也做了科学的纠正，并通过他的临床实践和药物研究，对某些药物的功效做了新的概括，如土茯苓治梅毒、延胡索止痛、曼陀罗麻醉、常山截疟、银花疗痈等，都做了证实和肯定。本书不仅总结了中国 16 世纪以前的药物学知识，而且还广泛介绍了植物学、动物学、矿物学、冶金学等多学科知识，其影响远远超出了本草学范围，先后被译成朝、日、拉丁、英、法、德、俄等多种文字，成为不朽的科学巨著，是中国大型骨干本草的范本，是中国科技史上极其辉煌的硕果，在世界科技史永放光辉。明代的专题本草取得了瞩目成就。炮制方面，缪希雍的《炮炙大法》是明代影响最大的炮制专著，书中所述的"雷公炮制十七法"对后

世影响很大。明末的《白猿经》记载了用新鲜乌头榨汁、日晒、烟熏，使药面上结成冰，冰即是乌头碱的结晶，比起19世纪欧洲人从鸦片中提出吗啡——号称世界第一种生物碱还要早100多年。朱橚的《救荒本草》（1406年）为饥馑年代救荒所著，书中将民间可供食用的救荒草木，按实物绘图，标明出产环境、形态特征、性味及食用方法。药用植物方面，李中立于公元1612年编著的《本草原始》，对本草名实、性味、形态加以考证，绘图逼真，注重生药学方面的研究。兰茂（公元1397～1476年）编著的《滇南本草》，是一部专门记载云南地区药物知识的地方本草。

清代：在《本草纲目》的影响下，研究本草之风盛行。一是由于医药学的发展，进一步补充修订《本草纲目》的不足，如赵学敏的《本草纲目拾遗》；二是配合临床需要，以符合实用为原则，由博返约，对《本草纲目》进行摘要、精减、整理工作，如汪昂的《本草备要》、吴仪洛的《本草从新》等；三是受考据之风影响，从明末至清代，不少学者从古本草文献中重辑《神农本草经》，如孙星衍、顾观光等人的辑本，不少医家还对《神农本草经》做了考证注释工作，如张璐所著的《本经逢原》。

民国时期中药学发展中成就和影响最大的当推陈存仁主编的《中国药学大辞典》（1935年），全书约200万字，收录词目4300条，既广罗古籍，又博采新说，且附有标本图册，受到药界之推崇。虽有不少错讹，仍不失为近代第一部具有重要影响的大型药学丛书。这一时期，随着中医或中医药院校的出现，涌现了一批

适应教学和临床应用需要的中药学讲义：如浙江兰溪中医学校张山雷编撰的《本草正义》、上海中医专门学校秦伯未的《药物学》、浙江中医专门学校何廉臣的《实验药物学》、天津国医函授学校张锡纯的《药物讲义》等，对各药功用主治的论述大为充实。同时，随着西方药学知识和化学、生物学、物理学等近代科学技术在中国的迅速传播和发展，初步建立了以中药为主要研究对象的药用动物学、药用植物学、生药学、中药鉴定学、中药药理学等新的学科。在当时条件下，其成果集中在中药的生药、药理、化学分析、有效成分提取及临床验证等方面，对本草学发展所作贡献应当充分肯定。

中华人民共和国成立（1949年）后，在卫生部门和各级政府的指导下，积极进行历代中医药书籍的整理刊行。在本草方面，陆续影印、重刊或校点评注了《神农本草经》《证类本草》《滇南本草》《本草品汇精要》《本草纲目》与《新修本草》（残卷）等数十种重要的古代本草专著。当前涌现的中药新著，数量繁多且种类齐全，从各个角度将本草学提高到崭新的水平。其中最能反映当代本草学术成就的，有各版《中华人民共和国药典》《中药大辞典》《中药志》《全国中草药汇编》《原色中国本草图鉴》《中华本草》等。《中华本草》（1999年）涵盖了几乎全部的中药学内容，它总结了中国两千多年来中药学成就，学科涉猎众多，资料收罗宏丰，分类先进，项目齐全，载药8980种，在全面继承传统本草学成就的基础上，增加了化学成分、药理制剂、药材鉴定和临床报道等内容，在深度和广度上，

超过了以往的本草文献，可以说该书是一部反映20世纪中药学科发展水平的综合性本草巨著。通过普查，基本上摸清了天然药物的种类、产区分布、生态环境、野生资源、蕴藏量、收购量和社会需要量等。1999年通过全国普查表明：中药总数达到12800余种。普查中发现的国产沉香、马钱子、安息香、阿魏、萝芙木等，已经开发利用，并能在相当程度上满足国内需求，而不再完全依赖进口。随着现代自然科学的迅速发展及中药事业自身发展的需要，中药的现代研究在深度和广度上都取得了瞩目成就，中药鉴定学、中药化学、中药药理学、中药炮制学、中药药剂学等分支学科都取得了很大发展。

创建于20世纪50年代的中药学当属于临床中药学学科的性质，并于1981年和1991年分别被教育部批准为硕士和博士学位授权点。自1978年起开始招收中药学硕士研究生，1984年开始招收中药学博士研究生，多年来已培养了一大批的临床中药学的优秀人才。并且其中不少人已经成为全国中医药医疗、科研、教学机构的学科带头人、学术骨干和政府管理部门、中药生产企业的高层管理、中坚力量。2012年国务院学位委员会中医与中药学科评议组下发的学科目录征求意见稿中拟将二级学科临床中药学设在一级学科中药学下，一级学科中医学下拟设二级学科中医临床药学。为了避免学科名称重复的问题，且充分体现中医学"理、法、方、药"的完整性和辨证用药的特色，保证学科划分的完整性和科学性，故现于一级中医学下自主设二级学科中医临床药学（即将原一级学科下自主设置的二

级学科临床中药学更名为中医临床药学）。当代中药教育事业的振兴，形成了从中专、大专、本科到硕士、博士研究生多层次培养的完整体系，为促进中药学的发展培养了大量的专门人才。

研究范围　中药学是一门研究中药基本理论和各种中药的来源、产地、采集、炮制、性能、功效及临床应用规律等知识学科。它着眼于科学地阐述中药的基本理论，探索中药防治疾病、康复保健的作用机制、物质基础及其代谢过程，为临床安全、有效、合理地运用中药提供科学依据。研究范围具体包括：中药药性理论的研究；临床常见病、多发病、疑难病的病证用药规律研究；中药药效机制、物质基础与生物利用度研究；中药效用文献研究；中外药学史比较研究；中药功效主治规范化的研究；中药配伍用药规律的研究；中药临床鉴别应用的研究；中药用药禁忌的研究；中药临床新用的研究；有毒中药毒性防治的研究；中药剂量与用法的研究；中药产地、采集与贮藏与效用的相关性研究等。

研究方法　中药学是构架与中医药基础与中医临床各科之间的桥梁，也是联系中药学科和中医学科的纽带。以研究如何指导临床安全、有效、合理用药为其宗旨。因此，开展本学科的研究必须坚持中医临床实践与中药学相结合的研究方法，揭示中药药性理论的实质，明确中药的临床定位，使其成为中医理、法、方、药辨证论治体系中的重要一环，更好地指导临床用药。必须结合临床药理学、系统药理学、分子药理学、网络药理学的研究方法揭示中药作用的机制和功用的科学内涵。必须结合毒理学的研究

方法客观准确地评价中药的安全性，确保临床合理用药，避免不良反应的发生。必须结合中药化学、基因组学、蛋白组学、代谢组学的研究方法，搞清中药治病的物质基础及其代谢过程，全面提升中药研究的科研水平。

同邻近学科的关系　①中药学科与方剂学科的研究内容较为相近，均涉及药物的配伍应用、药效药理等方面。然而，药有个性之特长，方有合群之妙用，中药学科主要以中药基本理论和影响中药临床效应的因素为研究对象，以保证临床用药的合理性、安全性、有效性；方剂学科主要研究中医方剂理论、方剂的组成原则、方剂效用物质基础和方剂-生物效应模式等。主要的研究对象、方向、内容各有不同。②中药学科和中药药理学科的研究内容亦较为相近，均注重研究中药的功效与应用。然而，中药学科的研究以中药的性能、功效和临床应用为关键环节，并探讨相关影响因素，旨在保证临床用药的安全性、有效性、合理性。中药药理学是以中医药理论为指导，运用现代科学方法，研究中药与机体相互作用和作用机制的学科，是中药学的分支学科。其研究内容包含中药效应动力学（简称中药药效学）和中药代谢药动力学（简称中药药动学）两个方面。

有待解决的重要课题　中药学科要加强以下方面的研究：①坚持以中医药理论为指导，深化四气、五味、归经、配伍、用药禁忌等药性理论的研究，以期最终获得能指导临床实践的成果。②在深化中医证候研究的基础上，揭示中药对证治疗的实质，凸现中医药特色。③在继承和发扬传统中医药学优势与特色的基础上，

加强基础研究，充分利用现代科学技术手段，从单味药物到配伍到复方，全面、深入开展有效成分、成分间的相互作用、吸收、分布、代谢、排泄、药理作用、毒理效应等方面的研究，揭示中药治病的科学本质，进一步提高中药疗效，保证用药安全。④借鉴循证医学的科学方法，及时收集相关临床资料，通过用药状况的信息反馈，从原料、炮制、制剂、用量用法、辨证用药、配伍用药、个体差异等各个环节系统评价中药的安全性，得出客观、明确的因果关系，指导临床安全、合理地用药。⑤及时吸收临床用药经验及国内外现代研究新进展，提炼、概括中药饮片功效，整顿、规范、提高中药饮片临床标准，保证临床用药的有效性。⑥对出现的中药安全性问题能客观、公正、科学、准确地评价。⑦注意创新性，善于发现新药或老药新用。发掘民族药物的科学本质，扩充中药资源的范围，拓展临床应用。

（高学敏　王　淳）

línchuáng zhōngyàoxué

临床中药学（clinical science of Chinese materia medica）　在中医药理论指导下，以临床用药为核心，研究中医辨证用药基本理论及应用规律的学科。着眼于科学地阐述中药的基本理论，探索中药防治疾病康复保健的作用机制，为临床安全、有效、合理地运用中药提供科学依据。

形成、发展和现状　临床中药学是中医理论体系不可缺少的重要组成部分，是中医辨证论治、理法方药中的关键环节。纵观临床中药学的发展历程，中药理论与临床应用的紧密结合已有近两千年的历史，对中医临床用药起

着重要的指导作用。随着时代的发展，中医药自身的进步，及多种相关学科的影响和渗透，中药学逐步分化为中药资源学、中药栽培学、中药炮制学、中药化学、中药制剂学、中药药理学、临床中药学、中成药等各分支学科。各分支学科次第成熟，并向各自纵深领域不断推进。临床中药学既是中医学，也是中药学的二级学科，是中医药学的核心和基础，既属于临床基础学科，又具有药学基础学科性质，为一门医药交叉学科，发展渐趋成熟，已成为中医院校的骨干课程。

研究范围 主要包括两方面：①中药基础理论。其产生、发展依附于临床实践，最终评价又要以临床实践为依据，伴随临床实践经验的不断积累，及对中药新认识的不断增加，中药基础理论也必然相应地发展。因此，紧密结合临床研究如何科学地遣药组方，突出辨证用药特色，是临床中药学基础理论研究的主要内容，包括辨证与遣药组方关系研究、治则与遣药组方关系研究、治法与遣药组方关系研究、药性与遣药组方关系研究、成方与临床用药关系研究等方面。②中药应用理论。主要包括中药基源研究、中药炮制研究、中药功效主治规范化研究、中药效用特点与作用机制研究、中药配伍用药研究、中药用量用法及使用注意研究、中药不良反应及毒副作用研究、中药临床鉴别应用研究、中药临床新用研究、中药病证用药规律研究等方面。通过上述研究，从理、法、方、药角度探讨临床研究如何正确辨证遣药组方，达到中药基础理论与临床实践紧密结合，医与药紧密结合的目的，以便临床中药学更好地发挥指导临床用药的重要作用。

研究方法 随着各种新技术、新仪器的发明和应用，利用多种自然科学的成果，对中药基础及应用理论进行研究，是当代临床中药学研究的显著特点。在采用经典的本草文献学研究方法的同时，药用植物学、中药化学、中药药理学、中药毒理学、中药临床评价等现代研究方法和技术在临床中药学研究中得到了广泛的应用。

同邻近学科的关系 临床中药学是中药学各分支学科的重要组成部分，也是中医学理、法、方、药体系中一个重要的组成部分。由于中药独特的理论和作用机制，临床中药学与现代临床药学从内涵上既有区别又有联系。其共同之处都是以确保临床用药的安全性、有效性、合理性为核心，以提高临床疗效、减少不良反应为目的。临床中药学则更注重科学地阐述中医辨证用药基本理论及应用规律，探讨中药临床安全、有效、合理的应用原则，恰当地选择中药剂量、剂型及给药途径和方法，客观地评价中药疗效，监测中药临床使用的安全性，探讨中药作用机制，为解决临床常见病、多发病、疑难病用药提供科学依据。

中药学为临床中药学的基础。临床中药学重点研究辨证用药规律，它与中医基础、诊断、方剂等学科均有交叉点，但临床中药学重点从临床用药角度对上述诸学科有关内容进行科学地整合，突出如何指导临床安全、有效、合理地选用药物。

有待解决的重要课题 近几十年来，随着药物数量的不断增加以及疗效肯定、质量可控、标准完善的优秀中成药新品种的不断涌现，临床中药学有了长足的发展。但同时临床中药学的发展也存在中药实验研究低水平重复较多、中药理论研究缺乏客观指标、研究深度不够等方面的问题，这些均严重地阻碍着临床中药学的发展进程。临床中药学的发展，既离不开中医临床各科的发展，也离不开中药其他分支学科的发展。在加大进行中药基础理论研究的同时，紧密结合临床实践，需要多学科联合共同努力，才能促进临床中药学的发展。

（张德芹）

zhōngyào

中药（Chinese materia medica） 中华民族传统用以治疗、预防、诊断疾病及康复保健的物质。中药的发明和应用，有着独特的理论体系和应用形式，充分反映了中国历史文化、自然资源方面的若干特点，因此习惯把凡是以中医药理论为指导进行采集、加工、炮制、制剂、说明功效、作用机制及主治范围、标明用量用法、指导临床应用的药物，统称中药。中药主要来源于天然药及其加工品，包括植物药、动物药、矿物药及部分化学、生物制品类药物。《说文解字》将药训释为"治病之草。"中药以植物药居多，故有"诸药以草为本"的说法。五代韩保昇也说："药有玉石草木虫兽，而直言本草者，草类药为最多也。"因此，自古相沿把中药称本草，也把记载中药的著作冠以"本草"之名。

历史沿革 中药的发现和应用以及中药学的产生、发展和祖国医学一样，都经历了极其漫长的实践过程。《山海经》虽是记载先秦时期中国各地名山大川及物产的一部地理性典籍，其中也记载了很多的药物知识，还明确指出了药物的产地、效用和性能。《淮南子·修务训》谓："神农……尝百草之滋味，水泉之甘苦，令民知所避就，当此之时，一日而遇七十毒。"形象地反映了对中药从启蒙认识到深入应用的艰辛实践历程。东汉末年问世的《神农本草经》（简称《本经》），分序例和各论两部分，序例明确记述了中药"四气""五味""有毒无毒""七情"等中药理论；各论按上、中、下三品分类法，记载了365种药物，所记载的药物效用朴实有验，如麻黄平喘、当归调经、阿胶补血、乌头止痛、黄连止痢等，时至今日仍指导临床应用。《本经》奠定了中药的基本理论，开创了中国大型骨干本草著作编写的先河，是中国现存最早的中药学专著。两晋南北朝时期，陶弘景在《本经》与《名医别录》的基础上所著的《本草经集注》，进一步完善了中药学理论体系，增加了365种药物，载药共730种，按玉石、草、木、虫兽、米食、果菜、有名未用等分为七类，首创按药物自然属性分类的编写方法，奠定了中国大型骨干本草编写的雏形。唐显庆四年（公元659年），举朝野之力，完成《新修本草》的编写工作。该书由药图、图经、本草三部分组成，载药844种，是世界第一部药典性本草著作，在国内外产生了深远的影响。宋代唐慎微在《嘉祐本草》《本草图经》的基础上，整理经史百家，搜罗隐幽，汲取单方、验方，撰成《经史证类备急本草》，载药1558种，图文并重，方药兼收，使综合性本草体例至臻完善，对传承药学知识，保存本草文献，有承前启后、继往开来之功。明代李时珍倾毕生精力，对古本草进行

了系统全面地整理总结，并遍历大江南北，躬身调查实践，完成巨著《本草纲目》，共52卷，沿袭自然属性的分类方法，共分为水、火、土、金石、草、谷、菜、果、木、服器、虫、鳞、介、禽、兽、人等16部62类，载药1892种，每味药物又分正名、释名、集解、正误、修治、气味、主治、附方、发明等项，逐一介绍。该书纲目分明，是当时世界上最先进的生物学分类方法；内容翔实，绳订谬误，成为不朽的科学巨著，是中国大型骨干本草的范本，是中国科技史上极其辉煌的硕果，在世界科技史永放光辉。清代赵学敏拾《本草纲目》之遗，增加了大量的临床常用药、疗效确切的民间草药以及部分外来药，撰成《本草纲目拾遗》，全书载药921种，其中新增药物716种，是历史上新增药物数量最多的著作，极大地丰富了本草学的内容，完成了本草史上的又一次升华。民国时期，西方科学技术、文化的传播日趋广泛和深入，西方医药学在中国医疗卫生事业的影响日益增多，于是就有了"西医""西药""国医""国药"不同声称的区别。1949年以来，习惯将中国传统医药分别称"中医""中药"；现代医药仍分别称为"西医""西药"。中国政府高度重视中医药事业的继承和发扬，使中医药事业走上了健康发展的轨道。其中最能反映当代本草学术成就的，有各版《中华人民共和国药典》《中药大辞典》《中药志》《全国中草药汇编》《原色中国本草图鉴》《中华本草》等。《中华人民共和国药典·一部》从1963年起至2015年已经编写了9版，其中2015年版药典一部收载中药材及中药饮片656种，中药

成方制剂及单方制剂1494种，作为中药生产、供应、检验和使用的依据，以法典的形式确定了中药在当代医药卫生事业中的地位，也为中药材、中药饮片及中药成方制剂质量的提高，标准的确定起了巨大的促进作用。正是基于深厚的历史积淀、长期的临床应用、不断地扩充资源品种，积累了丰富的用药经验，才使得中医药学在世界传统医学体系中独放异彩。此外，中国各少数民族地区都有自己的民族传统医药，他们所习用的药物主要也是植物、动物和矿物，与中药类同，但药学理论与临床应用方式各不相同，其中按民族不同而分为藏药、蒙药、维药、彝药等，合称为民族药，与中药共同形成中国的传统民族医药。他们对维护中国各族人民的健康及国家的繁衍昌盛作出了重要贡献。

特点 中药具有历史悠久、资源丰富、理论独特、应用多样、源于实践、不断创新等特点。

资源 中国幅员辽阔，地形复杂，气候多样，江河湖海与山陵丘壑的迥异、高原盆地与沼泽湿地的差别、平原沃野与大漠戈壁的悬殊，孕育了丰富多彩的物种资源，促成了独具特色的天然药库，为中华民族的医疗、保健、康复、养生提供了品种繁多的药材，具有得天独厚的资源优势。经过反复临床实践，涌现出许多优质的道地药材。习惯将种质优良、疗效显著、产量宏丰、炮制精当、历史悠久、地域性强的药材称为道地药材。20世纪80年代中国进行了中药材资源的普查工作，调查结果表明，可供药用的动植矿物已达12807种。随着中医药事业的发展，中成药生产的规模化、产业化，对于药材原料

提出了更多的需求和更高的要求。为了满足这些需求，中国对野生珍稀濒危的动植物药材进行人工驯养、人工种植，并重视优质药材种质库的建立，积极开展药材的规范化种植，推进《中药材生产质量管理规范》（GAP）的实施，使得中药材达到种质优良、栽培规范、质量可控、稳定可靠，基本上能满足供应，为中医药事业健康、稳定、可持续发展奠定了物质基础。

理论　中医理论是中华民族传统文化中一颗璀璨的明珠。它是以中国古代朴素的哲学思想，以阴阳、五行学说为指导，以脏腑经络学说为核心，形成的以天人相应、整体观念和辨证论治为特色的理论体系，以此来探究人体的生理功能和病理变化，指导临床诊断、治疗疾病。中药基本理论也是在中医的整体观、辨证观、天人合一的理论指导下产生的，包括中药的四气、五味、归经、升降浮沉、有毒无毒、配伍等内容。①四气：指药物有寒、热、温、凉四种不同的药性，反映了药物对人体阴阳盛衰，寒热变化的作用倾向。②五味：指药物具有酸、苦、甘、辛、咸五种不同的味道，因而具有不同的治疗作用，揭示了药物的物质基础和作用范围。③归经：指药物对机体的某部分的选择性作用，指明了药物作用的适用范围，说明了药效之所在，包含了药物定性、定位的概念。④升降浮沉：指药物对机体具有向上、向下、向外、向内四种不同的作用趋向，表明了药物作用的定向概念。⑤毒性：药物毒副作用大小的标志。⑥配伍：中药的配伍，是指根据病情的不同需要和药性的不同特点，有选择地将两种以上的药物合在一起应用，达到增效、减毒，或产生新的治疗作用的目的。由此可见，中药的基本理论和中医理论一脉相承，在诊疗疾病的过程中，互相参用，形成了理、法、方、药，丝丝入扣，辨证用药的完整理论体系，充分说明了中药理论的独特性、科学性、合理性，延续至今还很好地指导临床安全、有效地使用药物。

应用　中药的应用从存在形式上可分为中药材、中药饮片和中成药。中药材是在中医药理论指导下，所采集的植物、动物、矿物，经产地初加工后形成的原料药材，一般不可直接入药。中药饮片指中药材经过炮制后，可直接用于中医临床或制剂生产使用的处方药品。中成药，又称中药成方制剂，是在中医药理论指导下，经过药学和临床研究，获得国家药品管理部门的批准，以中医处方为依据，以中药饮片为原料，按照规定的生产工艺和质量标准制成一定剂型，质量可控，安全有效的药品。

中医配伍用药的形式有单味与复方应用的不同区分。从中药的发展历史来看，在医药萌芽时代，人们治疗疾病，一般都是采取单味药的形式，后来药物品种日趋增多，临床用药经验不断丰富，对疾病认识的逐步深化，加之疾病发展的复杂多变，或表里同病，或寒热错杂，或虚实互现，或数病相兼，因而临床用药也由简到繁，出现了多种药物配合应用的方法，逐步积累了配伍用药的经验，不断总结出配伍用药的规律，如七情，从而达到了既能照顾复杂病情，又能增进疗效，降低或消除毒副作用，确保安全有效的用药目的。在具体遣药组方，治疗疾病的过程中，还必须根据辨证论治的结果，抓住疾病的主要矛盾和次要矛盾，拟定相应的治则治法，结合药性特点，按照"君臣佐使"的组方规矩，组成理、法、方、药高度统一的处方。这是配伍用药的最高形式。

中药的剂型有丸、散、膏、丹、汤、饮、酒、露等不同种类，充分体现了应用形式的多样性。其中汤剂最能体现辨证用药的灵活性而广泛使用。方书之祖东汉张仲景著《伤寒论》《金匮要略》集传统制剂之大成，除主要使用汤剂外，还广泛涉猎丸剂、散剂、酒剂、洗剂、浴剂、熏剂、滴耳剂、灌鼻剂、软膏剂、肛门栓剂、阴道栓剂及脏器制剂等多种剂型，以丰富多样的形式，为中药多种剂型的广泛应用奠定了基础。宋代随着国家药局的设立，刊行了中国第一部成药配方范本《太平惠民和剂局方》，更加丰富了中成药的剂型。现代的中药剂型，广泛吸收现代制药技术，中药制剂中涌现出片剂、胶囊剂、颗粒剂、气雾剂、注射剂等，几乎囊括了所有的现代制剂剂型。中药成方制剂以其广泛的给药途径，多元化的应用形式，不但用于常见病、多发病的治疗，而且在危重急症如流脑、乙脑、非典、甲流等的救治中也被临床所应用，为急救、医疗、保健事业作出了巨大的贡献。尤其是中药注射剂在治疗危重急症的广泛使用，证明了它是不可或缺的治疗手段，是中药制剂改革的科研成果，是中药现代化的重要途径，是中医药文化的重要组成部分。

创新　中药理论和实践是原创的，在历史的长河中，它在传承的基础上，又在不断的发扬，充分体现了中药创新的特点。药物从无到有的飞跃，从《神农本草经》载药365种到《中华本草》载药8980种的巨变，药物的来源从本土的道地药材到外来药物的融合，从天然药物到人工合成产品的出现，药物的应用从单味到复方应用形式的发展；药性理论从四气、五味、毒性的创立，升降浮沉、归经等理论的不断完善，到近代采用多学科的手段，全方位的对药性理论的实质进行科学探讨；中药学由传统的本草学的单一学科发展分化为临床中药学、中药药用植物学、中药炮制学、中药化学、中药药剂学、中药鉴定学、中药药理学等诸多学科，形成了庞大的学科体系，充分体现了学术的进步，极大的彰显了中药与时俱进、不断创新的特点。

随着时代的更迭，疾病谱的变化，中药临床应用也在飞速的发展，广泛应用于糖尿病、心脑血管疾病、肿瘤等危害人类健康的重大疾病都取得了可喜的成果。随着研究的深入，中药的应用优势逐渐被揭示：用于糖尿病，有综合调节糖脂代谢和防治并发症的优势；用于冠心病，能扩张冠状动脉、抗血小板黏聚、防止血栓形成、降低心肌耗氧量、阻止冠状动脉硬化的进程、预防心肌梗死发作；用于脑血管疾病，可透过血脑屏障、改善大脑供血、改善神经系统症状、促使清醒、增强耐缺氧能力、促进神经功能的恢复、明显降低死亡率和致残率；用于肿瘤，在调节免疫、稳定病灶、预防转移、延长生命、提高生活质量、减轻化疗药物副作用等方面有潜在优势；用于慢性乙肝，可提高免疫力，改善症状，增强消化功能，抑制乙肝病毒的复制，预防肝纤维化和癌变；成功的用于重症急性呼吸综合征（非典），也取得了举世瞩目的成

绩，得到世界卫生组织专家的充分肯定和高度评价；充分证明中药治疗危重急症切实可行，从临床应用上也体现了中药不断创新的特点。

当代中药，除了用于诊断、预防、治疗疾病外，随着大健康理念的普及与推广，在"治未病"思想的指导下，中药保健食品、中药美容美体、中药药膳食疗、中药药浴足疗，深得国民的认同和接受，充分说明中药在保健、康复事业中也发挥着巨大的作用。此外，中药杀虫剂、中药兽药的开发也取得了长足的进步，中药已形成庞大的产业链，成为促进国民经济发展的有力支柱之一。

中药以其辉煌的历史、丰富的资源、可靠的理论、确切的疗效、灿烂的文化、扎实实践、不断创新、广泛应用，在中华民族广为传承发扬。越是民族的，越是世界的。随着全球范围内"中药热"的持续升温和不断播散，将为全人类的医疗保健事业作出更大的贡献。

（张建军　王　淳　高学敏）

běncǎo

本草（Chinese materia medica/herbs; book on Chinese herbal medicine）　中国古代所称的中药以及中药著作。中药的来源虽然有植物、动物、矿物以及某些化学生物制品，但以植物药为最多，故有"诸药以草为本"的说法，五代韩保昇说："药有玉石草木虫兽，而直言本草者，草类药为最多也。"故古代将中药习惯称为本草。同时把记载中药的有关著作也冠以本草之名，如《神农本草经》《新修本草》《本草纲目》等。这一称谓沿用至今，如《中华本草》等。

（张建军）

cǎoyào

草药（Chinese materia medica/herbs）　广泛流传于民间，在正规中医院应用不太普遍，为民间医生所习用，且加工炮制尚欠规范的中药。草药与中药没有质的区别，随着时代的发展，临床用药经验的积累，不少草药逐渐演变为中药，如红景天、贯叶连翘等都是从民间草药演变成为治疗心血管、抑郁症等危重疾病的有效的常用中药。由此可见，积极开展草药的研究和利用是发现新药、扩大药源的重要途径，应该给予充分重视。

（张建军）

zhōngcǎoyào

中草药（Chinese materia medica and Chinese herbs）　中药和草药的混合称谓。20世纪60~70年代，为了解决农村缺医少药的问题，在"备战、备荒、为人民"的口号下，发起了"中草药"的群众运动，中草药一词由此而来。当时用"一根针，一把草"为农民防病治病，使中草药和针灸治疗在农村和边远地区得到了极大的普及和推广，各地区涌现出了不少用中草药治病所产生的单方和验方。在此基础上，系统地总结这一时期中草药防病治病的经验，编写成《全国中草药汇编》，同时在1977年版《中华人民共和国药典·一部》中也收录了很多中草药品种。中草药与中药没有质的区别，中草药一词逐渐被中药所代替，因此为避免混淆，应将中草药统一于中药一词的概念之中。

（张建军）

zhíwùyào

植物药（plant-based Chinese medicine）　来源于植物资源的中药。是在传统中医药理论指导下，

采用天然植物的全部或某一部分加工而成的药物。植物类中药的药用部位包括根、根茎、茎、叶、花、果实、种子、皮、全草、树脂、孢子和菌核等。20 世纪 80 年代的全国中药资源普查情况表明，中国现有中药资源达 12807 种，其中植物类中药资源 11146 种，占 87%。植物类资源中苔藓类、蕨类、种子植物类高等植物有 10687 种，分属 292 科、2121 属；藻类、菌类、地衣类低等植物有 459 种，分属 188 科、91 属。植物类资源中较常用的中药约 1000 种，其中 80% 左右主要来源于野生品种，20% 左右来源于栽培品种，但其产量占 60% 以上。

（张建军）

dòngwùyào

动物药（animal-based Chinese medicine）　来源于动物资源的中药。是在传统中医药理论指导下，采用天然动物的全部或某一部分加工而成的药物。动物类中药的药用部位有整体类、甲壳类、内脏类、角类、分泌物类、排泄物类、病理产物类、骨骼类、贝壳类、加工品类等。20 世纪 80 年代的全国中药资源普查情况表明，中国现有中药资源达 12807 种，其中动物类中药资源 1581 种，占 12%。这些药用动物分属 415 科，861 属，其中陆栖动物 330 科，720 属，1306 种，海洋动物 85 科，141 属，275 种。药用动物中以脊椎动物门占有较大优势，包括了约 62% 的药用种类。

（张建军）

kuàngwùyào

矿物药（mineral-based Chinese medicine）　来源于矿物资源的中药。矿物类中药是在传统中医药理论指导下，采用天然矿物加工而成的药物。矿物类资源包括含铁、铜、镁、钙、钾、钠、汞、砷、硅及有色金属化合物的原矿物及其加工品品类，动物化石类及其他。20 世纪 80 年代的全国中药资源普查情况表明，中国现有中药资源达 12807 种，其中矿物类中药资源 80 种，不足 1%。一般矿物药使用比较安全，但含有砷、汞、铅等重金属的药物，如雄黄、朱砂、铅丹等，既有治疗作用，又有一定的毒性。中医常用此类药物"以毒攻毒"，如用雄黄（As_2O_3）用治白血病、肝癌取得良好的效果。然而若过量、超标使用，或长期连续服用，均可引起重金属中毒等不良反应。因此，必须严格按照国家标准控制此类药物重金属的含量，严格控制使用剂量和服用方法，以确保用药安全，发挥有毒中药矿物药在防病治病中应有的作用。

（张建军）

zhōngyào fēnlèi fāngfǎ

中药分类方法（classification of Chinese materia medica）　医药学家将实践中对于药物的各种认识系统整理，反复比较各药之间的共同点和差异点，找出它们之间的内在联系和规律性，把具有某些共同点或相似特征的药物归属于一个不确定集合的方法。中药品种繁多，来源复杂，为了便于检索、研究和运用中药，古今医药学家采用了多种分类法。

　　自然属性分类法　以药物的来源和性质为依据的分类方法。古代本草学多采用此法。早在《周礼》中已有五药（草、木、虫、石、谷）的记载，为后世本草学分类提供了一种模式。梁·陶弘景《本草经集注》首先采用了自然属性分类法，将 730 种药物分为玉石、草木、虫兽、果、菜、米食、有名未用七类，每类中再分上中下三品，这是中药分类法的一大进步。唐代的《新修本草》、宋代的《证类本草》等书的中药分类法均与其大同小异。明·李时珍《本草纲目》中的自然属性分类法有了突破性进展。书中根据"不分三品，惟逐各部；物以类从，目随纲举"的原则，将 1892 种药物分为水、火、土、金石、草、谷、菜、果、木、服器、介、虫、鳞、禽、兽、人 16 部（纲），60 类（目）。如草部（纲）又分山草、芳草、隰草、毒草、蔓草、水草、石草等 11 目。析族区类，振纲分目，分类详明科学，体现了进化论思想，是当时最完备的分类系统，不少地方与近代植物学、动物学、矿物学分类合拍，对后世本草学分类影响颇大，传沿至今。

　　功能分类法　中国现存第一部药学专著《神农本草经》首先采用的中药分类法。书中 365 种药分为上中下三品，上品补虚养命，中品补虚治病，下品功专祛病，为中药按功能分类开拓了思路。唐·陈藏器《本草拾遗》按药物的功用提出了著名的十剂分类法，即宣、通、补、泻、燥、湿、滑、涩、轻、重，使此分类法有较大发展，并对方剂的分类具有重大影响。经各家不断增补，至清·黄宫绣《本草求真》，功能分类法已较完善。书中将 520 种药分为补剂、收剂、散剂、泻剂、血剂、杂剂、食物等 7 类。各类再细分，如补类中又分平补、温补、补火、滋水等小类，系统明晰，排列合理，便于应用，进一步完善了按功能分类的方法。

　　脏腑经络分类法　以药物归属于哪一脏腑、经络为主来进行分类，目的是便于临床用药，有的放矢。如金·张元素《脏腑虚实标本用药式》按肝、心、脾、肺、肾、命门、三焦、胆、胃、大肠、小肠、膀胱十二脏腑将药物进行分类。《本草害利》罗列常用药物，按脏腑分队，分为心部药队、肝部药队、脾部药队、肺部药队、肾部药队、胃部药队、膀胱部药队、胆部药队、大肠部药队、小肠部药队、三焦部药队，每队再以补泻凉温为序，先陈其害，后叙其利。

中药名称首字笔画排列法 如《中华人民共和国药典·一部》《中药大辞典》及《中华药海》（下册）等即采用此种分类法。其优点是将中药归入笔画索引表中，便于查阅。

中药名称首字母顺序分类法 根据中药拉丁名或其他外文名称的首字母顺序分类。此法的优点可适用于全部中药，特别有利于中药的对外交流和微机检索等科学研究，如《汉英拉中药名称》等就采用此种分类法。此法的缺点是不利于中药间的联系、比较及进行专业研究。

功效分类法 优点是便于掌握同一类药物在药性、功效、主治病证、禁忌等方面的共性和个性，更好地指导临床应用，它是现代中药学普遍采用的分类方法。一般分为：解表药、清热药、泻下药、祛风湿药、化湿药、利水渗湿药、温里药、理气药、消食药、驱虫药、止血药、活血化瘀药、化痰止咳平喘药、安神药、平肝息风药、开窍药、补虚药、收涩药、涌吐药、攻毒杀虫止痒药、拔毒化腐生肌药。

化学成分分类法 它是按照中药材所含主要化学成分或有效成分的结构和性质进行分类。如《中草药化学成分》分为蛋白质与氨基酸类、脂类、糖及其衍生物、有机酸、酚类和鞣质、醌类、内酯、香豆精和异香豆精类、色原酮衍生物类、木脂素类、强心苷类、皂苷类、C21 甾苷类、萜类、挥发性成分、苦味素、生物碱类等。这种分类法便于研究中药材化学成分与药效间的关系，有利于中药材理化鉴定和资源开发利用的研究。

药用部分分类法 根据中药材入药部分分为根与根茎、茎木类、皮类、叶类、花类、果实与种子类、全草类及树脂类、菌藻类、动物类、矿物类、其他等类。这种分类法便于掌握药材的形态特征，有利于同类药物的比较，便于药材经营管理。

自然分类法 根据生药的原植物或原动物在自然界中的位置，采用分类学的门、纲、目、科、属、种的分类方法。这种方法便于研究药材的品种来源、进化顺序和亲缘关系，有利于中药材的分类鉴定和资源研究，有助于在同科同属中研究和寻找具有类似化学成分的新药。

资源产地分类法 根据中药资源主产地的地域特点进行分类的方法，一般分为川药、怀药、浙药、云药、北药、南药、东药等。如《中国道地药材》即采用此法。此法的优点是有利于中药资源的利用和研究，有利于道地药材及中药栽培、种质保护研究等。

炮制规格分类法 根据中药炮制规格的方法，把中药分类的方法，一般分为炒法、炙法、煅法、蒸煮法、复制法、发酵法、发芽法等。如《中药炮制学》《中药炮制规范》等用此分类法。此法的优点是有利于中药炮制研究与比较；但是因各省区的炮制规范不完全一致而致使分类上各有差异，另外，此法对炮制之外的中药研究无大作用。

制剂规格分类法 根据中药制剂规格和方法，对中药进行分类，一般分为片剂、丸剂、散剂、膏剂、丹剂、注射剂等。如《中药药剂学》采用此分类法。此法的优点是有利于中药制剂研究，有利于中药在制剂过程中变化及相互作用的研究。

药理作用分类法 根据中药药理作用将药物分类的方法。如：抗感染药、抗寄生虫病药、抗肿瘤药、主要作用于外周神经系统的药物、主要作用于心血管系统的药物、主要作用于呼吸系统的药物、主要作用于消化系统的药物、具有利尿作用的药物、具有子宫兴奋作用及抗生育作用的药物、具有调整内分泌功能的药物、主要作用于血液及造血系统的药物、影响免疫功能的药物有促进免疫功能及抑制免疫功能的药物、具有强壮作用的药物等。此分类法的优点是根据药理学的研究成果，为遣药组方提供现代的科学依据，对指导临床安全合理用药有所裨益。

此外还有中药染色体分类法、中药显微特征分类法等多种。任何一种中药分类方法都有其长处和不足，都有一定的适用范围，根据临床、科研、教学、生产、管理等不同的需求选择应用。

（王景霞）

zhōngyàocái

中药材（Chinese medicinal herbs） 在中医药理论指导下，所采集的植物、动物、矿物经产地初加工后形成的原料药。可供制成中药饮片、提取物及中成药。中药资源主要来源于植物、动物和矿物，又分为天然中药资源和人工栽培或饲养的药用植物、动物资源。中国幅员辽阔，地跨寒、温、热三带，地形错综复杂，气候条件多种多样，蕴藏着极为丰富的中药天然资源。据第三次全国中药资源普查表明：中国现有中药资源达12807种，其中植物药11146种，占87%；动物药1581种，占12%；矿物药80种，不足1%。中药材的种植、采集和饲养过程，即是中药材的生产过程。一方面，中药材属于药品范畴；但另一方面，中药材的生产，即中药材的种植、采集和饲养活动属于农业生产活动，与工业化生产相比，质量可控性的影响因素更多，更为困难。产地加工是中药材生产的最后一个环节，根据中药材性质和商品销售、运输、保管的要求，要在产地进行初步加工处理。中药的产地加工方法有水洗，挑拣，刀切，煮、蒸、烫，去皮、去壳、去木心、熏、晒干，阴干，烘干，焙干，发汗等。中药材不可直接入药，一般需经净制、切制或炮炙等处理加工成中药饮片或提取物方可用于中医临床或制剂生产使用。

临床常用中药材品种2015年版《中华人民共和国药典·一部》收载有618种，鉴于中国濒危动植物逐渐增多，被列入中国珍稀濒危保护植物名录的药用植物有168种，列入国家重点保护野生动物名录的药用动物162种，为满足时代的需求，正在大力开展第四次中药资源调查工作，以弄清可用的中药资源的真实情况。建立野生资源濒危预警系统，控制中药野生资源的采收，以保护野生药物资源；建立优秀物种的种质资源库和种质资源圃，以保存优秀中药材种质资源；积极开展野生抚育研究，以满足野生药材的临床应用，中药材南药北种、北药南移、野生变家种、家养、

引种驯化的研究，以扩大中药材的产量，满足人工栽培和驯养药材的需求；建立药用动植物原生地保护区，以保护生物的多样性和药用动植物多样性，扩大药源范围；通过珍稀濒危中药资源替代品的研究，保护珍稀物种；通过采用高新技术和提倡资源的综合利用，以提高中药资源利用的质量和效率；通过利用现代制药的新技术，开展濒危药材的有效成分的研究，为成功开发人工合成的代用品服务；通过中药材新品种培育的研究，为开发新的药用资源服务；通过推广《中药材生产质量管理规范》（GAP），实现中药材规范化种植和产业化生产，以保证中药材资源的可持续利用和产业可持续发展。

例如天麻引种成功，改变了"天生之麻"的野生状态，人参、三七、木香、黄连、附子、砂仁、泽泻、延胡索、山茱萸、枸杞子、地黄、当归、大黄、薄荷、石斛等引种成功，鹿茸由野生砍茸到人工驯养、锯茸；熊胆人工造瘘无管引流生产，人工体外培养牛黄，淡水养珠；土鳖虫、蝎子、蜈蚣、蛤蚧、白花蛇、穿山甲、海马等养殖成功，均使产量大大提高。越南的玉桂，印度尼西亚泰国的白豆蔻，北美的西洋参，西班牙的西红花等，多种进口药材在中国引种都获得成功；通过多次普查还发现了过去认为中国不产的儿茶树、诃子树、胡黄连、荜茇、马钱子、龙血树、安息香等，以及人工合成牛黄、麝香酮等的生产，都极大的扩充了药源。

全国中药材生产企业建成，中药材GAP基地430个，种植413个品种，面积3600余万亩。共有17家中药材专业市场，如安徽亳州、河南禹州、成都荷花池、

河北安国、江西樟树、广州清平等，促进了中药材的购销、满足供需的要求，为促进中药产业的发展作出了贡献。

（张建军）

dàodì yàocái
道地药材（genuine regional drug）

历史悠久、产地适宜、品种优良、产量宏丰、炮制考究、疗效突出、带有地域特点的中药材。又称地道药材，是优质纯真中药材的专用名词。天然药材的分布和生产离不开一定的自然条件。中国疆域辽阔，地处亚洲东部，大部分地处北温带，并有大兴安岭北部的寒温带、秦岭淮河以南的亚热带，及华南低纬度的热带，地貌复杂，江河湖泽、山陵丘壑、平原沃野及辽阔的海域，形成了复杂的自然地理环境，水土、日照、气候、生物分布等生态环境各地不尽相同，甚至南北迥异，差别很大，因而为各种药用动、植物的生长和矿物的形成提供了有利的条件。同时也就使各种中药材的生产，无论品种、产量和质量都有一定的地域性。同一味药物如大黄，产地不同，有西宁大黄、唐古特大黄、药用大黄、河套大黄和河北大黄等不同品种，其所含的蒽醌类化学成分相差甚远，古代医药学家经过长期使用、观察和比较发现即便是分布较广的药材，也由于自然条件的不同，各地所产，质量优劣不一样，并逐渐形成了"道地药材"的概念。

形成和发展 道地药材在中国的应用有着悠久的历史。宋代寇宗奭《本草衍义》云："凡用药必择土地所宜者，则药力具，用之有据。"道地药材的确定，与产地、品种、质量等多种因素有关，而临床疗效则是其关键因素。历代医药学家都十分重视道地药

材的生产。《神农本草经》《名医别录》《本草品汇精要》等众多的本草文献都记载了道地药材的品种产地资料，并常采用把药材与产地结合起来的命名方法，如产于甘肃岷县的岷当归，产于青海西宁的西宁大黄，产于东北的吉林人参、北细辛、北五味子，产于河南怀庆的"四大怀药"怀地黄、怀牛膝、怀山药、怀菊花，产于浙江的"浙八味"浙贝母、浙玄参、杭麦冬、白术、杭白芍、杭菊花、延胡索、温郁金，产于山西上党的党参，产于云南的云三七、云茯苓，产于四川的川黄连、川芎、川乌头，产于山东东阿县的阿胶，产于广东的新会陈皮、阳春砂，以及宁夏的枸杞子，内蒙古的黄芪等，自古以来都被称为道地药材，沿用至今。

临床意义　道地药材是在长期的生产和临床用药实践中形成的，对保障临床安全有效的使用药物具有重要意义，但并不是一成不变的。随着自然环境条件的变化以及临床用药经验的不断积累，使古今的道地药材产生了相应的变化。如过度采挖使上党人参灭绝，东北的人参随之变成了道地药材；三七原产广西，称为广三七、田三七，云南产者后来居上，称为云三七，成为三七的新道地产区；自唐代开始，安徽宣州黄连因质量上乘而成为道地药材，至明代，由于资源枯竭，四川味连、雅连、云南的云连逐渐成为新的道地药材。随着医疗事业的发展，国内外中药材需求的日益增加，再加上很多道地药材的生产周期较长，产量有限，因此，单靠强调道地药材产区扩大生产，已经无法完全满足临床的需求。实际上在不影响疗效的前提下，不可过于拘泥道地药材

的地域限制。因此，研究道地药材的基源种质、生态环境、栽培技术，创造特定的生产条件，对发展优质药材生产，开拓新的药源产地都是必要的。当前，对道地药材的栽培研究，在确保该品种原有的性能和疗效的同时，从道地药材栽培品种的地理分布和生态环境的调查、道地药材生态类型与生长环境关系的研究（包括光照、温度、湿度、土壤等）到道地药材化学成分的研究、道地药材的药理研究及野生变家种的生态研究等方面都做了大量的工作，动物驯养工作也在进行，从而在一定程度上满足了部分短缺药材的需求。为了进一步发展优质高效的道地药材生产，国家鼓励按国际科学规范管理标准制定的《中药材生产质量管理规范》（GAP）进行中药材的生产，一些常用中药如丹参、三七、山茱萸、鱼腥草、西红花、板蓝根、西洋参等都先后建立了GAP生产基地。GAP的实施和推广，必将为推动中国道地药材的可持续发展，为中药走向世界作出贡献。

（张建军　宋树立）

zhōngyào yǐnpiàn

中药饮片 （decoction pieces; prepared drug in pieces）　中药材经过炮制后可直接用于中医临床或制剂生产使用的处方药品。中药材一般不可直接入药，必须经净制、切制或炮炙加工成片、段、丝、块、粉等不同形状的饮片，才能供临床医生配方使用，也可作为中成药制剂和中药提取物的原料药。为了确保饮片的质量，《中华人民共和国药典》自2010年版以来明确了中药饮片的检测标准，保证了中药饮片的质量可控，安全有效。加强对饮片质量的控制，是中医临床疗效的

提高和中成药制剂稳定可控、安全有效的重要保证。

（张建军　宋树立）

zhōngchéngyào

中成药 （traditional Chinese patent medicines and simple preparations）　在中医药理论指导下，经过药学和临床研究，获得国家药品管理部门的批准，以中医处方为依据，以中药饮片为原料，按照规定的生产工艺和质量标准制成一定剂型，质量可控，安全有效的药品。中成药是中医临床防治疾病的主要应用形式之一。

形成和发展　先秦时期：战国时代的抄本《五十二病方》是中国现存最早的一部方书，书中记载有丸、散、膏、丹等成药最早的剂型。成书于战国时代的《黄帝内经》是中国现存最早的中医经典著作，书中提出"君、臣、佐、使"的制方之法，被后世医家视为遣药组方、成药配方的依据，该书收载成方13首，包括有汤剂、丸、散、膏、丹、酒剂等多种剂型，为中药成药制剂的发展奠定了基础。两汉时期："医圣"张仲景所著的《伤寒论》收载成方113首，其中成药11种，《金匮要略》收载成方258首，其中成药50余种。书中记载有丸剂、散剂、酒剂、软膏剂、滴耳剂、洗剂、浴剂、灌肠剂、肛门栓剂、阴道栓剂等，基本上囊括了现代常用的基本剂型。两晋南北朝时期：葛洪所著的《肘后备急方》首次提出了"成剂药"的概念，最先把成药列为专卷，称"丸散膏诸方"，是中国最早的成药配本，并创制了干浸膏、蜡丸、浓缩丸、条剂、灸剂、尿道栓剂等多种新剂型。唐代：孙思邈的《备急千金要方》和《千金翼方》共载方6500种，创制了多种成方

药剂，如磁珠丸、独活济生丸等。王焘的《外台秘要方》载方4500余种，载有蜡丸、醋丸、煎丸、砂糖丸等多种丸剂剂型，所创制的苏合香丸、黄连解毒丸、七宝美髯丹等，为成药的范例。宋代：出现了中国第一部成药配方范本——《太平惠民和剂局方》，载方788首，以备急临床各科用药，其中的逍遥散、藿香正气散、参苓白术散、至宝丹等沿用至今。钱乙所著的《小儿药证直诀》收录儿科方剂114首，绝大多数都是成药配方，如七味白术散、泻青丸、抱龙丸等至今仍是儿科常用的成药，六味地黄丸被誉为"直补真阴之圣药"，开创了后世地黄丸系列成药的先河。金元时期：金元四大家刘河间创制的防风通圣散、六一散、益元散等，张从正创制的木香槟榔丸，李东垣创制的补中益气丸、香砂枳术丸、朱砂安神丸等，朱丹溪创制的大补阴丸等，都传沿至今，广为习用。明代：李时珍著的《本草纲目》，收载方剂13000首，成药剂型40余种，集传统中药成药制剂之大成，为中成药制剂的全面发展作出了巨大的贡献。张景岳创制的右归丸、左归丸、女金丹、全鹿丸、天麻丸、河车大造丸、八珍益母丸等极大地丰富了补虚扶正的成品药剂。陈实功创制的冰硼散、紫金锭、如意金黄散、生肌玉红膏等均为外科、五官科的灵丹妙药，推动了外用成药制剂的发展。清代：温病学派的兴起，创制了不少治疗温病的有效方剂，银翘解毒丸、桑菊感冒片即是在吴鞠通的银翘散、桑菊饮的基础上研制而成，在万氏牛黄清心丸的基础上加味而成的安宫牛黄丸与至宝丹、紫雪，并称为"温病三宝"，开辟了中成药治疗热病神昏急症的领域，极大地丰富了中成药的急症用药。

1949年以后，1963年版《中华人民共和国药典》首次收载中成药197种，标志着中成药的发展开始走上了标准化、规范化、法制化的道路。从1963年到2015年共颁发了10版《中华人民共和国药典》，现行的2015年版收载中成药1494种。在增加收载品种的同时，检测方法和质量标准不断提高，功能与主治等也不断得到了规范和修订，对中成药的生产、监管、研发、应用发挥了巨大的作用。

为了促进中成药行业的发展，1984年国家颁布了《药品管理法》，1985年颁布了《新药审批办法》，1993年国务院《中药品种保护条例》的公布和实施，有力地使中成药行业实现了专利保护与行政保护双管齐下的知识产权保护方法。为了指导中成药的研发工作，2008年国家药监局组织制定了《中药注册管理补充规定》，并相继出台了《中药材生产质量管理规范》（GAP）、《药品生产质量管理规范》（GMP）、《药物非临床研究质量管理规范》（GLP）、《药物临床试验质量管理规范》（GCP）、《药品经营质量管理规范》（GSP）、《医疗机构制剂配制质量管理规范》（GPP）等各种质量管理规范，有力地推动了中成药的研发、生产、经营、应用的监督管理工作。为了加强药物安全监督管理，国家成立了药品不良反应监测中心，省、地及医院也相应地建立了安全监测机构，成功地编制了全国的药品监测网，对保证安全用药，加强上市后药品的安全监控，发挥了巨大的作用。

命名方法 中成药品种繁多，命名方法各异，有以处方来源命名的，如局方至宝丹、济生肾气丸。有以主要药物命名的，如苏合香丸、葛根芩连片等。有以全方组成命名的，如黛蛤散、良附丸等。有以药味数目命名的，如四神丸、六味地黄丸、八珍颗粒等。有以功能主治命名的，如养阴清肺丸、明目上清丸等。此外，还有以成药性状命名的，如紫雪散、碧玉散等。以人名命名的，如冯了性风湿跌打药酒、马应龙麝香痔疮膏等。以服用剂量命名的，如七厘散、十滴水等。以服用方法命名的，如川芎茶调散等。

分类方法 ①按功效分类法：如解表剂、祛暑剂、泻下剂等。②按病证分类法：如感冒类、咳嗽类等。③按各科分类法：如内科类、外科类等。④按剂型分类法：如丸剂、散剂、片剂、针剂等。⑤按管理分类法：如国家基本药物，国家基本医疗保险、工伤保险和生育保险药品及处方药和非处方药等。⑥按笔画、拼音分类法等。

常用剂型 中成药剂型在继承中医传统制剂工艺的基础上，不断吸收现代制剂的先进工艺、先进技术进行制剂改革，研制出许多中成药新剂型。2015年版《中华人民共和国药典·一部》共收载中药剂型38大类42小类。一般常见剂型有丸剂，散剂，颗粒剂，片剂，锭剂，煎膏剂（膏滋），胶剂，糖浆剂，贴膏剂，合剂，滴丸剂，胶囊剂，酒剂，酊剂，流浸膏剂与浸膏剂，膏药，凝胶剂，软膏剂，露剂，茶剂，注射剂，搽剂、洗剂和涂膜剂，栓剂，鼻用制剂，眼用制剂，气雾剂、喷雾剂等。

处方组成结构 是在中医辨证论治理论指导下，依据病情，确定治法，选择适当的药物，按照君、臣、佐、使的组成结构，配伍而成。①君药：针对主病或主证起主要治疗作用的药物。②臣药：辅助君药加强治疗主病或主证作用的药物；或针对兼病或兼证起主要治疗作用的药物。③佐药：用义有三，一是佐助君、臣药以加强治疗作用，或是直接治疗次要兼证；二是消除或减弱君、臣药的毒性，或制约其峻烈之性；三是在病重邪甚，可能拒药时，配用与君药性味相反，而又能在治疗中起相成作用，以防止药病格拒的药物。④使药：能引方中诸药至特定病所的药物，或指具有调和方中诸药作用的药物。

合理应用 既是一种行业规范，也是一个医疗行为准则。世界卫生组织1987年提出合理用药的标准：①处方的药应为适宜的药物。②在适宜的时间，以公众能支付的价格保证药物供应。③正确地调剂处方。④以准确的剂量，正确的用法和疗程服用药物。⑤确保药物质量安全有效。能否安全、有效、合理地使用中成药，不仅关系到患者的生命安危，而且关系到中医药事业的成败兴衰。中成药的合理应用主要包括以下3个方面。

辨证合理用药 辨证论治是中医诊断和治疗疾病的基本原则，是中医学的精髓。中成药是在中医理论指导下，用于治疗疾病的重要武器之一，故也必须在辨证论治思想的指导下有的放矢，才能保证安全、有效、合理地用药。在治疗疾病时可以分别采取同病异治或异病同治的原则。①同病异治：如病患感冒四时受邪不同，有外感风寒、外感风热、夹暑、夹湿的之分，用药有别。风寒感冒者，治宜发汗解表、疏散风寒，

可选用感冒清热颗粒、正柴胡饮颗粒等；属风热感冒者，治宜疏散风热、清热解毒，可选用银翘解毒丸、芎菊上清丸等；属感冒夹湿者，治宜解表祛湿，可选用九味羌活丸等；属感冒夹暑夹湿者，治宜解表化湿祛暑，可选用藿香正气软胶囊、暑湿感冒颗粒等。②异病同治：如龙胆泻肝丸功能清肝胆，利湿热。用于肝胆湿热，头晕目赤，耳鸣耳聋，耳肿疼痛，胁痛口苦，尿赤涩痛，湿热带下。现代医学诊断为高血压病、神经性头痛、顽固性偏头痛、急性结膜炎、神经性耳聋、化脓性中耳炎、外耳道疖肿、急性黄疸性肝炎、急性胆囊炎、带状疱疹、急性肾盂肾炎、急性膀胱炎、尿道炎、外阴炎、阴道炎、盆腔炎等属于肝胆湿热证者，则均可选用本品治疗。同病异治和异病同治的本质就是同证同治，即疾病的病因病机、证候属性相同，则治疗方法相同。

配伍合理用药 中成药在临床应用中，常需采用配伍用药的形式，合理的配伍常能达到增强疗效，降低毒性以及照顾兼证的目的。如附子理中丸与四神丸合用，治疗脾肾阳虚的五更泄泻，可明显增强温肾运脾，补火助阳，涩肠止泻的功效。在治疗二便不通，阳实水肿时，常用峻下逐水的舟车丸，配伍四君子丸同用，以健脾和胃，利湿消肿，扶正祛邪，令舟车丸泻下而不伤正，减轻其毒副作用。在治疗气阴不足，内热消渴，选用消渴丸、金芪降糖片等，当并发冠心病时，可配伍益心舒胶囊等同用；并发肾病时，可配伍肾炎康复片等同用；合并高脂血症时，又可与血脂康胶囊等配伍同用，以求标本兼顾，适应复杂病情。此外，为了满足

某些疾病在治法上的特殊需要，如妇科、外科、皮科、五官科、骨伤科等许多疾病，常采用内服与外用两种不同使用方法的中成药配合应用，才能取得良好的治疗效果。但配伍应用时，应注意含配伍禁忌的中成药尽量避免同用，如含"十八反""十九畏"的中成药。含有毒成分的中成药亦应慎用，尤其避免重复用药，以免加大毒性成分的剂量，发生不良反应。

安全合理用药 包括以下3个方面。

正确使用药品说明书：药品说明书作为使用药品的重要参考，对于安全、有效用药起着决定性作用。因此在医疗实践中，临床医师、药师以及患者都应高度重视药品说明书作为用药依据的重要地位，要仔细阅读药品说明书给出的各项信息，学会使用药品说明书，以保证安全、有效、合理地用药，尽可能避免和减少药物不良反应。

恰当选用含毒性药材的品种：临床常用的中成药品种中常含有乌头、附子、马钱子、雷公藤、昆明山海棠等有毒药材，雄黄、铅丹、水银等重金属成分，如何正确地使用此类品种，关键是衡量风险和获益的比，获益大于风险，是选择此类药物的首要条件。如昆明山海棠片治疗类风湿关节炎，虽然有生殖毒性的副作用，但较激素类药品的副作用明显减轻，这是人们常选用含有昆明山海棠、雷公藤等制剂治疗类风湿关节炎的主要原因。多数治疗关节疼痛、外伤肿痛等中成药品种中均含有乌头类及马钱子类的毒性药材，如小活络丸、颈复康颗粒等，这类成药品种通过配伍用药、合理地控制剂量以及制备制

剂等多种手段，都能达到保证安全有效的用药目的。在服用含有毒性药材的成药品种时，一定要严格地控制使用剂量、服用时间和服用方法，避免过量服用或蓄积中毒，同时还要注意患者的个体差异，引起不良反应的产生。

安全使用中药注射剂：中药注射剂是中医药文化的重要组成部分，是基于长期临床验证的传统中药的一个创新剂型，是现代药物制剂技术与传统中医药相结合的产物，成为临床治疗危重急症的独特手段。中药注射剂在防治病毒性疾病、心脑血管疾病甚至肿瘤等方面的优势越来越突出。但早期的一些注射剂品种审批不严格，安全试验和临床试验不够完善，以及中药材品种混乱、成分复杂、制剂工艺不规范、质量标准不完善、联合用药不合理、给药途径不恰当、患者体质等因素，造成中药注射剂不良反应频频出现。中药注射剂的安全性日益受到国家药监部门和各级医务工作者的关注。安全使用中药注射剂应重点把握中药注射剂的质量管理和临床使用两个环节。为此，注射剂药厂加强了上市后的产品再评价工作，从原料药、中间制品到成品，实现了全线的质量监控，系统地进行安全性试验，并积极开展了临床试验，以全面地保证注射剂的质量可控，使用安全。同时，要积极开展好临床合理用药，严格按照中药注射剂临床使用基本原则使用中药注射剂：①必须凭医师处方才能购买、使用。②临床要辨证用药，严格按照药品说明书的功能主治使用，禁止超范围用药。③严格按照药品说明书推荐剂量、调配要求、给药速度、疗程使用药品。④根据适应病症，合理选择给药途径，

能口服给药的不选用注射给药；能肌内注射给药的不选用静脉注射或滴注给药；必须静脉注射或滴注的应加强监测工作。⑤中药注射剂应单独使用，严禁与其他药品混合配伍使用。如确需联合使用其他药品时，应谨慎考虑与中药注射剂的间隔时间以及药物相互作用等问题。⑥对老人、儿童、肝肾功能异常患者等特殊人群应慎重使用，加强监测。初次使用的患者，用药前应仔细询问过敏史，对过敏体质者应慎用。对需长期使用的在每疗程间要有一定的时间间隔。⑦加强用药监护。用药前要认真检查药物，如出现浑浊、沉淀、变色、漏气、破损等情况，不得使用。用药过程中应密切观察用药反应，特别是开始30分钟。发现异常，立即停药，采取积极救治措施，救治患者。

用法和用量　中成药的使用方法主要包括有内服法、外用法、注射法等多种。在中医理论指导下，根据病情的需要，选择适宜的剂型和给药途径，采取合理的使用方法是安全合理用药的重要保证。具体中成药的用法详见说明书。无论医生临床用药或患者自行购用都应按规定的用量用法使用，具体的用法用量详见说明书中明确规定。

注意事项　中成药既有处方药又有非处方药，除主要供医生临床使用外，广大患者也可自行购用，因此要正确使用中成药，达到安全有效的用药目的，还必须掌握使用中成药的注意事项，如：证候禁忌、配伍禁忌、妊娠禁忌、饮食忌宜及特殊人群禁忌等。具体内容详见每个品种说明书中的注意事项或禁忌部分。

（张建军　宋树立）

zhōngyào cǎijí
中药采集（collection of Chinese materia medica）　采取相应的技术措施，对中药所用植物、动物及矿物进行采收、加工、干燥等处理，制成中药材的过程。中药的来源为天然植物、动物及矿物，药用动植物种类繁多，野生和家种（养）均有，入药部位各不相同，采收季节、采收方法、加工方法、干燥方法也不尽相同，因而采集有很强的时间性和技术性。时间性主要指采收期、采收年限；技术性主要指采收、加工和干燥的方法，以及入药部位的成熟程度、加工、干燥的质量要求。因此，中药的采集是否合宜直接影响到药物的质量和疗效。《神农本草经》中即说："阴干曝干、采造时月生熟，土地所出，真伪存新，并各有法。"《用药法象》也谓："凡诸草木昆虫，产之有地；根叶花实，采之有时。失其地则性味少异，失其时则性味不全。"可见，研究药物的采集规律对于保证和提高药材的质量和保护药源都有十分重要的意义。

中药的采收时节与药物的质量有着密切的关联。因为动植物在生长发育的不同时期药用部分所含有效及有害成分各不相同，药物的疗效和毒副作用也往往有较大差异，故药材的采收必须在适当的时节。一般来讲，以入药部分的成熟程度作依据，也就是在有效成分含量最高的时节采收。每种动植物都有一定的采收时节和方法。

药用植物　采收方法因药用部位而异。

全草类：大多数在植物枝叶茂盛、花朵初开时采集，从根以上割取地上部分，如益母草、荆芥、紫苏、豨莶草等；如须连根

入药的则可拔起全株，如柴胡、小蓟、车前草、地丁等；而须用带叶花梢的更需适时采收，如夏枯草、薄荷等。

叶类：通常在花蕾将放或正盛开的时候，此时叶片茂盛、性味完壮、药力雄厚，最适于采收，如枇杷叶、荷叶、大青叶、艾叶等。有些特定的药物如桑叶，需在深秋经霜后采集。

花、花粉：花类药材，一般采收未开放的花蕾或刚开放的花朵，以免香味散失、花瓣散落而影响质量，如辛夷、金银花、槐花、月季花、玫瑰花等。对花期短的植物或花朵次第开放者，应分次及时摘取。

果实、种子：果实类药物除青皮、枳实、覆盆子、乌梅等少数药材要在果实未成熟时采收果皮或果实外，一般都在果实成熟时采收，如瓜蒌、槟榔、马兜铃等。以种子入药的，通常在完全成熟后采集，如莲子、银杏、沙苑子、菟丝子等。有些既用全草又用种子入药的，可在种子成熟后割取全草，将种子打下后分别晒干贮存，如车前子、紫苏子等。有些种子成熟时易脱落，或果壳易裂开，种子散失者，如茴香、牵牛子、豆蔻、凤仙子等，则应在刚成熟时采集。容易变质的浆果如枸杞子、女贞子等，最好在略熟时于清晨或傍晚时分采收。

根、根茎：一般以秋末或春初即二月、八月采收为佳，因为春初"津润始萌，未充枝叶，势力淳浓""至秋枝叶干枯，津润归流于下"，且"春宁宜早，秋宁宜晚"（《本草纲目》）。现代研究也证明早春及深秋时植物的根茎中有效成分含量较高，此时采集则产量和质量都较高，如天麻、

葛根、玉竹、大黄、桔梗、苍术等。也有少数例外，如半夏、孩儿参、延胡索等则在夏天采收。

树皮、根皮：通常在春、夏时节植物生产旺盛，植物体内浆液充沛时采集，则药性较强，疗效较高，并容易剥离，如黄柏、杜仲、厚朴等。另有些植物根皮则以秋后采收为宜，如牡丹皮、苦楝皮、地骨皮等。

另外，根据药用植物栽培特点、植物特性、药用要求和环境条件，可将药材的收获年限分为1年收获、2年收获、多年收获和连年收获。

药用动物　为保证药效必须根据动物的生长活动季节采集，如一般潜藏在地下的小动物全蝎、土鳖虫、地龙、蟋蟀、蝼蛄、斑蝥等虫类药材，大都在夏末秋初捕捉其虫，此时气温高，湿度大，宜于生长，是采收的最好季节；桑螵蛸为螳螂的卵鞘，露蜂房为黄蜂的蜂巢，这类药材多在秋季卵鞘、蜂巢形成后采集，并用开水煮烫以杀死虫卵，以免来年春天孵化成虫；再如蝉蜕为黑蝉羽化时蜕的皮壳，多于夏秋季采取；蛇蜕为锦蛇、乌梢蛇等多种蛇类蜕下的皮膜，因其反复蜕皮，故全年可以采收，唯3~4月最多；又蟾酥为蟾蜍耳后腺分泌物干燥而成，此药宜在春秋两季蟾蜍多活动时采收，此时容易捕捉，腺液充足，质量最佳；再如蛤蟆油即林蛙的干燥输卵管，此药宜在白露节前后林蛙发育最好时采收；又石决明、牡蛎、蛤壳、瓦楞子等海生贝壳类药材，多在夏秋季捕采，此时发育生长旺盛，钙质充足，药效最佳；一般大动物类药材，虽然四季皆可捕捉，但一般宜在秋季猎取，唯有鹿茸必须在春季清明节前后雄鹿所生幼角

尚未骨化时采质量最好。

药用矿物　矿物药材全年皆可采收，不拘时间，择优采选。

采收方法　药用部位不同，采收方法也不同。药用部位相同，但是动植物种类不同，采收方法也有差异，如同样是果实入药，有的药物可以用竹竿击落，有的则必须采摘。药材的采收方法主要有挖掘、采摘、收割、击落、剥离、割伤等。

产地加工　在产地对药材进行处理与干燥、包装，称为加工。干燥前的处理又叫加工预处理，包括洗涤、清选、去皮、修整、热处理、浸漂、熏硫、发汗等。干燥后的处理包括修整、分级、捆扎、包装等。干燥的方法分为自然干燥法，人工干燥法：炕干法、烘干法、红外线干燥法、远红外线干燥法、微波干燥法等。

产地药材包装与贮藏　常采用的包装有木、草、竹、纺织材料、塑料等制品。贮藏的方法主要有：低温贮藏、干沙贮藏、防潮贮藏和密封防潮贮藏。

（张建军）

zhōngyào zhùcáng

中药贮藏（storage of Chinese materia medica）　防止中药变质所采取的储存与保管的方法。包括中药材、中药饮片及中成药的贮藏。

在中国医学发展的历史长河中，为满足临床用药的需求，经过不断的实践、研究和总结，逐步形成了中药贮藏的传统技术。如春秋战国时代的《周礼·天官冢宰》："医师掌医之政令，聚毒药以供医事。"说明两千年前已有专职掌管收藏药物，以供医用的医师。南北朝时期，《隋书》中记载，宫廷已设置管理贮藏药物的高级官员"药藏丞为三品勋一

位"。唐·孙思邈《备急千金要方》"凡药皆不欲数数晒曝，多见风日，气力即薄歇，宜熟知之。诸药未即用者，俟天大晴时，于烈日中曝之，令大干，以新瓦器贮之，泥头密封。须用开取，即急封之，勿令中风湿之气，虽经年亦如新也，其丸散以瓷器贮，密蜡封之，勿令泄气，则三十年不坏。诸杏仁及子等药，瓦器贮之，则鼠不能得之也。凡贮药法，皆须去地三四尺，则土湿之气不中也。"说明当时对药材的贮藏已有相当丰富的经验，掌握了密封、防潮、防霉和防鼠等方法。明·陈嘉谟《本草蒙筌》中还记载了"人参须和细辛，冰片必同灯草，麝香宜蛇皮裹，硼砂共绿豆收。"等贮藏方法。以后中药贮藏在不断实践中又产生了密封吸潮、硫黄熏蒸，防止早期质变的处理等各种方法，从而形成了独具特色的中药贮藏的传统技术。

随着中医药事业的蓬勃发展，对中药材、饮片及中成药的需求日益增加，促使中药的贮藏方法也得到了飞速的发展。中药贮藏在不断完善传统方法的同时，还引进各种现代新方法、新技术，如冷藏技术、^{60}钴（^{60}Co）射线辐射技术、气幕防潮技术、气体灭菌技术、无菌包装技术、埃-京氏杀虫技术、高频介质电热杀虫技术等。中药贮藏传统技术与现代技术并存、互相结合、互相促进，使中药贮藏技术不断发展完善，为保证中药质量稳定可控，防止浪费和损失，确保供应发挥了重要的作用。中药包括有中药材、中药饮片、中成药，它们的性状各异，用途不同，又有各自不同的贮藏方法。

（张建军）

zhōngyào páozhì

中药炮制（processing of Chinese materia medica）

按照中医药理论，根据中药材自身性质以及调剂、制剂和临床应用的需要采取的制药技术。是中药特有的制药技术。按照不同的药性和治疗要求又有多种炮制方法，同时有毒之品必须经过炮制后才能确保用药安全。有些药材的炮制还要加用适宜的辅料，并且注意操作技术和掌握火候，故明·陈嘉谟《本草蒙筌》谓："凡药制造，贵在适中，不及则功效难求，太过则气味反失。"可见炮制是否得当对保障药效、用药安全、便于制剂和调剂都有十分重要的意义。

南北朝刘宋时期雷敩的《雷公炮炙论》以炮制作书名，而在正文中多用"修事"；明代李时珍在《本草纲目》药物正文中设"修治"专项；清代张仲岩的炮制专著《修事指南》用"修事"做书名，而正文中用炮制。从历代有关资料来看，虽然名称不同，但记载的内容都是一致的，而且多用"炮制"和"炮炙"两词。从字义上来看，"炮"和"炙"都离不开火，而这两个字仅代表中药整个加工处理技术中的两种火处理方法。随着社会生产力的发展，以及人们对医药知识的积累，对药材的处理加工技术超出了火的范围，使"炮炙"两字不能确切反映和概括药材处理加工的全貌，为了既保持原意，又能较广泛包括药物的各种加工技术，现代多用"炮制"一词。"炮"代表了各种与火有关的加工处理技术，而"制"则代表各种更广泛的加工处理方法。

中药炮制是中医临床用药的特色：中药材必须经过炮制成饮片之后才能入药，这是中医临床用药的一个特点，也是中医药学的一大特色。中医非常重视人体本身的统一性、完整性及其与自然界的相互关系；同时也很注意患者的个体差异，辨证施治又是中医工作的法则。但中药的性能和作用无有不偏，偏则利害相随，不能完全适应临床治疗的要求，这就需要通过炮制调整药性，引导药性直达病所，使其升降有序，补泻调畅，解毒纠偏，发挥药物的综合疗效，对提高其临床疗效具有重要的作用，所以中医运用中药基本上都是以炮制后的饮片配方。因此，中药必须经过炮制，才能适应中医辨证施治、灵活用药的要求，而炮制是中医用药的一大特色，是提高临床疗效的重要环节。

目的 中药炮制的目的大致可以归纳为以下8个方面。①纯净药材，保证质量，分拣药物，区分等级：一般中药原药材，多附着泥土、夹带沙石及非药用部分和其他异物，必须经过挑拣修治，水洗清洁，才能使药物纯净，保证质量，提供药用。如石膏挑出沙石、茯苓去净泥土、防风去掉芦头、黄柏刮净粗皮、鳖甲除去残肉、枳壳去瓤、远志抽心等等。同一药物，来源不同，入药部位还需分拣入药，如麻黄（茎）、麻黄根，荷叶、莲子等。再如人参、三七等贵重药材尚须分拣，区分优劣等级。②切制饮片，便于调剂制剂：将净选后的中药材，经过软化、切削、干燥等加工工序，制成一定规格的药材（如片、段、丝、块等），称为"饮片"，便于准确称量、计量，按处方调剂，同时增加药材与溶剂之间的接触面积，利于有效成分的煎出，便于制剂。一些矿物介壳类药物如灵磁石、代赭石、石决明、牡蛎等，经烧、醋淬等炮制处理，使之酥脆，同样也是为了有效成分易于煎出的目的。③干燥药材，利于贮藏：药材经晒干、阴干、烘干、炒制等炮制加热处理，使之干燥，并使所含酶类失去活性，防止霉变，便于保存，久不变质。特别是一些具有活性的药材，如种子药材白扁豆、赤小豆等，必须加热干燥，才能防止萌动变质。再如桑螵蛸、露蜂房、刺猬皮等动物药，不经炮制就更难保存了。药材的酒制品、醋制品均有防腐作用。④矫味、矫臭，便于服用：一些动物药及一些具有特殊嗅味的药物，经过麸炒、酒制、醋制后，能起到矫味和矫臭的作用，如酒制乌梢蛇、醋炒五灵脂、麸炒僵蚕、滑石烫刺猬皮、水漂海藻、麸炒斑蝥等，以便临床服用。⑤降低毒副作用，保证安全用药：对一些毒副作用较强的药物经过加工炮制后，可以明显降低药物毒性及其副作用，使之广泛用于临床，并确保安全用药，如巴豆压油取霜，醋煮甘遂、大戟，酒炒常山，甘草银花水煮川乌、草乌，姜矾水制南星、半夏，胆巴水制附子等，均能降低毒副作用。⑥增强药物功能，提高临床疗效：如延胡索醋制以后能增强活血止痛功效，麻黄、紫菀、款冬花蜜制增强润肺止咳作用、红花酒制后活血作用增强、淫羊藿用羊脂炒后能增强补肾助阳作用。⑦改变药物性能，扩大应用范围：如生地黄功专清热凉血、滋阴生津，而酒制成熟地黄后则成滋阴补血、生精填髓之品了；生首乌补益力弱且不收敛，能截疟解毒、润肠通便，经黑豆汁拌蒸制首乌后功专滋补肝肾、补益精血，涩精

止崩；再如天南星经姜矾制后称制南星功能燥湿化痰、祛风解痉，药性辛温燥烈，而经牛胆汁制后称胆南星，变为药性凉润，清化热痰、息风定惊之品；柴胡生用疏散退热，鳖血炒柴胡则可凉血除蒸。由此可见药物经炮制之后，可以改变药物性能，扩大应用范围，使之更适应病情的需要。⑧引药入经，便于定向用药：有些药物经炮制后，可以在特定脏腑经络中发挥治疗作用，如明·陈嘉谟《本草蒙筌》谓："入盐走肾脏""用醋注肝经"就是这个意思。如知母、黄柏、杜仲经盐炒后，可增强入肾经的作用；如柴胡、香附、青皮经醋炒后，增强入肝经的作用，便于临床定向选择用药。

对药物影响　炮制影响药物的成分和疗效。中药材经过炮制后，加热、水浸、水漂及辅料处理，可使所含成分产生不同程度的变化。有的成分易于溶出，有的成分反而难于溶出，有的成分被分解或形成新的成分，产生量或质的变化。这些变化都与中药药性及疗效有密切的关系。炮制的作用，就是在药材组织内进行成分调整，使之适合于临床需要。如延胡索中含有延胡索乙素等生物碱类成分，具有镇痛、镇静等作用，醋制后形成醋酸盐，在水中溶解度增加，所以醋制延胡索可增强其止痛效果。

操作方法　中药炮制的方法或制其形，或制其性，或制其味，或制其质，具体如下：①净选加工。②饮片切制。③炒法，根据炒法的操作及加辅料与否，可分为清炒法（单炒法）和加辅料炒法（合炒法）。清炒法又根据加热程度不同而分为炒黄、炒焦和炒炭。加辅料炒法根据所加辅料的

不同而分为麦麸炒、米炒、土炒、砂炒、蛤粉炒和滑石粉炒等法。④炙法。⑤煅法。⑥蒸、煮、燀法。⑦复制法。⑧发酵与发芽法。⑨制霜法。还有烘、焙、煨、提净、水飞及干馏等加工炮制方法。

辅料　中药加入辅料用不同方法炮制，可借助辅料的作用以相反为制，相资为制，相畏为制，相恶为制。中药炮制中常用的辅料种类较多，一般可分为液体辅料和固体辅料。①液体辅料：酒，醋，蜂蜜，食盐水，生姜汁，甘草汁，黑豆汁，米泔汁，胆汁，麻油等。②固体辅料：稻米，麦麸，白矾，豆，土，蛤粉，滑石粉，河砂，朱砂等。

质量要求　中药炮制品（中药饮片）的优劣，直接影响到用药安全有效。因此，《中华人民共和国药典》对炮制品有一定的质量要求。①在炮制项下要明确炮制方法和炮制品性状。②在检查项下对杂质、水分、灰分等有要求。③在鉴别、浸出物、含量测定等项下对炮制品的成分有各种程度的定性、定量要求。④在性味归经、功能主治、用法用量、注意、贮藏等项下对炮制品的临床应用有明确规定和要求。

（张建军）

zhōngyào gōngxiào

中药功效 （functions of Chinese materia medica）

中药的功能和效用。以中医药理论为指导，用中医药术语对中药预防、治疗、康复、保健作用进行概括、描述，是在中医学领域内对中药医疗作用的特殊表述形式，是中药学的核心内容，也是联系中药药性与临床应用的桥梁。中药功效具体包括：①治疗疾病，如：常山截疟、青蒿截疟，用于治疟疾病。鹤草芽杀绦虫，治疗绦虫病。对

病治疗的功效，在疾病诊断明确的情况下，简便、快捷而有效。②治疗证候，如：人参的大补元气，用治气虚证；当归的补血，用治血虚证；麻黄功能发散风寒，治疗风寒表证；柴胡功能疏肝解郁，治疗肝郁气滞证，等。对证治疗功效是临床辨证用药的向导，是中药功效的主要组成部分。③治疗症状，如：三七止血，主治多种出血症；延胡索活血行气止痛，广泛用治各种疼痛。一些特殊情况下要"急则治标"，则又需以对症治疗功效的中药为主。可见，对症治疗功效无论在中药功效构成上，还是在治疗理论及临床应用上均占有非常重要的地位。中药功效是从临床应用中总结得到的，并密切结合药性特点，进一步规范表述，体现辨证论治规律，反过来有指导临床医生更加准确、合理地将该药应用于临床。对中药功效认识水平的高低决定着临床能否取得疗效。中药的功效基于上千年临床经验的积累和提炼，有充分的循证依据；对中药功效的认识、发展、完善也在不断进行着，如贯叶金丝桃的"疏肝解郁"功效，银杏叶的"活血化瘀、通络止痛、化浊降脂"功效，等等。中药的功效是中药学的核心与主体。

（王　淳）

zhōngyào xìngnéng

中药性能（properties and actions of Chinese materia medica）

用以概括中药作用的基本性质和特征。是中药基本理论的核心。中医学认为，任何疾病的发生发展过程都是致病因素（邪气）作用于人体，引起机体正邪斗争，从而导致阴阳气血偏盛偏衰或脏腑经络功能活动失常的结果。因此，药物治病的基本作用包括扶正祛邪，消除病因，恢复脏腑的正常生理功能；纠正阴阳气血偏盛偏衰的病理现象，恢复到正常状态，达到治愈疾病，恢复健康的目的。药物之所以能够针对病情，发挥上述基本作用，是因为各种药物本身各自具有若干特性和作用，称为药物的偏性，以药物的偏性来纠正疾病所表现出来的阴阳偏盛偏衰。明·张景岳《景岳全书·类经》说："人之为病，病在阴阳偏胜耳。欲救其偏则为气味之偏者能之，正者不及也。"清·徐灵胎《神农本草经百种录》又说："凡药之用……各以其所偏胜，而即资之疗疾，故能补偏救弊，调和脏腑。"前人将这些中药作用的性质和特性称为偏性。中药性能的认识和论定，也就是中药药性理论的产生，是在中医理论指导下，经长期的医疗实践，所发现的中药与治疗疾病相关的性质和特性的用药理论。

基本内容　中药性能包括四气、五味、升降浮沉、归经、中药毒性等。中药的各种性能，都是从不同的特定角度，反映药物功用的一种性质或特征，是对该药功用的进一步高度概括。四气是指药物寒热温凉四种不同的药性；五味是指药物酸苦甘辛咸等不同的药味，不同的味代表不同的作用；升降浮沉指药物作用于机体所表现出向上、向下、向内、向外的不同趋势；归经指药物对脏腑经络的选择性，描述药物的作用定位；毒性是指药物毒副作用的大小。从不同侧面反应药物的作用，因此必须性味合参，而且与升降浮沉、归经、毒性等性能密切结合，才能准确辨析药性的实质，指导临床合理用药。

指导意义　中药性能是中药理论的核心内容，是认识药物功效和指导临床用药的纲领。性能理论的创立，使临证用药方式逐步摆脱了经验药学的原始轨迹，药物的应用从经验的重现过渡到了有理论指导的药物选择，临床用药方式为之而改变。

（王　淳）

sìqì

四气（four nature of drugs）

中药寒热温凉四种不同药性的总称。又称四性。四气反映了药物对人体阴阳盛衰、寒热变化的作用倾向，是药性理论的重要组成部分，是说明药物作用的主要理论依据之一。四气之中的寒热温凉寓有阴阳含义，寒凉属阴，温热属阳，寒凉与温热是相对立的两种药性，而寒与凉、温与热之间则仅是程度上的不同，即"凉次于寒""温次于热"。有些本草文献对药物的四气还用"大热""大寒""微温""微寒"等加以描述，这是对中药四气程度不同的进一步区分，示以斟酌使用。然从四性本质而言，寒热两性的区分在实际运用中尤为重要。此外，平性药以甘味居多，甘平者多药性平和，无显著毒副作用。因其在正常生理状态下药物的寒热药性没有明显偏倚，但在寒、热病证的病理环境下应用后，又可显现出寒、热药性的不同偏倚。因此，广而言之，"平性"也包括在四性之中。

历史沿革　有关中药四性的记载，春秋战国时期的《黄帝内经》一书中，对药物及食物寒热之性的论述，较为多见。如《素问·至真要大论》有："寒热温凉，衰之以属""治寒以热，治热以寒，方士不能废绳墨而更其道也""寒者热之，热者寒之""所谓寒热温凉，反从其病也"等。西汉时成书的《汉书艺文志·方技略》中说："经方者，本草石之寒温……致水火之齐，以通闭解结，反之于平。"可见，在当时对药物的寒温性能，在遣药组方时已有所考虑。均表明了药性分寒热，在秦汉之际已十分普遍。《神农本草经》首先明确提出"药有寒热温凉四气"。具体载药 365种，药物主要涉及寒、微寒、温、微温和平五种药性。唐代《唐六典·尚药奉御》，其要求用药时"必辨其五味、三性、七情，然后为和合剂之节。"上文后又自注曰："三性，谓寒、温、平。""三性说"提出后，因受崇古遵经世风的影响，并未受到人们的重视。宋·寇宗奭《本草衍义》中提出："凡称气者，即是香臭之气，其寒热温凉则是药之性……序例（指《神农本草经·序例》）中'气'字，恐后世误书，当改为'性'字，于义方允。"为了避免与药物的香臭之气相混淆，主张将"四气"改为"四性"。明·李时珍《本草纲目·草部》卷前绪论中说："五性焉，寒热温凉平"，第一个提出五性分类法。清·徐灵胎《神农本草经百种录·上品·丹砂》亦指出："（平性药）凡病皆可用，无所禁忌。"又称平性之藕实茎为"中和之性，无偏杂之害。"均有平性药无寒热偏性之意。因此，"三性说"以寒、温、平三分药性的主张，是对"四气说"的发展。"四性"一说，沿用虽久，实难变易，但无论从理论上来讲，还是从实际中考察，宜改称"三性"，较之"四气"说之二分法，更能与逻辑性相符合。而且，经统计现行《中药学》教材，平性药竟占 100 味之多，如：天麻性平，凡肝风内动，惊厥抽搐，不论寒热虚实皆可应用。

确定依据 药性寒热的确定，是在人体用药以后，从药物作用于人体所产生的不同反应和所获得的不同疗效而总结出来的，是与所治疾病的病因、病性或症状的寒热性质相对而言的。故药性的确定，应以中医药寒热辨证纲领为理论基础，以机体用药的反应为依据。简言之，药性的确定是以用药反应为依据，病证寒热为基准。药性的寒热温凉与所治疗疾病的性质是相对而言的。能减轻或消除热证的药物，它们的药性是寒凉的。如黄芩、金银花等能消除发热、烦躁、咽痛、舌红、脉数等热证表现，故其药性属于寒性。

作用与适应范围 一般而言，寒凉药分别具有疏散风热、清热泻火、凉血解毒、清退虚热、清化热痰、泻热通便、清热利尿、清心开窍、滋阴潜阳、凉肝息风等作用，主要适用于实热烦渴、温毒发斑、血热吐衄、火毒疮疡、热结便秘、热淋涩痛、黄疸水肿、痰热咳喘、高热神昏、热极生风等一系列阳热证，见有身热、烦躁、口渴、小便发黄、大便干结、舌红苔黄、脉滑数等症状。温热药则分别具有温里散寒、暖肝散结、补火助阳、温阳利水、引火归源、回阳救逆，等作用，主要适用于中寒腹痛、寒疝作痛、阳痿不举、宫冷不孕、阴寒水肿、风寒痹证、血寒经闭、虚阳上越、亡阳虚脱等一系列阴寒证，见有畏寒肢冷、大便溏泄、小便清长、舌淡苔白、脉沉迟等症状。

临床指导意义 寒、热、温、凉不同药性的药物，能使机体产生不同的效应，发挥扶阴抑阳或扶阳制阴的作用，以祛除病邪，调理脏腑，平衡阴阳，而达到治愈疾病的目的。四气在临床中的具体运用，概括为以下五个方面：①寒凉药用治阳热证，温热药用于阴寒证：《素问·至真要大论》亦谓"寒者热之，热者寒之"。《神农本草经·序例》云："疗寒以热药，疗热以寒药"。寒凉药用治阳热证，温热药用治阴寒证，这是临床针对寒热病证用药必须遵循的原则。阴寒证忌用寒凉药，阳热证忌用温热药。否则，必然导致病情进一步恶化，甚至引起死亡；如王叔和所云："桂枝下咽，阳盛则毙；承气入胃，阴盛以亡。"②注意寒热真假的辨别：即真寒假热用热药，真热假寒用寒药。反治法是针对疾病外在假象而言，就其对疾病本质而言，还是属于正治范畴，关键问题在于辨证论治，去假存真，治病求本，才能准确掌握真寒假热用热药、真热假寒用寒药的用药规律。③寒热温凉程度不同，恰当用药：药物四气，寒与凉、热与温之间有程度上的差异，作用强弱不同，因而用药时也要注意。④寒热错杂或寒热格拒，寒热并用：疾病是复杂多变的，如表寒里热或上热下寒或寒热中阻等均可形成寒热错杂的复杂病机，则可采用寒热并用的治疗方法。对寒热（阴阳）格拒的复杂病证，又当采用寒热并用，反佐之法治之。⑤"寒无犯寒""热无犯热"（《素问·六元正纪大论》）：要求根据四气理论，结合不同季节、气候特点，指导临床恰当用药。一般而言，在寒冬而无实热证时，不要随便使用寒药，以免损伤阳气；在炎热夏季而无寒证者，不要随便使用热药，以免化燥伤津。

现代研究 随着现代科学技术，特别是现代分析仪器和分析方法的迅猛发展，以及学科间的相互渗透，中药四气研究的新思路、新方法不断被提出和建立。主要有 3 种方法。①药理学方法：主要从整体、组织器官、细胞、分子水平不同层次上开展四气研究，结果显示，相同药性的中药有类似的药理学表现，不同药性的中药其药理作用差异很大。寒凉药主要是抑制机体功能活动，温热药主要是兴奋机体功能活动；寒凉药能降低动物的自主神经平衡指数，抑制交感神经-肾上腺系统功能，温热药能提高动物的自主神经平衡指数，兴奋交感神经-肾上腺系统功能；寒凉药使"副交感神经-M 受体-环磷酸鸟苷（cGMP）系统"的功能亢进，温热药使"交感神经-β 受体-环磷酸腺苷（cAMP）系统"的功能偏高；寒凉药可抑制甲状腺、肾上腺皮质、卵巢等器官的功能，而温热药促进这些器官的功能。寒凉药或温热药还可以影响垂体甲状腺轴功能以及细胞膜钠泵（Na^+-K^+-ATP 酶）活性，纠正热证（阴虚证）或寒证（阳虚证）异常的能量代谢，使"药性"赋予了"效应"的内涵。②化学方法：从多个不同层次阐明构成中药四气的药效物质基础。研究发现，多数温性药含有挥发油，热性药物所含化学成分种类较多，或含多量的挥发油，或含强烈刺激性的脂肪油，或含剧毒的生物碱；寒性药含苷类，以皂苷、蒽苷和苦味质为多见，也含有一些极苦的生物碱。中药所含的无机元素、微量元素、稀土元素也是决定中药四性的重要物质基础，这些元素与药性之间存在一定的规律。也有研究认为，中药主要有效成分相对分子质量与药性相关。③物理学方法：主要应用红外成像技术、电子得失理论、热力学理论、原子吸收光谱法等方法研究中药四气理论。如采用红外成像技术应用于中药寒热药性试验，在人体服用不同寒、热性中药前后 2 小时分别进行红外成像的对比观测，分析结果用来解释服用中药后的机体热变化，进而推导出所服中药的寒热属性。又如根据量子理论提出电子得失吸推偏移能级升降说，将量子理论引入到四气研究中，认为中药之所以有四性其根本在于所含的化学元素具有寒、凉、温、热四性。一般说来给出电子为碱为寒凉，接受电子为酸为温热。酸碱有强弱之分，故有四性，酸碱平衡者即为平性。此外，热力学理论在中药四性研究中得到广泛应用，利用微量量热法测定寒热药物生物热效应，其结果与中医传统认识基本吻合。总之，未来对中药四气药性理论的研究，将是在中医药理论指导下的多层次、多学科交叉、多因素、多靶点、动态地研究，宏观与微观相结合、定性与定量相结合。除整体实验外，有关中药的离子通道、基因表达、细胞因子、受体等生物信息的研究亦会得到广泛的应用，从本质上揭示中药药性理论的科学内涵，建立符合现代科学认知规律的中药药性表征体系及其规范标准，实现对传统中药四气理论的超越，并使中药药性理论更有效地指导临床实践，从而推进中药现代化的发展进程。

（王淳）

wǔwèi

五味（five flavours） 药物本身具有的酸、苦、甘、辛、咸五种不同药味的合称。药味不同，因而具有不同的治疗作用。实际上中药不仅只有五味，尚有淡味和涩味等，但由于酸、苦、甘、辛、咸是最基本的五种滋味，所以学界习称为五味。中药五味的产生，首先是通过口尝，是药物真实滋味的反映。然而和药物四气一样，五味更重要的则是通过长期的临床实践观察，不同味道的药物作用于人体，产生了不同的反应，和获得不同的治疗效果，从而总结归纳出五味的理论。即五味不仅仅是药物滋味的真实反映，同时也是对药物作用的高度概括。自从五味作为归纳药物作用的理论出现后，五味的"味"也就超出了味觉的范围，而是建立在功效的基础之上了。因此，本草书籍的记载中有时出现与实际口尝味道不相符的地方。总之，五味的含义既代表了药物味道的"味"，又包涵了药物作用的"味"，而后者构成了五味理论的主要内容。

历史沿革 药食的滋味是通过口尝而感知的。由于药食"入口则知味，入腹则知性"，因此古人很自然地将滋味与作用联系起来。并用滋味解释药食的作用。《周礼·天官冢宰》记载："凡药以酸养骨，以辛养筋，以咸养脉，以苦养气，以甘养肉，以滑养窍。"五味理论在春秋战国时代就以饮食调养的记载出现了，如四时五味的宜忌，过食五味所产生的不良后果等。五味作为药性理论最早见诸于《黄帝内经》（《内经》）、《神农本草经》（《本经》）中。《内经》对五味的作用、阴阳五行属性及应用都系统地论述，最早归纳了五味的基本作用：辛散、酸收、甘缓、苦坚、咸软……并对五味的属性进行概括：辛甘淡属阳、酸苦咸属阴。同时还论述了过食、偏嗜五味对五脏系统的损害。《本经》不仅明确指出"药有酸、咸、甘、苦、辛五味"，还以五味配合四气，共同标明每种药物的药性特征，开创了先标明药性，后论述效用的本草编写先例，从而为五味学说的形成奠定了基础。经后世历代医家补充，逐步完善五味理论。

确定依据 味的确定最初是依据药物的真实滋味。如黄连、黄柏之苦，甘草、枸杞之甘，桂枝、川芎之辛，乌梅、木瓜之酸，芒硝、食盐之咸等。后来将药物的滋味与作用相联系，并以味解释和归纳药物的作用。随着用药实践的发展，对药物作用的认识日趋丰富，一些药物的作用很难用其滋味来解释，因而采用以作用推定其味的方法。例如，葛根、皂角刺并无辛味，但葛根有解表散邪作用，常用于治疗表证；皂角刺有消痈散结作用，常用于痈肿疮毒初起或脓成不溃之证。二者的作用皆与"辛能散、能行"有关，故皆标以辛味。磁石并无咸味，因其能入肾潜镇浮阳，而肾在五行属水与咸相应，磁石因之而标以咸味。由此可知，确定味的主要依据，一是药物的滋味，二是药物的作用。

作用与适应范围 《素问·脏气法时论》指出"辛散、酸收、甘缓、苦坚、咸软。"这是对五味作用的最早概括。后世在此基础上结合应用经验进一步补充，至臻完善。

辛味药 "能散能行"，即具有发散、行气、行血的作用。根据药物的作用，一般来讲，解表药、行气药、活血药多具有辛味。因此辛味药在临床上多用于治疗表证及气血阻滞的病证。如苏叶味辛，能发散风寒，用治外感风寒表证；木香味辛，能行气除胀，用于气滞胀痛；川芎味辛，能活血化瘀，用治瘀血疼痛。

甘味药 "能补、能和、能缓"，即具有补益、和中、调和药性和缓急止痛的作用。一般来讲，滋养补虚、调和药性及制止疼痛的药物多具有甘味。甘味药多用治正气虚弱、身体诸痛及调和药性、中毒解救等几个方面。如人参味甘，能大补元气，补益肺脾；熟地味甘，能滋补阴血，益精填髓；神曲、麦芽味甘，能消化食积，调和中焦，蜂蜜、饴糖味甘，能益气健脾，缓急止痛；甘草味甘，调和药性并解药食中毒等。

酸味药 "能收能涩"，即具有收敛、固涩的作用。一般固表止汗、敛肺止咳、涩肠止泻、固精缩尿、固崩止带的药物多具有酸味。酸味药多用治体虚多汗、肺虚久咳、久泻肠滑、遗精滑精、遗尿尿频、崩带不止等证。如五味子味酸，能固表止汗，治体虚多汗；乌梅、五倍子味酸，能敛肺止咳、涩肠止泻，治肺虚久咳、久泻滑肠；山茱萸味酸，能固精止遗，治肾虚遗精滑泄；赤石脂味酸，能固崩止带，治崩带不止。此外，部分酸味药尚能生津，如乌梅、五味子等具有生津止渴的作用。

苦味药 "能泻、能燥、能坚"，即具有清泻火热、泻降气逆、通泻大便、燥湿、坚阴（泻火存阴）等作用。一般来讲，清热泻火、下气平喘、降逆止呕、通利大便、苦寒燥湿、苦温燥湿、泻火存阴的药物多具有苦味。苦味药多用治热证、火证、喘咳、呕恶、便秘、湿证、阴虚火旺等证。如黄芩、栀子味苦，能清热泻火，用治热病烦躁；杏仁、葶苈子味苦，能降气平喘，用治气逆喘咳；沉香、柿蒂味苦，能降逆止呕，治气逆呃逆；大黄、番泻叶味苦，能泻热通便，用治热结便秘；龙胆草、黄连味苦，能

清热燥湿，用治湿热互结；苍术、厚朴苦温燥湿，用治寒湿阻滞；知母、黄柏味苦，能泻火存阴，治阴虚火旺。

咸味药 "能下、能软"，即具有泻下通便、软坚散结的作用。一般来讲，泻下或润下通便及软化坚硬、消散结块的药物多具有咸味。咸味药多用治大便燥结、痰核、瘰疬、癥瘕痞块等证。如芒硝味咸，能泻热通便，润下燥结，治疗实热内炽，燥屎坚结；海藻、牡蛎味咸，能软坚消痰散瘿，用治痰气互结，瘰疬瘿瘤；土鳖虫、水蛭味咸，能软坚散结，破血消癥，用治气血凝聚、癥瘕痞块等症。此外，《素问·宣明五气》还有"咸走血"之说。肾属水，咸入肾，心属火而主血，咸走血即以水胜火之意。如大青叶、玄参、紫草、青黛、白薇都具有咸味、均入血分，同具有清热凉血解毒之功。《素问·至真要大论》又云："五味入胃，各归所喜……咸先入肾。"故不少入肾经的咸味药如紫河车、海狗肾、蛤蚧、龟甲、鳖甲等都具有良好的补肾作用。同时为了引药入肾经，增强补肾作用，不少药物如知母、黄柏、杜仲、巴戟天等药用盐水炮制也是这个意思。

淡味药 "能渗、能利"，即具有渗湿利小便的作用，多用于治水肿、脚气、小便不利之证。如薏苡仁、通草、灯心草、茯苓、猪苓、泽泻等均为淡味，有良好的利水渗湿作用，用治水肿胀满、脚气浮肿、湿盛泄泻、小便不利等症。由于《神农本草经》中未提淡味，后世医家多主张"淡附于甘"。

涩味药 与酸味药的作用相似，也能收敛固涩，多用治虚汗、泄泻、尿频、遗精、滑精、出血

等证。如莲子、芡实味涩，能涩肠止泻、固精止带，用治脾虚久泻、遗精滑精；禹余粮涩肠止泻，乌贼骨收涩止血、固精止带，用于崩漏下血、遗精带下。故本草文献常以酸味代表涩味功效，或与酸味并列，标明药性。但涩味药一般不具有生津作用。

现代研究 随着科学技术的迅猛发展，以及学科间的相互渗透，中药"五味"与所含物质基础的相关性得到探讨。研究表明：甘味与含锂有关；酸味与含钾有关；辛味药中锰、镁含量高；苦味药中铁含量高；咸味药中锌、铁、钠、铌、钼、铝、镉、钙、铅、钯、镍、钛、钴、锂、铬、铋、铷、锗、锑、锆等21种元素含量高。辛味药具有发散、行气、活血的功效，含挥发油成分最多，其次是苷类和生物碱。苦味药中苦寒药以生物碱和苷类成分为主，含生物碱的苦寒药占生物碱为主要成分药的75%，含苷类者占总数的56%，苦温药多含挥发油。酸味药功能收涩，虽数量较少，但大多数含有酸性成分及鞣质。甘味药具补益和中、缓急止痛的功效，该类药物中大部分药物所含成分都是机体代谢所需的营养物质，如氨基酸、糖类及其他活性物质。咸味药含钠、钾、钙、镁、碘等无机盐及其他活性成分。

（王　淳）

xìng-wèi hécān

性味合参（coordinate with nature and flavour） 药有四性，又有五味，不同的性味组合致使药性千差万别，必须性味合参，综合分析，才能准确地辨析药性。性和味分别从不同的角度反映中药的性能，每种药物都同时具有性和味，因此，两者必须综合起来，才能较为准确地反映中药的

性能特点。缪希雍谓："物有味必有气，有气斯有性"，强调了药性是由气和味共同组成的。换言之，必须把四气和五味结合起来，才能准确地辨别药物的作用。一般来讲，气味相同，作用相近。同一类药物大都如此，如辛温的药物多具有发散风寒的作用，甘温的药物多具有补气助阳的作用。有时气味相同、又有主次之别，如黄芪甘温，偏于甘以补气，锁阳甘温，偏于温以助阳。气味不同，作用有别，如黄连苦寒、党参甘温，黄连功能清热燥湿，党参则补中益气。而气同味异，味同气异者，其所代表药物的作用则各有不同。如麻黄、杏仁、大枣、乌梅、肉苁蓉同属温性，由于五味不同，则麻黄辛温散寒解表、杏仁苦温下气止咳、大枣甘温补脾益气、乌梅酸温敛肺涩肠、肉苁蓉咸温补肾助阳；再如桂枝、薄荷、附子、石膏均为辛味，因四气不同，又有桂枝辛温解表散寒、薄荷辛凉疏散风热、附子辛热补火助阳、石膏辛寒清热降火等不同作用。至于一药兼有数味，则标志其治疗范围的扩大，如当归辛甘温，甘以补血、辛以活血行气、温以祛寒，故有补血、活血、行气止痛、温经散寒等作用，可用治血虚、血滞、血寒所引起的多种疾病。一般临床用药是既用其气，又用其味，但在配伍其他药物复方用药时，就可能出现或用其气，或用其味的不同情况。如升麻辛甘微寒，与黄芪同用治中气下陷时，则取其味甘升举阳气的作用；若与葛根同用治麻疹不透时，则取其味辛以解表透疹；若与石膏同用治胃火牙痛时，则取其寒性以清热降火。此即明·王好古《汤液本草》所谓："药之辛、甘、酸、苦、咸，味也；寒、

热、温、凉，气也。味则五，气则四，五味之中，每一味各有四气，有使气者，有使味者，有气味俱使者……所用不一也。"由此可见，药物的气味所表示的药物作用以及气味配合的规律是比较复杂的，因此，既要熟悉四气五味的一般规律，又要掌握每一药物气味的特殊治疗作用以及气味配合的规律，这样才能很好地掌握药性，指导临床用药。

（王　淳）

shēng jiàng fú chén

升降浮沉（ascending and descending; floating and sinking） 药物对人体作用的不同趋向性。升，即上升提举，趋向于上；降，即下达降逆，趋向于下；浮，即向外发散，趋向于外；沉，向内收敛，趋向于内。升降浮沉也就是药物对机体有向上、向下、向外、向内四种不同作用趋向。它是与疾病所表现的趋向性相对而言的。其中，升与降，浮与沉是相对立的，升与浮，沉与降，既有区别，又有交叉，难以截然分开。在实际应用中，升与浮，沉与降又常相提并论。按阴阳属性区分，则升浮属阳，沉降属阴。升降浮沉表明了药物作用的定向概念，也是药物作用的理论基础之一。由于疾病在病势上常常表现出向上（如呕吐、呃逆、喘息）、向下（如脱肛、遗尿、崩漏）、向外（如自汗、盗汗）、向内（表证未解而入里）；在病位上则有在表（如外感表证）、在里（如里实便秘）、在上（如目赤肿痛）、在下（如腹水、尿闭）等的不同，因能够针对病情，改善或消除这些病证的药物，相对来说也就分别具有升降浮沉的作用趋向了。

历史沿革 《素问·六微旨

大论》谓："升降出入，无器不有。"指出气机的升降有序、出入有常是人体生命活动的基础，如一旦发生故障便是疾病的产生。故《素问·阴阳应象大论》说："其高者，因而越之；其下者，引而竭之；中满者，泻之于内；其有邪者，渍形以为汗；其在皮者，汗而发之。"阐明了应根据升降出入障碍所产生疾病的病势和病位的不同，采取相应的治疗方法，为药物升降浮沉理论的产生和发展奠定了理论基础。金元时期升降浮沉学说得到了全面发展，张元素在《医学启源》中旨承《内经》，首倡"气味厚薄升降图说"，用运气学说阐发了药物具有升降浮沉不同作用趋向的道理。其后，李东垣、王好古、李时珍等又作了进一步补充，使药物升降浮沉学说趋于完善。升降浮沉学说作为说明药物作用指导临床用药的理论依据，是对四气五味学说的补充和发展。

影响因素 药物升降浮沉作用趋向性的形成，虽然与药物在自然界生成禀赋不同，形成药性不同有关，并受四气、五味、炮制、配伍等诸多因素的影响，但更主要是与药物作用于机体所产生的不同疗效、所表现出的不同作用趋向密切相关。与四气、五味一样，也同样是通过药物作用于机体所产生的疗效而概括出来的用药理论。影响药物升降浮沉的因素主要与性味及药物质地轻重有密切关系，并受到炮制和配伍的影响。

性味与升降浮沉的关系明·王好古《汤液本草》："夫气者天也，温热天之阳；寒凉天之阴，阳则升，阴则降；味者地也，辛甘淡地之阳，酸苦咸地之阴，阳则浮，阴则沉"。明·李时珍

《本草纲目》："酸咸无升，辛甘无降。寒无浮，热无沉"。一般来讲，凡味属辛、甘，气属温、热的药物，大都是升浮药，如麻黄、升麻、黄芪等药；凡味属苦、酸、咸，气属寒、凉的药物，大都是沉降药，如大黄、芒硝、山楂等。

质地与升降浮沉的关系清·汪昂《本草备要·药性总义》云："轻清升浮为阳，重浊沉降为阴"，"凡药轻虚者，浮而升；重实者，沉而降"。一般来讲，花、叶、皮、枝等质轻的药物大多为升浮药，如苏叶、菊花、蝉衣等；而种子、果实、矿物、贝壳等质重者大多都是沉降药，如紫苏子、枳实、牡蛎、代赭石等。除上述一般规律外，某些药也有特殊性，如旋覆花虽然是花，但功能降气消痰、止呕止噫，药性沉降而不升浮；苍耳子虽然是果实，但功能通窍发汗、散风除湿、药性升浮而不沉降，故俗有"诸花皆升，旋覆独降；诸子皆降，苍耳独升"之说。此外，部分药物本身就具有双向性，如川芎能上行头目、下行血海，白花蛇能内走脏腑、外彻皮肤。由此可见，既要掌握药物的一般共性，又要掌握每味药物的不同个性，具体问题作具体分析，才能确切掌握药物的作用趋向。应当指出，药物质地轻重与升降浮沉的关系，是前人用药的经验总结，因为两者之间没有本质的联系，故有一定的局限性，只是从一个侧面论述了与药物升降浮沉有关的作用因素。

炮制对升降浮沉的影响药物的炮制可以影响和转变其升降浮沉的性能。如有些药物酒制则升，姜炒发散，醋炒收敛，盐炒下行。如大黄，属于沉降药，峻下热结、泻热通便，经酒炒后，大黄则可清上焦火热，可治目赤

头痛。明·李时珍《本草纲目》："升者引之以咸寒，则沉而直达下焦，沉者引之以酒，则浮而上至巅顶。"

配伍对升降浮沉的影响药物的升降浮沉通过配伍也可发生转化，如升浮药升麻配当归、肉苁蓉等咸温润下药同用，虽有升降合用之意，究成润下之剂，即少量升浮药配大量沉降药也随之下降；又牛膝引血下行为沉降药，与桃仁、红花及桔梗、柴胡、枳壳等升达清阳开胸行气药同用，也随之上升，主治胸中瘀血证，这就是少量沉降与大队升浮药同用，随之上升的例证。一般来讲，升浮药在大队沉降药中能随之下降；反之，沉降药在大队升浮药中能随之上升。由此可见，药物的升降浮沉是受多种因素的影响，它在一定的条件下可相互转化，李时珍《本草纲目》："升降在物，亦在人也。"

作用特点 升降浮沉标示药物不同的作用趋向。一般升浮药，其性主温热，味属辛、甘、淡，质地多为轻清至虚之品，作用趋向多主上升、向外。就其所代表药物的具体功效而言，分别具有疏散解表、宣毒透疹、解毒消疮、宣肺止咳、温里散寒、暖肝散结、温通经脉、通痹散结、行气开郁、活血消癥、开窍醒神、升阳举陷、涌吐等作用。故解表药、温里药、祛风寒湿药、行气药、活血祛瘀药、开窍药、补益药、涌吐药等多具有升浮特性。一般沉降药，其性主寒凉，味属酸、苦、咸，质地多为重浊坚实之品，作用趋向多主下行向内。就其所代表的药物的具体功效而言，分别具有清热泻火、泻下通便、利水渗湿、重镇安神、平肝潜阳、息风止痉、降逆平喘、止呕、止呃、消积导

滞、固表止汗、敛肺止咳、涩肠止泻、固崩止带、涩精止遗、收敛止血、收湿敛疮等作用。故清热药、泻下药、利水渗湿药、降气平喘药、降逆和胃药、安神药、平肝息风药、收敛止血药、收涩药等多具有沉降药性。

临床指导意义 药物具有升降浮沉的性能，可以调整脏腑气机的紊乱，使之恢复正常的生理功能；或作用于机体的不同部位，因势利导，驱邪外出，从而达到治愈疾病的目的。具体而言，病变部位在上在表者宜升浮不宜沉降，如外感风热则应选用薄荷、菊花等升浮药来疏散；病变部位在下在里者宜沉降不宜升浮，如热结肠燥大便秘结者则应选用大黄、芒硝等沉降药来泻热通便；病势上逆者，宜降不宜升，如肝阳上亢头晕目眩则应选用代赭石、石决明等沉降药来平肝潜阳；病势下陷，宜升不宜降，如气虚下陷久泻脱肛，则应用黄芪、升麻、柴胡等升浮药来升阳举陷。总之，必须针对疾病发生部位有在上在下在表在里的区别，病势有上逆下陷的区别，根据药物有升降浮沉的不同特性，恰当地选用药物，也是指导临床用药必须遵循的重要原则。此外，为了适应复杂病机，更好地调节紊乱的脏腑功能，还可采用升降浮沉并用的用药方法，如治疗表邪未解，邪热壅肺，汗出而喘的表寒里热证，常用石膏清泻肺火，肃降肺气，配麻黄解表散寒，宣肺止咳，二药相伍，一清一宣，升降并用，以成宣降肺气的配伍。用治心肾不交虚烦不眠，腰冷便溏，上热下寒证，常用黄连清心降火安神，配肉桂补肾引火归源，以成交通心肾，水火既济的配伍。再如治疗湿浊中阻，头痛昏蒙，腹胀便秘，升降失调的病证，常用蚕沙和中化湿，以升清气，配皂角滑肠通便，润燥降浊，以成调和脾胃、升清降浊的配伍。可见升降并用是适应复杂病机，调节紊乱脏腑功能的有效用药方法。

（王 淳）

guījīng

归经（channel tropism） 药物作用于机体，选择性地归属到某些脏腑经络后发挥作用。归，为作用的归属；经，为脏腑经络的概称。药物对人体某些脏腑经络有特殊的亲和性，因而对这些部位的病变起着主要或特殊的治疗作用。药物的归经不同，其治疗作用也不同。归经指明了药物治病的适用范围，也就是说明了药效所在，包含了药物作用定位的概念。也是阐明药物作用机制，指导临床用药的药性理论基本内容之一。

历史沿革 药物归经理论的形成由来已久，如《周礼》《内经》《神农本草经》《名医别录》《千金方》等大量医药文献，广泛论述了五味作用定向定位的概念，如《素问·宣明五气》指出："酸入肝，辛入肺，苦入心，咸入肾，甘入脾。"可视为归经理论的先声。唐宋时期，《食疗本草》《本草拾遗》《本草衍义》《苏沈良方》等医药文献都部分地论述了药物定向定位的归经作用，如：宋·寇宗奭《本草衍义》于泽泻下指出："张仲景八味丸用诸，亦不过引接桂、附等归就肾经。"并逐渐与脏腑经络联系一起了，出现了药物归经理论的雏形。金元时代，易水学派代表人物张元素《珍珠囊》正式把归经作为药性主要内容加以论述。如羌活归"足太阳膀胱"；柴胡归"足少阳胆""手厥阴心包"。明代，王好古的《汤液本草》、徐彦纯的《本草发挥》又全面汇集了金元时期医家对归经的学术见解，标志着系统的归经理论已确立。刘文泰《本草品汇精要》、贾九如《药品化义》均把"行某经""入某经"作为论述药性的固定一项内容。清代，沈金鳌的《要药分剂》正式把"归经"作为专项列于"主治"项后予以说明药性，并采用五脏六腑之名，如桔梗"入肺心二经。兼入胃经。"清·姚澜《本草分经》、严西亭《得配本草》又列出及改订入各奇经八脉的药物。温病学派的兴起，又产生了卫、气、营、血及三焦归经的新概念。使归经学说臻于完善。

确定依据 中药归经理论的形成，是在中医基本理论指导下，以脏腑经络学说为基础，以药物所治疗的具体病证为依据，经过长期临床实践总结出来的用药理论。它与机体因素即脏腑经络生理特点，临床经验的积累，中医辨证理论体系的不断发展与完善及药物自身的特性密不可分。由于经络能沟通人体内外表里，所以一旦机体发生病变，体表病变可以通过经络影响到内在脏腑；反之，内在脏腑病变也可以反映到体表上来。由于发病所在脏腑及经络循行部位不同，临床上所表现的症状则各不相同。如心经病变多见心悸失眠；肺经病变常见胸闷喘咳；肝经病变每见胁痛抽搐等证。临床用朱砂、远志能治愈心悸失眠，说明它们归心经；用桔梗、紫苏子能治愈喘咳胸闷，说明它们归肺经；而选用白芍、钩藤能治愈胁痛抽搐则说明它们能归肝经。至于一药能归数经，是指其治疗范围的扩大。如麻黄归肺与膀胱经，它既能发汗宣肺平喘，治疗外感风寒及咳喘之证，又能宣肺利尿，治疗风水水肿之证。由此可见，归经理论是通过脏腑辨证用药，从临床疗效观察中总结出来的用药理论。归经理论与临床实践密切相关，它是伴随着中医理论体系的不断发展而日臻完善的，如《伤寒论》创立了六经辨证系统，临床上便出现了六经用药的归经理论，如麻黄、桂枝归太阳经，石膏、知母归阳明经等等。随着温病学派的崛起，又创立了卫气营血、三焦辨证体系，临床上相应出现了卫气营血、三焦用药的归经体系。如银花、连翘为卫气药，生地为营血分药，黄芩主清上焦、黄连主清中焦、黄柏主清下焦等等。然而这些归经方法与脏腑辨证归经方法密切相关。如《伤寒论》六经每经可分为手足二经，故实际为十二经。十二经根源于脏腑，故六经证候群的产生，也是脏腑经络病变的反映。同样，卫气营血、三焦证候也与脏腑经络关系密切。如卫分病证以肺卫见证为主；气分病证多见阳明热证；营分病证多见热损营阴，心神被扰；血分证多见热盛动血，热扰心神。上焦证候主要包括手太阴肺和手厥阴心包经的病变；中焦证候主要包括手、足阳明及足太阴脾经的病变；而下焦证候则主要是足少阴肾和足厥阴肝经的病变。可见，归经方法虽有不同，但是都与脏腑经络密不可分。脏腑经络学说实为归经的理论基础，故探讨归经的实质，必经抓住脏腑经络学说这个核心。此外，还有依据药物自身的特性，即形、色、气味、禀赋等的不同，以确定归经的方法。如味辛、色白入肺、大肠经；味苦、色赤入心、小肠经等都是以药物的色与味作归经依据的。又如磁石、代赭石重镇入肝；桑叶、菊花轻浮入肺等等，则是以药物的质地轻重作归经的依据。再如麝香芳香开窍入心经；佩兰芳香醒脾入脾经；连翘象心而清心降火故入心经等等，都是以形、气而归经。其中尤以五味与归经的关系最为密切。以药物特性作为归经方法之一，虽然也存在着药物特性与归经没有必然联系的缺陷，但它是从药物自身角度分析药物归经还是有一定意义的。可见由于归经受多种因素的影响，应综合考虑，不能偏执一说，要全面分析归经才能得出正确结论。

临床指导意义 ①掌握归经便于临床辨证用药，即根据疾病的临床表现，通过辨证审因，诊断出病变所在脏腑经络部位，按照归经来选择适当药物进行治疗。如病患热证，有肺热、心火、胃火、肝火等的不同，治疗时用药不同。若肺热咳喘，当用桑白皮、地骨皮等肺经药来泻肺平喘；若胃火牙痛当用石膏、黄连等胃经药来清泻胃火；若心火亢盛心悸失眠，当用朱砂、丹参等心经药以清心安神；若肝热目赤，当用夏枯草、龙胆草等肝经药以清肝明目。再如外感热病、热在卫分，发热、微恶风寒、头痛、咽痛，当用银花、连翘等卫分药以辛凉解表，清热解毒；若热入气分，面赤恶热、高热烦渴，则当用石膏、知母等气分药以清热泻火、生津止渴，等等。可见归经理论为临床辨证用药提供了疗效的保证。②掌握归经理论还有助于区别功效相似的药物。如同是利尿药，有麻黄的宣肺利尿、黄芪的健脾利尿、附子的温阳利水、猪苓的通利膀胱之水湿等效果的不同。又羌活、葛根、柴胡、吴茱萸、细辛同为治头痛之药，但羌活善治太阳经头痛、葛根善治阳明经头痛、柴胡善治少阳经头痛、吴茱萸善治厥阴经头痛、细辛善治少阴经头痛。因此，在熟悉药物功效的同时，掌握药物的归经对相似药物的鉴别有着十分重要的意义。③运用归经理论指导临床用药，还要依据脏腑经络相关学说，注意脏腑病变的相互影响，恰当选择用药。如肾阴不足，水不涵木，肝火上炎，目赤头晕，治疗时当选用黄柏、知母、枸杞、菊花、地黄等肝、肾两经的药物来治疗，以益阴降火、滋水涵木；而肺病久咳，痰湿稽留，损伤脾气，肺病及脾，脾肺两虚，治疗时则要肺脾兼顾，采用党参、白术、茯苓、陈皮、半夏等肺、脾两经的药物来治疗，以补脾益肺，培土生金。而不能拘泥于见肝治肝、见肺治肺的单纯分经用药的方法。④在运用归经理论指导药物临床应用时，还必须与四气五味、升降浮沉学说结合起来，才能做到全面准确。如同归肺经的药物，由于有四气的不同，其治疗作用也异。如紫苏温散肺经风寒、薄荷凉散肺经风热、干姜性热温肺化饮、黄芩性寒清肺泻火。同归肺经的药物，由于五味的不同，作用亦殊。如乌梅酸收固涩、敛肺止咳，麻黄辛以发表、宣肺平喘，党参甘以补虚、补肺益气，陈皮苦以下气、止咳化痰，蛤蚧咸以补肾、益肺平喘。同归肺经的药物，因其升降浮沉之性不同，作用迥异。如桔梗、麻黄药性升浮，故能开宣肺气、止咳平喘；杏仁、紫苏子药性降沉，故能降肺气止咳平喘。四气五味、升降浮沉、归经同是药性理论的重要组成部分，在应用时必须结合起来，全面分析，才能准确地指导临床用药。⑤由于历代医家对一些药物功效的观察，认识上所存在的差异，归经方法的不同，以及药物品种的混乱，因此出现了本草文献中对某些药物归经的记载不够统一，准确，造成归经混乱的现象。据不完全统计，仅大黄一味就有十四种归经的说法，涉及十经之多，这充分说明归经学说有待整理和提高，但绝对不能因此而贬低归经学说的科学价值。正如清代医家徐灵胎所说："不知经络而用药，其失也泛，必无捷效；执经络而用药，其失也泥，反能致害。"既要承认归经理论的科学性，又要看到它的不足之处，这是正确对待归经理论的态度。

现代研究　很多专家学者除深化归经理论与中药中微量元素在体内的迁移、选择性富集的相关性研究、归经与脏器环腺苷酸（cAMP）、环鸟甘酸（cGMP）含量的相关性研究外，同时又进行了更深层次地研究：证实 ^{3}H-川芎嗪的靶器官是消化器官，尤以肝、胆中标记物含量较高，标记物可穿越血脑屏障进入大脑，且标记物在大脑中停留时间较为持久，表明川芎向上连于目系，与脑相通，也证明川芎与"主中风入脑"的文献记载有相吻合之处。川芎是具有活血化瘀功能的常用药物，临床上广泛用于治疗心脑血管疾病，其作用机制可能与改善皮质血循环，促进大脑皮质对脑干心血管中枢的调节作用有关。^{3}H-川芎嗪也可穿越血睾屏障，标记物入体内 8 分钟时，其睾丸中标记物含量即达到高峰浓度，说明与肝之经脉绕外生殖器等论述有相似之处。在 4 分钟时肺内含标记物浓度较高，这又与支脉流注于肺有相似之处。说明 ^{3}H-川芎嗪在机体内的分布，同川芎归肝、胆经与脏腑的络属关系基本相符。

从受体学说来看，药物对作用部位的选择性就是受体对药物的选择性。受体具有饱和性、特异性和可逆性，某些受体的分布可以跨器官、跨系统。中药进入体内后，由于受体性质的限制，只能作用于特定的受体，表现为某一种或某几种效应，而非其他效应，这与中医药理论上的归经极其相似。以"分子靶向化合物有机合成或者寻找有效单体-补肾方剂的组分最佳配伍比例探索归经-内脏-靶器官-受体-靶基因"为思路框架进行归经理论的研究，发现补肾方药的"归经"，至少在骨和性腺两个靶点起作用，与雌激素受体有一定的相关性。在扩大归经范围方面，也进行了探索性研究，麝香中麝香酮可通过正常大鼠的血脑屏障分布于脑组织内，且很快达到高峰，具有相当浓度，而代谢较其他脏器缓慢。得出麝香可以"归经入脑"的结论，扩大了传统意义上的归经范围。

（王　淳）

zhōngyào dúxìng

中药毒性（toxicity of Chinese materia medica）

中药对机体所产生的不良影响及损害性。对中药毒性的认识自古有之，古人常把"毒药"作为一切药物的总称。《周礼·天官冢宰》有"医师掌医之政令，聚毒药以供医事"的说法。明·张景岳《类经》云："药以治病，因毒为能，所谓毒者，因气味之偏也。盖气味之正者，谷食之属是也，所以养人之正气。气味之偏者，药饵之属是也，所以去人之邪气，其为故也，正以人之为病，病在阴阳偏胜耳……大凡可辟邪安正者，均可称为毒药，故曰毒药攻邪也。"而日本医家丹波元坚《药治通义》引张载人语："凡药皆有毒也，非指

大毒、小毒谓之毒。"指出了毒药的含义。阐明了毒性就是药物的偏性。与此同时，古代还把毒性看作是药物毒副作用大小的标志。如《素问·五常政大论》云："大毒治病，十去其六；常毒治病，十去其七；小毒治病，十去其八；无毒治病，十去其九；谷肉果菜食养尽之，无使过之，伤其正也。"把药物毒性强弱分为大毒、常毒、小毒、无毒四类。而《神农本草经》三品分类法也是以药物毒性的大小、有毒无毒作为分类依据的。并提出了使用毒药治病的方法："若用毒药以疗病，先起如黍粟，病去即止，不去倍之，不去十之，取去为度。"可见，古代对药物毒性的认识含义较广，不但认为"毒药"是药物的总称，而且"毒性"是药物的偏性，毒性是药物毒副作用大小的标志。而后世本草书籍在其药物性味下标明"有毒""大毒""小毒"等记载，则大都指药物的毒副作用的大小。

随着科学的发展，医学的进步，现代人们对中药毒性的认识逐步加深，它对人体的危害性极大，甚至可危及生命。中药的毒性用现代科学解释，指对机体发生化学或物理作用，能损害机体引起功能障碍性疾病甚至死亡的物质。包括有急性毒性、亚急性毒性、亚慢性毒性、慢性毒性和特殊毒性等，临床用之不当，可使机体致癌、致突变、致畸胎，也可导致成瘾等。中药不良反应是指在中医药理论指导下，应用中药治疗、预防疾病时出现的与用药目的不符，且给患者带来不适或痛苦的症状，主要是指合格中药在正常用量、用法条件下所产生的非预期的、有害反应。但由于历史原因，中药临床应用较

为灵活，实际应用时剂量差异大、给药途径多样，自行用药现象普遍，特别是中药成分复杂、作用靶点多等特点，中药不良反应的概念界定比化学药物更加困难，临床报道大多涉及了较为宽广的范围，不可一概而论。不良反应事件是指药物治疗过程中所发生的任何不利的医疗卫生事件，而这种事件不一定与药物治疗有因果关系。副作用是指药物在治疗量下出现的与用药目的无关的作用，又称副反应。中药副作用可给患者带来不适和痛苦，但一般危害较小，多为可恢复性的功能失调，中药副作用属于药物的固有作用，是指药物本身具有的功能，因为一种药物可以有多种作用，当利用它的一种作用治疗疾病时，所表现出来的其他作用称为副作用。因其副作用与治疗作用是同时存在的，所以在治疗过程中难以避免。一般而言，药物的治疗范围越广，选择性越低，药物的副作用就表现得越多。而且在一定条件下，随用药目的的不同，药物的治疗作用和副作用可以相互转化。由于副作用是药物的固有作用，因此副作用是可以预防的，可以针对其采取一些必要的预防措施，减轻或消除药物的副作用，或用药时将药物的副作用预先告诉患者，以免引起患者的紧张和不安。

毒性分级 中药毒性分级情况各不相同。古代文献中《素问·五常政大论》把药物毒性分为"大毒""常毒""小毒""无毒"四类；《神农本草经》分为"有毒""无毒"两类；《证类本草》《本草纲目》将毒性分为"大毒""有毒""小毒""微毒"四类。近代中药毒性的分级，《中华人民共和国药典》采用大毒、有毒、小毒三级分类方法，是通行的分类方法。

重视中药毒性 ①正确总体评价中药毒性。研究显示，2013年，国家药品不良反应监测网络共收到药品不良反应/事件报告131.7万余份，其中化学药占81.3%、中药占17.3%、生物制品占1.4%。由于大多数中药的品种临床运用是安全的，这也是提倡回归自然，返璞归真，中药受到世界青睐的主要原因。②加强甄别本草文献毒性的记载。历代本草对药物毒性多有记载，这是前人的经验总结，值得借鉴。但由于受历史条件的限制，也出现了不少缺漏和错误的地方，如明·李时珍《本草纲目》中记载马钱子无毒，而现代研究认为，马钱子属于剧毒；民国时期陈存仁的《中国药学大辞典》认为黄丹、桃仁无毒，而现代研究认为有小毒等等。说明对药物毒性的认识，随着临床经验的积累及科学的进步，有一个不断的认识过程。故此，需要不断加强这方面的研究。③重视中药中毒的临床报道。对于中药中毒的报告不断出现，仅单味药引起中毒即达上百种，其中包括植物药90余种，如关木通、苍耳子、苦楝根皮、昆明山海棠、狼毒、萱草、附子、乌头、夹竹桃、雪上一枝蒿、福寿草、槟榔、乌桕、巴豆、半夏、牵牛子、山豆根、艾叶、白附子、瓜蒂、马钱子、黄药子、杏仁、桃仁、枇杷仁、曼陀罗花和苗、莨菪等；动物药及矿物药亦各有十多种，如斑蝥、蟾蜍、鱼胆、芫青、蜂蛹及砒霜、升药、胆矾、铅丹、密陀僧、皂矾、雄黄、降药等。由此可见，文献中认为大毒、剧毒的固然有中毒致死的，小毒、微毒，甚至无毒的同样也

有中毒病例发生，故临床应用有毒中草药时需要慎重，对保证安全用药十分必要。④要加强对有毒中药的使用管理。所谓有毒中药，指列入国家《医疗用毒性药品管理办法》的中药品种，即：砒石、砒霜、水银、生马钱子、生川乌、生草乌、生白附子、生附子、生半夏、生南星、生巴豆、斑蝥、青娘虫、红娘虫、生甘遂、生狼毒、生藤黄、生千金子、生天仙子、闹羊花、雪上一枝蒿、红升丹、白降丹、蟾酥、洋金花、红粉、轻粉、雄黄。

中药中毒主要原因 ①使用的剂量过大，如砒霜、胆矾、斑蝥、蟾酥、马钱子、附子、乌头等毒性较大的药物，用量过大，或时间过长均可导致中毒。②误服伪品，如误以华山参、商陆为人参服用，独角莲误为天麻使用。③炮制不当，或使用未经炮制的药物，如生附子、生乌头等。④制剂服法不当，如乌头、附子中毒，多因煎煮时间太短，或服后受寒、进食生冷等。⑤配伍不当，如甘遂与甘草同用，乌头与瓜蒌同用而致中毒等。此外，还有药不对证、饮片质量、给药途径、自行服药、乳母用药及个体差异也是引起中毒的原因。

临床指导意义 ①在应用有毒药物时，要针对体质的强弱、疾病部位的深浅，恰当选择药物并确定剂量，中病即止，不可过服，以防止过量和蓄积中毒。同时要注意配伍禁忌，凡两药合用能产生剧烈毒副作用，需要禁止同用，并严格操作毒药的炮制工艺，以降低毒性；对某些毒药要采用适当的制剂形式给药。此外，还要注意个体差异，适当增减用量，说服患者不可自行服药。医药部门要抓好药品鉴别，防止伪

品混用，注意保管好剧毒中药，从不同的环节确保用药安全，以避免中毒的发生。②根据中医"以毒攻毒"的原则，在保证用药安全的前提下，也可采用某些毒药治疗某些疾病。如用雄黄治疗疔疮恶肿，雷公藤、昆明山海棠治疗类风湿关节炎，斑蝥提取物治疗癌症，砒霜治疗白血病等等，让有毒中药更好地为临床服务。③掌握药物的毒性及其中毒后的临床表现，便于诊断中毒原因，以便及时采取合理、有效的抢救治疗手段，对于搞好中药中毒抢救工作具有十分重要的意义。

现代研究 随着国家对中药安全性的重视，中药安全性研究的进展很快。对马兜铃肾炎以及雷公藤毒性反应的认识不断加深，自关木通有致急性肾衰竭的报道后，含有马兜铃酸的中药不良反应备受关注，对于含马兜铃酸的广防己、关木通、青木香，自2005年版以来，《中华人民共和国药典》不再予以收载，以确保临床用药的安全。中药的不良反应是十分复杂的。国际癌症研究中心（IARC）在2003年8月7日特别刊物第85卷中，认定槟榔为一级致癌物。然而，所认定的物质为经石灰水浸泡处理的槟榔幼果，大量、长期直接咀嚼，机械性损伤口腔黏膜，同时化学性刺激，使得口腔黏膜下纤维性变，诱发口腔癌。临床药用为槟榔的成熟种子，水浸切片，生用、炒用或炒焦用。符合《中华人民共和国药典》规定的饮片标准；煎汤服用，或中成药制剂，温开水送服，通过胃肠吸收；用量较小，服用时间较短。尚未见有因临床应用而致癌的报道。因此，槟榔致癌的说法是有失客观的。关于何首乌致肝毒性的报道值得重视。

传统作为补益精血、延年益寿的何首乌，临床长期应用取得了较好的疗效。报道的何首乌肝毒性与个体差异、家族史、自身免疫系统功能紊乱、剂量、炮制品种等因素有关。因此，过分地宣传何首乌的毒性并不恰当。临床应用时，可结合患者的体质状况，主要选用制何首乌，剂量控制在6g以内，以预防毒性的发生。因此，应严谨、客观、科学地评价中药的毒性，无端地夸大或无畏地漠视中药的毒性都是不可取的。

（王淳）

zhōngyào pèiwǔ

中药配伍（concerted application of Chinese materia medica）

按照病情的不同需要和药物的不同特点，有选择地将两种或以上的药物合在一起应用的用药形式。中药配伍古称七情，首见于《神农本草经》，该书将各种药物的配伍关系归纳为七情，明确指出"有单行者，有相须者，有相使者，有相畏者，有相恶者，有相反者，有相杀者，凡此七情，合和视之"。

内容 ①单行：单用一味药来治疗某种病情单一的疾病。明·李时珍《本草纲目》称之为"独行"，谓"单方不用辅也"，就是对那些病情比较单纯的病证，往往选择一种针对性较强的药物即可达到治疗目的。《本草蒙筌》较早提出了"单行"为"不与诸药共剂"之说："有单行者，不与诸药共剂，而独能攻补也。如方书所载独参汤、独桔汤之类是尔。"如古方独参汤，即单用一味人参，治疗元气虚脱的危重病证；清金散，即单用一味黄芩，治疗肺热出血的病证；再如马齿苋治疗痢疾；夏枯草膏消瘿瘤；益母草膏调经止痛；鹤草芽驱除绦虫；

丹参片剂治疗胸痹绞痛等，都是行之有效的治疗方法。单行具有简、便、验、廉的优点。②相须：两种性能、功效类似的药物配合应用，可以增强药物原有的功效的配伍方法。《本草纲目》云："相须者，同类不可离也，如人参、甘草、黄柏、知母之类。"如麻黄配桂枝，能增强发汗解表、祛风散寒的作用；银花配连翘，能增强辛凉解表、疏散风热的作用；石膏配知母，能增强清热泻火、除烦止渴的作用；槟榔对牛肉绦虫只能使头部和未成熟节片完全瘫痪，而对中段和后段的孕卵节片则影响不大，而南瓜子则对牛肉绦虫或猪肉绦虫的中段及后段都有麻痹作用，而对其头及未成熟节片则无此作用，故槟榔与南瓜子在驱绦虫方面有特殊协同作用。这类同类相须配伍应用的例证，历代文献有不少记载，它构成了复方用药的配伍核心，是中药配伍应用的主要形式之一。为提高临床疗效，临证应尽量选用相须的配伍形式。③相使：以一种药物为主，另一种药物为辅，两药合用，辅药可以提高主药的功效。《本草纲目》云："相使者，我之佐使也。"如黄芪配茯苓治脾虚水肿，黄芪为健脾益气、利尿消肿的主药，茯苓淡渗利湿，可增强黄芪益气利尿的作用；枸杞子配菊花治目暗昏花，枸杞子为补肾益精、养肝明目的主药，菊花清肝泻火，兼能益阴明目，可以增强枸杞的补虚明目的作用，这也是功效相近药物相使配伍的例证。又如：石膏配牛膝治胃火牙痛，石膏为清泻阳明胃火的主药，牛膝引火下行，可增强石膏清火的作用；白芍配甘草治血虚失养，拘挛作痛，白芍为滋阴养血、柔筋止痛的主药，甘草缓急止痛，可增强白芍荣筋止痛的作用；黄连配木香治湿热泻痢，腹痛里急，黄连为清热燥湿、解毒止痢的主药，木香调中宣滞、行气止痛，可增强黄连清热燥湿，行气化滞的功效。这是功效不同相使配伍的例证，可见相使配伍药不必同类。一主一辅，相辅相成。辅药能提高主药的疗效，即是相使的配伍。为提高临床疗效，相使也是经常选用的配伍形式。④相畏：一种药物的毒副作用能被另一种药物所减轻或消除。《本草纲目》云："相畏者，受彼之制也。"如《草本经集注·序录》云："半夏有毒，用之必须生姜，此是取其所畏，以相制耳"。即生姜可以抑制半夏的毒副作用，生半夏可"戟人咽喉"，令人咽痛音哑，用生姜炮制后成姜半夏，大为缓和了其毒副作用；甘遂畏大枣，大枣可抑制甘遂峻下逐水、戕伤正气的毒副作用；熟地黄畏砂仁，砂仁可以减轻熟地黄滋腻碍胃、影响消化的副作用；常山畏陈皮，陈皮可以缓和常山截疟而引起恶心呕吐的胃肠反应，这都是相畏配伍的范例。临床用到有毒药物时，可考虑进行"相畏"关系的配伍，以减轻毒副作用，保证用药安全。⑤相杀：一种药物能够消除另一种药物的毒副作用。《本草纲目》云："相杀者，制彼之毒也。"如：生姜杀生半夏、生南星的毒；羊血杀钩吻毒；金钱草杀雷公藤毒；麝香杀杏仁毒；绿豆杀巴豆毒；生白蜜杀乌头毒；防风杀砒霜毒等。可见相畏和相杀没有质的区别，是从自身的毒副作用受到对方的抑制或自身能消除对方毒副作用的不同角度提出来的配伍方法，也就是同一配伍关系的两种不同提法。《神农本草经·序录》谓"若有

毒宜制，可用相畏、相杀者"。这种配伍关系，在减轻药物的毒副作用、毒剧药的炮制和中毒解救上都有一定意义。⑥相恶：一种药物能破坏另一种药物的功效。《本草纲目》："相恶者，夺我之能也。"如人参恶莱菔子，莱菔子能削弱人参的补气作用；生姜恶黄芩，黄芩能削弱生姜的温胃止呕的作用；沙参恶防己，防己利水伤阴可削弱沙参滋阴生津的作用；近代研究吴茱萸有降压作用，但与甘草同用时，这种作用即消失，也可以说吴茱萸恶甘草。相恶，只是两药的某方面或某几方面的功效减弱或丧失，并非二药的各种功效全部相恶。如生姜恶黄芩，只是生姜的温肺、温胃功效与黄芩的清肺、清胃功效互相牵制而疗效降低，但生姜还能和中开胃治不欲饮食并喜呕之证，黄芩尚可清泻少阳以除热邪，在这些方面，两药并不一定相恶。两药是否相恶，还与所治证候有关。如用人参治元气虚脱或脾肺纯虚无实之证，而伍以消积导滞的莱菔子，则人参补气效果降低。但对脾虚食积气滞之证，如单用人参益气，则不利于积滞胀满之证；单用莱菔子消积导滞，又会加重气虚。两者合用相制而相成，故清·陈士铎《本草新编》说："人参得莱菔子，其功更神。"故相恶配伍原则上应当避免，但也要根据药物的性能、具体发挥的作用和所治的证候客观分析，辩证对待。⑦相反：两种药物同用能产生或增强毒副作用。《本草纲目》："相反者，两不相合也。"如：甘草反甘遂；贝母反乌头等，原则上属于配伍禁忌。《神农本草经》告诫："勿用相恶、相反者。"《本草经集注》亦言"不用"，且谓："相反为害，深于相

恶""相反者，则彼我交仇，必不宜合。"详见中药配伍禁忌"十八反""十九畏"中若干药物。

临床意义 从中药的发展史来看，在医药萌芽时代治疗疾病一般都是采用单味药物的形式，后来药物品种日趋增多，对药性特点不断明确，对疾病的认识逐渐深化，由于疾病可表现为数病相兼、表里同病、虚实互见、寒热错杂等复杂病情，用药也就由简到繁出现了多种药物配合应用的方法，并逐步积累了配伍用药的规律，从而既照顾到复杂病情，又增进了疗效，减少了毒副作用。历代医家都十分重视药物配伍的研究，除七情所总结的用药规律外，两药合用，能产生与原有药物均不相同的功效，如桂枝配芍药以调和营卫，解肌发表；柴胡配黄芩以和解少阳，消退寒热；枳实配白术以寓消于补，消补兼施；干姜配五味子以开合并用，宣降肺气；晚蚕沙配皂角子以升清降浊，滑肠通便；黄连配干姜以寒热并调，降阳和阴；肉桂配黄连以交通心肾，水火互济；黄芪配当归以阳生阴长，补气生血。熟地配附子以阴中求阳，阴阳并调等等，都是前人配伍用药的经验总结，是七情用药的发展。人们习惯把两药合用能起到协同作用，增强药效；或消除毒副作用，抑其所短，专取所长；或产生与原药各不相同的新作用等经验配伍，统称为药对或对药。这些药对往往又构成许多复方的主要组成部分。因此，深入研究药对配伍用药经验，不仅对提高药效，扩大药物应用范围，降低毒副作用，适应复杂病情，不断发展七情配伍用药理论有着重要意义，同时对开展复方研究，解析它的主体结构，掌握遣药组方规律也

是十分必要的。

研究进展 配伍是临床用药的主要形式。主要从以下几个方面进行配伍理论的研究：①"十八反""十九畏"到底"反"与"不反"的研究：为揭示"十八反""十九畏"的科学本质，回答"反"还是"不反"，2011年国家重点基础研究发展计划（973计划）设立"基于'十八反'的中药配伍禁忌理论基础研究"专项进行研究。倾全国中医药界科研精英之力，六个协作单位历经5年的艰辛工作，根据历史渊源，进行文献考证，并做系统分析；结合实验研究，从组织、细胞、分子、蛋白组学、代谢组学等各个层面，利用中药化学、生物学、药理学、毒理学等学科先进的技术和手段，全面揭示"十八反"配伍的科学内涵。在一定条件下的研究，呈现了"十八反"药物致毒/增毒毒性反应和降效/减效的配伍禁忌，基本上验证了"反"的结果，并从药理研究方面揭示了"反"的机制。另外，也有个别药组在特定条件下出现相反相成、增效、减毒的结果。这是有史以来对"十八反"配伍禁忌的最系统、最深入、最全面地开创性研究，为进一步揭示中药配伍应用的客观规律与科学内涵奠定了基础。②中药有效组分的配伍研究：丹酚酸B与三七总皂苷配伍对缺氧复氧内皮细胞间黏附分子-1（ICAM-1）表达具有抑制作用，可降低中性粒细胞与内皮细胞黏附率，对内皮细胞损伤具有一定的保护作用。三七总皂苷与黄芪总皂苷两种药物的抗脑缺血作用存在不同的机制，配伍应用，能够从不同环节阻碍缺血细胞的病理变化，具有产生协同作用的可能。黄芪总皂苷和三七总皂苷

配伍后能降低模型大鼠脑梗死百分率，表现出相加的协同作用。萆薢总皂苷能降低高尿酸血症小鼠血清尿酸水平，而牛膝总皂苷对小鼠血清尿酸水平无明显影响，两者均有较强的抗炎作用，合用抗炎作用增强，优化组方为牛膝总皂苷：萆薢总皂苷 = 1：2。③探讨中药配伍增效的机制：为临床应用提供实验依据。麝香配伍冰片可减少局灶性脑缺血再灌注大鼠脑梗死体积，改善脑缺血后神经行为症状。苦参和蛇床子配伍对药共煎液中氧化苦参碱的量降低30.58%，苦参碱的量增加71.05%，伴随着5个其他成分的消失，也产生了5个新成分。因此，苦参与蛇床子对药在配伍过程中发生了一系列复杂的变化，其化学成分不但有量的变化，也有质的变化。制川乌配伍白芍能升高小鼠化学刺激、热刺激疼痛和大鼠痹证足部疼痛模型痛阈值，抑制小鼠二甲苯所致的耳郭肿胀和痹证大鼠足部肿胀，纠正痹证大鼠免疫脏器的病理变化；能升高痹证大鼠血浆中前列腺素 E_2（PGE_2）、血清中一氧化氮（NO）、血清细胞因子和脑组织单胺类递质的含量，降低痹证大鼠血清类风湿因子的含量。制川乌配伍白芍可部分增加制川乌镇痛、抗炎、免疫调节等作用。④通过配伍减低药物毒性的机制研究：实验表明附子与炙甘草、白芍、干姜配伍，由于这些药物含有的脂肪酸成分，易发生脂交换反应，使毒性较大的双酯型生物碱转化为毒性小的脂型生物碱；与大黄配伍，药物所含大分子鞣酸成分与附子中的双酯型生物碱络合生成难溶于水的复合物，使双酯型生物碱的含量降低，达到减毒的目的。亦有研究证实，苍耳子的

肝毒作用机制是抑制了机体内源性自由基清除系统的酶系和非酶系，引发脂质过氧化作用，并形成脂质过氧化物，从而引起细胞损伤，而配伍黄芪后，因其具有抗自由基作用可以在一定程度内降低丙二醛（MDA）的含量，且可提高谷胱甘肽过氧化物酶（GSH-PX）和谷胱甘肽S-转移酶（GST）的活力，从而降低其对肝脏的毒性作用。大剂量广防己有造成肾小管纤维化的趋势，与大黄、茯苓、桂枝、黄芪配伍后则可阻断此种趋势。

（王 淳）

zhōngyào yòngyào jìnjì

中药用药禁忌（contraindications of Chinese materia medica）

为确保临床安全有效使用中药，在用药过程中应当禁止、忌讳、避免的事宜。在治疗疾病配伍用药过程中，由于药性的不同，病性的区别，患者生理状态或特殊体质的不同，以及调养所用的食性不同等因素，应当有所避忌。主要包括证候用药禁忌、中药配伍禁忌、妊娠用药禁忌和服药饮食禁忌4个方面。①证候禁忌：由于每味药物的药性不同，主治病证不同，适用范围不同，用药过程中要求药证相符，对药物适应范围以外的证候应当有所避忌。②配伍禁忌：某些药物合用会产生剧烈的毒副作用或降低和破坏药效，因而在配伍用药过程中，应该避免配合应用。③妊娠禁忌：妇女妊娠期治疗用药的禁忌，凡能够损害胎元，引起流产的药物都属于妊娠禁忌药。④饮食禁忌：服药期间由于病性的不同，对食性的要求不同，在饮食调养过程中对某些食物的禁忌。

中药用药禁忌是中医学临床实践的经验总结，对指导临床辨

证用药,确保药证相符,理、法、方、药的完整统一;确保配伍用药的安全,保证药效的发挥,避免不良反应的发生;维护妊娠妇女的健康,保护胎儿的正常发育;搞好饮食调养,促进疾病的康复都有着重要的意义。

(欧丽娜)

zhōngyào pèiwǔ jìnjì

中药配伍禁忌 (incompatibility of Chinese materia medica)

某些药物配伍使用会产生或增强毒副作用或降低和破坏药效,因而临床应该避免配合应用。配伍禁忌的内容主要包括药物七情中的相反、相恶两方面 (见中药配伍)。配伍禁忌中的"十八反""十九畏",均属于相反的范畴。

历史源流 《神农本草经》最早记载药物配伍关系:"药,……有单行者,有相须者,有相使者,有相畏者,有相恶者,有相反者,有相杀者。凡此七情合和视之,当用相须、相使者良;勿用相恶、相反者;若有毒宜制,可用相畏、相杀者。不尔,勿合用也。"这里提到的七情最早涉及了药物配伍禁忌理论,"相反"一词也源于此。两晋南北朝时期,本草学著作中已有了具体药物的记载,如梁·陶弘景在《本草经集注》序列中分列了相反诸药:甘草反甘遂、大戟、芫花、海藻;人参、丹参、玄参、沙参、苦参、细辛、芍药反藜芦;乌头反半夏、瓜蒌、贝母、白蔹、白及。这些内容与"十八反"内容大致相同。唐、五代时期,十八反有了进一步发展,五代后蜀·韩保昇所著的《蜀本草》对《神农本草经》的配伍关系做了统计:"三百六十五种,有单行者七十一种,相须者十二种,相使者九十种,相畏者七十八种,相恶者六十种,相

反者十八种,相杀者三十六种。"所谓"十八反"之名,盖源于此。现存文献中最早专章列举十八反完整内容的为北宋·王怀隐《太平圣惠方·卷二·药相反》"乌头反半夏、栝楼、贝母、白蔹;甘草反大戟、芫花、甘遂、海藻;藜芦反五参、细辛、芍药"共十八种,不包括白及,也未说明五参有哪几种。至金元后,逐渐形成了"十八反"歌诀,便于诵读。南宋·陈衍《宝庆本草折衷》首先转引了《经验方》中所载十九反歌诀"贝母半夏并瓜蒌,白蔹白及反乌头;细辛芍药(有白有赤,一作狼毒)五参辈(原注:人参、丹参、沙参、玄参、苦参),偏与藜芦结冤仇;大戟芫花兼海藻,甘遂以上反甘草,记取歌中十九反,莫使同行真个好。"但此歌诀内容较为冗长,在历史上并没有得以广泛流传。后来,金·张子和《儒门事亲》卷十四中又首先编撰了十八反歌诀即"本草名言十八反,半蒌贝蔹及攻乌,藻戟遂芫俱战草,诸参辛芍叛藜芦。"金·李杲(李东垣)《珍珠囊补遗药性赋》中所载十八反歌诀中又将"本草名言十八反"的"名"改为"明"。后世在此基础上又对十八反内容做了很多补充,但仍以金元时期的十八反歌诀流传最广,沿用至今。

"相畏"一词,早在《神农本草经》就有记载,最初含义是毒性受制之义,也就是"相畏"的药物合用可以降低或者消除毒性反应或副作用。与现代所说的药性七情"相畏"含义相同。凌一揆考证多部医籍,认为自宋代后,开始出现相畏与相恶混淆的情况。作为配伍禁忌的"十九畏"歌诀最早出现在明·刘纯的《医经小学》中(公元 1388 年)。此

后,明·徐春圃的《古今医统大全》、杜文燮的《药鉴》,清·唐宗海的《本草问答》以及成书年代不详的《珍珠囊补遗药性赋》均有"十九畏"歌诀的记载,内容基本一致,仅有细微差别,均承袭了"十九畏"作为配伍禁忌这一学术观点。

但这一时期,对"十九畏"的"七情"归属仍存有争议,如明·李时珍的《本草纲目》已分别记载了"十九畏"中的全部药组,但未将"十九畏"全部归入七情"相反"范畴,且所涉及的"十九畏"药味组合"相恶"与"相畏"混用;《药鉴》与《得配本草》中"十九畏"相关药味组合也存在"相畏"与"相恶""相反"混淆不清的现象。至明、清以后则普遍认为"十九畏"是配伍禁忌内容之一,不同版本的《中华人民共和国药典》从内容上看,也均将"十九畏"列入配伍禁忌之中。其中,1963 年版《中华人民共和国药典》在"凡例"中明确规定:"注明畏、恶、反,系指一般情况下不宜同用。"此后历版药典均将"十八反""十九畏"的内容收录在了相关各药的使用注意中,并注明不宜同用。

主要内容 广为传诵的"十八反"歌诀为:"本草名言十八反,半蒌贝蔹及攻乌,藻戟遂芫俱战草,诸参辛芍叛藜芦。"根据此歌诀内容,结合用药禁忌经验,2015 年版《中华人民共和国药典·一部》对十八反内容进行了完全收录,并涉及药物的各类品种。其中包括:半夏、法半夏、川贝母、湖北贝母、浙贝母、伊贝母、平贝母、瓜蒌、瓜蒌子、瓜蒌皮、天花粉、白及、白蔹不宜与乌头类药材同用;乌头类药材包括川乌、制川乌、草乌、制

草乌、附子；人参、人参叶、西洋参、党参、丹参、玄参、北沙参、南沙参、苦参、细辛、赤芍、白芍不宜与藜芦同用；甘草不宜与海藻、京大戟、红大戟、芫花、甘遂同用。

"十九畏"歌诀为："硫黄原是火中精，朴硝一见便相争，水银莫与砒霜见，狼毒最怕密陀僧，巴豆性烈最为上，偏与牵牛不顺情，丁香莫与郁金见，牙硝难合京三棱，川乌草乌不顺犀，人参最怕五灵脂，官桂善能调冷气，若遇石脂便相欺。大凡修合看逆顺，炮燔炙煿要精微。"根据此歌诀内容，结合用药禁忌的经验，2015 年版《中华人民共和国药典·一部》收录的十九畏相关药物有：硫黄不与芒硝、玄明粉同用，狼毒不与密陀僧同用，巴豆不与牵牛子同用，郁金不宜与丁香、母丁香同用，三棱不宜与芒硝、玄明粉同用，肉桂不与赤石脂同用，人参、人参叶不与五灵脂同用。其中"水银畏砒霜，川乌、草乌畏犀角"由于药典中已经不再收录水银、砒霜、犀角，所以没有反映相关内容，但传统认为水银与砒霜，川乌、草乌与犀角不宜同用。

临床指导意义　配伍禁忌为临床应避免配合使用的药物配伍，但在临床实际中，反药能否同用，历代医家众说纷纭。一些医家认为反药同用会增强毒性、损害机体，因而强调反药不可同用。除《神农本草经》提出"勿用相恶、相反者"外，梁·陶弘景《神农本草经集注》也谓："相反则彼我交仇，必不宜合。"孙思邈则谓："草石相反，使人迷乱，力甚刀剑。"等等，均强调了反药不可同用。现代实验研究也有不少文献报道反药同用可引起中毒的例证，

如半夏和乌头合用可增强对各种神经末梢及中枢神经系统的麻痹性，量大可引起心肌麻痹呼吸衰竭而死亡，故不宜配伍。草乌、贝母配伍应用后心肌细胞中琥珀酸脱氢酶（SDH）活性显著降低、钙离子（Ca^{2+}）含量和乳酸脱氢酶（LDH）活性显著提高，对心肌细胞的毒性较单用草乌或贝母明显提高。临床报道也有类似的例证出现，如海藻与甘草配伍应用，出现腹痛、恶心、呕吐等不良反应。

同时，也有一些医家认为反药同用可起到相反相成、反抗夺积的效能。古代有不少反药同用的文献记载，如明·虞抟《医学正传》谓："外有大毒之疾，必有大毒之药以攻之，又不可以常理论也。如古方感应丸，用巴豆、牵牛同剂，以为攻坚积药；四物汤加人参、五灵脂辈，以治血块；丹溪治尸瘵二十四味莲心散，以甘草、芫花同剂，而妙处在此，是盖贤者真知灼见，方可用之，昧者不可妄试以杀人也。"明·李时珍《本草纲目》也说："相恶、相反同用者，霸道也，有经有权，在用者识悟尔。"等等，都强调了反药可以同用。现代也有文献报道用半夏、附子同用治疗胃痛属阳虚阴盛，寒湿痰阻者；甘遂、甘草配伍治肝硬化及肾炎水肿；人参、五灵脂同用活血化瘀治疗冠心病都取得了较好的效果。

由此可见，无论文献资料、临床观察及实验研究尚无统一的结论，对十八反、十九畏的科学研究还要长期艰苦、深入、细致地进行，去伪存真，才能得出准确的结论。为此，2011 年国家重点基础研究发展计划（973 计划）——基于"十八反"的中药配伍禁忌理论基础研究立项，通

过研究，科学求证了中药"十八反""反"与"不反"的科学实质，客观阐释了中药"十八反"的科学含义，系统揭示了中药"十八反"中"反"与"不反"的生物学机制。项目围绕中药配伍禁忌理论关键科学问题和"十八反"中药的临床用药特点，创建了符合现代科学认知规律的中药配伍禁忌研究策略与技术平台，总结形成了中药配伍禁忌的三类作用模式：①表征相反配伍特征的致毒增毒作用模式；②表征相恶/相畏配伍特征的降效减效作用模式；③表征相反/相恶/相畏多元配伍特征的毒效复合作用模式。实验结果印证了"半蒌贝蔹及攻乌""藻戟遂芫俱战草""诸参辛芍叛藜芦"均为反药组合，可视为配伍禁忌。同时，不排除在特定的剂量、给药方式与病证模型下，"十八反"反药组合可有条件配伍使用。

总之，"十八反""十九畏"作为中药的配伍禁忌，原则上是不宜同用的，临床用药应采取谨慎的态度，在尚无确切科学证据的情况下，对于其中一些反药若无充分把握，最好不用，以免发生意外。

（欧丽娜）

rènshēn yòngyào jìnjì

妊娠用药禁忌（contraindication during pregnancy）　妇女妊娠期治疗用药应避免、忌讳的用药事宜。凡能损害胎元、引起堕胎的药物，中医学认为是妊娠禁忌药。也就是除妇女妊娠期中断妊娠、引产外，妊娠期不能使用的药物。随着对妊娠禁忌药的认识逐渐深入，中药妊娠禁忌药的范围也不断扩展，主要包括对母体不利、对胎儿不利、对产程不利、对产后小儿发育不利的药物。

总的来说，凡对妊娠期的孕妇和胎儿不安全及不利于优生优育的药物均属于妊娠禁忌药。

历史沿革 古代医药学家很早就对妊娠禁忌药有所认识，东汉《神农本草经》中就记载有水银、牛膝、瞿麦等6种具堕胎作用的药物。梁·陶弘景《本草经集注·序例·诸病通用药》专设堕胎药一项，收载堕胎药41种。隋代《产经》已集中列举妊娠禁忌药有82种。宋代则出现了以妊娠禁忌为内容的歌诀，如南宋·朱端章《卫生家宝产科备要》中的产前禁忌药物歌及陈自明《妇人大全良方》和许洪《指南总论》中的歌诀等，后世许多妊娠禁忌歌诀多以此为基础。《珍珠囊补遗药性赋》中所载《妊娠忌服药歌》"蚖斑水蛭及虻虫，乌头附子配天雄；野葛水银并巴豆，牛膝薏苡与蜈蚣；三棱芫花代赭麝，大戟蝉蜕黄雌雄；牙硝芒硝牡丹桂，槐花牵牛皂角同；半夏南星与通草，瞿麦干姜桃仁通；硇砂干漆蟹爪甲，地胆茅根都失中。"流通最广泛，影响最深远。南宋·李辰拱《胎产救急方》，明·刘纯《医经小学·妊娠服禁》、张景岳《景岳全书·妇人规》和缪希雍《炮炙大法》等著作中亦有类似歌诀。明·李时珍《本草纲目》记载有妊娠禁忌、堕生胎、活血流产、产难、滑胎、下死胎等6类，计395种药物，除去重复者外，尚有247种，为历代记载妊娠禁忌药最多的书籍。

妊娠禁忌药分类 近代根据临床实际和药物对母体、胎元损害程度的不同，一般可分为禁用与慎用两大类。

妊娠禁用药指毒性较强、药性猛烈，能够严重损伤母体和胎儿，引起堕胎作用的药物，妇女妊娠期禁止使用的药物，这些药物，妊娠期绝对不能使用。历代医药书籍记载的常见禁忌药有：麝香、半夏、附子、荆三棱、芒硝、天南星、乌头、巴豆、牵牛子、斑蝥、水蛭、天雄、蜈蚣、芫花、大戟、水银、马钱子、雄黄等。

妊娠慎用药指妇女妊娠期需谨慎使用的治疗用药。这些药物通常具有一定程度的损伤母体、损害胎元的副作用，主要包括有活血化瘀药红花、桃仁、三七、牛膝等；通经走窜药穿山甲、王不留行等；泻下通便药大黄、番泻叶等；破气导滞药枳实、枳壳等；辛热燥烈药附子、干姜、肉桂等；滑利通窍药木通、冬葵子、瞿麦、薏苡仁等；以及重镇潜降药代赭石、磁石等。临床应用这类药物时，必须根据病情的需要，斟酌使用，尽量减轻药物对妊娠的危害，做到用药有效而安全。

(欧丽娜)

zhènghòu yòngyào jìnjì

证候用药禁忌 (syndrome incompatibility of Chinese materia medica)

每种药物在病证选择上，都有一定的禁止和忌讳的事宜。又称病证用药禁忌。由于药物的药性不同，其作用各有专长和一定的适应范围，即某类药物只适用于治疗与其药性相符的某种病证，而不适用于与其药性不合的其他病证，也就是"药要对证，药证相符"，强调了辨证用药的规律。

任何一种中药，对于特定的证候，都是有宜也有忌。由于药物皆有偏性，或寒或热，或补或泻，或升或降，或润或燥等等，临床应用得当，可以其偏性纠正疾病所表现出来的病理偏向；若使用不当，则其偏性可能会反助病势，加重病情或导致新的病理偏向。因此，凡药不对证，药物功效不为病情所需，而有可能导致病情加重、恶化或产生新的疾病，原则上都属于临床用药禁忌的范围。

如发汗解表药，忌用于表虚自汗、阴虚盗汗者，以免过汗伤气、耗阴；清热药，药性寒凉，脾胃虚寒者忌用，以免寒伤脾胃；苦寒药，忌用于阴虚内热者，以免苦寒化燥伤阴，以虚其虚；实热证及阴虚火旺者忌用温里药和补阳药，以免助热伤阴；妇女月经过多及出血无瘀滞者忌用破血逐瘀之品，以免加重出血，等等。具体药物如：麻黄辛温，功能发汗解表、散风寒，以能宣肺平喘利尿，故只适宜于外感风寒表实无汗或肺气不宣的喘咳，而对表虚自汗及阴虚盗汗、肺肾虚喘者则应禁止使用。又如黄精甘平，功能滋阴补肺，补脾益气，主要用于肺虚燥咳、脾胃虚弱及肾虚精亏的病证，但因其性质滋腻，易助湿邪，因此，凡脾虚有湿、咳嗽痰多以及中寒便溏者则不宜服用黄精。除了药性极为平和者无须禁忌外，一般药物都有证候用药禁忌，在其使用注意事项中均有具体表述。

(欧丽娜)

fúyào yǐnshí jìnjì

服药饮食禁忌 (diet taboo)

服药期间对某些食物禁止和忌讳的事宜。病有病性、药有药性、食有食性，各有不同，在服药治病过程中，对食性的选择有一定禁忌要求，简称食忌，也就是通常所说的忌口。

历史源流 服药食忌，可以追溯到两千多年前的秦汉之际。《汉书·艺文志》中有《神农黄帝食禁》，从书名看，书中可能有服药食忌内容。现存本草中，最早记载服药食忌的是南朝梁代陶弘景的《本草经集注》，在《本草经集注》残卷影印本中称为服药忌食，如"有术、勿食桃、李及雀肉、葫蒜、青鱼鲊。服药有巴豆，勿食芦笋羹及猪肉。有半夏、菖蒲，勿食饴糖及羊肉。有细辛，勿食生菜。有甘草，勿食菘菜。"等。另外，此时期马王堆出土的《养生方》《五十二病方》《杂疗方》中也有一些关于饮食宜忌方面的内容。东汉·张仲景《金匮要略》中则有"禽兽鱼虫禁忌并治""果实菜谷禁忌"等篇目，记述了不少服药饮食禁忌的具体内容。《伤寒论》于桂枝汤方后注明："禁生冷、黏滑、肉面、五辛、酒酪、臭恶等物。"这是从食性上发挥了服药的饮食禁忌。至唐代，第一本官修本草《新修本草》全面继承了《神农本草经集注》中关于服药食忌的论述。孙思邈的《备急千金要方》卷26"食治"所载食品条文后注明"黄帝云"的引文有48条，专门论述食物禁忌，如"薤不可共牛肉作羹食之，成瘕。"孟诜的《食疗本草》也有诸如苍耳"不可和马肉食。"等饮食禁忌内容记载。宋代，唐慎微《证类本草》将服药食忌作为一项重要内容列于序例当中。明代，李时珍在《本草纲目》中全面系统总结整理了历代有关服药食忌的论述，所列药食禁忌数量大大超过前代本草医籍。此后，清代至今的医药学著作中所列服药食忌除略有增补外，基本沿袭了《本草纲目》所论述范畴。

主要内容　根据古代文献的记载及长期临床实践的经验积累，当代的饮食禁忌主要是根据病性不同、食性不同，为了服药的安全有效，在饮食选择上应有的禁忌。一般在服药期间，总的忌食原则是：忌食生冷、寒滑、固硬、黏滞、油腻、腥膻、有刺激性、不宜消化的食物。此外，根据病情的不同，饮食禁忌也有区别，如热性病，应忌食辛辣、油腻、煎炸食物；寒性病，应忌食生冷、寒滑的食物及清凉饮料等；胸痹者应忌食肥肉、脂肪、动物内脏及烟、酒等；肝阳上亢头晕目眩、烦躁易怒者应忌食胡椒、辣椒、大蒜、白酒等辛热助阳之品；黄疸胁痛者应忌食动物脂肪及辛辣烟酒刺激物品；脾胃虚弱者应忌食油炸黏腻、寒冷固硬、不易消化的食物；肾病水肿者应忌食盐、碱过多的和酸辣太过的刺激食品；疮疡、皮肤病者，应忌食鱼、虾、蟹等腥膻发物及辛辣刺激性食品。

自《本草经集注》以后，历代本草记录了不少服药期间饮食禁忌的具体内容。由于缺乏相关禁忌的客观依据，历代医家褒贬不一，各持己见，其有关内容仅可作为服药饮食禁忌的参考。

（欧丽娜）

zhōngyào yòngliàng

中药用量（dosage of Chinese materia medica）　中药临床使用的分量。即剂量。包括：单味药用于治疗的常用剂量；方剂中每味药物之间的比较分量，即相对剂量；中成药临床使用剂量。

单味药常用有效剂量　是根据明清以来临床用药剂量的经验传承而来。《中华人民共和国药典》明确规定单味药的用量即指干燥饮片在汤剂中，成人一日常用剂量，必要时均可根据需要酌情增减。为使临床用药有效而安全，必须把单味药的用量规定在一定范围内，且一般情况下，处方剂量不应逾越药典规定剂量。

方剂中各药相对用量　是在方剂里药味与药味之间的比较分量。有的复方，调整其中药物的用量比例，整个方剂作用的侧重面就会发生变化。如小承气汤、厚朴三物汤均由大黄、厚朴、枳实3味药组成，小承气汤中大黄用量倍于厚朴，其功能荡积泻热，主要用于热结阳明的阳明腑实证；厚朴三物汤中厚朴用量倍于大黄，功能下气除满，用于气闭不通的腹满胀痛。所以药物间的用量符合一定的比例，可以适合病情的需要，达到比较满意的疗效。

中成药临床使用剂量　是中成药每日服用的剂量，是根据临床和药效学实验研究而确定的，包括每次服用的剂量和每日服用的次数。由于配方、剂型的不同，中成药的服用剂量各不相同，要详见说明书。上市中成药的说明书中已明确规定使用剂量，因此，无论医生临床用药或患者自行购用都应按规定剂量用药。儿科用药除有明确用量的依据说明书使用的，若为儿童酌减的一般情况3岁以内服1/4成人量，3～5岁的可服1/3成人量，5～10岁的可服1/2成人量，10岁以上与成人量相差不大即可。

中药剂量确定的影响因素　尽管中药绝大多数来源于生药，安全剂量幅度较大，用量不像化学药品那样严格，但用量得当与否，也是直接影响药效的发挥、临床效果好坏的重要因素之一。药量过小，起不到治疗作用而贻误病情，药量过大，戕伤正气，也可引起不良后果，或造成不必要的浪费。同时中药多是复方应用。其中主要药物的剂量变化，可以影响到整个处方的功效和主治病证的改变。因此，对于中药剂量的使用应采取科学、谨慎的态度。一般来讲，确定中药的剂量，应考虑以下因素。①药物性质与剂量的关系：剧毒药或作用峻烈的药物，应严格控制剂量，开始时用量宜轻，逐渐加量，一旦病情好转后，应当立即减量或停服，中病即止，防止过量或蓄积中毒。此外，花叶皮枝等量轻质松及性味浓厚、作用较强的药物用量宜小；矿物介壳质重沉坠及性味淡薄，作用温和的药物用量宜大；鲜品药材含水分较多用量宜大（一般为干品的4倍）；干品药材用量当小；过于苦寒的药物也不要久服过量，免伤脾胃；再如羚羊角、麝香、牛黄、猴枣、鹿茸、珍珠等贵重药材，在保证药效的前提下应尽量减少用量。②剂型、配伍与剂量的关系：在一般情况下，同样的药物入汤剂比入丸散剂的用量要大些；单味药使用比复方中应用剂量要大些；在复方配伍使用时，主要药物比辅助药物用量要大些。③年龄、体质、病情与剂量的关系：由于年龄、体质的不同，对药物耐受程度不同，药物用量也就有了差别。一般老年、小儿、妇女产后及体质虚弱的患者，都要减少用量，成人及平素体质壮实的患者用量宜重。一般新生儿用成人量的1/6，乳婴儿用成人量的1/3，幼儿用成人量的1/2，学龄儿童用成人量的2/3或接近成人用量。病情轻重，病势缓急，病程长短与药物剂量也有密切关系。一般病情轻、病势缓、病程长者用量宜小；病情重、病势急、病程短者用量宜大。④季节变化与剂量的关系：夏季发汗解表药及辛温大热药不宜多用；冬季发汗解表药及辛热大热药可以多用；夏季苦寒降火药用量宜重；冬季苦寒降火药则用量宜轻。除了剧毒药、峻烈药、精制药及某些贵重药外，一般中药的常用内服剂量5～10克；部分常用量较大剂量为15～30克；新鲜药物的常用剂量30～60克。

中药的计量单位　指在中药调配过程中实际使用的最小单位。中药剂量单位从古到今变化很大，古代中药的剂量单位主要包括重量（如斤、两、钱、分、厘等）、数量（如片、条、枚、支、角、只等）、度量（如尺、寸等）、容量（如斗、升、合、勺等）。还有"刀圭""方寸匕""撮"等较粗略的计量方法。由于古今度量衡制的变迁，后世主要以法定衡制作为计量标准，以重量单位作为药物剂量的主要单位。自明清以来，中国普遍采用16进位制的"市制"计量方法，即1市斤＝16两＝160钱。自1979年起中国对中药生产计量统一采用公制，即1千克（公斤）＝1000克＝1000000毫克。为了处方和调剂计算方便，按规定以如下的近似值进行换算：1市两（16进位制）＝30克；1钱＝3克；1分＝0.3克；1厘＝0.03克。

（王景霞　欧丽娜）

zhōngyào yòngfǎ

中药用法（usage of Chinese materia medica）

中药使用的方式和方法。包括中药的给药途径、应用形式，中药汤剂的煎煮方法和不同剂型的服用方法。

给药途径　中药的给药途径主要包括内服、外用及注射。内服即口服，指经消化道给药。外用主要包括皮肤给药、吸入给药、舌下给药、黏膜表面给药、直肠给药等。注射给药主要包括皮下注射、肌内注射、静脉注射及穴位注射等。

应用形式　中药的应用形式与中药的剂型密不可分，不同的剂型应用的方式不同。供口服的剂型中既有传统的汤剂、丸剂（蜜丸、水蜜丸、水丸、糊丸、微丸）、散剂、酒剂、滋膏剂、露剂、茶剂等，又有现代制剂中的片剂（泡腾片、缓释片、控释片）、胶囊剂（硬胶囊、软胶囊）、颗粒剂、糖浆剂、合剂、酊剂、滴丸剂等。供皮肤用的传统剂型有软膏剂、硬膏剂、散剂、丹剂、擦剂、洗剂、熏剂，现代剂型有橡胶膏剂、气雾剂、喷雾剂、膜剂。眼用制剂包括眼膏剂、滴眼剂。还有供体腔使用的栓剂、药条、钉剂等等。中药注射剂包括注射液和注射用无菌粉末。

剂型的选择　临床用药时，具体应选择何种途径给药，除应考虑各种给药途径的特点外，还需注意病证与药物双方对给药途径的选择。病证与药物对给药途径的选择通过对剂型的选择体现。如丸剂奏效缓慢和顺，药效较持久，服用方便，所以治疗腹内疾病、慢性久病的药宜做成丸剂；毒剧药及对胃肠刺激性强的药做成丸剂，可延缓吸收，减轻毒性或不良反应。再如片剂，根据给药途径，片剂可分为内服片、口含片、舌下片、外用片等，可根据临床需要选择应用：治口腔、牙龈、咽喉等疾患的药可制成口含片；急救冠心病的药物宜制成舌下片以求速效；治阴道、宫颈疾患的药可制成外用片阴道给药。汤剂是中医临床最为普遍的应用形式，在中药的用法中占有特殊的重要位置，见中药煎煮方法。

（王景霞）

zhōngyào tiáojì

中药调剂（Chinese materia medica dispensing）

在中医药理论指导下，根据医师处方或患

者要求，将中药饮片或中成药调配成直接供患者应用的药剂的过程。是一项负有法律责任的专业操作技术。中药调剂是药品使用过程中极为重要的组成部分，是直接面向临床患者的一个窗口，是沟通患者与医护人员的桥梁，是药品使用过程中的质量保证，是用药安全有效的重要环节。

分类 根据所调配中药的性质不同，分为：①中药饮片调剂。根据医师处方要求，将加工合格的中药饮片调剂成可供患者内服或外用汤剂的过程。②中成药调剂。根据医师处方调配各种中成药的过程，可分为处方药调配与非处方药调配。处方药是指必须凭执业医师或助理执业医师处方才可调配、购买，在医师、药师或其他医疗专业人员监督或指导下方可使用的药品。非处方药，又称柜台发售药品（over the counter drugs，OTC），指不需要凭执业医师或执业助理医师处方，患者及其家属可直接从药房或药店甚至超市购买的，用于由消费者自我认识和辨别的症状，并且能够自己治疗，或借助于阅读药品标识物、咨询药师后可恰当使用的安全有效的药品。

程序 中药处方调剂分审方、计价、调配、复核、包装、发药等6个程序。审方：药房审方人员审查医师为患者开写的处方。合格的处方经审方人签字后即可交计价员计价收费，对于有疑问或不合格的处方，应即与处方医师联系，问明原因，协商处理，绝不能只凭主观臆断或随意处理。审方着重审查以下项目：①患者姓名、年龄、性别、处方日期、医师签字等是否清楚，公费者需查验公费证与号码。②药名书写是否清楚准确，剂量是否超出正

常量，对儿童及年老弱者尤需注意。③毒、麻药品处方是否符合规定，处方中是否有"十八反""十九畏""妊娠禁忌"等配伍禁忌药存在。④需特殊处理的药物有否"脚注"，"并开药"（指处方中共2～3味药物合并开在一起，多半是疗效基本相同，如二冬即指天冬和麦冬，或是常用配伍使用如知柏即指知母和黄柏）是否明确等。⑤处方中药物本调剂室是否备全等。计价：必须准确、迅速，以缩短患者取药时间。调配：指调剂人员根据已有审方人签字，并已交款的医师处方，准确地调配药物的操作。配方时按处方药物顺序逐味称量；需特殊处理的药物如先煎、后下、包煎、另煎等应单独包装，并注明处理方法；若调配中成药处方，则按处方规定的品名、规格、药量调配；调配人员必须精神集中，认真仔细，切勿拿错药品或称错用量；处方应逐张调配，以免混淆；急诊处方应优先调配；保持配方室的工作台、称量器具及用具等整齐清洁等。总之，必须采取积极措施，保证配方质量。调配完毕，自查无误后签名盖章，交核对员核对。复核：为保证患者用药有效安全，防止调配差错与遗漏，对已调配好的药剂在配方自查基础上，再由有经验的中药师，进行一次全面细致核对，重点核对调配的药物和用量与处方是否相符；需特殊处理的药物是否按要求做了特殊处理；配制的药物有无虫蛀和发霉等质量问题；毒性药和有配伍禁忌药及贵重细料药的应用是否得当；调配者有否签字等。经核对无误后复核人员签名盖章，即可装袋发药。包装：药袋上写明患者的全名。中成药还须写明用法与用量。发

药：是调剂工作中最后一环，按取药牌发药，发药时要与患者核对姓名剂数，无误后再向患者耐心地交代煎服法和注意事项，务必使患者完全明了，以保证患者用药有效。

（王景霞）

zhōngyào jiānzhǔfǎ
中药煎煮法（decoction of Chinese materia medica）

中药汤剂的煎煮方法。汤剂是中药最为常用的剂型之一，自商代伊尹创制汤液以来沿用至今，经久不衰。为了充分发挥汤剂的药效，需掌握正确的煎煮方法，以提高汤剂的质量与疗效。汤剂的制作对煎具、用水、火候、煮法都有一定的要求。

煎药用具 以砂锅、瓦罐为好，因其化学性质稳定，不易与药物成分发生化学反应，并且导热均匀，保温性能好；铝锅、搪瓷罐次之；忌用钢铁锅等金属器具，因为金属易与药液中的成分发生化学反应，可能使疗效降低，甚至产生毒副作用。如铁可与药物中的鞣酸反应，生成不溶于水的鞣酸铁，使药液颜色变绿，气味变腥；铝为活泼金属，极易与药物发生反应，可与黄酮生成难溶的聚合物，若遇朱砂生成毒性物质。

煎药用水 古时曾用长流水、井水、雨水、泉水、米泔水等煎煮。现代多用自来水、井水、纯净水等，但总以水质洁净新鲜为好。不能用金属离子含量较高的矿泉水，因个别金属离子可以和中药中的生物碱、苷类、鞣酸发生化学反应。生活用水多是自来水，其中含有余氯，建议一般使用凉开水煎煮中药较好，由于凉开水已煮沸过，余氯已挥发，可避免余氯对有效成分的破坏。同

时，水在加热过程中，由于生水中钙和镁的重碳酸盐分解沉淀，降低了水中钙、镁离子的含量，从而减少药材中有效成分与钙镁离子结合沉淀的机会，使药汁中有效成分浓度提高。

煎药水量 煎药加水量，直接影响汤剂的质量。药多水少，会造成药物煎煮不透，有效成分溶出不完全；药少水多，虽有可能增加有效成分的溶出量，但煎煮出的药液多，不宜患者服用。中药材因质地不同，其吸水量有显著差别。因此，煎药加水量要根据药物量及质地而定。首次煎药时加水量一般超过药面2~3厘米即可，第二次煎药时超过药渣表面1~2厘米；或者用手轻轻摁住药材，水面刚漫过手背即可。通常一些花草类的药物吸水量较大，在浸泡半小时后水位下降，可另加凉水至标准水位，再开始煎煮。实际应用中，要根据汤剂的功用，饮片质地的疏密、轻重，适当增减。

煎前浸泡 中药多为植物或动物的干燥组织，或者是矿物类。动植物细胞干枯萎缩，药物有效成分结晶或沉淀于细胞内，组织外表也变得紧密，使水分不易渗入和溶出。如在煎煮前将饮片加水浸泡，将大大促进细胞的膨胀破裂和有效成分的溶解释放，使更多的有效成分被煎煮出来。浸泡一般用冷水较好，用温水水温应低于30℃，不用开水。浸泡时间以30~60分钟为宜，如果质地比较坚硬，如根茎类可浸泡120分钟以上，夏天气温较高时浸泡时间可稍短，因气温高时浸泡时间过长，容易引起酸败；冬天气温低，浸泡时间宜长些。若药物不经浸泡，直接加热会使药物表面的淀粉和蛋白质凝固，妨碍有效成分的溶出，影响药物疗效的发挥。根据资料统计显示，药物经过浸泡，煎出成分能增加20%以上。另外，某些患者在煎买来的中药饮片时，常在煎药前用水清洗，以除去表面的污垢、尘土等，这样做有时也会影响药效，一是在清洗时附着在中药饮片表面的辅料会丢失，这些辅料包括蜜、酒、醋、胆汁、鳖血等。二是引起中药饮片中的部分水溶性成分丢失，其中有的是极具活性的有效成分。三是造成粉末类药物流失。这样，势必会减弱或改变汤剂的原有药效，影响药效的发挥和疾病的治疗。

煎药火候 有文、武火之分。文火是使温度上升及水液蒸发缓慢的火候；武火又称急火，是使温度上升及水液蒸发迅速的火候。煎药一般宜先用武火使药液尽快煮沸，以节约时间；后用文火继续煎煮，保持微沸状态，以免药汁溢出或过快熬干，可使其水分缓慢蒸发，有利于有效成分溶出。一般来讲，解表药、芳香药为主的方剂只用武火，不宜文火久煎。而厚味滋补类方药宜文火久煎，以使药味尽出。此外附子、狼毒、乌头等有毒药宜慢火久煎，以减低其毒性。

榨渣取汁 汤剂煎好后应立即滤出，并且要榨渣取汁。如果不及时滤过，温度降低时，有效成分会反渗入药渣内，会影响实际利用量。药材煎煮后会吸附一定药液，如药渣不经压榨就丢弃，也会造成有效成分损失。研究表明，从药渣中榨取的有效成分相当于原方含量的1/3。尤其是一些遇高热有效成分易破坏而不宜久煎的药，药渣中所含有效成分比例会更大，榨渣的意义更大。

煎煮次数 中药汤剂一般煎两次即可，一些药量较大的处方或者质地坚硬不易煎出有效成分的中药也可以煎煮三遍。煎药时，有效成分会溶解在进入药材组织内的水液中，然后再通过分子扩散到药材外部的水液中，当药材内外溶液的浓度达到平衡时，有效成分不再扩散，这时，只有将药液滤出，重新加水煎煮，有效成分才会继续溶解。为了充分利用药材，避免浪费，最少煎两次。

煎煮程序 先将药材浸泡30~60分钟，用水量以高出药面为度。一般中药煎煮两次，第二煎加水量为第一煎的1/3~1/2。在煎药时，先用武火煮沸后，再用文火煎煮。每次煎煮完毕，趁热过滤倒出，尽可能滤尽药液，然后加凉水再煎。将二次煎出的药液混合起来，使全部药液中的有效成分均匀后再分次服用，对疾病的治疗更有利。煎煮的火候和时间，要根据药物性能而定。一般来讲，解表药、清热药宜武火煎煮，时间宜短，煮沸后煎3~5分钟即可；补养药需用文火慢煎，时间宜长，煮沸后再续煎30~60分钟。某些药物因其质地不同，煎法比较特殊，处方上需加以注明，归纳起来包括有先煎、后下、包煎、另煎、溶化、泡服、煎汤代水等不同煎煮法（见特殊煎煮法）。

（王景霞）

tèshū jiānzhǔfǎ

特殊煎煮法（special decocting method） 一般中药可同时入煎，但是部分中药因其质地、性能、临床用途不同，煎法比较特殊，处方上需加以注明，归纳起来包括有先煎、后下、包煎、另煎、烊化、冲服、煎汤代水等不同煎煮法。

先煎 复方药物之中，其性

质各异，成分溶解有难易之殊，所需要时间不同，有效成分不宜煎出的药物应先煎一定时间后，再下其他药物同煎。先煎的目的是为了增加药物的溶解度，降低药物的毒性，充分发挥疗效。

矿物、贝壳、角甲类药物 因其质地坚硬，有效成分不易煎出，一般应打碎先煎 30 ~ 40 分钟，再与其他药物混合后煎煮。矿物类药有：石膏、花蕊石、自然铜、海浮石、礞石、磁石、龙骨、生铁落、紫石英等；贝壳、角甲类药有：水牛角、山羊角、鹿角、鳖甲、龟甲、海蛤壳、石决明、牡蛎、珍珠母、紫贝齿等。如炮制后的鳖甲经过长达 3 小时以上的煎煮，蛋白质煎出量才是生品的 11.6 倍，钙的煎出率较生品高 10 倍以上；水牛角要先煎 3 小时以上，否则有效成分不易煎出，所以无论从临床疗效还是从经济价值的角度来看，都应先煎，才不会造成浪费。

有毒的药物 如乌头、附子、雪上一枝蒿、商陆等，要先煎 1 ~ 2 小时，先煎、久煎能达到减毒或去毒的目的。乌头类药物，因含有乌头碱而有毒，久煎可使乌头碱分解为乌头次碱，进而分解为乌头原碱，其毒性只有原来的 1/2000。附子久煎不仅能降低毒性，还能增强强心作用。附子醋酸钙遇热产生钙离子，有协同去甲基乌头碱的强心作用。商陆大剂量服用对胃肠道有较强的刺激性，并能刺激延髓中枢而产生四肢抽搐，甚至引起中枢神经麻痹、呼吸运动障碍、心肌抑制而死亡。经过长时间煎煮，其毒性逐渐减弱。

某些植物药 植物药中，苦楝皮等有效成分难溶于水，也需先煎。再如天竺黄、藏青果、火麻仁只有先煎才有效。制首乌必须先煎久煎，加强有致泻作用的结合蒽醌衍生物水解成无致泻作用的游离蒽醌衍生物，避免滑肠泻下负面作用。菟丝子质地坚硬，煎出效果差，生用菟丝子必须先煎久煎，先润 24 小时，再高压蒸煮 45 分钟，吐丝率为 90%。石斛含大量内酯类生物碱和多量黏液质，生物碱不溶于水，黏液质影响有效成分溶出，只有先煎久煎的水解产物才起作用。

后下 主要指一些气味芳香含有挥发性成分的药物，久煎其有效成分易于挥发而降低药效，须在其他药物煎沸 5 ~ 10 分钟后放入，或者久煎会破坏其有效成分的药物也应后下。后下目的是减少挥发油的损耗，有效成分免于分解破坏。

有效成分受热易挥发的药物 芳香性中药均含挥发油，久煎使其气味挥发，有效成分损失而影响疗效，因此煎煮宜后下。如薄荷、金银花、香薷、紫苏叶、鱼腥草、木香、砂仁、沉香、白豆蔻、草豆蔻等。薄荷用文火煎煮 2.5 分钟左右，煎剂中的薄荷脑和薄荷酮含量达到高峰，煎煮 10 分钟后二者含量消失过半。芳香性药材白豆蔻在制汤时，应采用浸泡煎煮的方法，以煎煮 2 分钟左右为宜。砂仁在煎煮 5 分钟时挥发油煎出率最高。肉桂在制汤时，应采用浸泡煎煮的方法，以煎煮 10 分钟左右为宜。这些药物入汤剂宜后下。

有效成分受热不稳定的药物 有些中药的有效成分久煎或受热后易破坏或分解，在煎煮过程中应后下，如大黄、钩藤、苦杏仁、番泻叶、青蒿、麦芽、谷芽、决明子等。大黄中泻下的有效成分是双蒽酮苷，久煎后多被破坏，泻下作用大为减弱，因此，取大黄泻下之功时，常须后下。大黄在煎煮 15 分钟时总蒽醌的含量最高，是用于泻下煎煮的最佳时间。钩藤所含钩藤碱及异钩藤碱分子中均含有酯键，在煮沸过程中会发生水解反应，钩藤煎煮时间超过 40 分钟，生物碱煎出量就下降。苦杏仁在水煎 5 ~ 20 分钟范围内，苦杏仁苷提取率随提取时间的延长而提高，当提取时间为 20 分钟时，提取率达到最高值。番泻叶主要用于泻下导滞，其有效成分为结合性蒽苷，这些苷类成分对热不稳定，长时间煎煮易分解为几乎无泻下作用的游离蒽醌，使泻下的功效降低。番泻叶以 20 倍的水量 80℃ 的水温，浸泡 1 小时为宜。鱼腥草煎煮时间超过 20 分钟清热解毒的作用下降。这些药物水煎时宜后下。

煎煮时间越长毒性越大的药物 山豆根味苦，性寒，无毒，归肺经，为治咽喉肿痛的首选药，临床上常单味煎汤服用或配伍玄参、射干等。有关资料证明：山豆根内所含的苦参碱-甲基金雀花碱有较强的毒性，过量服用后可导致中毒，出现头痛、呕吐、血压下降、呼吸困难等症状，重则出现呼吸衰竭而死亡。山豆根虽本身无毒，但有体内蓄积作用，临床使用不得超过 10g。山豆根入煎剂煎煮时间越长，毒性也越大，为减轻毒性，水煎时宜后下。

包煎 主要指那些细小质轻、黏性强、粉末状及带有绒毛的药物，宜先用纱布袋装好，扎紧袋口，再与其他药物同煎，以防止药物漂浮、药液混浊或刺激咽喉引起咳嗽及沉于锅底，加热时引起焦化或糊化。①细小质软的植物果实或种子类药材：如菟丝子、葶苈子等，因其分散度大而表面积大，吸附空气较多，水煎时具有较大的实际体积而浮力较大，难以沉入水中而不能得到充分煎煮，因而有效物的煎出量相对减少。同时，因其飘浮在汤液表面，亦造成过滤困难。故为使有效物充分煎出和便于过滤应包煎。②质轻不沉于水的药材：如地肤子、蛇床子、小茴香、鹤虱等，也以包煎为宜。花粉类药物如蒲黄，孢子类药物如海金沙，药物细粉如滑石、青黛、六一散、黛蛤散等容易浮于水面，均应包煎。③带有绒毛的药材：如辛夷、旋覆花、枇杷叶、石韦等，绒毛易混入汤液，服后极易刺激咽喉引起咳嗽。④粪便类药材：如蚕沙、五灵脂等，常夹有泥土杂质，且加热时易膨胀散开，使药液浑浊，均宜包煎。⑤含有黏液质的药材：如车前子、白及等，其黏腻，易妨碍其他药材溶出，并易贴在锅底而产生煳锅。实验证实，车前子当煎液为药量的 50 倍时，煎煮液仍然较黏稠，可影响其他药物的煎出。白及含有 57%～60% 的黏液质，入煎后煎液黏度增大，药材体内扩散出来的成分不能及时输散，外周浓度局部增高，从而降低了扩散浓度差，使白及和方中其他药的煎出速率大大降低，且煎液黏度增大，病者难于服用，有可能引起恶心呕吐。⑥含有较多淀粉类的药材：如秫米、浮小麦、神曲、淡豆豉等，用水煎煮后药液稠化，不但使方中其他药物成分不易溶出，而且易粘锅焦煳，滤药困难，服药时口中黏滞不爽，还易使患者恶心。为免除上述弊端，这些药物均宜包煎。

另煎　又称另炖，主要指某些贵重药材，为避免溶出的有效成分被其他同煎的药渣吸附，造成浪费，宜单独煎煮取汁。煎液可以另服，也可与其他煎液混合服用。如人参、西洋参、羚羊角、鹿茸、冬虫夏草等。人参，应切成小片放入加盖的盅内隔水炖 2～3 小时。贵重又难于煎出气味的药物如羚羊角、鹿角等动物角骨类等应切成小片，另煎 2 小时以上。

烊化　主要指某些胶类药物及黏性大而易溶的药物，为避免入煎粘锅或黏附其他药物影响煎煮，可单用水或黄酒将此类药加热溶化后，用煎好的药液冲服，也可将此类药放入其他药物煎好的药液中加热溶化后服用。如阿胶、鹿角胶、龟甲胶、鳖甲胶、饴糖、龟鹿二仙胶、鸡血藤膏、益母草膏、蜂蜜等。胶类药物一般需另用容器隔水加热，用蒸汽加热融化。如果与方中群药合煎，不但使煎液黏度增加，影响其他成分的扩散，而且其本身也容易焦化。

焗服　又称泡服，主要指含有挥发油、容易煎出或久煎容易破坏药效的药物，可以用少量开水或将煮好的一部分药汁趁热浸泡，加盖闷润，减少挥发，半小时后去渣即可服用，如西红花、番泻叶、胖大海、肉桂等。也有一些治疗慢性病如咽炎等的小剂量药物，以药泡水代茶饮。

冲服　主要指某些贵重药和有效成分难溶于水或者不耐高热的药物，不须煎煮，而是将药物粉末同药液或温水融化或混悬均匀后调服或送服。①贵重药：如麝香、鹿茸、紫河车、蛤蚧、西红花、血竭、冬虫夏草、珍珠粉、牛黄粉、人参、西洋参、猴枣粉、羚羊角粉、马宝、狗宝等，主要含有皂苷、蛋白质、激素等有效成分；由于皂苷化学结构比较复杂，蛋白质性质不稳定等因素，煎煮会发生复杂的化学变化而影响疗效，为保存其有效成分，又不浪费药物，常需要研成细粉，用温开水或复方其他药物煎液冲服。②消食药：如谷芽、麦芽、鸡内金等，主要有效成分是其所含的活性物质。如谷芽中的淀粉酶、转化糖酶、蛋白质分解酶等，这些物质均不耐高温，煎煮会使酶的活性降低而影响疗效。如谷芽煎剂的效力仅为其干粉的 5%；麦芽煎剂的消化淀粉效力约等于干粉的 1/3；鸡内金中的胃激素能促进胃腺分泌，但易受高热破坏，所以上述药物用生品或微炒后研末冲服效果为佳。③不耐高热或有效成分难溶于水的药物：有效成分难溶于水只能做散剂冲服，如鹤草芽粉、雷丸、熊胆、芦荟、朱砂、琥珀粉等。驱虫药雷丸的有效成分加热至 70℃ 时便失去活性，因而用雷丸驱虫时必须研末冲服，否则就无驱虫效果。琥珀主要成分为树脂、挥发油等，水溶性极低，如果采用冲服法，能使其药效在体内充分发挥。④某些药物根据病情需要为提高疗效，也常研成粉剂冲服。如用于止血的三七粉、花蕊石、白及、紫珠草、血余炭；用于息风止痉的蜈蚣、全蝎、僵蚕、地龙等；用于制酸止痛的乌贼骨、瓦楞子、海蛤壳等。⑤液体药物：如竹沥汁、姜汁、藕汁、荸荠汁、蜂蜜等，以及入水即化的药物如芒硝、元明粉等，宜用煎好的其他药液或开水冲服。

不同的药物应采用不同的冲服方法，如朱砂、珍珠粉等药重无味且难溶于水，可先把药末撒在舌头上，然后用温水冲服，可避免呛喉；三七粉、羚羊角粉等可先放入小勺中，用温水搅成糊状，然后用水冲下；琥珀粉，因放入水中易漂浮并粘结成球状，直接冲服又不方便，可放在温药汁中搅拌均匀后服用。而雷丸还可研成细粉，做成肠溶胶囊内，空腹时用温开水或其他配伍药物的煎液送服，让雷丸素在肠内释放，有利于发挥其驱虫作用。这样不但可以避免入煎剂时受热失去活性，也可以避免冲服时受胃酸破坏作用。

煎汤代水 主要指某些药物可以先行煎煮、去渣，再用这些药液煎煮别的药材。主要是为了防止一些药物与其他药物同煎会使煎液浑浊，难于服用，如灶心土、赤石脂等；还有就是针对一些质地轻、用量多、体积大、吸水量大的植物类中药材，如玉米须、茵陈、金钱草等，也需煎汤代水用。

（王景霞）

zhōngyào fúfǎ

中药服法（administration of Chinese materia medica） 包括中药的服药时间和服药方法。

服药时间 汤剂一般每日一剂，煎二次分服，两次间隔时间为4~6小时。临床用药时可根据病情增减，如急性病、病情重，宜急速治疗，一剂汤药可一次服下，这样药力大而猛，能充分发挥作用。若病情危重，甚至一日可服2~3剂，昼夜不停，使药液在体内迅速达到有效浓度，且持续高水平。如扶危救急的"独参汤""参附汤"等。对于咽喉及口腔疾患，宜少量多次饮用，不拘时间。婴儿与呕吐频繁的患者也可将药液少量多次服用。具体服药时间，应根据胃肠的状况、病情的需要及药物特性来确定。一般来说，补益药、开胃药、制酸药宜在饭前30分钟服药。饭前

服补益药，有利于药物的吸收利用；开胃药可增进食欲；制酸药可以减少胃酸，保护胃黏膜。对胃肠有刺激的药物或治疗病在胸膈以上部位如咽喉、食道、口腔等疾病的药物，以及治慢性疾病的药物宜在饭后40分钟服，这样可减轻药物对胃的刺激，并延长药物在胃内停留的时间及其治疗作用。泻下药如治热结便秘的大承气汤，驱虫药等，宜空腹服。这样可借助人体之阳气升清降浊，荡涤热结，或使药物直达肠道，作用于虫体，达到驱虫的目的。安神药、滋阴药宜睡前服，这样可借助人体之阴气发挥药力，达到镇静安神及滋阴作用。治疗急性病则不拘时间，当迅速服药。如高热、中风等，一日内须连续服用数剂药液，这样可在短时间内，使体内的药液迅速达到有效浓度，从而更快更好地发挥清热、息风、镇痛的作用。治疗慢性病应定时服药。治疗有一定发病频率和发作高峰时间的病症，须在发作前或高峰时间前服药。如疟疾，在发作前2小时服药，能有效地控制其发作并达到治疗效果。

服药方法 中药汤剂一般宜温服：将药液煎好后，放到药汁不冷不热时服。因温服不但能减轻某些药物的副作用和不良反应，还能保存人体的阳气。如瓜蒌仁、乳香、没药等药对肠胃道刺激性较大，易引起恶心、呕吐，温服能减轻上述症状。但也有一些患者需要冷服或热服。冷服是将煎得的药液放冷后服，热服是将煎好的药液，稍停，趁热服下。如扁桃体炎、支气管炎、肺炎、尿路感染而高热的患者，出现热性症状时，中医往往使用清热解毒、泻下通便的凉性中药，这就需要冷服为好；而祛寒药、外感风寒

或寒症者，就要以热服为宜，以助药力。寒证用热药宜热服，热证用寒药宜冷服，以防格拒于外。如出现真热假寒当寒药温服，真寒假热者则当热药冷服，此即《黄帝内经》提出的服药方法：治热以寒，温以行之；治寒以热，凉以行之。在病重邪甚，拒药不纳，出现呕吐时，可采用热药凉服或寒药热服。

一般服药呕吐的患者，宜加入少许姜汁，或用鲜生姜擦舌，或嚼少许陈皮，然后再服汤药；或采用少量频服的方法。如遇患者昏迷，吞咽困难，宜鼻饲给药。对于毒性药，应审慎，宜从少量开始，逐渐增加，有效即止，慎勿过量，以免中毒。此外，在应用发汗、泻下、清热药时，若药力较强，要注意患者个体差异，一般得汗、泻下、热降即可停药，适可而止，不必尽剂，以免汗、下、清热太过，损伤人体的正气。

中药的其他剂型可按照药品说明书服用，大体上有以下几类。①丸剂：颗粒较小者，可直接用温开水送服；大蜜丸者，可以分成小粒吞服；水丸质硬者，可用开水溶化后服。②散剂：可用蜂蜜加以调和送服，或装入胶囊中吞服，避免直接吞服而刺激咽喉。③膏剂：宜用开水冲服，避免直接倒入口中吞咽，以免粘喉引起呕吐。④颗粒剂：宜用开水冲服。⑤糖浆剂：糖浆剂可以直接吞服。

（王景霞）

jiěbiǎoyào

解表药（superficies-releasing medicinal） 以发散表邪为主要作用，治疗表证的药物。中医认为外界气候，风、寒、暑、湿、燥、火的剧烈变化，均可使人致病，称为六淫，其中以风寒、风热最为常见，因为这些致病因素

经皮毛、口鼻侵犯机体，故称表邪。表邪外犯皮肤，使其失去卫外功能，内袭于肺，从而影响肺的宣发肃降功能，由此而致恶寒发热，头痛身痛，喷嚏，鼻塞，流涕，微有咳嗽，气喘，舌淡，苔薄，脉浮等一系列肺系及肌表的症状，称之为表证。

作用特点 解表药多辛散轻扬，能促进人体发汗或微发汗，可以使表邪由汗出而解，有发汗解表的功效，达到治疗表证，防止表邪内传，从而控制疾病传变的目的。这就是《黄帝内经》所谓的"体若燔炭，汗出而散"（《素问·生气通天论》），"其在皮者，汗而发之"（《素问·阴阳应象大论》），"善治者，治皮毛，其次治肌肤，其次治筋脉，其次治六腑，其次治五脏"（《素问·阴阳应象大论》）的真实含义。可见，解表药在治疗疾病中具有重要意义。部分解表药以其宣通透达之性，尚兼有宣肺平喘、宣毒透疹、利水消肿、通痹止痛、消痈疗疮等功效。

适应范围 主要用治恶寒发热、头疼身痛、喷嚏、鼻塞流涕、无汗或有汗不畅、苔薄、脉浮之外感表证。其中某些解表药尚可用治咳嗽气喘、麻疹不透、风疹瘙痒、水肿尿少、风湿痹痛、痈疽初起等兼有表证者。西医诊为上呼吸道感染（包括感冒、流行性感冒）、急性传染病及急性感染性疾病初期属于表证者，也可用此类药物治疗。

药物分类 根据药性及功效主治的不同，可分为发散风寒药及发散风热药两类。

配伍规律 使用解表药时应针对外感风寒、风热表邪不同，相应选择长于发散风寒或风热的药物。由于冬季多风寒，春季多风热，夏季多夹暑湿，秋季多兼燥邪，应根据四时气候变化的不同而恰当地配伍祛暑、化湿、润燥药。若虚人外感，正虚邪实，难以祛散表邪者，又应根据患者体质的不同，分别配伍益气、助阳、养阴、补血药，以扶正祛邪。温病初起，邪在卫分，除选用发散风热药物外，应同时配伍清热解毒药。

使用注意 使用发汗力较强的解表药时，用量不宜过大，以免发汗太过，耗伤阳气，损及津液，造成亡阳、伤阴的弊端。又汗为津液，血汗同源，故表虚自汗、阴虚盗汗以及疮疡日久、淋证、失血患者，虽有表证，也应慎用解表药。同时，使用解表药还应注意因时因地而异，如春夏腠理疏松，容易出汗，解表药用量宜轻；冬季腠理致密，不易出汗，解表药用量宜重；北方严寒地区用药宜重；南方炎热地区用药宜轻。且解表药多为辛散轻扬之品，入汤剂不宜久煎，以免有效成分挥发而降低药效。

药理毒理 解表药与功效相关的主要药理作用有：发汗、解热、镇痛、抗炎、抗病原微生物、调节免疫功能。麻黄能促使实验动物出汗；桂枝、生姜通过扩张血管，促进血液循环而促进发汗；此类药物大多有不同程度的解热和降温作用，使实验性发热动物模型体温降低，以柴胡作用最显著；体外实验研究显示，麻黄、桂枝、防风等对多种细菌、病毒及某些致病性皮肤真菌均具有不同程度的抑制作用；多数解表药具有程度不等的镇痛作用和镇静作用，可使动物痛阈增加、自主活动减少，协同中枢抑制药；柴胡、麻黄、生姜等对多种实验性炎症模型动物均有明显的抑制作用，抗炎作用机制与抑制花生四烯酸代谢，抑制组胺或其他炎性介质生成或释放，增强肾上腺皮质内分泌功能，清除自由基有关；柴胡、葛根、苏叶等均可调节机体的免疫功能产生抗感染作用，部分药物（麻黄、桂枝等）对变态反应具有抑制作用，可缓解和治疗过敏性疾病。解表药具有的发汗、解热、镇痛、抗炎作用是其解除表证的药理学基础，而抗病原微生物、调节免疫功能作用则对其驱散表邪功效具有积极的意义。

(陈绍红)

fāsàn fēnghányào

发散风寒药（wind-cold-dispersing medicinal） 性味多属辛温，辛以发散，温可祛寒，以发散肌表风寒邪气为主要作用的药物。又称辛温解表药。主治风寒表证，症见恶寒发热，无汗或汗出不畅，头身疼痛，喷嚏，鼻塞流涕，口不渴，舌苔薄白，脉浮紧等。部分辛温解表药分别兼有祛风止痒、止痛、止咳平喘、利水消肿、消疮等功效，又可用治风疹瘙痒、风湿痹证、咳喘以及水肿、疮疡初起等兼有风寒表证者。此类药物大多发汗力较强，故应中病即止，体虚多汗、热证及久患失血、淋证、疮疡而津血不足者慎用。临床常用的发散风寒药有麻黄、桂枝、紫苏叶、生姜、香薷、荆芥、防风、羌活、白芷、细辛、藁本、苍耳子、辛夷、鹅不食草、西河柳、零陵香等。

(王淳)

shēngjiāng

生姜（Zingiberis Rhizoma Recens） 姜科植物姜 *Zingiber officinale* Rosc. 的新鲜根茎。主产于四川、贵州、湖北、广东、广西。秋冬二季采挖，除去须根和泥沙。

切片，生用。

性味归经 辛，微温。归肺、脾、胃经。

功效主治 解表散寒，温中止呕，化痰止咳，解鱼蟹毒。用于风寒感冒，胃寒呕吐，寒痰咳嗽，鱼蟹中毒。

功用阐述 ①味辛能散，归肺经，有解表散寒之功，但发汗解表的作用较弱，多用于治疗风寒表证之轻者，单用即可起效，或配伍红糖、葱白煎服，或在解表方剂中作为辅助之品，与麻黄、桂枝等药同用，以增强其发汗解表之功。②辛散温通，归脾、胃经，能温中散寒，可治寒邪直犯中焦或脾胃虚寒所致的胃脘冷痛、食少、呕吐者。生姜又能温胃散寒，和中降逆，尤其长于和胃止呕，素有"呕家圣药"之称，随证配伍可治疗多种原因所致呕吐，但因其性温，故对胃寒呕吐最为适宜。③辛温发散，入肺经，又能温肺散寒、化痰止咳，对于肺寒咳嗽，不论有无外感风寒，或痰多痰少，皆可选用。如治疗风寒犯肺，痰多咳嗽，恶寒发热，头身疼痛者，常与麻黄、杏仁同用。治疗寒痰、湿痰证，咳嗽痰多，色白易咳者，常与陈皮、半夏同用。④对鱼蟹等食物中毒，也有一定的解毒作用。治疗鱼蟹等食物中毒所致腹痛、吐泻者，单用即可，或与紫苏同用。此外，对生半夏、生天南星等药物之毒，生姜也有一定的解毒作用。

用量用法 3~10g，煎服。

使用注意 生姜助火伤阴，故热盛及阴虚内热者忌服。

化学成分 主含挥发油类成分：姜醇、α-姜烯、β-水芹烯、柠檬醛、芳香醇、甲基庚烯酮、壬醛、α-龙脑等，还含有辣味成分姜辣素等。

药理作用 生姜具有抗溃疡、保肝、利胆、抗炎、解热、抗菌、镇痛、镇吐作用。生姜醇提物能兴奋运动中枢、呼吸中枢、心脏。

附 ①生姜皮：生姜根茎切下的外表皮。性味辛，凉；归脾、肺经。功能行水消肿。适用于皮肤水肿。用量 1.5~6g。②生姜汁：用生姜捣汁入药。功同生姜，但偏于开痰止呕，便于临床应急服用。如遇天南星、半夏中毒的喉舌麻木肿痛，或呕逆不止、难以下食者，可取汁冲服，易于入喉；也可配竹沥，冲服或鼻饲给药，治中风卒然昏厥者。用量3~10滴，冲服。

（陈绍红）

báizhǐ

白芷（Angelicae Dahuricae Radix）

伞形科植物白芷 *Angelica dahurica*（Fisch. ex Hoffm.）Benth. et Hook. f. 或杭白芷 *Angelica dahurica*（Fisch. ex Hoffm.）Benth. et Hook. f. var. *formosana*（Boiss.）Shan et Yuan 的干燥根。主产于浙江、四川、河南、河北。夏、秋间叶黄时采挖，除去须根及泥沙，晒干或低温干燥。切厚片，生用。

性味归经 辛，温。归胃、大肠、肺经。

功效主治 解表散寒，祛风止痛，宣通鼻窍，燥湿止带，消肿排脓。用于感冒头痛，眉棱骨痛，鼻塞流涕，鼻衄，鼻渊，牙痛，带下，疮疡肿痛。

功用阐述 ①辛散温通，解表散寒祛风之力较温和，但又有较好的止痛和宣通鼻窍之功，长于治疗外感风寒，恶寒发热，伴有头痛或鼻塞流涕之证，常与防风、羌活、川芎等祛风散寒止痛药同用。②长于止痛，气味芳香上达，入足阳明胃经，多用于治疗阳明经的前额或眉棱骨疼痛及牙龈肿痛，治疗外风头痛，可单用，或与防风、细辛、川芎等祛风止痛药同用。治疗风冷牙痛，可与细辛、全蝎、川芎等同用；治疗风热牙痛，可配伍石膏、荆芥穗等药。③祛风散寒燥湿，可宣利肺气，升阳明清气，通鼻窍而止疼痛，是治疗鼻渊头痛，鼻鼽鼻痒、打喷嚏、流清涕的要药，每与苍耳子、辛夷等散风寒、通鼻窍药同用。④辛温香燥，善除阳明经湿邪而燥湿止带，可治疗妇女白带过多。属寒湿下注，白带过多者，可与鹿角霜、白术、山药等温阳散寒、健脾除湿药同用。属湿热下注，带下黄赤者，可与车前子、黄柏等清热利湿药同用。⑤辛散温通，又有消肿排脓之功，对于疮疡初起，红肿热痛者，与金银花、当归、穿山甲等药配伍，可收散结消肿止痛之功；对于脓成难溃者，与人参、黄芪、当归等益气补血药同用，共奏托毒排脓之功。⑥尚能祛风止痒，以治疗皮肤风湿瘙痒。

用量用法 3~10g，煎服。

使用注意 白芷辛香温燥，阴虚血热者忌服。

化学成分 主含挥发油，并含欧前胡素、白当归素等多种香豆素类化合物，另含白芷毒素、花椒毒素、甾醇、硬脂酸等。

药理作用 白芷素小量有兴奋中枢神经、升高血压作用，并能引起流涎呕吐；大量能引起强直性痉挛，继以全身麻痹。白芷能对抗蛇毒所致的中枢神经系统抑制。白芷水煎剂对大肠埃希菌、志贺菌、伤寒沙门菌、铜绿假单胞菌、变形杆菌有一定抑制作用；有解热、抗炎、镇痛、解痉、抗癌作用。异欧前胡素等成分有降血压作用。呋喃香豆素类化合物为"光活性物质"，可用以治疗白癜风及银屑病。水浸剂对奥杜安小孢子菌等致病真菌有一定抑制作用。

（陈绍红）

fángfēng

防风（Saposhnikoviae Radix）

伞形科植物防风 Saposhnikovia divaricate（Turcz.）Schischk. 的干燥根。主产于黑龙江、内蒙古、吉林、辽宁。春、秋二季采挖未抽花茎植株的根，除去须根及泥沙，晒干。切片，生用或炒炭用。

性味归经　辛、甘，微温。归膀胱、肝、脾经。

功效主治　祛风解表，胜湿止痛，止痉。用于感冒头痛，风湿痹痛，风疹瘙痒，破伤风。

功用阐述　①辛温发散，气味俱升，辛散解表，祛风之力较强，虽不长于散寒，但又能胜湿、止痛，且甘缓微温而不峻烈，素有"风药之润剂"之称，外感风邪所致表证，无论属寒属热均可使用，治疗风寒表证，常配以荆芥、羌活、独活等药；治疗风热表证，常配以薄荷、蝉蜕、连翘等药。②胜湿止痛，故善治外感风寒湿邪所致恶寒发热，头身疼痛或肢体酸楚等，常与羌活、藁本、川芎等药同用。又因其发散作用温和，对卫气不足，肌表不固，而感冒风邪者，与黄芪、白术等益卫固表药同用，相反相成，祛邪而不伤正，固表而不留邪，共奏扶正祛邪之效。③辛温发散，以祛风止痒见长，可以治疗多种皮肤病，其中尤以风邪所致之瘾疹瘙痒较为常用。且药性平和，风寒、风热所致之瘾疹瘙痒皆可配伍使用。④辛温，既能祛风散寒，又可胜湿止痛，是治疗风寒湿邪侵袭肌肉关节所致的风湿痹证常用之品。⑤既能辛散外风，又能息内风以止痉，还可治疗破

伤风，痉挛抽搐，角弓反张，牙关紧闭，故防风又被称为"治风通用之品"。此外，防风入脾肝经，以其升清燥湿之性，亦可用于脾虚湿盛，清阳不升所致的泄泻，以及土虚木乘，肝郁侮脾，肝脾不和，腹泻而痛者。

用量用法　5~10g，煎服。

使用注意　防风药性偏温，阴血亏虚、热病动风者不宜使用。

化学成分　主含挥发油、甘露醇、β-谷甾醇、苦味苷、酚类、多糖类及有机酸等。

药理作用　有解热、抗炎、镇静、镇痛、抗惊厥、抗过敏作用。防风新鲜汁对铜绿假单胞菌和金黄色葡萄球菌有一定抗菌作用，煎剂对志贺菌、溶血性链球菌等有不同程度的抑制作用。并有增强小鼠腹腔巨噬细胞吞噬功能的作用。

（陈绍红）

qiānghuó

羌活（Notopterygii Rhizoma Et Radix）

伞形科植物羌活 Notopterygium incisum Ting ex H. T. Chang 或宽叶羌活 Notopterygium franchetii H. de Boiss. 的干燥根茎和根。主产于四川、甘肃、青海，春、秋二季采挖，除去须根及泥沙，晒干。切片，生用。

性味归经　辛、苦，温。归膀胱、肾经。

功效主治　解表散寒，祛风除湿，止痛。用于风寒感冒，头痛项强，风湿痹痛，肩背酸痛。

功用阐述　①辛温发散，气味雄烈，善于升散发表，有较强的解表散寒作用；味苦性温又善除寒湿，合以祛风散寒，除湿止痛，善治外感风寒夹湿所致恶寒发热、无汗、头痛项强、肢体酸楚疼痛者，常与防风、细辛、川芎等祛风解表止痛药同用。②辛

散祛风、味苦燥湿、性温散寒，有较强的祛风湿，止痹痛作用，常与其他祛风湿、止痛药配伍，主治风寒湿痹，肢节疼痛。又其主入足太阳膀胱经，以除头项肩背之痛见长，故上半身风寒湿痹、肩背肢节疼痛者尤为多用。

用量用法　3~10g，煎服。

使用注意　羌活辛香温燥之性较烈，故阴血亏虚者慎用。用量过多，易致呕吐，脾胃虚弱者不宜服。

化学成分　主含挥发油、香豆素类化合物、β-谷甾醇、酚类化合物、胡萝卜苷、欧芹属素乙、有机酸及生物碱等。

药理作用　羌活注射液及挥发油有镇痛及解热作用，羌活注射液对皮肤真菌、布鲁菌有抑制作用。羌活水溶部分有抗实验性心律失常作用。羌活挥发油能对抗垂体后叶素引起的心肌缺血和增加心肌营养性血流量。对小鼠迟发性过敏反应有抑制作用。

（陈绍红）

cāng'ěrzǐ

苍耳子（Xanthii Fructus）

菊科植物苍耳 Xanthium sibiricum Patr. 的干燥成熟带总苞的果实。主产于山东、江苏、湖北。秋季果实成熟时采收，干燥，除去梗、叶等杂质。生用，或炒去刺用。

性味归经　辛、苦，温；有毒。归肺经。

功效主治　散风寒，通鼻窍，祛风湿。用于风寒头痛，鼻塞流涕，鼻鼽，鼻渊，风疹瘙痒，湿痹拘挛。

功用阐述　①辛温宣散，主入肺经，既能外散风寒，又能通鼻窍、止痛，多用于治疗外感风寒所致恶寒发热，头身疼痛，鼻塞流涕者。因其发汗解表之力较弱，但善于宣通鼻窍，故一般的

风寒感冒临床较少使用，而多用于风寒感冒且鼻塞流涕明显者，常与发散风寒药同用。②药性升浮上达，味辛散风，苦燥湿浊，善通鼻窍以除鼻塞、止前额疼痛，是治疗鼻渊头痛、不闻香臭、时流浊涕的要药，一药数效，标本兼治，可内服亦宜外用，对于鼻渊而有外感风寒者尤为适宜。其他鼻病，如伤风鼻塞（急性鼻炎）、鼻窒（慢性鼻炎）、鼻鼽（过敏性鼻炎）等，苍耳子亦较常用。③辛散苦燥，性温散寒，能祛风除湿，通络止痛，还可用治风湿痹证。此外，取苍耳子辛散祛风除湿之功，也可用治风疹瘙痒，疥癣麻风。

用量用法 3~10g，煎服。

使用注意 血虚头痛不宜服用。过量服用易致中毒。

化学成分 主含苍耳苷、脂肪油、生物碱、苍耳醇、蛋白质、维生素C等。

药理作用 苍耳苷对正常大鼠、兔和犬有显著的降血糖作用。煎剂有镇咳作用。小剂量有呼吸兴奋作用，大剂量则抑制。苍耳子对心脏有抑制作用，使心率减慢，收缩力减弱。对兔耳血管有扩张作用；静脉注射有短暂降压作用。对金黄色葡萄球菌、乙型链球菌、肺炎链球菌有一定抑制作用，并有抗真菌作用。

（陈绍红）

cāng'ěrcǎo

苍耳草（Xanthii Herba） 菊科植物苍耳 *Xanthium sibiricum* Patr.的干燥地上部分。主产于山东、江苏、湖北等地。夏、秋两季开花或带有幼果时采割，除去杂质，鲜用或晒干。

性味归经 苦、辛、微寒；有小毒。

功效主治 祛风，清热，解

毒。用于风湿痹痛，四肢拘急等症。也可用于麻风、疔毒、皮肤瘙痒诸证。

功用阐述 苍耳草味辛能散，苦能燥湿，善于祛风除湿，治疗风湿痹痛，四肢拘急，可单用或配伍祛风湿药合用。性寒又能清热解毒，治疗麻风、疔毒等，配和祛风止痒的药物又可治疗皮肤瘙痒。

用量用法 6~15g，煎服。

使用注意 苍耳草有毒，内服不宜过量，亦不能持续服用。本品散气耗血，体虚者慎用。

化学成分 主含挥发油，如α-乙基-呋喃、β-侧柏烯、月桂烯、β-松油二环烯、d-柠檬烯等。

（陈绍红）

xīnyí

辛夷（Magnoliae Flos） 木兰科植物望春花 *Magnolia biondii* Pamp.、玉兰 *Magnolia denudata* Desr. 或武当玉兰 *Magnolia sprengeri* Pamp. 的干燥花蕾。主产于河南、四川、陕西、湖北、安徽。冬末春初花未开放时采收，除去枝梗，阴干入药用。

性味归经 辛，温。归肺、胃经。

功效主治 散风寒，通鼻窍。用于风寒头痛，鼻塞流涕，鼻鼽，鼻渊。

功用阐述 ①辛温，入肺经，略有发散风寒之功，因其力量较弱，故一般风寒感冒临床较少使用，但其擅长宣通鼻窍，多用于治疗外感风寒所致恶寒发热，头痛，鼻塞，流涕者，可与其他发散风寒药配伍使用。②辛温轻浮，其性上达，芳香通窍，主入肺、胃经，外能祛除风寒邪气，内能升达肺胃清气，善通鼻窍，也是治疗鼻渊头痛、鼻塞流涕的要药，无论风寒、风热者，皆可配伍使

用。其他鼻病，如伤风鼻塞（急性鼻炎）、鼻窒（慢性鼻炎）、鼻鼽（过敏性鼻炎）等，辛夷亦较常用。若肺胃郁热发为鼻疮者，可与清热泻火解毒药配伍。

用量用法 3~10g，煎服；包煎。外用适量。

使用注意 阴虚火旺者忌服。

化学成分 望春花花蕾含挥发油，油中含有望春花素、α-菠烯、桉叶素等，并含生物碱、木脂素。玉兰花蕾含挥发油，油中含柠檬醛、丁香油酚、桉叶素生物碱等。武当玉兰花蕾含挥发油、柳叶木兰碱、武当玉兰碱等成分。

药理作用 辛夷有收缩鼻黏膜血管的作用，能保护鼻黏膜，并促进黏膜分泌物的吸收，减轻炎症，乃至鼻腔通畅。辛夷浸剂或煎剂对动物有局部麻醉作用。辛夷水或醇提取物有降压作用。水煎剂对横纹肌有乙酰胆碱样作用，并能兴奋子宫平滑肌，亢奋肠运动。对多种致病菌有抑制作用。挥发油有镇静、镇痛、抗过敏、降血压作用。

（陈绍红）

xìxīn

细辛（Asari Radix Et Rhizoma） 马兜铃科植物北细辛 *Asarum heterotropoides* Fr. Schmidt var. *mandshuricum*（Maxim.）Kitag.、汉城细辛 *Asarum sieboldii* Miq. var. *seoulense* Nakai 或华细辛 *Asarum sieboldii* Miq. 的干燥根和根茎。前二种习称辽细辛，主产于辽宁、吉林、黑龙江；华细辛主产于陕西。夏季果熟期或初秋采挖，除去地上部分和泥沙，阴干。切段，生用。

性味归经 辛，温。归心、肺、肾经。

功效主治 解表散寒，祛风止痛，通窍，温肺化饮。用于风

寒感冒，头痛，牙痛，鼻衄，鼻渊，风湿痹痛，痰饮喘咳。

功用阐述 ①芳香走窜，辛温发散，入肺经，长于解表散寒，祛风止痛，对于外感风寒，头身疼痛较甚者尤为适宜，常与羌活、防风、白芷等祛风止痛药同用。②既入肺经可散肌表之风寒，又入肾经而除在里之寒邪，还可治疗阳虚外感证，恶寒发热、无汗、脉反沉者，常配麻黄、附子使用。③辛香走窜，作用强烈，上达巅顶，通利九窍，可走表达里，散寒止痛之力颇强，凡风寒头痛、牙痛、风寒湿痹等多种疼痛病证均可配伍治疗。④辛散温通，芳香透达，善散风邪，化湿浊，通鼻窍，故常用治鼻渊、鼻衄等鼻科疾病之鼻塞、流涕、头痛者，为治鼻渊、鼻衄之良药，宜与白芷、苍耳子、辛夷等通鼻窍药配伍。⑤辛散温通，外能发散风寒，内能温肺化饮，还可治疗风寒咳喘证或寒饮咳喘证，常与散寒宣肺、温化痰饮药同用。⑥辛温行散，芳香透达，吹鼻取嚏，有通关开窍醒神之功，故可用治中恶或痰厥所致卒然口噤气塞、昏不知人、面色苍白、牙关紧闭之神昏窍闭证。

用量用法 1~3g，煎服。散剂每次服0.5~1g。外用适量。

使用注意 细辛辛香温散，故气虚多汗、阴虚阳亢头痛、阴虚燥咳或肺热咳嗽者忌用。不宜与藜芦同用。

化学成分 主含挥发油，其主要成分为甲基丁香油酚、细辛醚、黄樟醚等多种成分。另含N-异丁基十二碳四烯胺、消旋去甲乌药碱、谷甾醇、豆甾醇等。

药理作用 细辛挥发油、水及醇提取物分别具有解热、抗炎、镇静、抗惊厥及局麻作用；大剂量挥发油可使中枢神经系统先兴奋后抑制，显示一定毒副作用。体外试验对溶血性链球菌、志贺杆菌及黄曲霉素的产生，均有抑制作用。华细辛醇浸剂可对抗吗啡所致的呼吸抑制。所含消旋去甲乌药碱有强心、扩张血管、松弛平滑肌、增强脂代谢及升高血糖等作用。所含黄樟醚毒性较强，是致癌物质，高温易破坏。

（陈绍红）

jīngjiè

荆芥（Schizonepetae Herba）唇形科植物荆芥 *Schizonepeta tenuifolia* Briq. 的干燥地上部分。主产于江苏、浙江、江西、河北、湖北。夏、秋二季花开到顶、穗绿时采割，除去杂质，晒干，切段。生用。

性味归经 辛，微温。归肺、肝经。

功效主治 解表散风，透疹，消疮。用于感冒，头痛，麻疹，风疹，疮疡初起。

功用阐述 ①辛散气香，辛而不烈，微温而不燥，药性缓和，入肺经，长于散风解表，既能散风寒，又能疏风热，对于外感表证，无论风寒、风热均可选用。②质轻透散，祛风止痒，宣散疹毒，故常用治表邪外束，麻疹初起、疹出不畅，以及风疹瘙痒。③还能祛风解表，透散邪气，宣通壅结而达消疮之功，故可用于疮疡初起而有表证者。

用量用法 5~10g，煎服。

化学成分 主含挥发油，其主要成分为右旋薄荷酮、消旋薄荷酮、胡椒酮及少量右旋柠檬烯。另含荆芥苷、荆芥醇、黄酮类化合物等。

药理作用 荆芥水煎剂有微弱的解热作用，对金黄色葡萄球菌、白喉棒状杆菌有较强的抑菌作用，对伤寒沙门菌、志贺菌、铜绿假单胞菌和人型结核分枝杆菌均有一定抑制作用。荆芥甲醇及乙酸乙酯提取物均有一定的镇痛作用。荆芥对醋酸引起的炎症有明显的抗炎作用。

附 ①荆芥炭：为荆芥的炮制加工品。辛、涩，微温；归肺、肝经。功能收敛止血。适用于便血，崩漏，产后血晕。用量5~10g。②荆芥穗：为唇形科植物荆芥的干燥花穗。辛，微温；归肺、肝经。功能解表散风，透疹，消疮。适用于感冒，头痛，麻疹，风疹，疮疡初起。用量5~10g。③荆芥穗炭：为荆芥穗的炮制加工品。辛、涩，微温；归肺、肝经。收涩止血。适用于便血，崩漏，产后血晕。用量5~10g。

（陈绍红）

xiāngrú

香薷（Moslae Herba）唇形科植物石香薷 *Mosla chinensis* Maxim. 或江香薷 *Mosla chinensis* 'Jiangxiangru' 的干燥地上部分。前者习称"青香薷"，后者习称"江香薷"。青香薷主产于广东、广西、福建；江香薷主产于江西。夏季茎叶茂盛、花盛时择晴天采割，除去杂质，阴干。切段，生用。

性味归经 辛，微温。归肺、胃经。

功效主治 发汗解表，化湿和中。用于暑湿感冒，恶寒发热，头痛无汗，腹痛吐泻，水肿，小便不利。

功用阐述 ①辛温发散，入肺经，外能发汗解表；其气芳香，入胃经，内能化湿和中，故多用于暑天贪凉饮冷之人外感风寒而兼脾胃湿困，症见恶寒、发热、头痛身重，无汗、痞满纳差，苔腻，或恶心呕吐，腹泻等，故前人称"香薷乃夏月解表之药"。

②辛散温通，外能发汗以散肌表之水湿，又能宣肺气开启上源，通畅水道，以利尿消肿，用于水肿而有表证者。香薷发汗解表、利水消肿的作用与麻黄十分相似，故香薷又有"夏月麻黄"之称。

用量用法　3~10g，煎服。

使用注意　香薷辛温发汗之力较强，表虚有汗及暑热证应当忌用。

化学成分　主含挥发油，油中主要有香荆芥酚、百里香酚等成分；另含甾醇、黄酮苷等。

药理作用　香薷挥发油有发汗解热作用，能刺激消化腺分泌及胃肠蠕动。挥发油对金黄色葡萄球菌、伤寒沙门菌、脑膜炎链球菌等有较强的抑制作用。香薷酊剂能刺激肾血管而使肾小球充血，滤过性增大而有利尿作用。

（陈绍红）

guìzhī

桂枝（Cinnamomi Ramulus）

樟科植物肉桂 *Cinnamomum cassia* Presl 的干燥嫩枝。主产于广东、广西及云南省。春、夏二季采收，除去叶，晒干或切片晒干。生用。

性味归经　辛、甘、温。归心、肺、膀胱经。

功效主治　发汗解肌，温通经脉，助阳化气，平冲降气。用于风寒感冒，脘腹冷痛，血寒经闭，关节痹痛，痰饮，水肿，心悸，奔豚。

功用阐述　①辛甘温煦，甘温通阳扶卫，其开腠发汗之力较麻黄温和，而善于宣阳气于卫分，畅营血于肌表，故有助卫实表，发汗解肌，外散风寒之功。对于外感风寒，无论表实无汗、表虚有汗及阳虚受寒者，均宜使用。治疗外感风寒、表实无汗者，常与麻黄同用；治疗外感风寒、表虚有汗者，常与白芍同用；治疗

素体阳虚、外感风寒者，常与麻黄、附子、细辛配伍。②辛散温通，具有温通经脉，散寒止痛之效。如胸阳不振，心脉瘀阻，胸痹心痛者，桂枝能温通心阳；若中焦虚寒，脘腹冷痛，桂枝能温中散寒止痛；若妇女寒凝血滞，月经不调，经闭痛经，产后腹痛，桂枝既能温散血中之寒凝，又可宣导活血药物，以增强化瘀止痛之效；若风寒湿痹，肩臂疼痛，桂枝可祛风散寒、疗痹止痛。③甘温，既可温扶脾阳以助运水，又可温肾阳、逐寒邪以助膀胱气化，而行水湿痰饮之邪，为治疗脾阳不运，水湿内停所致的痰饮眩晕、心悸、咳嗽者，以及治疗膀胱气化不行，水肿、小便不利的常用药，每与利水渗湿药同用。④辛甘性温，能助心阳，通血脉，止悸动，平冲降逆，故可用治心阳不振，不能宣通血脉，而见心悸动、脉结代，以及阴寒内盛，引动下焦冲气，上凌心胸所致的奔豚。

用量用法　3~10g，煎服。

使用注意　桂枝辛温助热，易伤阴动血，凡外感热病、阴虚火旺、血热妄行等证，均当忌用。孕妇及月经过多者慎用。

化学成分　主含挥发油，其主要成分为桂皮醛等。另外尚含有酚类、有机酸、多糖、苷类、香豆精及鞣质等。

药理作用　桂枝水煎剂及桂皮醛有降温、解热作用。桂枝煎剂及乙醇浸液对金黄色葡萄球菌、白色葡萄球菌、伤寒沙门菌、志贺菌、肠炎沙门菌、霍乱弧菌以及常见致病皮肤真菌、流感病毒等均有抑制作用。桂皮油、桂皮醛对结核分枝杆菌有抑制作用，桂皮油有健胃、缓解胃肠道痉挛及利尿、强心等作用。桂皮醛有

镇痛、镇静、抗惊厥作用。挥发油有止咳、祛痰作用。

（陈绍红）

máhuáng

麻黄（Ephedrae Herba）

麻黄科植物草麻黄 *Ephedra sinica* Stapf、中麻黄 *Ephedra intermedia* Schrenk et C. A. Mey. 或木贼麻黄 *Ephedra equisetina* Bge. 的干燥草质茎。主产于山西、河北、甘肃、内蒙古、新疆等地。秋季采割绿色的草质茎，晒干，除去木质茎、残根及杂质，切段。生用、蜜炙或捣绒用。

性味归经　辛、微苦，温。归肺、膀胱经。

功效主治　发汗散寒，宣肺平喘，利水消肿。用于风寒感冒，胸闷喘咳，风水浮肿。

功用阐述　①辛温发散，主入肺与膀胱经，宣肺气，开腠理，透毛窍，发汗而散风寒、解表邪，发汗散寒作用较强，《神农本草经集注》誉其为："疗伤寒，解肌第一药"。善治风寒感冒、恶寒无汗、脉浮而紧的重证，常与桂枝等发散风寒药配伍，以增强发汗解表作用。②味辛能散，外开肌腠之郁闭，内宣肺气之壅遏；又以苦降之性，复肺金肃降之常。能开宣肺气，平喘止咳，可治肺气壅遏、胸闷喘咳，尤善治风寒束肺、肺失宣发所致者，常与杏仁等止咳平喘药同用，以宣降肺气，止咳平喘。③外开毛窍，散肌肤之水湿；上宣肺气，通调水道；下走膀胱，利水消肿。善治风水浮肿、小便不利，常与生姜、白术等宣肺、利水之品同用。④尚有散寒通滞之功，与川乌、白芍等同用治风寒湿痹；与肉桂、白芥子等同用治阴疽流注。

用量用法　2~10g，煎服。发汗解表宜生用；蜜麻黄润肺止咳，

多用于表证已解，气喘咳嗽。

使用注意　麻黄发汗宣肺力强，凡表虚自汗、阴虚盗汗及肺肾虚喘者均当慎用。麻黄碱有兴奋中枢的作用，运动员慎用；高血压、失眠患者慎用。

化学成分　主含生物碱类成分：左旋麻黄碱、右旋伪麻黄碱、左旋去甲基麻黄碱、右旋去甲基伪麻黄碱、左旋甲基麻黄碱、右旋甲基伪麻黄碱等，还含鞣质、挥发油等。

药理作用　麻黄挥发油有发汗、解热、抑制流感病毒等作用。麻黄碱能使处于高温环境中的人汗腺分泌增多增快。麻黄碱和伪麻黄碱均有缓解支气管平滑肌痉挛的作用。伪麻黄碱有明显的利尿作用。麻黄碱能兴奋心脏，收缩血管，升高血压；对中枢神经系统有明显的兴奋作用，可引起兴奋、失眠、不安。其甲醇提取物有抗炎作用。

（陈绍红）

zǐsūyè

紫苏叶（Perillae Folium）　唇形科植物紫苏 *Perilla frutescens* (L.) Britt. 的干燥叶（或带嫩枝）。主产于江苏、浙江、河北。夏季枝叶茂盛时采收。除去杂质，晒干，生用。

性味归经　辛，温。归肺、脾经。

功效主治　解表散寒，行气和胃。用于风寒感冒，咳嗽呕恶，妊娠呕吐，鱼蟹中毒。

功用阐述　①辛散性温，发散之力较为缓和，多用于风寒表证之轻者，单用即可，重者须与其他发散风寒药合用。因其既能解表散寒，又能行气宽中，善于治疗风寒表证而兼气滞，症见胸脘满闷、恶心呕逆，可配伍香附、陈皮等药；紫苏叶又略兼化痰止

咳之功，还善治风寒表证，咳喘痰多者，每与杏仁、桔梗等药同用。②味辛能行，又入脾经，长于行气宽中除胀，和胃止呕，可用于治疗中焦气机郁滞之胸脘胀满，恶心呕吐。还可用治七情郁结，痰凝气滞之梅核气证，常与半夏、厚朴、茯苓等同用。③尚能理气安胎，善治妊娠气滞，恶心呕吐，不欲饮食或胎动不安，胎漏下血等，常与砂仁、陈皮等理气安胎药配伍。

用量用法　5~10g，煎服；不宜久煎。

化学成分　主含挥发油，其中主要为紫苏醛、左旋柠檬烯及少量α-蒎烯等。

药理作用　紫苏叶煎剂有缓和的解热，促进消化液分泌，增进胃肠蠕动的作用；并能减少支气管分泌，缓解支气管痉挛；对大肠埃希菌、志贺菌、葡萄球菌均有抑制作用。紫苏能缩短血凝时间、血浆复钙时间和凝血活酶时间。紫苏油可使血糖上升。

（陈绍红）

zǐsūgěng

紫苏梗（Perillae Caulis）　唇形科植物紫苏 *Perilla frutescens* (L.) Britt. 的干燥茎。主产于江苏、浙江、河北。秋季果实成熟后采割，除去杂质，晒干，或趁鲜切片，晒干。

性味归经　辛，温。归肺、脾经。

功效主治　理气宽中，止痛，安胎。用于胸膈痞闷，胃脘疼痛，嗳气呕吐，胎动不安。

功用阐述　紫苏梗性味归经及功效主治与紫苏叶类似，但作用偏于理气止痛，多用于治疗气滞证，因其主入脾经，故善治脾胃气滞，脘腹痞闷或疼痛，嗳气呕吐，常与陈皮等理气药同用。

紫苏梗又具有理气安胎之效，可治胎气上逆，胸闷呕吐，胎动不安者。

用量用法　5~10g，煎服。

药理作用　对胃肠运动障碍大鼠结肠有明显的兴奋作用。

（陈绍红）

gǎoběn

藁本（Ligustici Rhizome Et Radix）　伞形科植物藁本 *Ligusticum sinense* Oliv. 或辽藁本 *Ligusticum jeholense* Nakai et Kitag. 的干燥根茎和根。藁本主产于四川、湖北、陕西。辽藁本主产于辽宁。秋季茎叶枯萎或次春出苗时采挖，除去泥沙，晒干或烘干。切厚片，生用。

性味归经　辛，性温。归膀胱经。

功效主治　祛风，散寒，除湿，止痛。用于风寒感冒，巅顶疼痛，风湿痹痛。

功用阐述　①气味芳香，药性辛香燥烈，性味俱升，以发散足太阳膀胱经风寒湿邪见长，主入膀胱经，可上行巅顶而善止头痛，常用治外感风寒，循经上犯所致巅顶头痛，可配伍羌活、苍术、川芎等祛风湿、止痛药同用。②又善祛风寒湿邪，能入于肌肉、经络、筋骨之间，以祛除风寒湿邪，蠲痹止痛，善治外感风寒湿邪所致的肢体酸痛或风湿痹证，常与羌活、防风等祛风湿药同用。

用量用法　3~10g，煎服。

使用注意　藁本辛温香燥，凡阴血亏虚、肝阳上亢、火热内盛之头痛者忌服。

化学成分　主含挥发油，其中的主要成分是3-丁基苯肽，蛇床肽内脂，辽藁本根含挥发油1.5%。另含有生物碱、棕榈酸等成分。

药理作用　藁本挥发油有镇静、镇痛、解热及抗炎作用，并

能抑制肠和子宫平滑肌，还能明显减慢耗氧速度，延长小鼠存活时间，增加组织耐缺氧能力，对抗由垂体后叶素所致的大鼠心肌缺血。醇提取物有降压作用，对常见致病性皮肤真菌有抗菌作用。藁本内酯、苯酞及其衍生物能使实验动物气管平滑肌松弛，有较明显的平喘作用。

（陈绍红）

ébùshícǎo
鹅不食草（Centipedae Herba）

菊科植物鹅不食草 Centipeda minima（L.）A. Br. et Aschers. 的干燥全草。中国南北多数地区均有分布。夏、秋二季花开时采收，洗去泥沙，晒干。鲜用或晒干生用。

性味归经 辛，温。归肺经。

功效主治 发散风寒，通鼻窍，止咳。用于风寒头痛，咳嗽痰多，鼻塞不通，鼻渊流涕。

功用阐述 ①辛散温通，能发散风寒，但药力较弱，一般风寒表证较少选用。因其辛温升散，主入肺经，长于通鼻窍，常用于治疗风寒表证而见鼻塞、流涕、头痛者及鼻渊鼻塞、头痛，可与其他发散风寒、宣通鼻窍药配伍，如苍耳子、辛夷、白芷等。②兼能化痰、止咳、平喘而治咳嗽痰多，因性偏辛温，较宜于寒痰所致者，可配伍麻黄、细辛、百部等药。

用量用法 6～9g，煎服。

化学成分 主含蒲公英甾醇等三萜类成分、β-固甾醇、豆甾醇、挥发油、黄酮类、氨基酸、有机酸等。

药理作用 鹅不食草挥发油及醇提液部分有祛痰、止咳、平喘作用。50%水煎剂可抑制结核分枝杆菌的生长，并对白喉棒状杆菌、金黄色葡萄球菌、白色葡萄球菌、甲乙型链球菌、肺炎链球菌、奈瑟卡他球菌、伤寒沙门菌、福氏志贺菌、宋内志贺菌、大肠埃希菌、铜绿假单胞菌等实验菌株均呈高度敏感。其蒸馏液在1：8400浓度有抑制流感病毒作用。

（陈绍红）

xīhéliǔ
西河柳（Tamaricis Cacumen）

柽柳科植物柽柳 Tamarix chinensis Lour. 的干燥细嫩枝叶。中国大部分地区均产。夏季花未开时采收，阴干。切段，生用。

性味归经 甘、辛，平。归心、肺、胃经。

功效主治 发表透疹，祛风除湿。用于麻疹不透，风湿痹痛。

功用阐述 ①辛散透发，虽有解表所用，但力量较弱，故一般不用于治疗外感表证。而功专发表透疹，多用于治疗麻疹初起，透发不畅，或表邪外束，疹毒内陷，常配伍牛蒡子、蝉蜕、竹叶等透疹药同用；亦可煎汤熏洗、擦摩。②味辛性散，还有祛风除湿作用，可以治疗风湿痹证，肢节疼痛，可与羌活、独活、秦艽等祛风湿、止痹痛药同用。

用量用法 3～6g，煎服。外用适量，煎汤擦洗。

使用注意 麻疹已透者不宜使用。用量过大易致心烦、呕吐。

化学成分 主含挥发油、芸香苷、槲皮苷、有机酸、树脂胡萝卜苷等。

药理作用 西河柳煎剂对实验小鼠有明显的止咳作用，对肺炎链球菌、甲型链球菌、白色葡萄球菌及流感嗜血杆菌有抑制作用。并有一定的解热、解毒、抗炎及减轻四氯化碳引起肝组织损害作用。

（陈绍红）

línglíngxiāng
零陵香（Lysimachiae Foenum-Graeci Herba）

报春花科植物灵香草 Lysimachia foenum-graecum Hance 的干燥全草。主产于广东、广西。夏季茎叶茂盛时采收，除去泥沙，阴干。切段。

性味归经 辛、甘，温。归肺经。

功效主治 散风明目，通窍避秽。用于伤寒头痛，流泪，鼻塞不通，山岚瘴气。

功用阐述 ①味辛善散，主入肺经，具有散风明目之效，常用于治疗伤寒头痛，两眼流泪。②辛散能行，入肺经，可宣通鼻窍，还可用治鼻塞不通。③辛散温通，祛风散寒，其气芳香而能辟秽，故可用治感受山岚瘴气。

用量用法 4.5～9g，煎服。外用适量，或煎水含漱。

化学成分 主含挥发油、有机酸、烷烃、萜类、酚类等，如二十九烷、三十一烷、豆甾醇、α-菠菜醇、12-甲基十三烷酸等。

药理作用 零陵香水煎剂有抑制及灭活流感病毒的作用，乙醇浸出物有抑制排卵作用，总苷成分可能有抑制受精卵着床作用。

（陈绍红）

cōngbái
葱白（Allii Acespitosi Seu Schoenoprasi Bulbus）

百合科植物葱 Allium fistulosum L. 近根部的鳞茎。中国各地均有种植。随时可采，采挖后，切去须根及叶，剥去外膜。鲜用。

性味归经 辛，温。归肺、胃经。

功效主治 发汗解表，散寒通阳。用于风寒感冒，阴盛格阳。

功用阐述 ①辛温不燥烈，发汗力量较弱，发散风寒作用较为缓和，多用于风寒表证，恶寒发热之轻证，单用即可。②辛散温通，善能透表达里，能宣通阳气，温散寒凝，可使阳气上下顺接、内外通畅，以治疗阴盛格阳证，症见厥逆脉微，面赤，下痢，腹痛，常与附子、干姜同用，以通阳回厥。

用量用法 3~9g，煎服。外用适量。

化学成分 主含挥发油，油中主要成分为蒜素，还含有二烯丙基硫醚、苹果酸、维生素 B_1、维生素 B_2、维生素 C、维生素 A 类物质、烟酸、黏液质、草酸钙、铁盐等成分。

药理作用 对白喉棒状杆菌、结核分枝杆菌、志贺菌、链球菌有抑制作用，对皮肤真菌也有抑制作用。此外还有发汗解热、利尿、健胃、祛痰作用。25%的葱滤液在试管内接触时间大于60分钟者，能杀灭阴道滴虫。

（陈绍红）

húsuī

胡荽 （Coriandri Sativi Herba）

伞形科植物芫荽 *Coriandrum sativum* L. 的全草。中国各地均有种植。八月果实成熟时连根挖起，去净泥土。鲜用或晒干切段生用。

性味归经 辛，温。归肺、胃经。

功效主治 发表透疹，开胃消食。用于麻疹不透，饮食不消，纳食不佳。

功用阐述 ①辛温香散，既能发散风寒，又可透疹外达，常用于麻疹初期，透发不畅，或疹出而又复隐者，可单用煎汤局部熏洗，或与荆芥、薄荷等解表透疹药同用。因其发汗解表之力较弱，故临床一般较少用于治疗外感表证。②气味芳香，入胃经，能开胃消食，增进食欲，还可治疗饮食不消，食欲不振等，可与

健脾消食药、行气和中药同用。

用量用法 3~6g，煎服。外用适量。

使用注意 热毒壅盛而疹出不畅者忌服。

化学成分 主含挥发油、苹果酸钾、维生素 C、正癸醛、芳樟醇等。

药理作用 胡荽有促进外周血液循环的作用。胡荽子能增进胃肠腺体分泌和胆汁分泌。挥发油有抗真菌作用。

（陈绍红）

fāsàn fēngrèyào

发散风热药 （wind-heat-dispersing medicinal）

性味多属辛凉，辛以发表，凉可清热，以发散肌表风热邪气为主要作用的药物。又称辛凉解表药。治疗症见发热，微恶风寒，咽干口渴，头痛目赤，苔薄黄或薄白而干，舌边尖红，脉浮数等的风热表证。部分辛凉解表药分别兼有清利头目、利咽、止痒、止咳、解毒、升阳等功效，又可用于治疗风热所致之目赤肿痛、咽痛不适、风疹瘙痒、咳嗽、疮疡初起以及泄泻、内脏下垂等病证。此类药物大多辛散轻扬，故煎煮的时间不宜长。临床常用的发散风热药有升麻、木贼、牛蒡子、柴胡、桑叶、浮萍、淡豆豉、大豆黄卷、菊花、葛根、粉葛、葛花、蔓荆子、蝉蜕、葜仁、薄荷等。

（杨柏灿）

shēngmá

升麻 （Cimicifugae Rhizoma）

毛茛科植物大三叶升麻 *Cimicifuga heracleifolia* Kom.、兴安升麻 *Cimicifuga dahurica* （Turcz.） Maxim. 或升麻 *Cimicifuga foetida* L. 的干燥根茎。兴安升麻又称北升麻。主产于辽宁、黑龙江、河北。秋季采挖，除去泥沙，晒至须根干

时，燎去或除去须根，晒干。切片，生用或蜜炙用。

性味归经 辛、微甘，微寒。归肺、脾、胃、大肠经。

功效主治 发表透疹，清热解毒，升举阳气。用于风热感冒，发热头痛；麻疹不透；齿痛，口疮，咽喉肿痛，阳毒发斑；脱肛，子宫脱垂，崩漏下血。

功用阐述 ①药味辛散发表，性寒退热，有发表退热的功能。治风热表证，温病初起，发热头痛，常与桑叶、菊花、薄荷等同用，以发散风热解表；治风寒表证，恶寒发热头痛，常与麻黄、紫苏、白芷等同用，以增强宣散解表作用。②既辛散发表透疹，又清热解毒透疹，常用于疹出不畅。治麻疹初起，透发不畅，常与葛根同用，以发表透疹；治热毒壅盛，疹出不畅，常与紫草、牛蒡子、大青叶等同用，以解毒透疹。③清热解毒之力较强，用于多种热毒病证的治疗，尤善治阳明经热毒病证。治头痛、牙龈肿痛、口舌生疮等症，常与黄连、石膏、生地等同用，以增强清热解毒作用；治风热疫毒上攻头面之头面红肿，咽喉肿痛，常与黄芩、黄连、玄参等同用，以解毒消肿；治热毒疮疡痈肿，常与银花、连翘、蒲公英等同用，以消疮败痈；治温毒发斑，常与石膏、大青叶、紫草等同用，以解毒消斑。④药性升浮，归于脾胃经，能升发脾胃清阳之气，用于治疗中气下陷之内脏下垂、久泻脱肛，常与黄芪、柴胡、党参等同用，以补中益气、升阳举陷。

用量用法 3~10g，煎服。发表透疹、清热解毒宜生用，升阳举陷宜炙用。

使用注意 麻疹已透，阴虚阳浮以及喘满气逆者，均当忌用。

化学成分 主含升麻碱、水杨酸、咖啡酸、阿魏酸、鞣质等。兴安升麻含升麻素、升麻苦味素、升麻醇、升麻醇木糖苷、北升麻醇、异阿魏酸、皂苷等。大三叶升麻含生物碱等。

药理作用 升麻能抑制结核分枝杆菌、金黄色葡萄球菌和卡他球菌。北升麻提取物能够解热、抗炎、镇痛、抗惊厥、增多白细胞、抑制血小板聚集及释放。升麻提取物具有解热、抗炎、解痉作用，还能抑制心脏、减慢心率、降低血压等。其生药与炭药均能缩短凝血时间。

（杨柏灿）

mùzéi

木贼（Equiseti Hiemalis Herba）

木贼科植物木贼 *Equisetum hiemale* L. 的干燥地上部分。主产于黑龙江、吉林、辽宁、陕西、湖北。夏、秋二季采割，除去杂质，晒干或阴干。切段，生用。

性味归经 甘、苦，平。归肺、肝经。

功效主治 疏散风热，明目退翳。用于风热目赤，迎风流泪，目生云翳。

功用阐述 辛散苦泄，归于肝经，能疏散肝经风热以明目退翳。治风热上攻之目赤肿痛，多泪，目生翳膜，常与蝉蜕、谷精草、菊花等同用，以发散风热、明目退翳；治肝火上炎之目赤肿痛，常与决明子、夏枯草、菊花等同用，以清肝明目。

用量用法 3~9g，煎服。

化学成分 主含山柰素、琥珀酸、犬问荆碱以及挥发油等。

药理作用 木贼有扩张血管、降压作用，能增加冠状动脉血流量、减慢心率。还有抗炎、利尿、收敛等作用。

（杨柏灿）

niúbàngzǐ

牛蒡子（Arctii Fructus）

菊科植物牛蒡 *Arctium lappa* L. 的干燥成熟果实。主产于河北、吉林、辽宁、浙江。秋季果实成熟时采收果序，晒干，打下果实，除去杂质，再晒干。生用或炒用，用时捣碎。

性味归经 辛、苦，寒。归肺、胃经。

功效主治 疏散风热，宣肺透疹，解毒利咽。用于风热感冒，温病初起，咳嗽痰多；麻疹不透，风疹瘙痒；咽喉肿痛，痄腮，丹毒，痈肿疮毒。

功用阐述 ①辛散宣透，苦寒清泻，具有发散风热的作用。治风热表证，温病初起，常与薄荷、银花、连翘、荆芥等同用，以增强透散解表的作用。②善于清解咽喉热毒，具有利咽消肿的作用。治风邪热毒上攻咽喉之咽喉肿痛，常与甘草、桔梗、连翘、玄参等同用，以解毒利咽消肿。③性质滑利，善于祛痰止咳。治肺热咳喘，咳痰不利，常与桔梗、瓜蒌等同用，以清热化痰、止咳平喘；治肺阴不足之咳喘，咳痰不畅，常与天冬、麦冬、杏仁等同用，以养阴清肺、化痰止咳。④既宣发透疹又解毒透疹，多用于麻疹透发不畅。治麻疹初起、透发不畅，常与防风、薄荷、蝉蜕、连翘等同用，以宣散透疹；治热毒壅盛，疹出不畅，常与升麻、射干等同用，以解毒透疹。⑤苦寒清泻，善于清热解毒消肿。治热毒疮疡、痄腮等，常与板蓝根、连翘、黄芩、赤芍等同用，以增强清热解毒消肿的作用。

用量用法 6~12g，煎服。炒用可减轻苦寒之性及滑肠之能。

使用注意 牛蒡子性寒滑利，气虚便溏者忌用或慎用。

化学成分 主含牛蒡子苷、脂肪油、拉帕酚、维生素 A、维生素 B 和生物碱等。

药理作用 牛蒡子煎剂有抗炎、解热、利尿、抗肿瘤、降低血糖等作用。对肺炎链球菌、金黄色葡萄球菌及多种致病性皮肤真菌有抑制作用。牛蒡子苷对离体心脏、子宫、肠管、骨骼肌及运动神经等有麻痹作用。牛蒡子苷有抗肾病变作用。

（杨柏灿）

cháihú

柴胡（Bupleuri Radix）

伞形科植物柴胡 *Bupleurum chinense* DC. 和狭叶柴胡 *Bupleurum scorzonerifolium* Willd. 的干燥根。前者称北柴胡，主产于河北、河南、辽宁；后者称南柴胡，主产于湖北、江苏、四川。春、秋二季采挖，除去茎叶及泥沙，干燥。切段，生用或醋炙用。

性味归经 辛、苦，微寒。归肝、胆、肺经。

功效主治 疏散退热，疏肝解郁，升举阳气。用于感冒发热，寒热往来；胸胁胀痛，月经不调；子宫脱垂，脱肛。

功用阐述 ①辛散苦泄，性寒退热，长于发散表邪和透散少阳半表半里之邪，无论是风寒还是风热表证之发热，少阳之寒热往来，均可以柴胡为主退热。治风寒表证，恶寒发热，常与防风、生姜等同用，以发散风寒、解表退热；治风热表证，发热恶寒，常与菊花、薄荷、升麻等同用，以发散风热、解表退热；治伤寒邪在少阳，寒热往来，常与黄芩等同用，以和解退热。②辛行苦泄，归于肝经，性善条达而解肝郁，为治疗肝气郁结病证的要药。治肝气郁滞之胸胁胀痛，月经不调，常与香附、川芎、白芍等同用，以疏肝解郁、调畅气机。③药性升浮，能升发清阳。治中气下陷之证，常与升麻、黄芪、党参等同用，以补中益气、升阳举陷。

用量用法　3~10g，煎服。疏散退热宜生用；疏肝解郁宜醋炙，升阳可生用或酒炙。

使用注意　"柴胡劫肝阴"，阴虚阳亢，肝风内动，阴虚火旺以及气机上逆者慎用甚或忌用。

化学成分　柴胡含柴胡皂苷、柴胡皂苷元。另含α-菠菜甾醇、春福寿草醇、豆甾醇、柴胡醇等。还含有挥发油、芸香苷、生物碱。

药理作用　柴胡皂苷及挥发油具有明显的抗炎作用。柴胡及柴胡的有效成分柴胡皂苷、柴胡皂苷元等具有镇痛、解热、镇静、抗惊厥、镇咳等广泛的中枢抑制作用。柴胡及柴胡皂苷具有抗肝损伤、保护肝细胞、促进肝脏的解毒能力。柴胡皂苷及柴胡水提物能抗胃溃疡、兴奋肠平滑肌。柴胡多糖有提高机体免疫、抗辐射等作用。柴胡皂苷能降低血浆胆固醇。柴胡煎剂能抑制结核分枝杆菌、金黄色葡萄球菌、疟原虫、钩端螺旋体及牛痘病毒、流感病毒A3。此外，柴胡还有一定的抗肿瘤作用。

（杨柏灿）

fúpíng

浮萍（Spirodelae Herba）　浮萍科植物紫萍 Spirodela polyrrhiza（L.）Schleid. 的干燥全草。中国大部分地区均产。6~9月采收，洗净，除去杂质，晒干。生用。

性味归经　辛，寒。归肺经。

功效主治　宣散风热，透疹，利尿。用于风热感冒；麻疹不透，风疹瘙痒；水肿尿少。

功用阐述　①轻清升浮，辛散发表，性寒清热，能发汗解表，宣散风热。治风热表证，发热无汗，常与薄荷、蝉蜕、连翘等同用，以发散风热；亦可与麻黄、香薷、羌活等同用，治疗风寒表证，恶寒无汗，以宣散解表。②辛散清透，善于透疹止痒。治麻疹初起，疹出不畅，常与薄荷、蝉蜕、牛蒡子等同用，以宣散透疹；治风疹因于风热者，常与薄荷、蝉蜕、牛蒡子等同用；治风疹因于风寒者，常与麻黄、防风、荆芥等同用。③归于肺与膀胱经，能上宣肺气以发汗，下调水道以利尿，故可治疗水肿少尿兼有表证者，可单用，或与麻黄、连翘、冬瓜皮等同用。

用量用法　3~9g，煎服。外用适量，煎汤外洗。

使用注意　表虚自汗者不宜使用。

化学成分　主含红草素、牡荆素等黄酮类化合物。尚含胡萝卜素、叶黄素、醋酸钾、氯化钾、碘、溴、脂肪酸等物质。

药理作用　浮萍水浸膏有强心作用，并能收缩血管而升压。醋酸钾及氯化钾有利尿作用。此外，浮萍还有解热、抑菌作用。

（杨柏灿）

dàndòuchǐ

淡豆豉（Sojae Semen Praeparatum）　豆科植物大豆 Glycine max（L.）Merr. 的成熟种子的发酵加工品。中国各地均产。晒干，生用。

性味归经　苦、辛，凉。归肺、胃经。

功效主治　解表，除烦，宣发郁热。用于感冒，寒热头痛；烦躁胸闷，虚烦不眠。

功用阐述　①轻浮升散，宣散表邪，性用平和，表证无论寒热，皆可用之。治风热表证及温病初起，发热头痛，常与薄荷、金银花、连翘、牛蒡子等同用，以发散风热。治风寒表证，恶寒发热、头痛，常与葱白等同用，以发散风寒。②辛散苦泄清透，能宣发郁热，除烦安眠，治外感热病，胸中烦闷，心烦不眠，常与栀子同用，以泻热除烦。

用量用法　6~12g，煎服。

化学成分　主含脂肪、蛋白质和酶类等成分。

药理作用　有一定的发汗作用，并有健胃、助消化功能。

附　大豆黄卷（Sojae Semen Germinatum）：豆科植物大豆 Glycine max（L.）Merr. 的成熟种子经发芽干燥的炮制加工品。性味甘，平。归脾、胃、肺经。功能解表祛暑，清利湿热。用于暑湿感冒，湿温初起发热汗少，胸闷脘痞，肢体酸痛，小便不利。用量9~15g。

（杨柏灿）

sāngyè

桑叶（Mori Folium）　桑科植物桑 Morus alba L. 的干燥叶。分布于中国南北各省，野生或栽培。初霜后采收，除去杂质，晒干，生用或蜜炙用。

性味归经　甘、苦，寒。归肺、肝经。

功效主治　疏散风热，清肺润燥，清肝明目。用于风热感冒，温病初起；肺热燥咳；头晕头痛，目赤昏花。

功用阐述　①轻清凉散，苦寒清热，善于清疏肺卫风热。治风热表证、温病初起之头痛咳嗽者，常与菊花、连翘、桔梗等同用，以疏散风热、宣肺止咳。②入肺经，苦泄清热，甘寒润肺，既可用于风热犯肺，肺气失宣之咳嗽，又能用于燥邪犯肺，肺失润降之干咳无痰，常与杏仁、沙参、贝母等同用，以润肺止咳。

③入肝经，质地轻清，既清利头目，又善清肝热，平肝阳。治肝阳上亢之眩晕，常与羚羊角、钩藤、白芍等同用，以平肝阳。④既苦寒清泻肝热，又甘寒益阴明目，为目疾常用药。治风热上攻、肝火上炎之目赤肿痛，常与菊花同用，以清肝明目；治肝肾亏虚、目失所养之眼目昏化，常与黑芝麻等同用，以养肝明目。

用量用法 5~10g，煎服。外用煎水洗眼。肺燥咳嗽多用蜜制桑叶。

化学成分 主含蜕皮甾酮、芸香苷、桑苷、槲皮素、异槲皮素、东莨菪素、东莨菪苷等成分。

药理作用 桑叶煎剂对金黄色葡萄球菌等多种致病菌和钩端螺旋体有抑制作用，并能降低高血糖动物的血糖，但对正常动物的血糖无影响。蜕皮激素能降低血脂。

(杨柏灿)

júhuā

菊花（Chrysanthemi Flos） 菊科植物菊 *Chrysanthemum morifolium* Ramat. 的干燥头状花序。主产于浙江、安徽、河南、四川。多栽培。9~11 月花盛开时分批采收，阴干或焙干，或熏、蒸后晒干。生用。由于花的颜色不同，又分为黄菊花和白菊花。

性味归经 甘、苦，微寒。归肺、肝经。

功效主治 散风清热，平肝明目，清热解毒。用于风热感冒；头痛眩晕，目赤肿痛，眼目昏花；疮痈肿毒。

功用阐述 ①轻清辛散，苦寒清热，善于清疏肺卫风热，并能清热解毒。治风热表证、温病初起之发热头痛者，常与桑叶、连翘、桔梗等同用，以增强发散风热、清热解毒作用。②性寒入肝经，功善清肝热，平肝阳。治肝阳上亢之眩晕头痛，常与石决明、钩藤、白芍等同用，以平肝阳；治肝火、肝风头痛眩晕，常与羚羊角、钩藤、桑叶等同用，以清泻肝火。③苦寒清泻，归于肝经，功善明目，为治疗目疾要药。治肝经风热、肝火上攻之目赤肿痛，常与桑叶同用，以清肝明目；治肝肾不足、目失所养之眼目昏花，常与地黄、枸杞等同用，以养肝明目。④性味苦寒，能清热解毒。治疮疡肿毒红、肿、热、痛，既可内服，又可外用，常与金银花、生甘草同用，以加强清热解毒作用。

用量用法 5~10g，煎服。疏散风热宜用黄菊花，平肝、清肝明目宜用白菊花。

化学成分 主含龙脑、樟脑、菊油环酮等挥发油。尚含菊苷、腺嘌呤、胆碱、黄酮、水苏碱、维生素 Λ、维生素 B₁、维生素 E、氨基酸及刺槐素等。

药理作用 菊花制剂能扩张冠状动脉、增加冠状动脉血流量和提高心肌耗氧量，并具有降压、缩短凝血时间、解热、抗炎、镇静作用。对流感病毒、钩端螺旋体以及金黄色葡萄球菌、多种致病性杆菌、皮肤真菌有抑制作用。

(杨柏灿)

gégēn

葛根（Puerariae Lobatae Radix） 豆科植物野葛 *Pueraria lobata* (Willd.) Ohwi 的干燥根。主产于湖南、河南、浙江、四川。秋、冬二季采挖。切片，晒干。生用或煨用。

性味归经 甘、辛，凉。归脾、胃、肺经。

功效主治 解肌退热，生津止渴，透疹，升阳止泻，通经活络，解酒毒。用于外感发热头痛，项背强痛；口渴，消渴；麻疹不透；热痢，泄泻；眩晕头痛，中风偏瘫，胸痹心痛；酒毒伤中。

功用阐述 ①辛散透表，既能发散表邪，又善清解肌热，并能舒筋缓急，因其药性平和，故风寒、风热之表证均可用之，尤宜外邪郁滞、络脉不和之项背不舒。治风寒表证，恶寒发热、头项强痛，常与麻黄、桂枝等同用，以散寒解表、舒筋止痛；治风热表证，发热恶寒头痛，常与柴胡、石膏等同用，以解表退热。②升散外达，善于透疹。治麻疹、斑疹透发不畅，常与升麻、芍药、甘草等同用以透疹。③味甘性凉，既善生津止渴，又能升提津液、清热除烦，善于治疗口渴。治热病烦渴，常与石膏、知母等同用，以清热生津止渴；治消渴病证属于阴虚津亏者，常与麦冬、天花粉、生地黄等同用，以养阴生津止渴。④药性升浮，能升发清阳，鼓舞脾胃清阳之气上升而止泻止痢。治湿热泻痢，常与黄连、黄芩等同用，以清热燥湿止泻；治脾虚泄泻，常与人参、白术、木香、山药等同用，以健脾益气止泻。⑤味辛行散，能通经活络。治中风偏瘫，胸痹心痛，眩晕头痛，常与三七、丹参、川芎等同用，以活血化瘀通络。⑥味甘能解酒毒，治酒毒伤中之恶心呕吐、胸脘痞满，常与陈皮、白豆蔻等同用，以理气化湿解酒。

用量用法 10~15g，煎服。解肌退热、透疹、生津、通经活络、解酒毒宜生用，升阳止泻宜煨用。

化学成分 主含黄酮类物质，主要有葛根素、大豆苷、大豆苷元、大豆苷元-4,7-二葡萄糖苷、染料木素、刺芒柄花素等。三萜类主要有槐花二醇、广东相思子

三醇、大豆皂醇 A、大豆皂醇 B
等。皂苷类主要有葛根皂苷 A、
葛根皂苷 B。此外，还含有香豆
素类、尿囊素和大量淀粉等。

药理作用 总黄酮能扩张冠
状动脉和脑血管，增加冠状动脉
血流量和脑血流量，降低心肌氧
耗量、改善心肌代谢，有明显降
压作用。葛根素能改善微循环，
抑制血小板聚集。醇浸剂能直接
扩张外周血管，降低外周血管阻
力，并有明显的解热作用。浸膏
有广泛的 β-受体阻断作用。此外，
葛根还对胃肠平滑肌有松弛作用，
并有一定的降血糖作用。

附 ①粉葛：豆科植物甘葛
藤 Pueraria thomsonii Benth. 的干燥
根。性味归经、功效主治、用量用
法同葛根。②葛花：豆科植物野
葛 Pueraria lobata（Willd.）Ohwi
或甘葛藤 Pueraria thomsonii Benth.
的未开放花蕾。性味甘，平。功
能解酒毒，醒脾和胃。适用于饮
酒过度，头痛头昏、烦渴、呕吐、
胸膈饱胀等症。用量 3~15g。

(杨柏灿)

bòhe

薄荷（Menthae Haplocalycis
Herba）唇形科植物薄荷 Mentha
haplocalyx Briq. 的干燥地上部分。
主产于江苏、浙江。夏、秋二季
茎叶茂盛或花开至三轮时采割，
晒干或阴干。切段，生用。

性味归经 辛，凉。归肺、
肝经。

功效主治 疏散风热，清利
头目，利咽，透疹，疏肝行气。
用于风热感冒，风温初起；头痛，
目赤，喉痹，咽喉肿痛，口疮，
风疹；麻疹不透，风疹瘙痒；胸
胁胀闷。

功用阐述 ①药性辛凉，气
味芳香，有较强的透散发汗之力。
治外感风热表证，温病初起，常

与银花、连翘、桑叶、菊花等同
用，以增强发散风热的作用。
②轻扬升浮，善于清利头目、咽
喉，多用于风热上攻头面疾患。
治头痛，常与川芎、石膏、白芷
等同用，以清热止痛；治目赤多
泪，常与栀子、大黄等同用，以
清热泻火；治咽喉疼痛，常与桔
梗、生甘草等同用，以清解咽喉
热毒。③清宣透散，善于透疹止
痒。治麻疹初起透发不畅，兼有
风热表证者，常与牛蒡子、蝉衣、
西河柳等同用，以发散透疹；治
风疹瘙痒，常与牛蒡子、僵蚕等
同用，以透疹止痒。④入肝经，
性善上行，能轻疏肝气，解除肝
郁，肝郁气滞之轻重症均可应用，
常与柴胡、白芍等同用，以疏解
肝郁。

用量用法 3~6g，煎服；宜
后下。

使用注意 薄荷轻清升浮，
含挥发性成分，不宜久煎；芳香
辛散，发汗耗气，体虚多汗者不
宜使用。

化学成分 主含挥发油，主
要成分为薄荷醇、薄荷酮、异薄
荷酮、薄荷脑、薄荷酯类等。

药理作用 薄荷油可使皮肤
毛细血管扩张而发汗解热；能解
除胃肠痉挛。薄荷醇有明显的利
胆作用。薄荷脑有抗刺激作用，
促进呼吸道腺体分泌而能祛痰止
咳。薄荷煎剂对单纯性疱疹病毒、
森林脑炎病毒、流行性腮腺炎病
毒及葡萄球菌、链球菌、卡他球
菌、肠球菌、肠杆菌等多种致病
微生物有抑制作用。薄荷油外用
有抗炎、止痛、止痒、局麻和抗
刺激等作用。

(杨柏灿)

mànjīngzǐ

蔓荆子（Viticis Fructus）马鞭
草科植物单叶蔓荆 Vitex trifolia L.

var. *simplicifolia* Cham. 或蔓荆
Vitex trifolia L. 的干燥成熟果实。
主产于山东、浙江、福建、江西。
秋季果实成熟时采收，除去杂质，
晒干。生用或炒用。

性味归经 辛、苦，微寒。
归膀胱、肝、胃经。

功效主治 疏散风热，清利
头目。用于风热感冒头痛，齿龈
肿痛，目赤多泪，目暗不明，头
晕目眩。

功用阐述 蔓荆子辛散苦泄，
性寒清热，轻清升浮，善于清利
头目、疏散头面部风热。治风热
表证，头昏头痛，常与菊花、薄
荷等药同用，以疏散风热；治风
邪上攻头面部之头痛、偏头痛，
常与川芎、白芷等同用，以增强
清利止痛作用；治风热上攻之目
赤肿痛，常与菊花、白蒺藜、蝉
蜕等同用，以清热明目；治中气
不足、清阳不升之头晕目眩，常
与黄芪、升麻等药同用，以升发
清阳。

用量用法 5~10g，煎服。

化学成分 含挥发油，主要
成分包括茨烯、蒎烯，以及蔓荆
子黄素、脂肪油、生物碱、维生
素 A 等。

药理作用 蔓荆子水煎液有
镇静、止痛、平喘作用。蔓荆子
黄素有抗菌、抗病毒作用。此外，
蔓荆子还有一定降压、增进外周
和内脏微循环的作用。

(杨柏灿)

chántuì

蝉蜕（Cicadae Periostracum）
蝉科昆虫黑蚱 *Cryptotympana
pustulata* Fabrcius. 的若虫羽化时
脱落的皮壳。主产于山东、河北、
河南、江苏、浙江。夏、秋二季
采集，除去泥土、杂质，晒干。
生用。

性味归经 甘，寒。归肺、

肝经。

功效主治 疏散风热，利咽开音，透疹，明目退翳，解痉。用于风热感冒；咽痛音哑；麻疹不透，风疹瘙痒；目赤翳障；惊风抽搐，破伤风。

功用阐述 ①清宣疏散，性寒清热，长于疏散肺经风热。治风热表证，温病初起之风热头痛，常与牛蒡子、薄荷等药同用，以疏散风热。②性寒归于肺经，长于清利咽喉，并能开音，为咽疾要药。治肺经风热之咽喉肿痛，常与薄荷、牛蒡子、金银花等同用，以清利咽喉；治声音嘶哑甚至失音，常与桔梗、诃子、胖大海等同用，以利咽开音。③宣散透发，能透疹止痒。治麻疹初起，疹出不畅，常与麻黄、牛蒡子、升麻等同用，以宣透麻疹；治风疹皮肤瘙痒，常与荆芥、防风、苦参等同用，以祛风止痒。④甘寒，归于肝经，既能疏散肝经风热又能明目退翳，为眼疾专药。治风热上攻或肝火上炎之目赤肿痛，常与菊花、决明子、车前子等同用，以清肝明目；治肝肾不足之目黑不明，翳膜遮睛，常与当归、青葙子、地黄等同用，以养肝明目。⑤性寒清热，归于肝经，能清肝息风止痉，可用于小儿急慢惊风和破伤风。治小儿急惊风，常与栀子、天竺黄、僵蚕等同用，以清热息风止痉；治小儿慢惊风，常与全蝎、南星等同用，以息风化痰止痉；治破伤风，常与天麻、僵蚕、全蝎等同用，以息风止痉。此外，蝉蜕还可用于小儿夜啼证的治疗。

用量用法 3~6g，煎服。或单味研末冲服。外用适量。止痉用量宜大，其他病证用量宜小。

化学成分 主含甲壳质，多种氨基酸，酸性及酚类化合物。

药理作用 蝉蜕有明显的抗惊厥、镇痛、镇静作用，也有一定的解热作用。

（杨柏灿）

ruírén

蕤仁（Prinsepiae Nux） 蔷薇科植物蕤核 *Prinsepia uniflora* Batal. 或齿叶扁核木 *Prinsepia uniflora* Batal. var. *serrata* Rehd. 的干燥成熟果核。主产于山西、陕西、甘肃。多为野生。夏、秋间采摘成熟果实，除去果肉，洗净，晒干。用时捣碎。

性味归经 甘，性微寒。归肝经。

功效主治 疏风散热，养肝明目。用于目赤肿痛，睑弦赤烂，目暗羞明。

功用阐述 蕤仁性味甘寒，归于肝经，既能清泻肝热以明目，又能益肝养阴以明目，为治疗眼疾专药。治肝经风热、肝经实热之目赤肿痛、眼睑溃烂、眼目生疮，常与黄芩、车前子、菊花、黄连等同用，以疏肝明目；治肝肾不足、肝血亏虚之目暗不明、视物昏花，常与当归、熟地、车前子等同用，以益肝明目；治内外翳膜，不论虚实，一般多为外用，常与车前子、青葙子、羚羊角、朱砂等同用。

用量用法 5~9g，煎服。外用适量，滴眼或外洗。

化学成分 主含蛋白质、脂肪、纤维等成分。

（杨柏灿）

qīngrèyào

清热药（heat-clearing medicinal） 以清泻里热为主要作用，主治里热证的药物。中医学认为温、热、火三者同一属性，温盛为热，热极为火，其区别只是程度不同，故统称热。火热证一般病甚时多见，然究其病因，不外内生与外感两端。外感六淫侵袭机体，若治疗不及时或治疗不当，便可入里化热；体内五志过极（喜、怒、忧、思、恐等情志活动过度），脏腑偏盛，亦可化火而导致里热偏盛，即里热证。

作用特点 清热药药性寒凉，通过清热泻火、清热燥湿、清热凉血、清热解毒及清虚热等不同作用，使里热得以清解。即《黄帝内经》所谓"热者寒之"，《神农本草经》所谓"疗热以寒药"的含义。

适应范围 主要用治温热病高热烦渴、湿热泻痢、温毒发斑、痈肿疮毒及阴虚发热等里热证。西医学的急性传染病、感染性疾病，及肿瘤、白血病、心血管疾病、变态反应性疾病等非感染性疾病，属于里热证者，也可酌情使用此类药物。

药物分类 由于发病原因不一，病情发展变化的阶段不同，以及患者体质的差异，里热证有热在气分、血分之分，有实热、虚热之别。根据清热药的功效及其主治证的差异，可将其分为五类：①清热泻火药，功能清气分热，主治气分实热证。②清热燥湿药，性偏苦燥清泻，功能清热燥湿，主治湿热泻痢、黄疸等证。③清热解毒药，功能清热解毒，主治热毒炽盛之痈肿疮疡等证。④清热凉血药，主入血分，功能清血分热，主治血分实热证。⑤清虚热药，功能清虚热、退骨蒸，主治热邪伤阴、阴虚发热。

配伍规律 使用清热药时，应辨明热证的虚实。实热证有气分热、营血分热及气血两燔之别，应分别予以清热泻火、清营凉血、气血两清；虚热证又有邪热伤阴，阴虚发热及肝肾阴虚，阴虚内热之异，则须清热养阴透热或滋阴凉血除蒸。若里热兼有表证，治宜先解表后清里，或配解表药同用，以达到表里双解；若里热兼积滞，宜配泻下药同用。

使用注意　此类药物性多寒凉，易伤脾胃，故脾胃气虚，食少便溏者慎用。苦寒药物易化燥伤阴，热证伤阴或阴虚患者慎用。清热药禁用于阴盛格阳或真寒假热证。

药理毒理　清热药与功效相关的主要药理作用有：抗病原微生物、解热、抗炎、调节免疫系统功能、保肝、利胆、抗肿瘤、降血压等。

（张德芹）

qīngrè xièhuǒyào

清热泻火药（heat-clearing and fire-purging medicinal）　以清泻气分邪热为主，主要用于热病邪入气分而见高热、口渴、汗出、烦躁甚或神昏谵语、舌红苔黄、脉洪数的药物。性味多苦寒或甘寒，清热力较强。部分清热泻火药能清脏腑火热，因各药归经的差异，分别适用于肺热、胃热、心火、肝火等引起的脏腑火热证。此类药物性多寒凉，易伤脾胃，故脾胃气虚，食少便溏者慎用。临床常用的清热泻火药有石膏、知母、栀子、夏枯草、决明子、天花粉、芦根、淡竹叶、竹叶、鸭跖草、西瓜霜、谷精草、青葙子、密蒙花等。

（张德芹）

shígāo

石膏（Gypsum Fibrosum）　硫酸盐类矿物硬石膏族石膏，主含含水硫酸钙（$CaSO_4 \cdot 2H_2O$），含量不少于95.0%。主产于湖北、甘肃、四川等地。采挖后，除去杂石及泥沙。研细生用。

性味归经　甘、辛，大寒。归肺、胃经。

功效主治　清热泻火，除烦止渴。用于外感热病，高热烦渴，肺热喘咳，胃火亢盛，头痛，牙痛等。

功用阐述　①味甘、辛，性大寒，《本草经疏》谓其"辛能解肌，甘能缓热，大寒而兼辛甘则能除大热"，热除则津液复而烦渴止。故石膏有清热泻火，除烦止渴之功。归肺、胃经，尤善清泻肺胃二经气分实热，为治疗外感热病，高热烦渴的代表药。适用于温热病，邪在气分，壮热、烦渴、汗出、脉洪大等实热证。若配伍清热凉血药同用，亦可用治温邪渐入血分，气血两燔而发斑疹者。②大寒，入肺经，善清肺经实热，可用于邪热壅肺所致的气急喘促，咳嗽痰稠，发热口渴等症。③入阳明胃经，又善清泻胃火，常用于胃火上炎引起的头痛、牙龈肿痛等症。

用量用法　15~60g，煎服；宜先煎。

使用注意　脾胃虚寒及阴虚内热者忌用。

药理作用　生石膏具有中枢性解热作用。小剂量有兴奋离体心脏作用，大剂量时则有抑制作用。能提高肌肉和外周神经的兴奋性。可使小肠推进功能减慢，促进大鼠和猫的胆汁排泄。能明显增强兔肺泡巨噬细胞对白色葡萄球菌死菌及胶体金的吞噬能力，并能促进吞噬细胞成熟。此外，石膏尚有抗病毒作用。

（张德芹）

duànshígāo

煅石膏（Gypsum Ustum）　石膏的炮制品。甘、辛、涩，寒。归肺、胃经。收湿，生肌，敛疮，止血。外治溃疡不敛，湿疹瘙痒，水火烫伤，外伤出血。石膏火煅外用，寒凉之性大减，而收涩之功增强，有清热收湿，敛疮生肌，收敛止血之效，可用治疮疡溃烂，久不收口，以及湿疹瘙痒，水火烫伤，外伤出血等。外用适量，研末撒敷患处。主要成分为硫酸钙（$CaSO_4$），含量不少于92.0%。

（张德芹）

běihánshuǐshí

北寒水石（Gypsum Rubrum）　硫酸盐类矿物硬石膏族红石膏。主含含水硫酸钙（$CaSO_4 \cdot 2H_2O$），还含有铁、铝等。主产于辽宁、吉林、内蒙古。全年可采，采挖后，除去泥沙及杂石。以色粉红、断面具有纵纹理者为佳。

性味归经　辛、咸，寒。归胃、心、肾经。

功效主治　清热泻火，利尿，消肿。用于时行热病，积热烦渴，吐泻，齿衄，丹毒，烫伤，水肿，尿闭。

功用阐述　①《素问·至真要大论》云："热淫于内，治以咸寒。"北寒水石咸寒降泄，上入心经，中行胃经，下走肾经，《名医别录》载其善"除时气热盛，五脏伏热，烦满，口渴"，故有清热泻火，除烦止渴之功，可用治时行热病，积热烦渴，呕吐泄泻之证。②《医学入门》载其："治小儿丹毒，烧为末，醋调敷之"，《本草求真》载其："敷烫火伤"，北寒水石寒以清热，咸以软坚，又有清热泻火，消肿散结，缓解赤热疼痛之效，故又可用于齿衄、丹毒及水火烫伤。③药性辛咸走散，又有清热泻火，利尿消肿之功，故可用于湿热水肿、尿闭。

用量用法　9~15g，煎服；先煎。外用适量，研细粉调敷于患处。

使用注意　北寒水石性寒伤阳，脾胃虚寒者忌服。

（张德芹）

nánhánshuǐshí

南寒水石（Calcitum）
碳酸盐类方解石族矿物方解石，主含碳酸钙（$CaCO_3$）。产于河南、安徽、江苏。全年可采，采挖后，除去泥沙及杂石。以色白透明，有光泽者为佳。

性味归经 辛、咸，寒。归心、胃、肾经。

功效主治 清热泻火，除烦止渴。用于壮热烦渴，小便不利，口干舌燥，牙痛。

功用阐述 ①辛咸性寒，有清热泻火，除烦止渴之功。《新修本草》言其有："疗热不减石膏"之效，故可用治温热病，邪在气分，壮热烦渴之症。②入心经，善清心经实火以除烦，《名医别录》云其："主胸中留热结气"，故可用于心火内扰，胸中烦热，小便不利。③入胃经，善清泻胃火以止渴，故可用于胃热炽盛，口干舌燥，牙痛之证。

用量用法 3~30g，煎服；宜先煎。

使用注意 南寒水石性寒伤阳，脾胃虚寒者忌服。

（张德芹）

zhīmǔ

知母（Anemarrhenae Rhizoma）
百合科植物知母 *Anemarrhena asphodeloides* Bge. 的干燥根茎。主产于河北、山西、山东等地。春、秋二季采挖，除去须根和泥沙，晒干，习称"毛知母"；或除去外皮，晒干。切片入药，生用或盐水炙用。

性味归经 苦、甘，寒。归肺、胃、肾经。

功效主治 清热泻火，滋阴润燥。用于外感热病，高热烦渴，肺热燥咳，骨蒸潮热，内热消渴，肠燥便秘。

功用阐述 ①苦甘性寒，苦寒泄降能清热泻火除烦，甘寒质润能滋阴润燥止渴，尤善清肺胃气分实热，故为外感热病，高热烦渴的常用药。②《本草纲目》云其："上则清肺金而泻火""下则润肾燥而滋阴"，故其苦寒泻火，甘寒滋阴之性，入肺经，有清肺热，润肺燥之功，可用于肺热咳嗽、痰黄黏稠，或阴虚燥咳、干咳少痰者。入肾经，能泻肾火，滋肾阴，退骨蒸。③《本草通玄》谓其"泻有余之肾火"，有泻火存阴之妙用，可用于肾阴不足，阴虚火旺所致的骨蒸潮热、心烦、盗汗等症。④《神农本草经》言其："主消渴"，知母甘寒质润，入肺、胃、肾经，能泻肺火，滋肺阴，泻胃火，滋胃阴，泻肾火，滋肾阴，功善滋阴润燥，生津止渴，故又为治疗内热消渴之佳品。⑤甘寒质润，有润肠通便之效，尚可用于肠燥便秘。

用量用法 6~12g，煎服。

使用注意 知母性寒质润，有滑肠之弊，脾虚便溏者不宜用。

化学成分 含多种知母皂苷、知母多糖。此外，尚含芒果苷、异芒果苷、生物碱、有机酸等。

药理作用 知母浸膏能防止和治疗大肠埃希菌所致兔高热，有解热作用。知母煎剂对志贺菌、伤寒沙门菌、副伤寒沙门菌、霍乱弧菌、大肠埃希菌、变形杆菌、白喉棒状杆菌、葡萄球菌等有不同程度的抑制作用。知母水提取物对正常家兔、四氧嘧啶糖尿病家兔和小鼠以及胰岛素抗血清所致糖尿病鼠均有降血糖作用。知母皂苷有抗肿瘤作用。

（张德芹）

lúgēn

芦根（Phragmitis Rhizoma）
禾本科植物芦苇 *Phragmites communis* Trin. 的新鲜或干燥根茎。中国各地均有分布。全年均可采挖，除去芽、须根及膜状叶，鲜用或晒干。

性味归经 甘，寒。归肺、胃经。

功效主治 清热泻火，生津止渴，除烦，止呕，利尿。用于热病烦渴，肺热咳嗽，肺痈吐脓，胃热呕哕，热淋涩痛。

功用阐述 ①味甘性寒，《本草经疏》言其："甘能益胃和中，寒能除热降火，热解胃和，则津液流通而渴止矣。"故芦根善清透肺胃气分实热，并能生津止渴，除烦，故常用于热病伤津，烦热口渴者。②甘寒之性入胃经，能清泻胃热而降逆止呕，故可用治胃热呕哕。③芦根甘寒之性入肺经，善清透肺热，祛痰排脓，故可用于肺热咳嗽，咳痰黄稠及肺痈咯吐脓血。④芦根清热利尿而通淋，又可用治小便短赤，热淋涩痛。

用量用法 15~30g，煎服；鲜品用量加倍，或捣汁用。

使用注意 脾胃虚寒者忌服。

化学成分 所含碳水化合物中有木聚糖等多种具有免疫活性的多聚糖类化合物，并含有多聚醇、甜菜碱、薏苡素、游离脯氨基酸、天冬酰胺及黄酮类化合物苜蓿素等。

药理作用 芦根有解热、镇静、镇痛、降血压、降血糖、抗氧化及雌性激素样作用，对 β-溶血链球菌有抑制作用，所含薏苡素对骨骼肌有抑制作用，苜蓿素对肠管有松弛作用。

（张德芹）

tiānhuāfěn

天花粉（Trichosanthis Radix）
葫芦科植物栝楼 *Trichosanthes kirilowii* Maxim. 或双边栝楼 *Trichosanthes rosthornii* Harms 的干燥根。中国南北各地均产，以河南

安阳一带产者质量较好。秋、冬二季采挖，洗净，除去外皮，切段或纵剖成瓣，干燥。

性味归经 甘、微苦，微寒。归肺、胃经。

功效主治 清热泻火，生津止渴，消肿排脓。用于热病烦渴，肺热燥咳，内热消渴，疮疡肿毒。

功用阐述 ①甘而微寒，入胃经，善清胃热而养胃阴，有清热生津，除烦止渴之功，《神农本草经》载其："主消渴，身热，烦满大热"，故可用于热病伤津，口燥烦渴，以及阴虚内热，消渴多饮。②入肺经，善清肺热而润肺燥，可用于燥热伤肺，干咳少痰，痰中带血等肺热燥咳证。③苦寒清热，既能清热泻火而解毒，又能消肿排脓以疗疮，故可用于疮疡初起，热毒炽盛者，脓未成者可使消散，脓已成者可溃疮排脓。

用量用法 10~15g，煎服。

使用注意 孕妇慎用；不宜与川乌、制川乌、草乌、制草乌、附子同用。

化学成分 主含淀粉、皂苷、多糖类、氨基酸类、酶类和天花粉蛋白等。

药理作用 天花粉蛋白有致流产和抗早孕作用、对免疫系统有促进和抑制双向作用、有抗人类免疫缺陷病毒作用。天花粉制剂有抗肿瘤、降血糖和抗菌作用。

（张德芹）

zhúyè

竹叶（Bambusae Folium） 禾本科植物淡竹 Phyllostachys nigra (Lodd.) Munro var. henonis (Mitf.) Stapf ex Rendle 的叶。产于长江流域各省。随时可采，宜用鲜品。

性味归经 甘、辛、淡、寒。归心、胃、小肠经。

功效主治 清热泻火，除烦，生津，利尿。用于热病烦渴，口疮尿赤。

功用阐述 竹叶味甘而寒，主入心经，长于清心泻火以除烦，并能清胃生津以止渴，故可用治热病伤津，烦热口渴。《药品化义》载其："专清心气，味淡利窍"，竹叶上能清心火，下能利小便，故上可治心火上炎的口舌生疮，下可疗心热下移小肠的小便短赤涩痛。

用量用法 6~15g，煎服；鲜品 15~30g。

使用注意 阴虚火旺，骨蒸潮热者忌用。

化学成分 主要含黄酮类化合物、酚酸类化合物、生物碱、多糖以及氨基酸肽类、蒽醌类、萜类内酯等。

药理作用 竹叶多糖具有抗肿瘤作用。竹叶总黄酮具有调节血脂作用。竹叶中黄酮类化合物有较强清除超氧阴离子自由基和羟自由基的作用。

（张德芹）

dànzhúyè

淡竹叶（Lophatheri Herba） 禾本科植物淡竹叶 Lophatherum gracile Brongn. 的干燥茎叶。主产于长江流域至华南各地。夏季未抽花穗前采割，晒干。切段生用。

性味归经 甘、淡、寒。归心、胃、小肠经。

功效主治 清热泻火，除烦止渴，利尿通淋。用于热病烦渴，小便短赤涩痛，口舌生疮。

功用阐述 ①味甘而寒，《本草纲目》谓其："去烦热，利小便，清心"。《握灵本草》载其"去胃热"。故淡竹叶入心经能清心火以除烦，入胃经又能泻胃火以止渴，可用于热病伤津，心烦口渴。②甘淡渗湿利尿，性寒清心、胃实火，为清利之品。故可用治心火炽盛，移热小肠所致的小便短赤涩痛，以及心、胃火盛所致的口舌生疮。

用量用法 6~10g，煎服。

使用注意 阴虚火旺，骨蒸潮热者忌用。

化学成分 含三萜类化合物如芦竹素、白茅素、蒲公英赛醇及甾类物质如β-谷甾醇、豆甾醇、菜油甾醇、蒲公英甾醇等。

药理作用 淡竹叶水浸膏有退热作用。淡竹叶利尿作用较猪苓、木通弱，但其增加尿中氯化物的排泄量比猪苓强。淡竹叶粗提物有抗肿瘤作用。水煎剂对金黄色葡萄球菌、溶血性链球菌有抑制作用。此外，淡竹叶有升高血糖作用。

（张德芹）

yāzhícǎo

鸭跖草（Commelinae Herba） 鸭跖草科植物鸭跖草 Commelina communis L. 的干燥地上部分。中国各地均产。夏、秋二季采收，晒干。切段。

性味归经 甘、淡、寒。归肺、胃、小肠经。

功效主治 清热泻火，解毒，利水消肿。用于感冒发热，热病烦渴，咽喉肿痛，热淋涩痛，痈肿疔毒，水肿尿少。

功用阐述 ①性寒清热，清热泻火力强，既可用于风热感冒初起，又可用于热入气分，高热烦渴。②《本草纲目》载其："消喉痹"，鸭跖草有良好的清热泻火，解毒利咽之功，可用于热毒所致的咽喉肿痛，痈肿疔毒。③《日华子本草》记载："鸭跖草和赤小豆煮，下水气湿痹，利小便"，鸭跖草甘淡渗利，性寒清热之性，既能渗湿利水以消肿，又能清泻湿热以通淋，故又可用于水肿尿少及膀胱湿热，小便淋沥涩痛。

用量用法 15~30g，煎服。外用适量。

化学成分 主要含飞燕草素、飞燕草素双葡萄糖苷-飞燕草苷、阿伏巴苷等花色素糖苷类化合物。此外，还含当药素、异荭草素、水仙苷、芦丁等黄酮类成分和氨基酸、无机盐等。

药理作用 鸭跖草水煎液体外对志贺菌、枯草杆菌、大肠埃希菌等均有抑制作用。有明显的解热作用。鸭跖草水提物能降低肝损伤小鼠血清谷丙转氨酶和谷草转氨酶的活性，而有一定的保肝作用。

(张德芹)

zhīzǐ

栀子（Gardeniae Fructus） 茜草科植物栀子 *Gardenia jasminoides* Ellis 的干燥成熟果实。产于长江以南各省。9~11 月果实成熟呈红黄色时采收，除去果梗和杂质，蒸至上气或置沸水中略烫，取出，干燥。生用、炒焦或炒炭用。

性味归经 苦，寒。归心、肺、三焦经。

功效主治 泻火除烦，清热利湿，凉血解毒；外用消肿止痛。用于热病心烦，湿热黄疸，淋证涩痛，血热吐衄，目赤肿痛，火毒疮疡；外治扭挫伤痛。

功用阐述 ①苦寒清降，善清泻三焦火邪、泻心火而除烦，为治热病心烦、躁扰不宁之要药，故可用于温热病，邪热客心，心烦郁闷，躁扰不宁等症。②苦能燥湿，寒能清热，善清利三焦湿热，既能清肝胆湿热而退黄疸，又能清膀胱湿热而利小便，故可用于肝胆湿热郁蒸所致的黄疸，以及热结膀胱所致的小便淋沥涩痛。③苦寒，主降泄，又有清热泻火，凉血解毒之功，可用于血热吐衄，目赤肿痛，火毒疮疡。

④外用有清热消肿止痛之功，故可用于扭挫伤痛。

用量用法 6~10g，煎服。外用生品适量，研末调敷。

使用注意 栀子苦寒伤胃，脾虚便溏者不宜用。

化学成分 主要含栀子苷（京尼平苷）、羟异栀子苷等环烯醚萜类成分，及栀子素等黄酮类成分，西红花素、西红花酸等类胡萝卜素成分，栀子花甲酸、栀子花乙酸、绿原酸等有机酸类成分，还含有挥发油、多糖、胆碱及多种微量元素等。

药理作用 栀子能降低血清胆红素含量，减轻四氯化碳引起的肝损害。栀子及所含环烯醚萜苷等成分有利胆作用。栀子及其提取物有利胰及降胰酶作用，栀子苷降低胰淀粉酶的作用最显著。栀子水提取物及栀子苷口服给药或十二指肠给药有显著的泻下作用。栀子提取物具有降血压、抗动脉粥样硬化作用。栀子醇提取物有镇静作用。此外，栀子提取物具有一定的抗菌、抗炎和治疗软组织损伤的作用。

(张德芹)

jiāozhīzǐ

焦栀子（Gardeniae Fructus Praeparatus） 栀子的炮制加工品。苦，寒。归心、肺、三焦经。凉血止血。用于血热吐血、衄血、尿血、崩漏。焦栀子味苦性寒，专入血分，功善清热凉血止血，故可用于血热妄行之吐血、衄血、尿血、崩漏。煎服，6~9g。化学成分同栀子。

(张德芹)

xiàkūcǎo

夏枯草（Prunellae Spica） 唇形科植物夏枯草 *Prunella vulgaris* L. 的干燥果穗。主产于江苏、浙江、安徽、河南等地。夏季果穗

呈棕红色时采收，除去杂质，晒干。生用。

性味归经 辛、苦，寒。归肝、胆经。

功效主治 清肝泻火，明目，散结消肿。用于目赤肿痛，目珠夜痛，头痛眩晕，瘰疬，瘿瘤，乳痛，乳癖，乳房胀痛。

功用阐述 ①苦寒降泄，主入肝经，《本草分经》谓其："散肝经之郁火，解内热，散结气，消瘿，治目珠夜痛。"故夏枯草长于清泻肝火以明目，可用于肝火上炎，目赤肿痛，头痛眩晕。肝火得清，则阴血上荣于目，故夏枯草又常与养肝血药配伍，用于肝阴不足，目珠疼痛，至夜尤甚。②辛以散结，苦以泻热，有良好的清肝泻火，散结消肿之功，《神农本草经》载其："主寒热，瘰疬""散瘿结气"，故夏枯草适用于肝郁化火，痰火凝聚所致的瘰疬、瘿瘤、乳痛、乳癖、乳房胀痛等症。

用量用法 9~15g，煎服。

使用注意 脾胃虚弱者慎用。

化学成分 全草含以齐墩果酸为苷元的三萜皂苷。尚含有芸香苷、金丝桃苷等苷类物质及熊果酸、咖啡酸、游离齐墩果酸等有机酸；花穗中含飞燕草素、矢车菊素的花色苷、d-樟脑、d-小茴香酮等。

药理作用 夏枯草煎剂、水浸出液、乙醇-水浸出液及乙醇浸出液均可明显降低实验动物血压。水煎醇沉液小鼠腹腔注射，有明显的抗炎作用。夏枯草煎剂对志贺菌、伤寒沙门菌、霍乱弧菌、大肠埃希菌、变形杆菌、葡萄球菌及人型结核分枝杆菌具有一定的抑制作用。此外，夏枯草尚有降血糖、抗肿瘤等作用。

(张德芹)

juémíngzǐ

决明子（Cassiae Semen）

豆科植物决明 *Cassia obtusifolia* L. 或小决明 *Cassia tora* L. 的干燥成熟种子。主产于安徽、广西、四川等地。秋季采收成熟果实，晒干，打下种子，除去杂质。

性味归经　甘、苦、咸，微寒。归肝、大肠经。

功效主治　清热明目，润肠通便。用于目赤涩痛，羞明多泪，目暗不明，头痛眩晕，大便秘结。

功用阐述　①苦寒清热，甘咸益阴，既能清泻肝火，又兼益肝阴，为明目佳品，无论虚实目疾，均可应用。《神农本草经》载其："治青盲，目淫肤赤白膜，眼赤痛，泪出"，故常用于风热上攻所致的目赤涩痛，羞明多泪；肝肾阴亏所致的目暗不明，视物昏花，以及肝火上扰所致的目赤肿痛，头痛眩晕。②味苦通泄，质润滑利，入大肠经，善能降泄壅滞以通腑道，滑利软坚而润肠燥，又可用于内热肠燥或津亏肠燥，大便秘结。

用量用法　9~15g，煎服。

使用注意　气虚便溏者不宜服用。

化学成分　主要含大黄酚、大黄素、芦荟大黄素、大黄酸、决明子素、橙黄决明素、决明素等蒽醌类物质，以及决明苷、决明酮、决明内酯等萘并吡咯酮类物质。此外，尚含甾醇、脂肪酸、糖类、蛋白质等。

药理作用　决明子所含蒽醌类物质有缓和的泻下作用。其醇浸出液除去醇后有抗菌作用。水浸液、醇水浸出液和乙醇浸出液有降血压作用。决明子散有降低血浆总胆固醇、三酰甘油及抗动脉粥样硬化的作用。决明子注射液具有增强巨噬细胞吞噬功能的

作用。

（张德芹）

mìménghuā

密蒙花（Buddlejae Flos）

马钱科植物密蒙花 *Buddleja officinalis* Maxim. 的干燥花蕾和花序。主产于湖北、四川、陕西等地。春季花未开放时采收，除去杂质，干燥。生用。

性味归经　甘，性微寒。归肝经。

功效主治　清热泻火，养肝明目，退翳。用于目赤肿痛，多泪羞明，目生翳膜，肝虚目暗，视物昏花。

功用阐述　密蒙花甘寒质润，主入肝经，能清肝火，润肝燥而明目退翳，《开宝本草》载其："主青盲肤翳，赤涩多眵泪，消目中赤脉"，故常用治肝火上炎所致的目赤肿痛，羞明多泪，目生翳障等症，以及肝虚有热，目睛失养之目暗，视物昏花者。

用量用法　3~9g，煎服。

化学成分　主要含蒙花苷、芹菜苷、刺槐苷、木犀草苷、密蒙花新苷、木犀草素-7-O-葡萄糖苷等黄酮类成分。

药理作用　密蒙花提取物体外对金黄色葡萄球菌和乙型溶血性链球菌有抑菌作用。密蒙花正丁醇提取物可降低链脲佐菌素糖尿病大鼠血糖水平，抑制醛糖还原酶活性。密蒙花含药血清有抗血管内皮细胞增生的作用。密蒙花所含黄酮类物质可调节体内性激素水平，抑制泪腺细胞凋亡。

（张德芹）

qīngxiāngzǐ

青葙子（Celosiae Semen）

苋科植物青葙 *Celosia argentea* L. 的干燥成熟种子。产于中国中部及南部各省。秋季果实成熟时采割

植株或摘取果穗，晒干，收集种子，除去杂质。生用。以色黑光亮，饱满者为佳。

性味归经　苦，性微寒。归肝经。

功效主治　清肝泻火，明目退翳。用于肝热目赤，目生翳膜，视物昏花，肝火眩晕。

功用阐述　①苦寒沉降，入肝经，功专清泻肝经实火，明目退翳，《药性论》载其："治肝脏热毒冲眼，赤障，青盲，翳肿"，故可用于肝火上炎引起的目赤肿痛、目生翳膜、视物昏暗。②苦寒降泄，能清肝火，抑肝阳，《本草正义》载："其子苦寒滑利，善涤郁热，故目科风热肝火诸症统以治之"，又可用于肝阳化火所致的头痛眩晕，烦躁不寐。

用量用法　9~15g，煎服。

使用注意　青葙子有扩散瞳孔作用，青光眼患者禁用。

化学成分　主要含有棕榈酸、硬脂酸、油酸、亚油酸等脂肪酸类成分，且含有青葙苷 A、青葙苷 B 等三萜皂苷类成分以及多种氨基酸。

药理作用　青葙子有降血压作用。青葙子水煎液可降低眼内压。青葙子油脂有扩瞳作用。水煎剂对铜绿假单胞菌有较强的抑制作用。

（张德芹）

gǔjīngcǎo

谷精草（Eriocauli Flos）

谷精草科植物谷精草 *Eriocaulon buergerianum* Koern. 的干燥带花茎的头状花序。主产于浙江、江苏、安徽等地。秋季采收，将花序连同花茎拔出，晒干。

性味归经　辛、甘，平。归肝、肺经。

功效主治　疏散风热，明目退翳。用于风热目赤，肿痛羞明，

眼生翳膜，风热头痛。

功用阐述 ①辛能发散，入肝经，有疏散风热，明目退翳之功，常用治肝经风热所致目赤肿痛，羞明多泪，眼生翳膜。②《本草正义》记载："谷精草，其质轻清，故专行上焦，直达巅顶，能疏散头部风热，治目疾头风。"谷精草轻浮升散，善于疏散头面风热，故可用治风热头痛。

用量用法 5~10g，煎服。

使用注意 阴虚血亏之眼疾者不宜用。

化学成分 主含谷精草素。

药理作用 谷精草水浸剂体外试验对某些皮肤真菌有抑制作用；其煎剂对铜绿假单胞菌、肺炎链球菌、大肠埃希菌有一定抑制作用。

（张德芹）

xīguāshuāng

西瓜霜（Mirabilitum Praeparatum）

葫芦科植物西瓜 *Citrullus lanatus* (Thunb.) Matsumu. et Nakai 的成熟新鲜果实与皮硝经加工制成。中国各地均产。以色白、呈结晶性粉末者为佳。

性味归经 咸、寒。归肺、胃、大肠经。

功效主治 清热泻火，消肿止痛。用于咽喉肿痛，喉痹，口疮等。

功用阐述 西瓜霜性寒清热，功善清泻肺、胃、大肠之热，而有清热泻火，消肿止痛之功，《疡医大全》载其："治咽喉口齿，双蛾喉痹"，故为临床治疗咽喉肿痛，喉痹，口疮之佳品。

用量用法 0.5~1.5g，煎服。外用适量，研末吹敷患处。

使用注意 虚寒患者忌用。

化学成分 主要成分为硫酸钠（Na_2SO_4），按干燥品计算含量不少于 90.0%。

药理作用 西瓜霜对变形杆菌、金黄色葡萄球菌、甲型链球菌、大肠埃希菌等均具有不同程度的抑菌作用，并具有显著的抗炎、镇痛作用。西瓜霜喷剂具有一定的祛痰作用。

（张德芹）

dàqīngyán

大青盐（Halitum）

卤化物类石盐族湖盐结晶体，主含氯化钠（NaCl）。主产于新疆、青海、内蒙古。自盐湖中采挖后，除去杂质，干燥。

性味归经 咸，寒。归心、肾、膀胱经。

功效主治 清热，凉血，明目。用于吐血，尿血，牙龈肿痛出血，目赤肿痛，风眼烂弦。

功用阐述 ①《素问·至真要大论》云："热淫于内，治以咸寒。"大青盐咸寒之性，能入血分，善清血热凉血而止血，《名医别录》载其主："溺血，吐血，齿舌出血"，故可用治血热迫血妄行所致的吐血、尿血、牙龈肿痛出血。②《神农本草经》载其："主明目，目痛"，《本草经疏》则云："血热则目痛不明，咸寒能入血除热，故主目痛明目也"，故大青盐又为清热凉血明目之佳品，可用治火热上攻所致的目赤肿痛，风眼烂弦。

用量用法 1.2~2.5g，煎服；或入丸散用。外用适量，研末擦牙或水化漱口、洗目。

使用注意 水肿者慎用。

（张德芹）

xīmíng

菥蓂（Thlaspi Herba）

十字花科植物菥蓂 *Thlaspi arvense* L. 的干燥地上部分。主产于江苏、浙江、湖北、安徽等地。夏季果实成熟时采割，除去杂质，干燥。

性味归经 辛，微寒。归肝、胃、大肠经。

功效主治 清肝明目，和中利湿，解毒消肿。用于目赤肿痛，脘腹胀痛，胁痛，肠痈，水肿，带下，疮疖痈肿。

功用阐述 ①微寒清热，入肝经，清肝热而明目，《本草纲目》载其："利肝明目"，可用治肝经热盛所致的目赤肿痛，羞明多泪。②辛而微寒，入肝、胃二经，有疏肝理气，调胃和中之能，故可用治肝胃不和所致脘腹胀痛，胁痛。③善清热解毒，利尿消肿，又故可用治湿热壅滞所致的肠痈，水肿，带下，疮疖痈肿。

用量用法 9~15g，煎服。

化学成分 全草含芥子油苷，内有黑芥子苷。

药理作用 黑芥子苷经酶水解成黑芥子油后，有杀菌作用。

（张德芹）

qīngrè zàoshīyào

清热燥湿药（heat-clearing and dampness-drying medicinal）

性味多属苦寒，苦能燥湿，寒能清热，以清热燥湿为主要作用的药物。主治湿热证，证见湿温或暑温的身热不扬、胸膈痞闷、小便短赤；湿热蕴结脾胃所致的恶心、呕吐、痞满；肝胆湿热引起的黄疸、耳肿流脓、胁肋疼痛；湿热蕴结膀胱的热淋涩痛，或湿热滞于大肠的泻痢里急后重；湿热下注的带下腥臭；湿热浸淫肌肤的湿疹、湿疮；湿热流注关节的关节红肿疼痛等。此类药物苦寒伐胃，性燥伤阴，凡脾胃虚寒或津伤阴亏者当慎用，必要时可与健脾益胃或养阴生津药同用。临床常用的清热燥湿药有黄芩、黄连、黄柏、关黄柏、龙胆、白鲜皮、水飞蓟、功劳木、三颗针、红花龙胆、苦豆子、苦豆草、青叶胆、秦皮、积雪草、菊苣、马尾连等。

（王德友）

huánglián

黄连（Coptidis Rhizoma）

毛茛科植物黄连 *Coptis chinensis* Franch.、三角叶黄连 *Coptis deltoidea* C. Y. Cheng et Hsiao 或云连 *Coptis teeta* Wall. 的干燥根茎。主产于四川、云南、湖北等地。秋季采挖，除去须根及泥沙，干燥。生用或清炒、姜汁炙、酒炙、吴茱萸水炙用。

性味归经 苦，寒。归心、脾、胃、胆、大肠经。

功效主治 清热燥湿，泻火解毒。用于湿热痞满，呕吐吞酸，湿热泻痢，黄疸，高热神昏，心烦不寐，血热吐衄，痈肿疖疮，目赤牙痛，消渴；外治湿疹、湿疮、耳道流脓。

功用阐述 ①大苦大寒清热燥湿，清热泻火之力甚强，善清泻胃火及中焦脾胃之湿热治湿热阻滞中焦，气机不畅所致脘腹痞闷、恶心呕吐常与半夏、黄芩等止呕药同用。②善清脾胃大肠湿热，为治泻痢良药。治湿热泻痢，腹痛里急后重，常与木香等行气止痛药同用。③泻火解毒之中，尤善清泻心经实火，为治心热烦躁失眠之良药。治高热神昏，常与石膏、知母、牡丹皮等清热泻火、除烦药同用；治热盛伤阴，心烦不寐，常与黄芩、白芍、阿胶等补养阴血药同用；治血热妄行之吐血、衄血，常与大黄、黄芩等泻火凉血药同用。④能泻火解毒、疗疮，为治热毒疮痈之佳品，治痈肿疔毒，常与黄芩、黄柏、栀子等清热泻火解毒药同用；治胃火上攻，牙龈肿痛，常与升麻、牡丹皮、生地黄等药同用。⑤苦寒善清胃火，治胃火炽盛，消谷善饥之消渴证，常与麦冬、

生地黄等养阴清热、生津止渴药同用。⑥清热燥湿，泻火解毒，治皮肤湿疹、湿疮，可单用熬制软膏外敷；治耳道流脓，可单用浸汁外涂。

用量用法 2～10g，煎服。外用适量。生用清热燥湿，泻火解毒；炒用降低寒凉之性；姜汁炙清胃止呕；酒炒清上焦火；吴茱萸煎汁拌炒降逆止呕。

使用注意 黄连大苦大寒，过服久服易伤脾胃，脾胃虚寒者忌用；苦燥易伤阴津，阴虚津伤者慎用。

化学成分 主含小檗碱、黄连碱、甲基黄连碱、掌叶防己碱、非洲防己碱、依米丁等生物碱；尚含黄柏酮、黄柏内酯及酚性成分等。

药理作用 黄连对葡萄球菌、链球菌、肺炎链球菌、霍乱球菌、炭疽杆菌及除宋内志贺菌以外的志贺菌均有较强的抗菌作用；对肺炎杆菌、白喉棒状杆菌、枯草杆菌、百日咳鲍特菌、鼠疫杆菌、布鲁菌、结核分枝杆菌也有抗菌作用；对多种皮肤真菌亦有一定的抑制作用；小檗碱能抗心律失常、增强心肌收缩力、抑制血小板聚集；黄连对各型流感病毒有直接抑制作用。此外还有降血压、降血糖、抗肿瘤、利胆、抗溃疡等作用。

（王德友）

huángqín

黄芩（Scutellariae Radix）

唇形科植物黄芩 *Scutellaria baicalensis* Geoqgi 的干燥根。主产于河北、山西、河南、陕西、内蒙古等地。春、秋二季采挖，除去须根及泥沙，晒干，晒后撞去粗皮。生用或酒炙、炒用。

性味归经 苦，寒。归肺、胆、脾、大肠、小肠经。

功效主治 清热燥湿，泻火解毒，凉血，安胎。用于湿温，暑湿，胸闷呕恶，湿热痞满，黄疸，泻痢，肺热咳嗽，高热烦渴，血热吐衄，痈疮肿毒，胎动不安。

功用阐述 ①苦寒功能清热燥湿，善清肺胃胆及大肠湿热，尤长于清中上焦湿热，治湿温、暑湿证，常与滑石、白豆蔻等解暑化湿药配伍，以增强解暑化湿作用；治湿热阻遏气机而致胸闷恶心呕吐、身热不扬、舌苔黄腻者，常与黄连、半夏等清热止呕药同用，以清热燥湿，降逆止呕；治大肠湿热之泄泻、痢疾，常与黄连、葛根等清热燥湿，止痢药同用；治湿热黄疸，常与茵陈、栀子等利湿退黄药同用。②主入肺经，善清泻肺火及上焦湿热。治肺热咳嗽，单用即有效，常与瓜蒌、胆南星等清热化痰药同用。③苦寒清热泻火力强，治外感热病，邪郁于内高热烦渴，常与栀子、大黄等清热泻火药同用；治邪在少阳，寒热往来，常与柴胡等和解少阳药同用。④能清热泻火，凉血止血，治火毒炽盛破血妄行之血热吐衄，常与大黄等凉血止血药同用。⑤能清热泻火解毒，治火毒炽盛之痈疮肿毒，常与黄连、黄柏、栀子等泻火解毒药同用。⑥能清热安胎，治血热胎动不安，常与白术等安胎药同用治气虚血热胎动不安。

用量用法 3～10g，煎服。清热多生用，安胎多炒用，清上焦热可酒炙用，止血可炒炭用。

使用注意 黄芩苦寒伤胃，脾胃虚弱，食少便溏者慎用。

化学成分 主含黄芩苷元、黄芩苷、汉黄芩素、黄芩新素等。并含挥发油苯乙酮、棕榈酸、油酸。尚含14种氨基酸，以及 β-谷甾醇、豆甾醇等。

药理作用 黄芩煎剂在体外对志贺菌、溶血性链球菌、白喉棒状杆菌、铜绿假单胞菌、伤寒沙门菌、副伤寒沙门菌、变形杆菌、金黄色葡萄球菌、肺炎链球菌、脑膜炎奈瑟菌、霍乱弧菌等有不同程度的抑制作用；对流感病毒、乙型肝炎病毒及多种皮肤真菌亦有抑制作用。黄芩水和醇提取物对Ⅰ型变态反应抑制作用明显。甲醇提取物、黄芩素、黄芩苷、汉黄芩素等均能抑制小鼠血管通透性增加；黄芩素、黄芩苷能抑制人类免疫缺陷病毒反转录酶。黄芩苷对急慢性炎症均有抑制作用。此外，还有镇静、降血压、降血脂、保肝、利胆、抗凝血和抗血栓形成、抗肿瘤作用。

（王德友）

huángbò

黄柏（Phelloddendri Chinensis Cortex） 芸香科植物黄皮树 *Phellodendron chinense* Schneid. 的干燥树皮。习称"川黄柏"。主产于四川、云南、贵州、湖北等地。清明之后剥取树皮，除去粗皮、晒干压平，润透切片或切丝。生用或盐水炒用、炒炭用。

性味归经 苦，寒。归肾、膀胱经。

功效主治 清热燥湿，泻火解毒，除骨蒸。用于湿热带下，热淋涩痛，湿热泻痢，黄疸，足膝肿痛，骨蒸痨热，盗汗，遗精，疮疡肿毒，湿疹瘙痒。

功用阐述 ①苦寒沉降，长于清泻下焦湿热，治湿热下注之带下黄稠，常与山药、芡实、车前子等燥湿止带同用；治湿热下注膀胱，小便短赤热痛，常与木通、滑石等利尿通淋药同用；治湿热下注所致足膝肿痛，常与牛膝、苍术等药同用。②善清大肠湿热，治湿热泻痢腹痛，常与白头翁、黄连、秦皮等清热解毒，凉血止痢药同用，以增强凉血止痢作用；治湿热黄疸，常与栀子等利湿退黄药同用。③主入肾经而善泻相火，退骨蒸，治阴虚火旺，潮热盗汗，腰酸遗精，常与知母等退虚热药同用，以增强退虚热，除骨蒸作用。④能清热燥湿，泻火解毒，治疮疡肿毒，常与黄连、栀子等清热解毒药同用；治湿疹瘙痒，可单用黄柏研细末，调敷患处，或与苦参、白鲜皮等燥湿止痒药同用。

用量用法 3~12g，煎服。外用适量。清热燥湿、泻火生用，退虚热盐水炙用。

使用注意 黄柏苦寒伤胃，脾胃虚寒者慎用。

化学成分 主含小檗碱、黄柏碱、木兰花碱、药根碱、掌叶防己碱等多种生物碱，并含黄柏内酯、黄柏酮、黄柏酮酸等。

药理作用 黄柏煎剂或醇浸液对志贺菌、白喉棒状杆菌、脑膜炎奈瑟菌等有较强的杀菌作用。小檗碱对金黄色葡萄球菌、志贺菌、霍乱弧菌有抑制作用。对多种致病性皮肤真菌有抑制作用。川黄柏提取物有利胆、利尿、降血压、解热、降血糖等作用。

附 关黄柏（Phelloddendri Amurensis Cortex）：芸香科植物黄檗 *Phellodendron amurense* Rupr. 的干燥树皮。主产于辽宁、吉林、黑龙江、河北、内蒙古等地。性味苦，寒。归肾、膀胱经。功效清热燥湿，泻火除蒸，解毒疗疮。用于湿热泻痢，黄疸尿赤，带下阴痒，热淋涩痛，脚气痿躄，骨蒸劳热，盗汗，遗精，疮疡肿毒，湿疹湿疮。盐关黄柏滋阴降火。用于阴虚火旺，盗汗骨蒸。用量3~12g。外用适量。

（王德友）

lóngdǎn

龙胆（Gentianae Radix Et Rhizoma） 龙胆科植物条叶龙胆 *Gentiana manshurica* Kitag.、龙胆 *Gentiana scabra* Bge.、三花龙胆 *Gentiana triflora* pall. 或坚龙胆 *Gentiana rigescens* Franch. 的干燥根及根茎。各地均有分布，以东北产量最大。春、秋二季采挖，洗净，晒干。生用。

性味归经 苦，寒。归肝、胆经。

功效主治 清热燥湿，泻肝胆火。用于湿热黄疸，阴肿阴痒，带下，湿疹瘙痒，肝火头痛，目赤，胁痛口苦，惊风抽搐。

功用阐述 ①苦寒，功能清热燥湿，善清下焦湿热，治湿热黄疸，常与茵陈、栀子等利湿退黄药同用；治湿热下注，阴肿阴痒，带下黄稠，及阴囊肿痛，湿疹瘙痒，常与黄柏、苦参、蛇床子等燥湿止痒药同用。②苦寒清泻，善泻肝胆火，治肝火头痛，目赤，胁痛口苦，常与柴胡、栀子、黄芩等清热泻火药同用。③清肝胆实火，治肝经热盛，热极生风所致高热惊风抽搐，常与牛黄、青黛、黄连等清热息风药同用。

用量用法 3~6g，煎服。

使用注意 脾胃虚弱者不宜用，阴虚津伤者慎用。

化学成分 主含龙胆苦苷、獐牙菜苦苷、三叶苷、苦龙苷、苦樟苷、龙胆黄碱、龙胆碱、秦艽乙素、秦艽丙素、龙胆三糖、β-谷甾醇等。

药理作用 龙胆水煎剂对石膏样毛癣菌、星形诺卡菌等皮肤致病微生物有不同程度的抑制作用；对钩端螺旋体、铜绿假单胞菌、变形杆菌、伤寒沙门菌也有抑制作用；所含龙胆苦苷有保肝、

（王德友）

降低谷丙转苷酶、利胆及抗疟原虫作用；龙胆碱有镇静、肌肉松弛作用，大剂量龙胆碱有降压作用，并能抑制心脏、减缓心率。此外，还有健胃、利尿作用。

(王德友)

hónghuālóngdǎn

红花龙胆（Gentianae Rhodanthae Herba）　龙胆科植物红花龙胆 *Gentiana rhodantha* Franch. 的干燥全草。秋、冬二季采收，除去泥沙，晒干。

性味归经　苦，寒；有毒。归肝、胆经。

功效主治　清热除湿，解毒，止咳。用于湿热黄疸，小便不利，肺热咳嗽；外用治痈疖疮疡，烧烫伤。

用量用法　9~15g，煎服。外用适量，捣烂外敷或水煎浓缩涂患处。

化学成分　主含芒果苷、去甲当药宁-1-O-β-D-吡喃葡萄糖苷和异荭草素。

药理作用　芒果苷具有抗炎、抗病毒等活性。

(王德友)

kǔdòuzǐ

苦豆子（Sophorae Alopecuroidis Semen）　豆科植物苦豆子 *Sophora alopecuroides* L. 的干燥成熟种子。主产于新疆、西藏、内蒙古等地。春季采收，干燥。炒用。

性味归经　苦，寒；有毒。归胃、大肠经。

功效主治　清热燥湿，止痛，杀虫。用于湿热泻痢，胃脘痛，吞酸，湿疹，顽癣，带下，疮疖，溃疡。

功用阐述　①苦寒，功能清热燥湿以止痢，治湿热泻痢，里急后重，单用有效。②入胃经能清胃热，治胃热胃脘痛、吞酸，单用种子研末冲服，或与蒲公英、生姜等药同用。③功能清热燥湿，杀虫，治湿疹，顽癣，以其干馏油制为软膏外擦。④功能清热燥湿，止带，治带下过多，单用有效。⑤功能清热泻火，治疮疖，溃疡，单用煎汤外洗。

用量用法　1.5~3g，全草煎汤服。种子炒用，研末服，每次5粒。外用适量。

使用注意　苦豆子有毒，内服用量不宜过大。

化学成分　主含槐果碱、槐胺碱、槐定碱、苦豆碱、氧化槐果碱、氧化苦参碱等15种以上生物碱；还含黄酮类、有机酸、氨基酸、蛋白质及多糖等。

药理作用　苦豆子总碱和苦参碱有抗肿瘤、抗病原微生物作用。苦豆子生物碱有抗炎作用。所含苦参碱对纤维蛋白、纤维蛋白原降解产物有抑制作用，所含氧化苦参碱能明显增加正常蟾蜍心肌收缩力、心排血量，在强心的同时不增加心率。苦豆子水煎剂有免疫抑制作用。

(王德友)

kǔshēn

苦参（Sophorae Flavescentis Radix）　豆科植物苦参 *Sophora flavescens* Ait. 的干燥根。中国各地均产。春、秋二季采挖，除去根头及小须根，洗净，干燥。生用。

性味归经　苦，寒。归心、肝、胃、大肠、膀胱经。

功效主治　清热燥湿，杀虫，利尿。用于湿热泻痢，便血，黄疸，赤白带下，阴肿阴痒，湿疹，湿疮，小便不利。

功用阐述　①苦寒，入胃、大肠经，功能清热燥湿，治胃肠湿热所致泄泻、痢疾，可单用制丸内服；治血痢不止，常与木香、甘草等同用；治血热便血、痔漏出血，可与生地黄等清热凉血止血药同用；治湿热黄疸，常与茵陈、栀子、龙胆配伍，以增强清热利湿退黄作用。②既能清热燥湿，又能杀虫止痒，治湿热带下、阴肿阴痒，常与蛇床子、黄柏等同用；治湿疹、湿疮，单用煎水外洗有效，或配黄柏、蛇床子煎水外洗；治皮肤瘙痒，常与荆芥、防风等祛风止痒药同用。③既能清热，又能利尿，治湿热蕴结之小便不利、灼热涩痛，常与石韦、车前子、栀子等同用。

用量用法　5~10g，煎服。外用适量。

使用注意　脾胃虚寒者忌用。反藜芦。

化学成分　主含苦参碱、氧化苦参碱、异苦参碱、苦豆碱、槐果碱、异槐果碱、槐胺碱、氧化槐果碱，此外还含苦醇C、苦醇G、异苦醇酮、苦参醇、新苦参醇等酮类化合物。

药理作用　苦参对心脏有明显的抑制作用，可使心率减慢，心肌收缩力减弱，心排血量减少；苦参、苦参碱、苦参黄酮均有抗心律失常作用；苦参注射液对抗乌头碱所致的心律失常，作用较快而持久，并有降血压作用；其煎剂对结核分枝杆菌、志贺菌、金黄色葡萄球菌、大肠埃希菌均有抑制作用，对多种皮肤真菌也有抑制作用。还有利尿、抗炎、抗过敏、镇静、平喘、祛痰、增多白细胞、抗肿瘤等作用。

(王德友)

qīngyèdǎn

青叶胆（Swertiae Mileensis Herba）　龙胆科植物青叶胆 *Swertia mileensis* T. N. Ho et W. L. Shih 的干燥全草。主产于江西、福建、湖北、广东、海南、广西、贵州、云南等地。春、夏季采收，除去泥沙，晒干。生用或鲜用。

性味归经 苦、甘，寒。归肝、胆、膀胱经。

功效主治 清肝利胆，清热利湿。用于肝胆湿热，湿热黄疸，胆胀胁痛，热淋涩痛，湿热泻痢，赤白带下，疟疾。

功用阐述 ①苦能燥湿，入肝、胆经，能清肝胆湿热，利胆退黄，故可用于肝胆湿热，黄疸尿赤，胆胀胁痛。②苦寒降泄，入膀胱经，既能清热，又能利尿，可用治湿热蕴结之热淋，症见小便不利，灼热涩痛。

用量用法 10~15g，煎服。

使用注意 脾胃虚寒者慎用。

化学成分 主含内酯类成分有红白金花内酯、青叶胆内酯等；环烯醚萜类成分有獐牙菜苦苷，獐牙菜苷；三萜类成分有齐墩果酸等。

药理作用 青叶胆所含獐牙菜苦苷等成分具有保肝、解痉作用。青叶胆分离的化合物具有降血糖作用。

（王德友）

qínpí

秦皮（Fraxini Cortex） 木樨科植物苦枥白蜡树 *Fraxinus rhyncho-phylla* Hance、白蜡树 *Fraxinus chinensis* Roxb.、尖叶白蜡树 *Fraxinus szaboana* Lingelsh. 或宿柱白蜡树 *Fraxinus stylosa* Lingelsh. 的干燥枝皮或干皮。产于吉林、辽宁、河南等地。春、秋二季剥取，晒干。生用。

性味归经 苦、涩、寒。归肝、胆、大肠经。

功效主治 清热燥湿，收涩止痢，止带，明目。用于湿热泻痢，赤白带下，阴痒，目赤肿痛，目生翳膜。

功用阐述 ①苦寒收涩，入大肠经，功能清热燥湿，收涩止痢，止带，治湿热痢疾，里急后重，常与白头翁、黄连、黄柏等清热燥湿，凉血止痢药同用；治湿热下注之带下，可与椿皮、黄柏等药同用。②清热之中，能泻肝火，明目退翳，治肝经郁火所致目赤肿痛，目生翳膜，可单用煎水洗眼，或与决明子、菊花等清肝明目药同用。

用量用法 3~9g，煎服。外用适量，研末敷患处。

使用注意 脾胃虚寒者忌用。

化学成分 苦枥白蜡树树皮含七叶素、七叶苷等香豆精类及鞣质。白蜡树树皮含七叶素、秦皮素。尖叶白蜡树树皮含七叶素、七叶苷、秦皮苷等。宿柱白蜡树树皮含七叶素、七叶苷、秦皮苷、丁香苷、宿柱白蜡苷。

药理作用 秦皮煎剂对金黄色葡萄球菌、大肠埃希菌、福氏志贺菌、宋内志贺菌均有抑制作用，七叶苷对金黄色葡萄球菌、奈瑟卡他球菌、链球菌、奈瑟双球菌有抑制作用。七叶苷亦有抗炎、镇静、祛痰、促进尿酸排泄等作用。

（王德友）

shuǐfēijì

水飞蓟（Silybi Fructus） 菊科植物水飞蓟 *Silybum marianum* (L.) Gaertn. 的干燥成熟果实。原产于西欧和北非等地，陕西、河北、甘肃等地有引种栽培。秋季果实成熟时采收，晒干，打下果实，除去杂质。

性味归经 苦，凉。归肝、胆经。

功效主治 清热解毒，疏肝利胆。用于肝胆湿热，胁痛，黄疸等。

功用阐述 ①苦能燥湿，入肝、胆经，能清肝胆湿热，利胆退黄，故可用于肝胆湿热，黄疸尿赤，胆胀胁痛。②苦寒降泄，入膀胱经，既能清热，又能利尿，可用治湿热蕴结之热淋，症见小便不利，灼热涩痛。

用量用法 供配制成药用。

化学成分 全草含有黄酮类及延胡索酸；种子含水飞蓟宾、异水飞蓟宾、脱氢水飞蓟宾、水飞蓟宁、水飞蓟亭、水飞蓟宾聚合物及肉桂酸、肉豆蔻酸、棕榈烯酸、花生酸等。

药理作用 水飞蓟素有抗氧化、抗肿瘤、抗炎、降血脂、保肝、降血糖作用。临床广泛用于治疗急、慢性肝炎，肝硬化及肝损伤。

（王德友）

gōngláomù

功劳木（Mahoniae Caulis） 小檗科植物阔叶十大功劳 *Mahonia bealei* (Fort.) Carr. 或细叶十大功劳 *Mahonia fortunei* (Lindl.) Fedde. 的干燥茎。分布中国各地。全年均可采收，切块片，干燥。

性味归经 苦，寒。归肝、胃、大肠经。

功效主治 清热燥湿，泻火解毒，清肝明目。用于湿热泻痢，黄疸尿赤，胃火牙痛，疮疖痈肿，目赤肿痛。

功用阐述 ①苦寒，功能清热燥湿，治大肠湿热泻痢，可与黄连、石榴叶等清热燥湿，止痢药同用；治湿热黄疸，常与栀子等利湿退黄药同用。②能泻火解毒，治胃火牙痛，可单用功劳木煎水，频频含漱；治疮疖，痈肿，可与苦参煎水洗患处。③能清肝明目，治肝火目赤肿痛，可与菊花、决明子、车前子等清肝明目药同用。

用量用法 煎服 9~15g。外用适量，煎水洗，或研末调敷。

使用注意 体质虚寒者慎用。

化学成分 主含生物碱类成

分：尖刺碱、小檗碱、药根碱、木兰花碱、黄连碱、非洲防己碱、掌叶防己碱、异粉防己碱等。

药理作用 功劳木所含小檗碱等生物碱具有较强的抗菌作用；功劳木有抗肿瘤及抗肿瘤细胞耐药逆转作用；汉防己甲素具有抗硅沉着病作用；此外，具有降血压作用，有抑制肾上腺素的升压作用。

（王德友）

sānkēzhēn

三颗针（Berberidis Radix）

小檗科植物獐猪刺 *Berberis soulieana* Schneid. 小黄连刺 *Berberis wilsonae* Hemsl. 细叶小檗 *Berberis poiretii* Schneid. 匙叶小檗 *Berberis vernae* Schneid. 等同属数种植物的干燥根。产于西北及西南各省。春、秋二季采挖，剥去外层粗皮，晒干。生用。

性味归经 苦，寒；有毒。归肝、胃、大肠经。

功效主治 清热燥湿，泻火解毒。用于湿热泻痢，黄疸，湿疹，痈疮肿毒，咽喉肿痛，目赤肿痛。

功用阐述 ①苦寒功能清热燥湿，入胃、大肠经，治湿热泻痢，单用有效，或与马齿苋、秦皮等清热燥湿、止痢药同用。治湿热黄疸，常与茵陈、金钱草等利湿退黄药同用；治湿疹，可单用研末外撒。②能泻火解毒，治痈疮肿毒，咽喉肿痛，常与金银花、野菊花、连翘等清热解毒药同用，以增强解毒、利咽消肿作用；治目赤肿痛，常与龙胆草、车前子、栀子等清肝明目药同用。

用量用法 9~15g，煎服。

化学成分 主含小檗碱、小檗胺、巴马宁、药根碱、刺尖碱、遗汉防己碱、木兰花碱。

药理作用 三颗针具有广谱抗菌作用，对志贺菌、溶血性链球菌、铜绿假单胞菌、变形杆菌、金黄色葡萄球菌、肺炎链球菌、大肠埃希菌及钩端螺旋体等均有抑制作用。其所含巴马宁及药根碱能强烈抑制白念珠菌；三颗针所含小檗胺有抗肿瘤、增多白细胞、抑制血小板集聚和抗血栓形成、抗实验性心肌缺血与脑缺血、抗心律失常等作用；所含小檗碱、小檗胺、巴马宁、药根碱及木兰花碱等均有降压作用；所含防己碱具有明显的抗炎作用；药根碱有镇静作用；巴马宁还有兴奋子宫、肌肉松弛作用。

（王德友）

báixiānpí

白鲜皮（Dictamni Cortex）

芸香科植物白鲜 *Dictamnus dasycarpus* Turcz. 的干燥根皮。主产于辽宁、河北、四川、江苏等地。春、秋二季采挖，除去泥沙及粗皮，剥取根皮，晒干。生用。

性味归经 苦，寒。归脾、胃、膀胱经。

功效主治 清热燥湿，祛风解毒。用于湿热疮毒，黄水淋漓，湿疹，风疹，疥癣，湿热黄疸，风湿热痹。

功用阐述 ①味苦能燥，性寒能清。清热燥湿解毒之中又能祛风止痒，治湿热疮毒、肌肤溃烂、黄水淋漓，常与苍术、苦参、连翘等泻火解毒、燥湿药同用；治湿疹、风疹、疥癣，常与苦参、防风、地肤子等祛风止痒药同用。②善能清热燥湿，治湿热黄疸、尿赤，常与茵陈等利湿退黄药同用。③气寒善行，功能清热除湿，祛风通痹，治风湿热痹，关节红肿热痛，常与苍术、黄柏、薏苡仁等清热利湿药同用。

用量用法 煎服 5~15g。外用适量，煎汤洗或研粉外敷。

使用注意 脾胃虚寒者慎用。

化学成分 ①萜类成分：黄柏酮、柠檬苦素。②生物碱类成分：白鲜碱、白鲜明碱、茵芋碱、崖椒碱。③黄酮类成分：槲皮素、异槲皮素。④香豆素类成分：补骨脂素、花椒毒素、东莨菪素；还含甾醇、皂苷等。

药理作用 白鲜皮水、醇提物具有显著抗炎作用。白鲜皮煎剂对紫色毛癣菌、同心性毛癣菌、许兰毛癣菌、奥杜安小孢子菌、铁锈小孢子菌、羊毛状小孢子菌、腹股沟表皮癣菌、星形诺卡菌等多种致病微生物有抑制作用。白鲜碱对家兔和豚鼠子宫平滑肌有强力的收缩作用，小剂量白鲜碱对离体蛙心有兴奋作用，挥发油在体外有抗癌作用。白鲜皮水提物有保肝作用。

（王德友）

jīxuěcǎo

积雪草（Centellae Herba）

伞形科植物积雪草 *Centella asiatica* (L.) Urb. 的干燥全草。产于中国长江以南各省。春、秋二季采收，除去泥沙，晒干。生用。

性味归经 苦，辛、寒。归肝、脾、肾经。

功效主治 清热利湿，解毒消肿。用于湿热黄疸，中暑腹泻，石淋血淋，痈疮肿毒，跌打损伤。

用量用法 15~30g，煎服。

化学成分 含多种 α-香树脂醇型的三萜成分，其中有积雪草苷、参枯尼苷、异参枯尼苷、羟基积雪草苷、破热膜苷、破热米苷、破热米酸等。此外，尚含内消旋肌醇、积雪草糖、谷甾醇、胡萝卜素等。

药理作用 有抗菌、抗皮肤溃疡、镇静作用。积雪草苷对麻风病有治疗作用。醇提物对麻醉犬静脉注射可轻度兴奋呼吸，减慢心率及中度降低血压。

（王德友）

jújù

菊苣（Cichorii Herba；Cichorii Radix）　菊科植物毛菊苣 *Cichorium glandulosum* Boiss. et Hout 及菊苣 *Cichorium intybus* L. 的干燥地上部分或根。夏、秋两季采挖地上部分或秋末采挖根，除去杂质，晒干。

性味归经　微苦、咸，凉。归肝、胆、胃经。

功效主治　清肝利胆，健胃消食，利尿消肿。用于湿热黄疸，胃痛食少，水肿尿少。

功用阐述　①味微苦，性凉。苦凉清泻，归肝胆经，能清利肝胆湿热，常与利湿退黄药配伍用治湿热蕴蒸肝胆的黄疸。②归胃经，又能健胃消食，可用于胃痛食少。③还能利尿消肿，可用于水肿尿少。

用量用法　煎服 9~18g。多入露剂用。

化学成分　全草含马栗树皮素，马栗树皮素苷，野莴苣苷，山莴苣素，和山莴苣苦素。根含豆山莴苣素，α-山莴苣醇，野莴苣苷。叶含咖啡酒石酸，菊苣酸。

药理作用　菊苣可兴奋中枢神经系统并增强心脏活动。煎剂有抗菌作用。根可提高食欲，促进消化功能，高浓度浸剂增进胃液分泌但不增强平滑肌张力。根的乙醇提取物或乙醚提取物有抗菌作用，还有轻泻作用。根中苦味质能提高消化器官的活动功能。水提取物有抗过敏作用，可抑制由化合物抗二氯苯 IgE 引起的小鼠局部过敏反应，降低小鼠血浆组胺水平，增加细胞中的环腺苷酸（cAMP）水平，有降血糖、降脂保肝、降血尿酸、抗癌作用。

（王德友）

mǎwěilián

马尾连（Thalictri Radix Et Rhizoma）　毛茛科植物唐松草 *Thalictrum foliolosum* DC. 和贝加尔唐松草 *Thalictrum baicalense* Turcz. 或偏翅唐松草 *Thalictrum delavayi* Franch. 的根茎及根。全草也可药用。中国各地均有分布，西北、西南及东北较多。秋、冬二季采挖，洗净、切断，干燥。生用或鲜用。

性味归经　苦，寒。归心、肺、肝、胆、大肠经。

功效主治　清热燥湿，泻火解毒。用于湿热泻痢，黄疸，热病烦躁，肺热咳嗽，疮疡肿毒，目赤肿痛。

功用阐述　①苦寒，善于清热燥湿，功似黄连。治湿热泻痢，常与黄芩、葛根、白头翁等药同用。治湿热黄疸，可与茵陈、栀子、黄柏等药同用。②苦寒入心，能泻心火以除烦，治热病心烦不安，可与栀子、竹叶等药同用。③入肺经而泻肺火，治肺热咳嗽可与黄芩、桑白皮、地骨皮等药同用。④能清热解毒，治痈疮肿毒，可与野菊花、蒲公英等药同用，治目赤肿痛，可与菊花、决明子、石决明等清肝明目药同用。

用量用法　6~12g，煎服；全草 15~30g。

化学成分　主含唐松草碱、小檗胺、小檗碱、掌叶防己碱、药根碱等多种生物碱。地上部分含生物碱、黄酮苷、强心苷、维生素 C 等。

药理作用　马尾连煎剂或醇浸液对福氏志贺菌、白喉棒状杆菌、金黄色葡萄球菌、变形杆菌均有抑制作用。此外有降血压、利胆、抗肿瘤、增多白细胞、解热、利尿、镇静等作用。

（王德友）

qīngrè jiědúyào

清热解毒药（heat-clearing and toxicity-removing medicinal）　性味多为苦寒，苦能清泻，寒可清热，而清热之中更长于解毒，以清解火热毒邪为主要作用的药物。主治热毒所致诸证，如痈肿疮毒、丹毒、瘟毒发斑、痄腮、咽喉肿痛、热毒下痢、蛇虫咬伤、癥积肿毒以及水火烫伤等。部分药物兼有泻火、凉血之功，亦可用于温热病气氛实热证及血分实热证。此类药物多为苦寒之品，易伤脾胃，故应中病即止，不可过服。

临床常用的清热解毒药有筋骨草、飞扬草、苦玄参、洪连、臭灵丹草、高山辣根菜、一枝黄花、了哥王、八角莲、三叉苦、千里光、土贝母、土茯苓、大血藤、大青叶、蓼大青叶、山香圆叶、山慈菇、马齿苋、马勃、凤尾草、天名精、天葵子、木棉花、木蝴蝶、毛诃子、冬凌草、北豆根、山豆根、半边莲、半枝莲、四季青、布渣叶、白头翁、白花蛇舌草、白蔹、地锦草、当药、朱砂根、杠板归、连翘、委陵菜、板蓝根、南板蓝根、苘麻子、苦木、苦地丁、虎耳草、败酱草、苣荬菜、金果榄、金荞麦、金银花、山银花、忍冬藤、青果、青黛、鱼腥草、穿心莲、重楼、拳参、鬼针草、鸦胆子、射干、川射干、救必应、绿豆、绿豆衣、野菊花、紫花地丁、萹草、蒲公英、锦灯笼、漏芦、禹州漏芦、绵马贯众、绵马贯众炭、紫萁贯众、爵床、翻白草、黄藤、熊胆粉、白毛夏枯草、墓头回。

（于虹）

jīngǔcǎo

筋骨草（Ajugae Herba）　唇形科植物筋骨草 *Ajuga decumbens* Thunb. 的干燥全草。主产江苏、

安徽、浙江等地。春季花开时采收，除去泥沙，晒干或鲜用。

性味归经 苦，寒。归肺经。

功效主治 清热解毒，凉血消肿。用于咽喉肿痛，肺热咯血，跌打肿痛。

功用阐述 ①味苦性寒，主归肺经，善清肺中热毒，且能凉血消肿，常用于治疗肺热壅盛之咳嗽、咽喉红肿疼痛等证，可与桔梗、甘草同用，以增强解毒利咽消肿之功。②能清热凉血，兼有止血之效，故可用于肺热壅盛，热迫血行所致之咯血、衄血，常与白茅根配伍，以加强凉血止血作用；治疗跌打损伤，瘀血肿痛，可捣烂外敷有散血消肿之效。

用量用法 15~30g，煎服。外用适量，捣烂敷患处。

化学成分 主含蜕皮甾酮、杯苋甾酮、筋骨草甾酮B、筋骨草甾酮C、筋骨草内酯、筋骨草糖、黄酮苷、皂苷及生物碱等。

(于 虹)

fēiyángcǎo

飞扬草（Euphorbiae Hirtae Herba） 大戟科植物飞扬草 Euphorbia hirta L. 的干燥全草。主产于浙江、广东、广西等地。夏、秋二季采挖，洗净、晒干。

性味归经 辛、酸，凉；有小毒。归肺、膀胱、大肠经。

功效主治 清热解毒，利湿止痒，通乳。用于肺痈，乳痈，疔疮肿毒，牙疳，痢疾，泄泻，热淋，血尿，湿疹，脚癣，皮肤瘙痒，产后少乳。

功用阐述 ①味辛性凉，味辛能散，性凉清热，入肺经能清泻肺中热邪，常治疗肺热咳嗽，肺痈吐脓，单用或与桔梗等清热化痰药配伍。飞扬草具有清热解毒消肿之功，常用于热毒壅盛所致的疔疮肿毒以及肺胃之热上攻

之牙龈红肿、溃烂疼痛。又兼通乳作用，故尤宜于乳痈肿痛，可与蒲公英等清热解毒消痈药同用以增强疗效。②既能清热解毒，又具清利湿热之功，归大肠经而善清大肠湿热，治疗湿热搏结壅滞于大肠之痢疾、泄泻，单用有效；入膀胱经，能清利下焦及膀胱湿热，治疗湿热下注之热淋、血尿，单用或与车前子等利尿通淋药同用。③兼能酸敛收湿，治疗湿热浸淫皮肤而致的湿疹、皮肤瘙痒、脚癣等，可与穿心莲、苦参等药配伍，以增强清热解毒、燥湿止痒之效。④所具通乳之功，可用于产后少乳。

用量用法 6~9g，煎服。外用适量，煎水洗。

使用注意 脾胃虚寒者慎服。孕妇慎用。

化学成分 主要含有无羁萜，β-香树脂醇，三十一烷，β-谷甾醇，含蒲公英赛醇，蒲公英赛酮，菠菜甾醇，豆甾醇，蒲桃醇，树皮素，鼠李素-3-鼠李糖苷等。

药理作用 飞扬草具有中枢性镇痛作用，能降低发热动物体温。还具有抗炎、止泻及兴奋子宫作用。对金黄色葡萄球菌、大肠埃希菌有抑制作用，无羁萜尚能抑制真菌生长。

(于 虹)

kǔxuánshēn

苦玄参（Picriae Herba） 玄参科植物苦玄参 Picria fel-terrae Lour. 的干燥全草。主产于广东、广西、贵州等地。秋季采收，除去杂质，晒干。

性味归经 苦，寒。归肺、胃、肝经。

功效主治 清热解毒，消肿止痛。用于风热感冒，咽喉肿痛，喉痹，痄腮，脘腹疼痛，痢疾，跌打损伤，疖肿，毒蛇咬伤。

功用阐述 ①性味苦寒，主归肺经，功能清热解毒，消肿止痛，故常用于风热感冒或外感风热所致的咽喉肿痛，常与肿节风同用以增强疏风清热，解毒消肿作用；治疗喉痹，痄腮，常与千里光、毛冬青等清热解毒药同用增强解毒泻火，消肿止痛之效。②苦寒泻热，入胃、肝二经，能治疗肝郁胃热所致之胃痛、腹痛，常与三叉苦、川楝子等药配伍以增强清热止痛作用；治疗湿热壅滞胃肠之泄泻、痢疾，常与黄连、木香等清热燥湿、行气止痛药同用。③解毒消肿，尚可治疗热毒疖肿及毒蛇咬伤，红肿疼痛；跌打损伤，瘀热肿痛者亦可用。

用量用法 9~15g，煎服。外用适量。

使用注意 脾胃虚寒者慎用。

化学成分 四环三萜苷类物质是苦玄参中主要活性成分，苦玄参 I_A 和 II_B 是其中的主要苷元。还含有黄酮类化合物。1-羟基7-羟甲基蒽醌、9,16-二羟基-10,12,14-三烯-十八碳酸、5,7,4-三羟基黄酮、β-谷甾醇和胡萝卜苷等。

药理作用 苦玄参苷具有中枢镇静、镇痛和安定作用。苦玄参水煎液对大肠埃希菌、金黄色葡萄球菌、伤寒沙门菌、志贺菌等均有抗菌作用。苦玄参对脂多糖所致家兔发热有明显的解热作用。此外尚有抗癌作用。

(于 虹)

hónglián

洪连（Lagotidis Herba） 玄参科植物短筒兔耳草 Lagotis brevituba Maxim. 的干燥全草。是藏族习用药材。主产于西藏、青海、四川等地。夏、秋二季花开时采收，除去杂质，洗净，阴干。

性味归经 苦、甘，寒。归肺、心、肝经。

功效主治 清热，解毒，利湿，平肝，行血，调经。用于发热烦渴，肺热咳嗽，头痛眩晕，湿热黄疸，月经不调，药食中毒。

功用阐述 ①苦、甘、寒，苦能降泄、燥湿、甘缓和中、解毒，性寒清热、泻火，归肺、心、肝三经，故具有多重功效，应用广泛。其功能清热解毒，主归肺经，尤善清肺热，常用于风热或疫毒犯肺所致的发热烦渴、咽喉肿痛，以及肺热壅盛所致之咳嗽、胸痛、气促等，与牛黄、余甘子、诃子等药配伍以清退身热，降气止咳。②味苦燥湿、性寒清热，归于肝经，能清热解毒，利湿，故尤善清肝胆湿热，常用于湿热黄疸，身倦体重，胁肋疼痛，食欲不振等，可与秦艽、木香、当药等药同用以增强清肝利胆退黄之效。③苦寒，入肝经，具有清降之性，能清热平肝，对于肝热上扰或肝阳上亢所致之头痛眩晕，可与牛黄、钩藤等药同用以增强清肝平肝之效。④苦泄行滞，归肝经入血分，能调和气血，兼清血中之热，具有行血调经之功，可用于血瘀有热之月经不调，常与紫草、红花、降香等药同用。⑤味甘而寒，能和中、解毒，尚可用于药食中毒，可与寒水石、麝香、蒲公英、安息香、檀香、草果等药同用以解毒避秽、消食化痞。

用量用法 1~6g，煎服。

化学成分 主含β-谷甾醇，软脂酸单甘油酯，琥珀酸，木犀草素，木犀草素7-O-β-D-葡萄糖苷。此外尚含有亚油酸，棕榈酸等脂肪酸类。

药理作用 洪连水提物具有抗炎作用，能显著增加毛细血管通透性。对大鼠头部急性充血性水肿（急性炎症）及血清性关节肿有显著的抑制作用，与氢化可的松相似；对大鼠气囊性肉芽肿之囊壁的增生（慢性炎症）及渗出液均有一定的抑制作用。还具有抗溃疡作用，对大鼠慢性胃溃疡的愈合有明显的促进作用。尚有较好的镇静作用，能显著延长小鼠戊巴比妥钠的睡眠时间。其总提取物具有一定的抗肿瘤作用。

（于 虹）

chòulíngdāncǎo

臭灵丹草（Laggerae Herba）

菊科植物翼齿六棱菊 Laggera pterodonta（DC.）Benth. 的干燥地上部分。主产于广东、广西、云南等地。秋季茎叶茂盛时采割。

性味归经 辛、苦，寒；有毒。归肺经。

功效主治 清热解毒，止咳祛痰。用于风热感冒，咽喉肿痛，肺热咳嗽。

功用阐述 ①味辛、苦，性寒凉，归于肺经，辛能宣散外邪，苦寒清热解毒，故能散风清热，清热解毒，又能止咳祛痰，常用于风热感冒，发热咳嗽、咽喉肿痛，与蒲公英、千里光等清热解毒利咽消肿之品同用。②辛苦而寒，入肺经，又具宣降肺气，清肺泻热，止咳祛痰之功，治疗肺热咳嗽，常与鱼腥草、杏仁、桔梗等清肺化痰止咳之品同用。此外，尚可治疗口疮、乳鹅、痄腮等症。

用量用法 9~15g，煎服。

使用注意 臭灵丹草苦寒，脾胃虚寒者慎用。

化学成分 主含挥发油、倍半萜及其苷类和黄酮类成分，主要有倍半萜醇、倍半萜酸和倍半萜苷，尚有黄酮类化合物等。

药理作用 臭灵丹草有祛痰作用，能显著减少上呼吸道黏液分泌。体外试验对金黄色葡萄球菌有抑制作用。臭灵丹草水煎浓缩乙醇提取液具有抗肿瘤作用，对急性淋巴细胞白血病、急性粒细胞白血病及急性单核细胞白血病患者的血细胞脱氢酶都有较强的抑制作用。

（于 虹）

gāoshānlàgēncài

高山辣根菜（Pegaeophyti Radix Et Rhizoma） 十字花科植物无茎荠 Pegaeophyton scapiflorum（Hook. f. et Thoms.）Marq. et Shaw 的干燥根和根茎。主产于西藏、青海、四川西部等地。秋季采挖，除去须根及泥沙，晒干。

性味归经 苦、辛，寒。归肺、肝经。

功效主治 清热解毒，清肺止咳，止血，消肿。用于温病发热，肺热咳嗽，咯血，创伤出血，四肢浮肿。

功用阐述 ①味苦、辛，性寒。能辛散外邪，苦泄热邪，寒凉泻火，主归肺、肝二经，既能清解外感温热，又能清泻肺中火热，尚能入血分而凉血止血。用治时行感冒或温病发热、心中烦热，常与余甘子、洪连、翼首草、牛黄等药配伍，以增强清瘟解热之效。治疗肺热咳嗽，常与毛诃子、诃子、天竺黄、洪连等药配伍，以增强清热止咳，利肺化痰之效。②具有清热解毒，止血消肿之功，用治肺热咯血或痰带脓血，与紫草、紫草茸、藏茜草、翼首草等清热凉血止血之品同用，亦可与三七等化瘀止血药同用，治疗创伤肿痛出血。

用量用法 3~6g，煎服；或入丸、散。外用适量，研末敷。

使用注意 脾胃虚弱者慎服。

（于 虹）

yīzhīhuánghuā

一枝黄花（Solidaginis Herba）

菊科植物一枝黄花 Solidago decurrens Lour. 的干燥全草。中国大部分地区均产。秋季花果期采挖，除去泥沙，晒干。

性味归经 辛、苦，凉。归肺、肝经。

功效主治 清热解毒，疏散风热。用于喉痹，乳蛾，咽喉肿痛，疮疖肿毒，风热感冒。

功用阐述 味辛、苦，性凉，主入肺、肝二经，内能清泻脏腑之热毒，外能辛散在表之风热，可解表清里。善治热毒内盛所致之喉痹、乳蛾、疮疖肿毒，可配伍紫花地丁、板蓝根，以增强清热解毒，消痈散结之效；亦可用于外感风热所致之头痛、咽喉肿痛、咳嗽，常与穿心莲、野菊花配伍，以增强解表疏风清热之效。

用量用法 9~15g，煎服。

使用注意 脾胃虚寒，大便溏薄者慎用。

化学成分 主含三萜类、黄酮类等11个化合物，分别为β-乙酰香树脂醇乙酸酯、2,6-二甲氧基苯甲酸苄酯、α-菠菜甾醇、β-谷甾醇、高根二醇、熊果醇、邻甲氧基苯甲酸、反式桂皮酸、水杨酸、山柰酚、槲皮素等。

药理作用 一枝黄花煎剂具有抗菌作用，对金黄色葡萄球菌、伤寒沙门菌有不同程度抑制作用，对红色癣菌及禽类癣菌有极强的杀菌作用；其水煎醇提液有抗白念珠菌作用。能促进白细胞吞噬功能。动物实验证明有显著降低血压，抑制心收缩力，降低心率和心排血量。动物内服其煎剂，可解除喘息症状，具有祛痰作用。此外尚有胃黏膜保护，增强平滑肌运动等作用。

（于 虹）

liǎogēwáng

了哥王 （Wikstroemiae Indicae Radix） 瑞香科植物了哥王 *Wikstroemia indica* G. A. Mey. 的干燥根及根皮。主产于广东、海南、广西等地。全年均可采挖，洗净，晒干，或剥取根皮，晒干。

性味归经 苦、辛，寒；有毒。归肺、肝经。

功效主治 清热解毒，散瘀逐水。用于肺热咳嗽，痄腮，发颐，疮疖痈疽，风湿痹痛，臌胀。

功用阐述 ①味辛、苦，性寒，主入肺经，有较强的清热解毒作用，又能消肿止痛，尤善清泻肺中热毒，常用治肺热壅盛之咽喉肿痛、咳嗽气逆，常与山豆根、板蓝根等清热利咽之品同用。②苦寒泻热，解毒散瘀消肿，常用于热毒壅滞所致之疮疖痈疽、火热毒邪循经上攻之痄腮、发颐，两腮红肿等，与金银花配伍以增强清热解毒消痈作用。③辛散苦泄，有解毒、散瘀之功，可与桂枝、两面针、红花等药同用，能祛风止痛，活血消肿，用于治疗风湿痹证，关节肿痛以及跌打扭伤，瘀血肿痛。④尚有散瘀逐水之功，可与半边莲配伍治疗水毒互结之臌胀水肿。

用量用法 根15~30g，煎服；根皮9~12g，久煎后服用；了哥王外用，鲜根捣烂敷或干根浸酒敷患处。

使用注意 了哥王苦寒有毒，孕妇慎用。

化学成分 主含西瑞香素-7-O-β-D-葡萄糖苷、芦荟大黄素、山柰酚、29-二十九内酯、正十八烷醇、β-谷甾醇、槲皮苷、大黄素甲醚、芫花苷、伞形香青酰胺、双香豆素，此外还含有黄酮类、木脂素类等多种化学成分。

药理作用 了哥王根茎皮水煎液对金黄色葡萄球菌、溶血性链球菌、肺炎链球菌有抑制作用。对早期炎症和增殖期炎症均有抑制和镇痛作用。了哥王具有抗病毒的作用，对流感病毒、乙型肝炎病毒、人类免疫缺陷病毒（HIV）等均有明显的抑制作用；了哥王提取物具有抗流感病毒（甲3型）的作用。

（于 虹）

bājiǎolián

八角莲 （Dysosmatis Rhizoma Et Radix） 小檗科植物八角莲 *Dysosma versipellis* （Hance.） M. Cheng 的干燥根茎和根。主产于广东、江西、浙江等地。秋、冬二季采挖，除去须根，洗净，晒干。

性味归经 苦、辛，凉；有毒。归肺、肝经。

功效主治 清热解毒，化瘀消肿。用于痈肿疮疖，咽喉肿痛，跌打损伤，癥积。

功用阐述 ①苦辛而凉，苦凉以清热解毒，辛散以化瘀消肿，主入肺、肝二经，故能气血兼治，常用于热毒壅盛，气血瘀滞之痈肿疮疖，咽喉肿痛等，配伍黄药子、重楼等清热解毒药，以增强凉血解毒散结，消肿止痛之效。②辛散苦泄，能化瘀消肿止痛，与丹参、川芎等活血化瘀药同用，治疗跌打损伤，瘀血肿痛以及气血瘀结之癥瘕积聚。

用量用法 6~12g，煎服。外用适量，研末调敷或与酒研敷。

使用注意 八角莲有毒，体质虚弱者慎服。

化学成分 主含鬼臼毒素、去氧鬼臼毒素、异苦鬼臼酮、金丝桃苷等。

药理作用 八角莲所含金丝桃苷有明显抗炎作用，所含鬼臼毒素有抗病毒作用。对金黄色葡萄球菌、铜绿假单胞菌、伤寒沙门菌均有抑制作用。八角莲根中提取的结晶性物质，对离体蛙心有兴奋作用，能使其停于收缩状态。对兔耳血管有扩张作用；对蛙后肢血管、家兔小肠及肾血管则有轻度的收缩作用。其对平滑肌的作用是抑制离体兔肠、兴奋兔及豚鼠的离体子宫。此外还有保肝和抗癌作用。

（于　虹）

sānchàkǔ

三叉苦（Euodiae Leptae Folium Et Ramulus）

芸香科植物三叉苦 *Euodia lepta*（*Spreng.*）*Merr.* 的干燥茎叶。主产于广东、广西、福建等地。夏、秋二季采收，晒干。以枝嫩、叶绿者为佳。

性味归经　苦，寒。归肺、心、肝经。

功效主治　清热解毒，消肿止痛。用于感冒发热，瘟疫时毒，乳蛾，喉痹，咽喉肿痛，痈肿疮毒，跌扑肿痛，风湿痹痛，皮肤瘙痒。

功用阐述　①性味苦寒，苦善清泻，寒能疗热，具有清热解毒，消肿止痛之功，入肺经又善清肺热，故用治风热袭肺或感受瘟疫时毒所致之外感发热，头痛头昏，咽喉肿痛等，常与薄荷、金银花、连翘等药物配伍，以增强疏散风热、解毒消肿之功；若与了哥王、板蓝根等清热解毒、利咽消肿等药配伍，亦可用于风热毒邪结聚之乳蛾、喉痹以及热毒疮痈肿毒。②归心、肝二经而入血分，兼能散瘀止痛，故可用于跌打损伤，瘀肿发热疼痛。③尚有清热解毒除湿作用，亦可用于风湿痹阻经络、关节所致之腰腿疼痛、关节痹痛。若与两面针、木香、黄芩等清热燥湿、理气止痛药配伍，常用治湿热所致之胃脘疼痛。

用量用法　9~15g，煎服。外用适量，煎汤洗患处。

使用注意　苦寒伤胃，脾胃虚寒者慎用。

化学成分　主含挥发油，油中主要成分为 α-蒎烯、糠醛等。

药理作用　三叉苦的叶对福氏志贺菌有抑制作用。

（于　虹）

qiānlǐguāng

千里光（Senecionis Scandentis Herba）

菊科植物千里光 *Senecio scandens* Buch. -Ham. 的干燥地上部分。主产于江苏、浙江、广西等地。全年均可采收，除去杂质，阴干。

性味归经　苦，寒。归肺、肝经。

功效主治　清热解毒，明目，利湿。用于痈肿疮毒，感冒发热，目赤肿痛，泄泻痢疾，皮肤湿疹。

功用阐述　①性味苦寒，主入肺、肝经，有较强的清热解毒作用，用于感受时疫热毒所致之发热，咽喉肿痛，可与金银花、蒲公英等药配伍，以增强疏风清热解毒作用；本品亦为治疗热毒壅滞之痈肿疮疖，红肿热痛常用之品。②尚能清肝明目，可治疗风热上攻或肝火上炎之目赤肿痛，常与决明子、谷精草等清肝明目药同用。③味苦性寒沉降，清热而兼能利湿，又有止泻止痢之效，对于大肠湿热，腹痛泄泻，或下痢脓血，里急后重者均可用之，单用或与地榆、白头翁等凉血止痢药同用。④尚能燥湿止痒，配伍苦参等清热燥湿药，亦可用治湿热浸淫皮肤之湿疹瘙痒等。

用量用法　15~30g，煎服。外用适量，煎水熏洗。

使用注意　千里光苦寒，脾胃虚寒者慎服。

化学成分　主含毛茛黄素，菊黄质，β-胡萝卜素。亦含生物碱，挥发油，黄酮苷，对羟基苯乙酸，水杨酸，香荚兰酸，焦黏酸，氢醌以及鞣质等。

药理作用　千里光有较强的广谱抗菌活性，对福氏志贺菌、痢疾志贺菌及奈瑟卡他球菌尤为敏感；其提取物有不同程度的体外抗钩端螺旋体作用；其煎剂对人的阴道滴虫有一定的抑制作用。有一定镇咳作用。大剂量可致实验动物食欲减退，体重减轻，甚或引起部分动物死亡，小剂量可引起肝脏轻度脂肪性变。所含的肝毒性生物碱，可致动物和人肝损害。

（于　虹）

tǔbèimǔ

土贝母（Bolbostemmatis Rhizoma）

葫芦科植物土贝母 *Bolbostemma paniculatum*（Maxim.）Franquet 的干燥块茎。主产于河南、陕西、山西等地。秋季采挖，洗净，掰开，煮至无白心，取出，晒干。

性味归经　苦，微寒。归肺、脾经。

功效主治　解毒，散结，消肿。用于乳痈，瘰疬，痰核。

功用阐述　味苦性微寒，能清解热毒，善消肿散结，《本草从新》云其"治外科痰毒。"常用治疗热毒壅盛所致之痈肿疮毒，尤宜于乳痈肿痛及痰火郁结之瘰疬、痰核，常与柴胡、夏枯草、浙贝母等疏肝清热、化痰散结之品同用。

用量用法　5~10g，煎服。

化学成分　主含三萜皂苷：土贝母糖苷Ⅰ、Ⅱ、Ⅲ、Ⅳ、Ⅴ。还含豆甾三烯醇、麦芽醇、麦芽糖、蔗糖等。

药理作用　土贝母苷甲有抗肿瘤作用，对动物肿瘤亦有一定的抑制作用。土贝母皂苷有抗病毒作用，对单纯疱疹病毒1型有抑制作用；能破坏精子的生物膜系统，故有杀精子作用；此外，土贝母苷甲、乙、丙具有助溶作用和包合作用。

（于 虹）

tǔfúlíng

土茯苓（Smilacis Glabrae Rhizoma）
百合科植物光叶菝葜 *Smilax glabra* Roxb. 的干燥根茎。主产于广东、湖南、湖北等地。夏、秋二季采挖，除去须根，洗净，干燥；或趁鲜切成薄片，干燥，生用。

性味归经 甘、淡，平。归肝、胃经。

功效主治 解毒，除湿，通利关节。用于梅毒及汞中毒所致的肢体拘挛，筋骨疼痛；湿热淋浊，带下，痈肿，瘰疬，疥癣。

功用阐述 ①味甘、淡，性平，长于解毒除湿，通利关节，《本草正义》言其"专治杨梅毒疮，深入百络，关节疼痛"，前人谓其治杨梅毒疮，肢体拘挛，筋骨疼痛之要药，可单用水煎服，也可与金银花、白鲜皮、威灵仙、甘草同用，以增强解毒利湿、通络止痛之效。②甘淡渗利，解毒利湿，善治湿热引起的热淋、带下等证，常与木通、萹蓄、车前子等清热利湿通淋之品同用；治疗湿毒蕴结，浸淫肌肤之湿疹湿疮、疥癣瘙痒，常与赤芍、地肤子、白鲜皮等凉血解毒、祛湿止痒药同用。③长于解毒除湿，配伍野菊花、苦参等清热消痈之品，又可用治湿热毒邪蕴结之痈肿疮毒、瘰疬肿痛等。

用量用法 15~60g，煎服。

使用注意 肝肾阴虚者慎服。

化学成分 主要含落新妇苷、异黄杞苷、胡萝卜苷、3, 5, 4′-三羟基芪、儿茶精 L、琥珀酸、β-谷甾醇等皂苷、鞣质、黄酮、树脂类等，还含有挥发油、多糖、淀粉等。

药理作用 土茯苓所含落新妇苷有明显的利尿及镇痛作用。对金黄色葡萄球菌、溶血性链球菌、大肠埃希菌、铜绿假单胞菌、伤寒沙门菌、福氏志贺菌、白喉棒状杆菌和炭疽芽胞杆菌均有抑制作用。对大鼠肝癌及移植性肿瘤有一定抑制作用。土茯苓可通过影响 T 淋巴细胞释放淋巴因子的炎症过程而选择性地抑制细胞免疫反应。

（于 虹）

dàxuèténg

大血藤（Sargentodoxae Caulis）
木通科植物大血藤 *Sargentodoxa cuneata*（Oliv.）Rehd. et Wils. 的干燥藤茎。主产于江西、湖北、湖南等地。秋、冬二季采收，除去侧枝，截段，干燥。

性味归经 苦，平。归大肠、肝经。

功效主治 清热解毒，活血，祛风止痛。用于肠痈腹痛，热毒疮疡，经闭，痛经，跌扑肿痛，风湿痹痛。

功用阐述 ①苦降开泄，性平偏凉，长于清热解毒，消痈止痛，又主入大肠、肝经，尤善泻大肠热毒，散肠中瘀滞，为治肠痈要药。治疗热毒蕴结瘀滞，气机壅塞之肠痈腹痛，常与桃仁、大黄等药同用，以增强解毒活血、祛瘀止痛之效；用治热毒疮疡，常与连翘、金银花、浙贝母等药同用，以增强清热解毒、消痈散结作用。②功善活血散瘀，有消肿止痛之效，与骨碎补、续断、赤芍等药配伍，常用治跌打损伤，瘀血肿痛；与当归、香附、益母草等药配伍，常用治瘀血阻滞之痛经、经闭。③既能活血化瘀，又能祛风止痛，《简易草药》谓其能"治筋骨疼痛，追风"，故广泛用于风湿痹痛，腰腿疼痛，关节

不利，常与独活、牛膝、防风等药同用，以增强祛风除湿止痛的作用。

用量用法 9~15g，煎服。

使用注意 大血藤活血化瘀，孕妇慎服。

化学成分 主含蒽醌类、糖苷类、环多酚类、三萜皂苷类、黄酮类等成分，如大黄素、毛柳苷、鹅掌楸苷及 β-谷甾醇、二氢愈创木脂酸等。

药理作用 大血藤煎剂对金黄色葡萄球菌及乙型链球菌均有较强的抑制作用，对大肠埃希菌、白色葡萄球菌、奈瑟卡他球菌、甲型链球菌及铜绿假单胞菌，亦有一定的抑制作用。水溶提取物能抑制血小板聚集，增加冠状动脉血流量，抑制血栓形成，提高血浆环腺苷酸（cAMP）水平，提高实验动物耐缺氧能力，扩张冠状动脉，缩小心肌梗死范围。

（于 虹）

dàqīngyè

大青叶（Isatidis Folium）
十字花科植物菘蓝 *Isatis indigotica* Fort. 的干燥叶。主产于江苏、河北、安徽等地。夏、秋二季分 2~3 次采收，除去杂质，切碎，鲜用或晒干生用。

性味归经 苦，寒。归心、胃经。

功效主治 清热解毒，凉血消斑。用于温病高热，神昏，发斑发疹，痄腮，喉痹，丹毒，痈肿等。

功用阐述 ①味苦性寒，主入心、胃二经，又入血分，善清心胃二经实火，又能解血分毒热，长于凉血消斑，《本草正义》言其"为清热解毒之上品，专主温邪热病，实热蕴结"，治疗温热病热毒内盛，气血两燔之高热、神昏、口干舌绛以及热入营血，发斑发

疹,常与水牛角、玄参、栀子等同用,以增强气血两清之效。②长于清热解毒,尤善治风热表证或温病初起所致之发热头痛、口渴、咽痛等,常与葛根、连翘等疏散风热药同用,以表里同治。③能清心胃热毒,又善解瘟疫时毒,有解毒利咽之效,常用于心胃火盛,瘟毒上攻所致之喉痹、痄腮、咽喉肿痛、口舌生疮者,常与大黄、升麻等泻火解毒之品同用。④清热凉血消肿之力较强,为热毒疮痈所常用,尤善治血热毒盛之丹毒,红肿焮痛,常与金银花、蒲公英、紫花地丁等药配伍,以增强清热解毒消肿作用。

用量用法 9~15g,煎服;鲜品30~60g。外用适量。

使用注意 大青叶苦寒,脾胃虚寒者慎用。

化学成分 主含色氨酸、靛玉红 B、葡萄糖芸苔素、新葡萄糖芸苔素、葡萄糖芸苔素-1-磺酸盐及靛蓝。

药理作用 大青叶有广谱抗菌作用,对金黄色葡萄球菌、甲型链球菌、脑膜炎奈瑟菌、肺炎链球菌、奈瑟卡他球菌、伤寒沙门菌、大肠埃希菌、流感嗜血杆菌、白喉棒状杆菌及志贺菌均有一定程度的抑制作用。对乙型脑炎病毒、腮腺炎病毒、流感病毒等亦有抑制作用。大青叶对钩端螺旋体也有杀灭作用。可增强白细胞对细菌的吞噬作用,提高吞噬指数。靛玉红对肿瘤细胞合成大分子有抑制作用,可影响肿瘤细胞的脂质代谢,具有一定的抗肿瘤作用。

(于　虹)

liǎodàqīngyè

蓼大青叶 (Polygoni Tinctorii Folium) 蓼科植物蓼蓝 Polygonum tinctorium Ait. 的干燥叶。主产于河北、山西、内蒙古等地。夏、秋二季枝叶茂盛时采收两次,除去茎枝和杂质,干燥。

性味归经 苦,寒。归心、胃经。

功效主治 清热解毒,凉血消斑。用于温病发热,发斑发疹,肺热咳喘,喉痹,痄腮,丹毒,痈肿。

功用阐述 功用、主治与大青叶基本相同。

用量用法 9~15g,煎服。外用鲜品适量,捣烂敷患处。

化学成分 主含靛苷、黄色素及鞣质、路边靛苷、山大青苷。

药理作用 动物实验表明,蓼蓝煎剂有明显的退热作用,可增强白细胞对细菌的吞噬作用。蓼蓝叶煎剂对心脏有抑制作用,对下肢血管有扩张作用,对子宫平滑肌有兴奋作用。

(于　虹)

shānxiāngyuányè

山香园叶 (Turpiniae Folium) 省沽油科植物山香圆 Turpinia arguta Seem. 的干燥叶。主产于江西。夏、秋二季叶茂盛时采收,除去杂质,晒干。

性味归经 苦,寒。归肺、肝经。

功效主治 清热解毒,利咽消肿,活血止痛。用于乳蛾喉痹,咽喉肿痛,疮疡肿毒,跌扑伤痛。

功用阐述 ①味苦性寒,主入肺经,能清热解毒,利咽消肿止痛,为解毒利咽之良药,常单味药制成片剂,治疗热毒上攻之乳蛾、喉痹,咽喉肿痛。亦可用于热毒疮痈,红肿疼痛。②又能入肝行血,苦泄瘀滞,有活血消肿止痛之功,治疗跌打损伤,瘀血肿痛,可与赤芍、桃仁、乳香、没药等药同用,以增强活血化瘀消肿止痛之力。

用量用法 15~30g,煎服。外用适量。鲜品捣敷。

化学成分 主含 2α-羟基熊果酸、2α,19α-二羟基熊果酸、α-香树脂醇、熊果酸、19α-羟基熊果酸、肉豆蔻酸、胡萝卜苷、2α-过氧基熊果酸等。

药理作用 体外抑菌试验结果表明,山香圆水煎浓缩液对金黄色葡萄球菌有较强的抑菌作用,对乙型溶血性链球菌有一定的抑菌作用。

(于　虹)

shāncígū

山慈菇 (Cremastrae Pseudobulbus; Pleones Pseudobulbus) 兰科植物杜鹃兰 Cremastra appendiculata (D. Don) Makino、独蒜兰 Pleione bulbocodioides (Franch.) Rolfe 或云南独蒜兰 Pleione yunnanensis Rolfe 的干燥假鳞茎。前者习称"毛慈菇",后二者习称"冰球子"。主产于四川、贵州等地。夏、秋二季采挖,除去地上部分及泥沙,分开大小,置沸水锅中蒸煮至透心,干燥。

性味归经 甘、微辛,凉。归肝、脾经。

功效主治 清热解毒,化痰散结。用于痈肿疔毒,瘰疬痰核,蛇虫咬伤,癥瘕痞块。

功用阐述 ①味辛能散,寒能清热,有较强的清热解毒,化痰散结作用。《本草拾遗》言其:"主痈肿疮瘘,瘰疬结核",治疗热毒壅滞之痈疽疔毒,痰热郁结之瘰疬痰核以及蛇虫咬伤,常与红大戟、雄黄、朱砂等解毒疗疮药同用。②有良好的解毒散结消肿作用,亦多用于瘀毒结聚之癥瘕痞块,常与金银花、蒲公英、穿山甲、莪术等清热解毒、活血消癥药同用。

用量用法 3~9g,煎服。外

用适量。

使用注意 正虚体弱者慎用。

化学成分 杜鹃兰根茎含黏液质、葡配甘露聚糖及甘露糖等。还含有菲类、联苄类、少量苷类、木脂素类及黄烷类化合物。

药理作用 山慈菇具有抗肿瘤、抗血管生成、降压、抗菌作用，以及对乙酰胆碱 M_3 受体的阻断作用，对酪氨酸酶的激活作用和增强骨髓造血功能及改善外周微循环的作用。

(于 虹)

mǎchǐxiàn

马齿苋 （Portulacae Herba）

马齿苋科植物马齿苋 *Portulaca oleracea* L. 的干燥地上部分。中国大部地区均产。夏、秋二季采收，除去残根和杂质，洗净，鲜用；或略蒸或烫后晒干。

性味归经 酸，寒。归肝、大肠经。

功效主治 清热解毒，凉血止血，止痢。用于热毒血痢，痈肿疔疮，湿疹，丹毒，蛇虫咬伤，便血，痔血，崩漏下血。

功用阐述 ①性寒质滑，酸能收敛，主入大肠经，具有清泻肠道热毒，凉血止痢之功，为治热毒血痢，里急后重之常用药物，单用水煎服即效；或与粳米煮粥，空腹服食；或与黄芩、黄连等药配伍，以增强清热燥湿、凉血止痢之效。②能清热解毒，凉血消肿，常与金银花、连翘、野菊花等药同用，治疗血热毒盛之痈肿疔疮，丹毒燃热肿痛以及蛇虫咬伤。③味酸而寒，入肝经血分，有清热凉血，收敛止血之效，配伍地榆、槐角、凤尾草等凉血止血药，可用治血热妄行所致之崩漏下血，大肠热盛之便血、痔血。④尚能清利湿热，还可用于湿热蕴结肌肤之湿疹瘙痒。

用量用法 9~15g，煎服。外用适量捣敷患处。

使用注意 脾胃虚寒，肠滑作泄者慎服。

化学成分 主含三萜醇类，黄酮类，氨基酸，有机酸及其盐，还有钙、磷、铁、硒、硝酸钾、硫酸钾等微量元素及其无机盐，以及维生素 B_1、维生素 B_2、维生素 A、β-卜胡萝卜素、蔗糖、葡萄糖、果糖等。尚含有大量的 L-去甲基肾上腺素和多巴胺及少量的多巴。

药理作用 马齿苋乙醇提取物及水煎液对志贺菌有显著的抑制作用，对大肠埃希菌、伤寒沙门菌、金黄色葡萄球菌、奥杜安小孢子癣菌也均有一定抑制作用。鲜汁和沸水提取物可增加动物离体回肠的紧张度，增强肠蠕动，又可剂量依赖性地松弛结肠、十二指肠；口服或腹腔注射其水提物，可使骨骼肌松弛。马齿苋提取液具有较明显的抗氧化、延缓衰老和润肤美容的功效。其注射液对子宫平滑肌有明显的兴奋作用。本品能升高血钾浓度；尚对心肌收缩力呈剂量依赖性双向调节。此外，还有利尿和降低胆固醇等作用。

(于 虹)

mǎbó

马勃 （Lasiosphaera Calvatia）

灰包科真菌脱皮马勃 *Lasiosphaera fenzlii* Reich.、大马勃 *Calvatia gigantea* （Batsch ex Pers.） Lloyd 或紫色马勃 *Calvatia lilacina* （Mont. et Berk.） Lloyd 的干燥子实体。主产于内蒙古、甘肃、吉林等地。夏、秋二季子实体成熟时及时采收，除去泥沙，干燥。

性味归经 辛，平。归肺经。

功效主治 清肺利咽，止血。用于风热郁肺咽痛，音哑，咳嗽；外治鼻衄，创伤出血。

功用阐述 ①味辛，质轻，入肺经。能宣散肺经风热，清解肺经实火，长于解毒利咽，为治咽喉肿痛的常用之品，《本草纲目》云："马勃轻虚，上焦肺经药也。故能清肺热咳嗽，喉痹，衄血，失音诸病。"常与牛蒡子、玄参、板蓝根等药同用，治疗风热郁肺或肺经实火所致之咽喉肿痛，音哑，咳嗽。②有清热凉血，收敛止血之功，可与白茅根、生地等清热凉血止血药同用，治疗火邪迫肺，血热妄行引起的吐血、衄血等症；治疗外伤出血可单用撒敷伤口。

用量用法 2~6g，煎服。外用适量，敷患处。

使用注意 风寒伏肺咳嗽失音者禁服。

化学成分 主含紫颓马勃酸、马勃素、马勃素葡萄糖苷、尿素、麦角甾醇、亮氨酸、酪氨酸、磷酸钠、砷及 α-直链淀粉酶。

药理作用 脱皮马勃有止血作用，对口腔及鼻出血有明显的止血效果。其煎剂对金黄色葡萄球菌、铜绿假单胞菌、变形杆菌及肺炎链球菌均有抑制作用，对少数致病真菌也有抑制作用。紫色马勃发酵液提取的马勃酸具有抗菌活性。

(于 虹)

fèngwěicǎo

凤尾草 （Pteridis Multifidae Herba）

凤尾蕨科植物凤尾草 *Pteris multifida* Poir 的干燥全草。主产于广东、广西、湖南等地。夏、秋二季采挖，除去杂质，洗净，晒干。

性味归经 微苦，凉。归大肠、肝经。

功效主治 清热，利湿，解毒，止血。用于湿热泻痢，黄疸，带下，乳痈，崩漏；外治外伤出血，烧、烫伤。

功用阐述 ①味苦性凉，入大肠、肝经，功善清热，利湿，解毒，尤善清大肠及肝胆之热毒，利下焦之湿热，常配伍马齿苋、黄连等清热燥湿止痢药，用于大肠湿热蕴结之泻痢腹痛；配伍金钱草、茵陈等利胆退黄药，又用治肝胆湿热熏蒸之黄疸、尿赤；配伍车前子、海金沙等利湿通淋药，尚用治湿热下注所致之带下、淋证等。②既能清热解毒，又能凉血止血，治疗血热妄行之崩漏下血，可与墨旱莲同用，以增强凉血止血之效；用于热毒瘀滞之乳痈肿痛，可与蒲公英同用，以增强清热解毒消痈之效。③外用可治疗外伤出血及烧伤、烫伤。

用量用法 9～30g，煎服。外用鲜品适量，捣烂敷患处。

使用注意 虚寒泻痢禁服。

化学成分 凤尾草地上部分含蕨素B、蕨素C、蕨素F、蕨素O、蕨素S；蕨素C-3-O-葡萄糖苷；2β,15α-二羟基-对映-16-贝壳杉烯；2β,16α-二羟基-对映-贝壳杉烷；大叶风尾苷A、大叶风尾苷B；芹菜素-7-O-葡萄糖苷；木犀草素-7-O-葡萄糖苷；异香草酸；阿魏酸等。凤尾草根茎尚含有乙酸乙酯、谷甾醇等。

药理作用 凤尾草煎剂对钩端螺旋体有抑制作用。对金黄色葡萄球菌，大肠埃希菌，志贺菌，结核分枝杆菌均有抑制作用。其全草或根醇浸出液有抗肿瘤作用，腹腔注射对小鼠肉瘤S_{180}有一定的抑制作用。

（于 虹）

tiānmíngjīng

天名精（Carpesii Abrotanoides Herba） 菊科植物天名精 *Carpesium abrotanoides* L. 的干燥全草。

中国大部分地区均产。夏季采收，洗净，晒干。

性味归经 辛，寒。归肺、肝经。

功效主治 清热解毒，祛痰，杀虫，凉血止血。用于乳蛾，喉痹，湿热黄疸，疟疾，虫积，血淋，皮肤痒疹。

功用阐述 ①味辛性寒，主入肺经，功善清热解毒，祛痰，为喉症要药。用于痰热互结所致之乳蛾，喉痹，痰涎壅盛，咽喉肿痛，可与土牛膝、猪牙皂配伍，以消肿散结止痛。②辛寒入肝，尤善清泻肝胆湿热郁滞，与柴胡、黄芩、栀子等药同用，可治疗湿热黄疸，疟疾发热。又归肝入血，能清泻血中之热邪而凉血止血，治疗血热吐血、衄血、血淋及外伤出血，可与白茅根、小蓟等凉血止血药同用。③辛散开结，清热解毒，又能杀虫，故亦常用于虫积腹痛，皮肤痒疹，蛇虫咬伤肿痛等。

用量用法 10～15g，煎服。

使用注意 脾胃虚寒者慎用。

化学成分 主含倍半萜内酯：天名精内酯酮，鹤虱内酯，大叶土木香内酯，依瓦菊素等。

药理作用 天名精50%全草煎剂对金黄色葡萄球菌、福氏志贺菌、伤寒沙门菌、大肠埃希菌有抑制作用。

（于 虹）

tiānkuízǐ

天葵子（Semiaquilegiae Radix） 毛茛科植物天葵 *Semiaquilegia adoxoides*（DC.）Makino 的干燥块根。主产于江苏、湖北、湖南等地。夏初采挖，洗净，干燥，除去须根。

性味归经 甘，苦，寒。归肝、胃经。

功效主治 清热解毒，消肿

散结。用于痈肿疔疮，乳痈，瘰疬，蛇虫咬伤。

功用阐述 味甘、苦而性寒，归肝、胃二经，具有清热解毒，消肿散结之功，为外科常用药，常与野菊花、蒲公英、紫花地丁等药同用，治疗热毒壅盛所致之痈肿疔疮、乳痈肿痛，痰热郁结之瘰疬痰核、肿硬疼痛以及蛇虫咬伤等。

用量用法 9～15g，煎服。

使用注意 脾胃虚寒者慎用。

化学成分 主含生物碱、内酯、酚性成分等。天葵子中可分离出唐松草酚定、对羟基苯乙醇、正丁基-α-D-呋喃果糖苷、正丁基-β-D-吡喃果糖苷、果糖、β-谷甾醇、胡萝卜苷。

药理作用 天葵子对金黄色葡萄球菌有抑制作用。

（于 虹）

mùmiánhuā

木棉花（Gossampini Flos） 木棉科植物木棉 *Gossampinus malabarica*（DC.）Merr. 的干燥花。主产于广东、广西、海南等地。春季花盛开时采收，除去杂质，晒干。

性味归经 甘、淡，凉。归大肠经。

功效主治 清热利湿，解毒。用于泄泻，痢疾，痔疮出血。

功用阐述 味甘淡而性凉，甘淡能利湿，性凉能清热，主归大肠经，尤善清利大肠湿热，治疗湿热毒邪蕴结大肠之泄泻、痢疾，常与金银花、风尾草同用，以增强清热解毒，凉血止痢之效。治疗大肠热瘀湿阻、气血结聚所致之痔疮肿痛出血，常与野菊花、槐花同用，以增强解毒消肿、凉血止血之效。

用量用法 6～9g，煎服。

化学成分 主含蛋白质，碳

水化合物，醚类物质，脂肪酸，多糖，花青素及钙、镁、钾、锌等微量元素等。

药理作用 木棉花乙醇提取物的乙酸乙酯可溶部分腹腔注射对小鼠炎症模型有较强的抗炎作用，对慢性增殖性炎症亦有较强的抑制作用。木棉花提取液对啤酒酵母、假丝酵母、黑曲霉、拟青霉均有较强的抑制生长效果。此外对实验动物的早期癌症有显著的抑制作用。

(于 虹)

mùhúdié

木蝴蝶（Oroxyli Semen） 紫葳科植物木蝴蝶 *Oroxylum indicum*（L.）Vent. 的干燥成熟种子。又名千张纸、玉蝴蝶、云故纸。主产于云南、贵州。秋、冬二季采收成熟果实，暴晒至果实开裂，取出种子，晒干。

性味归经 苦、甘、凉。归肺、肝、胃经。

功效主治 清肺利咽，疏肝和胃。用于肺热咳嗽，喉痹，音哑，肝胃气痛。

功用阐述 ①味苦、甘而性凉，体轻善升，主入肺经，咽喉为肺之门户，故尤善清肺热，有利咽喉，开音哑之效，为治咽喉肿痛之常用药。治疗风热犯肺，喉痹，咽喉肿痛，常与桔梗、牛蒡子、冰片同用，以增强清宣肺热，利咽消肿之功；治疗热邪伤阴，咽喉干痛，声音嘶哑，常与玄参、麦冬、蝉蜕等清热润肺、利咽开音药配伍。木蝴蝶兼有清肺止咳之功，亦可用治肺热咳嗽及小儿百日咳，常与桑白皮、款冬花等清肺化痰止咳药同用。②甘缓苦泄，入肝、胃二经，尚能疏肝和胃止痛。可与木香等行气止痛药同用，治疗肝气郁滞，肝胃气痛，脘腹、胁肋胀痛等。

用量用法 1~3g，煎服。

化学成分 主含木蝴蝶甲素、木蝴蝶乙素，脂肪油，黄芩苷元，特土苷，木蝴蝶苷 A、蝴蝶苷 B、白杨素及苯甲酸等。

药理作用 木蝴蝶对大鼠半乳糖性白内障的预防和治疗作用，对其白内障形成过程中的代谢紊乱有阻止和纠正作用。对离体胃壁黏膜有基因毒性和细胞增殖活性作用。

(于 虹)

máohēzǐ

毛诃子（Terminaliae Belliricae Fructus） 使君子科植物毗黎勒 *Terminalia bellirica*（Gaertn.）Roxb. 的干燥成熟果实。是藏族习用药材。冬季果实成熟时采收，除去杂质，晒干。

性味 甘、涩，平。

功效主治 清热解毒，收敛养血，调和诸药。用于各种热证，泻痢，黄水病，肝胆病，病后虚弱等。

功用阐述 ①味甘、涩而性平，能清热解毒，与余甘子、诃子、栀子等药配伍，可用于感冒发热、热病初起、发热头痛等证。②甘、平，有养血收敛之功，又常用于劳累过度、神疲乏力以及病后虚弱，可与西红花同用以调和气血。③清热解毒，又能调和诸药，为藏药中常用之品，可配伍藏木香等健脾和胃、调气解郁药可用于湿热所致多种疾病，如脾胃湿热，痞满泻痢；肝胆湿热蕴结，内脏脓疡等；与白鲜皮同用可治疗皮肤湿热瘙痒；与宽筋藤同用又可治疗风湿痹痛。

用量用法 3~9g，多入丸散服用。

化学成分 主含有 β-谷甾醇、没食子酸、鞣花酸、没食子酸乙酯、诃子酸及糖类物质；另还从毛诃子中分离得到强心的甾体皂苷成分。

药理作用 毛诃子醇提取物能使狗胆汁分泌增加，且胆汁内总固体含量有明显的增加。

(于 虹)

dōnglíngcǎo

冬凌草（Rabdosiae Rubescentis Herba） 唇形科植物碎米桠 *Rabdosia rubescens*（Hemsl.）Hara 的干燥地上部分。主产于河南。夏、秋二季茎叶茂盛时采割，除去杂质，晒干。

性味归经 苦、甘，微寒。归肺、胃、肝经。

功效主治 清热解毒，活血止痛。用于咽喉肿痛，癥瘕痞块，蛇虫咬伤。

功用阐述 ①味苦、甘，性寒，清热之中长于解毒，有消肿止痛之效，故常用于风热犯肺或热毒壅盛所致之咽喉肿痛。又解蛇虫之毒，亦可用于蛇虫咬伤，红肿疼痛。多以单味药制成制剂应用。②既能清热解毒，又具活血止痛之功，可治疗瘀毒结聚之癥瘕痞块，现多用于肿瘤的辅助治疗。

用量用法 30~60g，煎服。外用适量。

化学成分 主含单萜、倍半萜、二萜、三萜、挥发油、苷类及多糖，冬凌草甲素、冬凌草乙素、冬凌草丙素、冬凌草丁素、冬凌草戊素、冬凌草辛素以及 α-香树脂醇。还含有无机元素铁、锌、硒等。

药理作用 从冬凌草叶的提取物中分离出五种二萜类化合物，为其主要抗癌活性成分，对人体食管癌及肝癌均有明显的细胞毒作用；并能通过抑制 DNA 聚合酶 α 活性而抑制 DNA 的合成，阻止癌细胞增殖扩散。冬凌草鲜叶水提物具有广谱的抗菌活性，对革兰阳性菌和革兰阴性菌均有抑制作用，其醇提物对金黄色葡萄球菌及甲型链球菌、白色葡萄球菌、乙型链球菌、伤寒沙门菌、志贺菌（如福氏志贺菌）、变形杆菌均有较强的抗菌作用。冬凌草对枯草杆菌和铜绿假单胞菌也具有杀灭作用。此外，冬凌草甲素具有显著的抗突变作用，还具有明显的降压作用。

（于 虹）

běidòugēn
北豆根（Menispermi Rhizoma）

防己科植物蝙蝠葛 *Menispermum dauricum* DC. 的干燥根茎。主产于辽宁、吉林、黑龙江等地。春、秋二季采挖，除去须根和泥沙，干燥。

性味归经 苦，寒；有小毒。归肺、胃、大肠经。

功效主治 清热解毒，祛风止痛。用于咽喉肿痛，热毒泻痢，风湿痹痛。

功用阐述 ①味苦性寒，善清肺胃之热毒，利咽消肿，与山豆根功用相近，配伍射干、马兜铃、牛蒡子等药，治疗热毒壅盛之咽喉肿痛，为北方地区所习用。②又入大肠经，能清热解毒，又能治疗热毒泻痢；兼具祛风止痛之功，亦可配伍祛风湿药，用于风湿痹痛。

用量用法 3~9g，煎服。

使用注意 北豆根苦寒，有小毒，脾胃虚寒者不宜使用。

化学成分 主含多种生物碱。包括山豆根碱、山豆根醇灵碱、山豆根二醇灵碱、山豆根异醇灵碱、蝙蝠葛碱、双氢青藤碱、尖防己碱、光千金藤碱、光千金藤定碱等。

药理作用 北豆根总碱、山豆根碱等对金黄色葡萄球菌，白喉杆菌，脑膜炎球菌，甲乙型链球菌，肺炎球菌等上呼吸道细菌有明显抑制作用。对多种动物炎症模型的炎症有抑制作用。有显著的镇咳和一定的祛痰作用。山豆根碱具有抑制心肌收缩、减慢心率、增加冠状动脉血流量等作用，还具有抗心肌缺血和心肌梗死的保护作用，能降低心肌耗氧量，抗心律失常，降血压。北豆根所含多种生物碱有抗肿瘤作用，对白血病细胞有抑制作用，对单核吞噬细胞系统功能有兴奋作用。此外，北豆根碱可明显抑制血栓形成。

（于 虹）

shāndòugēn
山豆根（Sophorae Tonkinensis Radix Et Rhizoma）

豆科植物越南槐 *Sophora tonkinensis* Gapnep. 的干燥根和根茎。又名广豆根。主产于广西。秋季采挖，除去杂质，洗净，干燥。

性味归经 苦，寒；有毒。归肺、胃经。

功效主治 清热解毒，消肿利咽。用于火毒蕴结，乳蛾喉痹，咽喉肿痛，牙龈肿痛，口舌生疮。

功用阐述 ①味苦性寒，清泻力强，入肺、胃经，尤善清肺胃之火，解毒利咽消肿，为治疗咽喉肿痛之要药。《本草图经》记载以本品"寸截含之，以解咽喉肿痛极妙"。故凡热毒蕴结之乳蛾、喉痹、咽喉肿痛均可用之，常与桔梗、栀子、射干等药配伍，以增强清热利咽止痛之效。②苦寒又入胃经，亦善清泻胃火，《本草备要》谓其"泻热解毒，……含之咽汁，止喉痛、齿肿、齿痛。"治疗肺胃郁热或胃火上炎引起的牙龈肿痛、口舌生疮等，常与石膏、黄连、升麻等清胃泻火、消肿止痛药同用。

用量用法 3~6g，煎服。

使用注意 山豆根苦寒有毒，脾胃虚寒者慎用。过量服用易引起呕吐、腹泻、胸闷、心悸等副作用，故用量不宜过大。

化学成分 主含生物碱及黄酮化合物。生物碱有苦参碱、氧化苦参碱、槐果碱、臭豆碱和甲基金雀花碱等；黄酮类化合物包括柔枝槐酮、柔枝槐素、柔枝槐酮色烯、柔枝槐素色烯。其他尚含紫檀素、山槐素、红车轴草根苷等。

药理作用 苦参碱溶液对乙型链球菌、志贺菌、变形杆菌、大肠埃希菌、金黄色葡萄球菌、铜绿假单胞菌有较强的抑菌效果，对结核分枝杆菌、霍乱弧菌、麻风杆菌、皮肤致病真菌及钩端螺旋体均有一定抑制作用。山豆根有抗癌作用，对急性淋巴型白血病和急性粒细胞白血病患者白细胞的脱氢酶都有抑制作用。本品有抗溃疡作用，能抑制胃酸分泌、对实验性溃疡有明显的修复作用。所含臭豆碱、金雀花碱能反射性地兴奋呼吸，氧化苦参碱和槐果碱有较强的平喘作用和轻度镇咳作用。此外，尚有增多白细胞、抗心律失常作用、抗炎作用及保肝作用。

（于 虹）

bànbiānlián
半边莲（Lobeliae Chinensis Herba）

桔梗科植物半边莲 *Lobelia chinensis* Lour. 的干燥全草。各地均有分布，主产于主产于安徽、江苏、浙江。夏季采收，除去泥沙，切段，晒干。鲜用或生用。

性味归经 辛，平。归心、小肠、肺经。

功效主治 清热解毒，利尿消肿。用于痈肿疮毒，蛇虫咬伤，臌胀水肿，湿热黄疸，湿疹湿疮。

功用阐述 ①味辛，性平偏寒，有较好的清热解毒作用，尤善解蛇毒，疗蛇伤，是治疗毒热所致的疮痈肿毒及蛇虫咬伤诸证之常用药。内服外用均可，尤以鲜品捣烂外敷疗效更佳。②有利水消肿之功，故可用治臌胀水肿，小便不利等。③既清热解毒作用，又兼有利水祛湿之功，又可治湿热黄疸；对皮肤湿疮湿疹及手足疥癣均有较好疗效。

用量用法 9~15g，煎服。外用适量。

使用注意 虚证水肿忌用。

化学成分 半边莲全草含生物碱类、黄酮苷、皂苷、氨基酸、葡萄糖和果糖等成分。生物碱中主要含山梗菜碱或半边莲碱、去氢半边莲碱、氧化半边莲碱、异山梗菜酮碱、去甲山梗菜酮碱等。还含有治疗毒蛇咬伤的有效成分，如延胡索酸钠、琥珀酸钠、对羟基苯甲酸钠等。根茎含半边莲果聚糖。

药理作用 半边莲口服有显著而持久的利尿作用，其尿量、氯化物和钠排出量均显著增加；半边莲煎剂，以及从中分离出的琥珀酸钠、延胡索酸钠、对羟基苯甲酸钠有一定的抗蛇毒作用；口服有轻泻作用，体外试验对金黄色葡萄球菌、大肠埃希菌、志贺菌及常见致病真菌均有抑制作用；其水煮醇沉制剂有利胆作用。

（毛晓健）

bànzhīlián

半枝莲（Scutellariae Barbatae Herba） 唇形科植物半枝莲 *Scutellaria barbata* D. Don 的干燥全草。主产于华东、中南、西南等地。夏、秋二季茎叶茂盛时采挖，洗净，晒干。

性味归经 辛、苦，寒。归肺、肝、肾经。

功效主治 清热解毒，化瘀利尿。用于疔疮肿毒，咽喉肿痛，跌扑伤痛，水肿，黄疸，蛇虫咬伤等。

功用阐述 ①有很好的清热解毒，活血消肿之功，广泛用于痈肿疮疡初起，红肿热痛以及跌扑伤痛等证，有很好的消肿止痛效果。内服外用均有效。②能清热解毒，兼利湿消肿，故还可用于水肿、黄疸等证。

用量用法 15~30g，煎服；鲜品 30~60g。

化学成分 半枝莲主要含黄酮类、多糖、甾醇、有机酸、生物碱等。其黄酮类主要含红花素、异红花素、印黄素；多糖主要是半枝莲多糖。

药理作用 体外试验证明，半枝莲可抑制乙型肝炎病毒生长，强度中等。对金黄色葡萄球菌、福氏志贺菌、伤寒沙门菌、铜绿假单胞菌等致病菌有抑制作用；半枝莲多糖有较强的抗突变作用。半枝莲多糖对机体细胞免疫有促进作用。

（毛晓健）

sìjìqīng

四季青（Ilicis Chinensis Folium） 冬青科植物冬青 *Ilex chinensis* Sims 的干燥叶。主产于安徽、贵州。秋、冬季采收，晒干。生用。

性味归经 苦、涩，凉。归肺、大肠、膀胱经。

功效主治 清热解毒，消肿祛瘀。用于肺热咳嗽，咽喉肿痛，痢疾，胁痛，热淋；外治烧烫伤，皮肤溃疡。

功用阐述 ①苦涩性寒，有清热解毒，凉血，敛疮之功。尤长于治疗水火烫伤。主治水火烫伤，下肢溃疡，皮肤湿疹，热毒疮疖初起等。且可内外兼用。

②苦寒，善于清泻肺火而解热毒。用于肺火上壅，肺热咳嗽、咽痛以及风热感冒；泻大肠与膀胱热而用于热毒下侵，小便淋沥涩痛，泄泻痢疾者。

用量用法 15~60g，煎服。外用适量，水煎外擦。

使用注意 脾胃虚寒，肠滑泄泻者慎用。

化学成分 ①三萜类及苷类成分：长梗冬青苷，熊果酸，冬青三萜苷 A，冬青三萜苷 B 甲酯；②酚酸类成分：原儿茶酸，原儿茶醛，咖啡酸，异香草酸等。

药理作用 四季青煎剂、注射液、四季青钠及分离出的原儿茶酸、原儿茶醛等均具有广谱抗菌作用，尤其对金黄色葡萄球菌的抑菌作用最强；对控制烧伤创面感染有一定作用，明显减少创面渗出及水肿，并促进肿胀的消退。本品还能降低冠状动脉阻力，增加冠状动脉血流量；所含原儿茶酸能在轻度改善心脏功能的情况下增强心肌的耐缺氧能力。尚有显著的抗炎及抗肿瘤作用。

（毛晓健）

bùzhāyè

布渣叶（Microctis Folium） 椴树科植物破布叶 *Microcos paniculata* L. 的干燥叶。主要分布于中国广东、广西、云南等地。夏秋季采收，除去枝梗和杂质，阴干或晒干。生用。

性味归经 微酸，凉。归脾、胃经。

功效主治 消食化滞，清热利湿。用于饮食积滞，感冒发热，湿热黄疸。

功用阐述 味微酸，性凉，无毒。有消食化滞，清利湿热之功效，用于感冒发热，中暑，食欲不振，消化不良，可单用泡水当茶饮，或配伍香薷、广藿香等解表化湿解暑之品同用；因入脾胃经且能清利湿热，还用于湿热食滞之脘腹痛，食少泄泻，配山楂、谷芽等；能清利湿热用治湿热黄疸，与田基黄、茵陈等同用。民间常采叶晒干泡水当茶饮，布渣叶也是著名成药"广东凉茶""甘和茶""六和茶""十味溪黄草颗粒""王老吉"和"仙草爽凉茶"等的主要组成药物之一。

用量用法 15~30g，煎服。

化学成分 布渣叶含有黄酮类、生物碱类、三萜类、挥发油等化学成分。其中主要有效部位为黄酮类化合物。

药理作用 布渣叶具有解热、促消化、退黄、抗炎及降血脂等作用：布渣叶水提物有比较好的解热作用；可通过降低胃排空率、促进小肠推进、增加胃液分泌量、降低胃液酸度及提高胃蛋白酶活性达到促消化作用。有显著的抗急性炎症、镇痛作用；布渣叶可通过降低胆汁瘀积模型小鼠总胆红素的含量，并且抑制碱性磷酸酶（ALP）、天冬氨酸转氨酶（AST）、丙氨酸转氨酶（ALT）的活性发挥退黄保肝作用。

（毛晓健）

báitóuwēng

白头翁 （Pulsatillae Radix） 毛莨科植物白头翁 *Pulsatilla chinensis* (Bge.) Regel 的干燥根。中国大部分地区均产。春、秋二季采挖，除去叶及残留的花茎和须根，保留根头白绒毛，晒干。切薄片，生用。

性味归经 苦，寒。归胃、大肠经。

功效主治 清热解毒，凉血止痢。用于热毒痢疾，阴痒带下。

功用阐述 ①气质清轻，苦寒降泄，走血分，能泻湿热，消积滞，清肠垢，凉血热，解热毒，止下痢，尤善于清胃肠湿热及血分热毒，故为治热毒血痢之良药。治热毒壅滞大肠，积滞不清，肉腐成脓，灼血络之下痢脓血，里急后重与秦皮、黄连等同用能凉血解毒，泻热导滞；白头翁长于消积滞，清肠垢，经适当配伍，可用治肠胃冷积，积滞不清的赤痢下血，日久不愈，腹内冷痛，与干姜、赤石脂等药同用。②苦寒，主入阳明，有解毒凉血之功，可与黄柏、苦参等清热燥湿之品同用，以治疗阴痒带下等证。

用量用法 9~15g，煎服。外用适量。

使用注意 苦寒之性，有损脾败胃之弊，虚寒泻痢慎用。

化学成分 主要含皂苷，水解产生三萜皂苷、葡萄糖、鼠李糖等，并含白头翁素、23-羟基白桦酸、胡萝卜素等。

药理作用 白头翁在体外对金黄色葡萄球菌、铜绿假单胞菌、志贺菌、枯草杆菌、伤寒沙门菌以及一些皮肤真菌等，均具有明显的抑制作用。煎剂及所含皂苷有明显的抗阿米巴原虫作用。对阴道滴虫有明显的杀灭作用；对流感病毒也有轻度抑制作用。另外，尚具有一定的镇静、镇痛及抗惊厥作用，白头翁地上部分具有强心作用。

（毛晓健）

báihuāshéshécǎo

白花蛇舌草 （Hedyotidis Diffusae Herba） 茜草科植物白花蛇舌草 *Hedyotis diffusa* Willd. 的全草。主产于云南、广东、广西、福建。夏、秋二季采收，洗净。或晒干，切段，生用。

性味归经 苦、甘、寒。归心、肝、脾经。

功效主治 清热解毒，散结消肿，利湿通淋。主治热毒所致癌肿；湿热淋证等。

功用阐述 ①苦寒，有较强的清热解毒作用，用治热毒所致痈肿疮毒红、肿、热、痛以及咽喉肿痛，毒蛇咬伤诸证，内服外用均可。如单用鲜品捣烂外敷，治疗痈肿疮毒，也可与金银花、连翘、野菊花等药同用；治肠痈腹痛，常与红藤、败酱草、牡丹皮等药同用；治咽喉肿痛，多与黄芩、玄参、板蓝根等药同用；用治毒蛇咬伤，可单用鲜品捣烂绞汁内服或水煎服，渣敷伤口，疗效较好，亦可与半枝莲、紫花地丁、重楼等药配伍应用。②本品有清热解毒消肿之功，已广泛用于各种癌肿而有体热内盛者的治疗。③甘寒，有清热利湿通淋之效，又可用治热淋涩痛。此外，白花蛇舌草既能清热又兼利湿，尚可用于湿热黄疸。

用量用法 煎服，6~30g。外用鲜品适量，捣烂外敷。

使用注意 阴疽及脾胃虚寒者忌用。

化学成分 白花蛇舌草主要含环烯醚萜苷类成分：车叶草苷酸，去乙酸基车叶草苷酸，都桷子苷酸，鸡矢藤次苷，鸡矢藤次苷甲酯；三萜类成分：熊果酸，齐墩果酸；还含 β-谷甾醇、β-谷甾醇-D-葡萄糖苷、对香豆酸等。

药理作用 白花蛇舌草在体外对金黄色葡萄球菌和志贺菌有微弱抑制作用；在体内能刺激单核吞噬细胞系统增生，促进抗体形成，使网状细胞、白细胞的吞噬能力增强，从而达到抗菌、抗炎的目的；白花蛇舌草对兔实验性阑尾炎的治疗效果显著，可使体温下降及白细胞减少，炎症吸收；其粗制剂体外实验，在高浓度下对艾氏腹水癌、吉田肉瘤和多种白血病癌细胞均有抑制作用，但实验性治疗无明显抗癌作用；给小鼠腹腔注射白花蛇舌草液可以出现镇痛、镇静及催眠作用；尚有抑制生精能力和保肝利胆的作用。

（毛晓健）

báiliǎn
白蔹（Ampelopsis Radix）

葡萄科植物白蔹 *Ampelopsis japonica* (Thunb.) Makino 的干燥块根。产于华北、华东及中南个省区。春、秋二季采挖，除去泥沙及细根，洗净，切成纵瓣或斜片，晒干。

性味归经 苦，微寒。归心、胃经。

功效主治 清热解毒，消痈散结，敛疮生肌。用于痈疽发背，疔疮，瘰疬，烧烫伤。

功用阐述 ①苦寒清泻，辛散消肿，故有清热解毒、消痈散结、敛疮生肌、消肿止痛之效。内服、外用皆可。单用或与金银花、连翘、蒲公英等同用治热毒痈疮初起，红肿硬痛者，可促疮肿消散；与天南星、皂角等制作膏药外贴治疮痈脓成不溃者，可促使其溃破排脓；与白及等共研细末，干撒疮口，治疮疡溃后不敛，可以生肌敛疮。若用治痰火郁结，痰核瘰疬，常与玄参、赤芍、大黄等研末醋调，外敷患处。②苦寒，既能清解火热毒邪，又具敛疮生肌止痛之功，故常用治水火烫伤，可单用研末或与地榆等份为末外用。若与白及、大黄、冰片配伍，可用于手足皲裂。

用量用法 5~10g，煎服。外用适量，煎汤外洗或研成极细粉末敷于患处。

使用注意 脾胃虚寒者不宜服。不宜与川乌、制川乌、草乌、制草乌、附子同用。

化学成分 含有黏液质和淀粉，酒石酸，龙脑酸，延胡索酸，24-乙基甾醇及其糖苷，脂肪酸和酚性化合物。

药理作用 有很强的抑菌作用，并有很强的抗真菌效果。所含多种多酚化合物具有较强的抗肝毒素作用及很强的抗脂质过氧化活性。

（毛晓健）

dìjǐncǎo
地锦草（Euphorbiae Humifusae Herba）

大戟科植物地锦 *Euphorbia humifusa* Willd. 或斑地锦 *Euphorbia maculata* L. 的干燥全草。中国大部分地区均产。夏、秋二季采收，除去杂质，洗净、晒干。切段生用。

性味归经 辛，平。归肝、大肠经。

功效主治 清热解毒，凉血止血，利湿退黄。用于痢疾，泄泻，咯血，尿血，便血，崩漏，疮疖痈肿，湿热黄疸。

功用阐述 ①有清热解毒止痢，凉血止血之功效，故常用于湿热、热毒所致的泻痢不止、血痢、便血。可单用或与马齿苋、地榆等清热解毒凉血之品同用以增强疗效。②既能凉血止血，又能活血散瘀，具有止血而不留瘀的特点，可用于多种内外出血证。如妇女崩漏、尿血、血淋等，可与小蓟、侧柏叶等凉血止血药同用；若治外伤肿痛出血，可取鲜品捣烂，外敷患处。③既能清热解毒，又具凉血消肿之功，故可用于热毒所致之疮疡痈肿、毒蛇咬伤等证，常取鲜品捣烂外敷患处。④能清热解毒，又能利湿退黄。治疗湿热黄疸，小便不利，可单用煎服或与茵陈、栀子、黄柏等利湿退黄之品同用。

用量用法 9~20g，煎服。外用适量。

化学成分 主要含黄酮类，如槲皮素及其单糖苷、异槲皮苷、黄芪苷等；香豆素类，如东莨菪素、伞形花内酯、泽兰内酯；有机酸类，如没食子酸及棕榈酸等。尚含有肌醇及鞣质等。

药理作用 地锦草鲜汁、水煎剂以及水煎浓缩乙醇提取物等体外实验均有抗病原微生物作用，对金黄色葡萄球菌、溶血性链球菌、白喉棒状杆菌、大肠埃希菌、伤寒沙门菌、志贺菌、铜绿假单胞菌、肠炎杆菌等多种致病性球菌及杆菌有明显抑菌作用；同时具有中和毒素作用。本品尚有止血作用及抗炎、止泻作用；其制剂若与镇静剂、止痛剂或抗组胺剂合用时，可产生解痉、镇静或催眠作用。还有止血作用。

（毛晓健）

dāngyào
当药（Swertiae Herba）

龙胆科植物瘤毛獐牙菜 *Swertia pseudochinensis* Hara 的干燥全草。主产于东北、华北。夏、秋二季采收，除去杂质，洗净、晒干。切段生用。以花多，味苦者为佳。

性味归经 苦，寒。归肝、胃、大肠经。

功效主治 清湿热，健胃。用于湿热黄疸，胁痛，痢疾腹痛，食欲不振。

功用阐述 ①味苦性寒，善于清利肝胆、胃肠湿热。用治湿热阻滞于肝胆之湿热黄疸，胁痛，与茵陈、黄芩等清湿热、退黄疸之品同用；胃肠湿热之痢疾腹痛，与黄连、木香等同用。②味苦，可作为苦味健胃药。小剂量服用，能反射性地刺激胃液分泌，促进消化，增加食欲，可用于食欲不振，消化不良等症。

用量用法 6~12g，煎服，儿童酌减。

化学成分 当药主要含环烯醚萜类化合物：獐芽菜苦苷，龙胆苦苷，当药苷；三萜及其苷类：有少量的齐墩果酸；黄酮及其苷类：当药黄素、当药醇苷、芒果苷、异牡荆素和异荭草素。

药理作用 獐芽菜苦苷即当药苦苷，有解痉、止痛作用；齐墩果酸具有护肝、抗高血脂、抗动脉粥样硬化及抗肿瘤等生物活性；黄酮类化合物，对鼠伤寒杆菌具有中度抑制作用，当药醇苷具有抑制结核菌的作用，芒果苷、异牡荆素和异荭草素等均具有保肝作用。

（毛晓健）

zhūshāgēn

朱砂根（Ardisiae Crenatae Radix） 紫金牛科植物朱砂根 *Ardisia crenata* Sims 的干燥根。主产于福建、湖南、广西等地。秋、冬二季采挖，洗净、晒干。

性味归经 微苦、辛，平。归肺、肝经。

功效主治 解毒消肿，活血止痛，祛风除湿。用于咽喉肿痛，风湿痹痛，跌打损伤。

功用阐述 ①主入肺经，苦泄辛散，可清泻肺热，消肿止痛，常用治咽喉肿痛，白喉，牙龈肿痛及肺热咳嗽等，常与甘草、射干等清热解毒之品同用。②又入肝经，味辛能散，又能活血祛风，消肿止痛。还可用治风湿痹痛，跌打损伤，单用浸酒或与木通、桑寄生、红藤等活血止痛，祛风除湿之品同用，可祛瘀生新，宽筋续骨，消肿止痛。

用量用法 3~9g，煎服。

使用注意 朱砂根苦寒，用量过大会出现恶心、厌食等副作用。因能兴奋子宫，抗生育，孕妇慎用。

化学成分 朱砂根含三萜皂苷类：朱砂根苷、朱砂根新苷等；岩白菜素及其衍生物；三萜皂苷，以及无羁萜，β-谷甾醇，紫金牛醌，胡萝卜苷等成分。

药理作用 朱砂根 60% 乙醇提物有较好的抗生育作用，所含的三萜皂苷有抗早孕作用。朱砂根三萜总皂苷对成年小鼠、豚鼠、家兔离体子宫均有兴奋作用，该作用与兴奋 H_1 受体影响前列腺素酶合成有关。止咳平喘作用，岩白菜素为止咳平喘有效成分。对甲型、乙型溶血性链球菌有显著的抑制作用。对蚊、螨等有抑制作用。

（毛晓健）

gàngbǎnguī

杠板归（Polygoni Perfoliati Herba） 蓼科植物杠板归 *Polygonum perfoliatum* L. 的干燥地上部分。主产于河北、江苏、浙江。夏季开花时采割，晒干。

性味归经 酸，微寒。归肺、膀胱经。

功效主治 清热解毒，利水消肿，止咳。用于咽喉肿痛，肺热咳嗽，小儿顿咳，疖肿水肿尿少，湿热泻痢，湿疹，蛇虫咬伤。

功用阐述 性微寒，归肺经，有较好的清泻肺热解毒之功，可用治肺热壅盛之咳嗽、小儿顿咳、咽喉肿痛。清热解毒兼有活血消肿之效，用治痈肿疮毒、蛇虫咬伤。还具有利水消肿之功，水肿尿少；用其清利湿热的作用，还可用治湿热泻痢，湿疹等。

用量用法 15~30g，煎服。外用适量，煎汤熏洗或取鲜品捣敷患处。

化学成分 全草含黄酮类成分：山奈酚，槲皮素；还含蒽醌类的大黄素、大黄素甲醚、芦荟大黄素；有机酸类成分咖啡酸等。

药理作用 有显著的抗菌、抗病毒作用，以及止血、止咳祛痰作用。

（毛晓健）

liánqiáo

连翘（Forsythiae Fructus） 木犀科植物连翘 *Forsythia suspensa* (Thunb.) Vahl 的干燥果实。主产于山西、河南、陕西、湖北、山东。秋季果实初熟尚带绿色时采收，除去杂质，蒸熟，晒干，习称青翘；果实熟透时采收，晒干，除去杂质，习称老翘或黄翘。青翘采得后即蒸熟晒干，筛取籽实作连翘心，生用。

性味归经 苦、微寒。归肺、心、小肠经。

功效主治 清热解毒，消肿散结，疏散风热。用于痈疽，瘰疬，乳痈，丹毒，风热感冒，温病初起，温热入营，高热烦渴，神昏发斑，热淋涩痛。

功用阐述 ①味苦性寒，主入心经，清热解毒，消肿散结为见长。能清心热，泻心火，拔毒外出，散一切血结气聚，调达气血，消散痈肿结聚，故有"疮家圣药"之称。与金银花、蒲公英、野菊花等解毒消肿之品同用，治痈肿疮毒，以消散痈肿。与穿山甲、皂角刺等活血透脓之品配伍，治疮痈红肿未溃，以促其破溃；若疮疡脓出、红肿溃烂，常与牡丹皮、天花粉同用。②轻扬，味苦性寒，具轻扬宣散，透营达表之力，与金银花功效相似，但连翘侧重清里而消壅滞，金银花长于解表热、凉血消痈二者相须为用，效力尤佳。常用于外感风热所致发热恶风，咳嗽痰稠；温病初起，发热微恶风，发斑发疹；或热入心包，烦热神昏，斑疹紫暗。③用其解毒散结，治痰火郁结，瘰疬痰核，常与夏枯草、浙贝母、玄参、牡蛎等同用，共奏清肝散结，化痰消肿之效。④苦寒通降，兼有清心利尿之功，多与车前子、白茅根、竹叶、木通等药配伍，治疗湿热壅滞所致之小便不利或淋沥涩痛。

用量用法 6~15g，煎服。

使用注意 脾胃虚寒及气虚脓清者不宜用。入药以青翘为佳，清心热，去心火用连翘心。

化学成分 ①木脂素类成分：连翘苷、连翘苷元、右旋松酯酚、右旋松酯醇葡萄糖苷、连翘脂苷 A、连翘醇苷 A、连翘醇苷 C、连翘醇苷 D、连翘醇苷 E；②黄酮类成分：芸香苷；③三萜类成分：齐墩果酸、白桦脂酸、熊果酸。

药理作用 有广谱抗菌作用，抗菌主要成分为连翘酚及挥发油，对金黄色葡萄球菌、志贺菌有很强的抑制作用，对其他致病菌、流感病毒以及钩端螺旋体也均有一定的抑制作用；还有抗炎、解热、抗氧化作用。所含齐墩果酸有强心、利尿、保肝及降血压等作用。

(毛晓健)

wěilíngcài

委陵菜 （Potentillae Chinensis Herba） 蔷薇科植物委陵菜 Potentilla chinensis Ser. 的干燥全草。中国大部地区均产。春季未抽茎时采挖，除去泥沙，晒干。切段，生用。

性味归经 苦，寒。归肝、大肠经。

功效主治 清热解毒，凉血止痢。用于赤痢腹痛，久痢不止，痔疮出血，痈肿疮毒。

功用阐述 ①味苦性寒，入大肠经，长于清泻大肠热毒，治疗热毒泻痢或湿热泻痢，下痢脓血，发热腹痛，里急后重，久痢不止等，可单用研末冲服，亦与黄柏、白头翁、马齿苋同用。

②寒凉，入肝经血分，能清血分热邪而凉血止血。可用于血热妄行所致的痔疮出血、崩漏、月经过多、尿血、便血等多种出血证。单用研末，或用鲜品捣烂外敷患处均可。此外，还可用于痈肿疮毒，风湿痹证等。

用量用法 9~15g，煎服。外用适量。

化学成分 ①黄酮类成分：芹菜素，槲皮素等；②萜类成分：白桦酸，熊果酸，齐墩果酸，蔷薇酸，委陵菜酸，积雪草酸等。

药理作用 具有抗病原微生物作用，所含没食子酸、槲皮素是其抗菌的主要活性成分，对志贺菌、金黄色葡萄球菌、铜绿假单胞菌、枯草杆菌均有一定的抑制作用；对阿米巴滋养体以及阴道滴虫也有一定的杀灭作用。还有保肝，降血糖等作用。

(毛晓健)

bǎnlángēn

板蓝根 （Isatidis Radix） 十字花科植物菘蓝 Isatis indigotica Fort. 的干燥根。习称北板蓝根。主产于江苏、河北。秋季采挖，除去泥沙，晒干。切厚片，生用。

性味归经 苦，寒。归心、胃经。

功效主治 清热解毒，凉血利咽。用于温疫时毒，发热咽痛，温毒发斑，痄腮，烂喉丹痧，大头瘟疫，丹毒，痈肿。

功用阐述 ①性味苦寒，入心、胃经，苦能泄降，寒能清热，善于清解湿热火毒，以解毒利咽散结见长。外感发热，温病初起，咽喉肿痛。用治外感风热或温病初起，发热头痛咽痛，可单味使用，或与金银花、荆芥等疏散风热药同用；若风热上攻，咽喉肿痛，常与玄参、马勃、牛蒡子等同用。②苦寒，有清热解毒，凉

血消肿之功，主治多种瘟疫热毒之证如温毒发斑，痄腮，烂喉丹痧，大头瘟疫，丹毒，痈肿。用治时行温病，温毒发斑，舌绛紫暗者，常与生地、紫草、黄芩清热解毒凉血之品同用；若用治丹毒、痄腮、大头瘟疫，头面红肿，咽喉不利者，常配伍玄参、连翘、牛蒡子等清热解毒消肿之品同用。

用量用法 9~15g，煎服。

使用注意 体虚而无实火热毒者忌服，脾胃虚寒者慎用。

化学成分 主要含生物碱类成分：告依春，表告依春等；氨基酸类，有机酸类，以及靛蓝、靛玉红、β-谷甾醇、棕榈酸、尿苷、次黄嘌呤、尿嘧啶、青黛酮和胡萝卜苷等。

药理作用 抗病原微生物：对多种革兰阳性菌、革兰阴性菌及流感病毒、虫媒病毒、腮腺病毒均有抑制作用。有抗内毒素作用，还可增强免疫功能；有明显的解热效果。本品所含靛玉红有显著的抗白血病作用；板蓝根多糖有抗氧化作用。

(毛晓健)

nánbǎnlángēn

南板蓝根 （Baphicacanthis Cusiae Rhizoma Et Radix） 爵床科植物马蓝 Baphicacanthus cusia (Nees) Bremek. 的干燥根茎及根。主产于华南、西南等地。夏、秋二季采挖，除去泥沙，晒干。切片，生用。

性味归经 苦，寒。归心、胃经。

功效主治 清热解毒，凉血消斑。用于温疫时毒，发热咽痛，温毒发斑，丹毒。

功用阐述 ①苦寒，入心、胃经，善于清解实热火毒，有类似于大青叶的清热解毒，凉血消斑之功。用治温疫时毒，发热头

痛咽痛，可单味使用，或与薄荷、金银花等清热解毒、疏散风热药同用。②苦寒，有清热解毒、凉血消肿之功，主治多种瘟疫热毒之证。用治时行温病，温毒发斑，舌绛紫暗者，常与生地、紫草、黄芩凉血解毒之品同用；若用治丹毒、痄腮等，常配伍玄参、重楼等解毒降火散结之品。

用量用法　9~15g，煎服。

使用注意　体虚而无实火热毒者忌服，脾胃虚寒者慎用。

化学成分　含大黄酚、靛玉红、靛苷、靛蓝、β-谷甾醇、白桦脂醇、羽扇豆醇、羽扇豆酮等。

药理作用　南板蓝根具有抗菌、抗肿瘤、抗病毒、抗炎等方面药理活性。南板蓝根具有很强的抗菌作用。马蓝根对金黄色葡萄球菌和肺炎杆菌有良好的抑制作用。南板蓝根抑菌活性明显优于北板蓝根（见板蓝根）。靛玉红对人类多种肿瘤细胞存在抑制作用。南板蓝根具有良好的抗病毒作用，抗流感病毒、拮抗单纯疱疹病毒1型（HSV-1）、抗炎、促进免疫等。南板蓝根注射液对四氯化碳所致大鼠慢性肝损伤有显著的保肝降酶作用。南板蓝根中的色胺酮对羊毛状小孢子菌、断发癣菌、石膏样小孢子菌、紫色癣菌、石膏样癣菌、红色癣菌等皮肤病真菌有较强的抑菌作用。

（毛晓健）

qīngmázǐ

苘麻子（Abutili Semen）　锦葵科植物苘麻 Abutilon theophrasti Medic. 的干燥成熟种子。中国除青藏高原不产外，其他各地均产，东北各地也有栽培。秋季采收成熟果实，晒干，打下种子，除去杂质。

性味归经　苦，平。归大肠、小肠、膀胱经。

功效主治　清热解毒，利湿，退翳。用于赤白痢疾，淋证涩痛，痈肿疮毒。目生翳膜。

功用阐述　味苦性平，能清热解毒，消散痈肿，故用于痈肿疮毒；并入大肠、小肠经，能清利湿热，可用于赤白痢疾，淋证涩痛，与其他利湿通淋、凉血解毒之品同用；还能益肾强阴而略有明目退翳之效，与枸杞子、车前子等养肝明目之品同用，可治目生翳膜。

用量用法　3~9g，煎服。

化学成分　含脂肪油，油中主成分为亚油酸、油酸、亚麻酸、棕榈酸、硬脂酸、花生酸。还有蛋白质、胆甾醇等。

药理作用　苘麻子水提物有明显利尿作用，其脂溶性成分有抗利尿作用；正己烷提取物有抗利尿作用；水、醇提取物有抑菌作用。

（毛晓健）

kǔmù

苦木（Picrasmae Ramulus Et Folium）　苦木科植物苦木 Picrasma quassioides（D. Don）Benn. 的干燥枝和叶。中国大部分地区均产。夏、秋两季采收，干燥。枝切片，叶切丝。生用。

性味归经　苦，寒；有小毒。归肺、大肠经。

功效主治　清热解毒，祛湿。用于风热感冒，咽喉肿痛，湿热泻痢，湿疹，疮疖，蛇虫咬伤。

功用阐述　①味苦性寒，有较强的清热解毒之功，既善清肺经之邪以清泻透热，又能泻肺胃之热以清热解毒，用于风热感冒，咽喉肿痛，可单用或配金银花、连翘等清热解毒之品同用。②苦能燥湿，寒能清热，还有较好的清热燥湿之功，入肺胃经，清胃肠湿热及祛肌肤湿热可用于湿热泻痢，湿疹。③以其较强的清热解毒作用，能抗蛇毒，消肿痛，而用于蛇虫咬伤。

用量用法　枝3~4.5g，叶1~3g；煎服。外用适量。

使用注意　苦木有小毒，内服不宜过量。

化学成分　铁屎米酮类生物碱、咔巴啉类生物碱、苦木苦味素、甘遂型三萜、酚苷、酚酸、苯丙素、二氢黄酮苷类化合物。

药理作用　苦木总碱对乙型溶血性链球菌、金黄色葡萄球菌、宋内志贺菌等有抑制作用。苦木素体外能抗肺结核；对苦木增加血流的机制的研究发现，苦木中的生物碱对环腺苷酸（cAMP）磷酸二酯酶有抑制作用。从苦木中分离到的苦树素苷-B 在体外对淋巴细胞性白血病 P_{388} 细胞株的生长有抑制作用，但其作用强度弱于氟尿嘧啶。苦木总碱可降低家兔四氯化碳中毒性肝炎血清中丙氨酸转氨酶。咔巴啉类生物碱具有抗烟草花叶病毒活性，铁屎米酮类生物碱具有杀灭人类鼻咽癌细胞活性的作用。

（毛晓健）

kǔdìdīng

苦地丁（Corydalis Bungeanae Herba）　罂粟科植物紫堇 Corydalis bungeana Turcz. 的干燥全草。又称地丁，地丁草。夏季花果期采收，除去杂质，晒干。

性味归经　苦，寒。归心、肝、大肠经。

功效主治　清热解毒，散结消肿。用于时疫感冒，咽喉肿痛，疔疮肿痛，痈疽发背，痄腮丹毒。

功用阐述　苦地丁味苦性寒，有较强的清热解毒，散结消肿之功，对热毒内盛所致时疫感冒，咽喉肿痛，疔疮肿痛，痈疽发背，痄腮丹毒等，均可用之。

用量用法　9~15g，煎服。外用适量，煎汤洗患处。

化学成分　全草成分预试含香豆精或内酯，甾体化合物，酚性物质，中性树脂，生物碱等多种化学成分。其中，主要有效成分为生物碱，经分离并鉴定出16种生物碱，分别为：紫堇灵、二氢血根碱、N-反式-阿魏酰基酪胺、普托品、紫堇萨明、去氢碎叶紫堇碱、黄连碱、氧化血根碱、去甲血根碱、6-丙酮基二氢血根碱等。

药理作用　苦地丁有抗病毒抑菌作用，其水提物对单纯疱疹病毒有抑制作用；体外抑菌试验表明苦地丁对甲型链球菌、肺炎链球菌、志贺菌、大肠埃希菌、铜绿假单胞菌、葡萄球菌等均有抑制作用；苦地丁生物碱有镇静催眠和抗惊厥作用。苦地丁对小鼠免疫功能有明显的抑制作用。

（毛晓健）

hǔ'ěrcǎo

虎耳草（Saxifragae Herba）虎耳草科植物虎耳草 Saxifraga stolonifera Curt. 的干燥全草。中国大部分地区均产。夏、秋两季采收，除去杂质，洗净，干燥。切段。

性味归经　苦、辛，寒。归肺、胃、肝经。

功效主治　清热泻火，解毒消肿。用于肺热咳嗽，肺痈吐血，聤耳流脓，痈肿丹毒，痔疮肿痛，风疹瘙痒，外伤出血。

功用阐述　①苦泄辛散，药性寒凉，入肺经能疏散风热，治疗风热咳嗽，可与蒲公英、菊花等同用；入肺与大肠经，且能清热解毒，凉血消痈，用于聤耳流脓，痔疮肿痛，《本草纲目》记载：虎耳草"治聤耳，捣汁滴之，痔疮肿痛者，阴干烧烟桶中熏

之"。现代临床亦用鲜虎耳草汁滴耳治疗聤耳流脓有较好的疗效。②性寒入血分而凉血止血，还可用于外伤出血，拔牙时止血等，内服外用均可。

用量用法　9~15g，煎服。外用：捣汁滴耳，或煎水熏洗。

使用注意　孕妇慎用。

化学成分　①黄酮类成分：槲皮素，槲皮素-3-鼠李糖苷等；②内酯类成分：岩白菜素；③有机酸类成分：没食子酸，原儿茶酸，琥珀酸和甲基延胡索酸。

药理作用　虎耳草有抗病原微生物、抗肿瘤、保肝等作用。

（毛晓健）

bàijiàngcǎo

败酱草（Patriniae Herba）败酱科植物黄花败酱 Patrinia scabiosaefolia Fisch. ex Link.、白花败酱 P. villosa Juss. 的干燥全草。中国大部分地区均产。夏季开花前采挖，晒到半干，扎成束，再阴干。切段，生用。

性味归经　辛、苦，微寒。归胃、大肠、肝经。

功效主治　清热解毒，祛瘀排脓，利湿。用于肠痈肺痈，痈肿疮毒，湿热泻痢，黄疸尿赤，目赤肿痛，产后瘀阻腹痛。

功用阐述　①辛散苦泄，药性寒凉，清热解毒力强，肠痈、肺痈、皮肤疮痈肿痛均可用之。因其归大肠经，既可清热解毒，又可消痈排脓，且能活血止痛，故为治疗肠痈腹痛的首选药物。用治肠痈初起，腹痛便秘、未化脓者，常与金银花、蒲公英、牡丹皮、桃仁等清热解毒，活血行气之品同用；若治肠痈脓已成者，常与薏苡仁、冬瓜仁等排脓消痈药同用；亦可用治肺痈咳吐脓血，常与鱼腥草、芦根、桔梗等清肺祛痰排脓的药同用。若治痈肿疮

毒，无论已溃未溃皆可用之，常与金银花、连翘等解毒消痈的药同用，并可以鲜品捣烂外敷，均效。②辛散行滞，又入肝经血分，有活血行瘀，通经止痛之功。用于治疗产后瘀阻，腹中刺痛，可单用煎服，或与五灵脂、香附、当归等药配伍。

用量用法　6~15g，煎服。外用适量。

使用注意　脾胃虚弱，食少泄泻者忌服。

化学成分　黄花败酱根和根茎含齐墩果酸，常春藤皂苷元，黄花龙芽苷，胡萝卜苷及多种皂苷；含挥发油，其中以败酱烯和异败酱烯含量最高；亦含生物碱、鞣质等。白花败酱含有挥发油，干燥果枝含黑芥子苷等；根和根茎中含莫罗忍冬苷、番木鳖苷、白花败酱苷等。

药理作用　黄花败酱对金黄色葡萄球菌、志贺菌、伤寒沙门菌、铜绿假单胞菌、大肠埃希菌有抑制作用；并有抗肝炎病毒作用，能促进肝细胞再生，防止肝细胞变性，改善肝功能。尚有抗肿瘤作用。其乙醇浸膏或挥发油均有明显镇静作用。

（毛晓健）

qǔmàicài

苣荬菜（Sonchi Arvensis Herba）菊科植物苣荬菜 Sonchus arvensis L. 的干燥全草。中国大部分地区有分布。春季开花前连根拔起，洗净，晒干。

性味归经　苦，寒。归肺、大肠、肝经。

功效主治　清热解毒，利湿排脓，凉血止血。用于咽喉肿痛，疮疖肿毒，痔疮，湿热泻痢，肺痈，肠痈。吐血，衄血，咯血，尿血，便血，崩漏。

功用阐述　味苦性寒，善于

清热解毒，又能排脓消痈，用于咽喉肿痛、疮疖肿毒、肺痈、肠痈；清解大肠热毒和湿热，并能凉血，可用于痔疮肿痛、湿热泻痢；入肝经血分而凉血止血，用于血热之吐血、衄血、咯血、尿血、便血、崩漏等。

用量用法 9~15g，煎服。

化学成分 全草含胆碱、酒石酸；并含槲皮素、槲皮素-7-β-D-葡萄糖苷、异鼠李素、异鼠李素-7-β-D-葡萄糖苷、3-甲氧基木犀草素、木犀草苷、异木犀草苷、蒙花苷、金丝桃苷、芹菜素、山柰酚、糖基甘油酯等。乳汁中含蒲公英甾醇、莴苣苦素、l-肌醇及甘露醇等。

药理作用 抗肿瘤作用。应用亚甲蓝脱色的方法在试管内测定白血病患者血细胞脱氢酶的活性，苣荬菜水煎浓缩乙醇提取液对急性淋巴细胞白血病、急性及慢性粒细胞白血病患者血细胞脱氢酶都有明显抑制作用。但对前两种患者白细胞的呼吸并无抑制作用（瓦勃呼吸器测定）。

（毛晓健）

jīnguǒlǎn

金果榄（Tinosporae Radix）

防己科植物青牛胆 *Tinospora sagittataolio* Gagn. 或金果榄 *Tinospora capillipes* Gagn. 的干燥块根。主产于广西、湖南、四川。秋、冬二季采挖，除去须根，洗净，晒干。切片，生用。

性味归经 苦，寒。归肺、大肠经。

功效主治 清热解毒，利咽，止痛。用于咽喉肿痛、痈肿疔毒、泄泻、痢疾、脘腹疼痛。

功用阐述 ①苦寒，具有清热解毒、利咽消肿之功效，善治肺胃蕴热，咽喉肿痛可单用本品煎服，或与冰片共研粉吹喉；也

可与栀子、青果、甘草等同用。②苦寒，能清热解毒，消肿止痛，治疗热毒蕴结，疔毒疮痈，红肿疼痛与鲜苍耳草，捣汁服用或醋磨后，外敷患处。尚有清热止痛作用，还可用于胃脘热痛及泻痢腹痛。

用量用法 3~9g，煎服。外用适量，研末吹喉或醋磨涂患处。

使用注意 脾胃虚弱者慎用。

化学成分 主要含生物碱类，有防己碱、药根碱、非洲防己碱等。另含有萜类古伦宾等，及甾醇类。

药理作用 具有抗菌、抗炎、抗应激、抗抑郁、抗溃疡等作用。

（毛晓健）

jīnqiáomài

金荞麦（Fagopyri Dibotryis Rhizoma）

蓼科植物金荞麦 *Fagopyrum dibotrys*（D. Don）Hara 的干燥根茎。产于陕西、江苏、江西、浙江。冬季采挖，除去茎及须根，洗净、晒干。切成厚片，生用。

性味归经 微辛、涩，凉。归肺经。

功效主治 清热解毒，排脓祛瘀。用于肺痈吐脓，肺热咳喘，乳蛾肿痛。

功用阐述 ①辛凉，既可清热解毒，排脓祛瘀，又善祛痰利咽，故以治疗肺痈咳痰浓稠腥臭或咯吐脓血为其所长，可单用或与鱼腥草、金银花、芦根等配伍应用；若治肺热咳嗽，可与天花粉、矮地茶、射干等同用。②凉以清热，辛以散结，有较强的解毒消痈之效，可用治乳蛾肿痛、疮痈疔肿或毒蛇咬伤；若与射干、山豆根同用，可用治咽喉肿痛。此外，尚有健脾消食之功，与茯苓、麦芽等同用，可用治腹胀食少，疳积消瘦等症。

用量用法 15~45g，煎服。

亦可用水或黄酒隔水密闭炖服。

化学成分 ①黄烷醇衍生物：表儿茶素等。②黄酮类成分：双聚原矢车菊等。③有机酸类成分：阿魏酸、绿原酸等。

药理作用 有祛痰、解热、抗炎、抗肿瘤等作用。体外实验虽无明显抗菌作用，但对金黄色葡萄球菌的凝固酶、溶血素及铜绿假单胞菌内毒素有对抗作用。

（毛晓健）

jīnyínhuā

金银花（Lonicerae Japonicae Flos）

忍冬科植物忍冬 *Lonicera japonica* Thunb. 的干燥花蕾或带初开的花。主产于河南、山东。夏初花开放前采摘，阴干。生用，炒用或制成露剂使用。

性味归经 甘，寒。归肺、心、胃经。

功效主治 清热解毒，疏散风热。用于痈肿疔疮，喉痹，丹毒，热毒血痢，风热感冒，温病发热。

功用阐述 ①性味甘寒，长于清气分热邪、透营达气、解火毒、消痈肿，清热解毒作用较佳，且味甘不伤脾胃，为治一切痈肿疔疮阳证之要药。治热毒疮痈，不论是红肿期还是成脓期，不论内痈、外痈均可使用。治痈疮初起，红肿热痛者，可促进消散，疮疡成脓后可促进溃破。单用即效，内服外敷均可，若与蒲公英、当归等清热解毒、活血散结的药物同用，其效更捷。治咽喉肿痛，热毒内盛或风热外袭者均宜选用，金银花既能清热解毒，又能疏散风热，且味甘气香，质轻上行，诚为利咽佳品。②气味芳香，具有清宣疏散之性，既善清肺经之邪以疏风透热，又能泻心肺胃之热以清热解毒，是治疗外感风热、温病初起的常用药，也可用于外

感温病的各个阶段。治疗外感风热或温病初起，本品甘寒，芳香疏散，善散肺经热邪，透热达表，常与连翘相须为用，并配伍发散风热之品；治温热病热入气分，与石膏等清热泻火之品配用；治热入营血，舌绛神昏，心烦少寐，本品善清心、胃热毒，有透营转气之功，常与生地等清热凉血之品同用。③甘寒气香，能清热解毒、消痈滞、凉血，止泻痢，故常用治热毒痢疾，便下脓血，单用浓煎口服即可奏效；亦可与黄芩、黄连、白头翁等清热燥湿、凉血止痢之品同用，以增强止痢效果。此外，本品经蒸馏制成金银花露，有清热解暑作用，可用于治疗暑热烦渴及小儿热疮、痱子等。

用量用法　6~15g，煎服。凉血止痢炒用，露剂用于清热解暑，其余生用。

使用注意　脾胃虚寒及气虚疮疡脓清者忌用。

化学成分　①有机酸类成分：绿原酸、异绿原酸、咖啡酸等。②黄酮类成分：木犀草苷、忍冬苷、金丝桃苷、槲皮素等。③还含挥发油、三萜类及无机元素。

药理作用　金银花具有广谱抗细菌作用，对金黄色葡萄球菌、志贺菌等致病菌有较强的抑制作用，对钩端螺旋体、流感病毒及致病真菌等多种病原微生物亦有抑制作用；并能抗细菌毒素、抗病毒；有明显的解热、抗炎、抗氧化作用。有一定降低胆固醇、利胆、保肝作用。还有抗早孕、终止妊娠作用。

（毛晓健）

shānyínhuā

山银花（Lonicerae Flos）　忍冬科植物灰毡毛忍冬 *Lonicera macranthoides* Hand.-Mazz.、红腺忍冬 *Lonicera hypoglauca* Miq. 或华南忍冬 *Lonicera confusa* DC. 或黄褐毛忍冬 *Lonicera fulvotomentosa* Hsu et S. C. Cheng 的干燥花蕾或带初开的花。中国南北各地均有分布，主产于西南、中南、华南各省。夏初花开放前采摘，阴干。生用，炒用或制成露剂使用。

性味归经　甘，寒。归肺、心、胃经。

功效主治　清热解毒，疏散风热。用于痈肿疔疮，喉痹，丹毒，热毒血痢，风热感冒，温病发热。

功用阐述　①甘寒，清热解毒，散痈消肿，为治一切内痈外痈之要药。治疗痈疮初起，红肿热痛者，可单用煎服，并用渣敷患处，或与紫花地丁、蒲公英、野菊花同用；用治肠痈腹痛者，常与当归、地榆、黄芩配伍；用治肺痈咳吐脓血者，常与鱼腥草、芦根、桃仁等同用，以清肺排脓。②甘寒，芳香疏散，善散肺经热邪，透热达表，常与连翘、薄荷、牛蒡子等同用，治疗外感风热或温病初起，身热头痛，咽痛口渴；善清心、胃热毒，有透营转气之功，配伍水牛角、生地、黄连等药，可治热入营血，舌绛神昏，心烦少寐；若与香薷、厚朴、连翘同用，又可治疗暑温，发热烦渴，头痛无汗。③甘寒，有清热解毒，凉血，止痢之效，故常用治热毒痢疾，下痢脓血，单用浓煎口服即可奏效；亦可与黄芩、黄连、白头翁等药同用，以增强止痢效果。

用量用法　6~15g，煎服。疏散风热、清泻里热以生品为佳；炒炭宜用于热毒血痢；露剂多用于暑热烦渴。

使用注意　脾胃虚寒及气虚疮疡脓清者忌用。

化学成分　主要含有酚酸类（其中绿原酸为主要活性成分，还有咖啡酸、奎宁酸及其脂类化合物等）、黄酮类成分：木犀草素，槲皮素，苜蓿素；皂苷类成分：灰毡毛忍冬皂苷甲、灰毡毛忍冬皂苷乙、灰毡毛忍冬次皂苷甲、灰毡毛忍冬次皂苷乙、川续断皂苷乙等。

药理作用　山银花有明显的抗炎及解热作用。酚酸类是山银花抗菌解热的主要成分，黄酮类成分是山银花抗菌作用的主要成分，山银花中皂苷类成分具有保肝抗炎作用。山银花具有广谱抗菌作用，对金黄色葡萄球菌、志贺菌等致病菌有较强的抑制作用，对钩端螺旋体、流感病毒及致病真菌等多种病原微生物亦有抑制作用。

（毛晓健）

rěndōngténg

忍冬藤（Lonicerae Japonicae Caulis）　忍冬科植物忍冬 *Lonicera japonica* Thunb. 的干燥茎枝。中国南北各地均有分布，主产于河南、山东等省。秋、冬二季采割，晒干。

性味归经　甘，寒。归肺、胃经。

功效主治　清热解毒，疏风通络。用于温病发热，热毒血痢，痈肿疮疡，风湿热痹，关节红肿热痛。

功用阐述　忍冬藤味甘性寒，有和金银花相似的清热解毒，疏风之功，但其解毒作用不及金银花，故和金银花一样可用于温病发热，热毒血痢，痈肿疮疡而力稍弱以外，但又能疏风通络，消除经络中的风热而止痛，还可用于风湿热痹，关节红肿热痛，屈伸不利等。

用量用法　9~30g，煎服。

化学成分　含原儿茶酸，咖啡酸，灰毡毛忍冬素，七叶内酯，木犀草素，槲皮素，芹菜素，木犀草素-7-O-β-D-吡喃葡萄糖苷，异鼠李素-7-O-β-D-吡喃葡萄糖苷，香叶木素-7-O-β-D-吡喃葡萄糖苷，忍冬苷。

药理作用　有显著的抗炎活性，肌内注射能显著抑制大鼠足肿胀和胸膜渗出。木犀草素口服可使幼鼠胸腺萎缩，表明其能增强肾上腺皮质功能，其抗炎作用与此有关。抗过敏反应和免疫调节，对Ⅰ型变态反应有显著的抑制作用。有降压、降脂、镇咳、祛痰、平喘作用。对兔离体小肠有解痉作用。有轻度利尿作用，可增加钠排出。

（毛晓健）

qīngguǒ

青果（Canarii Fructus）　橄榄科植物橄榄 *Canarium album* Raeusch. 的干燥成熟果实。又名橄榄。主产于广东、广西、福建、四川。秋季果实成熟时采收，洗净。鲜用或晒干，打碎生用。

性味归经　甘、酸，平。归肺、胃经。

功效主治　清热解毒，利咽，生津。用于咽喉肿痛，咳嗽痰黏，烦热口渴，鱼蟹中毒。

功用阐述　①性平偏寒，功能清热解毒、生津利咽、化痰止咳。用治风热上袭或热毒蕴结而致咽喉肿痛；因其润肺滋阴，消痰理气，止咳嗽，还用治咽干口燥，烦渴音哑，咳嗽痰黏，可单用鲜品熬膏服用，亦可与沙参、麦冬等同用以养阴生津，利咽清音。②甘平解毒，单用鲜品榨汁或煎浓汤饮用，可解鱼蟹中毒；又有解毒醒酒之效，单用青果十枚，煎汤饮服，用于饮酒过度。

用量用法　5~10g，煎服。

化学成分　①挥发油：柠檬烯，对聚伞花素，莰烯，橙花醇，牻牛儿醇，橄榄醇等。②多酚类成分：麝香草酚，没食子酸等。③三萜类及氨基酸、脂肪酸等。

药理作用　具有抗病原微生物、抗炎、保肝等作用。

（毛晓健）

qīngdài

青黛（Indigo Naturalis）　爵床科植物马蓝 *Baphicacanthus cusia* (Nees) Bremek.、蓼科植物蓼蓝 *Polygonum tinctorium* Ait. 或十字花科植物菘蓝 *Isatis indigotica* Fort. 的叶或茎叶经加工制得的干燥粉末、团块或颗粒。主产于福建、广东、江苏、河北。秋季采收以上植物的落叶，加水浸泡，至叶腐烂，叶落脱皮时，捞去落叶，加适量石灰乳，充分搅拌至浸液由乌绿色转为深红色时，捞取液面泡沫，晒干而成。研细用。

性味归经　咸，寒。归肝经。

功效主治　清热解毒，凉血消斑，泻火定惊。用于温毒发斑，血热吐衄，胸痛咳血，口疮，痄腮，喉痹，小儿惊痫。

功用阐述　①寒能清热，咸以入血，其清热解毒，凉血消斑之功与大青叶、板蓝根相似，但不长于解热而善治温热病温毒发斑，常与生地、生石膏、栀子等泻火、解毒、凉血之品同用；因咸寒入血分可凉血而治血热妄行的吐血、衄血、咯血等，常与生地、牡丹皮、白茅根等清热凉血止血药同用。②性味咸寒，长于清肝火，兼能泻肺热，凉血。故主治肝火犯肺，损伤肺络，咳嗽胸痛，咯血或痰中带血等症，为其所长，并与止咳平喘化痰药同用。与清热化痰之品同用也治肺热咳嗽，痰黄而稠。③具有清热解毒，凉血消肿之效。用治热毒

炽盛，咽喉肿痛，口疮，痄腮，喉痹者，可与山豆根、马勃清热解毒泻火之品同用内服，也可调敷患处。④取其清肝热之效，用治小儿肝热生风，惊痫抽搐及小儿急热惊风等证，多与钩藤、牛黄等息风止痉之品同用。

用量用法　内服 1~3g，宜入丸散用。外用适量。

使用注意　胃寒者慎用。

化学成分　含靛蓝，靛玉红，青黛酮。

药理作用　具有抗癌作用，其有效成分靛玉红，对动物移植性肿瘤有中等强度的抑制作用。对金黄色葡萄球菌、炭疽杆菌、志贺菌、霍乱弧菌均有抗菌作用。靛蓝尚有一定的保肝作用。

（毛晓健）

yúxīngcǎo

鱼腥草（Houttuyniae Herba）　三白草科植物蕺菜 *Houttuynia cordata* Thunb. 的新鲜全草或干燥地上部分。主产于浙江、江苏、安徽、湖北。鲜品全年均可采割，干品夏季茎叶茂盛花穗多时采割，除去杂质，迅速洗净，切段，晒干。生用。

性味归经　辛，性微寒。归肺经。

功效主治　清热解毒，消痈排脓，利尿通淋。用于肺痈吐脓，痰热咳喘，热痢，热淋，痈肿疮毒等。

功用阐述　①味辛性微寒，寒能泻热，辛以散结，主入肺经，以清解肺热为见长，又具消痈排脓之效，故为治痰热壅肺，发为肺痈，咳吐脓血之要药，与桔梗、芦根、瓜蒌等清肺排脓的药同用；以其善清肺热之能，还可用治肺热咳嗽，痰多黄稠，常与黄芩、贝母、知母等清肺化痰药同用。②辛寒，既能清热解毒，又能消

痈排脓，故善治湿热蕴结的痈疮肿毒，常与野菊花、蒲公英、金银花等清热解毒药同用；亦可单用鲜品捣烂外敷。③上能洁水源，开水闸，宣降肺气，通利水道，下能疏泄膀胱，清热利窍，故有清热除湿、利水通淋之效，可治湿热淋证，水肿。常与车前草、白茅根、海金沙等药利湿通淋药同用。此外，又能清热止痢，还可用治湿热泻痢。

用量用法 15~25g，煎服，不宜久煎。鲜品用量加倍，水煎或捣汁服。外用适量，捣敷或煎汤熏洗患处。

使用注意 虚寒证及阴性疮疡忌服。

化学成分 ①含挥发油：癸酰乙醛，芳樟醇，甲基正壬酮等；②黄酮类成分：阿福豆苷，金丝桃苷，槲皮素等；③有机酸、蛋白质、氨基酸等。

药理作用 有抗病原微生物作用：鱼腥草对金黄色葡萄球菌、肺炎链球菌、甲型链球菌、流感嗜血杆菌、卡他球菌、伤寒沙门菌以及结核分枝杆菌等多种革兰阳性及阴性细菌，均有不同程度的抑制作用；其用乙醚提取的非挥发物，还有抗病毒作用。本品能增强白细胞吞噬能力，提高机体免疫力，并有解热、抗炎作用。所含槲皮素及钾盐能扩张肾动脉，增加肾动脉血流量，因而有较强的利尿作用。此外，还有镇痛、止血、促进组织再生和伤口愈合以及镇咳等作用。

（毛晓健）

chuānxīnlián

穿心莲 （Andrographis Herba）

爵床科植物穿心莲 *Andrographis paniculata*（Burm. f.）Nees 的干燥地上部分。主产于广东、广西、福建，现云南、四川、江西、江苏、浙江、上海、山东、北京等地均有栽培。秋初茎叶茂盛时采割，除去杂质，洗净，切段，晒干生用，或鲜用。

性味归经 苦，寒。归心、肺、大肠、膀胱经。

功效主治 清热解毒，凉血消肿。用于感冒发热，咽喉肿痛，口舌生疮，顿咳劳嗽，泄泻痢疾，热淋涩痛，痈肿疮疡，蛇虫咬伤。

功用阐述 ①性味苦寒，入心、肺经，擅清上焦火邪热毒，尤以清肺热见长，有良好的清热解毒、凉血消肿、宣肺利咽之功，故可用于感冒发热，咽喉肿痛，口舌生疮，肺热咳嗽，顿咳劳嗽及痈肿疮疡。②寒能清热，苦以燥湿，入大肠、膀胱经，既能解毒凉血、燥湿止痢，以治湿热泻痢，下痢脓血等湿热火毒诸证；又可清泻膀胱湿热，而治热淋涩痛。此外，《岭南采药录》谓其："能解蛇毒"，亦治蛇虫咬伤。

用量用法 6~9g，煎服。煎剂易致呕吐，故多作丸、散、片剂。外用适量。

使用注意 不宜多服久服；脾胃虚寒者不宜用。

化学成分 叶含穿心莲内酯、去氧穿心莲内酯、新穿心莲内酯、穿心莲烷、穿心莲酮、穿心莲甾醇等。根还含多种黄酮类成分。

药理作用 煎剂对金黄色葡萄球菌、铜绿假单胞菌、变形杆菌、肺炎链球菌、溶血性链球菌、志贺菌、伤寒沙门菌均有不同程度的抑制作用；有增强人体白细胞对细菌的吞噬能力；能中止小鼠早孕、中孕、晚孕等不同阶段的妊娠。穿心莲各种内酯成分均有不同程度的抗炎作用。总黄酮对实验性心肌损伤有一定保护作用。此外，还有抗蛇毒、抗肿瘤、解热、镇静、利胆保肝等作用。

（蓝森麟）

chónglóu

重楼 （Paridis Rhizoma）

百合科植物云南重楼 *Paris polyphylla* Smith var. *yunnanensis*（Franch.）Hand. -Mazz 或七叶一枝花 *Paris polyphylla* Smith var. *chinensis*（Franch.）Hara 的干燥根茎。又名蚤休、七叶一枝花、草河车。主产于长江流域及南方各省。秋季采挖，除去须根，洗净，晒干。切片，生用。

性味归经 苦，微寒；有小毒。归肝经。

功效主治 清热解毒，消肿止痛，凉肝定惊。用于疔疮痈肿，咽喉肿痛，蛇虫咬伤，跌扑伤痛，惊风抽搐。

功用阐述 ①苦以降泄，寒能清热，主入肝经，功擅清热解毒、解蛇毒、消肿止痛，自古称其"痈疽如遇着，一似手拈拿"，为历代医家用治痈疡所推重，正如《新修本草》所言："疗痈肿，敷蛇毒"。常用治疗疮痈肿、咽喉肿痛等热毒炽盛之证及蛇虫咬伤。②又善清泻肝火而息风定惊，故又常用治小儿惊风抽搐，正如《本草正义》所言："正以苦寒泄降，能息风阳而清气火，则气血不冲，脑经不扰，而癫疾惊痫，摇头弄舌诸病可已"。此外，取其化瘀消肿止痛之功，亦常用于跌扑伤痛。

用量用法 3~9g，煎服。外用适量，研末调敷。

使用注意 重楼有小毒。若摄入过量，可致中毒。体虚、无实火热毒者、孕妇及患阴证疮疡者均忌服。

化学成分 含蚤休苷、薯蓣皂苷、单宁酸及18种氨基酸、肌酸酐、生物碱、黄酮、甾酮、蜕皮激素、胡萝卜苷等。

药理作用 重楼有广谱抗菌作用，对志贺菌、伤寒沙门菌、大肠埃希菌、肠炎沙门菌、铜绿假单胞菌、金黄色葡萄球菌、溶血性链球菌、脑膜炎奈瑟菌等均有不同程度的抑制作用，尤其对化脓性球菌的抑制作用更强；对亚洲甲型流感病毒有较强的抑制作用；所含甾体皂苷和氨基酸有抗蛇毒作用；蚤休苷有镇静、镇痛作用；水煎剂或乙醇提取物有明显的镇咳、平喘作用；蚤休粉有明显的止血作用。此外，还有抗肿瘤、收缩子宫、杀灭精子等作用。

（蓝森麟）

quánshēn

拳参（Bistortae Rhizoma） 蓼科植物拳参 Polygonum bistorta L. 的干燥根茎。又名紫参。中国大部地区均有分布，主产于东北、华北、山东、江苏及湖北等地。春初发芽时或秋季茎叶将枯萎时采挖，除去须根、泥沙，晒干。切片，生用。

性味归经 苦、涩，微寒。归肺、肝、大肠经。

功效主治 清热解毒，消肿，止血。用于赤痢热泻，肺热咳嗽，痈肿瘰疬，口舌生疮，血热吐衄，痔疮出血，蛇虫咬伤。

功用阐述 苦泄寒凉，入肺、肝经，能清气血分之火邪热毒，具清热解毒、消肿散结、凉血止血之功，故既可用治肺热咳嗽、痈肿瘰疬、口舌生疮等火邪热毒之证；又能疗吐血、衄血、痔疮出血等血热妄行之疾；且味兼涩，入大肠经，有凉血止痢、利湿止泻之功，故又可治赤痢脓血、湿热泄泻等。此外，有一定的解蛇毒作用，可用于蛇虫咬伤。

用量用法 5~10g，煎服。外用适量。

使用注意 无实火热毒者不宜使用。阴证疮疡患者忌服。

化学成分 含鞣质、淀粉、糖类及果酸、树胶、黏液质、蒽醌衍生物、树脂等。鞣质中有可水解鞣质和缩合鞣质，尚含有没食子酸、鞣花酸。另含 β-谷甾醇的异构体和葡萄糖等。

药理作用 拳参提取物对金黄色葡萄球菌、铜绿假单胞菌、枯草杆菌、大肠埃希菌、志贺菌、脑膜炎奈瑟球菌、溶血性链球菌等均有抑制作用；并能抑制动物抑制性肿瘤的生长。外用有一定的止血作用。

（蓝森麟）

guǐzhēncǎo

鬼针草（Bidentis Bipinnatae Herba） 菊科植物鬼针草 Bidens bipinnata L. 的全草。分布于中国各地，生于荒野、路旁或住宅附近。在夏、秋季开花盛期，收割地上部分，拣去杂草，除去杂质，鲜用或晒干。

性味归经 苦，微寒。归肺、心、胃经。

功效主治 清热解毒，祛风除湿，活血消肿。用于咽喉肿痛，湿热泻痢，黄疸尿赤，风湿痹痛，肠痈腹痛，疔疮肿毒，蛇虫咬伤，跌打损伤。

功用阐述 ①性味苦寒，归肺、心、胃经。既能疏散肺经风热，常用治风热感冒，咽喉肿痛。②又能清泻心胃湿火热毒，有清热燥湿、解毒消肿之功，可治湿热泻痢、黄疸尿赤、肠痈腹痛及疔疮肿毒、毒蛇咬伤诸证。③且具祛风除湿、活血消肿的作用，故亦可治疗风湿痹痛、跌打损伤。

用量用法 15~30g，煎服；外用适量；捣敷或取汁涂于患处，或煎水熏洗。

使用注意 孕妇慎用。

化学成分 全草含金丝桃苷、异奥卡宁-7-O-葡萄糖苷、奥卡宁、海生菊苷、水杨酸、原儿茶酸、没食子酸和脂肪酸类化合物；含微量聚乙炔类化合物及多种强极性炔类化合物；含黄酮和天冬氨酸、苏氨酸、丝氨酸、谷氨酸、甘氨酸、丙氨酸、缬氨酸、蛋氨酸等多种氨基酸及香豆素、生物碱、蒽醌苷、糖类、胡萝卜素、多元酚类和维生素等。根含微量聚乙炔类化合物，茎叶含挥发油、鞣质、苦味质、胆碱等，果实含挥发油。

药理作用 鬼针草水煎剂或乙醇浸剂，对甲醛性及蛋清性关节炎均有一定的消炎作用。乙醇浸液在体外对革兰阳性细菌有抑菌作用，花、茎对金黄色葡萄球菌也有抑菌作用。水浸膏有明显的降血脂及抗血栓形成作用。

（蓝森麟）

yādǎnzǐ

鸦胆子（Bruceae Fructus） 苦木科植物鸦胆子 Brucea javanica (L.) Merr. 的干燥成熟果实。主产于广西、广东等省。秋季果实成熟时采收，除去杂质，晒干。去壳取仁，生用。

性味归经 苦，寒；有小毒。归大肠、肝经。

功效主治 清热解毒，截疟，止痢；外用腐蚀赘疣。用于痢疾，疟疾；外治赘疣，鸡眼。

功用阐述 ①性味苦寒、有小毒，入大肠经，能清热解毒，尤善清大肠蕴热，燥湿杀虫、凉血止痢，故可用治热毒血痢，便下脓血，里急后重及冷积久痢等。②又入肝经，能清肝胆湿热，有杀虫截疟之功，故每用于各种类型的疟疾，尤以间日疟及三日疟疗效最佳。此外，外用有腐蚀赘疣作用，可用于赘疣，鸡眼等。

用量用法 0.5~2g，内服；用龙眼肉包裹或装入胶囊吞服。外用适量。

使用注意 鸦胆子有小毒，对胃肠道及肝肾均有损害，内服需严格控制剂量，不宜多用久服。外用注意用胶布保护好周围正常皮肤，以防止对正常皮肤的刺激。孕妇及小儿慎用。胃肠出血及肝肾病患者，应忌用或慎用。

化学成分 主要含苦木苦味素类，生物碱类（鸦胆子碱、鸦胆宁等），苷类（鸦胆灵、鸦胆子苷等），酚性成分，黄酮类成分，香草酸，鸦胆子甲素以及鸦胆子油等。

药理作用 去油鸦胆子水浸液和乙醚浸膏能抑杀阿米巴原虫。水煎剂及氯仿提取物体外实验显示能抗疟原虫。鸦胆子提取物对犬肠道线虫、绦虫以及鞭虫、蛔虫、钩虫等都有驱灭作用。提取物有体外抗癌作用。能兴奋离体子宫、小肠。有一定的抗病毒作用。能使赘疣细胞的细胞核固缩、坏死、脱落。

（蓝森麟）

shègàn

射干（Belamcandae Rhizoma）

鸢尾科植物射干 *Belamcanda chinensis*（L.）DC. 的干燥根茎。主产于湖北、河南、江苏、安徽等地。春初刚发芽或秋末茎叶枯萎时采挖，以秋季采收为佳。除去苗茎、须根及泥沙，洗净，晒干。切片，生用。

性味归经 苦，寒。归肺经。

功效主治 清热解毒，消痰，利咽。用于热毒痰火郁结，咽喉肿痛，痰涎壅盛，咳嗽气喘。

功用阐述 ①苦寒降泄，专入肺经，长于清泻肺火，善清热解毒、祛痰、利咽，故为治热毒痰火郁结所致咽喉肿痛之要药。②擅清泻肺火、降气祛痰以止咳

平喘，故又为治痰涎壅盛，咳嗽气喘之常品。

用量用法 3～10g，煎服。

使用注意 脾虚便溏者不宜使用。孕妇忌用或慎用。

化学成分 含射干定、鸢尾苷、鸢尾黄酮苷、鸢尾黄酮、射干酮、紫檀素、草夹竹桃苷及多种二环三萜及其衍生物和苯酚类化合物等。

药理作用 射干对常见致病性真菌有较强的抑制作用；对外感及咽喉疾患中的某些病毒（腺病毒、艾柯病毒 11 型）也有抑制作用；有抗炎、解热及止痛作用；尚有明显的利尿作用。

（蓝森麟）

chuānshègàn

川射干（Iridis Tectori Rhizoma）

鸢尾科植物鸢尾 *Iris tectorum* Maxim. 的干燥根茎。主产于四川涪陵、绵阳、甘孜、阿坝等地。全年均可采挖，除去须根及泥沙，干燥。切片，生用。

性味归经 苦，寒。归肺经。

功效主治 消热解毒，祛痰，利咽。用于热毒痰火郁结，咽喉肿痛，痰涎壅盛，痰咳气喘。

功用阐述 ①苦寒降泄，专入肺经，长于清泻肺火，有清热解毒、祛痰、利咽之效，故为治热毒痰火郁结所致咽喉肿痛之要药。②且能清泻肺火、降气祛痰以止咳平喘，故又常治痰涎壅盛，咳嗽气喘。

用量用法 6～10g，煎服。

使用注意 脾虚便溏者不宜使用。孕妇忌用或慎用。

化学成分 含鸢尾苷、鸢尾黄酮、鸢尾黄酮苷、紫檀素、射干酮等。

药理作用 川射干对常见致病性真菌有较强的抑制作用；能抑制流感病毒、疱疹病毒。还具

解热、镇痛、抗炎及利尿等作用。

（蓝森麟）

jiùbìyìng

救必应（Ilicis Rotundae Cortex）

冬青科植物铁冬青 *Ilex rotunda* Thunb. 的干燥树皮。主产于江苏、江西、福建、广东、广西、云南等地。夏、秋二季剥取，晒干。切片。

性味归经 苦，寒。归肺、胃、大肠、肝经。

功效主治 清热解毒，利湿止痛。用于暑湿发热，咽喉肿痛，湿热泻痢，脘腹胀痛，风湿痹痛，湿疹，疮疖，跌打损伤。

功用阐述 苦寒降泄，归肺、胃、大肠经，不仅有良好的清热解毒之功，且善利湿止痛，故不仅常用治暑湿发热、咽喉肿痛、湿热泻痢、脘腹胀痛、湿疹、疮疖等湿火热毒之证；亦可用于跌打损伤，风湿痹痛等。此外，本品入肝经，有一定的凉血止血作用，可用于血热出血，或外伤出血、烫伤等。

用量用法 9～30g，煎服；外用适量，煎浓汤涂敷患处。

使用注意 非湿热实证慎用。

化学成分 含黄酮苷、酚类、鞣质、三萜苷、救必应酸、异亚丙基救必应酸、乙酸齐墩果酸、硬脂酸、芥子醛、丁香醛、芥子醛葡萄糖苷、丁香苷、长梗冬青苷、β-香树脂醇、β-谷甾醇等。

药理作用 救必应乙素（三萜苷）在试管内能使凝血时间缩短，对血管平滑肌有收缩作用。其黄酮苷部分，对豚鼠离体回肠有松弛作用，且能拮抗乙酰胆碱引起的肠痉挛。煎剂试管内能抑制金黄色葡萄球菌，溶血性链球菌及志贺菌（福氏志贺菌）、伤寒沙门菌、铜绿假单胞菌。

（蓝森麟）

lǜdòu

绿豆（Phaseoli Semen） 豆科植物绿豆 Phaseolus radiatus L. 的干燥种子。中国大部分地区均有生产。秋后种子成熟时采收，簸净杂质，洗净，晒干。打碎入药或研粉用。

性味归经 甘，寒。归心、胃经。

功效主治 清热解毒，消暑，利水。用于暑热烦渴，丹毒，痈肿，水肿，泻痢，药食中毒。

功用阐述 性味甘寒，归心、胃经。既善清解热毒及药食之毒，常用治丹毒、痈肿及药食中毒。又善清热消暑、除烦止渴、通利小便，以治暑热烦渴、尿赤、水肿、泻痢等。为民间常用于清热消暑、解毒之食品及要药。

用量用法 15~30g，煎服。外用适量，研末调敷。

使用注意 脾胃虚寒，肠滑泄泻者忌用。

化学成分 含蛋白质、脂肪、糖类、胡萝卜素、维生素 A、维生素 B、烟酸和磷脂以及钙、磷、铁等。

药理作用 绿豆提取液能降低实验动物的血清胆固醇，抑制动脉粥样硬化。

附 绿豆衣：绿豆的种皮。性味甘，寒；归心、胃经。功能清热解毒，消暑，利水，退目翳。适用于痈肿疮毒，暑热烦渴，水肿，药食中毒，斑痘目翳。用量 9~15g。

（蓝森麟）

yějúhuā

野菊花（Chrysanthemi Indici Flos） 菊科植物野菊 Chrysanthemum indicum L. 的干燥头状花序。中国各地均有分布，主产于江苏、四川、安徽、广东、山东等地。秋、冬二季花初开时采摘，晒干，或蒸后晒干。生用。

性味归经 苦、辛，微寒。归肝、心经。

功效主治 清热解毒，泻火平肝。用于疔疮痈肿，目赤肿痛，头痛眩晕。

功用阐述 ①苦寒泻热，辛散透发，正如《本草正》所云："散火散气，消痈毒、疔肿、瘰疬，眼目热痛。"既善清热解毒，为外科疗痈要药，故常用于痈疽疔疖、丹毒等热毒炽盛之证。②又主入肝经，能清泻肝火、平抑肝阳，兼散风热，以治风热上攻或肝火上炎之目赤肿痛，肝阳上亢之头痛眩晕以及热毒咽喉肿痛等。

用量用法 9~15g，煎服。外用适量，煎汤外洗或制膏外涂。

使用注意 非实热证慎用。

化学成分 含挥发油，其主要成分为樟脑、α-蒎烯、野菊花内酯、藏茴香酮等。尚含蒙花苷、木犀黄酮苷、菊苷、香豆精类、多糖、维生素 A 及维生素 B_1 等。

药理作用 野菊花水煎剂对金黄色葡萄球菌、白喉棒状杆菌、志贺菌、流感病毒、疱疹病毒以及钩端螺旋体均有抑制作用。有明显降压作用。能增加冠状动脉血流量，保护心肌缺血。能抑制血小板聚集。还能增进白细胞的吞噬能力。

（蓝森麟）

zǐhuādìdīng

紫花地丁（Violae Herba） 堇菜科植物紫花地丁 Viola yedoensis Makino 的干燥全草。产于中国长江下游至南部各省。春秋二季采收，除去杂质，洗净，切碎，晒干。生用。

性味归经 苦、辛，寒。归心、肝经。

功效主治 清热解毒，凉血消肿。用于疔疮肿毒，痈疽发背，丹毒，毒蛇咬伤。

功用阐述 苦泄辛散，寒以清热，入心肝血分，功能清热解毒、凉血消痈散肿，故为治痈肿疔毒通用之品，尤为治疔毒之要药，常治血热壅滞所致的疔疮肿毒，痈疽发背，丹毒等证。此外，能解蛇毒，可用于毒蛇咬伤。

用量用法 15~30g，煎服。外用鲜品适量，捣烂敷患处。

使用注意 体质虚寒者忌服。

化学成分 含苷类、黄酮类。全草含棕榈酸、反式对羟基桂皮酸、丁二酸、二十四酰对羟基苯乙胺、山奈酚-3-O-鼠李吡喃糖苷和蜡，蜡中含饱和酸、不饱和酸、醇类及烃。

药理作用 对结核分枝杆菌、志贺菌、金黄色葡萄球菌、肺炎链球菌、皮肤真菌及钩端螺旋体有明显的抑制作用；有确切的抗病毒作用；尚有解热、消炎、消肿等作用。其提取液对内毒素有拮抗作用。

（蓝森麟）

lǜcǎo

葎草（Humuli Scandentis Herba） 桑科植物葎草 Humulus scandens（Lour.）Merr. 的全草。中国大部分地区有分布。秋季收割地上部分，除去杂质，晒干。

性味归经 甘、苦，寒。归肺、胃、大肠、膀胱经。

功效主治 清热解毒，退热除蒸，利尿通淋。用于肺热咳嗽，发热烦渴，骨蒸潮热，淋证涩痛，湿热泻痢，热毒疮疡，皮肤瘙痒。

功用阐述 ①性寒而味甘苦，主入肺胃经，不仅能清泻肺胃热邪火毒，常治肺热咳嗽及热毒疮疡、皮肤瘙痒等实热之证；而且对温病后期，体虚而余邪未清，虚热烦渴，骨蒸潮热亦有疗效。

②苦寒降泄，入大肠、膀胱经，有清热利湿之功，故又可用治湿热蕴蓄于下焦所致的泻痢、水肿、淋证等。

用法用量 10~20g，煎服。外用鲜草适量，捣烂敷或煎水熏洗患处。

使用注意 非热病者慎用。

化学成分 全草含木犀草素、葡萄糖苷、胆碱、天冬酰胺及挥发油等。球果含萹草酮、蛇麻酮。叶含木犀草素-7-葡萄糖苷、大波斯菊苷、牡荆素。

药理作用 茎、叶乙醇浸液在试管内对革兰阳性菌有显著抑制作用。萹草酮与蛇麻酮对革兰阳性及阴性细菌，某些真菌，酵母菌的生长有抑制作用。煎剂对金黄色葡萄球菌、铜绿假单胞菌、变形杆菌有抑制作用。大量注射尚可产生糖尿、血尿。

（蓝森麟）

púgōngyīng

蒲公英（Taraxaci Herba）

菊科植物蒲公英 *Taraxacum mongolicum* Hand. -Mazz.、碱地蒲公英 *Taraxacum boreali sinicum* Kitam. 或同属数种植物的干燥全草。中国各地均有分布。春至秋季花初开时采挖，除去杂质，洗净，晒干。生用。

性味归经 苦、甘，寒。归肝、胃经。

功效主治 清热解毒，消肿散结，利尿通淋。用于疔疮肿毒，乳痈，瘰疬，目赤，咽痛，肺痈，肠痈，湿热黄疸，热淋涩痛。

功用阐述 ①苦寒清热降泄，主入肝、胃，不仅有清热解毒、消痈散结之良效，凡治热毒壅盛所致之疮痈肿毒，不论内痈外痈，每恃为要药，又兼能疏郁通乳，故尤为治乳痈之佳品。正如《本草正义》所云："蒲公英，其性清凉，治一切疔疮、痈疡、红肿热毒诸证，可服可敷，颇有应验，而治乳痈乳疖，红肿坚块，尤为捷效"。故常用治痈肿疔毒、乳痈肿痛、瘰疬、肠痈腹痛、肺痈吐脓、咽喉肿痛等。②且苦寒下泄通利，《本草备要》谓其："为通淋妙品。"有清热利湿、利尿通淋之效，亦常用治湿热黄疸、热淋涩痛等。此外，蒲公英尚具清肝明目的作用，可用治肝火上炎，目赤肿痛。

用量用法 10~15g，煎服。外用鲜品适量，捣敷或煎汤熏洗患处。

使用注意 用量过大，可致缓泻。

化学成分 主含蒲公英固醇、蒲公英素、蒲公英苦素、肌醇和莴苣醇、蒲公英赛醇、咖啡酸及树脂等。

药理作用 蒲公英煎剂或浸剂，对金黄色葡萄球菌、溶血性链球菌及卡他球菌有较强的抑制作用，对肺炎链球菌、脑膜炎奈瑟球菌、白喉棒状杆菌、福氏志贺菌、铜绿假单胞菌及钩端螺旋体等也有一定的抑制作用；能抑制胃酸分泌，具有抗溃疡和保护胃黏膜作用；尚有利胆、保肝、抗内毒素及利尿作用。蒲公英地上部分水提取物能活化巨噬细胞，有抗肿瘤作用。体外试验提示本品能激发机体的免疫功能。

（蓝森麟）

jǐndēnglong

锦灯笼（Physalis Calyx Seu Fructus）

茄科植物酸浆 *Physalis alkekengi* L. var. *franchetii*（Mast.）Makino 的干燥宿萼或带果实的宿萼。中国大部地区均有生产，以东北、华北产量大、质量好。秋季果实成熟，宿萼呈红色或橙红色时采收，干燥。生用。

性味归经 苦、寒。归肺经。

功效主治 清热解毒，利咽化痰，利尿通淋。用于咽痛音哑，痰热咳嗽，小便不利，热淋涩痛；外治天疱疮，湿疹。

功用阐述 ①苦寒降泄，主入肺经，善清泻肺火痰热，有清热解毒、清热化痰、利咽开音之效。故可用治咽喉肿痛、声音嘶哑及痰热咳嗽。②且具利尿通淋之功，故可内治热淋涩痛、水肿、小便不利及外治湿疹、天疱疮等湿火热毒所致之证。

用法用量 5~9g，煎服。外用适量，捣敷患处。

使用注意 脾虚泄泻者及孕妇忌用。

化学成分 含生物碱、柠檬酸、枸橼酸、草酸、维生素 C 及酸浆红素等，另含有甾醇类及多种氨基酸。

药理作用 果实水提物有抗癌作用，对小鼠埃利希（Ehrlich）腹水癌的生长有抑制作用；其果实鲜汁对金黄色葡萄球菌、铜绿假单胞菌等有抑制作用；对乙型肝炎病毒表面抗原也有抑制作用。此外，本品醚溶性、水溶性成分对蛙心均有加强其收缩的作用，并能引起微弱的血管收缩及血压升高。

（蓝森麟）

lòulú

漏芦（Rhapontici Radix）

菊科植物祁州漏芦 *Rhaponticum uniflorum*（L.）DC. 的干燥根。在中国北方各省多有分布，主产于东北、华北、西北地区。春、秋二季采挖，除去泥沙、残茎及须根，洗净，晒干。切片生用。

性味归经 苦、寒。归胃经。

功效主治 清热解毒，消痈，下乳，舒筋通脉。用于乳痈肿痛，痈疽发背，瘰疬疮毒，乳汁不通，湿痹拘挛。

功用阐述 ①苦寒降泄，主入胃经，有清热解毒、消痈散结、通经下乳之功，为治乳痈之良药。正如《本草纲目》所言："下乳汁，消热毒，排脓，止血，生肌，杀虫，故东垣以为手、足阳明药，而古方治痈疽发背，以漏芦汤为首称也。"故既常用治乳痈肿痛、痈疽发背、瘰疬疮毒等热毒壅聚或痰火凝结之证；又每治热壅乳络之乳房胀痛、乳汁不通。②性善通利，有舒筋通脉活络之功，故又可用于湿痹、筋脉拘挛、骨节疼痛。

用法用量 5~9g，煎服。

使用注意 气虚、疮疡平塌者及孕妇忌服。

化学成分 含牛蒡子醛、牛蒡子醇、棕榈酸、β-谷甾醇、漏芦甾酮、蜕皮甾酮及挥发油等。

药理作用 水煎剂在体内、外实验均能抑制动物血清及肝、脑等脏器过氧化脂质的生成，故有显著的抗氧化作用；并可降低血胆固醇和血浆过氧化脂质（LPO）含量，能恢复前列环素/血栓素 A_2 的平衡，减少白细胞在动脉壁的浸润，抑制平滑肌细胞增生，具有抗动脉粥样硬化的作用；漏芦乙醇提取物及水提取物均能显著增强小鼠血浆中超氧化物歧化酶（SOD）的活性；能显著抑制单胺氧化酶（MAO-B）的活性，具有明显的抗衰老作用。漏芦蜕皮甾醇，能显著增强巨噬细胞的吞噬作用，提高细胞的免疫功能。

（蓝森麟）

yǔzhōulòulú

禹州漏芦 （Echinopsis Radix）

菊科植物蓝刺头 *Echinops latifolius* Tausch 或华东蓝刺头 *Echinops grijisii* Hance 的干燥根。主产于东北及西北地区。春、秋二季采挖，除去须根及泥沙，晒干。

性味归经 苦、寒。归胃经。

功效主治 清热解毒，消痈，下乳，舒筋通脉。用于乳痈肿痛，痈疽发背，瘰疬疮毒，乳汁不通，湿痹拘挛。

功用阐述 ①苦寒降泄，归胃经，有清热解毒、消痈散结、通经下乳之功。故既常用治乳痈肿痛、痈疽发背、瘰疬疮毒等热毒壅聚或痰火凝结之证；又每治热壅乳络之乳房胀痛、乳汁不通。②且性善通利，有舒筋通脉活络之功，故又可用于湿痹拘挛。

用法用量 5~10g，煎服。

使用注意 气虚、疮疡平塌者及孕妇忌服。

化学成分 含联噻吩、卡多帕亭。还含有卅一烷、蒲公英萜醇醋酸酯、β-谷甾醇、胡萝卜苷、脂肪醇混合物以及蓝刺头碱等。

药理作用 蓝刺头碱对中枢神经系统的作用与士的宁相似，可治疗各种不全麻痹症及运动神经原传导障碍之瘫痪，对全身性衰弱基础上的血管性营养不良者有强壮作用，对实验性创伤性麻痹也有治疗作用。蓝刺头碱小剂量能引起中枢神经系统的兴奋，大剂量导致痉挛、随后则出现全身抑制；同时引起血压下降，心肌收缩力增强，高浓度可使心脏停止在收缩期。中毒量为常用量的二倍。

（蓝森麟）

miánmǎguànzhòng

绵马贯众 （Dryopteridis Crassirhizomatis Rhizoma）

鳞毛蕨科植物粗茎鳞毛蕨 *Dryopteris crassirhizoma* Nakai 的干燥根茎和叶柄残基。主产于黑龙江、吉林、辽宁三省山区，习称东北贯众。秋季采挖，削去叶柄及须根，除去泥沙，晒干。切片生用。

性味归经 苦，微寒；有小毒。归肝、胃经。

功效主治 清热解毒，止血，杀虫。用于时疫感冒，风热头痛，温毒发斑，疮疡肿毒，痄腮，崩漏下血，虫积腹痛。

功用阐述 ①性味苦寒，主入肝、胃经，既能清气分之实热，又能解血分之热毒，有清热解毒、凉血止血之效。故既常用治时疫感冒、风热头痛、温毒发斑、疮疡肿毒等温热毒邪炽盛之证。②入肝经，功能凉血止血，故可用于血热所致的吐血、衄血、便血、崩漏下血等。③且有较好的杀虫作用，可用于驱杀绦虫、钩虫、蛲虫、蛔虫等多种肠道寄生虫。

用法用量 4.5~9g，煎服。

使用注意 绵马贯众有小毒，用量不宜过大；服用时忌油腻。脾胃虚寒者及孕妇慎用。

化学成分 含间苯三酚衍生物，其主要成分为绵马酸类、黄绵马酸类。尚含微量白绵马素、挥发油、树脂等。

药理作用 所含绵马酸、黄绵马酸有较强的驱虫作用，对绦虫有强烈毒性，可使绦虫麻痹而排出，也有驱除绦虫、蛔虫等寄生虫的作用。实验证明本品可强烈抑制流感病毒，对腺病毒、脊髓灰质炎病毒、乙脑病毒等亦有较强的抗病毒作用。外用有止血、镇痛、消炎作用。其煎剂及提取物对家兔子宫有显著的兴奋作用。绵马素有毒，能麻痹随意肌、对胃肠道有刺激，引起视网膜血管痉挛及伤害视神经，中毒时引起中枢神经系统障碍，见震颤、惊厥乃至延髓麻痹。绵马素一般在肠道不吸收，但肠中有过多脂肪时，可促进吸收而致中毒。

附 绵马贯众炭（Dryopteridis Crassirhizomatis Rhizoma Carbonisatum)：绵马贯众的炮制加工品。性味苦、涩、微寒；有小毒。归肝、胃经。收敛止血，多用于崩漏下血。用量 5～10g，煎服。有小毒，用量不宜过大；服用时忌油腻。脾胃虚寒者及孕妇慎用。

（蓝森麟）

zǐqíguànzhòng

紫萁贯众 （Osmundae Rhizoma）

紫萁科植物紫萁 Osmunda japonica Thunb. 的干燥根茎和叶柄残基。分布于甘肃、江苏、江西、广西、广东、四川等地。春、秋二季采挖，洗净，除去须根，晒干。生用。

性味归经 苦，微寒；有小毒。归肺、胃、肝经。

功效主治 清热解毒，止血，杀虫。用于疫毒感冒，热毒泻痢，痈疮肿毒，吐血，衄血，便血，崩漏，虫积腹痛。

功用阐述 ①性味苦微寒，主入肺、胃、肝经，既能清气分之实热，又能解血分之热毒，有清热解毒、凉血止血之效。故既常用治疫毒感冒、热毒泻痢、疮疡肿毒等温热毒邪炽盛之证；又可用于血热所致的吐血、衄血、便血、崩漏下血等。②且有杀虫作用，可用于虫积腹痛。

用量用法 5～9g，煎服。外用适量，鲜品捣敷；或研末调敷。本品可作预防用，放入水缸内，饮用其水。

使用注意 脾胃虚寒者慎服。

化学成分 紫萁贯众根茎含东北贯众素及多种内酯成分。还含类花楸酸苷、5-羟基-3-(β-D-吡喃葡萄糖氧基)己酸甲酯、麦芽酚-β-D-吡喃葡萄糖苷、5-羟甲基-2-糠醛、甘油、琥珀酸、尖叶土杉甾酮 A、蜕皮甾酮、蜕皮素和多糖等。

药理作用 紫萁贯众提取物及煎剂有显著缩短凝血时间的作用。紫萁贯众水提取液有抗病毒作用。紫萁贯众的根茎及叶柄基部的煎剂对蛔虫头段有不同程度的抑制和松弛作用。

（蓝森麟）

juéchuáng

爵床 （Justiciae Herba）

爵床科植物爵床 Rostellularia procumbens L. 的干燥全草。主要分布于中国东南及西南地区。夏、秋二季茎叶茂盛期采挖，除去杂质，晒干。

性味归经 苦，寒。归肺、脾经。

功效主治 清热解毒，利湿，消疳积。用于感冒发热，咳嗽咽痛，目赤肿痛，湿热泻痢，黄疸尿赤，热淋，水肿，小儿疳积，痈肿疔疮。

功用阐述 爵床苦寒清热降泄，入肺、脾经，有清热解毒、利湿、消疳积之功，故可用于感冒发热，咳嗽咽痛，目赤肿痛，湿热泻痢，黄疸尿赤，淋证，水肿，痈肿疔疮等湿火热毒之证及小儿疳积。

用量用法 9～30g，煎服。

使用注意 脾胃虚寒者及孕妇慎服。

化学成分 全草含有爵床脂定 A、山荷叶素、爵床脂定 E、新爵床脂纱 A、新爵床脂纱 B、新爵床脂纱 C、新爵床脂纱 D。

药理作用 爵床煎剂对金黄色葡菌有较强的抑菌作用。

（蓝森麟）

fānbáicǎo

翻白草 （Potentillae Discoloris Herba）

蔷薇科植物翻白草 Potentilla discolor Bge. 的干燥全草。中国各地均有分布，主产河北、安徽等地。夏、秋二季开花前采挖，除去泥沙和杂质，干燥。生用。

性味归经 甘、微苦，平。归肝、胃、大肠经。

功效主治 清热解毒，止痢，止血。用于湿热泻痢，痈肿疮毒，血热吐衄，便血，崩漏。

功用阐述 味甘微苦，性平而偏凉，归肝、胃、大肠经，能清肠胃湿热及血分热毒，有清热解毒、凉血止痢之功，故既可用治湿热泻痢，热毒血痢及痈肿疮毒；又可用于血热妄行之吐血、便血、崩漏等证。

用量用法 9～15g，煎服。

化学成分 含有鞣质及黄酮类成分。

药理作用 全草煎剂对痢疾志贺菌、福氏志贺菌、金黄色葡萄球菌和伤寒沙门菌均有抑制作用。实验研究表明，用大剂量翻白草灌胃给药 7 天，对正常家兔有明显降血糖作用。其机制是翻白草所含的黄酮类化合物中的主要成分槲皮素有抑制非酶糖化作用，并通过抑制蛋白糖化来抑制醛糖还原酶活性。

（蓝森麟）

huángténg

黄藤 （Fibraureae Caulis）

防己科植物黄藤 Fibraurea recisa Pierre. 的干燥藤茎。分布于广东、广西、云南等地。秋、冬二季采收，切段，晒干。生用。

性味归经 苦，寒。归心、肝经。

功效主治 清热解毒，泻火通便。用于热毒内盛，便秘，泻痢，咽喉肿痛，目赤红肿，痈肿疮毒。

功用阐述 苦以降泄，寒能清热，归心、肝经，能清泻心肝气血分之湿火热毒，有清热解毒、泻火通便的功效，故可用于热毒内盛之便秘、泻痢、咽喉肿痛、目赤红肿及痈肿疮毒等证。

用量用法 30~60g，煎服；外用适量。

使用注意 脾胃虚寒者慎服。

化学成分 含黄藤内酯、掌叶防己碱、药根碱、伪非洲防己碱、黄藤素甲、黄藤素乙等成分。

药理作用 黄藤素对福氏志贺菌及宋内志贺菌、大肠埃希菌、金黄色葡萄球菌、乙型链球菌、亚洲甲型流感病毒，均有抑制作用。药根碱对离体豚鼠左心房有正性肌力作用，此作用与细胞外钙内流有关。药根碱对兔离体主动动脉和鼠离体输精管的实验表明能阻断肾上腺素 α_1 受体，对 α_2 受体呈现部分激动作用。药根碱静脉注射对大鼠心肌缺血和复灌性损伤有保护作用。掌叶防己碱及药根碱中枢神经系统有麻痹作用，静脉注射有降压作用。

（蓝森麟）

xióngdǎnfěn

熊胆粉（bear gall powder） 脊椎动物熊科棕熊 *Ursus arctos* Linnaeus、黑熊 *Selenarctos thibetanus* Cuvier 的饲养活体以导管引流的熊胆汁干燥而成。

性味归经 苦，寒。归肝、胆、心经。

功效主治 清热解毒，息风止痉，清肝明目。用于热极生风，惊痫抽搐，热毒疮痈，肝热目赤，目生翳膜，痔疮，咽喉肿痛。

功用阐述 ①苦寒清热，既善清心凉肝、息风止痉，为治肝火炽盛，热极生风所致的高热痉风、癫痫、子痫，手足抽搐的良药。②又擅清热解毒、消散痈肿，为治热毒疮痈的佳品。③且具清肝明目退翳之功，故可用治肝热目赤肿痛、羞明流泪及目生障翳等症。

用法用量 0.25 ~ 0.5g，内服；入丸、散，由于本品有腥苦味，口服易引起呕吐，故宜用胶囊剂。外用适量，调涂患处。

使用注意 脾胃虚寒者忌服。

化学成分 主含熊去氧胆酸、次为鹅去氧胆酸、去氧胆酸、牛黄熊脱氧胆酸、牛黄鹅脱氧胆酸、牛黄胆酸、胆固醇、胆红素、无机盐、脂肪、磷质，以及多种氨基酸等。

药理作用 所含胆汁酸盐有利胆作用，可显著增加胆汁分泌量，对总胆管、括约肌有松弛作用；鹅去氧胆酸有溶解胆结石作用。其所含熊去氧胆酸能降低血中胆固醇和三酰甘油；并有很强的解痉作用；还可明显地降低糖尿病患者的血糖和尿糖，无论单独使用或与胰岛素合用均有效。本品所含的鹅去氧胆酸、胆酸及去氧胆酸有解毒、抑菌、抗炎的作用，尤其对金黄色葡萄球菌、链球菌、肺炎链球菌、流感嗜血杆菌等均有明显的抑制作用；同时还具有抗过敏、镇咳、祛痰、平喘、降血压等作用。所含的胆汁酸盐能促进脂肪、类脂质及脂溶性维生素的消化吸收，故有助消化作用。此外，本品尚能降低心肌耗氧量并具有一定的抗心律失常作用；其复方制剂又有促进角膜翳处的角膜上皮细胞的新陈代谢，加快其更新的作用。

（蓝森麟）

báimáoxiàkūcǎo

白毛夏枯草（Ajugae Decumbensis Herba） 唇形科植物金疮小草 *Ajuga decumbens* Thunb. 的全草。分布于中国华东、中南及西南地区。夏、秋二季采割全草，除去杂质，晒干。

性味归经 苦、甘，寒。归肺、肝经。

功效主治 清热解毒，化痰止咳，凉血散血。用于咽喉肿痛，肺热咳嗽，肺痈，目赤肿痛，痢疾，痈肿疔疮，蛇虫咬伤，跌打损伤。

功用阐述 苦寒清热，主入肺、肝经，能清泻气血分之于热毒，有清热解毒、化痰止咳、凉血散血之功。故既常用于咽喉肿痛、肺热咳嗽、肺痈、目赤肿痛、痢疾、痈肿疔疮等热毒壅盛之证；又可用于蛇虫咬伤、跌打损伤等。

用量用法 干品 10 ~ 30g；鲜品 30 ~ 60g；煎服或捣汁。外用适量，捣敷或煎水洗。

使用注意 脾胃虚寒者不宜服用。

化学成分 全草含金疮小草素、筋骨草素、白毛夏枯草苷、雷补妥苷、8-乙酰基哈帕苷、杯苋甾酮、蜕皮甾酮、筋骨草甾酮、筋骨草内酯及木犀草素等。根含筋骨草多糖。

药理作用 各种提取物，如酸性乙醇提取物、黄酮苷、总酸酚等有祛痰、止咳、平喘作用。煎剂或醇-乙醚提取液有一定抑菌作用，主要对金黄色葡萄球菌、卡他球菌、肺炎链球菌、甲型链球菌、大肠埃希菌及铜绿假单胞菌等有抑制作用。

（蓝森麟）

mùtóuhuí

墓头回（Patriniae Heterophyllae Radix） 败酱科植物异叶败酱 *Patrinia heterophylla* Bunge 及糙叶败酱 *Patrinia scabra* Bunge 的根。主产山西、河南、河北、广西等地。秋季采挖，去净茎苗，晒干。

性味归经 辛、苦，性微寒。归心、肝、大肠经。

功效主治 清热解毒，燥湿止带，收敛止血。用于泄泻痢疾，疟疾，肠痈，疮疡肿毒，黄疸，赤白带下，崩漏下血，跌打损伤，子宫颈癌，胃癌。

功用阐述 辛行苦泄，微寒清热，主入心、肝、大肠经，能清气血分湿火热毒，有清热解毒、燥湿止带、收敛止血之功。故可用治泄泻痢疾、疟疾、肠痈、疮疡肿毒、黄疸、赤白带下、崩漏下血、跌打损伤等。现代亦用于子宫颈癌，胃癌等。

用法用量 6~15g，煎服。外用适量，捣敷。

使用注意 脾胃虚弱，食少泄泻者不宜服用。

化学成分 糙叶败酱根及根茎含挥发油，其中主成分有：β-丁香烯、α-葎草烯、十氢-4,8,8-三甲基-9-亚甲基-1、4-亚甲基薁、β-芹子烯等26种。异叶败酱根含挥发油，主成分为异戊酸，还含倍半萜烯类、倍半萜醇类和醛、酮、醇等含氧化合物及单萜烯类。

药理作用 提取物对艾氏腹水癌及小鼠肉瘤 S_{180} 有明显抑制作用；所含挥发油有镇静作用。

（蓝森麟）

qīngrè liángxuèyào

清热凉血药（heat-clearing and blood-cooling medicinal）
以清热凉血为主要功效，主治营分、血分等实热证的药物。此类药物多为苦甘咸寒之品，归心、肝经，故可以治疗温热病热入营分，热灼营阴，心神被扰，症见舌绛、身热夜甚、心烦不寐、脉细数、甚则神昏谵语、斑疹隐隐；若热陷心包，则神昏谵语、舌謇肢厥、舌质红绛；或热盛迫血，心神被扰，症见舌色深绛、吐血衄血、尿血便血、斑疹紫暗、躁扰不安，甚或昏狂等。部分药物还分别兼有养阴、止血、解毒、活血等功效，又可用于阴虚发热、血热出血、热毒疮肿、血瘀诸证。此类药物中，凡兼有养阴作用的药物

性偏滋腻，湿滞便溏、纳差者慎用；兼有活血作用的药物，妊娠及月经期妇女慎用。临床常用的清热凉血药有水牛角、生地黄（见地黄）、玄参、牡丹皮、赤芍、紫草等。

（刘贤武）

shuǐniújiǎo

水牛角（Bubali Cornu）
牛科动物水牛 *Bubalus bubalis* Linnaeus 的角。主产于华南、华东地区。取角后，水煮，除去角塞，干燥，镑片或锉成粗粉。

性味归经 苦，寒。归心、肝经。

功效主治 清热凉血，解毒，定惊。用于温病高热，神昏谵语，发斑发疹，吐血衄血，惊风，癫狂等。

功用阐述 功效与犀角相似，但药力较逊，因犀角属野生保护动物已严禁使用，故以其作为犀角的代用品。水牛角苦、寒，入心、肝经，长于清泻营、血分之热，而有清热凉血，解毒，定惊之功，故《陆川本草》谓其：“凉血解毒，止衄”，多用于温病热入营血，身热烦躁，神昏谵语，舌绛脉数，或见斑疹，以及惊风，癫狂者。

用量用法 15~30g，煎服，宜先煎3小时以上。

使用注意 脾胃虚寒者忌用。水牛角性寒，非实热之证者不宜服用。

化学成分 主含胆甾醇、肽类、角纤维以及丝氨酸、甘氨酸、丙氨酸等多种氨基酸。

药理作用 水牛角对发热大鼠有明显解热作用，对大肠埃希菌、乙型溶血性链球菌感染有明显保护作用，还有强心、镇静、抗惊厥、抗炎、抗内毒素、降血脂、保肝、止血等作用。

附 水牛角浓缩粉：水牛角的浓缩粉。冲服，每次1.5~3g，1日2次。

（刘贤武）

dìhuáng

地黄（Rehmanniae Radix）
玄参科植物地黄 *Rehmannia glutinosa* Libosch. 的新鲜或干燥块根。主产于河南。秋季采挖。除去芦头、须根及泥沙，鲜用，习称“鲜地黄”；或将地黄缓缓烘焙至约八成干，习称“生地黄”。

性味归经 ①鲜地黄：甘、苦，寒。归心、肝、肾经。②生地黄：甘，寒。归心、肝、肾经。

功效主治 ①鲜地黄：清热生津，凉血，止血。用于热病伤阴，舌绛烦渴，温毒发斑，吐血，衄血，咽喉肿痛。②生地黄：清热凉血，养阴生津。用于热入营血，温毒发斑，吐血衄血，热病伤阴，舌绛烦渴，津伤便秘，阴虚发热，骨蒸劳热，内热消渴。

功用阐述 ①地黄性寒清热，入营血分，为清热凉血、养阴生津之要药。故常用于治疗温热病热入营血，壮热神昏，口干舌绛；温病后期，余热未尽，阴液已伤，夜热早凉，舌红脉数者。②鲜地黄有凉血止血的功效，《本草新编》谓其：“凉头面之火，清肺肝之热，热血妄行，或吐血，或衄血，或下血，宜用之为主”，故善治血热吐衄、便血崩漏，及温热病热入营血，血热毒盛，吐血衄血，斑疹紫黑。

用量用法 鲜地黄：12~30g。生地黄：10~15g。

使用注意 地黄性寒而滞，故脾虚湿滞，腹满便溏，胸膈多痰者不宜用。

化学成分 主含环烯醚萜苷类。尚含苯甲酸、苯乙酸等多种有机酸，以及多种糖类、甾醇、

氨基酸等。鲜地黄含 20 多种氨基酸，其中精氨酸含量最高。生地黄含 15 种氨基酸，其中丙氨酸含量最高。

药理作用 地黄能对抗连续服用地塞米松后血浆皮质酮浓度的下降。水提取液有显著降压、调节免疫、抗炎、镇静、降血糖及保肝等作用。乙醇提取物能缩短凝血时间。流浸膏有强心、利尿作用。此外，还有抗癌、抗辐射、抑制真菌等作用。

（刘贤武）

xuánshēn
玄参（Scrophulariae Radix）
玄参科植物玄参 *Scrophularia ningpoensis* Hemsl. 的干燥根。主产于浙江。冬季茎叶枯萎时采挖。除去根茎、幼芽、须根及泥沙，晒或烘至半干，堆放 3~6 天，反复数次至干燥。

性味归经 甘、苦、咸，微寒。归肺、胃、肾经。

功效主治 清热凉血，滋阴降火，解毒散结。用于热入营血，温毒发斑，热病伤阴，津伤便秘，舌绛烦渴，骨蒸劳嗽，目赤咽痛，瘰疬，白喉，痈肿疮毒等。

功用阐述 ①苦甘咸寒，既能清热泻火解毒，又能清热凉血、滋阴。常用于治疗温热病气血两燔、温病热入营分及温病邪陷心包等。②玄参咸寒，有清热凉血、解毒散结、利咽消肿之功，为治"咽喉肿痛之专药"（《本经逢原》）。咽喉肿痛，无论热毒壅盛，还是虚火上炎所致者皆宜。

用量用法 10~15g，煎服。切片，生用。

使用注意 脾虚便溏者不宜用。反藜芦。

化学成分 主含哈巴苷、哈巴俄苷、玄参苷、桃叶珊瑚苷、甲氧基玄参苷甲等。

药理作用 能抗病原微生物，对金黄色葡萄球菌、白喉棒状杆菌、铜绿假单胞菌、伤寒沙门菌、乙型溶血性链球菌、福氏志贺菌、大肠埃希菌等多种致病菌均抑制作用。还有解热、镇痛、抗炎、降血压、降血糖、抗血小板聚集、抗心室重构、脑保护、保肝、止痒等作用。

（刘贤武）

mǔdānpí
牡丹皮（Moutan Cortex）
毛茛科植物牡丹 *Paeonia suffruticosa* Andr. 的干燥根皮。主产于安徽、四川、湖南等地。秋季采挖根部，除去细根和泥沙，剥取根皮，晒干，习称连丹皮；或刮去粗皮，除去木心，晒干，习称刮丹皮。

性味归经 苦、辛，微寒。归心、肝、肾经。

功效主治 清热凉血，活血化瘀。用于热入营血，温毒发斑，吐血衄血，夜热早凉，无汗骨蒸，经闭痛经，跌扑伤痛，痈肿疮毒。

功用阐述 ①味苦性微寒，入心、肝、肾经，能清营、血分实热，故常用治温病热入营血，迫血妄行，发斑发疹，吐血衄血。②辛寒，善于清透阴分伏热，可用治温病后期，邪伏阴分，津液已伤，夜热早凉，热退无汗。③又能活血化瘀，故用于治血滞经闭、癥瘕，以及跌打损伤，瘀肿疼痛。④苦寒，清热凉血，散瘀消痈，又可用治火毒炽盛，痈肿疮毒，及肠痈初起。

用量用法 6~12g，煎服。切片，生用或酒炙用。清热凉血宜生用；活血散瘀宜酒炙用。

使用注意 孕妇及月经过多、血虚有寒者不宜用。

化学成分 主含芍药苷、氧化芍药苷、苯甲酰芍药苷、牡丹酚苷、牡丹酚原苷、牡丹酚新苷、苯甲酰氧化芍药苷等，还含丹皮酚、没食子酸等。

药理作用 牡丹皮对金黄色葡萄球菌、铜绿假单胞菌、变形杆菌、溶血性链球菌、肺炎链球菌等有抑制作用。还有抗炎、镇痛、抗心律失常、抗心肌梗死、抗缺血再灌注性损伤、抗高血压、降血糖、降血脂、抗动脉粥样硬化、改善微循环、抗肿瘤、镇静、催眠、抗惊厥、抗过敏等作用。

（刘贤武）

chìsháo
赤芍（Paeoniae Radix Rubra）
毛茛科植物芍药 *Paeonia lactiflora.* Pall. 或川赤芍 *Paeonia veitchii* Lynch 的干燥根。主产于内蒙古、辽宁、河北、四川等地。春、秋二季采挖，除去根茎、须根及泥沙，晒干。

性味归经 苦，性微寒。归肝经。

功效主治 清热凉血，散瘀止痛。用于热入营血，温毒发斑，吐血衄血，目赤肿痛，肝郁胁痛，经闭痛经，癥瘕腹痛，跌扑损伤，痈肿疮疡。

功用阐述 ①苦寒入肝经，善走血分，能清肝火，除血分郁热，有凉血、止血、散瘀消斑之功，故可用治温病热入营血，斑疹紫暗，以及血热吐衄。②苦降，有活血通经、散瘀消癥、行滞止痛的功效，常用治血热瘀滞，闭经痛经，血瘀癥瘕，跌打损伤，瘀滞疼痛，以及热毒壅盛，痈肿疮毒等。还能清泻肝火，散瘀止痛，又可用治目赤肿痛。

用量用法 6~12g，煎服。切片。生用或炒用。

使用注意 孕妇及月经过多、血虚经闭者不宜用。不宜与藜芦同用。

化学成分 主含芍药苷、氧化芍药苷、苯甲酰芍药苷、白芍苷、芍药苷元酮、芍药新苷及鞣质等，还含丹皮酚及其他醇类和酚类成分。

药理作用 赤芍能明显扩张冠状动脉，有抗心肌缺血作用；能抗凝血，有防治血栓形成作用；还有降血脂、抗动脉粥样硬化、抗脑缺血、抗肿瘤、保肝、解痉、抗炎、抗胃溃疡、抗血小板聚集、抗病原微生物及抗内毒素等作用。

（刘贤武）

yúgānzǐ

余甘子（Phyllanthi Fructus）

大戟科植物余甘子 Phyllanthus emblica L. 的干燥成熟果实。是藏族习用药材。冬季至次春果实成熟时采收，除去杂质，干燥。

性味归经 甘、酸、涩，凉。归肺、胃经。

功效主治 清热凉血，消食健胃，生津止咳。用于血热血瘀，消化不良，腹胀，喉痛，咳嗽，口干。

功用阐述 甘酸涩凉，入肺、胃经，有利咽润肺，生津止渴之效，治感冒咽痛，口干烦渴，咳嗽痰黏，单味水煎有效，或配伍金银花、胖大海、芦根等。

用量用法 3~9g，多入丸散服用。

化学成分 主含鞣质及酚酸类化合物、黄酮类化合物、生物碱类、萜类、甾醇类和苷类、维生素、氨基酸、脂肪酸和微量元素等。

药理作用 余甘子对葡萄球菌，伤寒沙门菌，副伤寒沙门菌，大肠埃希菌及志贺菌均有抑制作用。还有抗艾滋病反转录酶、防癌、抗诱变、抗致畸、抗炎、降血脂及抗动脉粥样硬化、抗氧化、抗衰老、保肝、抗溃疡、抗腹泻、

免疫调节、解毒等作用。

（刘贤武）

zhǒngjiéfēng

肿节风（Sarcandrae Herba）

金粟兰科植物草珊瑚 Sarcandra glabra（Thunb.）Nakai 的干燥全草。主产于江西、浙江、广西。夏、秋季采挖，除去杂质，晒干。

性味归经 苦、辛，平。归心、肝经。

功效主治 清热凉血，活血消斑，祛风通络。用于血热发斑发疹，风湿痹痛，跌打损伤。

功用阐述 ①辛苦平，入心、肝经。既能清热凉血，又能活血消斑，可用于血热发斑发疹。②辛散能祛风通络，可治风湿痹痛、跌打伤痛等。

用量用法 9~30g，煎服。外用适量。

化学成分 含挥发油、酯类、酚类、鞣质、黄酮、氰苷、香豆素、内酯等。

药理作用 本品对金黄色葡萄球菌、痢疾志贺菌、伤寒沙门菌、铜绿假单胞菌均有明显抑制和杀菌作用。还能改善肿瘤细胞和荷瘤小鼠的能量代谢，提高过氧化氢酶活力，对癌细胞和荷瘤机体的耗氧能力有直接抑制作用和增强免疫功能。

（刘贤武）

zǐcǎo

紫草（Arnebiae Radix） 紫草科植物新疆紫草 Arnebia euchroma（Royle）Johnst. 或内蒙紫草 Arnebia guttata Bunge 的干燥根。主产于新疆、内蒙古。春、秋二季采挖，除去泥沙，干燥。

性味归经 甘、咸，寒。归心、肝经。

功效主治 清热凉血，活血，解毒，透疹消斑。用于血热毒盛，斑疹紫黑，麻疹不透；疮疡，湿

疹，水火烫伤等。

功用阐述 甘寒，主入肝经血分，有凉血活血，解毒透疹之效，故可用治温毒发斑，血热毒盛，斑疹紫黑，或斑疹紫暗，疹出不畅。又可治痈疽疮疡，湿疹阴痒，水火烫伤，可用植物油浸泡，滤取油液，制成紫草油浸剂，外涂患处。

用量用法 5~10g，煎服。外用适量，熬膏或用植物油浸泡后涂擦。

使用注意 紫草性寒而滑利，有缓下通便作用，故脾虚便溏者忌服。

化学成分 本品主含紫草素、乙酰紫草素、去氧紫草素、异丁酰紫草素、异戊酰紫草素、紫草烷、β-二甲基丙烯酰阿卡宁、β-羟基-异戊酰紫草素、α-甲基-正-异戊酰紫草素等。尚含生物碱、酯类、多糖类等成分。

药理作用 紫草对金黄色葡萄球菌、大肠埃希菌、伤寒沙门菌、志贺菌、铜绿假单胞菌等均有抑制作用，还有解热、镇痛、镇静、抗炎、抗肿瘤、抗生育、降血糖等作用。

（刘贤武）

zǐcǎoróng

紫草茸（Lacca） 紫胶虫科昆虫紫胶虫 Laccifer lacca Kerr. 在树枝上所分泌的胶质物。主产于云南、四川、台湾等地，西藏及广东也产。7~8月间采收，拣去杂质，除去残留木枝，簸去灰屑。置干燥、阴凉通风处直至干燥。

性味归经 苦，寒。归肺、肝经。

功效主治 清热，凉血，解毒。主治麻疹、斑疹透发不畅、疮疡肿毒、湿疹。

功用阐述 功效与紫草相似，但无滑肠通便之弊。

用量用法　①内服：煎汤，1.5～6g；研末，1.5～3g。②外用：适量，研末撒或熬膏涂敷。

使用注意　孕妇忌服。

化学成分　主含虫胶质、蜡、色素、虫体、木片等。

药理作用　紫草茸对金黄色葡萄球菌、大肠埃希菌、伤寒沙门菌、志贺菌、铜绿假单胞菌等均有抑制作用，还有解热、镇痛、镇静、抗炎、抗肿瘤、抗生育、降血糖等作用。

（刘贤武）

qīngxūrèyào

清虚热药（deficiency-heat clearing medicinal）　以清虚热为主要功效的药物。此类药物多为苦寒或甘寒之品，归肝、肾经。故此可以治疗肝肾阴虚，虚火内扰所致骨蒸潮热、手足心热、虚烦不眠、遗精盗汗、舌红少苔、脉细而数，以及热病后期，余热未清，阴液已伤所导致的夜热早凉、热退无汗、舌红绛，脉细数者。部分药物还分别兼有解暑热、除疳热、清湿热等功效，又可用于暑热外感、疳积发热、湿热病证等。此类药物主治阴虚发热证。阴虚发热证以阴虚为本，发热为标，故在使用此类药物时，常与滋阴药配伍，以期标本兼治。若治热病后期的阴虚内热证，还应配伍清热凉血、解毒之品，以清除余邪。临床常用的清虚热药有功劳叶、白薇、地骨皮、青蒿、枸骨叶、胡黄连、银柴胡等。

（刘贤武）

qīnghāo

青蒿（Artemisiae Annuae Herba）　菊科植物黄花蒿 Artemisia annua L. 的干燥地上部分。中国大部地区均有分布。秋季花盛开时采割，除去老茎。鲜用或阴干，切段生用。以质嫩、色绿、气清香者为佳。

性味归经　苦、辛，寒。归肝、胆经。

功效主治　清虚热，除骨蒸，解暑热，截疟，退黄。用于温邪伤阴，夜热早凉，阴虚发热，骨蒸劳热，暑邪发热，疟疾寒热，湿热黄疸。

功用阐述　①苦辛寒清热，可使阴分伏热外透而出，使热邪由阴分透出阳分，为清虚热要药。故可治温病后期，余热未清，夜热早凉，热退无汗，或热病后低热不退。②入于阴分，不仅长于清透伏热，而且善于退虚热、除骨蒸，故可用于肝肾阴虚，虚火内扰，低热不退，盗汗遗精，唇红颧赤，舌红少苔，两脉细数等。③芳香而散，善解暑热，《本草新编》谓其"尤能泄暑热之火，泄火热而不耗气血"，故常可治感受暑邪，发热无汗或汗出，头痛头昏，口干口渴，脉洪而数等症。④气味芳香，长于截疟与解除疟疾寒热，故用于疟疾寒热，可单用较大剂量鲜品捣汁服，或随证配伍应用。

用量用法　6～12g，煎服，不宜久煎；或鲜用绞汁服。

使用注意　脾胃虚弱，肠滑泄泻者忌服。

化学成分　主含倍半萜类、黄酮类、香豆素类、挥发性成分及其他 β-半乳糖苷酶、β-葡萄糖苷酶、β-谷甾醇等。倍半萜类有青蒿素、青蒿酸、青蒿醇、青蒿琥酯、青蒿酸甲酯等。黄酮类有3,4-二羟基-6,7,3,4-四甲氧基黄酮醇、猫眼草黄素、猫眼草酚等。香豆素类有香豆素、6-甲氧基-7-羟基香豆素、东莨菪内酯等。挥发性成分中以茨烯、β-茨烯、异蒿酮、左旋樟脑、β-丁香烯、β-波烯为主，另含 α-波烯、蒿酮、樟脑等。

药理作用　青蒿素对疟原虫红细胞内期有杀灭作用，给药后控制症状和原虫阴转的速度比氯喹快，具有速效、低毒的特点，对各型疟疾均疗效显著。另对表皮葡萄球菌、白喉棒状杆菌以及多种皮肤癣菌均有抑制和杀菌作用，还有抗内毒素、解热、镇痛、抗炎、抗肿瘤等作用。

（刘贤武）

dìgǔpí

地骨皮（Lycii Cortex）　茄科植物枸杞 Lycium chinense Mill. 或宁夏枸杞 Lycium barbarum L. 的干燥根皮。分布于中国南北各地。春初或秋后采挖根部，洗净，剥取根皮，晒干。

性味归经　甘，寒。归肺、肝、肾经。

功效主治　凉血除蒸，清肺降火。主要用于阴虚潮热，骨蒸盗汗，肺热咳嗽，咯血，衄血，内热消渴。

功用阐述　①甘寒，能清肝肾之虚热，除有汗之骨蒸，为退虚热、疗骨蒸之佳品，常用治阴虚发热，骨蒸潮热，形瘦盗汗，五心烦热，颧红面赤，脉细数。②甘寒，归肺经，善清泻肺热，除肺中伏火，故多用治肺火郁结，气逆不降，咳嗽咯血。③于清热除蒸泻火之中，兼有生津止渴的作用，又多用于内热消渴证。

用量用法　9～15g，煎服。

使用注意　外感风寒发热或脾虚便溏者不宜用。

化学成分　本品主含甜菜碱、莨菪亭、枸杞酰胺、阿托品、天仙子胺等生物碱类成分，还含有机酸、酚类及甾醇成分。

药理作用　地骨皮对结核引起的低热有解热作用，对实验性发热家兔有显著退热作用。地骨皮醇提物对多种常见细菌有抑菌作用，其中对甲型溶血性链球菌、肺炎链球菌作用明显。尚有降血糖、促进成骨细胞增殖、降压等作用。

（刘贤武）

báiwēi

白薇（Cynanchi Atrati Radix Et Rhizoma）

萝摩科植物白薇 *Cynanchum atratum* Bge. 或蔓生白薇 *Cynanchum versicolor* Bge. 的干燥根和根茎。中国南北各省均有分布。春、秋二季采挖，洗净，干燥。

性味归经 苦、咸，寒。归胃、肝、肾经。

功效主治 清热凉血，利尿通淋，解毒疗疮。用于温邪伤营发热，阴虚发热，骨蒸劳热，产后血虚发热，热淋，血淋，痈疽肿毒。

功用阐述 ①苦寒，既能清实热，又能退虚热。故既可用治温邪入营，高热烦渴，神昏舌绛；又能治余邪未尽，阴虚发热，骨蒸潮热以及产后血虚发热，夜热早凉，低热不退以及昏厥等症。②清热凉血，又能利尿通淋，故可治膀胱湿热、血淋涩痛等症。

用量用法 5~10g，煎服。外用适量。

化学成分 主含挥发油、强心苷等成分。强心苷中主要为甾体多糖苷，挥发油的主要成分为白薇素。

药理作用 白薇对酵母所致发热大鼠有显著解热作用，另有抗炎、祛痰、平喘、抗癌等作用，还能使心肌收缩力增强，心率减慢。白薇苷有加强心肌收缩的作用，可使心率减慢。对肺炎链球菌有抑制作用，并有解热、利尿等作用。

（刘贤武）

yíncháihú

银柴胡（Stellariae Radix）

石竹科植物银柴胡 *Stellaria dichotoma* L. var. lanceolata Bge. 的干燥根。产于中国西北部及内蒙古等地。春、夏间植株萌发或秋后茎叶枯萎时采挖，栽培品于种植后第三年9月中旬或第四年4月中旬采挖，除去残茎、须根及泥沙，晒干。切片，生用。以条长、外皮淡黄棕色、断面黄白色者为佳。

性味归经 甘，微寒。归肝、胃经。

功效主治 清虚热，除疳热。主要用于阴虚发热，骨蒸劳热，小儿疳热。

功用阐述 ①味甘益阴，微寒清热，主入肝经，能退热除蒸，且"退热而不苦泄，理阴而不升腾"（《本草正义》），实为治阴虚发热之佳品。适用于肝肾阴虚，骨蒸劳热，潮热盗汗。②又有除疳热之功。适用于小儿食滞或虫积日久所致的疳积发热，腹部膨大，口渴消瘦，毛发焦枯等症。

用量用法 3~10g，煎服。切片，生用。

使用注意 外感风寒，血虚无热者忌用。

化学成分 含甾体类、黄酮类、挥发性成分及其他物质。如菠菜甾醇、7-豆甾烯醇、银柴胡环肽Ⅰ、豆甾醇、α-菠菜甾醇-葡萄糖苷、7-豆甾烯醇葡萄糖苷、β-谷甾醇、汉黄芩素等。

药理作用 银柴胡水煎醇沉液有解热作用。尚能降低血清胆固醇浓度，使主动脉类脂质含量降低，呈现抗动脉粥样硬化作用。此外，还有杀精子作用。

（刘贤武）

húhuánglián

胡黄连（Picrorhizae Rhizoma）

玄参科植物胡黄连 *Picrorhiza scrophulariiflora* Pennell 的干燥根茎。主产云南、西藏。秋季采挖，除去须根和泥沙，晒干。

性味归经 苦，寒。归肝、胃、大肠经。

功效主治 退虚热，除疳热，清湿热。用于骨蒸潮热，小儿疳热，湿热泻痢，黄疸尿赤，痔疮肿痛。

功用阐述 ①性寒，有退虚热，除骨蒸之功，故可用治阴虚发热，骨蒸潮热，盗汗及小儿疳热等症。②又能清胃肠湿热，为治痢疾之良药，故可用治湿热泻痢等症。

用量用法 3~10g，煎服。切片，生用。

使用注意 脾胃虚寒者慎用。

化学成分 主含环烯醚萜苷类、葫芦素类及少量生物碱，酚酸及其糖苷，少量甾醇等。如胡黄连苷Ⅰ、Ⅱ、Ⅲ、香荚兰乙酮，香草酸，胡黄连素等。

药理作用 胡黄连水提取物体外对红色毛癣菌、石膏样毛癣菌等多种致病性浅部真菌有不同程度抑制作用，另有利胆、保肝、抗菌、抗氧化、降脂、降糖、抗肿瘤、抗溃疡等作用。

（刘贤武）

gǒugǔyè

枸骨叶（Ilicis Cornutae Folium）

冬青科植物枸骨 *Ilex cornuta* Lindl. ex Paxt. 的干燥叶。秋季采收，除去杂质，晒干。

性味归经 苦，凉。归肺、肝、肾经。

功效主治 清热养阴，平肝，益肾。用于肺痨咯血，骨蒸潮热，头晕目眩。

功用阐述 性凉味苦，入肺、肝、肾经，能清热养阴、平肝、益肾，可治肺阴虚的肺痨咯血、肾阴虚的骨蒸潮热、肝肾阴虚肝阳上亢所致的头晕目眩。

用量用法 9~15g，煎服。

化学成分 主含 6,7-二甲氧基香豆素、三萜烯、咖啡碱、皂苷、鞣质、苦味质等。

药理作用 枸骨叶有强心的作用，能增加离体豚鼠心脏灌流后的冠状动脉血流量、加强心收缩力的作用。此外，还有抗炎、杀菌、抗生育作用。

（刘贤武）

gōngláoyè
功劳叶 （Mahoniae Folium）

小檗科植物阔叶十大功劳 *Mahonia bealei* （Fort.） Carr. 或细叶十大功劳 *Mahonia fortunei* （Lindl.） Fedde 的干燥叶。全年均可采收，晒干备用。

性味归经 苦，寒。归肺经。

功效主治 清热补虚，止咳化痰。用于肺痨咳血、骨蒸潮热、头晕耳鸣、咽喉肿痛、目赤肿痛。

功用阐述 功劳叶味苦性寒，归肺经，有滋阴清热、止咳化痰的功能。适用于肺痨咳血、骨蒸潮热、头晕耳鸣、咽喉肿痛、目赤肿痛等证。

用量用法 5~10g，煎服。宜生用。

使用注意 脾胃虚寒者慎用。

化学成分 主含小檗碱、掌叶防己碱、药根碱、木兰碱。

药理作用 功劳叶对金黄色葡萄球菌、志贺菌、伤寒沙门菌、大肠埃希菌有抑制作用；有降低血压、扩张冠状动脉的作用。异汉防己碱对艾氏腹水癌有抑制作用；小檗碱能增强白细胞及单核吞噬细胞系统的吞噬能力，在试管中亦有对癌细胞的抑制作用。

（刘贤武）

xièxiàyào
泻下药 （precipitating medicinal）

以通泻大便或润滑大肠为主要作用，治疗便秘或水肿等病证的药物。

作用特点 泻下药多为沉降之品，主归大肠经。作用比较广泛：①泻下通便。主要能泻下通便，清除胃肠宿食积滞及其他有害物质，使之从大便排出，正如《素问·灵兰秘典论》所云："大肠者，传导之官，变化出焉。"②清热泻火。可使体内火毒、热毒、实热壅滞之邪通过泻下而得到缓解和消除，起到"上病治下""釜底抽薪"的作用。③逐水退肿。使水湿停饮随大小便排除，达到祛除停饮、消退水肿的目的。少数泻下药还有解毒、活血祛瘀等作用。

适应范围 泻下药主要用治大便不通，胃肠停滞；或实热内结，热结便秘；或寒犯胃肠，冷积便秘；实热内盛；或水饮内停，胸腹积水等里实之证。西医学诊断为习惯性便秘、痔疮便秘、急腹症、肠梗阻、肠粘连、急性阑尾炎、胰腺炎、胆囊炎等疾病，应用此类药物有一定的治疗作用，部分药物还可用于肝硬化、肾炎、晚期血吸虫腹水及渗出性胸膜炎、狂躁型精神分裂症、癫痫属于实证者。

药物分类 根据作用强弱的不同，可分为攻下药、润下药及峻下逐水药。

配伍规律 使用泻下药时，应根据病情、兼证及患者体质恰当选药和配伍。若里实兼表邪者，宜先解表后攻里，或表里双解，以免表邪内陷；若里实而正虚者，宜配补虚药，或攻补兼施，以免损伤正气；若属寒积者，可配伍温里药；此类药亦常与行气药配伍，以加强泻下导滞作用。

使用注意 使用泻下药应根据里实证的兼证及患者的体质，进行适当配伍。使用泻下药中的攻下药、峻下逐水药时，因其作用峻猛，或具有毒性，易伤正气及脾胃，故年老体虚、脾胃虚弱者当慎用；妇女胎前、产后及月经期应当忌用。应用作用较强的泻下药时，当中病即止，慎勿过剂，以免损伤正气。应用作用峻猛而有毒性的泻下药时，一定要严格炮制法度，控制用量，注意用法及禁忌，避免中毒现象发生，确保用药安全。

药理毒理 泻下药与功效相关的主要药理作用：此类药及其复方均能使肠蠕动增加，具有程度不同的泻下作用。根据其作用特点分类。①刺激性泻药：大黄、番泻叶、芦荟等药物的致泻成分均为结合型蒽苷，口服抵达大肠后在细菌酶的作用下水解为苷元，刺激大肠黏膜下神经丛，使肠管蠕动增加而排便。牵牛子中所含牵牛子苷，巴豆中所含巴豆油以及芫花中所含芫花酯均能强烈刺激肠黏膜，产生强烈的泻下作用。②容积性泻药：芒硝主要成分为硫酸钠，口服后在肠腔内不能被吸收，发挥高渗作用，使肠腔保留大量水分，肠容积增大，刺激肠壁，促进肠蠕动而泻下。③润滑性泻药：火麻仁、郁李仁等含有大量的脂肪油，使肠道润滑，粪便软化，同时脂肪油在碱性肠液中能分解产生脂肪酸，可对肠壁产生温和的刺激作用，而具有润肠通便作用。大黄、芒硝尚有抗炎、利尿等作用。

（刘树民）

gōngxiàyào
攻下药 （offensive precipitating medicinal）

药性多属苦寒，性沉降，主入胃、大肠经，具有较强的泻下通便作用，并能清热泻火的药物。主要适用于大便秘结，燥屎坚结及实热积滞之证。部分攻下药还可配合温里药或温下药，用治寒结胃肠，冷积便秘。此外，此类药物还可用治外感热病，高热神昏谵语；火热上攻，头痛目赤，咽喉肿痛，牙龈肿痛；火毒炽盛，疮疡肿痛；或血热妄行，吐血衄血，不论有无便秘均可使用攻下药，以清热泻火，消除实热，导热下行，从而起到"上病治下""釜底抽薪"的治疗作用。此类药物还可用治湿热下痢，里急后重或食积泻痢，泻下不爽，使用苦寒攻下药可以除湿热，消除积滞，荡涤胃肠，去除病因，则泻痢腹痛自止，这就是中医常说的"通因通用"的治疗方法。攻下药的作用较猛，奏效迅速，但易伤正气，宜用于邪实正气不虚之症。对久病正虚、年老体弱以及妇女胎前产后、月经期等患者均应慎用或禁用。临床常用的攻下药有大黄、芒硝、番泻叶、芦荟等。

（刘树民）

dàhuáng

大黄（Rhei Radix Et Rhizoma）

蓼科植物掌叶大黄 *Rheum palmatum* L.、唐古特大黄 *Rheum tanguticum* Maxim. ex Balf. 或药用大黄 *Rheum officinale* Baill. 的干燥根及根茎。掌叶大黄和唐古特大黄药材称北大黄，主产于青海、甘肃等地。药用大黄药材称南大黄，主产于四川。秋末或次春采挖，晒干，生用，或酒炒、酒蒸、炒炭用。

性味归经 苦，寒。归脾、胃、大肠、肝、心包经。

功效主治 泻下攻积，清热泻火，凉血解毒，逐瘀通经，利湿退黄。用于实热积滞便秘，血热吐衄，目赤咽肿，痈肿疔疮，肠痈腹痛，瘀血经闭，产后瘀阻，跌打损伤，湿热痢疾，黄疸尿赤，淋证，水肿；外治烧烫伤。

功用阐述 ①苦寒沉降，具有较强的泻下作用，主入肠胃经，能荡涤肠胃，推陈致新，为治疗积滞便秘之要药，《药品化义》曰："大黄气味重浊，直降下行，走而不守，有斩关夺门之功，故号将军"。因其又善能泻热，故治疗实热便秘尤为适宜，常与芒硝、枳实等同用，以增强泻下通便之功。通过配伍还可用于其他便秘症，如配补益药的党参、白术，治气虚便秘；配温脾助阳药的附子、干姜，治寒实积滞；配养阴生津药的生地、麦冬，治热伤津亏便秘。②苦降之性，能使上炎之火下泻，内服清热泻火，凉血止血；外用泻火解毒、凉血消肿，善治血热吐衄及火邪上炎所致之目赤、咽喉肿痛、牙龈肿痛等证及热毒痈肿疔疖、烧烫伤。常与清热泻火的黄连、黄芩等同用，以泻火通便；或与清热解毒，散瘀消肿的金银花、桃仁等同用，以解毒散瘀。③还具有较好的活血逐瘀通经作用，为治疗瘀血证的常用药物，用于妇女产后瘀阻腹痛、恶露不尽，妇女瘀血经闭，跌打损伤，瘀血肿痛等证，常与红花、桃仁等活血化瘀药同用，以活血通经，祛瘀止痛。④泻下通便，导湿热外出之功效还可治疗湿热病症。如治湿热痢疾，与木香、黄连同用，以清热燥湿，行气止痛；治湿热黄疸，与茵陈、栀子同用，以利湿退黄；治湿热淋证，与木通、车前子同用，以利尿通淋。

用量用法 3～15g，煎服。生大黄泻下力强，欲攻下者宜生用，入汤剂应后下，或用开水泡服，久煎则泻下力减弱。酒制大黄泻下力较弱，活血作用较好，宜用于瘀血证。大黄炭多用于出血证。外用适量，研末敷于患处。

使用注意 大黄为峻烈攻下之品，易伤正气，如非实证，不宜妄用；且性味苦寒，易伤胃气，脾胃虚弱者慎用。另其性沉降，且善活血祛瘀，故孕妇、月经期、哺乳期亦应慎用。

化学成分 主含蒽醌类衍生物、二苯乙烯苷类、苯丁酮类及鞣质类成分，蒽醌类衍生物主要有大黄酚、大黄素、芦荟大黄素、大黄酸等。

药理作用 蒽醌类衍生物能增加肠蠕动、抑制钠离子（Na^+）和水的吸收、促使排便，并有抗菌作用，其中最敏感的为金黄色葡萄球菌；鞣质具收敛作用，大量服用本品产生导泻后，常出现便秘；服用小剂量大黄粉剂可促进胃液分泌而有健胃助消化作用。此外还有止血、利尿、利胆、保肝、降压、降血脂等作用。

（刘树民）

mángxiāo

芒硝（Natrii Sulfas）

硫酸盐类矿物芒硝族芒硝，经加工精制而成的结晶体。主含含水硫酸钠（$Na_2SO_4 \cdot 10H_2O$）。中国大部分地区均有生产，多产于海边碱地、矿泉、盐场附近及潮湿的山洞中。

性味归经 咸、苦，寒。归胃、大肠经。

功能主治 泻下通便，润燥软坚，清火消肿。用于实热积滞，腹满胀痛，大便燥结，肠痈肿痛；外治乳痈，痔疮肿痛，咽痛口疮，目赤肿痛。

功用阐述 ①味咸润燥软坚，苦寒泻下通便，兼以清热，对实热积滞，大便燥结者尤为适宜，故张仲景大陷胸汤、大承气汤、调胃承气汤皆用芒硝以软坚去实热。如《黄帝内经》：热淫于内，治以咸寒，以此为君剂，以水克火也，佐以苦辛。②味咸软坚，能通燥结，而苦寒降下，故能去火燥，主治"时疾壅热"（《药性论》），或上焦膈热或下部便坚。因咸走血，亦能破蓄血，除痰癖，有推陈致新之功。常配以大黄，二药配伍，相互促进，泻热导滞，攻下破积，增强通便除坚之力，用于实热积滞，大便燥结。③外用有清火消肿作用。治咽喉肿痛、口舌生疮，可与清热解毒类药同用，与硼砂、冰片等共研末吹患处，如冰硼散，或以芒硝置西瓜中制成的西瓜霜外用；治目赤肿痛，可用芒硝置豆腐上化水或用玄明粉配制眼药水，外用滴眼；治乳痈初起，可用芒硝化水或用纱布包裹外敷；治痔疮肿痛，可单用煎汤外洗。

用法用量　6~12g，一般不入煎剂，待汤剂煎得后，溶入汤液中服用。外用适量。

使用注意　孕妇慎用；不宜与硫黄、三棱同用。

化学成分　主含含水硫酸钠，是泻下的主要成分，另含有少量氯化钠、硫酸镁等。

药理作用　芒硝口服后其硫酸根离子不易被肠黏膜吸收，在肠腔内形成高渗状态，吸收肠壁内水分，可引起容积性泄泻。同时盐类对肠黏膜具有化学刺激作用，使肠内容积增大，可引起刺激性泄泻。服药后4~6小时发生泻下作用，排出流体粪便。此外，尚有抗炎、溶石、利尿等作用。

（刘树民）

xuánmíngfěn
玄明粉（Natrii Sulfas Exsiccatus）　芒硝经风化干燥制得。主含硫酸钠（Na_2SO_4）。

性味归经　咸、苦，寒。归胃、大肠经。

功能主治　泻下通便，润燥软坚，清火消肿。用于实热积滞，大便燥结，腹满胀痛；外治咽喉肿痛，口舌生疮，牙龈肿痛，目赤，痈肿，丹毒。

功用阐述　①与芒硝相似，但其清热止痛效果更佳，临床上多外用，治疗咽喉肿痛，口舌生疮，牙龈肿痛，目赤，痈肿，丹毒。用于目赤肿痛，口疮咽肿，能清热泻火，导热下行，治目赤肿痛，可和人乳外敷；治咽喉肿痛、口舌生疮，常配冰片、硼砂等研末吹患处，如《外科正宗》冰硼散；治热邪迫血妄行之鼻衄，可临卧吞服。②用于痈疽肿毒，能清热消肿、软坚散结，治痈肿初起，红肿热痛，尤其是乳痈初起，结块红肿，尚未成脓者，可用纱布包裹外敷；治肛周脓肿、肛裂、肛瘘、痔疮，可用本品熏洗坐浴。

用量用法　3~9g，溶入煎好的汤液中服用。外用适量。

使用注意　孕妇慎用；不宜与硫黄、三棱同用。

化学成分　主要成分为无水硫酸钠。由于产地及提炼方法不同，所含杂质及其比重亦不相同，常见的有硫酸钙、硫酸铁、硫酸钾等。

药理作用　①泻下：本品是纯的硫酸钠，内服后硫酸根不易被肠黏膜吸收，存留肠内成为高渗溶液，使肠内水分增加，引起机械刺激，促进肠蠕动。盐类对肠黏膜也有化学刺激作用，但并不损害肠黏膜。过浓的溶液到达十二指肠引起幽门痉挛，从而延迟药物从胃中排空，同时可将组织中的水分吸入肠管，故服药时应大量饮水。服后4~6小时产生泻下作用。用以治疗组织水肿时不宜大量饮水。主要用于排除毒物。②消肿止痛：10%~25%硫酸钠溶液外敷可以加快淋巴生成，具有消肿和止痛作用。③其他：4.3%硫酸钠灭菌溶液静脉滴入可作为利尿剂，用以治疗无尿症和尿毒症。

（刘树民）

xiāoshí
硝石（Saltpeter）　硝酸盐类硝石族矿物钾硝石经加工精制而成的结晶体或人工制品。产于山东、江苏、湖南、湖北等省。传统方法多取含硝的土块，击碎后，置桶内，加水浸泡调匀，经多次过滤，取滤液澄清，置蒸发锅内加热蒸去水分，取出冷却，即析出消石结晶。

性味归经　苦、微咸，温；有小毒。归心、脾、肺经。

功能主治　攻坚破积，利水泻下，解毒消肿。主治中暑伤冷，痧胀吐泻，心腹疼痛，黄疸，癥积，诸淋涩痛，喉痹，目赤，痈肿疔毒。

功用阐述　①性温，能散积驱邪。用于中暑伤冷，霍乱吐利。与硫黄配伍，具有平调阴阳，升降水火之功，治夏日感受暑湿秽浊之气，或过食生冷，致痧胀腹痛，霍乱吐利，如《济生方》二气丹。②有攻坚破积，利水泻下功效。用于黄疸，癥积，诸淋疼痛。配伍大黄、黄柏、山栀，可治黄疸腹满，如《金匮要略》大黄硝石汤；若治饮食不化，腹中结聚癥块，又可以配伍硫黄、白矾、硼砂等，如《圣惠方》玉华丸；还用于多种淋病。用硝石治疗泌尿系结石、慢性肝炎、肝硬化腹水及食管癌、皮肤癌等，取得了一定疗效。③能破坚散结，解毒消肿。用于痈肿疮毒，咽喉肿痛，目赤。可单用，或与清热解毒、消肿散结药同用。

用量用法 内服：1.5～3g，入丸散。外用：适量，研末点目，吹喉。

使用注意 体弱患者及孕妇禁服。

化学成分 主要含有硝酸钾（KNO_3）。因产地及提炼方法之不同，纯度不一，常含有量比不等的杂质，如氯化钠（$NaCl$）、氯化钾（KCl）、水等。

药理作用 制成散剂服后，在胃里几乎全溶，但其溶解物可随食物下输入肠。在血液中由于 K^+、Na^+ 的渗透作用，能与组织内水分结合，至肾脏携带大量水分通过肾小球，并不为肾小管吸收，故呈利尿作用。外用的治疗作用可能与其调节局部渗透压有关。此外，也可通过疮面吸收，补入一定量的钾。

（刘树民）

fānxièyè

番泻叶（Sennae Folium） 豆科植物狭叶番泻 *Cassia angustifolia* Vahl 或尖叶番泻 *Cassia acutifolia* Delile 的干燥小叶。前者主产于印度、埃及和苏丹，后者主产于埃及，中国广东、广西及云南亦有栽培。通常于 9 月采收。晒干，生用。

性味归经 甘、苦，寒。归大肠经。

功能主治 泻热行滞，通便，利水。用于热结积滞，便秘腹痛，水肿胀满。

功用阐述 ①苦寒沉降，既能泻下导滞，又能清导实热，是一味使用方便、疗效可靠、较适口的泻下药。主要适用于实热积滞，大便秘结之症，可单味泡服，也可与枳实、厚朴等配伍，以增强泻下导滞作用。亦适用于习惯性便秘或老人便秘，可多小剂量单用泡服，以缓泻通便。②现常

用于 X 线腹部摄片，或腹部、肛肠手术前服用，目的在于清洁肠道，有利于摄片清晰和手术操作。也有用于腹部手术后作保留灌肠，能促进术后肠蠕动的恢复。③尚能利水，可用治腹水肿胀之症，可单用泡服，或与其他利水药同用，以增强泻下之功。还能通过通畅大便、通导大肠、清除胃内宿食，治疗消化不良、脘闷腹胀。

用量用法 2～6g，煎服，后下，或开水泡服。

使用注意 妇女妊娠期、哺乳期、月经期慎用。

化学成分 含番泻苷 A、番泻苷 B、番泻苷 C、番泻苷 D（以番泻苷 A 和番泻苷 B 为主），以及大黄酚、大黄素、芦荟大黄素等。

药理作用 番泻苷 A 和番泻苷 B 在胃、肠吸收后，在肝内转变成有效活性成分，引起腹泻。蒽醌类对大肠埃希菌、志贺菌等多种细菌有抑制作用。番泻叶粉口服可增加血小板和纤维蛋白原，能缩短凝血时间、复钙时间及血块收缩时间，有助止血。

（刘树民）

lúhuì

芦荟（Aloe） 百合科植物库拉索芦荟 *Aloe barbadensis* Miller、好望角芦荟 *Aloe ferox* Miller 或其他同属近缘植物叶的叶汁浓缩干燥物。前者主产于非洲北部及南美洲的西印度群岛，中国云南、广东、广西等地有栽培，药材称"老芦荟"，质量较好。后者主产于非洲南部地区，药材称"新芦荟"。全年可采，割取植物的叶片，收集流出的液质，置锅内熬成稠膏，倾入容器，冷却凝固，即得。

性味归经 苦，寒。归肝、胃、大肠经。

功能主治 泻下通便，清肝

泻火，杀虫疗疳。用于热结便秘，惊痫抽搐，小儿疳积；外治癣疮。

功用阐述 ①大苦大寒，性沉降下行，能清胃肠之热而泻热通便，为峻下之品，又能清肝火，除烦热，常与朱砂配伍，二者互用，清火通便，除烦安神，用治肠胃燥结，兼见心烦易怒，睡眠不安之证。②入肝经，清肝热、泻肝火。可用于肝经火盛而便秘溲赤、头晕头痛、烦躁易怒、惊风癫痫等，常与清肝息风药同用增加除热镇惊之力。③苦寒至极，为杀虫疗疳之要药，常用于虫积腹痛及面色萎黄、形瘦体弱的小儿疳积证。④外用可杀虫止痒，用于湿热下客肠脏，致血凝滞之痔病癣疮。

用量用法 2～5g，本品宜入丸散。外用适量，研末敷患处。

使用注意 脾胃虚弱，食少便溏者忌用。孕妇慎用。内服过量，刺激胃肠黏膜引起消化道一系列毒性反应。

化学成分 含蒽醌类衍生物及氨基酸、有机酸、维生素和酶等，蒽醌类衍生物主要有芦荟苷、异芦荟苷、芦荟-大黄素、芦荟糖苷等。

药理作用 芦荟蒽醌衍生物具有刺激性泻下作用，伴有显著腹痛和盆腔充血，严重时可引起肾炎。其提取物可抑制 S_{180} 肉瘤和艾氏腹水癌的生长，并对离体蟾蜍心脏有抑制作用。芦荟素 A 静脉给药，有抗胃损伤作用。芦荟注射液、芦荟总苷对实验性化学性肝损伤有保护作用。其水浸剂对多种皮肤真菌和人型结核杆菌有抑制作用。

（刘树民）

rùnxiàyào

润下药（moist precipitating medicinal） 性味多属甘平，主入大

肠经，油润滑肠，甘可生津，性平缓泻，以润燥通便的药物。均为富含油脂的植物种子。主治年老津枯、产后血虚、热病伤津及失血等所致的肠燥便秘。症见大便艰涩，并见阴血不足征象。使用时还应根据不同病情，配伍其他药物。若热盛津伤而便秘者，配清热养阴药；兼气滞者，配伍行气药；因血虚引起便秘者，可配伍补血药。部分润下药兼有润肺止咳、养血祛风、下气利水、消肿拔毒等作用，可用治肺燥咳嗽、皮肤瘙痒、水肿脚气及痈疽肿毒兼见肠燥便秘者。此类药物多脂难溶，宜入丸散，入汤剂须去壳捣碎。某些药有小毒，应当注意用量。素有缓泻者及孕妇慎用。临床常用的润下药有火麻仁、郁李仁、蓖麻子、亚麻子、松子仁等。

（王满恩）

huǒmárén

火麻仁（Cannabis Fructus）

桑科植物大麻 *Cannabis sativa* L. 的干燥成熟果实。中国各地均有栽培，主产于山东、河北、黑龙江、吉林、辽宁、江苏等地。秋季果实成熟时采收，除去杂质，晒干。生用或炒用，用时捣碎。

性味归经 甘，平。归脾、胃、大肠经。

功效主治 润肠通便。用于血虚津亏，肠燥便秘。

功用阐述 甘平，质润去燥，善利大肠，为润肠通便常用之品，兼有滋养补虚作用。凡年老血液枯燥，产后气血不顺，病后元气未复，或禀弱不能运行致肠燥便秘者，皆可用治。临床亦常与郁李仁、瓜蒌仁、紫苏子、杏仁等润肠通便药同用，或与大黄、厚朴等配伍，以加强通便作用。

用量用法 10~15g，煎服，打

碎入煎。或入丸、散。

使用注意 便溏、阳痿、遗精、带下者慎服。过量服用火麻仁能引起中毒，症状为恶心、呕吐、腹泻，四肢麻木，烦躁不安，精神错乱，昏迷，瞳孔散大等。

化学成分 种子含胡芦巴碱，L-右旋异亮氨酸三甲铵乙内酯。还含脂肪油及脂类，木脂素酰胺类，酚类化合物，生物碱类，黄酮及苷类，蛋白质及酚类，大麻异戊烯等。

药理作用 火麻仁在肠中遇碱性肠液后产生脂肪酸，刺激肠壁，使蠕动增强，从而达到通便作用。火麻仁油能降低血脂。火麻仁醇提物可促进胆汁分泌、抑制消化系统溃疡形成，并有镇痛、抗炎作用及一定降压作用。

（王满恩）

yùlǐrén

郁李仁（Pruni Semen）

蔷薇科植物欧李 *Prunus humilis* Bge.、郁李 *Prunus japonica* Thunb. 或长柄扁桃 *Prunus pedunculata* Maxim. 的干燥成熟种子。前二种习称"小李仁"，后一种习称"大李仁"。主产于内蒙古、河北、辽宁等地。夏、秋二季采收成熟果实，除去果肉和核壳，取出种子，干燥。生用，用时捣碎。

性味归经 辛、苦、甘，平。归脾、大肠、小肠经。

功效主治 润肠通便，下气利水。用于津枯肠燥，食积气滞，腹胀便秘，水肿，脚气，小便不利等。

功用阐述 ①质润多脂，润肠通便作用类似火麻仁而较强，且润中兼可行气。治大肠气滞，肠燥便秘，常与火麻仁、柏子仁、杏仁等润肠药同用；治产后肠胃燥热，大便秘滞，可与芒硝、当归、生地等药配伍。②能利水消

肿，用于水肿胀满及脚气浮肿，可与桑白皮、赤小豆等利水消肿药同用。

用量用法 6~10g，煎服。打碎入煎。或入丸、散。

使用注意 孕妇慎用。

化学成分 含苦杏仁苷、郁李仁苷；2 种蛋白质成分、熊果酸、香草酸、原儿茶酸、阿福豆苷、山柰苷、野蔷薇苷等。

药理作用 郁李仁苷对实验动物有强烈泻下作用。从郁李仁中提取的蛋白质成分有抗炎和镇痛作用。此外，尚有镇咳祛痰和降压作用。

（王满恩）

bìmázǐ

蓖麻子（Ricini Semen）

大戟科植物蓖麻 *Ricinus communis* L. 的干燥成熟种子。中国各地均产。秋季采摘成熟果实，晒干，除去果壳，收集种子。

性味归经 甘、辛，平；有毒。归大肠、肺经。

功效主治 泻下通滞，消肿拔毒。用于大便燥结，痈疽肿毒，喉痹，瘰疬。

功用阐述 蓖麻子多脂轻泻，可用于肠燥便秘之证。外用善走能散，以毒攻毒，可退消阳毒红肿诸证。

用量用法 内服：入丸剂，2~5g；去壳，生研或炒食。外用：适量，去壳，捣敷或调敷。

使用注意 孕妇及便滑者禁服。蓖麻子内服外用均可引起中毒，重者可危及生命。有报道外用蓖麻子还可致过敏性休克。

化学成分 种子含蓖麻毒蛋白及蓖麻碱、脂肪油、凝集素、脂肪酶等。

药理作用 蓖麻油有泻下作用，并有良好的引产作用。生蓖麻子对实验动物有抗肿瘤作用、

蓖麻毒蛋白有抗人类免疫缺陷病毒作用。

(王满恩)

yàmázǐ

亚麻子（Lini Semen）

亚麻科植物亚麻 Linum usitatissimum L. 的干燥成熟种子。主产于东北、华北等地。秋季果实成熟时采收植株，晒干，打下种子，除去杂质，再晒干。

性味归经 甘，平。归肺、肝、大肠经。

功效主治 润燥通便，养血祛风。用于肠燥便秘，皮肤干燥，瘙痒，脱发。

功用阐述 ①甘润入肠而有润肠通便作用，宜用于津枯肠燥之便秘证。治老年或病后体虚便秘，可配桑椹、当归等药同用。②入肺经，善润皮毛，解散风热湿毒，用治老人皮肤干燥起鳞屑、过敏性皮炎瘙痒及疮疡湿疹等症，常与当归、白鲜皮、地骨皮、地肤子等配伍。治脂溢性脱发，可与鲜柳枝共煎服。

用量用法 9~15g，煎服，生用捣碎或炒研；或入丸散。外用榨油涂患处。

使用注意 大便滑泄者禁服，孕妇慎用。

化学成分 主含脂肪油，油中含多种脂肪酸；还含甾醇类化合物、萜类化合物等。

药理作用 亚麻油有轻泻作用。γ-亚麻油酸有降血脂、抗血栓及抗动脉粥样硬化作用；亚麻油有调理机体炎性反应的作用。

(王满恩)

sōngzǐrén

松子仁（Pini Semen）

松科植物红松 Pinus koraiensis Sieb. et Zucc. 等的种仁。主产于东北。于果实成熟后采收，晒干，去硬壳取出种仁。

性味归经 甘，微温。归肺、肝、大肠经。

功效主治 润肠通便，润肺止咳。用于肠燥便秘，肺燥干咳。

功用阐述 ①质润气香，甘润入肠而有润肠通便作用，宜用于津枯肠燥便秘之证。如老人虚秘，可以配火麻仁、柏子仁同用。②质润，入肺而有润肺止咳之功。用治肺燥咳嗽，可与胡桃仁同用。

用量用法 5~10g，煎服。或入膏、丸。

使用注意 脾虚便溏，湿痰者不宜使用。

化学成分 含止权酸、挥发油、种子油含脂肪酸等。

药理作用 松子油有抑制实验动物主动脉粥样硬化的作用。松子仁对胆固醇及含胆固醇量较多的混合型胆石有较好的溶化和溶解作用。

(王满恩)

jùn xià zhúshuǐyào

峻下逐水药（drastic water-expelling medicinal）

大多苦寒有毒，药力峻猛，服药后能引起剧烈腹泻，使体内潴留的水液随从大便排出的药物。部分药物还兼有利尿作用。适用于全身水肿、臌胀、胸胁停饮等正气未衰之证。此类药物有毒而力峻，易于损伤正气，临床应用当"中病即止"，不可久服，使用时常配伍补益药以保护正气。体虚者及孕妇慎用或忌用此类药物。还要注意此类药物的炮制、剂量、用法及禁忌等，以确保用药安全、有效。临床常用的药物有甘遂、京大戟、芫花、商陆、牵牛子、巴豆霜、千金子霜等。

(刘树民)

gānsuí

甘遂（Kansui Radix）

大戟科植物甘遂 Euphorbia kansui T. N. Liou ex T. P. Wang 的干燥块根。主产于河北、山西、陕西等地。秋末茎叶枯萎后或春季开花前采挖，除去外皮，晒干。生用或醋制用。

性味归经 苦，寒；有毒。归肺、肾、大肠经。

功能主治 泻水逐饮，消肿散结。用于水肿胀满，胸腹积水，痰饮积聚，气逆咳喘，二便不利，风痰癫痫，痈肿疮毒。

功用阐述 ①苦能泄降、寒可除热，专于行水，善行经隧之水湿，泻水逐饮力峻，使体内潴留之水饮从二便而排出，故凡是水肿，大腹臌胀，胸胁停饮，而正气未衰者均可用之。可单用研末服，或配伍大戟、芫花等品，如《伤寒论》十枣汤。②苦寒峻下，能荡涤痰涎。《本草纲目》曰甘遂有治"痰迷癫痫"之功。故可用于痰热上扰，蒙蔽清窍而癫痫发狂者。③苦寒有毒，可泻火攻毒，外用有解毒消肿散结之功，可治湿热毒火引起的各种痈肿疮毒，用甘遂末水调外敷，也可配其他清热解毒、消痈散结药同用。

用法用量 0.5~1.5g，炮制后多入丸散用。外用适量，生用。

使用注意 甘遂苦寒，有毒，作用峻烈，故虚弱者慎用。不宜与甘草同用。孕妇禁用。

化学成分 含四环三萜类化合物α-大戟醇和β-大戟醇、甘遂醇、大戟二烯醇等；此外，尚含棕榈酸、柠檬酸、草酸、鞣质、树脂、葡萄糖等。

药理作用 能刺激肠管，促进肠蠕动，增加肠道内肠液，加速肠内容物的推动，产生泻下作用。甘遂萜脂 A、甘遂萜脂 B 有镇痛作用。此外，甘遂还具有利尿、中止妊娠、免疫抑制等多种药理作用。

(刘树民)

jīngdàjǐ

京大戟 （Euphorbiae Pekinensis Radix） 大戟科植物大戟 *Euphorbia pekinensis* Rupr. 的干燥根。主产于江苏、四川、江西、广西等地。秋、冬二季采挖，洗净，晒干。生用或醋制用。

性味归经 苦，寒；有毒。归肺、脾、肾经。

功能主治 泻水逐饮，消肿散结。用于水肿胀满，胸腹积水，痰饮积聚，气逆咳喘，二便不利，痈肿疮毒，瘰疬痰核。

功用阐述 ①泻水逐饮作用与甘遂相似而力稍逊，适宜于全身水肿、胸腹积水等水饮内停之证而正气未衰者，可单用，或与甘遂、芫花等泻水逐饮药同用。②辛能行散、苦可降泄、寒而去热，又能降泻热毒、消肿散结，内服外用均可，但以外用为主。治热毒壅滞之痈肿疮毒，可鲜用捣烂外敷，或配伍解毒消痈散结药同用；治痰火凝结的瘰疬痰核，可与鸡蛋同煮，食鸡蛋。

用量用法 1.5~3g，煎服；入丸散服，每次1g；内服醋制用。外用适量，生用。

使用注意 京大戟有毒，作用峻猛，故体质虚弱者忌用。不宜与甘草同用。孕妇禁用。

化学成分 含三萜类成分、树胶、树脂等，三萜类成分主要有大戟苷、生物碱、大戟色素体A、大戟色素体B、大戟色素体C等。

药理作用 本品乙醇和热水提取物能刺激肠管，引起肠蠕动增加而产生泻下的作用；对妊娠离体子宫有兴奋作用；此外，还有降压、利尿等作用。

（刘树民）

hóngdàjǐ

红大戟 （Knoxiae Radix） 茜草科植物红大戟 *Knoxia valerianoides* Thorel et Pitard 的干燥块根。又名红芽大戟、广大戟。主产于广西石龙、云南弥勒、广东阳江等地。秋冬季采挖，除去须根，洗净，置沸水中略烫，干燥。生用或醋制用。

性味归经 苦、寒；有小毒。归肺、脾、肾经。

功能主治 泻水逐饮，消肿散结。用于水肿胀满，胸腹积水，痰饮积聚，气逆咳喘，二便不利，痈肿疮毒，瘰疬痰核。

功用阐述 与京大戟略同，但京大戟泻下逐水力强，红大戟消肿散结力胜。①苦寒泄降，能通利二便而泻水逐饮。用于水肿胀满，痰饮喘急。为近代治水肿痰饮者所常用，证轻者单用，重者多入复方。治水肿，常与芫花、甘遂、大枣等配伍，有泻水护胃之效；治痰饮喘急，常与白芥子、甘遂等同用，以增强消痰逐饮之力。②解毒散结，治疮痈肿毒。用于痈疮肿毒。内服或外用，单用或入复方，均可收效。

用量用法 1.5~3g，煎服；入丸散服，每次1g；内服醋制用。外用适量，生用。

使用注意 虚弱者及孕妇禁用。不宜与甘草同用。

化学成分 根含游离蒽醌0.12%及结合蒽醌0.1%，游离蒽醌有虎刺醛，甲基异茜草素，3-羟基橙树素，红大戟素。还含丁香酸。

药理作用 ①抑菌作用：红大戟50%乙醇提取物体外对金黄色葡萄球菌及铜绿假单胞菌有抑制作用。②利尿作用：生红大戟水煎浓缩液小鼠灌胃80g/kg，2~3小时后，尿量明显增加。③毒性：红大戟根50%乙醇浸剂小鼠腹腔注射，半数致死量（LD_{50}）为40.6±1.8g/kg。如与甘草共浸则LD_{50}明显降低，表明其毒性显著增加。

（刘树民）

yuánhuā

芫花 （Genkwa Flos） 瑞香科植物芫花 *Daphne genkwa* Sieb. et Zucc. 的干燥花蕾。主产于安徽、江苏、浙江、四川、山东等地。春季花未开放时采摘，晒干。生用或醋制用。

性味归经 苦、辛，温；有毒。归肺、脾、肾经。

功能主治 泻水逐饮；外用杀虫疗疮。用于水肿胀满，胸腹积水，痰饮积聚，气逆咳喘，二便不利；外治疥癣秃疮，痈肿，冻疮。

功用阐述 ①泻水逐饮作用与甘遂、京大戟相似而力稍逊，治全身水肿、胸腹积水等水饮内停之证而正气未衰者，三者常配伍使用，如《伤寒论》十枣汤。因其以泻胸胁水饮为主，《名医别录》谓其能"消胸中痰水"，使水气随二便排泄，且又具祛痰止咳之功，故可用于胸胁停饮所致的喘咳，胸胁引痛，心下痞硬之证。②又具杀虫之功，亦治虫积臌胀。外用有解毒疗疮止痒作用，治疥癣秃疮，痈肿，可以为末，调敷患处；治冻疮，可与甘草煎汤外洗。

用法用量 1.5~3g，煎服。醋芫花研末吞服，每次0.6~0.9g，每日1次。外用适量。

使用注意 芫花作用峻猛，易伤正气，故虚弱者忌用。不宜与甘草同用。孕妇忌用。

化学成分 含二萜原酸酯类化合物、黄酮类化合物、苯甲酸及刺激性油状物等，二萜原酸酯类化合物主要有芫花酯甲、芫花酯乙、芫花酯丙、芫花酯丁、芫花酯戊等，黄酮类化合物主要有芫花素、芹菜素、芫花苷等。

药理作用 芫花素能刺激肠黏膜引起剧烈的水泻和腹痛。口服芫花煎剂可引起尿量增加，排钠量亦有增加。醋制芫花的醇水提取物，对肺炎杆菌、溶血性链球菌、流感杆菌有抑制作用，水浸液对黄癣菌、铁锈色小孢子菌、星状皮癣菌等皮肤真菌有抑制作用，芫花素能引起狗的子宫收缩；还有镇咳、祛痰、镇静、抗惊厥等作用。有明显的扩张冠状动脉作用。

(刘树民)

shānglù

商陆（Phytolaccae Radix）

商陆科植物商陆 *Phytolacca acinosa* Roxb. 或垂序商陆 *Phytolacca americana* L. 的干燥根。中国大部分地区均产，主产于河南、安徽、湖北等地。秋季至次春采挖。切片，晒干或阴干。生用或醋制用。

性味归经 苦，寒；有毒。归肺、脾、肾、大肠经。

功能主治 逐水消肿，通利二便；外用解毒散结。用于水肿胀满，二便不通；外治痈肿疮毒。

功用阐述 ①苦寒降泄，其性下行，专于治水，能通利二便以排泻水湿，具有较好的泻下逐水作用，用治水肿臌胀，大便秘结，小便不利之水湿肿满实证，单用有效，或以本品煮粥食，或与鲤鱼、赤小豆煮食，或配泽泻、茯苓皮等利水消肿之品，如《济生方》疏凿饮子。若用本品捣烂，入麝香少许，贴于脐上，治疗水肿、小便不利，可收利水消肿之效。②苦寒清泻除热，有消肿散结解毒之功，外用可治疮疡肿毒、痈肿初起者。可用鲜商陆根，酌加食盐，捣烂外敷。

用量用法 3～9g，煎服。外用适量，煎汤熏洗或取鲜品捣烂敷患处。

使用注意 孕妇禁用。

化学成分 含商陆碱、三萜皂苷、加利果酸、甾族化合物、生物碱和大量硝酸钾。

药理作用 商陆毒素可刺激交感神经，促进胃肠蠕动，并刺激肠黏膜，引起腹痛、腹泻；其根提取物有利尿作用，有研究表明，本品的利尿作用与其剂量有关，小剂量利尿，而大剂量反使尿量减少；本品有明显的祛痰止咳作用；生物碱部分有镇咳作用；对志贺菌、流感嗜血杆菌、肺炎链球菌及部分皮肤真菌有不同程度的抑制作用。

(刘树民)

qiānniúzǐ

牵牛子（Pharbitidis Semen）

旋花科植物裂叶牵牛 *Pharbitis nil* (L.) Choisy 或圆叶牵牛 *Pharbitis purpurea* (L.) Voigt 的干燥成熟种子。中国大部分地区均产。秋末果实成熟、果壳未开裂时采收，晒干。生用或炒用，用时捣碎。

性味归经 苦，寒；有毒。归肺、肾、大肠经。

功能主治 泻水通便，消痰涤饮，杀虫攻积。用于水肿胀满，二便不通，痰饮积聚，气逆喘咳，虫积腹痛。

功用阐述 ①苦寒，其性降泄，善泻湿热，通利水道，能通利二便以排泄水湿，其泻下逐水作用虽较甘遂、京大戟稍缓，但仍属有毒峻下之品，用于水肿臌胀，二便不利等正气未衰水湿实证为宜。可单用研末服，或配小茴香等，如《儒门事亲》禹功散。②苦寒入肺经，其性降泄，又能泻肺气、逐痰饮，《本草纲目》曰"逐痰消饮"，可用于肺气壅滞，痰饮咳喘，面目浮肿者。③苦而泻下，寒能除热，故有泻下、通

便、去积作用，可治实热积滞，大便不通；大肠风秘结涩；痢疾里急后重者。④还有杀虫去积之功，并借其泻下作用以排除虫体，治蛔虫、绦虫及虫积腹痛。

用量用法 3～6g，煎服。入丸散服，每次1.5～3g。

使用注意 孕妇禁用。不宜与巴豆、巴豆霜同用。过量的牵牛子对肠道有强烈的刺激作用，亦可刺激肾脏使之充血，重者并能损害中枢神经系统，特别是舌下神经，致使舌运动麻痹，出现言语障碍。

化学成分 含牵牛子苷、生物碱、脂肪油及其他糖类。牵牛子苷用碱水解得到牵牛子酸、巴豆酸、裂叶牵牛子酸、α-甲基丁酸、戊酸等；生物碱主要有裸麦角碱、野麦碱、狼尾草麦角碱、田麦角碱、麦角醇等。

药理作用 牵牛子苷在肠内遇胆汁及肠液分解出牵牛子素，刺激肠道，增进蠕动，导致泻下，据动物试验，黑丑与白丑泻下作用并无区别；体外实验，黑丑、白丑对猪蛔虫有一定驱虫效果。

(刘树民)

bādòu

巴豆（Crotonis Fructus）

大戟科植物巴豆 *Croton tiglium* L. 的干燥成熟果实。主产于四川、广西、云南等地。秋季果实成熟时采收，堆置2～3天，摊开，干燥。用时取仁生用或制霜用。

性味归经 辛，热；有大毒。归胃、大肠经。

功能主治 峻下冷积，逐水退肿，豁痰利咽；外用蚀疮。用于寒积便秘，乳食停滞，腹水臌胀，二便不通，喉风，喉痹。外治痈肿脓成不溃，疥癣恶疮，疣痣等。

功用阐述 ①辛能行散，热

而温通逐寒，能峻下寒积，荡涤胃肠沉寒痼冷，开通闭塞，药力刚猛，有"斩关夺门之功"。单用可将巴豆霜装入胶囊服，或配大黄、干姜制丸服，使便通积去，寒消阳复，为温下之峻剂，适用于寒邪食积，阻结肠道，大便不通，腹满胀痛，病起急骤，气血未衰者，如三物备急丸（《金匮要略》）。②用治腹水臌胀，可用巴豆配杏仁为丸服（《肘后方》）。近代用本品配绛矾、六神曲为丸，即含巴绛矾丸，用治晚期血吸虫病肝硬化腹水。③能祛痰利咽以利呼吸。治喉痹痰涎壅塞气道，呼吸困难，甚则窒息欲死者，可单用巴豆，去皮，线穿纳入喉中，牵出即苏。治痰涎壅塞、胸膈窒闷、肢冷汗出之寒实结胸者，常与贝母、桔梗同用，如三物小白散（《伤寒论》）。此外，小儿痰壅、乳食停积甚则惊悸者，可用本品峻药轻投，可祛痰、消积，常与胆南星、朱砂、六神曲等同用，如万应保赤散（《全国中药成药处方集》）。④外用有蚀腐肉、疗疮毒作用。治痈肿成脓未溃者，常与乳香、没药、木鳖子等药熬膏外敷，以蚀腐皮肤，促进破溃排脓；治恶疮，单用本品炸油，以油调雄黄、轻粉末，外涂疮面即可。

用法用量 外用适量，研末涂患处，或捣烂以纱布包擦患处。

使用注意 孕妇禁用。不宜与牵牛子同用。

化学成分 种子主含巴豆油34%～57%，蛋白质约18%。巴豆油中含巴豆油酸，巴豆酸，由棕榈酸、硬脂酸、油酸、巴豆油酸、巴豆酸等组成的甘油酯，巴豆醇及16种巴豆醇双酯化合物等。种仁还含一种毒性球蛋白巴豆毒素，从中分离得到巴豆素Ⅰ、Ⅱ，助

癌剂 C-3，巴豆苷，巴豆生物碱异鸟嘌呤，β-谷甾醇，氨基酸及酶等成分。

药理作用 口服巴豆油半滴至1滴，即能产生口腔、咽及胃部烧灼感，并有催吐作用；至肠内遇碱性肠液水解后释出巴豆油酸，刺激肠黏膜使之发炎，分泌增加，促进蠕动，0.5～3小时产生剧烈腹泻，伴有剧烈腹痛和里急后重。体外实验巴豆煎剂对金黄色葡萄球菌、白喉棒状杆菌、流感嗜血杆菌、铜绿假单胞菌等均有不同程度的抑制作用；巴豆油有镇痛及促血小板凝集作用。巴豆提取物对小鼠多种癌皆有明显抑制作用；巴豆油、巴豆树脂和巴豆醇脂类均有较弱的致肿瘤活性，且能促进某些化学致癌剂的致癌作用。

（刘树民）

bādòushuāng

巴豆霜（Crotonis Semen Pulveratum） 巴豆的炮制加工品。为粒度均匀、疏松的淡黄色粉末，显油性。

性味归经 辛，热；有大毒。归胃、大肠经。

功能主治 峻下冷积，逐水退肿，豁痰利咽；外用蚀疮。用于寒积便秘，乳食停滞，腹水臌胀，二便不通，喉风，喉痹。外治痈肿脓成不溃，疥癣恶疮，疣痣等。

功用阐述 ①巴豆的炮制品，性能较巴豆相对和缓，亦能峻下寒积，荡涤胃肠沉寒痼冷，开通闭塞，药力刚猛，有"斩关夺门之功"，可用于寒滞食积，阻结肠道，大便不通，心腹冷痛，痛如锥刺，起病急骤，气急口噤，暴厥者。②《神农本草经》曰"开通闭塞，利水谷道"。其既荡涤肠胃，又能攻痰逐湿，具有很强的

峻下逐水退肿作用，临床常用治腹水臌胀，二便不通之水湿实证。③能祛痰利咽以利呼吸，还可治痰涎壅塞、胸膈窒闷，寒实结胸及喉痹痰阻证。小儿痰壅咽喉、气逆喘促、乳食停积甚则惊痫者，可"峻药轻投"，以其祛痰、消积。喉痹痰涎壅塞气道，呼吸困难，甚则窒息欲死者，可将巴豆霜少许吹入喉部，通过吐泻排出痰涎，使梗阻症状得以缓解。④外用有蚀腐肉、疗疮毒作用，可促进破溃排脓，用治恶疮疥癣。

用法用量 0.1～0.3g，多入丸散用。外用适量。

使用注意 孕妇禁用。不宜与牵牛子同用。外用巴豆霜可产生接触性皮炎，局部烧灼或脓疱状红疹、水疱等症状。故皮肤过敏者不宜用。

药理作用 巴豆霜灌胃可显著增强小鼠的胃肠运动，并可促进肠套叠还纳。低浓度巴豆霜可明显增加兔离体回肠平滑肌的收缩幅度，高浓度时降低其收缩幅度。巴豆霜灌胃可明显降低小鼠毛细血管通透性和耳郭肿胀程度，并对大鼠白细胞游走及对热疼痛反应有抑制作用。

（刘树民）

qiānjīnzǐ

千金子（Euphorbiae Semen） 大戟科植物续随子 *Euphorbia lathyris* L. 的干燥成熟种子。主产于河北、浙江、四川等地。夏、秋二季果实成熟时采收，晒干。

性味归经 辛，温；有毒。归肝、肾、大肠经。

功能主治 泻下逐水，破血消癥；外用疗癣蚀疣。用于二便不通，水肿，痰饮，积滞胀满，血瘀经闭；外治顽癣，赘疣。

功用阐述 ①泻下逐水，功似甘遂、京大戟，其性峻猛，宜

用于二便不利之水肿实证。单用有效，或配大黄，酒水为丸服，或与防己、槟榔、葶苈子、桑白皮等行气利水药同用，以增强逐水消肿之功，如续随子丸（《证治准绳》）。②治癥瘕痞块者，可配轻粉、青黛为末，糯米饭粘合为丸服，如续随子丸（《圣济总录》）；治瘀滞经闭者，可与当归、川芎、红花同用。还有攻毒杀虫作用，可用治顽癣、恶疮肿毒及毒蛇咬伤等，可内服、外用。

用法用量 1~2g，去壳，去油用，多入丸散服。外用适量，捣烂敷患处。

使用注意 孕妇禁用。体弱便溏者忌服。千金子所含有毒成分为千金子甾醇、殷金醇棕榈酸酯等，对胃肠道有强烈刺激，对中枢神经系统也有毒性。

化学成分 种子含脂肪油48%~50%，油中含多种脂肪酸，以及菜油甾醇，豆甾醇等，另含瑞香素，马栗树皮苷，千金子素及异千金子素。

药理作用 ①致泻：种子的脂肪油所含千金子甾醇对胃肠黏膜有强烈刺激作用，可产生峻泻，致泻强度为蓖麻油的3倍。绵羊吃了植物续随子可发生胃肠道刺激。山羊吃了植物续随子后分泌的乳汁有一定毒性。有报道，人误服千金子3颗，出现持续腹痛、恶心呕吐、精神不振、嗜睡等毒性反应。续随子中离析得环氧千金藤醇可能有致癌作用。②抗肿瘤：鲜草对急性淋巴细胞性及粒细胞、慢性粒细胞、急性单核细胞白血病白细胞均有抑制作用。

（刘树民）

qiānjīnzǐshuāng

千金子霜（Uphorbiae Semene Pulveratum）

千金子的炮制加工品。为均匀、疏松的淡黄色粉末，微显油性。味辛辣。

性味归经 辛，温；有毒。归肝、肾、大肠经。

功能主治 泻下逐水，破血消癥；外用疗癣蚀疣。用于二便不通，水肿，痰饮，积滞胀满，血瘀经闭；外治顽癣，赘疣。

功用阐述 ①泻下逐水，功似甘遂、京大戟，其性峻猛，宜用于二便不利之水肿臌胀实证。②有破瘀血、消癥瘕、通经脉的作用，用于癥瘕痞块，血瘀经闭。③外用还有疗癣蚀疣之功，用治顽癣、赘疣等。

用法用量 0.5~1g，多入丸散服。外用适量。

使用注意 孕妇忌用。体弱便溏者忌服。

（刘树民）

qūfēngshīyào

祛风湿药（removing wind-damp medicinal）

以祛除风湿邪气为主要作用，治疗风湿痹证的药物。风湿邪气侵袭人体，留滞于经络、肌肉、筋骨及关节，造成经络阻滞，气血不畅，从而引起肢体关节出现疼痛、酸楚、重着、麻木、拘挛、屈伸不利等症，此即痹证。痹证的形成，除了与风湿邪气有关外，还与寒邪或热邪有关。风湿夹寒邪侵犯所致的痹证称为风寒湿痹或风湿寒痹，风寒湿邪郁久化热所致的痹证称为风湿热痹。由于病邪侵犯人体各有偏胜，所表现的症状也各有不同。故痹证又可分为：风气偏胜，以关节疼痛、游走不定为特征的行痹；湿气偏胜，以肌肤麻木不仁，肢体沉重为特征的着痹；寒气偏胜，以筋脉拘急，疼痛剧烈为特征的痛痹；风寒湿邪郁久化热所致关节红肿热痛为特征的热痹。

作用特点 此类药物大多味辛苦，主入肝、脾、肾经。辛能散风，苦以燥湿，肝主筋，肾主骨，脾主肌肉，故祛风湿药有祛除肌肉、筋骨、关节之间的风湿邪气的作用。多数药物性温热，兼能散寒，适用于风寒湿痹；部分药物性寒凉，寒可清热，故有清热散风、祛湿通络的作用，适用于风湿热痹；另有部分祛风湿药兼有补肝肾，强筋骨作用，常用于风湿痹证兼见肝肾不足，筋骨痿软者。

适应范围 主要用于治疗肌肉、筋骨、关节等处疼痛、重着、麻木和关节肿大、筋脉拘挛、屈伸不利等，或关节红肿热痛之风湿痹证，兼治痹证兼肝肾不足、半身不遂、外感表证夹湿、伏风头痛等病证。

药物分类 根据药性及功效主治的不同，可分为祛风寒湿药、祛风湿热药、祛风湿强筋骨药。

配伍规律 使用祛风湿药时应根据痹证的类型和性质、病位、病程新久等选择药物，并作适当的配伍。如风邪偏盛的行痹，应选择善能祛风的祛风湿药，佐以活血养营之品；湿邪偏盛的着痹，应选用温燥的祛风湿药，佐以健脾渗湿之品；寒邪偏盛的痛痹，当选用温性较强的祛风湿药，佐以通阳温经之品；若治风湿热痹，当选用药性寒凉的祛风湿药，酌情配伍凉血清热解毒药；感邪初期，病邪在表，当配伍散风胜湿的解表药；病邪入里，须与活血通络药同用；若夹有痰浊、瘀血者，须与祛痰、散瘀药同用；久病体虚，肝肾亏虚，气血不足者，应选用强筋骨的祛风湿药，配伍具有补肝肾、益气血作用的药物，扶正以祛邪。

使用注意 辛温性燥的祛风湿药，易伤阴耗血，阴血亏虚者应慎用。

药理毒理 祛风湿药与功效相关的主要药理作用有：抗炎、镇痛、调节免疫反应等。此外，某些药物还具有抗菌、抗过敏、抗凝、解热、降低血压、抗心律失常、抗肿瘤等作用。川乌、草乌、秦艽、五加皮等均有显著的抗炎、镇痛作用，抑制前列腺素是川乌抗炎的重要机制，秦艽、五加皮抗炎的机制与兴奋肾上腺皮质功能有关。秦艽还有降血压作用，对心脏的直接抑制可能是其降血压的机制，五加皮还有增强免疫功能作用。独活有镇痛作用，独活所含的欧芹酚甲醚腹腔注射能显著抑制角叉菜胶诱导的大鼠后爪水肿和醋酸引起的小鼠扭体反应。防己有抑制免疫、扩张血管、降低血压、抑制血小板聚集、抗炎等作用，其抗炎机制与刺激兴奋下丘脑-垂体-肾上腺系统，促使肾上腺皮质功能增强有关。

（邓家刚）

qūfēnghánshīyào

祛风寒湿药（removing wind-cold-damp medicinal）

以祛除风、寒、湿邪为主要功能，用于风寒湿痹的药物。性味多为辛、苦、温，入肝、脾、肾经。辛散祛风，味苦燥湿，温通祛寒。有较好的祛风、除湿、散寒、止痛、通经络等作用，尤以止痛为其特点，主要适用于风寒湿痹，肢体关节疼痛，筋脉拘挛，痛有定处，遇寒加重等。经配伍亦可用于风湿热痹。临床常用的祛风寒湿药有独活、威灵仙、川乌、草乌、海风藤、蚕沙、寻骨风、油松节、伸筋草、路路通、雪上一枝蒿、丁公藤、蕲蛇、金钱白花蛇、乌梢蛇、木瓜、昆明山海棠、徐长卿、青风藤。

（邓家刚）

dīnggōngténg

丁公藤（Erycibes Caulis）

旋花科植物丁公藤 *Erycibe obtusifolia* Benth. 或光叶丁公藤 *Erycibe schmidtii* Craib 的干燥藤茎。主产于广东、广西、云南等地。全年均可采收，切段或片，晒干。生用以粗壮、质坚者为佳。

性味归经 辛、温；有小毒。归肝、脾、胃经。

功效主治 祛风除湿，消肿止痛。用于风湿痹痛，半身不遂，跌扑肿痛。

功用阐述 ①性味辛温，入肝、脾、胃经，辛散温通，尤长于发散，辛温可散风寒除湿邪，通经络舒筋脉，风湿除而痹肿消，经络通而痹痛止，故丁公藤善祛风除湿，消肿止痛，与桂枝、麻黄、当归等配伍，增强活血、化瘀止痛之功，以治风寒湿痹痛，筋脉拘急，肢体麻痹软弱，屈伸不利以及久风顽痹，肌肉顽麻不仁。②味辛能散，性温能行，能散能行，故具有较强的消肿止痛之力，常与桂枝、牡丹皮、没药、乳香等活血化瘀药同用，以外治跌打损伤之筋节屈伸不利，瘀肿疼痛等。

用量用法 3～6g，煎服；或用于配制酒剂，内服或外搽。

使用注意 丁公藤有小毒，用量过大可引起中毒反应。有强烈的发汗作用，虚弱者慎用，孕妇禁用。

化学成分 丁公藤含香豆素类化合物：7,7′-二羟基-6,6′-二甲氧基-3,3′-双香豆素、7,7′-二羟基-6,6′-二甲氧基-8,8′-双香豆素、7-O-[4′-O-(3″,4″-二羟基桂皮酰基)-β-D-吡喃葡萄糖基]-6-甲氧基香豆素、黄花菜木质素 A、黄花菜木质素 B、东莨菪苷、东莨菪素等；生物碱类成分：丁公藤

甲素、乙素、丙素。还含有绿原酸、灰毡毛忍冬素 G，灰毡毛忍冬 F 等多种绿原酸类成分以及咖啡酸，β-谷甾醇，胡萝卜苷，长链脂肪醇，胡萝卜苷连长链脂肪烷烃等。

药理作用 丁公藤甲素具有强心作用，有改善心功能作用，能显著减慢心率，增加心肌收缩力，降低心肌耗氧量。丁公藤对免疫功能有影响，对细胞免疫和体液免疫均有促进作用。此外，丁公藤还有一定的抗炎、镇痛、缩瞳、发汗、拟副交感神经作用。

（邓家刚）

chuānwū

川乌（Aconiti Radix）

毛茛科植物乌头 *Aconitum carmichaeli* De-bx. 的干燥母根。主产于四川、云南、陕西、湖南等地。6 月下旬至 8 月上旬采挖，除去子根、须根及泥沙，晒干，生用。

性味归经 辛、苦，热；有大毒。归心、肝、肾、脾经。

功效主治 祛风除湿，温经止痛。用于风寒湿痹，关节疼痛，肢体麻木，半身不遂，心腹冷痛，寒疝作痛，头风头痛，跌打瘀痛及麻醉止痛。

功用阐述 ①性味辛热，散寒除湿止痛之力强悍，为治疗风痹半身不遂，引经之要药。故有"附子逐寒，乌头祛风"之说。《长沙药解》谓："其性疏利迅速，开通关腠，驱逐寒湿之力甚捷，凡历节、脚气、寒疝、冷积、心腹疼痛之类并有良功。"说明本品最善除寒湿，散风邪，故可用治寒湿痹证日久，关节疼痛不可屈伸、中风手足不仁、痹证筋脉挛痛及跌打瘀痛，常配伍麻黄、羌活等使用。②又能温养脏腑，散寒止痛，温里止痛之功远胜它药，故心腹冷痛、头风头痛、寒

疝腹痛等均可用之。

用量用法 1.5~3g，煎服，宜先煎、久煎；外用适量。

使用注意 孕妇禁用；不宜与半夏、瓜蒌、瓜蒌子、瓜蒌皮、天花粉、川贝母、浙贝母、平贝母、伊贝母、湖北贝母、白蔹、白及同用。内服一般应炮制用，生品内服宜慎；酒浸、酒煎服易致中毒，应慎用。

化学成分 主含多种生物碱：乌头碱，次乌头碱，中乌头碱（新乌头碱），消旋去甲乌头碱，脂乌头碱，脂次乌头碱，脂中乌头碱，苯甲酰中乌头碱，3-去氧乌头碱，多根乌头碱，新乌宁碱，川附宁，附子宁碱，森布宁A、B，荷克布星A、B，北草乌碱，惰碱，塔拉胺，异塔拉定等，还含乌头多糖A、B、C、D等。

药理作用 川乌具抗炎、镇痛及免疫抑制作用，有强心、舒张血管，增加冠状动脉血流量等作用，但剂量加大可致心律失常；有一定的抗肿瘤、降血糖、麻醉、兴奋垂体、耐缺氧、抑制呼吸中枢等作用。

附 制川乌：经过炮制后的川乌。性味辛、苦，热；有大毒。归心、肝、肾、脾经。功能祛风除湿，温经止痛。用于风寒湿痹，关节疼痛，心腹冷痛，寒疝作痛及麻醉止痛。用量1.5~3g，先煎、久煎。孕妇慎用。不宜与半夏、瓜蒌、瓜蒌子、瓜蒌皮、天花粉、川贝母、浙贝母、平贝母、伊贝母、湖北贝母、白蔹、白及同用。

（邓家刚）

cǎowū

草乌（Aconiti Kusnezoffii Radix） 毛茛科植物北乌头 *Aconitum kusnezoffii* Reichb. 的干燥块根。主产于东北、华北。秋季茎叶枯萎时采挖，除去须根及泥沙，干燥。药材以根肥状、质坚实、断面白色、粉质多、残基及须根少者为佳。

性味归经 辛、苦，热；有大毒。归心、肝、肾、脾经。

功效主治 祛风除湿，温经止痛。用于风寒湿痹，关节疼痛，肢体麻木，半身不遂，心腹冷痛，寒疝作痛，头风头痛，跌打瘀痛及麻醉止痛。

功用阐述 性味辛热，其功效与川乌相似，温经散寒止痛之力较强，长于祛寒胜湿，逐痰消肿，常用治风寒湿痹，顽痹，寒痰阴疽，及心腹冷痛、疝痛、冷痢等症。因其药性峻猛且有大毒，用之宜慎，正如《本草纲目》所言："草乌头、射罔，乃至毒之药，非若川乌头、附子人所栽种，加以酿制，杀其毒性之比，自非风顽急疾，不可轻投。"

用量用法 生品宜外用适量。

使用注意 孕妇禁用；不宜与半夏、瓜蒌、瓜蒌子、瓜蒌皮、天花粉、川贝母、浙贝母、平贝母、伊贝母、湖北贝母、白蔹、白及同用。

化学成分 主含多种生物碱：乌头碱，次乌头碱，中乌头碱（新乌头碱），3-去氧乌头碱，北草乌碱，和乌胺，塔拉胺，异乌头碱，素馨乌头碱，得姆啶，14-苯甲酰乌头原碱，14-苯甲酰中乌头原碱，尼奥宁，查斯曼宁，弗斯生，牛扁碱，氨茴酰牛扁碱等，还含挥发油、乌头多糖等。

药理作用 草乌具有抗炎、镇痛作用，对黏膜有局部麻醉作用，其生物碱有强心、舒张血管，增加冠状动脉血流量等作用，但剂量加大可致心律失常，抑制呼吸中枢。

附 制草乌：经过炮制后的草乌。性味辛、苦，热；有大毒。归心、肝、肾、脾经。功能祛风除湿，温经止痛。用于风寒湿痹，关节疼痛，心腹冷痛，寒疝作痛及麻醉止痛。用法用量1.5~3g，宜先煎、久煎。孕妇禁用；不宜与半夏、瓜蒌、瓜蒌子、瓜蒌皮、天花粉、川贝母、浙贝母、平贝母、伊贝母、湖北贝母、白蔹、白及同用。

（邓家刚）

wūshāoshé

乌梢蛇（Zaocys） 游蛇科动物乌梢蛇 *Zaocys dhumnades*（Cantor）的干燥体。中国大部分地区有分布。多于夏、秋二季捕捉，剖开蛇腹或先剥去蛇皮留头尾，除去内脏，干燥。去头及鳞片，切段生用、酒炙，或黄酒闷透，去皮骨用。以头尾齐全、肉色黄白、体坚实者为佳。

性味归经 甘，平。归肝经。

功效主治 祛风，通络，止痉。用于风湿顽痹，麻木拘挛，中风口眼㖞斜，半身不遂，抽搐痉挛，破伤风，麻风，疥癣。

功用阐述 ①味甘气厚，性平无毒，善行走窜。《本草分经》谓其："内走脏腑，外彻皮肤，透骨搜风，截惊定搐"，常配伍搜风止痉的蕲蛇，全蝎，用于治疗中风瘫痪、半身不遂、破伤风等顽症。②另具祛风通络、除湿杀虫之效，尤长于祛肌肉皮肤之风，故凡风痹、风瘫、疬风以及干湿癣、疥疮、瘰疬、流注、骨疽等均可选用，常配伍散风热止痒的蝉蜕使用。

用量用法 9~12g，煎服。

使用注意 血虚生风者慎服。

化学成分 乌梢蛇含赖氨酸、亮氨酸、谷氨酸、丙氨酸、胱氨酸等17种氨基酸；以及邻苯二甲酸丁酯异丁酯；二氢阿魏酸；

β-谷甾醇；胸腺嘧啶；4-羟基苯甲醛；果糖-1,6-二磷酸酶；蛇肌醛缩酶；原肌球蛋白；蛋白质；脂肪；多种无机元素等。

药理作用 镇痛、镇静、抗惊厥。还有一定的抗炎作用，其血清有对抗五步蛇毒作用。

附 蛇蜕：游蛇科动物黑眉锦蛇 *Elphe taeniura* Cope、锦蛇 *E. carinata*（Güenther）或乌梢蛇 *Zaocys dhumnades*（Cantor）等蜕下的干燥表皮膜。性味咸、甘、平。归肝经。祛风，定惊，退翳，解毒。用于小儿惊风，抽搐痉挛，翳障，喉痹，疗肿，皮肤瘙痒。煎汤，1.5 ~ 3g；研末吞服，0.3~0.6g。外用适量。孕妇忌服。

（邓家刚）

fèngxiāntòugǔcǎo

凤仙透骨草（Impatientis Caulis）

凤仙花科植物凤仙花 *Impatiens balsamina* L. 的茎。主产于江苏、浙江、安徽、新疆、湖北、四川等地。夏秋间植株生长茂盛时割取地上部分，除去叶及花果，洗净，晒干。

性味归经 苦、辛，平；有小毒。归肝、肾经。

功效主治 祛风除湿，活血止痛。用于风湿痹痛，跌打伤痛，闭经，痛经。

功用阐述 ①辛散温通，能散风除湿，通行气血，《本草正》谓其"善透骨通窍"，为治痹痛之常用药物，凡风寒湿邪闭阻肌肉关节所致痹证疼痛均可应用。②善能通经络，透达关节，止痛力强，为伤科疗伤止痛之佳品。《纲目拾遗》谓："凤仙花，一名透骨草，以其性利，能软坚，故有此名。"治跌打损伤，骨折肿痛，可内服或外敷以散瘀消肿止痛。取其活血止痛之功，可用治妇科瘀滞证，闭经，痛经等。

用量用法 6 ~ 9g，煎服。外用适量，煎水熏洗患处。

使用注意 孕妇禁服。

化学成分 含山奈酚-3-葡萄糖苷；槲皮素-3-葡萄糖苷；蹄纹天竺素-3-葡萄糖苷；矢车菊素-3-葡萄糖苷；飞燕草素-3-葡萄糖苷；2-甲氧基-1,4-萘醌；香草酸；七叶内酯；原儿茶酸；芦丁；槲皮素；大豆脑苷Ⅰ；1,2,4-三羟基萘-1,4-双-β-D-吡喃葡萄糖苷等。凤仙透骨草全株还含芹菜素 4′-O-D-呋喃木糖基（1→4）-O-D-吡喃葡萄糖苷。

药理作用 凤仙透骨草具有抗炎镇痛作用，其水煎剂可抑制醋酸致痛、腹腔毛细血管通透性增高及热板致痛反应，其所含萘醌类成分对 12 种细菌及 8 种真菌有抑制作用；有一定的止血作用。

（邓家刚）

wénguānguǒ

文冠果（Xanthoceras Sorbifolia Bunge）

无患子科植物文冠果 *Xanthoceras sorbifolia* Bunge 的茎或枝叶。主产于东北和华北及陕西、甘肃、宁夏、安徽、河南等地。春、夏季采茎干，剥去外皮取木材，晒干。或取鲜枝叶，切碎，熬膏。

性味归经 甘、苦，平；有小毒。归肝、肾经。

功效主治 祛风除湿，消肿止痛。用于风湿热痹，筋骨关节红肿疼痛，屈伸不利，或跌打骨折肿痛。

功用阐述 ①味甘苦性平，能祛风除湿，消肿止痛，为治痹痛之常药，一般用于风湿热痹引起的筋骨关节红肿疼痛。性平，与性温的祛风湿药配伍，亦可用于风寒湿痹。②善能通经络，透达关节，止痛力强，为伤科疗伤止痛之佳品。

用量用法 3 ~ 9g，或熬膏，每次 3g。外用适量，熬膏敷。

化学成分 文冠果的表皮茎枝含 2α,3β-二氢杨梅树皮素；2α,3β-二氢槲皮素；2β,3β-表儿茶精；2β,3β-表没食子儿茶精等。心材含杨梅树皮素，消旋白蔹素，左旋表儿茶精，左旋表没食子儿茶精，槲皮素等。种子油含棕榈酸；油酸；亚油酸；亚麻酸；硬脂酸；二十碳-11,14-二烯酸；花生酸；芥酸；山萮酸；二十四碳-15-烯酸等。

药理作用 文冠木正丁醇提取物对二甲苯致小鼠耳肿胀，蛋青致大鼠足肿胀，角叉菜胶致小鼠足肿胀，醋酸致小鼠腹腔毛细血管通透性增加，小鼠羧甲基纤维素囊中白细胞游走，小鼠棉球肉芽肿生长均有显著的抑制作用，对佐剂诱导的大鼠关节炎有抗炎作用。文冠木甲醇提取物对人类免疫缺陷病毒（HIV）蛋白酶的抑制作用。文冠木皂苷可改善小鼠的记忆功能。此外，文冠果叶中含有的杨梅树皮苷具有杀菌、杀精子、稳定血管、止血和降胆固醇的作用。

（邓家刚）

mùguā

木瓜（Chaenomelis Fructus）

蔷薇科植物贴梗海棠 *Chaenomeles speciosa*（Sweet）Nakai 的干燥近成熟果实。习称皱皮木瓜。主产于安徽、四川、湖北、浙江等地。安徽宣城产者称宣木瓜，质量较好。夏、秋二季果实绿黄时采收，置沸水中烫至外皮灰白色，对半纵剖，晒干。切片，生用。以外皮抽皱、肉厚、内外紫红、质坚实、味酸者为佳。

性味归经 酸，温。归肝、脾经。

功效主治 舒筋活络，和胃

化湿。用于湿痹腰膝关节酸重疼痛，暑湿吐泻，转筋挛痛，脚气水肿。

功用阐述 ①性味酸温，酸入肝，能柔肝缓急而舒筋；温可祛湿通络，故有舒筋活络，除痹止痛之功，为治风湿痹痛之常用药，尤以湿痹腰脚疼重，筋脉拘挛，不能屈伸者更为适宜，常配伍秦艽、蚕沙、五加皮等祛风湿药使用。②气味芳香，入足太阴脾经，能理脾和胃，除湿浊、化饮食、止吐泻而敛气阴，故霍乱吐泻，痢疾腹痛等均可选用；常配伍白芍、木香、薏苡仁等药，以增强其祛风湿，舒筋脉，调营卫，止疼痛，可用于寒湿壅滞所致脚气肿痛，上冲胸腹等。

用量用法 6~9g，煎服。

使用注意 内有郁热，小便短赤者忌服。精血亏虚、真阴不足引起的腰膝无力者不宜用。伤食脾胃未虚、积滞多者不宜用。

化学成分 含有木瓜总皂苷、多糖、萜类、挥发油、氨基酸、蛋白酶、有机酸、丰富的维生素C、维生素B以及多种人体必需的微量元素等，其中氨基酸主要有天冬氨酸、亮氨酸、异亮氨酸、谷氨酸等，蛋白酶如木瓜蛋白酶、木瓜凝乳蛋白酶等。

药理作用 木瓜苷可以抑制小鼠的醋酸扭体反应和甲醛第二相反应；可使佐剂性关节炎大鼠致炎关节滑膜细胞升高的前列腺素 E_2（PGE_2）和肿瘤坏死因子-α（TNF-α）水平显著降低，对胶原性关节炎、角叉菜胶、蛋白所致足肿胀均有明显的抑制作用，能明显对抗醋酸刺激所引起的小鼠腹腔毛细血管通透性增高，抑制大鼠棉球肉芽肿的形成，表现出较好的抗炎镇痛作用。木瓜凝乳蛋白酶对 hepa-6 细胞和人肝癌

7402 细胞具有明显的抑制作用。木瓜混悬液对四氯化碳引起的大白鼠急性肝损伤病理模型有减轻肝细胞坏死，减轻肝细胞脂变，防止肝细胞肿胀、气球样变，促进肝细胞修复作用，还有显著降低血清丙氨酸转氨酶作用。此外木瓜还有一定的抗菌、抗病毒、促进造血，免疫抑制、抗补体、抗肿瘤、加速创口愈合预防和治疗化学物质与辐射造成的白细胞减少等作用。

（邓家刚）

hàntáoyè

汉桃叶（Schefflerae Arboricolae Caulis Et Folium）

五加科植物鹅掌藤 *Schefflera arboricola* Hayata 的干燥茎枝或带叶茎枝。主产于台湾、广东、海南、广西等省区。全年可采收，洗净，鲜用或切片晒干。以叶多，色绿者为佳。

性味归经 微苦、涩、温。归肝、胃经。

功效主治 祛风止痛，舒筋活络。用于风湿痹痛，腰腿疼痛，头痛，牙痛，跌打伤痛。

功用阐述 ①性温能散，入肝经，舒筋活络，活血祛瘀，与祛风通络之品同用以治风寒湿痹，血络阻滞，关节不利等症，亦可治血瘀经闭、痛经、癥瘕积聚、跌打损伤，瘀肿疼痛等。②温通升散，性善疏通，能上行头面，祛风止痛，为治头痛、牙痛之药，随症配伍，可治疗风寒、风湿、风热、血虚、血瘀头痛等。

用量用法 15~30g，煎服。

使用注意 气血虚弱者慎用，孕妇禁服。

化学成分 汉桃叶含挥发油、皂苷、黏液酸和延胡索酸。鹅掌藤中含镰叶芹醇，为过敏性接触性皮炎的致敏原，还含（E)-金合

欢烯植物醇和多孔醇。

药理作用 汉桃叶有镇痛、镇静、抗惊厥作用；能对抗由组胺和乙酰胆碱引起的气管收缩；对回肠运动有明显抑制作用并能阻断乙酰胆碱、组胺和氯化钡对回肠的收缩作用；对小鼠离体妊娠子宫、高浓度时产生兴奋作用，对大鼠离体非妊娠子宫、大剂量时呈现抑制作用；可使血压下降，能加强心肌收缩力，剂量加大时可出现传导阻滞，最后心脏停止于收缩期。

（邓家刚）

dìfēngpí

地枫皮（Illicii Cortex）

木兰科植物地枫皮 *Illicium difengpi* K. I. B. et K. I. M. 的干燥树皮。主产于广西。春、秋二季剥取，晒干或低温干燥。以质松脆、香气浓烈、油性大者为佳。

性味归经 微辛、涩，温；有小毒。归膀胱、肾经。

功效主治 祛风除湿，行气止痛。用于风湿痹痛，劳伤腰痛。

功用阐述 ①性味辛散温通，能宣通百脉，调和经络，通行气血，散风除湿，善治风湿痹痛，风湿麻木，为治痹痛之常用药，常与秦艽、独活等配伍使用。②辛而兼涩，入肾经，辛善走行，涩能固肾，既能利膀胱之湿又可敛收肾中之阳气，配伍海金沙等药，可用治劳伤腰痛。

用量用法 6~9g，煎服。

使用注意 孕妇慎服。

化学成分 含多种简单苯丙素和木脂素类成分：地枫皮素，厚朴酚，二氢愈创木酸，愈创木素，肉豆蔻木脂素，去氢二丁香油酚 A、去氢二丁香油酚 B，樱花树脂醇，5′-去甲氧基樱花树脂醇等，还含 β-谷甾醇，3β-O-乙酰芒果醇酸，芒果酮酸，芒果醇酸，

白桦脂酸，挥发油等。

药理作用 地枫皮有明确的抗炎、镇痛作用。地枫皮对巴豆油所致小鼠耳肿胀、对角叉菜胶引起的大鼠踝关节肿胀、对醋酸所致小鼠腹腔毛细血管通透性增高均有显著的抑制作用；对醋酸致痛及光辐射热致痛小鼠，有明显的镇痛作用。

（邓家刚）

liǎngtóujiān

两头尖（Anemones Raddeanae Rhizoma） 毛茛科植物多被银莲花 Anemone raddeana Regel 的干燥根茎。主产于山东、辽宁、吉林、黑龙江等地。夏季采挖，除去须根，洗净，干燥。

性味归经 辛，热；有毒。归脾经。

功效主治 祛风湿，消痈肿。用于风寒湿痹，四肢拘挛，骨节疼痛，痈肿溃烂。

功用阐述 ①性味辛热温通，善祛风除湿，消肿止痛，尤长于发散，用于风寒湿痹，关节疼痛。常与牛膝等同用，以加强祛风除湿，通络止痛之功效。以其味辛性热，故尤其适宜于寒胜之痛痹。②辛能散，有毒又可以毒攻毒，故可以与清热解毒药合用之，以发挥其消痈止痛之效，用于痈疖肿痛，痈肿溃烂。

用量用法 1～3g，煎服。外用适量。

使用注意 孕妇禁用。

化学成分 两头尖主含皂苷和皂苷元：竹节香附皂苷 R_0、R_1、R_2、R_3、R_4、R_5、R_6、R_7、R_8、R_9，以及齐墩果酸，薯蓣皂苷元，桦树脂醇，桦树脂酸等。还含有毛茛苷，白头翁素，卫矛醇等。

药理作用 两头尖具有抗炎、镇痛及抗肿瘤等作用，其总皂苷对角叉菜胶、甲醛、葡聚糖等所致的大鼠足肿胀有抑制作用；其所含的银莲花素在体外可抑制 S_{180} 和腹水型肝癌细胞，其总皂苷对4种人癌细胞有一定的抑制作用。

（邓家刚）

shēnjīncǎo

伸筋草（Lycopodii Herba） 石松科植物石松 Lycopodium japonicum Thunb. 的干燥全草。主产于东北、华北、华中、西南各省。夏、秋二季茎叶茂盛时采收，除去杂质，晒干。切段，生用。以色绿、身干、无泥、不碎者为佳。

性味归经 微苦、辛，温。归肝、脾、肾经。

功效主治 祛风除湿，舒筋活络。用于风湿痹病，关节酸痛，筋脉挛急，屈伸不利。

功用阐述 ①辛温善行，走而不守，功能活血通络，尤以擅长舒缓筋急而得名。恒为治疗久风顽痹、筋脉拘急之要药。常用于治疗风湿阻络所致之肢节筋脉拘急，伸展不利，麻痹酸痛以及久风顽痹，肌肉顽麻不仁者。②舒缓肢节筋脉，与木瓜等药配伍，也可用于腿足转筋及跌打损伤之筋络不利。

用量用法 3～12g，煎服。

使用注意 孕妇及出血过多者慎用。

化学成分 伸筋草主含石松碱，棒石松宁碱等生物碱，石松三醇，石松四醇酮等萜类化合物，β-谷甾醇等甾醇，还含香草酸、阿魏酸等。

药理作用 伸筋草具有抗炎、镇痛和免疫调节的作用，可调节神经中枢，利尿，增进尿酸排泄，解除小儿痉挛性尿潴留。伸筋草水浸剂对实验家兔有降温作用；石松碱可对蛙心收缩力有增强作用。伸筋草体外对福氏志贺菌、宋内志贺菌高度敏感，对痢疾志贺菌中度敏感。此外，伸筋草还有一定的抗硅沉着病、兴奋子宫作用。

（邓家刚）

fúfāngténg

扶芳藤（Euonymi Fortunei Caulis Et Folium） 卫矛科植物扶芳藤 Euonymus forunei（Turcz）Hand.-Mazz. 的带叶茎枝。主产于山西、陕西、山东、江苏、浙江、安徽、江西、河南、湖北、湖南、广西、贵州、云南各省。茎叶全年可采收，除去杂质，切碎，晒干。

性味归经 微甘、辛，微温。归肝、肾经。

功效主治 益气血，补肝肾，舒筋活络，化瘀止血。用于气血虚弱，肝肾不足，风湿痹痛，劳伤腰痛，跌扑伤痛，外伤出血及妇科瘀滞证。

功用阐述 扶芳藤性味甘辛微温，主入肝、肾二经，甘能补益，辛能行血，善补肝肾而强筋骨，并能行血化瘀，舒经活络，故常用于治疗风湿痹痛，尤为治肝肾不足之腰膝酸痛，筋骨痿软的良药。明·李时珍《本草纲目》谓扶芳藤："主治一切血，一切气，一切冷，大主风血腰脚，去百病，久服延年，变白不老"。又能活血化瘀，故可用于妇科瘀滞证，跌打损伤，胸腹胁肋瘀滞疼痛，经脉瘀滞肢体疼痛、麻木，半身不遂，痹证，疮痈等各类与血瘀有关的证候，以其兼能止血，故尤宜于咯血、吐血，创伤出血。

用量用法 10～15g，煎服。外用适量，捣敷患处。

使用注意 孕妇禁用。

化学成分 扶芳藤含卫矛醇；3-吡啶甲酸；丁香酸；没食子酸；原儿茶酸；刺苞木脂素 A；3-O-咖啡酰基白桦酯醇；3-O-咖啡

酰基羽扇豆醇；丁香脂素；1,4-二羟基-2-甲氧基苯；胡萝卜苷等成分。叶中含多种挥发性成分，蛋白质、氨基酸。

药理作用 扶芳藤对不同动物疼痛模型均有镇痛作用，其水提液或醇提液均能缩短小鼠出血和凝血时间；水煎醇沉液可降低小鼠耗氧量，对离体蟾蜍心脏小剂量呈兴奋作用，增大剂量时呈抑制作用。扶芳藤有提高机体非特异性免疫功能的作用。此外，还有一定的镇静作用，对金黄色葡萄球菌、肺炎链球菌、伤寒沙门菌、大肠埃希菌均有抑制作用。

(邓家刚)

yóusōngjié

油松节（Pini Lignum Nodi）松科植物油松 *Pinus tabulieformis* Carr. 或马尾松 *Pinus massoniana* Lamb. 的干燥瘤状节或分枝节。中国大部分地区有产。全年可采，锯取后阴干。切片，生用。以色红、油性足者为佳。

性味归经 苦、辛，温。归肝、肾经。

功效主治 祛风除湿，通络止痛。用于风寒湿痹，历节风痛，转筋挛急，跌打伤痛，牙痛。

功用阐述 ①苦燥温通，长于疏通经络，行气血，利关节，祛风除湿，尤善于祛筋骨间风寒湿邪，筋骨间风湿诸病尤宜之。用于风寒湿痹，筋骨关节疼痛较剧者，或风湿搏结，气血瘀阻而致历节疼痛，骨节肿大、跌打损伤，瘀肿疼痛亦可用之，常配伍牛膝、天仙藤等药同用。②通络止痛，善搜骨间风寒湿邪，故牙根虫蛀或齿风而疼痛不止者，可用其祛风止痛。

用量用法 9~15g，煎服。

使用注意 阴虚血燥者慎用。

化学成分 油松节主含木质

素，挥发油（松节油）、树脂、熊果酸、异海松酸等。其中挥发油的主要组分是 α，α，4-三甲基-3-环己烯-1-甲醇；还含 α-蒎烯、莰烯、β-蒎烯等多种倍半萜烯类组分，2-莰醇、库贝醇、α-红没药醇、表-13-泪柏醇等萜醇类组分，以及樟脑，长叶薄荷酮，桧樟脑等萜酮类组分。

药理作用 油松节具有增强免疫功能、镇痛、抗炎、解热、改善关节功能、抗肿瘤、抗着床等作用。

(邓家刚)

jīntiěsuǒ

金铁锁（Psammosilenes Radix） 石竹科植物金铁锁 *Psammosilene tunicoides* W. C. Wu et C. Y. Wu 的干燥根。主产于云南、贵州、四川等地。春初、秋后发芽前采挖根部，除去外皮和杂质，晒干。

性味归经 苦、辛，温；有小毒。归肝经。

功效主治 祛风除湿，散瘀止痛，解毒消肿。用于风湿痹痛，胃脘冷痛，跌打损伤，外伤出血；外治疮疖，蛇虫咬伤。

功用阐述 ①性味辛散温通，善治风湿痹痛，因其能驱散风寒，除湿止痛，俾风寒去，湿邪除，经脉通络脉和，则肢节痹痛，胃脘冷痛自消，常与补肝肾祛风湿药同用，以标本兼治。②专入肝经血分，功善化瘀止血，止血而不留瘀，活血化瘀而消肿定痛，故常用于治疗跌打损伤，瘀肿疼痛，创伤出血之佳品。③性温能散能行，有小毒，借其解毒消肿之功效，以毒攻毒，亦可用治痈疽疮疖，蛇虫咬伤。

用量用法 0.1~0.3g，多入丸散服；外用适量。

使用注意 孕妇慎用。金铁

锁有毒，味辛辣，尝之刺激喉舌，易致呕吐。

化学成分 金铁锁主含三萜、三萜皂苷、环肽以及内酰胺。其中三萜类有丝石竹酸、丝石竹苷元，表丝石竹苷元，16-异皂树酸，16-异皂树酸甲酯等；三萜皂苷主要为齐墩果烷型五环三萜皂苷等；环肽主要为环二肽和环八肽；内酰胺类有 α-吡咯烷酮，焦谷氨酸，焦谷氨酸乙酯，焦谷氨酸丙酯等。此外还含有氨基酸和有机酸等。

药理作用 金铁锁及其有效成分金铁锁总苷具有显著的镇痛、抗炎及对小鼠细胞免疫功能的促进和调节等多功效；其总皂苷对金黄色葡萄球菌、大肠埃希菌、铜绿假单胞菌、白念珠菌等多种细菌有抑制作用。

(邓家刚)

qīngfēngténg

青风藤（Sinomenii Caulis） 防己科植物青藤 *Sinomenium acutum*（Thunb.）Rehd. et Wils. 及毛青藤 *Sinomenium acutum*（Thunb.）Rehd. et Wils. var. *cinereum* Rehd. et Wils. 的干燥藤茎。主产于长江流域及其以南各地。秋末冬初采割，扎把或切长段，晒干。以条匀、外皮绿褐色、粗细如指、切面放射状纹理明显者为佳。

性味归经 苦、辛，平。归肝、脾经。

功效主治 祛风湿，通经络，利小便。用于风湿痹痛，关节肿胀，麻痹瘙痒，小便不利。

功用阐述 ①味苦辛，能通散宣泄风寒湿邪，《本草纲目》谓其"主治风疾，风湿流注，历节鹤膝"；《本草汇言》记载"青风藤散风寒湿痹之药也，能舒筋活血，久服常大建奇功"，常配伍海风藤，用于治疗风湿痹痛，关节肿胀，或风湿麻木等。②味辛能散，苦能燥湿，入肝能通利枢机，舒经活络，入脾、利小便，既可清生湿之源，又俾湿有去路，《金匮玉函经二注》云："治湿不利小便，非其治也，使小便得利，则阳气宣通，而水道自行，津液自化，将关节之湿尽泄矣。"故青风藤可与陈皮、苍术等配伍以增健脾燥湿之效。

用量用法　6~12g，煎服。

使用注意　使用剂量个体差异较大，不良反应的产生与过敏机制有关，临床使用时应定期作白细胞的检查。

化学成分　青风藤含多种生物碱：青风藤碱，青藤碱，尖防己碱，N-去甲尖防己碱，白兰花碱，光千金藤碱，木兰花碱，四氢表小檗碱，异青藤碱，土藤碱等。还含豆甾醇，β-谷甾醇，消旋丁香树脂酚及十六烷酸甲酯等。

药理作用　青风藤具有抗炎、镇痛、调节免疫等作用，其有效成分青藤碱对大鼠甲醛性和蛋清性关节炎有显著的消退作用。青风藤对非特异性免疫、细胞免疫和体液免疫均有抑制作用。对心血管系统的影响表现为可使心肌收缩力、心率、舒张压、左心室收缩压、心脏指数、外周血管阻力及心排血量显著下降，有抗心肌缺血、保护再灌注损伤的作用，对心律失常有明显拮抗作用。此外，青风藤还具有镇静、镇咳、降压等作用，其甲醇提取液能使子宫平滑肌收缩力增强、肌张力增高；青风藤尚有一定的降温和较弱的催吐作用。

（邓家刚）

wēilíngxiān

威灵仙（Clematidis Radix Et Rhizoma）

毛茛科植物威灵仙 *Clematis chinensis* Osbeck、棉团铁线莲 *Clematis hexapetala* Pall. 或东北铁线莲 *Clematis manshurica* Rupr. 的干燥根及根茎。前一种主产于江苏、安徽、浙江等地，应用较广。后两种部分地区应用。秋季采挖，除去泥沙，晒干。切段，生用。以条长外皮色黑、质坚实者为佳；切片以片大、片面粉白色者为佳。

性味归经　辛、咸，温。归膀胱经。

功效主治　祛风湿，通经络，止痹痛。用于风湿痹痛，肢体麻木，筋脉拘挛，屈伸不利。

功用阐述　性味辛温，入膀胱经，《药品化义》谓其"性猛急，善走而不守，宣通十二经络"，《本草经疏》称其"为风药之宣导善走者"，可宣可导，既能除在表之风，又可化在里之湿，故为治疗风寒湿邪留滞经络，关节不利之风湿痹痛的要药，凡风寒湿所致诸痹，不问患处在上在下，但凡肢体关节麻木疼痛，屈伸不利，均可投而用之，常配伍桑寄生、羌活、防己等药，以增祛除风湿痹痛之功效。

用量用法　6~10g，煎服。

使用注意　威灵仙辛散走窜，气血虚弱者慎服。

化学成分　威灵仙含原白头翁素，白头翁内酯，胡萝卜苷，甾醇，糖类，皂苷，黄酮类，挥发油，多种微量元素等。其中皂苷多为三萜皂苷，苷元主要为齐墩果酸和常春藤皂苷元。棉团铁线莲的根茎中含黄酮类：橙皮素，柚皮素，芒柄花素，大豆素，染料木素，鸢尾苷等。

药理作用　威灵仙水煎液、总皂苷均有镇痛抗炎作用；威灵仙有对抗心肌缺血、降压作用；具有促进胆汁分泌，松弛总胆管末端括约肌，松弛回肠平滑肌，增强食管平滑肌蠕动作用；抗利尿，增加尿酸盐排泄；对革兰阳性及阴性菌和真菌都有较强的抑制作用，抑制疟原虫。此外，威灵仙还具有一定的解热、降血糖、抗肿瘤、引产、对皮肤的刺激作用等。

（邓家刚）

dúhuó

独活（Angelicae Pubescentis Radix）

伞形科植物重齿毛当归 *Angelica pubescens* Maxim. f. *biserrata* Shan et Yuan 的干燥根。主产于四川、湖北、安徽等地。春初苗刚发芽或秋末茎叶枯萎时采挖，除去须根及泥沙，烘至半干，堆置2~3天，发软后再烘至全干。以条粗壮、质坚实、油润、香气浓者为佳。

性味归经　辛、苦，微温。归肾、膀胱经。

功效主治　祛风除湿，通痹止痛。用于风寒湿痹，腰膝疼痛，少阴伏风头痛，风寒夹湿头痛。

功用阐述　①性味辛散温通，气味雄烈，能宣通百脉，调和经络，通行气血，散风除湿，故有"治诸风，百节痛风无问久新者"之说，为治痹痛之常用药物，凡风寒湿邪闭阻肌肉关节所致痹证疼痛均可应用。其性善下行，故常用于治腰以下酸重疼痛，常与防风、桑寄生等药相须为伍，治疗风寒湿痹，腰膝疼痛。②主入肾经，祛风散寒止痛，对于邪伏足少阴肾经，发为头痛之伏风，能善搜而治之，故用治少阴头痛，痛连齿颊，见风即痛之症。③辛温苦燥，入足太阳膀胱经，其辛散苦燥之功，既可发散在肌表的风寒，又可除外感之湿邪，故常用治感受风寒湿所致之风寒夹湿表证，见有恶寒发热，无汗，头痛身重诸症者，常配伍羌活、细辛、藁本等药同用。又能发散郁火，治疗风火牙痛诸证。

用量用法　3~10g，煎服。

使用注意　阴虚血燥者慎服。

化学成分　独活主要含二氢山芹醇，乙酸酯，欧芹酚甲醚，异欧前胡内酯，香柑内酯，花椒毒素，二氢山芹醇当归酸酯，二氢山芹醇葡萄糖苷，毛当归醇，当归醇 D、G、B 等香豆精类成分，还含 γ-氨基丁酸及多种挥发油成分。

药理作用　独活有抗炎、镇痛、镇静、催眠、解痉作用；独活提取物对佐剂型关节炎、角叉菜胶和蛋清所致的足肿胀及棉球肉芽肿有抑制作用；能扩血管及降压、抗心律失常、抑制血小板聚集、抗凝、抗血栓；能兴奋呼吸中枢，使呼吸加深加快。独活对免疫调节有一定影响，能使胸腺、脾脏重量增加，抑制迟发性过敏反应。此外，独活还有一定的抗菌、抗肿瘤、抗惊厥作用，所含香柑内酯、花椒毒素等有光敏作用。

（邓家刚）

zǔshīmá

祖师麻（Daphnes Cortex）　瑞香科植物黄瑞香 *Daphne giraldii* Nitsche、陕甘瑞香 *Daphne tangutica* Maxim.、凹叶瑞香 *Daphne retusa* Hemsl. 的干燥茎皮和根皮。主产于陕西、甘肃、青海、四川等地。春初或秋末采挖，除去须根及泥沙，炕至半干，堆置 2~3 天，发软后再炕至全干。切片，生用。以条粗壮、质坚实、油润、香气浓者为佳。

性味归经　辛、苦、温；有小毒。归肝、肾、胃经。

功效主治　祛风除湿，散瘀止痛。用于风湿痹痛，头痛，胃痛，腰痛，跌打伤痛。

功用阐述　①辛温有搜风通络止痛之效，苦能燥湿。适用于风寒湿痹日久不愈，筋脉拘挛，甚则关节变形之顽痹，作用颇佳。②有活血通经，散瘀止痛之功，适用于瘀滞于头部、胃、腰部而引起的疼痛，也用于跌打损伤等，可单用，或与祛风通络舒筋、活血止痛之品配伍以增效，用治顽固性偏头痛。因其性温，故对血瘀有寒者最为适宜。

用量用法　3~6g，煎服。

使用注意　孕妇禁用。

化学成分　主含香豆素类：瑞香素；瑞香苷；7-羟基香豆素；7-羟基-8-甲氧基香豆素；7-甲氧基-8-羟基香豆素；7,8-二甲氧基香豆素等。二萜类：瑞香毒素，12-羟基瑞香毒素，黄瑞香甲素，黄瑞香乙素，黄瑞香丙素。黄酮类：芫花素。还含紫丁香苷，3,4,5-三甲氧基苯甲酸；1-(4-羟基-3,5-二甲氧基苯基)-1,2-丙二酮，4-羟基-3,5-二甲氧基苯甲醛和 β-谷甾醇等。

药理作用　祖师麻有明显抗炎、镇痛、镇静作用。其提取物对不同动物炎症模型均有对抗作用，其抗炎作用与通过垂体或垂体以上部位，引起促肾上腺皮质激素（ACTH）的释放增加，从而刺激肾上腺皮质功能有关；对垂体后叶素所致的家兔急性心肌缺血有保护作用；有效地对抗中枢兴奋，减少自发活动而起镇静催眠作用。此外，祖师麻还有一定的降压，降血脂，增强免疫功能，抗菌和抗生育等的作用。

（邓家刚）

xúchángqīng

徐长卿（Cynanchi Paniculati Radix Et Rhizoma）　萝藦科植物徐长卿 *Cynanchum paniculatum* (Bge.) Kitag 的干燥根及根茎。

夏、秋两季采挖，除去杂质，阴干。以根粗长、色棕黄、香气浓者为佳。

性味归经　辛，温。归肝、胃经。

功效主治　祛风，化湿，止痛，止痒。用于风湿痹痛，胃痛胀满，牙痛，腰痛，跌扑伤痛，风疹、湿疹。

功用阐述　①性味辛散温通，入肝、胃二经，能祛筋骨间风寒湿邪，功擅止痛，与威灵仙相须配伍，可用治风湿痹痛、胃痛胀满，牙痛，腰痛，跌打瘀肿等多种痛证。②功能祛风化湿，而风疹、湿疹等，非风即湿为祟，借其能祛肌肤中风邪而止痒之效用，常用治此类瘙痒病症，为增其效，常配伍苦参、地肤子、白鲜皮等清利湿热之品。

用量用法　3~12g，煎服，宜后下。

使用注意　徐长卿芳香，入煎剂不宜久煎。体弱者慎服。

化学成分　徐长卿含丹皮酚、异丹皮酚，肉珊瑚苷元，茸毛牛奶藤苷元，去酰萝藦苷元，白前苷元，新白薇苷元 C₃-O-β-D-夹竹桃糖吡喃糖苷，硬脂酸癸脂，蜂花烷，十六烯，D-赤丝草醇，β-谷甾醇，以及黄酮、糖类、氨基酸等。鲜根中丹皮酚的含量在不同的生长期有所变化。

药理作用　徐长卿水煎剂具有抗炎镇痛作用；其有效成分丹皮酚可增加冠状动脉血流量，改善心肌代谢，缓解心肌缺血；能降低犬、家兔及大鼠的血压；有降低血清总胆固醇和 β-脂蛋白的作用，并可减轻主动脉粥样硬化及小动脉脂类沉积，对动脉粥样硬化有防治作用；徐长卿有调节免疫作用，其多糖有较强的促脾细胞和淋巴细胞增殖的作用；徐长卿体外对金黄色葡萄球菌、甲型链球菌、福氏志贺菌、伤寒沙门菌、铜绿假单胞菌及大肠埃希菌等均有抑制作用。徐长卿注射液可使豚鼠离体回肠张力下降，并可对抗氧化钡引起的回肠强烈收缩。

（邓家刚）

hǎifēngténg
海风藤 （Piperis Kadsurae Caulis）

胡椒科植物风藤 Piper kadsura (Choisy) Ohwi 的干燥藤茎。主产于广东、福建、台湾等地。夏、秋二季采割，除去根、叶，晒干。切厚片，生用。以茎条粗壮、均匀、有香气者为佳。

性味归经　辛、苦，微温。归肝经。

功效主治　祛风湿，通经络，止痹痛。用于风寒湿痹，肢节疼痛，筋脉拘挛，屈伸不利，跌打肿痛。

功用阐述　①性味辛苦微温，长于祛风湿，通经络，和血脉，止疼痛，为祛风通络止痛的要药。故用于风寒湿痹，肢节酸痛，关节不利，筋脉拘挛等。《滇南本草》记载海风藤"治寒湿痹伤筋，祛风，筋骨疼痛"，常与羌活、独活、当归等药配伍。②辛温能活血通络，舒筋止痛，故可用于跌打损伤，局部肿痛等，与三七、没药、大血藤等药配伍使用。

用量用法　6~12g，煎服。

化学成分　海风藤主含木脂素类及环氧化合物：海风藤酮，细叶青蒌素，细叶青蒌藤烯酮，细叶青蒌藤醌醇等，生物碱类：细叶青蒌藤酰胺，墙草碱等，还含黄酮类，挥发油，β-谷甾醇，豆甾醇等。

药理作用　海风藤具有一定的抗炎镇痛作用，对心脑血管也有一定的保护作用，能增加心肌营养血流量，降低心肌缺血区的侧支血管阻力，可降低脑干缺血区兴奋性氨基酸含量，对脑干缺血损伤具有保护作用。此外，海风藤有一定的抗内毒素、抗生育、抗氧化、增强耐缺氧能力、抗血小板活化因子、抑制肿瘤作用。

（邓家刚）

yěmùguā
野木瓜 （Stauntoniae Caulis Et Folium）

木通科植物野木瓜 Stauntonia chinensis DC. 的干燥带叶藤茎。主产于安徽、浙江、江西、福建、湖南、广东、广西、海南等地。全年均可采割，洗净，藤茎切段，根切片，干燥。

性味归经　微苦，平。归肝、胃经。

功效主治　祛风止痛，舒筋活络，利湿消肿。用于风湿痹痛，腰腿疼痛，头痛，牙痛，痛经，跌打伤痛，水肿。

功用阐述　①性味苦平，祛风湿止疼痛，药力和缓，其长于舒筋，故为治痹证，筋脉拘挛之要药。治风湿寒痹，可与祛风湿散寒药同用；治风湿热痹，可与祛风湿清热药同用。野木瓜还有活血通络止痛之效，可用治头痛，牙痛，痛经，腰膝疼痛，跌打伤痛。②入胃，助脾运化，故又能利湿消肿，可用治湿邪下注引起的水肿，小便不利，脚气及足胫肿痛等。《广西植物名录》有云"藤，止痛；藤及根，利尿"。

用量用法　9~15g，煎服。

使用注意　孕妇慎服。

化学成分　野木瓜中含有丰富的皂苷，主要包括去甲五环三萜皂苷类化合物和木脂素苷类化合物：野木瓜苷 YM7、YM11、YM13、YM14、YM8、YM9、YM2、YM6 等，并含黄酮苷类化合物：6-羟基木犀草素-7β-D-葡萄糖苷，

皂草黄苷。还含酚性成分、糖类化合物、多种维生素和多种矿物质等。

药理作用　野木瓜具有镇痛、抗炎、镇静等作用对小鼠热板致痛和三叉神经痛模型均有镇痛作用，可抑制小鼠腹腔毛细血管通透性增高，二甲苯耳肿胀及大鼠蛋清足肿胀等反应；能减弱安钠咖的运动性兴奋，抑制自发活动。野木瓜皂苷有神经传导阻滞作用。野木瓜还有解痉作用，能拮抗子宫收缩作用。

（邓家刚）

xuěshàngyīzhīhāo
雪上一枝蒿 （Brachypodum Caulis）

毛茛科植物短柄乌头 Aconitum brachypodum Diels.、展毛短柄乌头 A. brachypodum Diels var. laxiflorum Fletcher et Lauener、曲毛短柄乌头 A. brachypodum Diels var. crispulum W. T. Wang、宣威乌头 A. nagarum Stapf var. lasiandrum W. T. Wang、小白撑 A. nagurum Stapf var. heterotrichum Fletcher et Lauener、铁棒锤 A. pendulum Busch.、伏毛铁棒锤 A. flavum Hand.-Mazz. 等的块根。主产于云南、四川等地。夏末秋初采挖，晒干。经水泡，漂净，切片用。以质坚实、断面色白、粉性足者为佳。

性味归经　苦、辛，温。有大毒。归肝经。

功效主治　祛风除湿，活血止痛定痛。用于风湿痹痛，跌打伤痛。

功用阐述　①辛散温通，性猛善走，能祛风湿，活血脉，尤擅止痛，为治疗多种疼痛的良药。常用于风湿痹痛、神经痛、牙痛、跌打伤痛、术后疼痛及癌肿疼痛等。可单用研末服，或泡酒外擦，或制成注射剂用。②有大毒，能

以毒攻毒，活血通络，俾"通则不痛"而痹痛伤痛得止，可单用泡酒外擦，治疮疡肿毒，毒虫及毒蛇咬伤等。

用量用法 常用量，口服，一次 0.025～0.05g。极量，一次 0.07g。

使用注意 雪上一枝蒿有剧毒，未经炮制，不宜内服。孕妇、老弱、小儿及心脏病、溃疡病患者禁用。

化学成分 雪上一枝蒿主含雪上一枝蒿甲、乙、丙、丁、戊、己、庚素，乌头碱，次乌头碱，3-去氧乌头碱，3-乙酰乌头碱，雪乌碱，丽鲁碱，准噶尔乌头碱，欧乌头碱等。

药理作用 雪上一枝蒿具有镇痛、抗炎作用，其总生物碱对化学刺激和热刺激引起的小鼠致痛有抑制作用，对电刺激小鼠致痛有镇痛作用。雪上一枝蒿及其成分对多种炎症模型均有抑制作用，其所含乌头碱有局部麻醉作用，对蛙心有近似洋地黄样作用，其所致心功能障碍，可被阿托品拮抗；雪上一枝蒿甲、乙素对心脏呈乌头碱样作用，可引起心律失常和血压下降。

(邓家刚)

lùlùtōng

路路通（Liquidambaris Fructus） 金缕梅科植物枫香树 *Liquidambar formosana* Hance 的干燥成熟果序。中国大部分地区有产。冬季果实成熟后采收，除去杂质，干燥。生用。以个大、色黄、无杂质、无果柄者为佳。

性味归经 苦，平。归肝、肾经。

功效主治 祛风活络，利水，通经。用于关节痹痛，麻木拘挛，水肿胀满，乳少，经闭。

功用阐述 ①性味苦平，能通行十二经脉，善祛除留于肌肉、筋骨、关节、经络的风寒湿诸邪，故风寒湿痹，筋脉拘挛，周身骨节疼痛宜之。因其能行血通脉，故气血瘀滞，脉络闭阻所致半身不遂以及跌打损伤、瘀血肿痛等亦能取效。②主归肝经，除祛风活络外兼能利水通经，具有疏肝理气解郁，祛瘀通经下乳之功，故妇人肝气郁结所致经闭、产后乳汁不通或乳房胀痛等常选用。《金匮要略》："血不利则为水"，路路通能通行十二经脉，调理一身气机，气机畅通则水肿能消，故也用治水肿、小便不利等。

用量用法 5～10g，煎服。

使用注意 虚寒血崩者勿服；月经过多者忌用。

化学成分 路路通含苏合香素，环氧苏合香素，异环氧苏合香素，氧化丁香烯，白桦脂酮酸，24-乙基胆甾-5-烯醇，β-谷甾醇，齐墩果酸，28-去甲齐墩果酮酸，熊果酸，胡萝卜苷，桦木酮酸，左旋肉桂酸龙脑酯，没食子酸等，还含挥发油，主要由萜类成分，脂肪族成分，芳香族成分等组成。

药理作用 路路通及其成分对酵母诱导引起的大鼠足肿胀有抑制作用，对角叉菜胶等引起的多种炎症模型也有抑制作用。路路通所含桦木酮酸有一定的保肝作用。

(邓家刚)

qíshé

蕲蛇（Agkistrodon） 蝰科动物五步蛇 *Agkistrodon acutus*（Güenther）的干燥体。主产于湖北、江西、浙江等地。多于夏、秋二季捕捉，剖开蛇腹，除去内脏，洗净，干燥。去头、鳞，切段生用、酒炙，或黄酒润透，去骨用。以条大、头尾齐全、花纹斑明显、腹内洁白、每条在100克以上者为佳。

性味归经 甘、咸，温；有毒。归肝经。

功效主治 祛风，通络，止痉。用于风湿顽痹，麻木拘挛，中风口眼㖞斜，半身不遂，抽搐痉挛，破伤风，麻风，疥癣。

功用阐述 ①甘、温，性善走窜，为风药中之猛剂。可引诸祛风药至病所，内走脏腑，外彻皮肤，自脏腑而达皮毛，其透骨通络，搜风胜湿之力较强，适用于风湿痹痛，筋脉拘挛，麻木瘫痪及中风口眼㖞斜，半身不遂等，尤宜于病邪较深，顽固难愈的风湿痹痛。②主入肝经，能息肝风，止痉定惊，尤以搜风见长，凡风毒侵犯肌肤筋骨，或肝动内风所致之惊搐病症均为适用，如破伤风、小儿急慢惊风所致痉挛抽搐、项背强直、角弓反张等；蕲蛇又可以毒攻毒，祛风止痒，疗恶疮，除疥癣，实为治疗癣癞恶疮的要药，故常用治内外风毒壅于血分而致皮肤瘙痒难耐，或发为瘰疬、恶疮、梅毒等疑难病症。

用量用法 ①煎服，3～9g；②研末吞服，一次1～1.5g，一日2～3次。

使用注意 阴虚内热者忌服。

化学成分 蕲蛇含有3种毒蛋白：AaT-Ⅰ、AaT-Ⅱ、AaT-Ⅲ，以及尿嘧啶、黄嘌呤、次黄嘌呤和尿苷等核苷类化合物，还含人体必需的17种氨基酸，并含透明质酸酶，去纤维酶，尖吻蝮蛇毒出血毒素，抗凝血因子，出血蛋白HP，磷酸酯酶A，磷酸二酯酶，腺苷二磷酸（ADP）酶，腺苷三磷酸（ATP）酶，胆碱酯酶，5′-磷酸二酯酶，5′-核苷酸酶，L-氨基酶氧化酶，精氨酸脂酶，蛋白水解酶等。

药理作用 蕲蛇蛇毒可以引起小白鼠和家兔注射部位的毛细

血管通透性增高，出血甚至发黑坏死。静脉注射蕲蛇粗毒使家兔血液完全不凝固，而在试管内，蕲蛇粗毒可使家兔血浆发生凝固，说明蕲蛇毒有"抗凝血"与"促凝血"双重作用。蕲蛇蛇毒对小白鼠的半数致死量在8.9毫克以下。蕲蛇有降低血压、镇静、催眠、镇痛等作用，局部应用可引起出血、坏死等。

附　金钱白花蛇：眼镜蛇科动物银环蛇 *Bungarus multicinctus* Blyth 的幼蛇干燥体。性味甘、咸，温；有毒。归肝经。功能祛风，通络，止痉。用于风湿顽痹，麻木拘挛，中风口眼㖞斜，半身不遂，抽搐痉挛，破伤风，麻风，疥癣。用量 2～5g。研粉吞服1～1.5g。金钱白花蛇有剧毒，未经炮制，不宜内服。孕妇、老弱、小儿及心脏病、溃疡病患者禁用。

（邓家刚）

cánshā

蚕沙（Faeces Bombycis）

蚕蛾科昆虫家蚕 *Bombyx mori* L. 幼虫的粪便。育蚕地区皆产，以江苏、浙江、四川等地产量最多。6～8月收集，以二眠到三眠时的粪便为主，收集后晒干，簸净泥土及桑叶碎屑。生用。以粒大、色黑者为佳。

性味归经　甘、辛，温。归肝、脾、胃经。

功效主治　祛风除湿，和胃化湿。主要用于风寒湿痹、半身不遂、吐泻转筋，风疹湿疹瘙痒。

功用阐述　①性味甘辛而气温，药性温和，既可散又可通，长于祛风燥湿，为治风湿之专药，无论风痹、湿痹、寒痹，均可应用；与防己相伍，亦可用于中风瘫痪，半身不遂。②既能祛筋骨肌肤之风湿，舒筋急而止挛痛；又可化肠胃之湿浊，和中而止吐

泻。故用于湿盛之吐泻腹痛、胸闷脘痞等，效果较好，尤常用于霍乱吐泻过度所致转筋，可配伍薏苡仁等药。③性温微燥，能祛风止痒，可用于治疗多种风疹瘙痒；又可燥湿化浊，用治湿热所致遗精、白浊等。其味辛性温，属温散之品，可疏风除湿，升清降浊，故伤风夹湿表证，风扰清窍，湿浊蒙蔽，浊阴不降，致头身重痛，迎风流泪等均可以用之。

用量用法　5～15g，煎服，宜布包入煎。外用适量。

使用注意　不宜用于肝肾亏损、血虚失于荣养的腰膝酸软冷痛者。

化学成分　蚕沙含生物碱：1-脱氧野尻霉素。还含荁菪亭，7-羟基香豆素，二氢尿嘧啶，尿嘧啶，黑麦交酯，苯甲酸，叶绿素，植物醇，β-谷甾醇，胆甾醇，麦角甾醇，蛇麻脂醇，胡萝卜素，维生素A、B、C、E，烟酸，氨基酸，蛋白质，脂肪，糖类，微量元素等。

药理作用　蚕沙水提物预防性给药能抑制次黄嘌呤致小鼠急性高尿酸血症。蚕沙有镇静、催眠等作用，其水提液可以减少小鼠自主活动次数，缩短戊巴比妥钠引起的入睡潜伏期并延长睡眠时间。蚕沙所含的香豆素内酯、黄酮类和酚类成分对停乳链球菌、金黄色葡萄球菌、无乳链球菌、乳房链球菌、大肠埃希菌、沙门菌等具有不同程度的抑菌活性。蚕沙可以改善免疫介导的再生障碍性贫血小鼠的造血功能。蚕沙提取物具有 A-糖苷酶活性抑制作用，可改善糖尿病动物的糖、脂代谢异常。蚕沙有一定抗肿瘤、抗氧化、抗放射、消炎、免疫抑制、加速创口愈合、保肝等作用。

（邓家刚）

xúngǔfēng

寻骨风（Aristolochiae Mollissimae Herba）

马兜铃科植物绵毛马兜铃 *Aristolochia mollissima* Hance 的根茎或全草。主产于河南、江苏、江西等地。夏、秋二季采收，晒干。切段，生用。以根茎红棕色者为佳。

性味归经　辛，苦，平。归肝经。

功效主治　祛风湿，通络止痛。主要用于风湿痹痛，跌打损伤，胃脘痛，牙痛，痈肿。

功用阐述　①辛开苦降，芳香善行，外达四肢经络，内行脏腑肠胃，功善祛风湿，利筋骨，通经脉，止疼痛。故可用治风湿痹痛，肢体麻木，筋脉拘挛，重着顽麻者，常与威灵仙配伍使用。②善祛风通络，活血化瘀，消肿止痛，可用于跌打损伤，瘀肿疼痛等，气行则血行，气滞则血瘀，故可常与行气药配伍，以增效力。寻骨风入肝经，通络行滞止痛，俾肝木条达而中土和顺，故可用治肝胃不调或脾胃不和所致胃脘疼痛，肝脉瘀阻所致疝气、牙痛等症。

用量用法　10～15g，煎服。外用适量。

使用注意　阴虚内热者忌用。

化学成分　寻骨风含马兜铃内酯、马兜铃酸A、马兜铃酸甲酯Ⅰ、β-谷甾醇、银袋内酯乙等，还含生物碱，挥发油，氨基酸等。

药理作用　寻骨风注射液对大鼠佐剂性关节炎、酵母性关节炎原发性损伤、二甲苯所致小鼠耳郭肿胀及醋酸所致小鼠扭体反应和热痛所致小鼠甩尾反应等均有明显抑制作用，对鲜酵母人工发热大鼠有一定的解热作用；寻骨风挥发油及其总生物碱对大鼠蛋清性关节炎有明显的预防作用；

对艾氏腹水癌和腹水总细胞数均有明显的抑制作用，对艾氏癌皮下型瘤亦有明显效果。寻骨风还有一定的抗感染、增强免疫功能、抗着床等作用。

（邓家刚）

kūnmíngshānhǎitáng

昆明山海棠（Tripterygii Hypoglauci Radix） 卫矛科植物昆明山海棠 Tripterygium hypoglaucum (Levl.) Hutch. 的根或全株。产于云南、四川、贵州、广西、湖南、浙江、江西等地。全株全年可采，根秋季采挖，洗净，切片，晒干。生用。

性味归经 苦、辛，温。有大毒。归肝、脾、肾经。

功效主治 祛风湿，祛瘀通络，续筋接骨，止血，解毒杀虫。主要用于风湿痹痛，关节肿痛，跌打损伤，骨折肿痛，产后出血、顽癣、皮肤瘙痒等。

功用阐述 ①性味苦辛温，辛能散，温能通，苦能燥，能行十二经络，善祛风湿，通经络而止痛，为治风寒湿痹，日久关节肿痛麻痹的良药，常与鸡血藤相须为用。②辛能行散，善祛瘀通络，消肿止痛，续筋接骨，可治疗跌打损伤，骨折肿痛，与活血疗伤药配伍使用。③尚有止血、解毒杀虫作用，用于产后出血过多、癌肿、顽癣等。

用量用法 根 6～15g，全草30g，煎服；泡酒500g，每次服5ml，每日2次。外用：捣碎外敷。因其对胃有刺激性，宜饭后服。

使用注意 孕妇及体弱患者忌服。

化学成分 昆明山海棠主要含二萜类、三萜类及生物碱类物质，如雷公藤碱、卫矛碱、雷公藤甲素、丙素，山海棠素，山海棠酸，雷酚萜甲醚，雷酚萜醇，

山海棠内酯，齐墩果酸乙酸酯，山海棠三萜酸 C，黑蔓酮酯甲等。

药理作用 昆明山海棠及其醇提取物、总碱均有明显的抗炎作用，其对二甲苯、组胺或鸡蛋清所致小鼠皮肤毛细血管通透性增高，大鼠的蛋清性及甲醛性脚肿，松节油所致大鼠脚肿及注射组胺所致耳部毛细血管通透性增高，卵蛋白诱发后肢足跖水肿等均有明显的抑制作用，总碱对小鼠耳郭由巴豆油诱发的炎症及肉芽组织增生也有明显的抑制作用。昆明山海棠水提取物具有较强的免疫抑制效果，能抑制小鼠单核吞噬细胞系统对炭粒的吞噬能力，抑制小鼠对绵羊红细胞免疫所致溶血抗体的生成。对于2,4-二硝基氯苯所致小鼠耳郭的迟发型超敏反应、卡介苗所致豚鼠的皮肤迟发型超敏反应及大鼠的佐剂性关节炎等，昆明山海棠有明显抑制作用。

（邓家刚）

chuānshānlóng

穿山龙（Dioscoreae Nipponicae Rhizoma） 薯蓣科植物穿龙薯蓣 Dioscorea nipponica Makino. 的干燥根茎。中国大部分地区有产。春、秋二季采挖，洗净，除去外皮及须根，切段或切片，晒干或烘干。生用。

性味归经 甘、苦，温。归肝、肾、肺经。

功效主治 祛风除湿，舒筋通络，活血止痛，止咳平喘。用于风湿痹痛，关节肿胀，疼痛麻木，跌扑损伤，闪腰岔气，咳嗽气喘。

功用阐述 ①苦温，入肝经，能祛风除湿，活血通络，用于风湿痹痛，肌肤麻木，关节屈伸不利等。②兼有活血止痛之功，用于跌打损伤，劳损瘀滞疼痛；对

瘀血阻滞之心痛也有效。③还有清肺化痰、止咳平喘、凉血消痈之功，用于肺热咳嗽，痈肿疮毒。

用量用法 9～15g，煎服。

化学成分 主含薯蓣皂苷、纤细薯蓣皂苷、穗菝葜甾苷、25-异螺甾-3,5-二烯及对羟基苄基酒石酸等。

药理作用 穿山龙有显著的平喘作用，总皂苷、水溶性或水不溶性皂苷有明显的镇咳、祛痰作用。水煎剂对细胞免疫和体液免疫功能均有抑制作用，而对巨噬细胞吞噬功能有增强作用；对金黄色葡萄球菌等多种球菌及流感病毒等有抑制作用。总皂苷能增强兔心肌收缩力，减慢心率，降低动脉压，改善冠状动脉血液循环，增加尿量，并能显著降低血清总胆固醇及 β/α 脂蛋白比例。

（秦华珍）

nàoyánghuā

闹羊花（Rhododendri Mollis Flos） 杜鹃花科植物羊踯躅 Rhododendron molle G. Don 的干燥花。主产于浙江、湖北、江苏。四、五月花初开时采收，阴干或晒干。

性味归经 辛，温；有大毒。归肝经。

功效主治 祛风除湿，散瘀定痛。用于风湿痹痛，偏正头痛，跌扑肿痛，顽癣。

功用阐述 ①辛散温通，能祛风湿，活血散瘀，且定痛力强，善治风湿痹痛，还用于跌扑肿痛，偏正头痛等疼痛证。②尚能除湿杀虫止痒，外用可治皮肤顽癣、疥疮。

用量用法 0.6～1.5g，浸酒或入丸散。外用适量，煎水洗。

使用注意 不宜多服、久服。体虚者及孕妇禁用。

化学成分 主含木藜芦毒素 I 或杜鹃花毒素、石楠素、羊踯躅

毒素Ⅲ、日本杜鹃素Ⅲ、闹羊花毒素Ⅲ或八厘麻毒素、木藜芦毒素Ⅲ及山月桂萜醇。

药理作用 有镇痛、降血压、抗菌、杀虫等作用。

（秦华珍）

qūfēngshīrèyào

祛风湿热药（removing wind-heat-damp medicinal） 以祛风除湿、通络止痛、清热消肿为主要作用，用于风湿热痹，症见关节红肿热痛等的药物。性味多为辛苦寒，辛则行散，苦能降泄，寒可清热。经配伍亦可用于风寒湿痹。临床常用的祛风湿热药有丝瓜络、老鹳草、防己、络石藤、桑枝、秦艽、臭梧桐叶、雷公藤、豨莶草、海桐皮等。

（秦华珍）

qínjiāo

秦艽（Gentianae Macrophyllae Radix） 龙胆科植物秦艽 *Gentiana macrophylla* Pall.、麻花秦艽 *Gentiana straminea* Maxim.、粗茎秦艽 *Gentiana crassicaulis* Duthie ex Burk. 或小秦艽 *Gentiana dahurica* Fisch. 的干燥根。前三种按性状不同分别习称"秦艽"和"麻花艽"，后一种习称"小秦艽"。主产于甘肃、青海、内蒙古。春、秋二季采挖，除去泥沙；秦艽及麻花艽晒软，堆置"发汗"至表面呈红黄色或灰黄色时，摊开晒干，或不经"发汗"直接晒干；小秦艽趁鲜时搓去黑皮，晒干。切片，生用。

性味归经 辛、苦、平。归胃、肝、胆经。

功效主治 祛风湿，清湿热，止痹痛，退虚热。用于风湿痹痛，中风半身不遂，筋脉拘挛，骨节酸痛，湿热黄疸，骨蒸潮热，小儿疳积发热。

功用阐述 ①辛散苦泄，辛以疏风，苦以燥湿，能散厥阴肝经之风，泄阳明胃腑之湿，为散风除湿，舒筋通络的常用药。其质地滋润，药性平和，前人有"风药中之润剂，散药中之补剂"之称，强调其虽为风药，但祛风除湿而不燥，凡风湿痹痛，无问新久，偏寒偏热，均可应用，因其性微寒，故对发热、关节红肿热痛者尤为适宜。又长于舒筋，对风中经络所致手足不用、半身不遂等亦可用之。②质润而不燥，能退虚热而无损阴津，故骨蒸劳热、妇人胎热、小儿疳积发热都可应用。③外行于关节，内达于下焦，可宣通诸腑，利小便，引导湿热下行，故湿热黄疸亦能用秦艽。

用量用法 3~10g，煎服。

化学成分 秦艽根主含秦艽碱甲、秦艽碱乙、秦艽碱丙、龙胆苦苷、当药苦苷、褐煤酸、褐煤酸甲酯、α-香树脂醇、β-谷甾醇、β-谷甾醇-β-D 葡萄糖苷等。粗茎秦艽根与麻花秦艽根均主含龙胆苦苷、当药苷、当药苦苷、龙胆碱、秦艽碱丙。

药理作用 秦艽具有镇静、镇痛、解热、抗炎、利尿、抗过敏性休克及抗组胺作用；对病毒、细菌、真菌皆有一定的抑制作用。秦艽碱甲能降低血压、升高血糖；龙胆苦苷能抑制四氯化碳所致转氨酶升高，具有抗肝炎作用。

（秦华珍）

fángjǐ

防己（Stephaniae Tetrandrae Radix） 防己科植物粉防己 *Stephania tetrandra* S. Moore 的干燥根。主产于浙江、江西、安徽。秋季采挖，洗净，除去粗皮，晒至半干，切段，个大者再纵切，干燥，生用。

性味归经 苦、寒。归膀胱、肺经。

功效主治 祛风止痛，利水消肿。用于风湿痹痛，水肿脚气，小便不利，湿疹疮毒。

功用阐述 ①味苦性寒，苦以燥湿，寒能清热，善走下行。可外散风邪，内清湿热，并以除湿为长，专泻下焦湿热，故对风湿热邪阻滞经络所致的关节红肿疼痛尤为适宜。②苦寒降泄，能利水道，善祛下焦水湿，为疗风水水肿之要药，水湿停留或湿热蕴结下半身所致的水肿，腹水，脚气，小便不利等亦常用之。

用量用法 5~10g，煎服。

化学成分 主含粉防己碱；防己诺灵碱；轮环藤酚碱；氧防己碱；防己斯任碱；小檗胺；2,2′-N,N-二氯甲基粉防己碱；粉防己碱 A、B、C、D。

药理作用 防己有明显的镇痛、解热、抗炎、抗过敏性休克、利尿、降压、肌肉松弛等作用。

（秦华珍）

sīguāluò

丝瓜络（Luffae Fructus Retinervus） 葫芦科植物丝瓜 *Luffa cylindrica*（L.）Roem. 的干燥成熟果实的维管束。主产于江苏、浙江。夏、秋二季果实成熟、果皮变黄、内部干枯时采摘，除去外皮及果肉，洗净，晒干，除去种子。切段，生用或炒用。

性味归经 甘、平。归肺、胃、肝经。

功效主治 祛风，通络，活血，下乳。用于痹痛拘挛，胸胁胀痛，乳汁不通，乳痈肿痛。

功用阐述 ①甘平，入肺胃肝经。药力平和，能通经络，和血脉，长于祛风通络，可用治风湿痹痛，筋脉拘挛。②体轻通利，善通乳络，下乳汁，解毒消肿，故妇人产后气血壅滞，乳汁不通，乳痈肿痛亦常用之。

用量用法 5~12g，煎服。

化学成分 主含木聚糖，甘露聚糖，半乳聚糖等。

药理作用 丝瓜络水煎剂有镇痛、抗炎及镇静等作用。

(秦华珍)

lǎoguàncǎo

老鹳草（Erodii Herba；Geranii Herba） 牻牛儿苗科植物牻牛儿苗 *Erodium stephanianum* Willd.、老鹳草 *Geranium wilfordii* Maxim. 或野老鹳草 *Geranium carolinianum* L. 的干燥地上部分。中国大部分地区均产。夏、秋二季果实近成熟时采收。晒干。切段，生用。

性味归经 辛、苦，平。归肝、肾、脾经。

功效主治 祛风湿，通经络，止泻痢。用于风湿痹痛，麻木拘挛，筋骨酸痛，泄泻痢疾。

功用阐述 ①辛行苦燥，具有走窜之性，入肝、肾、脾经。能疏利筋骨皮腠，祛风通络止痛，故风湿闭阻所致筋骨不利，关节肿痛，肢体麻木者，用之甚宜。②尚有止久痢，厚肠胃，健脾之功，大肠湿热，泄泻痢疾以及慢性腹泻用之，可以调中健脾、厚肠止泻。

用量用法 9~15g，煎服。

化学成分 牻牛儿苗主含挥发油，油中主要成分为牻牛儿醇；又含槲皮素及其他色素等。老鹳草主含老鹳草鞣质、没食子酸、琥珀酸、槲皮素等。

药理作用 老鹳草煎剂有抑菌、抗流感病毒作用。老鹳草在一定剂量下能抑制肠蠕动而有止泻作用；但大剂量能促进肠蠕动，可致泻下。醇沉煎剂有明显的镇咳作用。老鹳草鞣质对 Trp-P-2 等诱变剂有抑制作用与抗氧化作用。

(秦华珍)

luòshíténg

络石藤（Trachelospermi Caulis Et Folium） 夹竹桃科植物络石 *Trachelospermum jasminoides* （Lindl.） Lem. 的干燥带叶藤茎。中国南北各地均有分布，主产于浙江、江苏、湖北。冬季至次春采割，除去杂质，晒干。切碎生用。

性味归经 苦，微寒。归心、肝、肾经。

功效主治 祛风通络，凉血消肿。用于风湿热痹，筋脉拘挛，腰膝酸痛，喉痹，痈肿，跌扑损伤等。

功用阐述 ①味苦性微寒，入肝经，善走经脉，通达肢节，祛风湿而舒筋活络，故用于风湿痹痛、筋脉拘挛、屈伸不利，尤以热痹关节肿痛适宜。②又能凉血清热而消肿，善治风热引起的咽喉肿痛、痈疽疮肿。也可用于跌打损伤，局部肿痛等。

用量用法 6~12g，煎服。

化学成分 藤茎主含络石糖苷、去甲络石糖苷、牛蒡苷、穗罗汉松树脂酚苷、橡胶肌醇等；叶含生物碱、黄酮类化合物。

药理作用 络石藤有强心、促进血液循环、扩张血管、降血压、抗痛风、抑制金黄色葡萄球菌、痢疾志贺菌及伤寒沙门菌等作用。此外，对离体兔肠及子宫平滑肌均有抑制作用。

(秦华珍)

sāngzhī

桑枝（Mori Ramulus） 桑科植物桑 *Morus alba* L. 的干燥嫩枝。主产于江苏、浙江。春末夏初采收。去叶，晒干切片，或趁鲜切片，晒干。生用，或炒至微黄用。也可鲜用。

性味归经 微苦，性平。归肝经。

功效主治 祛风湿，利关节。用于风湿痹证，肩臂、关节酸痛麻木。

功用阐述 味苦燥湿，性平偏凉，通行善走，功专祛风湿、通经络、利关节，常用治风湿痹痛、四肢拘挛之证，作用偏于上肢，尤宜于上肢风湿热痹，肩臂关节疼痛拘挛。

用量用法 9~15g，煎服。

化学成分 茎皮主含黄酮类成分桑皮素、桑皮色素、桑皮色烯、环桑皮素、环桑皮色烯等。木材主含桑色素、二氢桑色素、二氢山茶酚及桦皮酸等。桑枝中还含鞣质及果糖、木糖、蔗糖、葡萄糖等。

药理作用 桑枝有较强的抗炎、降压作用，可提高人体淋巴细胞转化率，具有增强免疫的作用。桑色素有利尿、解痉、抗病原体作用，并显示有较强的抗癌活性。

(秦华珍)

chòuwútóngyè

臭梧桐叶（Clerodendri Trichotomi Folium） 马鞭草科植物海州常山 *Clerodendron trichotomum* Thunb. 的干燥嫩枝和叶。主产于浙江、江苏、江西。夏、秋采收。晒干。切段，生用。

性味归经 辛、甘、苦，凉。归肝经。

功效主治 祛风除湿，平肝止痛。用于风湿痹痛，半身不遂，眩晕头痛，风疹湿疮。

功用阐述 ①辛散苦燥，能祛风湿、通经络，用治风湿痹痛，四肢麻木，半身不遂等。②性平偏凉，专入肝经，能凉肝平肝，治肝阳偏亢，头痛眩晕，现常用于高血压病。③辛能散风，燥可除湿，故亦治风疹、湿疮。

用量用法 9~15g，煎服。用于高血压病不宜久煎。

化学成分 主含海州常山黄酮苷，臭梧桐素 A、B，海州常山苦素 A、B，内消旋肌醇，刺槐素-7-双葡萄糖醛酸苷，洋丁香酚苷，植物血凝素及生物碱等。

药理作用 臭梧桐煎剂及臭梧桐素 B 有镇痛作用；煎剂及臭梧桐素 A 有镇静作用；其降血压作用以水浸剂与煎剂最强。

（秦华珍）

xīxiāncǎo

豨莶草 （Siegesbeckiae Herba）

菊科植物豨莶 Siegesbeckia orientalis L.、腺梗豨莶 Siegesbeckia pubescens Makino 或毛梗豨莶 Siegesbeckia glabrescens Makino 的干燥地上部分。中国大部分地区均产。夏、秋两季花开前及花期均可采割。晒干。切段，生用，或加黄酒蒸制用。

性味归经 辛、苦，寒。归肝、肾经。

功效主治 祛风湿，利关节，解毒。用于风湿痹痛，筋骨无力，腰膝酸软，四肢麻痹，半身不遂，风疹湿疮。

功用阐述 ①辛散苦燥，入肝、肾经。善祛筋骨间风湿且能行痹止痛，生用性寒，善化湿热.故风湿痹痛偏湿热者用之尤宜。酒蒸后其性转甘温，泻中有补，于祛风湿中寓有补肝肾、强筋骨之功，适用于风湿日久，肝肾亏虚所致的腰膝酸软、肢体麻木、中风手足不遂等。②生用尚有祛风止痒之功，用于皮肤风疹、湿疮等。

用量用法 9~12g，煎服。治风湿痹痛、半身不遂宜制用，治风疹湿疮、疮痈宜生用。

化学成分 豨莶茎主含豨莶苷、豨莶苷元以及豨莶萜内酯、豨莶萜醛内酯等；腺梗豨莶全草主含腺梗豨莶苷、腺梗豨莶醇、腺梗豨莶酸、谷甾醇及胡萝卜苷等；毛梗豨莶全草主含豨莶苷、豨莶精醇、豨莶新苷等。

药理作用 豨莶草有抗炎、抑制免疫、降压、扩张血管、抗血栓形成、促进肠系膜微循环、抗菌、抗病毒作用。对鼠疟原虫有抑制作用。豨莶苷有兴奋子宫和明显的抗早孕作用。

（秦华珍）

léigōngténg

雷公藤 （Tripterygii Wilfordii Radix）

卫矛科植物雷公藤 Tripterygium wilfordii Hook. f. 干燥根的木质部。主产于浙江、安徽、福建。秋季采挖。去皮晒干，切段，生用。

性味归经 苦、辛，寒；有大毒。归肝、肾经。

功效主治 祛风除湿，活血通络，消肿定痛，杀虫解毒。用于风湿痹痛，关节僵硬，屈伸不利，腰膝疼痛，疥疮，顽癣，疔疮肿毒。

功用阐述 ①性味苦寒，清热力强，消肿止痛功效显著，治疗顽痹有独特疗效。对风湿痹证，日久不愈，关节红肿热痛，肿胀难消，晨僵，功能受限，甚至关节变形者尤为适宜。②雷公藤苦寒有大毒，有攻毒杀虫止痒之功，用治疥疮、顽癣等皮肤瘙痒顽症。③雷公藤善于以毒攻毒，且有消肿之功，兼治热毒疔疮、带状疱疹、脓疱疮等。

用量用法 1~5g，煎服。本品有毒，宜先煎。

使用注意 孕妇禁用。心、肝、肾功能不全和白细胞减少者均慎用。

化学成分 主含雷公藤碱、雷公藤次碱等生物碱。此外，雷公藤还含有南蛇藤醇、卫矛醇、雷公藤甲素及葡萄糖、鞣质等。

药理作用 雷公藤有抗炎、抑制免疫、抗生育、杀虫、抗菌、抗肿瘤作用。能解除血液凝集性、降低血液黏滞性、改善微循环及降低外周血管阻力，可使肾病患者蛋白尿消失或减少。雷公藤抗肿瘤作用与分子中具环氧基及不饱和内酯环有关。

（秦华珍）

hǎitóngpí

海桐皮 （Erythrinae Orientalis Cortex）

豆科植物刺桐 Erythrina variegata L. var. orientalis （L.） Merr. 或乔木刺桐 Erythrina arborescens Roxb. 的干皮或根皮。主产于广西、云南、湖北等地。夏、秋剥取树皮，晒干。切丝，生用。

性味归经 苦、辛，平。归肝经。

功效主治 祛风湿，通络止痛，杀虫止痒。用于风湿痹痛，四肢拘挛，腰膝酸痛，麻痹不仁，疥癣，风疹，湿疹。

功用阐述 ①辛散苦泄，专归肝经，性平不偏。能祛风湿、通经络，直达病所，用治风湿痹痛、四肢拘挛。②还能祛风杀虫而止痒，以治疥癣、风疹及湿疹瘙痒。

用量用法 5~15g，煎服。

化学成分 主含刺桐文碱、水苏碱等多种生物碱，还含黄酮，氨基酸和有机酸等。

药理作用 海桐皮有抗炎、镇痛、镇静、降压作用；能增强心肌收缩力；对金黄色葡萄球菌有抑制作用，对紫色毛癣菌等皮肤真菌亦有不同程度的抑制作用。

（秦华珍）

yáng'ěrjú

羊耳菊 （Inulae Cappa Herba）

菊科植物羊耳菊 Inula cappa （Buch. -Ham.） DC. 的全草。主产于浙江、江西、福建、湖南、广东、广西、贵州、四川、云南等地。全年均可采收，鲜用或晒干。以茎粗壮、叶多者为佳。

性味归经　辛，凉。归肝、肺、胃经。

功效主治　祛风清热，解毒消肿。用于风湿痹痛，感冒发热，咽喉肿痛，痈疽疔毒，乳痈肿痛，痢疾，湿疹，疥癣，痔疮。

功用阐述　①性味辛凉，既能辛散风邪，又能凉解热邪，故用治风湿痹痛、关节红肿热痛及感受风热之邪而致头痛发热，咽喉肿痛者，较为适宜。药性较为缓和，轻证可单用，重证须与其他解表药合用。②性凉，入肺、胃经，咽喉为肺之门户，阳明胃经为多气多血之所，肺胃受热，蕴结成痈，故可借羊耳菊清热解毒消肿之功效，用治咽喉肿痛，痈疽疔毒，乳痈肿痛，痢疾，湿疹，疥癣，痔疮，俾热邪清，痈结散，诸症得解。为增强药效，可伍用金银花、重楼等清热解毒药同用。

用量用法　30~60g，煎服；外用鲜品适量，捣敷患处。

使用注意　用药期间不宜食酸、辣食物。

化学成分　羊耳菊含挥发油类、黄酮类、神经酰胺类化合物、甾醇类和酚类等成分，如橙黄胡椒酰胺乙酸酯，橙黄胡椒酰胺苯甲酸酯，大黄素甲醚，东莨菪亭，香草醛，松柏醛，丁香醛，香草酸，丁香酸，丁香酸葡萄糖苷，胡萝卜苷，β-谷甾醇，木犀草素，芹菜素，东莨菪苷，表木栓醇，二十八烷酸，壬二酸，三十二烷酸，三十三烷酸等。

药理作用　羊耳菊醇提物对二甲苯致耳肿胀、醋酸致腹腔毛细血管通透性亢进、醋酸及热板致痛小鼠具有较好的抗炎镇痛作用；羊耳菊新鲜根提取的挥发油

对芬顿（Fenton）反应产生的羟基自由基及邻苯三酚自氧化产生的超氧阴离子自由基均有一定的清除能力；羊耳菊总黄酮对多数供试微生物有抑制作用，其中对藤黄八叠球菌抑菌效果最好，其次为粪肠球菌、枯草杆菌、金黄色葡萄球菌、大肠埃希菌、鼠伤寒沙门菌、甲型副伤寒沙门菌，羊耳菊根、茎、叶的水提物对铜绿假单胞菌抑制作用最强，其次为金黄色葡萄球菌、白念珠菌、枯草杆菌、粪肠球菌、鼠伤寒沙门杆菌、普通变形杆菌、鸡沙门菌、甲型副伤寒沙门杆菌。

（邓家刚）

qū fēngshī qiángjīngǔyào

祛风湿强筋骨药（removing wind-damp strong bone medicinal）

以祛风除湿、补肝肾、强筋骨为主要作用，主治风湿日久，肝肾虚损所致的腰膝酸软，脚弱无力的药物。性味多甘苦温，主入肝肾经，甘味补益，肝主筋，肾主骨。风湿日久，易损肝肾，肝肾虚损，风寒湿邪又易犯腰膝部位。此类药物有扶正祛邪、标本兼顾的作用，亦可用于肾虚腰痛，骨痿，软弱无力者。临床常用的祛风湿强筋骨药有千年健、五加皮、天山雪莲、石楠叶、狗脊、桑寄生、槲寄生、鹿衔草等。

（秦华珍）

wǔjiāpí

五加皮（Acanthopanacis Cortex）

五加科植物细柱五加 *Acanthopanax gracilistylus* W. W. Smith 的干燥根皮。主产于湖北、河南、安徽。夏、秋季采挖。洗净，剥取根皮，晒干。切厚片，生用。

性味归经　辛、苦，温。归肝、肾经。

功效主治　祛风除湿，补益肝肾，强筋壮骨，利水消肿。用

于风湿痹痛，筋骨痿软，小儿行迟，体虚乏力，水肿，脚气。

功用阐述　①味辛苦性温，入肝肾经。辛则气顺而行散，苦则坚骨而益精，温则祛风而胜湿。功善祛风湿、通经络，又能温补肝肾，强筋坚骨，故适用于肝肾不足之风湿痹痛，筋骨痿软，关节不利；以及小儿行迟。②辛散水气、苦燥祛湿，尚能利水消肿，用于皮肤水肿、脚气浮肿等。

用量用法　5~10g，煎服。

化学成分　主含丁香苷、刺五加苷、右旋芝麻素、左旋对映贝壳松烯酸、β-谷甾醇、β-谷甾醇葡萄糖苷、硬脂酸、棕榈酸、亚麻酸、挥发油及维生素 A、维生素 B₁ 等。

药理作用　五加皮有抗炎、镇痛、抗疲劳、抗应激（抗高温、抗低温、抗缺氧）、抗放射损伤、抗实验性高血糖、增强免疫功能作用，还有抗利尿、抗肿瘤、祛痰镇咳及抑菌作用。

（秦华珍）

sāngjìshēng

桑寄生（Taxilli Herba）

桑寄生科植物桑寄生 *Taxillus chinensis* (DC.) Danser 的干燥带叶茎枝。主产于广西、广东、云南。冬季至次春采割，除去粗茎，切段，干燥，或蒸后干燥。生用。

性味归经　苦、甘，平。归肝、肾经。

功效主治　祛风湿，补肝肾，强筋骨，安胎元。用于风湿痹痛，腰膝酸软，筋骨无力，崩漏经多，妊娠漏血，胎动不安，头晕目眩。

功用阐述　①甘平，不寒不热，归肝肾经。既能祛风除湿，又能益血补肝肾，为祛风补血要药。故对肝肾不足，营血亏虚之风湿痹痛，或痹痛日久，伤及肝肾，筋骨失其荣养所致筋骨痿弱

无力、腰膝酸软等尤为适宜。②益精养血而有固冲任、安胎之效，常用于肝肾不足，冲任不固所致的胎动不安、胎漏下血以及崩漏经多等。

用量用法 9~15g，煎服。

化学成分 主含槲皮素、槲皮苷、萹蓄苷及少量的右旋儿茶酚等黄酮类化合物。

药理作用 桑寄生具有降脂、降压、镇静、利尿作用。能扩张冠状血管，增加冠状动脉血流量，减慢心率。煎剂或浸剂体外对脊髓灰质炎病毒和其他肠道病毒有明显抑制作用，对伤寒沙门菌及葡萄球菌的生长有抑制作用；提取物对乙肝病毒表面抗原有抑制活性。

(秦华珍)

hújìshēng

槲寄生（Visci Herba）桑寄生科植物槲寄生 *Viscum coloratum* (Komar.) Nakai 的干燥带叶茎枝。主产于广西、广东等地。冬季至次春采割，除去粗茎，切段，干燥，或蒸后干燥。生用。

性味归经 苦，平。归肝、肾经。

功效主治 祛风湿，补肝肾，强筋骨，安胎元。用于风湿痹痛，腰膝酸软，筋骨无力，崩漏经多，妊娠漏血，胎动不安，头晕目眩。

功用阐述 ①性味、归经及功用与桑寄生相似，有祛风湿而止痹痛、养血、益肝肾而强筋骨之功。善治风湿痹阻之腰膝疼痛，又可治肝肾不足、营血亏虚之腰膝酸软、筋骨无力等，尤宜于风湿痹痛日久，伤及肝肾，气血不足者。②也有与桑寄生相似的安胎元之功，还善治肝肾亏虚之胎漏下血及胎动不安及崩漏经多等证。

用量用法 9~15g，煎服。

化学成分 主含黄酮类化合物、三萜类化合物、甾醇类化合物等。

药理作用 槲寄生有降血压、增加冠状动脉血流量、减慢心率、增强心肌收缩力、降低心肌耗氧量和提高心肌氧利用率、抗心肌缺血、抗心律失常、改善微循环、抗血小板凝集、增强免疫功能、抗肿瘤等作用。

(秦华珍)

gǒujǐ

狗脊（Cibotii Rhizoma）蚌壳蕨科植物金毛狗脊 *Cibotium barometz* (L.) J. Sm. 的干燥根茎。主产于云南、浙江、广西。秋、冬二季采挖。切厚片，干燥；或蒸后切厚片，干燥。

性味归经 苦、甘，温。归肝、肾经。

功效主治 祛风湿，补肝肾，强腰膝。用于风湿痹痛，腰膝酸软，下肢无力。

功用阐述 狗脊苦甘性温，苦能燥湿，甘温补益，为能补而能走之药，入肝肾经，既能补肝肾、强腰脊、坚筋骨，又能祛除风寒湿邪。善治风湿兼肾虚之腰脊强痛、不能俯仰，又可治肾虚之腰膝软弱。

用量用法 6~12g，煎服。

化学成分 主含萜类、挥发油、香荚兰己酮、香草醛、β-谷甾醇、胡萝卜苷、原儿茶酸等。

药理作用 有增加心肌营养与血流量作用，连续给药时可产生蓄积作用。狗脊的金黄色绒毛有良好的止血作用。

(秦华珍)

qiānniánjiàn

千年健（Homalomenae Rhizoma）天南星科植物千年健 *Homalomena occulta* (Lour.) Schott 的干燥根茎。主产于广西、云南。春、秋季采挖。洗净，除去外皮，晒干。切片，生用。

性味归经 苦、辛，温。归肝、肾经。

功效主治 祛风湿，壮筋骨。用于风寒湿痹，腰膝冷痛，拘挛麻木，筋骨痿软。

功用阐述 苦燥辛散温通，气味皆厚，入肝肾经。走窜之性较强，故能宣通经络，祛风逐痹，其祛风湿、通经络、强筋骨之力强，止痛之功亦佳，既善治风寒湿客体之痹痛麻木，又可治肝肾亏虚之筋骨无力，最宜于风湿痹痛兼肝肾亏虚者。

用量用法 5~10g，煎服。

化学成分 主含挥发油，其中主要成分有 α-蒎烯和 β-蒎烯、柠檬烯、芳樟烯、α-松油烯、β-松油醇、香味烯、丁香油酚及橙花烯等。

药理作用 其所含挥发油有显著的抑制布鲁菌作用，其甲醇提取物有抗炎、镇痛作用。

(秦华珍)

tiānshānxuělián

天山雪莲（Saussureae Involucratae Herba）菊科植物天山雪莲 *Saussurea involucrata* (Kar. et Kir.) Sch. -Bip. 的干燥地上部分。主产于新疆、甘肃、青海。夏、秋二季花开时采收，阴干。

性味归经 微苦，温。归肝、肾经。

功效主治 温肾助阳，祛风胜湿，活血通经。用于风寒湿痹痛、类风湿关节炎，小腹冷痛，月经不调。

功用阐述 ①味苦燥散，性温助阳，入肝肾经，既能祛风胜湿，又能补肝肾、强筋骨，尤宜于风湿痹证而寒湿偏胜者，以及风湿日久，肝肾亏虚，腰膝酸软，筋骨无力者。②兼可温肾助阳，用治肾虚阳痿宫冷。③还能活血通经，调冲任而止血。治下元虚冷，寒凝血脉之月经不调、经闭、痛经、崩漏等。

用量用法 3~6g，水煎或酒浸服。外用适量。

使用注意 孕妇忌用。

化学成分 主含具药理活性的多糖、倍半萜内酯成分、倍半萜内酯生物碱、黄酮类成分、挥发油等。

药理作用 天山雪莲花中的多糖有抗自由基、抗疲劳作用，天山雪莲总碱有解痉、抗炎作用，其乙醇提取物有扩张血管、抗炎、降低皮肤血管通透性、降血压作用，其黄酮类化合物有抗癌、降血压作用。

(秦华珍)

shínányè

石楠叶（Photiniae Folium） 蔷薇科植物石楠 Photinia serrulata Lindl. 的干燥叶或带叶茎枝。主产于江苏、浙江。全年可采，晒干。切丝，生用。

性味归经 辛、苦，平；有小毒。归肝、肾经。

功效主治 祛风湿，通经络，补肝肾，止痒。用于风湿痹痛，腰膝无力，阳痿宫冷，头风头痛，风疹瘙痒。

功用阐述 ①祛风湿、通经络，补肝肾之功兼备，用于风湿痹痛日久，肝肾亏虚，腰酸脚弱者尤宜。②辛散，又能祛风止痛。可治头风头痛。③辛散苦燥，还能祛风湿之邪而止痒，以治风疹瘙痒。

用量用法 3~10g，煎服。

化学成分 叶含叶绿素 a、b 及类胡萝卜素，鞣质，樱花苷及山梨醇，含正烷烃、氢氰酸、熊果酸、挥发油及苯甲醛等。

药理作用 石楠所含的熊果酸有明显的安定和降温作用，并

有镇痛、抗炎及抗癌作用。煎剂对离体、在体蛙心与兔心均有兴奋作用。乙醇浸出液能抑制离体蛙心、收缩离体兔耳血管、降低麻醉犬血压。10%叶浸剂在试管内可杀死日本血吸虫尾蚴、杀灭钉螺。

(秦华珍)

lùxiáncǎo

鹿衔草（Pyrolae Herba） 鹿蹄草科植物普通鹿蹄草 Pyrola decorata H. Andres 和鹿蹄草 Pyrola. calliantha H. Andres 的干燥全草。主产于陕西、甘肃、湖北。全年均可采挖，除去杂质，晒至叶片较软时，堆置至叶片变紫褐色，晒干。切段，生用。

性味归经 甘、苦，温。归肝、肾经。

功效主治 祛风湿，强筋骨，止血，止咳。用于风湿痹痛，肾虚腰痛，腰膝无力，月经过多，久咳劳嗽。

功用阐述 ①苦燥甘补，既能祛风除湿，又能入肝肾而强筋健骨，常用于风湿日久，痹痛而腰膝无力者。②尚有收敛止血作用，治疗月经量多、崩漏下血、肺痨咯血，外伤出血等。③还能补益肺肾而定喘嗽，用治肺虚久咳或肾不纳气之虚喘。

用量用法 9~15g，煎服。

化学成分 鹿蹄草主含鹿蹄草素，N-苯基-2-萘胺，高熊果酚苷，伞形梅笠草素，没食子酸，原儿茶酸，没食子鞣质，肾叶鹿蹄草苷，6-O-没食子酰高熊果酚苷，槲皮素，金丝桃苷，没食子酰金丝桃苷等。普通鹿蹄草含鹿蹄草素，山奈酚-3-O-葡萄糖苷，槲皮素-3-O-葡萄糖苷等。

药理作用 鹿蹄草有强心、降压、扩张血管作用，尚有增强免疫功能、抗生育、利尿、抑制

胰岛素的降解、杀菌等作用。

(秦华珍)

huàshīyào

化湿药（damp-resolving medicinal） 以化湿运脾为主要作用，主治湿阻中焦证的药物。因多有芳香气，且香气愈浓疗效愈佳，故又称芳香化湿药。中焦即脾胃，脾主升胃主降，为气机之枢。若因外湿入里、内生湿浊或脾虚失运，均可使湿浊留滞中焦，脾胃升降受阻，导致以腹胀，食少，体倦，苔腻为主症的湿阻中焦证，临床主要用化湿药治疗。

作用特点 化湿药多辛香温燥，入脾、胃经。辛香通气，温燥祛湿，能除湿解脾困，行气复枢机，使中焦舒畅，运化如常。前人亦谓之"醒脾"或"醒脾化湿"。此外，部分药还兼有解暑、辟秽、截疟等作用。

适应范围 化湿药主要用治脘腹胀满，食少体倦，呕恶泄泻，口甘多涎、舌苔白腻之湿阻中焦证。其中某些化湿药尚可用治湿温、暑湿、疟疾等证。

配伍规律 使用化湿药，应根据湿困的不同情况及兼证而进行适当的配伍应用。如湿阻气滞，脘腹胀满痞闷者，常与行气药物配伍；如湿阻而偏于寒湿，脘腹冷痛者，可配伍温中祛寒药；如脾虚湿阻，脘痞纳呆，神疲乏力者，常配伍补气健脾药同用；如用于湿温、湿热、暑湿者，常与清热燥湿、利湿、解暑之品同用。

使用注意 化湿药的有效成分主要是挥发油，宜作散剂或捣碎冲服，入汤剂应后下，以避免挥发油逸失致疗效降低。化湿药辛温香燥，易耗气伤阴，故阴虚血燥及气虚者宜慎用。

药理毒理 化湿药大多能刺激嗅觉、味觉及胃黏膜，从而促

进胃液分泌，兴奋肠管蠕动，使胃肠推进运动加快，起到增强食欲，促进消化，排除肠道积气的作用。

常用药物 临床常用的化湿药有广藿香、佩兰、苍术、厚朴、厚朴花、砂仁、砂仁壳、豆蔻、豆蔻壳、草豆蔻、草果等。

（王满恩）

guǎnghuòxiāng
广藿香（Pogostemonis Herba）

唇形科植物广藿香 *Pogostemon cablin*（Blanco）Benth. 的干燥地上部分。主产于广东、海南等地。枝叶茂盛时采割，日晒夜闷，反复至干。除去残根和杂质，先抖下叶，筛净另放；茎洗净，润透，切段，晒干，再与阴干的叶混匀。生用或趁鲜用。

性味归经 辛，微温。归脾、胃、肺经。

功效主治 芳香化浊，和中止呕，发表解暑。用于湿浊中阻，脘痞呕恶，暑湿表证，湿温初起，发热倦怠，胸闷不舒，寒湿闭暑，腹痛吐泻，鼻渊头痛。

功用阐述 ①辛散温通，芳香化浊，入脾、胃经，善治寒湿困脾，中气不运之证。常与佩兰、苍术、厚朴等相须为用。②辛散发表，微温不峻，善治暑月外感风寒、内伤生冷而致恶寒发热、头痛脘闷，呕恶吐泻暑湿证者，常配伍紫苏、厚朴、半夏等同用；若湿温病初起，湿热并重者，多与黄芩、滑石、茵陈等同用。③化浊和中，善治多种呕吐。以湿浊中阻所致之呕吐最宜，单用有效，常与半夏、丁香等同用，加强降逆止呕作用；湿热呕吐，可配黄连、竹茹等；妊娠呕吐，配砂仁、苏梗等；脾胃虚弱者，配党参、白术等。

用量用法 3~10g，煎服。鲜品加倍。

使用注意 阴虚血燥者不宜使用。

化学成分 广藿香茎叶含挥发油，油中主要成分为广藿香醇等。全草含多种黄酮类成分。尚含木栓酮、表木栓醇、齐墩果酸、β-谷甾醇、胡萝卜苷以及生物碱类等。

药理作用 广藿香挥发油能促进胃液分泌，增强消化力，对胃肠有解痉作用。广藿香酮对青霉菌等多种真菌有明显的抑制作用。广藿香叶鲜汁对金黄色葡萄球菌、白色葡萄球菌及枯草杆菌的生长也有一定的抑制作用。广藿香水提物对高钾引起的离体豚鼠结肠带收缩有明显抑制，表明其有钙拮抗作用。此外，尚有收敛止泻、扩张微血管而略有发汗等作用。

（王满恩）

pèilán
佩兰（Eupatorii Herba）

菊科植物佩兰 *Eupatorium fortunei* Turcz. 的干燥地上部分。主产于江苏、浙江、河北等地。夏、秋二季分两次采割。切段生用，或鲜用。

性味归经 辛，平。归脾、胃、肺经。

功效主治 芳香化湿，醒脾开胃，发表解暑。用于湿浊中阻，脘痞呕恶，口中甜腻，口臭，多涎，暑湿表证，湿温初起，发热倦怠，胸闷不舒。

功用阐述 ①芳香，有化浊、去陈腐作用，《黄帝内经》单用其煎汤治脾经湿热、口中甜腻、多涎、口臭等的脾瘅症。后世临床用于湿阻中焦之证，常与藿香、苍术、厚朴、豆蔻等相须为用，以增强芳香化湿之功。②化湿又能解暑，治暑湿证常与藿香、荷叶、青蒿等配伍；湿温初起，可

与滑石、薏苡仁、藿香等同用。

用量用法 3~10g，煎服。鲜品加倍。

化学成分 佩兰全草含挥发油，油中含对聚伞花素、乙酸橙花醇酯等成分。花及叶含蒲公英甾醇乙酸等成分。茎叶含生物碱、延胡索酸、琥珀酸等成分。香豆精、邻香豆酸、麝香草氢醌。其他尚含有三萜类化合物。

药理作用 佩兰挥发油及其有效成分对聚伞花素、乙酸橙花醇酯可直接抑制流感病毒，并有明显祛痰作用。佩兰生物碱在体内外试验中均表现出一定的抗肿瘤活性。佩兰水煎剂对白喉棒状杆菌、金黄色葡萄球菌、八叠球菌、变形杆菌、伤寒沙门菌有抑制作用。

（王满恩）

cāngzhú
苍术（Atractylodis Rhizoma）

菊科植物茅苍术 *Atractylodes lancea*（Thunb.）DC. 或北苍术 *Atractylodes chinensis*（DC.）Koidz. 的干燥根茎。前者主产于江苏、湖北、河南等地，以产于江苏茅山一带者质量最好，故名茅苍术。后者主产于内蒙古、山西、辽宁等地。春、秋二季采挖，晒干，撞去须根。生用或麸炒用。

性味归经 辛，苦，温。归脾、胃、肝经。

功效主治 燥湿健脾，祛风散寒，明目。用于湿阻中焦，脘腹胀满，泄泻，水肿，脚气痿躄，风湿痹痛，风寒感冒，夜盲，眼目昏涩。

功用阐述 ①苦温燥烈，最善祛湿健脾，可用于多种湿邪泛滥之症。治湿阻中焦，脾失健运而致脘腹胀闷，呕恶食少，吐泻乏力，舌苔白腻等症，常以为君药。多与厚朴、陈皮等配伍。治

脾虚湿停的痰饮或外溢的水肿，常与茯苓、泽泻、猪苓等利水渗湿药配伍。治湿热或暑湿证，则可与清热燥湿药同用。②辛散苦燥，长于祛湿，宜用治风湿痹证之偏湿胜者，可与薏苡仁、独活等祛风湿药同用。治湿热痹痛，可配石膏、知母等药；治湿热痿证，可与黄柏、薏苡仁、牛膝等药合用。治湿浊带下、湿疮、湿疹等，多与龙胆草、黄芩、栀子等配伍。③辛香温燥，能开肌腠而发汗，祛肌表之风寒表邪，又因其长于胜湿，故以风寒表证夹湿者最为适宜，常与羌活、白芷、防风等同用。此外，苍术尚能明目，用于夜盲症及眼目昏涩。可单用，或与羊肝、猪肝蒸煮同食。

用量用法 3~9g，煎服。

使用注意 阴虚内热，气虚多汗者忌用。

化学成分 苍术主含挥发油，油中主含苍术醇（β-桉油醇和茅术醇的混合结晶物）。尚含少量苍术酮、糠醛、内酯、维生素 A 样物质、维生素 B 及菊糖等。

药理作用 苍术对结核分枝杆菌、金黄色葡萄球菌、大肠埃希菌、枯草杆菌和铜绿假单胞菌等有明显灭菌作用。并有一定抗病毒作用。苍术提取物有抗实验性胃炎及胃溃疡、调节胃肠运动、预防肝细胞损害、降血糖、抗缺氧、利尿、抗心律失常等作用。苍术挥发油对中枢神经系统，小剂量是镇静作用，同时使脊髓反射亢进；大剂量则呈抑制作用。其维生素 A 样物质可治疗夜盲症及角膜软化症。

(王满恩)

hòupò

厚朴（Magnoliae Officinalis Cortex） 木兰科植物厚朴 *Magnolia officinalis* Rehd. et Wils. 或凹叶厚朴 *Magnolia officinalis* Rehd. et Wils. var. *biloba* Rehd. et Wils. 的干燥干皮、根皮及枝皮。主产于四川、湖北、浙江等地。4~6 月剥取，根皮及枝皮直接阴干，干皮置沸水中微煮后，堆置阴湿处，"发汗"至内表面变紫褐色或棕褐色时，蒸软取出，卷成筒状，干燥。刮去粗皮，洗净，润透，切丝，干燥。生用或姜炙用。

性味归经 苦、辛，温。归脾、胃、肺、大肠经。

功效主治 燥湿消痰，下气除满。用于湿滞伤中，脘痞吐泻，食积气滞，腹胀便秘，痰饮喘咳。

功用阐述 ①苦燥辛散，燥湿下气，为消除胀满的要药。治湿阻中焦，脘腹胀满，或有吐泻，常与苍术、陈皮等同用。②苦降下气，消积导滞，治食积气滞，腹胀便秘，常与大黄、枳实同用；治热结便秘，常与大黄、芒硝、枳实配伍，以达峻下热结，消积导滞之效。③能燥湿消痰，下气平喘，治痰饮阻肺，肺气不降，咳喘胸闷者，常与紫苏子、陈皮、半夏等同用；治寒饮化热，胸闷气喘，喉间痰声漉漉，烦躁不安者，与麻黄、石膏、杏仁等同用。治宿有喘病，因外感风寒而发者，可与桂枝、杏仁等配伍。此外，七情郁结，痰气互阻，咽中如有物阻，咽之不下，吐之不出的梅核气证，亦可取厚朴燥湿消痰，下气宽中之效，配伍半夏、茯苓、苏叶、生姜等药治之。

用量用法 3~10g，煎服。或入丸散。

使用注意 厚朴辛苦温燥湿，易耗气伤津，故气虚津亏者及孕妇当慎用。

化学成分 含厚朴酚、和厚朴酚等木脂素类化合物。还含挥发油、生物碱类、芥子醛、丁香树脂酚等多种成分。

药理作用 厚朴有松弛肌肉、兴奋胃肠运动、抗溃疡、抗病原微生物、抗炎镇痛、抗凝、保肝、提高细胞免疫功能等作用。主要的药理活性成分是厚朴酚、和厚朴酚。

附 厚朴花：木兰科植物厚朴 *Magnolia officinalis* Rehd. et Wils. 或凹叶厚朴 *Magnolia officinalis* Rehd. et Wils. var. *biloba* Rehd. et Wils. 的干燥花蕾。性味苦，微温。归脾、胃经。功似厚朴而力缓，功能芳香化湿，理气宽中。主治脾胃湿阻气滞，胸脘痞闷胀满，纳谷不香，可与藿香、佩兰等配伍，加强化湿行气作用。煎服，3~9g。

(王满恩)

shārén

砂仁（Amomi Fructus） 姜科植物阳春砂 *Amomum villosum* Lour.、绿壳砂 *Amomum villosum* Lour. var. *xanthioides* T. L. Wu et Senjen 或海南砂 *Amomum longiligulare* T. L. Wu 的干燥成熟果实。阳春砂主产于广东、广西、云南、福建等地；绿壳砂主产于广东、云南等地；海南砂主产于海南及雷州半岛等地。夏、秋二季果实成熟时采收，晒干或低温干燥。生用，用时捣碎。

性味归经 辛，温。归脾、胃、肾经。

功效主治 化湿开胃，温脾止泻，理气安胎。用于湿浊中阻，脘痞不饥，脾胃虚寒，呕吐泄泻，妊娠恶阻，胎动不安。

功用阐述 ①辛散温通，气味芬芳，为醒脾调胃要药。治湿阻中焦者，常与厚朴、陈皮、枳实等同用。治脾胃气滞，可与木香、枳实同用。若治脾胃虚弱之证，可与健脾益气之党参、白术、苓等配伍。②善能温脾暖胃，止呕止泻，治脾胃虚寒吐泻可单用研末吞服，或与干姜、附子等药同用。③能行气和中而止呕安胎。若妊娠呕逆不能食，可单用或与苏梗、白术等配伍同用；对于气血不足，胎动不安者，可与人参、白术、熟地等配伍，以益气养血安胎。

用量用法 3~6g，煎服，入汤剂宜后下。

使用注意 阴虚血燥者慎用。

化学成分 砂仁含挥发油，油中主要成分为右旋樟脑、龙脑、乙酸龙脑酯、柠檬烯、橙花叔醇等，并含皂苷、香草酸、硬脂酸、棕榈酸及多种微量元素等。

药理作用 砂仁煎剂可增强胃的功能，促进消化液的分泌，可增进肠道运动，排出消化管内的积气；有抗血小板聚集作用和明显镇痛作用。

附 砂仁壳：姜科植物阳春砂 *Amomum villosum* Lour.、绿壳砂 *Amomum villosum* Lour. var. *xanthioides* T. L. Wu et Senjen 或海南砂 *Amomum longiligulare* T. L. Wu 的干燥成熟果皮。砂仁壳性味功效与砂仁相似，而药力较弱，适用于脾胃气滞轻证，见脘腹胀满，食欲不振等症。煎服，3~5g。

（王满恩）

dòukòu

豆蔻（Amomi Fructus Rotundus）

姜科植物白豆蔻 *Amomum kravanh* Pierre ex Gagnep. 或爪哇白豆蔻 *Amomum compactum* Soland ex Maton 的干燥成熟果实。主产于泰国、柬埔寨、越南、中国云南、广东、广西等地亦有栽培；按产地不同分为"原豆蔻"和"印尼白蔻"。秋季果实由绿色转成黄绿色时采收，晒干。除去果皮或不去果皮，生用，用时捣碎。

性味归经 辛，温。归肺、脾、胃经。

功效主治 化湿行气，温中止呕，开胃消食。用于湿浊中阻，不思饮食，湿温初起，胸闷不饥，寒湿呕逆，胸腹胀痛，食积不消。

功用阐述 ①辛温，化湿行气之功偏中上焦。治湿阻中焦及脾胃气滞证，常与藿香、陈皮等同用；对脾虚湿阻气滞之胸腹虚胀，食少无力者，可配伍黄芪、白术、人参等同用。治胃寒湿阻气滞呕吐，可研粉单用，或配藿香、半夏等药；若小儿胃寒，吐乳不食者，可与砂仁、甘草等药研细末服之。②入肺而宣化湿邪，常用于湿温初起，胸闷不饥。若湿邪偏重者，每与薏苡仁、杏仁等配伍；若热重于湿者，又常与黄芩、滑石等同用。③能行气宽中，温胃止呕。胃寒呕吐者单用即效，也可与木香、砂仁、白术、香附等药同用。

用量用法 3~6g，煎服，入汤剂宜后下。或研粉吞服。

使用注意 阴虚血燥者慎用。

化学成分 含挥发油，主要成分为右旋龙脑、右旋樟脑、1,8-桉叶素、β-蒎烯、α-蒎烯、丁香烯等。

药理作用 白豆蔻煎剂能促进胃液分泌，增进胃肠蠕动，制止肠内异常发酵，祛除胃肠积气，故有良好的芳香健胃作用，并能止呕。爪哇白豆蔻挥发油对豚鼠实验性结核，能增强小剂量链霉素作用。

附 豆蔻壳：姜科植物白豆蔻或爪哇白豆蔻的干燥成熟果皮。秋季果实由绿色转成黄色时采收，剥取果皮，晒干生用。豆蔻壳性味功效与豆蔻相似，但温性不强，力亦较弱。适用于湿阻气滞所致的脘腹痞闷，食欲不振，呕吐等

轻证。煎服，3~5g。

（王满恩）

cǎodòukòu

草豆蔻（Alpiniae Katsumadai Semen）

姜科植物草豆蔻 *Alpinia katsumadai* Hayata 的干燥近成熟种子。主产于广西、广东等地。夏、秋二季采收，晒至九成干，或用开水略烫，晒至半干，除去果皮，取出种子团，晒干。生用，用时捣碎。

性味归经 辛，温。归脾、胃经。

功效主治 燥湿行气，温中止呕。用于寒湿内阻，脘腹胀满冷痛，嗳气呃逆，不思饮食。

功用阐述 ①芳香温燥，专入脾胃。长于燥湿化浊，温中散寒，行气消胀。故脾胃寒湿偏重，气机不畅所致脘腹冷痛、嗳气呃逆者宜之。常与干姜、厚朴、陈皮等温中行气之品同用。②辛可破滞，温能散寒，故善治中焦寒湿气阻之呕吐泄泻。治呕吐，常与肉桂、高良姜、陈皮等温中止呕药配伍；治泻痢，每与苍术、厚朴、木香等燥湿行气药同用。

用量用法 3~6g，煎服。入汤剂宜捣碎后下。入散剂较佳。

使用注意 阴虚血燥者慎用。

化学成分 含挥发油和黄酮类化合物等。

药理作用 草豆蔻浸出液可显著提高胃蛋白酶的活力。煎剂能增加胃液分泌量，还能使胃黏膜组织超氧化物歧化酶（SOD）活性升高，丙二醛（MDA）含量降低。在试管内对金黄色葡萄球菌、痢疾志贺菌及大肠埃希菌有抑制作用，对豚鼠离体肠管低浓度呈兴奋，高浓度则为抑制作用。挥发油对离体肠管有抑制作用。

（王满恩）

cǎoguǒ

草果（Tsaoko Fructus） 姜科植物草果 Amomum tsao-ko Crevost et Lemaire 的干燥成熟果实。主产于云南、广西、贵州等地。秋季果实成熟时采收，除去杂质，晒干或低温干燥。生用、炒焦或取草果仁姜炙用，用时捣碎。

性味归经 辛，温。归脾、胃经。

功效主治 燥湿温中，截疟除痰。用于寒湿内阻，脘腹胀痛，痞满呕吐，疟疾寒热，瘟疫发热。

功用阐述 ①辛温燥烈，气浓味厚，其燥湿温中之力强于草豆蔻，用治寒湿偏盛之脘腹冷痛，呕吐泄泻，舌苔浊腻，常与吴茱萸、干姜、砂仁、半夏等药同用。②芳香辟浊，温脾燥湿，除痰截疟。多配常山、知母、槟榔等同用治疗疟疾。

用量用法 3~6g，煎服。

使用注意 阴虚血燥者慎用。

化学成分 含挥发油，油中含 α-蒎烯和 β-蒎烯、1,8-桉油素、对-聚伞花素等。又含双环壬烷化合物、酚性化合物、淀粉、油脂及多种微量元素。

药理作用 草果挥发油有抗真菌作用，α-蒎烯和 β-蒎烯有镇咳祛痰作用。1,8-桉油素有镇痛、解热、平喘等作用。β-蒎烯有较强的抗炎作用。

（王满恩）

lìshuǐ shènshīyào

利水渗湿药（damp-draining diuretic） 以通利小便，排泄水湿为主要作用，治疗水湿内停病证的药物。水之与湿，异名同类，弥漫散在者为湿，凝聚停蓄者为水，但二者并无本质的区别，也难截然划分，故常以水湿并提。能使水湿之邪，缓缓渗透，进入水道，形成尿液，排出体外，称此作用为渗湿；而使水道通利，排尿流畅，尿量增多，称此作用为利水。二者无明显差异，故常以利水渗湿合称。此类药物服用后，能使小便通利，尿量增多，故又称为利尿药，利水药，渗湿药，利小便药。

作用特点 利水渗湿药大多味淡，具有渗利之性，内服以后能使小便通畅，尿量增多，从而使体内的水湿邪气通过小便排出体外。部分利水渗湿药既能利湿，又兼能清热，使湿热邪气从小便而出，具有清利湿热的功效。前人倡导："治湿不利小便，非其治也。"强调了利水渗湿药在治疗水湿病证中的重要性。

适应范围 利水渗湿药主要用于小便不利、水肿、泄泻、痰饮、淋证、黄疸、带下、湿痹、湿温、暑湿、湿疹、湿疮等水湿所致的多种病证。西医诊为急性肾炎、肝炎、肝硬化腹水、淋病、胃肠炎、阴道炎、胆囊炎等疾病者，可用此类药物治疗。

药物分类 利水渗湿药根据药性及功效主治的不同，可分为利水消肿药、利尿通淋药、利湿退黄药三类。

配伍应用 利水渗湿药的使用，除应针对水湿病证分别选用相适应的药物外，还应针对病机进行适当配伍。如湿热淋证应与清热解毒药配伍；湿热黄疸，应与清热疏肝或芳香化湿药配伍；湿温、湿热疮疹，应分别与清热燥湿药、芳香化湿药、清热解毒药配伍；寒湿证，应与温里药、苦温燥湿药配伍；水湿内停而肺气不宣者，宜与开宣肺气药配伍；水湿之证而兼脾肾亏虚者，应与健脾补肾药配伍；湿聚为痰，痰饮壅滞者，应与化痰药配伍；湿与风寒邪气相搏，留滞关节，出现风湿痹痛者，应与祛风湿药配伍。此外，由于气行则水行，气滞则水停，故利水渗湿药还常与行气药配伍应用，以提高疗效。

使用注意 利水渗湿药易耗伤津液，故阴虚津亏者应慎用或忌用。此类药物又具降泄滑利之性，对于肾气不固的滑精、遗尿、小便量多者，也不宜用。水湿为阴邪，黏滞重浊，易郁遏阳气，治水湿之证，不可过用清利之品，以免重伤其阳，变生他证。

药理毒理 利水渗湿药与功效相关的主要药理作用有：利尿、抗炎、抗病原微生物、利胆、保肝、降压、降血脂、抗肿瘤、调节免疫功能作用。茯苓、猪苓、泽泻、车前子、木通、萹蓄等均有显著的利尿作用；茯苓、猪苓所含的多糖具有增强免疫、抗肿瘤作用；茵陈、金钱草等具有利胆作用；茯苓、茵陈等具有保肝作用；海金沙、金钱草具有利尿排石作用；滑石内服能保护胃肠道黏膜，并能止泻；泽泻、虎杖具有降血脂作用；萹蓄、茵陈、虎杖等具有降血压作用；薏苡仁、茵陈、金钱草等还具有抗炎、镇痛作用。体外实验研究显示：茯苓、猪苓、车前子、滑石、石韦、海金沙、萹蓄、地肤子、茵陈、虎杖等对多种细菌、病毒等均有不同程度的抑制作用。利水渗湿药的利尿、抗炎、抗病原微生物、利胆、保肝作用是其治疗水湿所致病证的药理学基础，而降压、降血脂、抗肿瘤、调节免疫系统功能的作用则对其祛除水湿具有积极的意义。

（张一昕）

lìshuǐ xiāozhǒngyào

利水消肿药（edema-alleviating diuretic） 具有利水消肿作用，适用于水湿内停的水肿、小便不利的药物。性味多属甘淡而平，或为寒性，主要归肾、膀胱、小肠经。甘淡渗泄，内服后能使小便排泄畅利，尿量增多，将停蓄于体内的水湿邪气排出体外，以消退水肿。其又能利小便、实大便以及消痰饮，故又治泄泻、痰饮等证。临床常用的利水消肿药有茯苓、薏苡仁、猪苓、泽泻、冬瓜皮、冬瓜子、玉米须、赤小豆、葫芦、香加皮、枳椇子、泽漆、蝼蛄、荠菜、蟋蟀、三白草等。

（张一昕）

fúlíng
茯苓（Poria）

多孔菌科真菌茯苓 *Poria cocos* (Schw.) Wolf 的干燥菌核。多寄生于松科植物赤松或马尾松等树根上。主产于安徽、云南、湖北。多于 7~9 月采挖，挖出后除去泥沙，堆置"发汗"后，摊开晾至表面干燥，再"发汗"，反复数次至现皱纹、内部水分大部散失后，阴干，称为"茯苓个"；或将鲜茯苓按不同部位切制，阴干，分别称为"茯苓块"和"茯苓片"。生用。

性味归经　甘、淡，平。归心、肺、脾、肾经。

功效主治　利水渗湿，健脾，宁心。用于水肿尿少，痰饮眩悸，脾虚食少，便溏泄泻，心神不安，惊悸失眠。

功用阐述　①味甘淡性平，入脾、肾经，甘能补脾，淡能渗泄，药性平和，不偏寒热，既可祛邪，又可扶正，利水而不伤正气，为利水消肿的要药，可用治寒热虚实各种水肿，常配伍猪苓、白术、泽泻等药同用，以增强利水消肿之功。②脾失健运，则水湿内停，积聚而为痰饮，茯苓甘补淡渗，既健脾又渗湿，使湿无所聚，痰无由生。对于痰饮停于胸胁，症见胸胁胀满，目眩心悸

者，常与桂枝、白术等温阳利水之品同用；若饮停于胃而呕吐者，则常与半夏、生姜等降逆止呕之品同用。③味甘入脾经，能健脾补中，故可用治脾虚诸证，然药性平和，作用和缓，宜与补气健脾之品配伍同用。因其补脾之中又能渗利水湿而止泻，故尤宜于脾虚湿盛的久泻，常与人参、白术、山药、扁豆等健脾祛湿止泻之品同用。④入心、脾、肾经，能益心脾而助生化之源，开心窍而宁心安神定志，对于心脾两虚，气血不足的惊悸、失眠、健忘等，多与人参、黄芪、当归、远志等健脾益气，养血安神药配伍。

用量用法　10~15g，煎服。

使用注意　虚寒精滑者忌服。

化学成分　主含多糖类及三萜类化合物，如：β-茯苓聚糖、茯苓酸等，另含蛋白质、脂肪、卵磷脂、胆碱、组胺酸、麦角甾醇、腺嘌呤、卵磷脂、葡萄糖及钾盐等。

药理作用　茯苓具有利尿、镇静、抗肿瘤、增强免疫功能、保肝、抗菌、抗病毒、延缓衰老及降血糖等作用。

附　①茯苓皮：茯苓菌核的干燥外皮。性味甘、淡，平。归心、肺、脾、肾经。功能利水消肿。适用于水肿，小便不利。用量 15~30g。②茯神：茯苓菌核中间带有松根的部分。性味甘、淡，平。归心、肺、脾、肾经。功能宁心安神。适用于心神不安、惊悸、健忘等。用量 10~15g。

（张一昕）

zhūlíng
猪苓（Polyporus）

多孔菌科真菌猪苓 *Polyporus umbellatus* (Pers.) Fries 的干燥菌核。主产于陕西、山西、河北、云南、河南。春、秋二季采挖，除去泥沙，干燥。

切厚片，生用。

性味归经　甘、淡，平。归肾、膀胱经。

功效主治　利水渗湿。用于水肿，小便不利，泄泻、淋浊、带下。

功用阐述　甘淡渗泄，药性沉降，入肾、膀胱经，功专通水道，利小便，祛水湿，其作用较茯苓强，故凡是水湿滞留，水肿胀满、淋浊尿闭、泄泻不止、带下过多、脚气浮肿者均可选用，常与泽泻、茯苓等渗利之品同用，以增强渗泄水湿之效。

用量用法　6~12g，煎服。

化学成分　主含多糖类，如猪苓葡聚糖 I、茯苓多糖，以及甾类化合物、游离及结合型生物素、粗蛋白等。

药理作用　猪苓水煎剂具有利尿、抗肿瘤、防治肝炎、增强免疫及抗菌等作用。

（张一昕）

zéxiè
泽泻（Alismatis Rhizoma）

泽泻科植物泽泻 *Alisma orientale* (Sam.) Juzep. 的干燥块茎。主产于福建、四川。冬季茎叶开始枯萎时采挖，洗净，干燥，除去须根和粗皮，切厚片，晒干。生用或盐水炙用。

性味归经　甘、淡，寒。归肾、膀胱经。

功效主治　利水渗湿，泻热，化浊降脂。用于小便不利，水肿胀满，泄泻尿少，痰饮眩晕，热淋涩痛，高脂血症。

功用阐述　①甘淡渗利，入膀胱经，善于渗泄水湿，通利小便，具有较强的利水作用。凡是水湿停滞的小便不利、水肿、泄泻、痰饮等症均可应用，常与茯苓、猪苓等药同用，以增强利水渗湿之功。②泽泻药性寒凉，入

肾、膀胱经，既能渗湿，又能泻肾与膀胱之热，尤宜于下焦湿热证。治湿热淋浊、带下，常与车前子、木通等清热利湿药同用。治湿热下注，扰动精室，或肾阴不足，相火偏亢的遗精，常与黄柏、知母等清热燥湿、利湿或滋肾阴、泻相火等药同用。此外，现代研究和应用证实，泽泻具有降血脂作用，临床用治高脂血症具有较好的疗效，常与决明子、山楂、大黄等同用。

用量用法 6~10g，煎服。

化学成分 主含三萜类化合物、倍半萜类化合物，如泽泻醇A、B、C和挥发油，生物碱、天冬素、脂肪酸、树脂等。

药理作用 泽泻具有利尿、降胆固醇、抗动脉粥样硬化、抗脂肪肝、降血压、降血糖、抗炎、抑菌等作用。

（张一昕）

dōngguāpí

冬瓜皮（Benincasae Exocarpium）

葫芦科植物冬瓜 *Benincasa hispida*（Thunb.）Cogn. 的干燥外层果皮。中国各地均有栽培。夏末秋初果实成熟时采收。食用冬瓜时，洗净，削取外层的果皮，切块或宽丝，晒干。生用。

性味归经 甘，凉。归脾、小肠经。

功效主治 利尿消肿。用于水肿胀满，小便不利，暑热口渴，小便短赤。

功用阐述 ①甘淡渗湿，药性平和，善于利水消肿，故适用于水肿胀满，小便不利之证。然其药力薄弱，常与猪苓、泽泻等利水消肿药同用。②性凉，有清解暑热作用。用治暑热烦渴，小便短赤，常与西瓜翠衣、绿豆等清解暑热之品同用。

用量用法 9~30g，煎服。

化学成分 主要含蜡类及树脂类物质、烟酸、胡萝卜素、葡萄糖、果糖、蔗糖、有机酸等成分，另含维生素 B_1、维生素 B_2、维生素 C 等。

药理作用 冬瓜皮具有利尿作用。

附 冬瓜仁为冬瓜的种子。性味甘，凉。归脾、小肠经。功能清肺化痰，利湿排脓。适用于肺热咳嗽、肺痈、肠痈、带下、白浊等。用量 10~15g。

（张一昕）

yùmǐxū

玉米须（Stigma Maydis）

禾本科植物玉蜀黍 *Zea mays* L. 的花柱及柱头。中国各地均有栽培。玉米上浆时即可采收，但常在秋后剥取玉米时收集。除去杂质，鲜用或晒干生用。

性味归经 甘，平。归膀胱、肝、胆经。

功效主治 利水消肿，利尿通淋，利湿退黄。用于水肿、淋证、黄疸。

功用阐发 ①甘淡渗泄，能通利小便，使尿量增多，有消退水肿之功，宜用于水湿停蓄的肢体浮肿，小便不利，可单用本品煎服；也常与薏苡仁、茯苓、赤小豆等利水消肿药同用。②入膀胱经，能清利膀胱的湿热，以利尿通淋，亦可用治湿热淋证，常与车前子、金钱草、滑石等药同用，以增强利尿通淋之功。③又能利湿退黄，还可用治黄疸。因其药性平和，故无论阳黄或阴黄均可选用，而临床多用于阳黄。常与茵陈、栀子、金钱草等清利湿热退黄之品同用。

用量用法 30~60g，煎服。鲜品加倍。

化学成分 主含脂肪油、挥发油、树胶样物质、树脂、苦味

糖苷、皂苷、生物碱及维生素 C、维生素 K、泛酸、谷甾醇、苹果酸、柠檬酸等。

药理作用 玉米须具有利尿、抑制蛋白质排泄、增加胆汁分泌和促进胆汁排泄、降低胆固醇、降血糖、升高血小板、增加血液中凝血酶原含量和加速血液凝固等作用。

（张一昕）

húlu

葫芦（Lagenariae Fructus）

葫芦科植物瓢瓜 *Lagenaria siceraria*（Molina）Standl. var. *depressa*（Ser.）Hara 的干燥果皮。中国大部分地区有栽培。秋季采收成熟果实，打碎，除去果瓤和种子，晒干，生用。

性味归经 甘，平。归肺、肾经。

功效主治 利水消肿。用于面目浮肿，大腹水肿，脚气肿胀。

功用阐述 ①甘淡渗利，功专通利水道，畅利小便，以消肿胀。故常用于水湿停滞的面目浮肿，大腹水肿，小便不利等，单用煎汤或取本品烧灰存性，用酒或开水送服，有一定改善症状之功。临床若与茯苓、猪苓、泽泻等利水消肿药同用，则效力更佳。②又可利水通淋，对于热淋、血淋也可应用，常与车前子、木通、白茅根等药同用，以增强利尿通淋之功。

用量用法 15~30g，煎服。

化学成分 主含葡萄糖、戊聚糖、木脂素等。

药理作用 具有利尿作用。

（张一昕）

xiāngjiāpí

香加皮（Periplocae Cortex）

萝藦科植物杠柳 *Periploca sepium* Bge. 的干燥根皮。主产于山西、河北、河南。春、秋二季采挖，

剥取根皮，晒干。切厚片，干燥。生用。

性味归经 辛、苦，温；有毒。归肝、肾、心经。

功效主治 利水消肿，祛风湿，强筋骨。用于下肢浮肿，心悸气短，风寒湿痹，腰膝酸软。

功用阐述 ①辛能行水，苦温燥湿，功善利水除湿退肿，故适用于下肢浮肿，小便不利，常与茯苓皮、大腹皮、陈皮等药同用，以增强利尿消肿之功。②香加皮辛散苦燥，主入肝、肾经，能祛风湿，补肝肾，强筋骨，又可用治风寒湿痹，关节拘挛疼痛，或筋骨痿软，腰膝无力等，常与羌活、续断、牛膝、木瓜等祛风湿、强筋骨药同用。

用量用法 3~6g，煎服。浸酒或入丸散，适量。

使用注意 本品有毒，服用不宜过量。

化学成分 主含10余种苷类化合物，其中最主要的是强心苷，有杠柳毒苷和香加皮苷 A、B、C、D、E、F、G、K 等。此外还有 4-甲氧基水杨醛 α-香树脂醇、β-香树脂醇、α-香树脂醇乙酸酯、β-香树脂醇乙酸酯、β-谷甾醇及其葡萄糖苷等。

药理作用 香加皮具有强心、升压、抗癌、抗炎等作用。

（张一昕）

zhǐjǔzǐ
枳椇子（Hoveniae Semen）

鼠李科植物枳椇 *Hovenia dulcis* Thunb. 的成熟种子。主产于陕西、广东、湖北。10~11月果实成熟时连肉质花序轴一并摘下，晒干，或碾碎果壳，筛出种子，除去杂质，晒干，生用。

性味归经 甘，酸，平。归脾经。

功能主治 利水消肿，解酒毒。用于水肿证，醉酒等。

功用阐述 ①甘淡渗利，能通利二便以祛水湿而消肿。故可用治水湿停蓄的水肿，小便不利，常与泽泻、猪苓、车前子等利水消肿之品同用。②善解酒毒，清胸膈之热。用治酒醉后烦热口渴、呕逆不食等症，常与陈皮、竹茹等健胃和中，除烦止呕之品同用。

用量用法 10~15g，煎服。

使用注意 脾胃虚寒者禁服。

化学成分 主含黑麦草碱、枳椇苷、葡萄糖、苹果酸钾、果糖和蔗糖等。

药理作用 枳椇子具有利尿、降血压、抗脂质过氧化作用和增强耐寒耐热功能等作用。

（张一昕）

chìxiǎodòu
赤小豆（Vignae Semen）

豆科植物赤小豆 *Vigna umbellata* Ohwi et Ohashi 或赤豆 *Vigna angularis* Ohwi et Ohashi 的干燥成熟种子。秋季果实成熟而未开裂时拔取全株，晒干，打下种子，除去杂质，再晒干。生用。

性味归经 甘、酸，平。归心、小肠经。

功效主治 利水消肿，解毒排脓。用于水肿胀满，脚气浮肿，黄疸尿赤，风湿热痹，痈肿疮毒，肠痈腹痛。

功用阐述 ①性善下行，能通利水道，使水湿下泄以退肿，为滋养性利水消肿药。用治水肿胀满，脚气浮肿，常与薏苡仁、白茅根、桑白皮等利水消肿之品同用。②性平偏凉，既能利水，又能清小肠之火，可使湿热之邪从小便排出。用治黄疸，常与茵陈、栀子等清热利湿退黄之品同用。用治风湿热痹，常与防己、秦艽、薏苡仁等祛风湿清热药同用。③具有清热解毒，消痈排脓

之功。故用治热毒疮痈、丹毒、痄腮等，可单味煎汤内服或煎汤外洗或取生品研末外敷。用治肠痈腹痛，常与薏苡仁、桃仁、冬瓜仁等同用，以清热排脓、活血消痈。

用量用法 9~30g，煎服。外用适量，研末调敷。

使用注意 阴虚津亏者慎用。

化学成分 主含蛋白质、脂肪、糖类、磷、钙、铁、维生素 B_1、维生素 B_2 以及烟酸、三萜皂苷等成分。

药理作用 从赤小豆中分离得到的一种胰蛋白酶抑制剂在体外对人体精子有显著的抑制作用，并且能显著抑制人精子的顶体酶活性。

（张一昕）

sānbáicǎo
三白草（Saururi Herba）

三白草科植物三白草 *Saururus chinensis* (Lour.) Baill. 的干燥地上部分。主产于江苏、浙江、湖南、广东等地。全年均可采收，以夏秋季为宜，收取地上部分，洗净，切段，干燥。生用。

性味归经 甘、辛，寒。归肺、膀胱经。

功效主治 利尿消肿，清热解毒。用于水肿，小便不利，淋沥涩痛，带下；外治疮疡肿毒，湿疹。

功用阐述 ①甘淡渗利，性寒清热，既能利水消肿，又能清利湿热以通淋、止带。用治水肿，小便不利，可与泽泻、茯苓等同用，以利水湿，消水肿。治湿热淋证，常与车前子、滑石、白茅根等同用，以清湿热，利水通淋。治湿热带下，常与黄柏、车前子、苍术等同用，以清湿热，止带下。②辛能散结，寒能清热，具有清湿热、解疮毒、消痈肿之功。用

治痈肿疮毒，可单味捣烂外敷或捣汁外涂，或与蒲公英、紫花地丁、连翘等解毒消痈药同用。治疗湿疹，可与萹蓄、黄柏、地肤子等煎汤外洗。

用量用法 15~30g，煎服；鲜品适量。外用：鲜品适量，捣烂外敷；或捣汁涂。

使用注意 脾胃虚寒者慎服。

化学成分 三白草叶含槲皮素、槲皮苷、异槲皮苷、槲皮素-3-L-阿拉伯糖苷、金丝桃苷及芸香苷。茎、叶均含可水解鞣质。全草含挥发油，其主要成分为甲基正壬基甲酮。

药理作用 三白草能够降低四氧嘧啶型糖尿病动物的血糖水平，亦可拮抗肾上腺素的升血糖作用。

（张一昕）

zéqī

泽漆（Euphorbiae Helioscopiae Herba）

大戟科植物泽漆 *Euphorbia helioscopia* L. 的干燥全草。中国大部分地区均产。4~5月开花时采收，除去根及泥沙，晒干，生用。

性味归经 辛、苦，微寒；有毒。归肺、大肠、小肠经。

功能主治 利水消肿，化痰止咳，解毒杀虫。用于水肿证，咳喘证，瘰疬，癣疮等。

功用阐述 ①苦寒泄降，有较强的利水消肿作用。故用治大腹水肿，四肢、面目浮肿，常与茯苓、赤小豆、白术等同用，以增强疗效。②辛宣苦降，有宣肺降逆、化痰止咳平喘之功。用治咳喘痰多气急，常与半夏、白前、甘草等燥湿化痰、止咳平喘之品同用。③能化痰散结，解毒消肿。用治瘰疬痰核，可单味熬膏内服或外敷；亦常与牡蛎、夏枯草、浙贝母等软坚散结之品同用。用

治癣疮瘙痒，可单味为末，油调外搽。

用量用法 5~10g，煎服。

使用注意 本品苦寒泄降，易伤脾胃，脾胃虚寒者及孕妇慎用。本品有毒，不宜过量或长期使用。

化学成分 主要含槲皮素-5,3-二-D-半乳糖苷、泽漆皂苷、金丝桃苷、槲皮素、没食子酸、琥珀酸、三萜、丁酸、泽漆醇、β-二氢岩藻甾醇、葡萄糖、果糖、麦芽糖等。

药理作用 泽漆对结核杆菌、金黄色葡萄球菌、铜绿假单胞菌、伤寒沙门菌具有抑制作用。并能抑制支气管腺体中酸性黏多糖合成和减少痰量。

（张一昕）

jìcài

荠菜（Capsellae Herba）

十字花科植物荠菜 *Capsella bursa-pastoris* (L.) Medic. 的带根干燥全草。中国各地均有分布。3~5月采集，洗净，切段，晒干，生用。

性味归经 甘，凉。归肝、胃经。

功能主治 利水消肿，明目，止血。用于水肿，泄泻，肝热目赤，血热出血。

功用阐述 ①甘淡渗泄，能利水便，祛水湿，以消肿、止泻，故用治水湿停滞的水肿、小便不利、泄泻等，可与茯苓、泽泻、车前子等通利小便药同用。②性凉，入肝经，能清肝明目、退翳，适宜于肝热目赤肿痛，目生翳膜等，可用本品根部，捣绞取汁点入目中；或与菊花、决明子、蝉蜕等药同用，以增强药力。③还能凉血止血，又可用治血热妄行的吐血、便血、月经过多、崩漏等出血证，可与白茅根、地榆、仙鹤草等凉血止血药同用。

用量用法 15~30g，煎服。鲜品加倍。外用适量。

化学成分 主含胆碱、乙酰胆碱、马钱子碱、山梨醇、甘露醇、侧金盏花醇等。

药理作用 荠菜具有兴奋子宫、止血、抗肿瘤、解热等作用。

（张一昕）

lóugū

蝼蛄（Gryllotalpa）

蝼蛄科昆虫华北蝼蛄（北方蝼蛄）*Gryllotalpa unispina* Saussure 和非洲蝼蛄 *Gryllotalpa Africana* Palisot et Beauvois 的全虫。前者主产于华北；后者主产于江苏、浙江、广东、福建等地。夏、秋季捕捉，捕后用沸水烫死，除去翅足，晒干，生用；或烘至黄褐色。

性味归经 咸，寒；有小毒。归膀胱、小肠、大肠经。

功能主治 利水通淋，消肿解毒。用于小便不利，水肿，石淋，瘰疬，恶疮。

功用阐述 ①性善下行，具有较强的利水消肿作用，并有通利大便之功，对于头面浮肿，大腹水肿，小便不利或伴大便秘结之实证较为适用，单用即有效；若与大戟、甘遂、芫花、大黄等研末同服，则逐水退肿之力尤著。②入膀胱经，又能利尿通淋，故亦可用治淋证，尤宜于石淋，常与金钱草、海金沙、滑石等利尿通淋排石之品同用。此外，蝼蛄咸可软坚，性寒清热，还有解毒消肿之功，瘰疬、痈肿恶疮也可应用。

用量用法 6~9g，煎服。研末服，每次3~5g。

使用注意 体虚者慎服，孕妇禁服。

化学成分 非洲蝼蛄含17种氨基酸，其中谷氨酸最多，其次是丙氨酸、亮氨酸、天冬氨酸。

药理作用 蟋蟀粉混悬液灌胃，对家兔不能证实其利尿作用。用蟋蟀粉末长期喂兔和小鼠，未见中毒现象。

（张一昕）

xīshuài

蟋蟀 （Scapipedus）

蟋蟀科昆虫蟋蟀 *Scapipedus aspersus* Walker、油葫芦 *Gryllus testaceus* Walker 等的成虫。前者中国各地均有，主产于江苏、浙江、河北等地；后者主要分布于吉林、辽宁。夏、秋季节于田间杂草堆下捕捉，捕捉后用沸水烫死，晒干或烘干。

性味归经 辛、咸、温；有小毒。归膀胱、小肠经。

功能主治 利水消肿。主治癃闭，水肿，腹水。

功用阐述 功善利水，凡是小便不利，闭塞不通，水肿，腹水等用之均有明显疗效，单用即可；亦常与蝼蛄同用，则利水消肿之功更速。若患者属体虚证实者，可与益气利水的黄芪、茯苓、白术等药同用，以标本兼顾。此外，现在临床上，治疗尿路结石，亦常与海金沙、金钱草、木通等利尿通淋排石之品同用。

用量用法 4~6 只，煎服；研末 1~3 只。

使用注意 孕妇禁服。

化学成分 主含 4.86% 总脂肪酸，其中棕榈酸占 22.36%、硬脂酸 5.97%、油酸 29.32%、亚油酸 24.2%、亚麻酸 2.88% 及其他未鉴定的酸 15.24%。

药理作用 蟋蟀具有兴奋膀胱括约肌、缓解输尿管痉挛和解热等作用。

（张一昕）

lìniào tōnglínyào

利尿通淋药 （stranguria-relieving medicinal）

以利尿通淋为主要作用，主要用于小便短赤，热淋，血淋，石淋及膏淋的药物。性味多苦寒，或甘淡而寒。苦能降泄，寒能清热，走下焦，尤能清利下焦湿热。临床常用的利尿通淋药有通草、小通草、木通、川木通、火炭母、车前子、车前草、石韦、地肤子、灯心草、海金沙、海金沙藤、粉萆薢、绵萆薢、菝葜、滑石、滑石粉、萹蓄、瞿麦、黄蜀葵花、冬葵果等。

（宋捷民）

chēqiánzǐ

车前子 （Plantaginis Semen）

车前科植物车前 *Plantago asiatica* L. 或平车前 *Plantago depressa* Willd. 的干燥成熟种子。前者中国各地均产，后者主产于黑龙江、辽宁、河北。夏、秋二季种子成熟时采收果穗。晒干，搓出种子，除去杂质。炒用，或盐水炒用。

性味归经 甘，寒。归肝、肾、肺、小肠经。

功效主治 清热利尿通淋，渗湿止泻，明目，祛痰。用于热淋涩痛，水肿胀满，暑湿泄泻，目赤肿痛，痰热咳嗽。

功用阐述 ①甘淡渗利，气寒清热，性专降泄滑利，有通气化，行水道，疏利膀胱湿热，导湿热下行从小便而出之功。对湿热内蕴之水肿胀满，小便不利等均宜之。对湿热下注而致热淋涩痛者尤为适宜。②归小肠经，其泌清浊利小便以实大便，而止泻。故用治湿盛于大肠而小便不利之暑湿泄泻。③入肝走肾，能行气疏肝，其善清肝热而能明目，故用治目赤肿痛。④入肺经，能清肺热，化痰浊，止咳嗽，用治肺热咳嗽痰多。

用量用法 9~15g，煎服，宜包煎。

使用注意 凡内伤劳倦，阳气下陷，肾虚精滑及内无湿热者慎服。

化学成分 含黏液质、琥珀酸、二氢黄酮苷、车前烯醇、腺嘌呤、胆碱、车前子碱、脂肪油、维生素 A、维生素 B 等。

药理作用 车前子有显著利尿作用，还能促进呼吸道黏液分泌，稀释痰液，故有祛痰作用。对各种杆菌和葡萄球菌均有抑制作用。车前子提取液有预防肾结石形成的作用。

（宋捷民）

chēqiáncǎo

车前草 （Plantaginis Herba）

车前科植物车前 *Plantago asiatica* L. 或平车前 *Plantago depressa* Willd. 的干燥全草。前者中国各地均产，后者主产于黑龙江、辽宁、河北。夏季时采收。连根挖取，除净泥土，去掉杂质。晒干或阴干，切段，生用。

性味归经 甘，寒。归肝、肾、肺、小肠经。

功效主治 清热利尿通淋，祛痰，凉血，解毒。适用于热淋涩痛，水肿尿少，暑湿泄泻，痰热咳嗽，吐血衄血，痈肿疮毒。

功用阐述 ①甘而滑利，寒凉清热，有利尿通淋之功。为治疗热淋涩痛，水肿尿少的常用药。②归小肠经，泌清浊利小便以实大便，而止泻。故用治暑湿泄泻。③入肺经，能清肺热，化痰浊，止咳嗽，用治肺热咳嗽痰多。④善凉血解毒，故用治吐血衄血，痈肿疮毒。

用量用法 干品 9~30g；鲜品 30~60g。煎服。

使用注意 凡内伤劳倦，阳气下陷，肾虚精滑及内无湿热者慎服。

化学成分 车前草含熊果酸、正三十一烷、谷甾醇、豆甾醇等。地上部分含车前苷。

药理作用 车前草有一定利尿作用，有镇咳、平喘、祛痰作用。车前草水浸剂在试管内对同心性毛癣菌、羊毛状小孢子菌、星形诺卡菌等有不同程度的抑制作用。平板打洞法证明金黄色葡萄球菌对车前草高度敏感，宋内志贺菌中度敏感，大肠埃希菌、铜绿假单胞菌、伤寒沙门菌轻度敏感。对胃液分泌有双向调节作用；抗炎作用。

(宋捷民)

huáshí

滑石（Talcum） 硅酸盐类矿物滑石族滑石，主含含水硅酸镁 $[Mg_3 \cdot (Si_4O_{10}) \cdot (OH)_2]$，主产于山东、江西、山西等地。全年可采。采挖后，除去泥沙及杂石，洗净，砸成碎块，研粉用，或水飞晾干用。

性味归经 甘、淡、寒。归膀胱、肺、胃经。

功效主治 利尿通淋，清热解暑，外用祛湿敛疮。用于热淋，石淋，尿热湿痛，暑湿烦渴，湿热水泻；外治湿疹，湿疮，痱子。

功用阐述 ①淡以渗湿，滑能利窍通壅滞，气寒质重，功专清热降泄滑利，用于小便不利，淋沥涩痛。能清膀胱湿热，通利水道，是治湿热淋证常用药。②味甘能和胃气止烦渴，性寒能散积热，既能利水通淋，又能解暑清热，是治暑湿之常用药。故暑热烦渴，小便短赤以及湿温胸闷，气机不畅等均宜用之。又能燥湿，分水道，实大肠，利小便而实大便，用治暑湿泄泻等。③外用有清热祛湿敛疮之功，是湿疹、湿疮、痱毒必用之药。

用量用法 10~20g，煎服。宜包煎。先煎，外用适量。

使用注意 脾虚、热病伤津及孕妇忌用。

化学成分 滑石含硅酸镁、氧化铝、氧化镍等。

药理作用 滑石有吸附和收敛作用，内服能保护肠壁。滑石粉撒布创面形成被膜，有保护创面，吸收分泌物，促进结痂的作用。在体外，10%滑石粉对伤寒沙门菌、甲型副伤寒沙门菌有抑制作用。

附 滑石粉（Talci Pulvis）：经精选净净制、粉碎、干燥制成。性味甘、淡、寒，归膀胱、肺、胃经。功能利尿通淋，清热解暑；外用祛湿敛疮。用于热淋，石淋，尿热涩痛，暑湿烦渴，湿热水泻；外治湿疹，湿疮，痱子。10~20g，包煎。外用适量。

(宋捷民)

mùtōng

木通（Akebiae Caulis） 木通科植物木通 *Akebia quinata* (Thunb.) Decne.、三叶木通 *Akebia trifoliata* (Thunb.) Koidz. 或白木通过 *Akebia trifoliata* (Thunb.) Koidz. var. *australis* (Diels) Rehd. 的干燥藤茎。木通主产于陕西、山东、江苏、安徽等地；三叶木通主产于河北、山西、山东等地；白木通主产于西南各省。秋季采收，截取茎部，除去细枝，阴干即得，洗净润透，切片，晒干，生用。

性味归经 苦，寒。归心、小肠、膀胱经。

功效主治 利尿通淋，清心除烦，通经下乳。用于淋证，水肿，心烦尿赤，口舌生疮，经闭乳少，湿热痹痛。

功用阐述 ①味苦气寒，性通利而清降，能上清心肺之火，下导小肠膀胱之湿，使湿热火邪下行从小便排出，有降火利尿之功。故用治心火上炎，口舌生疮，或心火下移小肠而致的心烦尿赤，以及膀胱湿热，小便短赤，淋漓

涩痛，脚气肿胀，小便不利等。②既能除脾胃湿热，又能通利九窍血脉关节，有通经下乳，活血通痹之效。常用治乳汁短少或不通，血热瘀血经闭，湿热痹痛等。

用量用法 6~9g，煎服。

使用注意 不宜过量服或久服，孕妇忌服，内无湿热者、儿童与年老体弱者慎用。

化学成分 木通藤茎含有白桦脂醇，齐墩果酸，常青藤皂苷元，木通皂苷 Sta、Stb、Stc、Std、Ste、Stf、Stg1、Stg2、Sth、Stj、Stk。此外，尚含有豆甾醇、β-谷甾醇、胡萝卜苷、肌醇、蔗糖及钾盐。花中含有矢车菊素-3-木糖基-葡萄糖苷、矢车菊素-3-对香豆酰基-葡萄糖苷、矢车菊素-3-对香豆酰基-木糖基-葡萄糖苷等成分。

药理作用 木通有利尿、抗菌作用。

(宋捷民)

chuānmùtōng

川木通（Clematidis Armandii Caulis） 毛茛科植物小木通 *Clematis armandii* Franch. 或绣球藤 *Clematis montana* Buch. -Ham. 的干燥藤茎。主产四川。春、秋二季采收，除去粗皮，晒干，或趁鲜切薄片，晒干。生用。

性味归经 苦，寒。归心、小肠、膀胱经。

功效主治 利尿通淋，清心除烦，通经下乳。用于淋证，水肿，心烦尿赤，口舌生疮，经闭乳少，湿热痹痛。

功用阐述 ①能利水消肿，下痢湿热，使湿热之邪下行从小便排出。治疗淋证，水肿。②能上清心经之火，下泻小肠之热。常治心火上炎，口舌生疮，或心火下移小肠而致的心烦尿赤等症。③通经下乳，用治血瘀经闭、乳

汁短少或不通。④还能利血脉，通关节，治疗湿热痹痛。

用量用法 3~6g，煎服。

使用注意 不宜过量服或久服，孕妇忌服，内无湿热者、儿童与年老体弱者慎用。

化学成分 绣球藤含齐墩果酸及其苷、甾醇等。

药理作用 川木通有明显的利尿作用。

（宋捷民）

tōngcǎo

通草（Tetrapanacis Medulla）

五加科植物通脱木 *Tetrapanax papyrifer*（Hook.）K. Koch 的干燥茎髓。主产于贵州、云南、四川、台湾、广西等地。秋季割取茎。裁成段，趁鲜时取出髓部，理直，晒干，切片，生用。

性味归经 甘、淡、微寒。归肺、胃经。

功效主治 清热利尿，通气下乳。用于湿热淋证，水肿尿少，乳汁不下。

功用阐述 ①甘淡气寒，渗湿清降，入肺经能开泄水之上源而通调水道，引热下行利小便，泄降之力缓而无峻利之弊，为滑利通导之常用药。常用治淋证水肿，湿温初起，尿赤不利。②又入胃经，能通气上达升提胃气而下乳汁，具有既降又升的特点，适用于产后乳汁不下或不畅。

用量用法 3~5g，煎服。

使用注意 本品通经下乳，气阴两虚，内无湿热及孕妇慎用。

化学成分 主含肌醇、多聚戊糖、葡萄糖、半乳糖醛酸及谷氨酸等 15 种氨基酸，尚含钙、镁、铁等 21 种微量元素。

药理作用 有利尿作用，并能明显增加尿钾排出量，有促进乳汁分泌作用。此外还有抗炎、解热作用。通草多糖具有一定调节免疫和抗氧化的作用。

（宋捷民）

xiǎotōngcǎo

小通草（Stachyuri Medulla；Helwingiae Medulla）

旌节花科植物喜马山旌节花 *Stachyurus himalaicus* Hook. f. et Thoms.、中国旌节花 *Stachyurus chinensis* Franch. 或山茱萸科植物青荚叶 *Helwingia japonica*（Thunb.）Dietr. 的干燥茎髓。长江流域及秦岭以南各省均产。秋季割取茎，截成段，趁鲜取出髓部，理直，晒干，生用。

性味归经 甘、淡、寒。归肺、胃经。

功效主治 清热、利尿，下乳。用于小便不利，淋证，乳汁不下。

功用阐述 ①甘淡渗利，气寒清热，具有清热利尿的功效。可用于小便不利，淋证。②入胃经，能升胃气而下乳汁，常用于乳汁不下。

用量用法 3~6g，煎服。

化学成分 小通草含戊聚糖及糖醛酸、α-半乳糖、葡萄糖与木糖。还含天冬氨酸、苏氨酸、苯丙氨酸等 13 种氨基酸以及钙、钡、镁、铁等 18 种微量元素；含木质素。

药理作用 对金黄色葡萄球菌、溶血性链球菌、肺炎链球菌、白喉棒状杆菌、伤寒沙门菌、福氏志贺菌、铜绿假单胞菌、大肠埃希菌均有抑制作用。

（宋捷民）

qúmài

瞿麦（Dianthi Herba）

石竹科植物瞿麦 *Dianthus superbus* L. 和石竹 *Dianthus chinensis* L. 的干燥地上部分。主产于河北、辽宁、江苏等地。夏、秋二季花果期采割，除去杂质，晒干，切段生用。

性味归经 苦、寒。归心、小肠经。

功效主治 利尿通淋，活血通经。用于热淋、血淋、石淋、小便不通，淋沥涩痛，经闭瘀阻。

功用阐述 ①苦寒泄降，其性滑利，善清心与小肠火，入小肠经能导热通下窍而有利尿通淋之功，为治淋要药。尤以热淋、血淋最为适宜。故多种淋证，小便不利，淋漓涩痛均可应用。②入心经，走血分，能活血散结通经。血热瘀阻之经闭或月经不调尤为适宜。

用量用法 9~15g，煎服。

使用注意 孕妇慎用。

化学成分 瞿麦含花色苷、水杨酸甲酯、丁香油酚、维生素A样物质、皂苷、糖类。

药理作用 瞿麦煎剂有利尿作用，其穗作用较茎强。还有兴奋肠管，抑制心脏，降低血压，影响肾血容积作用。对杆菌和葡萄球菌均有抑制作用。

（宋捷民）

biānxù

萹蓄（Polygoni Avicularis Herba）

蓼科植物萹蓄 *Polygonum aviculare* L. 的干燥地上部分。主产于河南、四川、浙江等地。夏季叶茂盛时采收。割取地上部分，除去杂质，切断，晒干，生用。

性味归经 苦、微寒。归膀胱经。

功效主治 利尿通淋，杀虫，止痒。用于热淋涩痛，小便短赤，虫积腹痛，皮肤湿疹，阴痒带下。

功用阐述 ①苦寒沉降下行，专入膀胱经，善清膀胱湿热而利尿通淋。故对于小便短赤、淋沥涩痛之证，甚为有效。②以清热利湿见长，既能清下焦湿热解热毒，又善杀虫止痒。故皮肤湿疹，湿疮，阴痒，带下均为适用，还可用治蛔虫腹痛等。

用量用法 9～15g，煎服。鲜者加倍。外用适量，煎洗患处。

使用注意 脾虚者慎用。

化学成分 萹蓄含槲皮素、萹蓄苷、槲皮苷、咖啡酸、绿原酸、钾盐、硅酸等。

药理作用 有显著的利尿作用。有驱蛔虫、蛲虫及缓下作用。对葡萄球菌、福氏志贺菌、铜绿假单胞菌及多种皮肤真菌均有抑制作用。其水及乙醇提取物能促进血液凝固，增强子宫张力。静脉注射有降压作用。

(宋捷民)

dìfūzǐ

地肤子（Kochiae Fructus） 藜科植物地肤 *Kochia scoparia*（L.）Schrad. 的干燥成熟果实。中国大部分省均产。秋季果实成熟时，采收植株，晒干，打下果实，除去杂质，生用。

性味归经 辛、苦，寒。归肾、膀胱经。

功效主治 清热利湿，祛风止痒。用于小便涩痛，阴痒带下，风疹，湿疹，皮肤瘙痒。

功用阐述 ①味辛苦气寒，性清利而疏散，入膀胱经，能清利下焦湿热而利尿通淋，故用于膀胱湿热，小便不利，淋沥涩痛之证。②既能内清湿热，又能走表外散肌肤之风而止痒，善去皮肤中积热，除皮肤外湿痒，故风湿侵袭肌表所致皮肤瘙痒，风疹湿疮，妇女阴痒等均可应用。

用法用量 9～15g，煎服。外用适量，煎汤熏洗。

化学成分 主含三萜皂苷、脂肪油、维生素 A 类物质。

药理作用 地肤子水浸剂对许兰黄癣菌、奥杜安小孢子菌、铁锈色小孢子菌等多种皮肤真菌均有不同程度的抑制作用。地肤子水提物具有抑制单核吞噬细胞

系统吞噬功能及迟发型超敏反应（DTH）的作用。

(宋捷民)

hǎijīnshā

海金沙（Lygodii Spora） 海金沙科植物海金沙 *Lygodium japonicum*（Thunb.）Sw. 的干燥成熟孢子。主产于广东、浙江等地。秋季孢子未脱落时采割藤叶，晒干，搓揉或打下孢子，除去藤叶，生用。

性味归经 甘、咸，寒。归膀胱、小肠经。

功效主治 清利湿热，通淋止痛。用于热淋，石淋，血淋，膏淋，尿道涩痛。

功用阐述 ①甘淡利尿，寒能清热，其性下降，善清小肠、膀胱二经血分湿热而通利水道，功专利尿通淋止痛，尤善止尿道疼痛，为治诸淋涩痛之要药。治诸般淋证，尤适用于石淋。②又能利水消肿，尤以用治湿热肿满为宜。故湿热肿胀喘满及湿热黄疸常选用。此外，海金沙咸可软坚散结，故咽喉肿痛、痄腮常可选用。

用量用法 6～15g，煎服。宜包煎。

使用注意 肾亏虚者慎服。

化学成分 海金沙含高丝氨酸、咖啡酸、香豆酸、脂肪油。

药理作用 海金沙煎剂对金黄色葡萄球菌、铜绿假单胞菌、福氏志贺菌、伤寒沙门菌等均有抑制作用。海金沙还有利胆作用。

(宋捷民)

hǎijīnshāténg

海金沙藤（Lygodii Herba） 海金沙科植物海金沙 *Lygodium japonicum*（Thunb.）Sw. 的干燥全草。主产于广东、浙江等地。夏秋二季时采收，将藤叶晒干或阴干，切段，生用。

性味归经 甘，寒。归膀胱、小肠、肝经。

功效主治 清热解毒，利尿。用于小便不利，石淋，水肿，黄疸，乳痈，热疖。

功用阐述 ①甘淡利尿，寒能清热，其性下降，善清小肠、膀胱二经血分湿热而通利水道，多用于小便不利，石淋，水肿。②长于清热解毒。亦常用于黄疸，乳痈，热疖。

用量用法 9～15g，煎服。外用适量。

化学成分 海金沙藤含氨基酸、糖类、黄酮苷和酚类。

药理作用 有抑菌作用和抗病毒作用。

(宋捷民)

shíwéi

石韦（Pyrrosiae Folium） 水龙骨科植物庐山石韦 *Pyrrosia sheareri*（Bak.）Ching、石韦 *Pyrrosia lingua*（Thunb.）Farwell 或有柄石韦 *Pyrrosia petiolosa*（Christ）Ching 的干燥叶。主产于浙江、湖北、河北。全年均可采收。除去根茎及根，拣去杂质，洗去泥沙，晒干或阴干，切段，生用。

性味归经 甘、苦，微寒。归肺、膀胱经。

功效主治 利尿通淋，清肺止咳，凉血止血。用于热淋、血淋、石淋，小便不通，淋沥涩痛，肺热喘咳，吐血、衄血、尿血，崩漏。

功用阐述 ①甘苦微寒，甘淡渗利，苦寒能上清肺热，下利膀胱，肺为水之上源，清源洁流，故为清热利尿通淋要药。用治癃闭淋沥，热淋血淋涩痛尤宜。②性寒又善于清肺止咳平喘，用于肺热咳嗽气喘证。③又能凉血止血，用于血热妄行所致吐衄、崩漏等。

用量用法 6~12g，煎服。

化学成分 石韦含 β-谷甾醇、芒果苷、异芒果苷、延胡索酸等。

药理作用 石韦煎剂对金黄色葡萄球菌、变形杆菌、大肠埃希菌等有不同程度的抑制作用。有抗病毒，镇咳，祛痰作用。

（宋捷民）

dōngkuíguǒ
冬葵果（Malvae Fructus）
锦葵科植物冬葵 *Malva verticillata* L. 的干燥成熟果实。中国各地均有产。夏、秋二季果实成熟时采收。除去杂质，阴干。

性味归经 甘、涩，凉。归大肠、小肠、膀胱经。

功效主治 清热利尿，消肿。用于尿闭，水肿，口渴；尿路感染。

功用阐述 冬葵果味甘而涩，性凉，入膀胱经，善清热利尿，消肿。多用于尿闭，水肿，尿路感染，口渴。

用量用法 3~9g，煎服。

使用注意 冬葵果寒润滑利，脾虚便溏者与孕妇慎用。

化学成分 含脂肪油及蛋白质、锌、铁、锰、磷等 10 种微量元素。

药理作用 可增强单核吞噬细胞系统吞噬活性。

（宋捷民）

dēngxīncǎo
灯心草（Junci Medulla）
灯心草科植物灯心草 *Juncus effusus* L. 的干燥茎髓。主产于江苏、四川、云南、贵州等地。野生或栽培。夏末至秋季割取茎。晒干，取出茎髓，理直，扎成小把，剪段，晒干，生用或制用。

性味归经 甘、淡、微寒。归心、肺、小肠经。

功效主治 清心火，利小便。用于心烦失眠，尿少涩痛，口舌生疮。

功用阐述 ①甘淡微寒，气味俱轻，上行心肺，下行小肠，淡能利窍，使上部心肺郁热下行，通调水道，下输膀胱而从小便泻热。故有清心除烦，渗湿利尿之功，对于小便不利，淋沥涩痛，心中烦热，失眠等证适用。②质轻上浮，善于清降心火而除烦，故用于心烦不眠，小儿夜啼，惊痫。③取其清火泻热之功，还可用治喉痹肿痛等。

用量用法 1~3g，煎服。外用适量。

化学成分 含纤维、脂肪油、蛋白质。此外，含有多聚糖。

药理作用 有利尿、止血的作用。

（宋捷民）

miánbìxiè
绵萆薢（Dioscoreae Sgioponsae Rhizoma）
薯蓣科植物绵萆薢 *Dioscorea spongiosa* J. Q. Xi, M. Mizuno et W. L. Zhao 或福州薯蓣 *Dioscorea futschauensis* Uline ex R. Knuth 的干燥根茎。主产于浙江、福建等地。秋、冬二季采挖，除去须根，洗净，切片，晒干，生用。

性味归经 苦，平。归肾、胃经。

功效主治 利湿去浊，祛风除痹。用于膏淋，白浊，白带过多，风湿痹痛，关节不利，腰膝疼痛。

功用阐述 ①味苦性平，入肾胃二经，性味淡薄，长于利湿而分清去浊，为治小便混浊，或如米泔之膏淋的要药。亦可用治妇女带下属湿盛者。前人称之治湿最长，治风次之，治寒则再次之。②性能流通脉络而利筋骨，祛风除湿，通络止痛。善治腰膝痹痛，筋脉屈伸不利，对于湿热或风湿所致的肌肉疼痛，湿热浸淫所致的皮肤湿疹湿疮以及湿滞筋骨所致的筋弛肢痿等均可应用。

用量用法 9~15g，煎服。

使用注意 本品利湿，易伤阴，故肾阴亏虚遗精滑泄者慎用。

化学成分 绵萆薢含薯蓣皂苷、纤细薯蓣皂苷，另含有原薯蓣皂苷、原纤细薯蓣皂苷及甲基纤细薯。福州薯蓣的根茎含甾体皂苷、白花延龄草苷、薯蓣皂苷、纤细薯蓣皂苷。从其酸水解物中分离得到：薯蓣皂苷元、β-谷甾醇、薯蓣皂苷元棕榈酸酯。

药理作用 绵萆薢总皂苷可降低血清胆固醇。

（宋捷民）

fěnbìxiè
粉萆薢（Dioscoreae Hypoglaucae Rhizoma）
薯蓣科植物粉背薯蓣 *Dioscorea hypoglauca* Palibin 干燥根茎。主产浙江、安徽、江西等地。秋、冬二季采挖，除去须根，洗净，切片，晒干，生用。

性味归经 苦，平。归肾、胃经。

功效主治 利湿去浊，祛风除痹。用于膏淋，白浊，白带过多，风湿痹痛，关节不利，腰膝疼痛。

功用阐述 ①味苦性平，入肾胃二经，性味淡薄，长于利湿而分清去浊，为治小便混浊，或如米泔之膏淋的要药。亦可用治妇女带下属湿盛者。前人称之治湿最长，治风次之，治寒则再次之。②性能流通脉络而利筋骨，祛风除湿，通络止痛。善治腰膝痹痛，筋脉屈伸不利，对于湿热或风湿所致的肌肉疼痛，湿热浸淫所致的皮肤湿疹湿疮以及湿滞筋骨所致的筋弛肢痿等均可应用。

用量用法 9~15g，煎服。

使用注意 本品利湿，易伤

阴，故肾阴亏虚遗精滑泄者慎用。

化学成分 主含薯蓣皂苷元，雅姆皂苷元。

药理作用 有抗炎镇痛作用。

（宋捷民）

báqiā

菝葜（Smilacis Chinae Rhizoma） 百合科植物菝葜 *Smilax china* L. 的干燥根茎。秋末至次年春采挖，除去须根，洗净，晒干或趁鲜切片，干燥。生用。

性味归经 甘、微苦、涩，平。归肝、肾经。

功效主治 利湿去浊、祛风除痹，解毒散瘀。用于小便淋浊，带下量多，风湿痹痛，疔疮痈肿。

功用阐述 ①入肾经，味甘，性平淡，能利湿而分清去浊，常用于小便淋浊，尤宜于劳淋、石淋。②性涩止带，故常治妇女带下量多。③味甘缓肝，苦而坚肾，善于走窜，祛风除痹。多用于风湿痹痛，腰背寒痛。④善解毒散瘀，为疮痈要药，常治疔疮痈肿。

用量用法 10~15g，煎服。

化学成分 含菝葜素、异黄芪苷、齐墩果酸、山奈素，另含有原薯蓣皂苷、薯蓣皂苷、纤细薯蓣皂苷等。

药理作用 菝葜具有抗锥虫及抗菌作用，抗炎作用和抗肿瘤作用。

（宋捷民）

huǒtànmǔ

火炭母（Polygoni Chinensis Herba） 蓼科植物火炭母 *Polygonum chinense* L. 的干燥全草。主产于浙江、江西、福建。夏、秋二季采收，除去泥沙，晒干，生用。

性味归经 酸、涩，凉。归肝、脾经。

功效主治 清热解毒，利湿止痒，明目退翳。用于湿热泻痢，咽喉肿痛，目赤翳障，带下，湿热疮疹。

功用阐述 ①酸、涩收敛，性凉清热，入脾利湿，常主治湿热泻痢与带下。②善于清肝火，解热毒，可用于目赤翳障，咽喉肿痛。此外，又可止痒，多用于带下，湿热疮疹。

用量用法 15~30g，煎服。外用适量。

化学成分 主含蒽醌、黄酮苷等成分。

药理作用 火炭母有抑菌作用，对金黄色葡萄球菌、伤寒沙门菌、痢疾志贺菌及大肠埃希菌均有抑制作用。本品煎剂对离体大鼠子宫有抑制作用；水-醇提取物对离体豚鼠和家兔回肠有收缩作用。

（宋捷民）

huángshǔkuíhuā

黄蜀葵花（Abelmoschi Corolla） 锦葵科植物黄蜀葵 *Abelmoschus manihot*（L.）Medic. 的干燥花冠。除东北、西北外，各省均产，夏、秋二季花开时采摘，及时干燥，生用。

性味归经 甘，寒。归肾、膀胱经。

功效主治 清利湿热，消肿解毒。用于湿热壅遏、淋浊水肿；外治痈疽肿毒，水火烫伤。

功用阐述 ①甘淡利湿、性寒清热，善入膀胱，清湿热而利尿消肿，常治疗湿热壅遏、淋浊水肿等症。②性凉，清热解毒，可治疗热毒蕴结之痈疽肿毒和水火烫伤。

用量用法 10~30g，煎服；3~5g，研末内服。外用适量，研末调敷。

使用注意 孕妇慎用。

化学成分 含树皮素-3-洋槐糖苷、槲皮素-3-葡萄糖苷、金丝桃苷、杨梅素及槲皮素。

药理作用 黄蜀葵花总黄酮对大鼠单侧输尿管梗阻模型肾纤维化的保护作用，对心脑缺血性损伤有明确的保护作用。

（宋捷民）

lìshī tuìhuángyào

利湿退黄药（damp-excreting anti-icteric medicinal） 以利湿退黄为主要作用，主要用于湿热黄疸，症见目黄、身黄、小便黄的药物。性味多苦寒，主入脾、胃、肝经。苦寒则能清泻湿热。部分药物还可用于湿疮痈肿等证。临证可根据湿热寒湿偏重不同，选择适当配伍治疗。临床常用的利湿退黄药有茵陈、金钱草、连钱草、广金钱草、虎杖、地耳草、垂盆草、鸡骨草、珍珠草、溪黄草等。

（宋捷民）

yīnchén

茵陈（Artemisiae Scopariae Herba） 菊科植物滨蒿 *Artemisia scoparia* Waldst. et Kit. 或茵陈蒿 *Artemisia capillaris* Thunb. 的干燥地上部分。主产于陕西、山西、安徽。春季幼苗高 6~10cm 时采收或秋季花蕾长成时采割。春季采收的习称"绵茵陈"，秋季采割的称"花茵陈"。除去杂质及老茎，晒干。生用。

性味归经 苦、辛，微寒。归脾、胃、肝、胆经。

功效主治 清利湿热，利疸退黄。用于黄疸尿少，湿温暑湿，湿疮瘙痒。

功用阐述 ①苦泄下降，微寒清热，其气清芬，功专发陈致新，清热利湿退黄，乃治脾胃二家湿热之专药，善清利脾胃肝胆湿热，使之从小便出，故为治黄疸要药。身目发黄，小便短赤之阳黄证，或脾胃寒湿郁滞，阳气不得宣运之阴黄，均可配伍应用。

②气香苦降，能发散肌肤邪热，治湿温暑湿。③外可祛风止痒，内泻肝胆，燥脾湿而和中养血，故亦可用于风湿凝聚所致湿疮瘙痒等。

用量用法 6~15g，煎服。外用适量。煎汤熏洗。

使用注意 蓄血发黄者及血虚萎黄者慎用。

化学成分 含挥发油，油中有β-蒎烯、茵陈二炔烃、茵陈炔酮等多种成分。全草还含香豆素、黄酮、有机酸、呋喃类等。

药理作用 茵陈有显著利胆作用，并有解热、保肝、抗肿瘤和降压作用。其煎剂对人型结核菌有抑制作用。乙醇提取物对流感病毒有抑制作用。

（宋捷民）

jīnqiáncǎo

金钱草（Lysimachiae Herba）

报春花科植物过路黄 *Lysimachia christinae* Hance 的干燥全草。江南各省均产。夏、秋二季采收。除去杂质，晒干，切段生用。

性味归经 甘、咸，微寒。归肝、胆、肾、膀胱经。

功效主治 利湿退黄，利尿通淋，解毒消肿。用于湿热黄疸，胆胀胁痛，石淋，热淋，小便涩痛，痈肿疔疮，蛇虫咬伤。

功用阐述 ①甘淡渗利，咸能软坚，微寒清热，善清肝胆之火，又能除下焦湿热，有清热利湿退黄，利尿排石之效，尤为排石要药，适用于石淋热淋，尿涩作痛，胆道结石，湿热黄疸等。②咸可软坚，性寒清热，能清热解毒，消肿止痛，可用治恶疮肿毒，毒蛇咬伤，水火烫伤等。

用量用法 15~60g，煎服。鲜品加倍。外用适量。

化学成分 主要含酚性成分和甾醇、黄酮类、氨基酸、鞣质、

挥发油、胆碱、钾盐等。

药理作用 金钱草有明显促进胆汁分泌和排泄作用。有增强输尿管蠕动和增加尿流量的效应。此外，有免疫抑制作用、松弛血管平滑肌、抑制血小板聚集、增加冠状动脉及肾血流量、抗炎、抗菌、镇痛作用。

（宋捷民）

liánqiáncǎo

连钱草（Glechomae Herba）

唇形科植物活血丹 *Glechoma longituba*（Nakai）Kupr. 的干燥地上部分。主产江苏、浙江。春至秋季采收，除去杂质，晒干。

性味归经 辛、微苦，微寒。归肝、肾、膀胱经。

功效主治 利湿通淋，清热解毒，散瘀消肿。用于热淋，石淋，湿热黄疸，疮痈肿痛，跌打损伤。

功用阐述 ①味苦性凉，善清泻湿热而通淋，能清肝、肾、膀胱之湿热，常用于治热淋，石淋，湿热黄疸。②性寒，清热解毒，味辛宣导滞散结，可用于疮痈肿痛等。③辛而行散，能散瘀消肿，又用于跌打损伤。

用量用法 15~30g，煎服。外用适量，煎汤洗。

化学成分 连钱草含挥发油，主成分为松樟酮、薄荷酮、异薄荷酮、番薄荷酮等，尚含熊果酸、琥珀酸。

药理作用 连钱草能促进胆细胞的胆汁分泌，肝胆管内胆汁增加，内压增高，胆道括约肌松弛，而使胆汁排出。有显著利尿，溶解结石，抑菌等作用。

（宋捷民）

guǎngjīnqiáncǎo

广金钱草（Desmodii Styracifolii Herba） 豆科植物广金钱草 *Desmodium styracifolium*（Osb.）

Meer. 干燥地上部分。主产于广东、广西。夏、秋二季采割，除去杂质，晒干，生用。

性味归经 甘、淡，凉。归肝、肾、膀胱经。

功效主治 利湿退黄，利尿通淋。用于黄疸尿赤，热淋，石淋，小便涩痛，水肿尿少。

功用阐述 ①味甘而淡，能渗湿利尿，性凉，能清热通淋，用于治疗热淋，石淋，小便涩痛，水肿尿少。②善清肝胆之火，又能除下焦湿热，有清热利湿退黄之功，主治黄疸尿赤。

用量用法 15~30g，煎服。

化学成分 广金钱草含黄酮类成分：槲皮素，异槲皮苷，山奈酚，三叶豆苷。还含对羟基苯甲酸，尿嘧啶，氯化钠，氯化钾，亚硝酸盐，环腺苷酸，环鸟苷酸样物质，多糖。

药理作用 对急性心肌缺血有保护作用；可使肝脏胆汁分泌增加。有利胆排石和利尿排石的作用。

（宋捷民）

hǔzhàng

虎杖（Polygoni Cuspidati Rhizoma Et Radix） 蓼科植物虎杖 *Polygonum cuspidatum* Sieb. et Zucc. 的干燥根茎和根。主产于江苏、江西、山东、四川等地。春、秋二季采挖，除去须根，洗净，趁新鲜切短段或厚片，晒干。生用或鲜用。

性味归经 微苦，微寒。归肝、胆、肺经。

功效主治 利湿退黄，清热解毒，散瘀止痛，化痰止咳。用于湿热黄疸，淋浊，带下，风湿痹痛，痈肿疮毒，水火烫伤，经闭，癥瘕，跌打损伤，肺热咳嗽。

功用阐述 ①苦寒，有清热利湿之功，治湿热黄疸，湿热蕴

结膀胱之小便涩痛，淋浊带下等。②入血分，有凉血清热解毒作用。用于水火烫伤，湿毒蕴结肌肤所致痈肿疮毒及毒蛇咬伤。③有活血散瘀止痛之功。常治经闭、痛经、癥瘕、风湿痹痛、跌打损伤疼痛。④既能苦降泻热，又能化痰止咳，治肺热咳嗽；还有泻热通便作用，可用于热结便秘。

用量用法 9~15g，煎服。外用适量，制成煎液或油膏涂敷。

使用注意 孕妇忌服。

化学成分 含虎杖苷、黄酮类、大黄素、大黄素甲醚、白藜芦醇、多糖。

药理作用 虎杖有泻下、祛痰止咳、降压、止血、镇痛作用。煎液对金黄色葡萄球菌、铜绿假单胞菌等多种细菌均有抑制作用。对某些病毒亦有抑制作用。

(宋捷民)

dì'ěrcǎo

地耳草（Hyperici Japonici Herba） 藤黄科植物地耳草 Hypericum japonicum Thunb. ex Murray 的干燥全草。主产于江西、福建、广东。夏、秋季二采收。晒干。生或鲜用。

性味归经 苦、甘、凉。归肝、胆经。

功效主治 利湿退黄，清热解毒，活血消肿。用于湿热黄疸，肺痈，肠痈，湿疹，疔肿疮毒，毒蛇咬伤，跌打损伤。

功用阐述 ①味苦性偏寒凉，善清善泻，主归肝胆，能清泻肝胆湿热，助气化，利水湿，为清热利湿退黄疸之常用药。故湿热黄疸常取用之。②能清热解毒而消痈肿，宣导滞而拔毒散结，用于肺痈，肠痈，湿疹，疔肿疮毒，毒蛇咬伤等。③通血脉，散瘀血而能活血消肿，用于跌打损伤。

用量用法 15~30g，煎服。外用适量。

化学成分 主含槲皮苷、田基黄灵素、地耳草素等。

药理作用 地耳草低浓度流浸膏对肠管有兴奋作用，高浓度呈痉挛收缩。有保肝、抗癌、抗疟、抗菌作用。

(宋捷民)

chuípéncǎo

垂盆草（Sedi Herba） 景天科植物垂盆草 Sedum sarmentosum Bunge 的干燥全草。主产于浙江、江苏。夏、秋二季采收。切段，晒干，生用，或用鲜品。

性味归经 甘、淡，凉。归肝、胆、小肠经。

功效主治 利湿退黄，清热解毒。用于湿热黄疸，小便不利，痈肿疮疡。

功用阐述 ①味淡性微寒，善解毒利湿退黄，用治湿热黄疸，小便不利等。②性微寒，能清热解毒，消痈散肿，用于痈肿疮毒，毒蛇咬伤，水火烫伤等。

用量用法 15~30g，煎服。

化学成分 主含甲基异石榴皮碱等生物碱，景天庚糖、果糖、蔗糖等。

药理作用 垂盆草具有保肝作用，对葡萄球菌、链球菌、伤寒沙门菌、白念珠菌等均有抑制作用。

(宋捷民)

jīgǔcǎo

鸡骨草（Abri Herba） 豆科植物广州相思子 Abrus cantoniensis Hance 的干燥全株。主产于广东、广西。全年均可采挖，除去泥沙，干燥。除去杂质及荚果（种子有毒），切段，生用。

性味归经 甘、微苦，凉。归肝、胃经。

功效主治 利湿退黄，清热解毒，疏肝止痛。用于湿热黄疸，

胁肋不舒，胃脘胀痛，乳痈肿痛。

功用阐述 ①甘苦而凉，具有清热利湿而退黄之功，治疗肝胆湿热郁蒸引起的黄疸。②性微苦有清热解毒之功，治疗乳痈。③入肝胃二经，具疏肝止痛功效，可用治肝气郁结之胁肋不舒，胃脘疼痛。

用量用法 15~30g，煎服。

化学成分 主含相思子碱、相思子皂苷、黄酮类、氨基酸、糖类、相思子皂醇、甘草次酸。

药理作用 鸡骨草粗皂苷有保肝作用。鸡骨草煎剂可增强肠蠕动。

(宋捷民)

zhēnzhūcǎo

珍珠草（Phyllanthi Urinariae Herba） 大戟科植物叶下珠 Phyllanthus urinaria L. 的干燥全草。主产于广东、广西、四川。夏、秋二季采集地上部分或带根全草，洗净泥土，除去杂质，鲜用捣汁或捣敷。或晒干，切段，生用。

性味归经 甘、苦，凉。归肝、肺经。

功效主治 利湿退黄，清热解毒，明目，消积。用于湿热黄疸，泻痢，淋证，疮疡肿毒，蛇犬咬伤，目赤肿痛，小儿疳积。

功用阐述 ①苦甘性凉，苦以泄降，凉可清热，其入肝经，通利肝胆，去湿退黄，用于湿热蕴结肝胆之黄疸。②还可清热利湿通淋，用于膀胱湿热之热淋涩痛、砂淋、石淋。③既利湿热，又解热毒，还常用治湿热毒邪下注大肠所致的泄泻或便下脓血，里急后重。④性凉，清热解毒，可治疗热毒蕴结之疮毒痈肿、毒蛇咬伤或狂犬咬伤。⑤入肝经，苦凉泻火，清热明目。可治赤眼火肿。珍珠草甘可健脾，凉以清热，治小儿疳积。

用量用法 15~30g，煎服。鲜品 30~60g。外用适量。

使用注意 苦凉之品，阳虚体弱者慎用。

化学成分 主含酚性成分，三萜成分及没食子鞣质。

药理作用 珍珠草对金黄色葡萄球菌，福氏志贺菌抑制作用较强，对溶血性链球菌、伤寒沙门菌、铜绿假单胞菌均有抑制作用。本品对乙型病毒性肝炎有突出治疗作用。另有研究认为珍珠草对鸭乙肝病毒反转录酶及人肝癌细胞具有明显抑制作用。

（宋捷民）

xīhuángcǎo

溪黄草（Rabdosiae Serrae Herba） 唇形科植物溪黄草 *Rabdosia serra*（Maxim.）Hara 的干燥全草。主产于湖南、四川、云南。夏、秋采收，除去杂质，晒干，切段，生用。

性味归经 苦，寒。归肝、胆、大肠经。

功效主治 清热利湿，凉血散瘀。用于湿热黄疸，胆胀胁痛，痢疾，泄泻，跌打损伤。

功用阐述 ①苦寒，入肝、胆经，有清热利湿凉血之功，多用于湿热黄疸，胆胀胁痛，痢疾，泄泻。②苦能降泄，入血分而散瘀。又常用于跌打损伤。

用量用法 15~30g，煎服。

化学成分 溪黄草含有溪黄草素 A、B、D，以及尾叶香茶菜素 A，2α-羟基熊果酸、熊果酸、β-谷甾醇苷。β-谷甾醇、齐墩果酸、α-,α-二羟基乌苏酸、β-谷甾醇-D-葡萄糖苷及线纹香茶菜酸。溪黄草甲素和 1,14-二羟基-7,20；19,20 二桥氧基-(1α,4α,7α,14β,20β) 贝壳杉烯-15-酮、5-羟基-4-甲氧基黄酮-7-葡萄糖苷。

药理作用 具有抗癌活性，对人宫颈癌细胞有显著的抑制作用。对金黄色葡萄球菌有明显抑制作用。

（宋捷民）

wēnlǐyào

温里药（interior-warming medicinal） 以温里祛寒为主要作用，治疗里寒证的药物。中医认为寒邪致病，有在表在里之分，表寒证是由寒邪侵犯人体肌表所致，而里寒证的形成，既可由于寒邪内侵，直中脏腑经脉，损耗阳气或郁遏阳气而出现，亦可由于人体自身阳气不足，阴寒从内而生所导致。寒邪内侵主要表现为脾胃寒证、肺寒痰饮证及寒侵肝脉证等，阳气不足主要表现为心、肾二脏阳气虚衰所出现的阳虚证或亡阳证。

作用特点 温里药味辛而性温热，味辛能行能散，性温热能祛寒，善入里，偏走脏腑，能温散在里之寒邪，通行经脉寒滞而达温里祛寒、温经止痛之功，主治里寒证。即《素问·至真要大论》所谓"寒者热之"，《神农本草经》所谓"疗寒以热药"之意。温里药因其主要归经不同而有多种功效，主入脾胃经者，能温中散寒止痛；主入肺经者，能温肺化饮；主入肝经者，能暖肝散寒止痛；主入肾经者，能温肾助阳；主入心、肾二经者，能温阳通脉、回阳救逆等。

适应范围 温里药主要适应于里寒证，尤以里寒实证为主。①脾胃寒证：症见脘腹冷痛、呕吐泄泻、舌淡苔白等。②肺寒痰饮证：症见痰鸣咳喘、痰白清稀、舌淡苔白滑等。③寒侵肝经证：症见少腹痛、寒疝腹痛或厥阴头痛等。④阳虚证：如肾阳虚的阳痿宫冷、腰膝冷痛、夜尿频多、滑精遗尿等；心肾阳虚的心悸怔忡、畏寒肢冷、小便不利、肢体浮肿等。⑤亡阳证：症见畏寒蜷卧、汗出神疲、四肢厥逆、脉微欲绝等。西医诊断为慢性胃炎、慢性肠炎、胃溃疡、风湿性关节炎、神经痛、腰腿痛、慢性气管炎、疝气、心功能不全，甚至休克等属于里寒证者，可用此类药物治疗。

配伍规律 使用温里药应根据不同证候做相应配伍。外寒内侵兼有表证者，须配伍发散风寒药；寒凝经脉、气滞血瘀者，宜配伍行气活血之品；寒湿内阻者，宜与芳香化湿之品同用；脾肾阳虚者，宜配伍温补脾肾药；气虚欲脱者，宜配伍大补元气、复脉固脱之品。

使用注意 ①温里药多辛热燥烈，易伤阴、助火、动血，故热证、阴虚火旺、津血亏虚、真热假寒证忌用。②孕妇慎用。③夏季应减少用量。

药理毒理 温里药与功效相关的主要药理作用有：镇静、镇痛、健胃、驱风、抗溃疡、抗腹泻、抗血栓形成、抗血小板聚集、抗凝、抗缺氧、扩张血管等，部分药物还有强心、抗休克、抗惊厥、调节胃肠运动、促进胆汁分泌等作用。干姜、肉桂、吴茱萸、丁香、胡椒等大部分温里药对胃肠道有温和的刺激作用，能使肠管兴奋，蠕动增强，从而排出胃肠积气，并能改善局部血液循环，增加胃液分泌，提高胃蛋白酶活力。干姜、肉桂、高良姜还能促进胆汁分泌、抗胃溃疡。多数温里药有不同程度的镇静、镇痛及抗炎作用，附子、花椒还有局部麻醉作用。部分温里药所含挥发油可使体表及内脏血管扩张，全身产生温热感。附子、干姜、肉桂等能兴奋交感神经，改善物质代谢，产生热量，并均有强心作用，能扩张心脑血管，增加心脑血流量，可使心肌收缩力增强，心率加快，心排血量增加，改善微循环而有抗休克作用。温里药具有的强心、升高血压、扩张血管、增加血流量和增强交感-肾上腺系统的功能等作用是其补火助阳、温里祛寒的药理学基础，而抗溃疡、增强胃肠功能、调节胃肠运动、抗腹泻和抗炎、镇痛等又是其温中止痛的药理学基础；抗心肌缺血、抗血栓形成、抗凝血等是其温通血脉的药理学依据。同时与其功效有联系的还有解热、镇静、抗菌、抗氧化等作用。

常用药物 临床常用的温里药包括附子、干姜、肉桂、吴茱萸、小茴香、八角茴香、丁香、母丁香、高良姜、红豆蔻、胡椒、花椒、椒目、荜茇、荜澄茄、辣椒等。

（高慧琴）

fùzǐ

附子 （Aconiti Lateralis Radix Praeparata） 毛茛科植物乌头 *Aconitum carmichaelii* Debx. 的子根的加工品。主产于四川、湖北、湖南等地。6月下旬至8月上旬采挖，除去母根、须根及泥沙，习称"泥附子"。入药多加工炮制成盐附子、黑顺片、白附片后使用。

性味归经 辛、甘，大热；有毒。归心、肾、脾经。

功效主治 回阳救逆，补火助阳，散寒止痛。用于亡阳虚脱，肢冷脉微；肾阳虚衰，阳痿宫冷；脾阳被困，脘腹冷痛，虚寒吐泻；脾肾阳虚，阴寒水肿；心阳不足，胸痹心痛；阳虚外感；寒湿痹痛。

功用阐述 ①辛甘大热，为燥烈纯阳之品，能逐退在里之阴寒，急回外越之阳气，且效力强、作用快，故为回阳救逆第一要药。

用于阳气衰微，阴寒内盛或因大汗、大吐、大泻而致四肢厥逆、冷汗自出、脉微欲绝之亡阳证，常配伍干姜，以增强回阳救逆之功；若治久病气虚欲脱，或大失血，气随血脱之阳气暴脱证，可与大补元气的人参同用，以回阳固脱。②辛甘温煦，能温一身之阳气，上助心阳以通脉，中温脾阳以健运，下补肾阳以益火，外固卫阳以散寒，有补火助阳之功，凡肾、脾、心诸脏阳气衰弱之证均可使用。治疗肾阳不足，命门火衰所致畏寒肢冷、腰膝酸软或冷痛、阳痿滑精、宫冷不孕、夜尿频多，常与肉桂、山茱萸、熟地黄等温补肾阳之品同用；治疗寒邪内侵，脾阳被困而见脘腹冷痛、大便溏泻，可配伍党参、白术、干姜等，以温中助阳散寒；治脾肾阳虚，水气内停，见小便不利、水肿者，常配伍茯苓、白术等，以温肾助阳、健脾利水；治心阳衰弱，胸阳痹阻之胸痹心痛、心悸气短，可与人参、桂枝、甘草等药同用，以温通心阳；治疗阳虚兼外感风寒，可配伍麻黄、细辛等发散风寒药，以助阳解表。③气雄性悍，走而不守，能温经通络，逐经络中之风寒湿邪，有较强的散寒止痛作用。凡风寒湿痹，周身骨节疼痛者均可用之，尤善治寒痹疼痛剧烈者，常配伍桂枝、白术、甘草等，以温经散寒、除湿止痛。

用量用法 3～15g，煎服，宜先煎、久煎，至口尝无麻辣感为度，以降低毒性。

使用注意 ①不宜与半夏、瓜蒌、瓜蒌子、瓜蒌皮、天花粉、川贝母、浙贝母、平贝母、伊贝母、湖北贝母、白蔹、白及同用。②本品辛热燥烈，易伤阴动火，故热证、阴虚阳亢者忌用。③孕

妇慎用。④内服须用炮制品。

化学成分 主含多种生物碱，其中主要为乌头碱、中乌头碱、次乌头碱等。另还分离出具有药理活性的消旋去甲乌药碱、去甲猪毛菜碱、氯化甲基多巴胺等。

药理作用 附子有明显的强心、抗休克、抗凝、抗血栓形成及抗炎、抗溃疡作用。附子注射液可提高体液免疫、细胞免疫功能及血清补体的含量，对垂体-肾上腺皮质系统有兴奋作用。所含消旋去甲乌药碱有明显强心、扩张血管、抗心肌缺血、抗缓慢型心律失常作用；乌头碱、中乌头碱及次乌头碱均有镇痛、镇静、局麻作用。附子对血压的影响与附子中含有升压和降压的不同成分有关，已知去甲基乌药碱是降压成分之一，氯化甲基多巴胺、去甲猪毛菜碱是升压成分。此外，附子还有抗血栓形成、抑制脂质过氧化反应、延缓衰老等作用。附子有毒，若内服过量，或炮制、煎煮方法不当，可引起中毒。其毒性成分乌头碱主要是刺激神经系统，引起周围神经及中枢神经先兴奋后麻痹，可因呼吸或心肌麻痹而死亡。

（高慧琴）

gānjiāng

干姜 （Zingiberis Rhizoma） 姜科植物姜 *Zingiber officinale* Rosc. 的干燥根茎。主产于四川、贵州、湖北等地。冬季采挖，除去须根和泥沙，净制后切片晒干或低温烘干。生用。

性味归经 辛，热。归脾、胃、肾、心、肺经。

功效主治 温中散寒，回阳通脉，温肺化饮。用于脘腹冷痛，呕吐泄泻，肢冷脉微，寒饮喘咳。

功用阐述 ①辛热燥烈，主归脾、胃经，既能祛脾胃之寒邪，

又能温运脾胃之阳气，为温暖中焦之主药。适用于外寒内侵或脾胃虚寒引起的脘腹冷痛，呕吐泄泻。常与党参、白术、高良姜等同用。②入心、肾经，有回阳通脉之功，用于心肾阳虚，阴寒内盛之亡阳厥逆，脉微欲绝，常与附子同用以增强回阳救逆之功，故有"附子无姜不热"之说。③上入肺经能温肺散寒以化饮，中入脾经能温脾运水以绝痰，治疗寒饮喘咳、形寒畏冷、痰多清稀之证，常与细辛、五味子、麻黄等温肺止咳药同用。

用量用法 3～10g，煎服。

使用注意 ①本品辛热燥烈，阴虚内热，血热妄行者忌用。②孕妇慎用。

化学成分 主含挥发油，油中主要成分是姜烯、姜醇、姜烯酮、姜酮、姜辣素、龙脑、柠檬醛等。尚含树脂、淀粉及多种氨基酸。

药理作用 干姜有抗消化性溃疡、调节胃肠功能、利胆、镇吐、抗炎、镇痛、镇静、解热、抗缺氧、抗肿瘤、抗菌等作用。水提物或挥发油能明显延长大鼠实验性血栓形成时间，醇提物及所含姜辣素和姜辣烯酮有显著灭螺和抗血吸虫作用。

（高慧琴）

ròuguì

肉桂（Cinnamomi Cortex） 樟科植物肉桂 *Cinnamomum cassia* Presl 的干燥树皮。主产于广东、广西、海南等地。多于秋季剥取，刮去栓皮，阴干。生用。

性味归经 辛、甘，大热。归肾、脾、心、肝经。

功效主治 补火助阳，引火归元，散寒止痛，温通经脉。用于阳痿宫冷，腰膝冷痛，肾虚作喘，虚阳上浮，眩晕目赤，心腹冷痛，虚寒吐泻，寒疝腹痛，痛经经闭。

功用阐述 ①辛甘大热，主归肾经，长于温补命门之火而益阳消阴，作用温和而持久，为治下元虚冷，命门火衰之要药。治肾阳不足、命门火衰的阳痿宫冷、腰膝冷痛、夜尿频多、滑精遗尿，常配伍附子、熟地黄、山茱萸等。②甘热入肾，能温补肾阳，使因下元虚衰所致上浮之虚阳回归本元，治疗阴寒内盛于下，虚阳浮越于上的上热下寒证，症见面色浮红、眩晕目赤、口舌糜烂、腰脚发凉、脉虚无根及虚喘、汗出、心悸失眠等，常与熟地黄、五味子、牡蛎等同用。③药性温热，善去沉寒痼冷而止痛，用治寒邪内侵的心腹冷痛、虚寒吐泻，可单用或配伍干姜、高良姜等；治疗寒疝腹痛，可与吴茱萸、小茴香等温中散寒药配伍。④辛香温暖，善入血分而温通经脉，促进血行，又能散寒止痛，故为治疗寒凝经脉、气血郁滞不通诸痛证之良药。治冲任虚寒、寒凝血滞的痛经经闭，多配伍当归、川芎、小茴香等；治疗风寒湿痹，尤为寒痹腰痛多用，可配伍独活、桑寄生、杜仲等；治疗阳虚寒凝、血滞痰阻的阴疽流注，可与鹿角胶、熟地黄、麻黄等同用。此外，久病体虚气血不足者，在补益气血方中加入少量肉桂，有温阳化气、鼓舞气血生长之效。

用量用法 1～5g，煎服，后下。研末冲服，每次 0.5～1.5g。外用适量，研末，调敷；浸酒，涂搽。

使用注意 ①不宜与赤石脂同用。②本品辛热，易耗阴动血，故阴虚火旺，有出血倾向者忌用。③孕妇慎用。

化学成分 主含挥发油，主要成分为桂皮醛。尚含肉桂醇、肉桂醇醋酸酯、肉桂酸、醋酸苯丙脂、黏液、鞣质、香豆素等。

药理作用 桂皮油能促进肠运动，使消化道分泌增加，增强消化功能，排除消化道积气，缓解胃肠痉挛性疼痛，并可引起子宫充血。水提物有抗消化性溃疡、止泻、利胆作用。桂皮醛能扩张血管、促进血液循环、增强冠状动脉及脑血流量、使血管阻力下降，有抗血小板聚集、抗血栓、抗心肌缺血作用。桂皮油、桂皮醛、肉桂酸钠具有抗炎、镇静、镇痛、解热、抗惊厥、平喘、降血糖、抗肿瘤、抗菌、增强免疫等作用。

（高慧琴）

wúzhūyú

吴茱萸（Euodiae Fructus） 芸香科植物吴茱萸 *Euodia rutaecarpa*（Juss.）Benth.、石虎 *Euodia rutaecarpa*（Juss.）Benth. var. *officinalis*（Dode）Huang 或疏毛吴茱萸 *Euodia rutaecarpa*（Juss.）Benth. var. *bodinieri*（Dode）Huang 的干燥近成熟果实。主产于贵州、广西、湖南等地。8～11月果实尚未开裂时采集，除去枝、叶、果梗等杂质，晒干或低温干燥。生用或甘草汤制过后使用。

性味归经 辛、苦，热；有小毒。归肝、脾、胃、肾经。

功效主治 散寒止痛，降逆止呕，助阳止泻。用于厥阴头痛，寒疝腹痛，寒湿脚气，经行腹痛，脘腹胀痛，呕吐吞酸，五更泄泻。

功用阐述 ①辛散苦泄，性热祛寒，主入足厥阴肝经，既散肝经之寒邪，又疏肝气之郁滞，并能止痛，故为治寒凝肝脉诸痛之要药。治厥阴头痛，呕吐涎沫，每与人参、生姜同用；治寒疝腹痛，常与小茴香、川楝子等配伍；

治寒湿脚气肿痛，可与木瓜、紫苏叶、槟榔等配伍；治冲任虚寒，瘀血阻滞之经行腹痛，可与桂枝、当归、川芎等同用。②辛散苦泄，性热祛寒，入肝胃经，长于暖肝温胃，降逆止呕。治疗寒凝气滞，脘腹胀痛，可与丁香、小茴香等散寒理气药同用；治外寒内侵、胃失和降之呕吐，可与半夏、生姜等降逆止呕之品同用；治肝郁化火、肝胃不和之胁痛口苦、呕吐吞酸，多与黄连配伍。③性味辛热，能暖脾温肾，助阳止泻，为治脾肾阳虚，五更泄泻之常用药，多与补骨脂、肉豆蔻、五味子等同用。

用量用法 2~5g，煎服。外用适量。

使用注意 ①有小毒，用量不宜过大。②辛热燥烈，易耗气动火，不宜久服。③阴虚有热者忌用。④孕妇慎用。

化学成分 主含挥发油，油中主要为吴茱萸烯、罗勒烯、月桂烯、吴茱萸内酯、吴茱萸内酯醇等。尚含吴茱萸酸、吴茱萸碱、吴茱萸啶酮、吴茱萸精、吴茱萸苦素等。

药理作用 吴茱萸有抗溃疡、抗炎、镇痛、止泻等作用，能降血压、抗肿瘤、抗氧化、抗脑缺血损伤、保护心肌缺血，并能抑制血小板聚集及纤维蛋白血栓的形成。

（高慧琴）

xiǎohuíxiāng

小茴香 （Foeniculi Fructus）

伞形科植物茴香 Foeniculum vulgare Mill. 的干燥成熟果实。中国各地均有栽培，秋季果实初熟时采割植株，晒干，打下果实，除去杂质。生用或盐水炙用。

性味归经 辛，温。归肝、肾、脾、胃经。

功效主治 散寒止痛，理气和胃。用于寒疝腹痛，睾丸偏坠痛经，少腹冷痛，脘腹胀痛，食少吐泻。

功用阐述 ①辛温，入肝、肾经，能温肾暖肝，散寒止痛。用治寒疝腹痛，可单味炒热，布包裹后温熨腹部，亦可与乌药、高良姜等配伍；治肝气郁滞，睾丸偏坠胀痛，可与橘核、山楂等同用；治冲任虚寒之痛经或肝经受寒之少腹冷痛，可与肉桂、当归、川芎等同用。②辛能行气，温能散寒，入脾胃经，善理脾胃之气而开胃、止呕。治胃寒气滞，脘腹胀痛，可与高良姜、香附等同用；治脾胃虚寒，食少吐泻，可配白术、陈皮等。

用量用法 3~6g，煎服。外用适量。

使用注意 小茴香辛散温燥，阴虚火旺者慎用。

化学成分 主含挥发油，主要成分为反式茴香脑、柠檬烯、葑酮、γ-松油烯、α-蒎烯、月桂烯、爱草脑等。尚含脂肪油。

药理作用 小茴香能促进肠蠕动，抑制胃溃疡及应激性溃疡胃液分泌，能促进胆汁分泌，并使胆汁固体成分增加。能促进肝组织再生，有镇痛及已烯雌酚样作用。对气管平滑肌有松弛作用。

（高慧琴）

bājiǎohuíxiāng

八角茴香 （Anisi Stellati Fructus）

木兰科植物八角茴香 Illicium verum Hook. f. 的干燥成熟果实。野生或栽培。主产于福建、广东、广西等地。秋、冬二季果实由绿变黄时采摘，置沸水中略烫后干燥或直接干燥。生用。

性味归经 辛，温。归肝、肾、脾、胃经。

功效主治 温阳散寒，理气止痛。用于寒疝腹痛，肾虚腰痛，胃寒呕吐，脘腹冷痛。

功用阐述 ①辛温散寒，入肝、肾经，能温肾暖肝，行气止痛，为治寒疝腹痛、睾丸肿痛之要药，常与吴茱萸同用。用治肾虚腰痛，可配伍杜仲、菟丝子等。②辛能行气，温能散寒，入脾胃经，能温阳散寒，理气止痛，治疗胃寒气滞，呕吐，脘腹冷痛，可与丁香、高良姜同用。

用量用法 3~6g，煎服。外用适量。

使用注意 本品辛散温燥，阴虚火旺者慎用。

化学成分 果实含挥发油（茴香油）约5%，脂肪油约22%，以及蛋白质、树脂等。茴香油的主要成分是茴香醚。此外，尚有少量甲基胡椒酚、茴香醛、茴香酸、茴香酮、蒎烯、水芹烯、柠檬烯、1,8-桉叶素、黄樟醚、3,3-二甲基烯丙基-对-丙烯基苯醚等。

药理作用 八角茴香水煎剂对人型结核杆菌及枯草杆菌有抑菌作用，醇提物在体外对革兰阳性菌（金黄色葡萄球菌、肺炎球菌、白喉杆菌等）的抑菌作用与青霉素钾盐20单位/毫升相似，对革兰阴性菌（枯草杆菌、大肠埃希菌、霍乱弧菌及伤寒、副伤寒、痢疾沙门菌等）的抑菌作用与硫酸链霉素50单位/毫升相似，对真菌的抑菌作用大于1%苯甲酸及水杨酸。挥发油所含茴香醚能促进肠胃蠕动，缓解腹部疼痛，并能刺激呼吸道分泌，用于祛痰。

（高慧琴）

dīngxiāng

丁香 （Caryophylli Flos）

桃金娘科植物丁香 Eugenia caryophyllata Thunb. 的干燥花蕾。习称"公丁香"。主产于桑给巴尔、马达加斯加、斯里兰卡、中国广东、海南、广西等地也有栽培。通常于9月至次年3月，花蕾由绿转红时采收，晒干。生用。

性味归经 辛，温。归脾、胃、肺、肾经。

功效主治 温中降逆，补肾助阳。用于脾胃虚寒，呃逆呕吐，食少吐泻，心腹冷痛，肾虚阳痿。

功用阐述 ①辛温气香，长于温中散寒，尤善降逆而止呕、止呃，为治胃寒呕吐、呃逆之要药。治胃寒停饮呕吐，多配伍陈皮、半夏以化饮降逆止呕；治虚寒呃逆，常与柿蒂、人参、生姜配伍；治心腹冷痛，可与附子、薤白、川芎等同用。②入肾经，有温肾助阳起痿之功，用治肾阳不足所致阳痿精冷、宫冷不孕，可与附子、肉桂、淫羊藿等配伍。

用量用法 1~3g，煎服。外用适量。

使用注意 ①不宜与郁金同用。②热证及阴虚内热者忌用。

化学成分 主含挥发油，油中主要成分是丁香油酚、乙酰丁香油酚等。

药理作用 丁香内服能促进胃液分泌，增强消化功能，缓解腹部胀气，减轻恶心呕吐，为芳香健胃剂。丁香水提物、醚提物均有抗炎镇痛作用，对实验性胃溃疡及胃黏膜损伤有较好的保护作用。丁香制剂对葡萄球菌、链球菌、伤寒沙门菌、白喉棒状杆菌、炭疽杆菌、变形杆菌、铜绿假单胞菌、大肠埃希菌、痢疾志贺菌、霍乱弧菌等均有抑制作用，并有较好的杀螨作用。丁香油能抗惊厥。另有抗血小板聚集、抗凝、抗血栓形成、抗缺氧、抗腹泻和利胆作用。

（高慧琴）

mǔdīngxiāng

母丁香（Caryophylli Fructus）

桃金娘科植物丁香 *Eugenia caryophyllata* Thunb. 的干燥近成熟果实。又名鸡舌香。主产于桑给巴尔、马达加斯加、斯里兰卡等地，中国广东、海南、广西也有栽培。果实将成熟时采收，晒干。生用。

性味归经 辛，温。归脾、胃、肺、肾经。

功效主治 温中降逆，补肾助阳。用于脾胃虚寒，呃逆呕吐，食少吐泻，心腹冷痛，肾虚阳痿。

功用阐述 ①辛温气香，功善温中、降逆、止呃，治疗胃寒呕吐、呃逆，常与柿蒂同用。②温中散寒止痛，可用治胃寒脘腹冷痛，多配伍延胡索、五灵脂、橘红等。③入肾经，有补肾助阳之功，可配伍附子、肉桂、淫羊藿等，治疗肾虚阳痿、宫冷等。

用量用法 1~3g，煎服。外用适量。

使用注意 ①不宜与郁金同用。②热证及阴虚内热者忌用。③母丁香作用与丁香相似，但药力稍弱。

化学成分 母丁香富含挥发油类化合物，如丁子香酚、α-杜松烯、古巴烯、β-杜松烯、α-石竹烯、β-石竹烯、别香树烯、雪松烯、芥子酸等。

（高慧琴）

gāoliángjiāng

高良姜（Alpiniae Officinarum Rhizoma）

姜科植物高良姜 *Alpinia officinarum* Hance 的干燥根茎。主产于广东、广西、海南等地。夏末秋初采挖，除去须根及残留的鳞片，洗净，切段，晒干。生用。

性味归经 辛，热。归脾、胃经。

功效主治 温胃止呕，散寒止痛。用于脘腹冷痛，胃寒呕吐，嗳气吞酸。

功用阐述 ①辛散温通，入脾胃经，长于温散脾胃寒邪而有良好的止痛作用，为治胃寒脘腹冷痛之常用药，多与炮姜同用，加强温胃散寒止痛之功；治胃寒肝郁，脘腹胀痛，多配伍香附以疏肝解郁，散寒止痛。②性热，能温散寒邪，和胃止呕。治疗胃寒呕吐，嗳气吞酸，多与半夏、生姜同用，加强温中止呕之功。

用量用法 3~6g，煎服。

使用注意 阴虚有热者忌用。

化学成分 主含挥发油，油中主要成分为1,8-桉叶素、桂皮酸甲酯、丁香油酚、蒎烯、荜澄茄烯及辛辣成分高良姜酚等。尚含黄酮类高良姜素、山柰素、山柰酚、槲皮素、异鼠李素等。

药理作用 高良姜能调节胃肠运动，有镇痛、抗炎、抗凝血、抗血小板聚集、抗胃溃疡等作用。对炭疽杆菌、溶血性链球菌、白喉及类白喉棒状杆菌、肺炎链球菌、金黄色葡萄球菌、白色葡萄球菌等多种致病菌有抗菌作用。

（高慧琴）

hóngdòukòu

红豆蔻（Galangae Fructus）

姜科植物大高良姜 *Alpinia galangal* Willd. 的干燥成熟果实。主产广东、广西、云南等地。秋季果实变红时采摘，阴干。生用，用时捣碎。

性味归经 辛，温。归脾、肺经。

功效主治 散寒燥湿，醒脾消食。用于脘腹冷痛，食积胀满，呕吐泄泻，饮酒过多。

功用阐述 ①药性辛温，善能温中散寒止痛、开胃消食，用治寒湿阻滞之脘腹冷痛，食积胀满，呕吐泄泻等证，常与荜茇、白术、附子等同用。②气味芳香，燥湿醒脾，用治饮酒过多，胸膈满闷、恶心呕吐等证，可配伍砂仁、陈皮等。

用量用法 3~6g，煎服。

使用注意 阴虚有热者忌用。

化学成分 红豆蔻果实中主含消旋 1'-乙酰氧基胡椒酚乙酸酯、反式 3,4-二甲氧基桂皮醇、反式-4-甲氧基桂皮醇、对羟基桂皮醛、1'-乙酰氧基丁香油酚乙酸酯和挥发油等；种子中主含 1'-乙酰氧基胡椒酚乙酸酯、1'-乙酰氧基丁香油酚乙酸酯、丁香烯氧化物等。

药理作用 红豆蔻有抗溃疡、抗肿瘤、抗病原微生物等作用。

（高慧琴）

húvjiāo

胡椒（Piperis Fructus） 胡椒科植物胡椒 *Piper nigrum* L. 的干燥近成熟或成熟果实。主产于海南、广东、广西、云南等地。秋末至次春果实呈暗绿色时采收，晒干，为黑胡椒；果实变红时采收，用水浸渍数日，擦去外果皮，晒干，为白胡椒。生用，用时粉碎成细粉。

性味归经 辛，热。归胃、大肠经。

功效主治 温中散寒，下气，消痰。用于胃寒呕吐，腹痛泄泻，食欲不振，癫痫痰多。

功用阐述 ①辛热，能温中散寒止痛，用治胃寒脘腹冷痛、呕吐泄泻、食欲不振，多与高良姜、荜茇等同用。②辛散温通，能下气行滞、消痰，可治疗痰气郁滞，蒙蔽清窍的癫痫痰多。

用量用法 每次 0.6~1.5g，研粉吞服。外用适量。

使用注意 阴虚有热者忌用。

化学成分 主含挥发油，油中主要成分为胡椒醛、二氢香芹醇、氧化石竹烯等。尚含胡椒碱、胡椒脂碱、胡椒新碱等。

药理作用 胡椒碱能延长戊巴比妥诱导的大鼠睡眠时间，具有抗电或戊四氮致动物惊厥的作用。内服本品能促进大鼠胆汁分泌，并有抗炎作用。可用作祛风剂、健胃剂。外用可作刺激剂、发赤剂。

（高慧琴）

huājiāo

花椒（Zanthoxyli Pericarpium） 芸香科植物青椒 *Zanthoxylum schinifolium* Sieb. et Zucc. 或花椒 *Zanthoxylum bungeanum* Maxim. 的干燥成熟果皮。中国大部分地区有分布，但以四川产者为佳，故又名川椒、蜀椒。秋季采收成熟果实，晒干，除去种子及杂质。生用或炒用。

性味归经 辛，温。归脾、胃、肾经。

功效主治 温中止痛，杀虫止痒。用于脘腹冷痛，呕吐泄泻，虫积腹痛；外治湿疹，阴痒。

功用阐述 ①辛散温燥，入脾胃经，长于温中燥湿，散寒止痛，止呕止泻。无论外寒内侵，或脾胃虚寒，脘腹冷痛、呕吐、不思饮食等均可使用。亦可用于夏伤湿冷，寒湿吐泻。②有驱蛔杀虫之功，治疗虫积腹痛，手足厥冷，烦闷吐蛔，可配伍乌梅、干姜、黄连等。③外用有燥湿杀虫止痒之效，治疗湿疹瘙痒及妇人阴痒，多配伍苦参、蛇床子、地肤子等，煎汤熏洗。

用量用法 3~6g，煎服。外用适量，煎汤熏洗。

使用注意 ①阴虚内热者慎用。②皮肤溃破者，不宜外用。

化学成分 主含挥发油，油中主要成分为柠檬烯、1,8-桉叶素、月桂烯，尚含 α-蒎烯、β-蒎烯、香桧烯、紫苏烯、芳樟醇、香草木宁碱、茵芋碱等。

药理作用 花椒具有抗溃疡、镇痛、抗炎、抗菌、杀虫、抗肿瘤、降血脂、调节胃肠运动、止泻、平喘、抗肝损伤及防霉等药理作用。

（高慧琴）

jiāomù

椒目（Zanthoxyli Semen） 芸香科植物青椒 *Zanthoxylum schinifolium* Sieb. et Zucc. 或花椒 *Zanthoxylum bungeanum* Maxim. 的种子。中国大部分地区有分布，但以四川产者为佳，故又名川椒目。秋季采收成熟果实，晒干，取出种子，炒出汗（油）用。

性味归经 苦，寒；有毒。归肺、肾、膀胱经。

功效主治 利水消肿，降气平喘。用于水肿胀满，痰饮咳喘。

功用阐述 ①苦寒，性善降泄下行，入肾、膀胱经，能利水消肿，用于水肿胀满，多与防己、葶苈子、大黄同用。②入肺经，有降气平喘之功，治疗咳喘，可单味炒为末，开水冲服，或与桑白皮、枇杷叶同用。

用量用法 3~10g，煎服。

使用注意 阴虚火旺者忌服。

化学成分 主要含生物碱、挥发油、脂肪油、蛋白质等。

药理作用 椒目有抗血栓、调血脂、平喘镇咳及抗炎等作用。

（高慧琴）

bìbō

荜茇（Piperis Longi Fructus） 胡椒科植物荜茇 *Piper longum* L. 的干燥近成熟或成熟果穗。主产于云南、广东等地。9~10 月间果穗由绿变黑时采收，除去杂质，晒干。生用。

性味归经 辛，热。归胃、

大肠经。

功效主治 温中散寒，下气止痛。用于脘腹冷痛，呕吐，泄泻，寒凝气滞，胸痹心痛，头痛，牙痛。

功用阐述 ①辛热，主入胃、大肠经，能温中散寒止痛，降胃气，止呕呃。治胃寒脘腹冷痛、呃逆、呕吐泄泻等，常与干姜、白术、附子等配伍，加强温中止痛之功。②能散寒止痛，可用治寒凝气滞，胸痹心痛，单味或与沉香、薤白同用；治疗风寒头痛，多与川芎、细辛、白芷等同用。此外，取荜茇的温通止痛之功，治疗龋齿疼痛，可与胡椒等份研末，填塞龋齿孔中。

用量用法 1~3g，煎服。外用适量。

使用注意 阴虚有热者忌用。

化学成分 主含胡椒碱、棕榈酸、四氢胡椒酸及挥发油等。

药理作用 荜茇有调节胃肠运动、镇静、镇痛、解热、抗溃疡、降血脂、抗缺氧、抗心肌缺血、抗心律失常作用，所含挥发油对金黄色葡萄球菌、枯草杆菌、蜡样芽胞杆菌、结核分枝杆菌、痢疾志贺菌等有抑制作用。

（高慧琴）

bìchéngqié

荜澄茄（Litseae Fructus） 樟科植物山鸡椒 *Litsea cubeba* (Lour.) Pers. 的干燥成熟果实。主产于广西、浙江、四川等地。秋季果实成熟时采收。晒干。生用。

性味归经 辛，温。归脾、胃、肾、膀胱经。

功效主治 温中散寒，行气止痛。用于胃寒呕逆，脘腹冷痛，寒疝腹痛，寒湿郁滞，小便浑浊。

功用阐述 ①辛散温通，主入脾、胃经。既能温胃散寒，又善降胃气、止呃逆、开胃消食。

治疗胃寒脘腹冷痛、呕吐、呃逆等，可单用或与白豆蔻、丁香、高良姜等温中止呕药配伍。②能散寒、行气、止痛。治疗寒疝腹痛，多与吴茱萸、香附、乌药等温里散寒，行气止痛药同用。③入肾、膀胱经，能温肾、散膀胱之寒邪，可用治寒湿郁滞之小便浑浊或下焦虚寒之小便不利等。

用量用法 1~3g，煎服。

使用注意 阴虚有热者忌用。

化学成分 主含挥发油，油中主要成分为柠檬醛、柠檬烯、香茅醛、莰烯、甲基庚烯酮、香叶醇、α-蒎烯等。

药理作用 荜澄茄有抗溃疡、止泻、抗心律失常、改善心肌缺血、改善胃肠功能、镇痛、镇静、抗菌、平喘等作用。

（高慧琴）

làjiāo

辣椒（Capsici Fructus） 茄科植物辣椒 *Capsicum annuum* L. 或其栽培变种的干燥成熟果实。中国大部分地区均有栽培。夏、秋二季果皮变红色时采收，除去枝梗，晒干。生用。

性味归经 辛，热。归心、脾经。

功效主治 温中散寒，开胃消食。用于寒滞腹痛，呕吐，泻痢，冻疮等。

功用阐述 ①辛热燥烈，有温中、散寒、止痛之功，治疗寒滞腹痛，可单味内服或配伍干姜、花椒、党参等同用。②辛热散寒、燥热除湿，能温散寒湿以止泻痢，治疗寒湿呕吐、泻痢，多与苍术、厚朴、藿香等同用。③辛热，水煎或研末外用有良好的散寒止痛之功，常用治寒凝血瘀之冻疮肿痛等。

用量用法 内服入丸、散剂，每次1~3g。外用适量，煎水熏洗

或捣敷。

使用注意 ①本品辛热燥烈，易伤阴助火，故阴虚火旺忌用。②胃及十二指肠溃疡、急性胃炎、肺结核、出血、痔疮或有目疾者忌用。

化学成分 果实所含辛辣成分为辣椒碱、二氢辣椒碱、降二氢辣椒碱、高辣椒碱、高二氢辣椒碱；壬酰香荚兰胺、辛酰香荚兰胺；色素为隐黄素、辣椒红素、微量辣椒玉红素、胡萝卜素；尚含维生素 C、柠檬酸、酒石酸、苹果酸。种子含龙葵碱、龙葵胺等生物碱。

药理作用 辣椒酊或辣椒碱内服可作健胃剂，有促进食欲、改善消化等作用。用各种辣椒制成的调味品口服，可增加唾液分泌及淀粉酶活性，但大剂量口服可产生胃炎、肠炎、腹泻、呕吐。辣椒所含辛辣物质可刺激人舌的味觉感受器，反射性地引起血压（尤为舒张压）上升，但对脉搏无明显影响。辣椒碱对蜡样芽胞杆菌及枯草杆菌有显著抑制作用，10%~20%辣椒煎剂有杀灭臭虫的功效。辣椒外用作为涂擦剂对皮肤有发赤作用，能使皮肤局部血管呈反射性扩张，加速局部血液循环。酊剂可用治冻疮。

（高慧琴）

lǐqìyào

理气药（Qi-regulating medicinal） 以疏理气机为主要作用，治疗气滞或气逆证为主的药物。又名行气药。中医认为气是人体生命之本，气机调畅，脏腑功能才能协调，四肢百骸得以濡养，一旦郁滞，则变生诸证。气滞证是人体某脏腑或经络受某原因，或寒，或湿，或痰，或情志骤变等所犯，以致气机阻滞，运行不畅，郁阻而成。根据气滞的程度

不同，常以满、胀、痛为其症候表现特征，主要发生于脘腹、胸胁等处或损伤部位。满是气滞的最轻表现，胀是气滞的中度表现，满与胀常常并见，称之为满胀、胀满或胀闷。疼痛是气滞的最重表现，与胀并见时称之为胀痛。另外，根据疼痛的表现特征又常表述为窜痛、攻痛等。气滞症状常表现时轻时重，部位不固定，按之一般无形，常随嗳气、肠鸣、矢气等而减轻，症状随情绪变化而增减，脉象多弦。气逆证多因人体气机失调，气行不随常道而上冲所致，症见咳嗽频作，呼吸喘促；呃逆、嗳气不止，或呕吐、呕血；头痛、眩晕，甚至昏厥、咯血等。

作用特点　理气药性味多辛苦温而芳香，其味辛能行，味苦能泄，芳香以走窜，温性以通行，故有疏理气机即行气、降气、解郁、散结的作用。并可通过畅达气机、消除气滞而达到除满、消胀、止痛之效，即《素问》所谓"逸者行之""结者散之""木郁达之"之意。因此类药物主归脾、胃、肝、肺经，以其性能与归经的不同，而分别具有理气健脾、疏肝解郁、理气宽胸、行气止痛、破气散结等功效。

适应范围　主要用于治疗脾胃气滞所致的脘腹胀痛、嗳气吞酸、恶心呕吐、腹泻或便秘等；肝气郁滞所致的胁肋胀痛、抑郁不乐、疝气疼痛、乳房胀痛、月经不调等；肺气壅滞所致的胸闷胸痛、咳嗽气喘等。

配伍规律　使用理气药应根据不同证候适当配伍。如脾胃气滞者，当与消导药同用；脾胃虚者，配以补中益气药。湿热阻滞者，宜配清热燥湿药；因于寒湿困脾者，宜配苦温燥湿药。肝

气郁滞因于肝血不足者，宜与养血柔肝药同用；因于肝经受寒者，配伍暖肝散寒药。肺气壅滞因于外邪客肺者，配伍宣肺解表药；因于痰饮阻肺者，配伍祛痰化饮药。由于气与血具有"血为气之母，气为血之帅"的密切关系，使用理气药时，无论有无瘀血阻滞，常适当地与活血祛瘀药配伍应用。

使用注意　行气药多辛温香燥，易耗气伤阴，故气阴不足者慎用；破气药对于孕妇应当忌用。行气药多含挥发性成分，故入汤剂不宜久煎。

药理毒理　理气药主要与其对消化系统、呼吸系统、生殖系统的药理作用有关。

理气药对胃肠道表现为兴奋与抑制的双向调节作用，可使紊乱的胃肠功能恢复正常。如枳实、枳壳、乌药等主要呈现兴奋胃肠平滑肌作用。枳实、枳壳、陈皮、木香、香附等又具有松弛离体胃肠平滑肌、抑制胃肠运动的作用，并能对抗乙酰胆碱、组胺等引起的肠痉挛。枳实、青皮、陈皮可在预先给予阿托品的基础上使离体肠管紧张性进一步降低。理气药抑制胃肠运动作用主要与阻断 M 胆碱受体有关，也有部分药物与兴奋 α 受体和直接抑制胃肠平滑肌有关。其解痉作用的有效成分之一是对羟福林和 N-甲基酪胺。大多理气药对消化液的分泌起双向调节作用，如木香、陈皮等能促进消化液的分泌，呈现助消化作用；部分理气药中所含的甲基橙皮苷能抑制胃酸分泌，对幽门结扎性胃溃疡大鼠，可使胃液分泌减少，降低溃疡发病率，具有抗溃疡作用。枳壳、青皮、陈皮、香附、沉香等理气药还有不同程度的促进胆汁分泌的作用。青皮和陈皮还可以使胆汁中胆酸

盐含量显著增加。

枳实、枳壳、陈皮、土木香等对子宫平滑肌有兴奋作用，而青皮、香附、乌药等能使痉挛的子宫平滑肌松弛。香附具有雌激素样作用。

枳实、陈皮、香附等能松弛支气管平滑肌，青皮、陈皮、香附、木香可对抗组胺引起的支气管痉挛，扩张支气管，增加肺灌流量。其作用机制与直接扩张支气管，抑制迷走神经功能，抗过敏介质释放，兴奋 β 受体有关。许多理气药中所含的挥发油尚有化痰止咳作用。

含有对羟福林和 N-甲基酪胺的理气药如青皮、陈皮、枳实、枳壳等对心血管系统有显著的强心、升压、抗休克作用。其作用机制为对羟福林可直接兴奋肾上腺素 α 受体，N-甲基酪胺可促进肾上腺素能神经末梢释放去甲肾上腺素，间接兴奋 α、β 受体。但上述药物必须静脉注射给药，才能表现出显著的心血管药理活性，灌服给药无效。另外，木香中所含挥发油及其各种内酯成分有不同程度的抑制心脏、扩张血管及降压作用。

（郭建生）

jiǔlǐxiāng

九里香（Murrayae Folium Et Cacumen）　芸香科植物九里香 *Murraya exotica* L. 和千里香 *Murraya paniculata*（L.）Jack 的干燥叶和带叶嫩枝。主产于广东、广西等地。全年均可采收，除去老枝，阴干。除去杂质，切碎。

性味归经　辛、微苦，温；有小毒。归肝、胃经。

功效主治　行气止痛，活血散瘀。用于胃痛，风湿痹痛；外治牙痛，跌扑伤痛，虫蛇咬伤。

功用阐述　①味辛性温，能

行能散，能行气止痛，用于中焦气滞所致之胃脘胀满疼痛、痞满等。②辛苦温，辛能行血，苦能燥，温能通，能行气止痛，活血散瘀，驱经络寒湿，可以用于治疗寒湿阻滞经络所致之风寒湿痹痛。③味辛性温，能行气止痛，活血散瘀，故还可外用治牙痛，跌扑肿痛，虫蛇咬伤。

用量用法 6~12g，煎服。外用鲜品适量，捣烂敷患处。

使用注意 九里香苦燥性温，易伤津助热，阴虚者慎用。孕妇慎用。

化学成分 九里香叶含多种香豆精类化合物。从叶分离出多种黄酮类化合物，并含有挥发油约 0.25%。花瓣含东茛菪苷及其苷元东茛菪素。果实含西比赛亭七甲醚 I、半-α-胡萝卜酮。茎皮含微量的梅克受梯新 I。此外尚含有 3-甲酰-吲哚等。

药理作用 茎叶煎剂有局部麻醉作用；从本品石油醚提取物中分得一种不含氮的结晶性成分（分解点 91~92℃），对离体鼠肠有明显的松弛作用，能对抗组胺、氯化钡所致的平滑肌痉挛，但对乙酰胆碱引起的平滑肌痉挛无对抗作用。九里香中分得一种糖蛋白，给孕期 12~16 日的孕兔腹腔注射 10mg/kg 或羊膜腔注射每胚胎 3mg，可使孕兔终止妊娠。

（郭建生）

jiǔxiāngchóng

九香虫（Aspongopus）

蝽科昆虫九香虫 *Aspongpus chinensis* Dallas 的干燥体。主产于云南、四川、贵州等地。11 月至次年 3 月前捕捉，置适宜容器内，用酒少许将其闷死，取出阴干；或置沸水中烫死，取出，干燥。

性味归经 咸，温。归肝、脾、肾经。

功效主治 理气止痛，温中助阳。用于胃寒胀痛，肝胃气痛，肾虚阳痿，腰膝酸痛。

功用阐述 ①味咸性温，能温通利膈而有行气止痛之功，且善入肝经。适用于肝气郁滞之胸胁胀痛或肝胃不和之胃脘疼痛、肝胃气痛。②又归肾经。有温肾壮腰、助阳起痿之功。用治肾阳不足之阳痿、腰膝冷痛。

用量用法 3~9g，煎服。

使用注意 凡阴虚内热者禁服本品。

化学成分 虫体含脂肪、蛋白质、甲壳质等。脂肪中含有硬脂酸、棕榈酸、油酸，其臭味来源于醛或酮。

药理作用 九香虫在试管内对金黄色葡萄球菌、伤寒沙门菌、甲型副伤寒沙门菌、福氏志贺菌有较强的抗菌作用；并有促进机体新陈代谢作用。元素分析表明，九香虫含有抑癌元素锰和镁较高，致癌元素镍、铬、砷、镉、铍等较低。

（郭建生）

dāodòu

刀豆（Canavaliae Semen）

豆科植物刀豆 *Canavalia gladiata*（Jacq.）DC. 的干燥成熟种子。秋季采收成熟果实，剥取种子，晒干。主产于江苏、湖北、安徽等地。秋季采收成熟果实，剥取种子，晒干。

性味归经 甘，温。归胃、肾经。

功效主治 温中，下气，止呃。用于虚寒呃逆，呕吐。

功用阐述 ①甘温暖胃，性主沉降，能温中和胃，降气止呃，用于治疗中焦虚寒之呕吐呃逆。②甘温助阳，归肾经，能温肾助阳，适用于肾虚腰痛。

用量用法 6~9g，煎服。外用鲜品适量，捣烂敷患处。

使用注意 胃热炽盛者禁服。

化学成分 种子脱脂后经分析含油酸、亚油酸、亚麻酸等脂肪酸，而不皂化部含羽扇豆醇、豆甾醇和 β-谷甾醇。种子还含皂苷，即羽扇豆醇-3-O-β-D 吡喃木精基（1→4）-O-β-D-吡喃葡萄糖苷，刀豆球蛋白 B，L-刀豆氨酸及刀豆毒素。叶中含芸香苷和槲皮苷。

药理作用 已发现刀豆子具有脂氧酶激活作用，其有效成分是刀豆毒素。刀豆毒素每日腹腔注射给药 50μg/kg、100μg/kg 或 200μg/kg，可引起雌性大鼠血浆内黄体生成素（LH）和卵泡刺激素（FSH）水平突然升高，黄体酮水平无变化，催乳素（PRL）则降低。200μg/kg 组动情前期频率和体重增重明显增加，但子宫和卵巢的重量并无变化。上述 FSH 和 LH 的增加同脂氧酶激活作用吻合，但催乳素水平降低的原因尚不明。

刀豆球蛋白 A（Con A）是一种植物血凝素，具有强力的促有丝分裂作用，有较好的促淋巴细胞转化反应的作用，其促淋巴细胞转化最适浓度为 40~100μg/ml，能沉淀肝糖原，凝集羊、马、狗、兔、猪、大鼠、小鼠、豚鼠等动物及人红细胞。还能选择性激活抑制性 T 细胞，对调节机体免疫反应具有重要作用。因此，通过使用刀豆球蛋白 A 来活化病态（或老年）时的抑制性 T 细胞这一途径，有望改观一些自身免疫性疾病，甚或移植物排斥反应或恶性肿瘤的防治前景。

（郭建生）

dàfùpí

大腹皮（Arecae Pericarpium）

棕榈科植物槟榔 *Areca catechu* L.

的干燥果皮。主产于海南、云南、广西等地。冬季至次春采收未成熟的果实，煮后干燥，纵剖两瓣，剥取果皮，习称"大腹皮"；春末至秋初采收成熟果实，煮后干燥，剥取果皮，打松，晒干，习称"大腹毛"。

性味归经 辛，微温。归脾、胃、大肠、小肠经。

功效主治 行气宽中，利水消肿。用于湿阻气滞，脘腹胀闷，大便不爽，水肿胀满，脚气浮肿，小便不利。

功用阐述 ①辛能行散，主入脾胃经，能行气导滞，为宽中利气之捷药。可用治食积气滞之脘腹痞胀、嗳气吞酸、大便秘结或泻而不爽；亦可治湿阻气滞之脘腹胀满。②辛散温通，上可开宣肺气而通利水道，下能通畅胃肠壅滞之气，行上下留阻之水湿，有行水消肿之功。用于治疗脾失运化，水湿外溢之皮肤水肿，四肢头面悉肿，按之没指，不恶风，其腹如鼓，不喘、不渴、脉浮者；若阳水实证，通身浮肿、胸腹胀满、喘呼气急、烦躁多渴、二便不利者，可与逐水退肿药同用；若治脚气肿痛、二便不通，可与利水药同用。

用量用法 5~10g，煎服。

使用注意 ①孕妇慎用。气虚体弱者慎用。②大腹皮一般情况下使用，无明显毒副作用，曾有过敏反应的报道，症见皮肤瘙痒，腹痛，腹泻，皮肤发热，出现荨麻疹；严重者可出现胸闷，恶心、心慌、烦躁不安、面色、口唇苍白、冷汗、四肢冰冷、血压下降等过敏性休克的症状。

化学成分 含少量槟榔碱，儿茶精。

药理作用 大腹皮具有兴奋胃肠道的作用，其水提液有促进纤维蛋白溶解、抗凝血的作用，除去鞣酸的水提液有较强的抗补体活性作用。

（郭建生）

shānnài

山奈 （Kaempferiae Rhizoma）

姜科植物山奈 *Kaempferia galanga* L. 的干燥根茎。主产于广东、福建、台湾等地。冬季采挖，洗净，除去须根，切片，晒干。

性味归经 辛，温。归胃经。

功效主治 行气温中，消食，止痛。用于胸膈胀满，脘腹冷痛，饮食不消。

功用阐述 ①辛散温通，主归胃经，芳香辟秽，能温脾胃，行滞气，止疼痛，故常用于寒邪中阻所致胸膈胀满、脘腹冷痛、饮食不消等证。若虚寒胃脘痛，则配补中散寒止痛药以增强疗效；若寒凝气滞甚者，则宜配温中散寒行气之品，以增强行气止痛之力。凡中焦气滞，胀满疼痛，饮食不消者，可与行气导滞药同用。②辛散温通，有祛风散寒止痛之功，可研末擦牙，治风虫牙痛。此外，山奈辛散温通，还有消肿止痛之功，可用治跌打肿痛。

用量用法 6~9g，煎服。

使用注意 阴虚血亏，胃有郁火者忌服。

化学成分 主要含挥发油，山奈酚，山奈素及维生素 P。

药理作用 对豚鼠离体肠平滑肌低剂量呈兴奋作用，大剂量呈抑制作用。

（郭建生）

chuānliànzǐ

川楝子 （Toosendan Fructus）

楝科植物川楝 *Melia toosendan* Sieb. et Zucc. 的干燥成熟果实。主产于四川等地。冬季果实成熟时采收，除去杂质，干燥。

性味归经 苦，寒；有小毒。归肝、小肠、膀胱经。

功效主治 疏肝泻热，行气止痛，杀虫。用于肝郁化火，胸胁、脘腹胀痛，疝气疼痛，虫积腹痛。

功用阐述 ①苦寒泄降，能清肝火、泻郁热、行气止痛。常用于肝郁气滞或肝郁化火胸腹诸痛。②入肝经性寒，能疏肝郁、除热气、行郁滞、止疼痛，可治疝气疼痛属肝经有热者。若与暖肝散寒药合用，可治疗寒滞肝脉、痛引少腹的寒疝证。③苦寒泄降，有小毒，既能杀虫，又能行气止痛，常用治小儿虫积腹痛，发作有时，口吐清水者。此外，川楝子味苦性寒，寒能清热，苦能燥湿，外用具有杀虫疗癣止痒之功，故可用治疥癣瘙痒。

用量用法 5~10g，煎服。

使用注意 本品苦寒败胃，脾胃虚寒者忌用。孕妇慎用。

化学成分 主要含川楝素，以及多种苦味的三萜类成分，苦楝子酮、脂苦楝子醇、21-O-乙酰川楝子三醇，21-O-甲基川楝子五醇等。

药理作用 川楝对蛔虫肌肉有直接作用，使虫体腺苷三磷酸的分解代谢加快，造成能量的供不应求而导致收缩性痉挛而疲劳，最后使虫体不能附着肠壁而被排出体外，因此临床上服用的川楝素排虫时间较迟，24~48 小时，排出虫体多数尚能活动。大剂量川楝素（静脉注射或肌内注射）引起的呼吸衰竭，主要是由于它对中枢的抑制作用。延髓呼吸中枢部位直接给川楝素的实验支持上述结论。中枢兴奋药尼可刹米对川楝素引起的呼吸抑制有轻微的对抗作用。川楝素对致死量肉毒中毒的小鼠，攻毒后 6 小时内给药治疗，其存活率可达 80% 以上；对肉毒中毒猴子，攻毒后 24 小时治疗，可治愈半数以上；对 C 型肉毒中毒亦有保护作用；与抗毒血清合用，可明显降低抗毒血清用量。

（郭建生）

kǔliànzǐ

苦楝子（Meliae Fructus） 楝科植物楝 Melia azedarach L. 的干燥成熟果实。主产于四川、湖南、河北等地。秋、冬两季果实成熟呈黄色时采收，或收集落下的果实。晒干、阴干或烘干。

性味归经 苦、寒；有小毒。归肝、小肠、膀胱经。

功效主治 疏肝泻热，行气止痛，杀虫。用于肝郁化火，胸胁、脘腹胀痛，疝气疼痛，虫积腹痛。

功用阐述 ①苦寒泄降，能清肝火、泻郁热、行气止痛。常用于肝郁化火胸腹诸痛。②入肝经性寒，能疏肝郁、除热气、行郁滞、止疼痛，可治疝气疼痛属肝经有热者。③苦寒泄降，有小毒，既能杀虫，又能行气止痛，常用治虫积腹痛。此外，苦楝子味苦性寒，寒能清热，苦能燥湿，外用具有杀虫疗癣止痒之功，故可用治疥癣瘙痒。

用量用法 5~10g，煎服。

使用注意 孕妇慎用。

化学成分 果实中含有苦楝子酮，苦楝子醇，苦楝子内酯，7-二十三醇，儿茶精，羽扇豆醇，β-谷甾醇，β-谷甾醇-3-O-葡萄糖苷，香草醛，桂皮酸，印楝子素，1-桂皮酰苦楝子醇酮，苦楝子二醇，苦楝新醇。果实油含肉豆蔻酸，亚油酸，油酸，棕榈酸，棕榈油酸。

药理作用 苦楝子的乙醇浸液、水浸液及煎液的抗真菌实验证明，乙醇浸液抗真菌作用最强，10%楝子乙醇浸液即有明显的抑菌作用，尤其对白念珠菌、新型隐球菌呈现较强的抑菌作用，而水浸液和煎液的抑菌作用较差。

（郭建生）

wūyào

乌药（Linderae Radix） 樟科植物乌药 Lindera aggregata（Sims）Kosterm. 的干燥块根。主产于湖南、安徽、浙江等地。全年均可挖采，除去细根，洗净，趁鲜切片，晒干，或直接晒干。

性味归经 辛，温。归肺、脾、肾、膀胱经。

功效主治 行气止痛，温肾散寒。用于寒凝气滞，胸腹胀痛，气逆喘急，膀胱虚冷，遗尿尿频，疝气疼痛，经寒腹痛。

功用阐述 ①辛开温通，上走肺，中行脾，顺气降逆，散寒止痛，向下达于肾与膀胱，以温下元，调下焦冷气。它能通理上下诸气，可广泛用于由气滞、气逆引起的腹胀、腹痛，尤以下腹疼痛者疗效更佳。②能理气散寒，行气止痛，用于治疗寒疝疼痛、睾丸肿痛，经行腹痛诸证。③能顺气降逆，宽中快膈，用于七情气逆或体虚气逆而致上气喘急，胸膈满闷，妨碍饮食者。④温通行气，下达肾与膀胱，具有温肾散寒，除膀胱冷气之功。用治肾阳不足、膀胱虚冷之小便频数、小儿遗尿。此外，乌药可顺气消痰，用于七情抑郁、风气攻痰而致遍身顽麻，口眼歪斜，喉中气急有痰者。

用量用法 6~10g，煎服。

使用注意 孕妇及体虚者慎服。气虚及内热患者禁服。

化学成分 乌药主要含挥发油、异喹啉生物碱及呋喃倍半萜及其内酯三大类。挥发油中主要组成大多为常见的单萜和倍半萜类化合物。根中挥发油主要含有龙脑、柠檬烯、β-草烯等。叶中挥发油主要含有罗勒烯、月桂烯、聚伞花素、莰烯、龙脑、乙酸龙脑酯、依兰烯、β-榄香烯、β-草烯、β-蛇床烯、荜澄茄烯等。呋喃倍半萜及其内酯主要包括桉烷型：香樟烯；乌药烷型：乌药烯、乌药醇、乙酸乌药酯、乌药酮、乌药醚、异乌药醚；吉马烷型：乌药内酯、新乌药内酯、乌药醚内酯、伪新乌药醚内酯；榄烷型：异呋喃吉马烯、异乌药内酯、表二氢异乌药内酯。

药理作用 乌药对呼吸道合胞病毒（RSV）、柯萨奇 B1、B3、B4 病毒（CBV）有明显的抑制作用，属高效抗病毒药物。对单纯疱疹病毒（HSV）也有明显的抑制作用。对金黄色葡萄球菌、甲型溶血链球菌、伤寒沙门菌、变形杆菌、铜绿假单胞菌、大肠埃希菌均有抑制作用。乌药能增加消化液的分泌，还能对抗临床应用大黄引起的腹痛。乌药水煎液可明显增大家兔胃电幅值，有兴奋和增强胃运动节律作用。乌药水煎液可以显著抑制溃疡的形成，可明显对抗乙醇诱发的细胞损伤，具有细胞保护作用，此作用与剂量呈依赖关系。乌药对心肌有兴奋作用，其挥发油内服有兴奋心肌、加速回流循环、升压及发汗作用，亦有兴奋大脑皮质、促进呼吸作用，局部涂用可使血管扩张、血液循环加快、缓解复合肌肉痉挛性疼痛作用。乌药对小鼠肉瘤 S180 抑制作用明显。乌药根中呋喃倍半萜组分对实验性肝损伤有预防作用，该组分对四氯化碳引起的天冬氨酸转氨酶、丙氨酸转氨酶升高有预防作用，对乙硫氨酸所致血清转氨酶升高，天冬氨酸转氨酶升高均有较强的抑制作用，并可保护肝脏免受脂肪浸润。另外乌药亦有抗组胺的作用。乌药的水、醇提取物具有较强的镇痛、抗炎作用，以其正丁醇部位的镇痛、抗炎活性为最强。

(郭建生)

tiānxiānténg

天仙藤 （Aristolochiae Herba）

马兜铃科植物马兜铃 *Aristolochia debilis* Sieb. et Zucc. 或北马兜铃 *Aristolochia contorta* Bge. 的干燥地上部分。主产于浙江、安徽、湖南等地。秋季采割，除去杂质，晒干。

性味归经 苦，温。归肝、脾、肾经。

功效主治 行气活血，通络止痛。用于脘腹刺痛，风湿痹痛。

功用阐述 ①苦泄温通，能理气活血而止痛，治疗肝胃不和之脘腹刺痛。其归肝经，故又治疝气痛。其能活血止痛，故能治产后瘀血腹痛。②苦温燥湿，善治妊娠水肿。③苦燥温通，藤走经络，能通络活血止痛，用治风湿痹痛。其能理气，又能活血，也用治气滞血瘀之癥瘕积聚。

用量用法 3~6g，煎服。

使用注意 ①本品含马兜铃酸，可引起肾脏损害等不良反应。②儿童及老年人慎用，孕妇、婴幼儿及肾功能不全者禁用。

化学成分 天仙藤含马兜铃酸D，木兰花碱和β-谷甾醇。

药理作用 天仙藤成分木兰花碱具有箭毒样作用和显著的神经节阻断作用。其作用可被新斯的明所拮抗。

(郭建生)

mùxiāng

木香 （Aucklandiae Radix）

菊科植物木香 *Aucklandia lappa* Decne. 的干燥根。主产于云南、广东、湖南等地。秋、冬二季采挖，

除去泥沙和须根，切段，大的再纵剖成瓣，干燥后撞去粗皮。

性味归经 辛、苦，温。归脾、胃、大肠、三焦、胆经。

功效主治 行气止痛，健脾消食。用于胸胁、脘腹胀痛，泻痢后重，食积不消，不思饮食，煨木香实肠止泻。用于泄泻腹痛。

功用阐述 ①辛行苦泄温通，芳香气烈而味厚，善行脾胃之气滞，既为行气止痛之要药，又为健脾消食之佳品，主治脾胃气滞，脘腹胀痛。若用于脾胃气虚所致气行不畅，脘腹胀满，食少便溏，可与健脾益气药同用。②辛行苦降，善行大肠之滞气，为治湿热泻痢、里急后重之要药。常与清热解毒止痢药同用于各种湿热泻痢以里急后重为主要表现者。还可与行气导滞药同用，治疗饮食积滞之脘腹胀满、大便秘结或泻而不爽。③煨用，缓其峻烈之性，增其实肠止泻之功，可用于泄泻腹痛。④气香醒脾，味辛能行，味苦主泄，走三焦和胆经，故既能行气健脾又能疏肝利胆，用治脾失运化、肝失疏泄而致湿热郁蒸、气机阻滞之脘腹胀痛、胁痛、黄疸。还可与散寒理气药同用，治疗寒疝腹痛及睾丸偏坠疼痛。⑤辛行苦泄，性温通行，能通畅气机，气行则血行，故可止痛，用以治疗寒凝气滞胸痛。⑥气芳香能醒脾开胃，故在补益方剂中用之，能减轻补益药的腻胃和滞气之弊，有助于消化吸收。

用量用法 3~6g。煎服。

使用注意 木香辛温香燥，易伤阴血，故阴虚、津亏、火旺者慎用。

化学成分 根油主含去氢木香内酯，木香烯内酯，含量达50%，还含木香萜醛，4β-甲氧基去氢木香内酯，木香内酯，二氢

木香内酯等。

药理作用 有扩张支气管平滑肌作用。豚鼠离体气管与肺灌流实验证明，木香水提液、醇提液、挥发油及总生物碱能对抗组胺与乙酰胆碱对气管与支气管的致痉作用，其作用特点与罂粟碱相似，被认为是直接作用平滑肌所致。木香水提液、挥发油和总生物碱对小鼠离体小肠先有轻度兴奋作用，随后紧张性与节律性明显降低。对乙酰胆碱、组胺与氯化钡所致肠肌痉挛有对抗作用。离体兔耳与大鼠后肢血管灌流实验还表明，去内酯挥发油、总内酯，有较明显的血管扩张作用。其他内酯部分作用较小。小剂量总生物碱可扩张离体兔耳血管，大剂量反而引起收缩反应。挥发油1∶3000浓度能抑制链球菌、金黄色葡萄球菌与白色葡萄球菌的生长，对大肠埃希菌与白喉棒状杆菌作用微弱；总生物碱无抗菌作用。木香煎剂对许兰黄癣菌及其蒙古变种等10种真菌有抑制作用。

(郭建生)

chuānmùxiāng

川木香 （Vladimiriae Radix）

菊科植物川木香 *Vladimiria souliei*（Franch.）Ling 或灰毛川木香 *Vladimiria souliei*（Franch.）Ling var. *cinerea* Ling 的干燥根。主产于四川、云南、西藏等地。秋季采挖，除去须根、泥沙及根头上的胶状物，干燥。

性味归经 辛、苦，温。归脾、胃、大肠、胆经。

功效主治 行气止痛。用于胸胁、脘腹胀痛，肠鸣腹泻，里急后重。

功用阐述 ①味辛能行，其苦能泄，性温能通，芳香善走窜，善行脾胃气滞，为行气止痛之要

药，主治脾胃气滞，脘腹胀痛。若用于脾胃气虚所致气行不畅，脘腹胀满，食少便溏，可与健脾益气药同用。②辛行苦泄，性温通行，能通畅气机，气行则血行，故可止痛，用以治疗寒凝气滞胸痛。③入大肠经，能善行大肠之滞气，因其性温，用治肠鸣腹泻，里急后重因热所致者。常与清热解毒止痢药同用。④煨用后，能缓其峻烈之性，增其实肠止泻之功，可用于泄泻腹痛。

用量用法 3~9g，煎服。

使用注意 川木香辛温香燥，易伤阴血，故阴虚、津亏、火旺者慎用。

化学成分 从川木香根中分得挥发油，得率为0.8%，用气相色谱-质谱联用仪（GC-MS）鉴定了其中26个成分，挥发油的主要成分为去氢木香内酯。根中含倍半萜内酯等。

药理作用 川木香的作用主要表现在消化、心血管系统方面，并具有抗菌、抑制血小板聚集、降血糖等作用。

（郭建生）

tǔmùxiāng

土木香（Inulae Radix） 菊科植物土木香 Inula helenium L. 的干燥根。主产于东北、华北、西北等地。秋季采挖，除去茎叶、须根及泥沙，晒干。

性味归经 辛、苦，温。归肝、脾经。

功效主治 健脾和胃，行气止痛，安胎。用于胸胁、脘腹胀痛，呕吐泻痢，胸胁挫伤，岔气作痛，胎动不安。

功用阐述 ①味辛能行，其苦降泄，性温能通，具芳香之气而善行中焦之气滞，为行气止痛之常用药，主治脾胃气滞，脘腹胀痛。用于脾胃气虚所致气行不

畅，脘腹胀满，呕吐泻痢等，可与健脾益气药同用。②辛能行气，又入肝经，能疏肝理气，善治胸胁胀痛，胸胁挫伤，岔气作痛等肝经气滞的疼痛症，可与疏肝理气药同用。③能疏肝理脾，能促使肝脾之气的运行，用于肝脾气滞所致胎动不安。

用量用法 3~9g，多入丸散内服。

使用注意 土木香辛温香燥，易伤阴血，故阴虚、津亏、火旺者慎用。

化学成分 土木香根含菊糖达44%左右，含挥发油1%~2%，油中主成分是土木香内酯，异土木香内酯，二氢异土木香内酯，土木香酸，土木香醇及三萜类成分达玛二烯醇乙酸酯，大牻牛儿烯D内酯及1-去氧-8-表狭叶依瓦菊素。

药理作用 土木香挥发油中所含土木香内酯及其衍生物异土木香内酯，二氧异土木香内酯，对猪和猫的蛔虫均有作用。驱虫作用较山道年效果好而毒性较低。在体外土木香内酯和异土木香内酯对痢疾阿米巴原虫和阴道毛滴虫均有强力杀灭作用。土木香内酯能抑制结核杆菌的生长。能完全抑制须发癣菌、大小孢子菌的生长。对金黄色葡萄球菌、志贺菌、铜绿假单胞菌及皮肤真菌也有抑制作用。土木香内酯低浓度兴奋，较高浓度则抑制离体蛙心使心脏停止于舒张期。对蛙后肢灌流及兔耳血管灌流，低浓度时有轻微扩张作用，高浓度时则收缩。家兔静脉注射小量，血压先微升，继则缓慢下降，大量则一开始即为降压，呼吸抑制。它能抑制离体兔肠，降低小肠过高的运动及分泌功能；对离体兔子宫亦有抑制作用，但在极低浓度

时对子宫可有兴奋作用，对蛙的骨骼肌及运动神经末梢为麻痹作用，使疲劳曲线缩短。土木香内酯给家兔口服或皮下注射，大量可升高血糖，中等剂量则可降低血糖，且抑制食物性高血糖。对蛙、小鼠及家兔的一般毒性为自发活动及反射活动麻痹，以后呼吸停止而死，呼吸停止后心脏还保持短时间搏动，因此考虑是中枢性的。异土木香内酯毒性略小，二氢异土木香内酯则更小。人应用过量（根）可发生四肢疼痛、吐、泻、眩晕及皮疹。其中含毒性很强的蛋白质。土木香苦素对鱼、小鼠作用类似印防己毒素类毒物。体外培养试验表明，土木香内酯为变应原，对白细胞有毒性。

（郭建生）

gānsōng

甘松（Nardostachyos Radix Et Rhizoma） 败酱科植物甘松 Nardostachys jatamansi DC. 的干燥根及根茎。主产于四川、青海、甘肃等地。春、秋二季采挖，除去泥沙和杂质，晒干或阴干。

性味归经 辛、甘，温。归脾、胃经。

功效主治 理气止痛，开郁醒脾；外用祛湿消肿。用于脘腹胀满，食欲不振，呕吐；外用治牙痛，脚气肿毒。

功用阐述 ①味辛行气，芳香醒脾，性温散寒，故能行气消胀，醒脾开胃，散寒止痛，用于寒凝气滞之脘腹胀痛、呕吐、不思饮食。②辛甘温，其气芳香，入脾、胃经，大有扶脾顺气、开胃消食之功，用于思虑伤脾，气机郁滞之胸闷、腹胀、饮食不振等。此外，甘松有收湿拔毒之功，用治湿脚气。单用泡汤漱口，可治牙痛。

用量用法 3~6g，煎服。外

用适量，泡汤漱口或煎汤洗脚或研末敷患处。

使用注意 气虚血热者慎服。

化学成分 甘松根和根茎含多种倍半萜类成分，缬草萜酮；甘松新酮；1（10）-马兜铃烯；9-马兜铃烯-2-酮；1,8,9,10-四去氢马兜铃烷-2-酮（又名甘松酮）；9-马兜铃烯醇（又名甘松醇）；1,2,9,10-四去氢马兜铃烷；青木香酮；广藿香醇；β-广藿香烯；甘松香醇A；β-橄榄烯；甘松环氧化物；甘松香酮A、B、C、D、E；异甘松新酮；甘松新酮二醇；甘松呋喃；去氧甘松香醇A。甘松根酮，甘松根醇即1（10）-马兜铃烯-9β-醇；9β-马兜铃烷醇；11-桉叶烯-2,4α-二醇等。以及环烯醚萜化合物甘松二酯。还含有三萜成分：齐墩果酸，熊果酸以及乙基-β-D-吡喃葡萄糖苷，β-谷甾醇。

药理作用 甘松香对蛙、兔有与缬草相似的镇静作用。甘松能对抗氯化钠诱发大鼠心律失常及对抗家兔于氯仿-肾上腺素诱发心律失常的作用。缬草酮有抗心律不齐的作用，且为较安全的药物。甘松对心肌有直接的抑制作用。甘松注射液（包括挥发油及水提醇沉部分）2g/kg 静脉注射，使兔心率减慢，并对抗垂体后叶素引起的急性心肌缺血，减轻 T 波的升高。给豚鼠喷射组胺的前、后，应用宽叶甘松可使支气管扩张。醇提取物在离体平滑肌器官上（小肠、大肠、子宫、支气管），具有拮抗组胺、5-羟色胺及乙酰胆碱的作用；还能拮抗氯化钡或氯化钠引起的痉挛。

（郭建生）

fóshǒu

佛手（Citri Sarcodactylis Fructus） 芸香科植物佛手 *Citrus medica* L. var. *sarcodactylis* Swingle 的干燥果实。主产于广东、浙江、四川等地。秋季果实尚未变黄或变黄时采收，纵切成薄片，晒干或低温干燥。

性味归经 辛、苦、酸，温。归肝、脾、胃、肺经。

功效主治 疏肝理气，和胃止痛，燥湿化痰。用于肝胃气滞，胸胁胀痛，胃脘痞满，食少呕吐，咳嗽痰多。

功用阐述 ①辛行苦泄，善疏肝解郁、行气止痛，用治肝郁气滞及肝胃不和之胸胁胀痛，脘腹痞满，常与疏肝解郁药同用。②辛行苦泄，气味芳香，能醒脾理气，和中导滞，治脾胃气滞之脘腹胀痛、呕恶食少等。③芳香醒脾，苦温燥湿而善健脾消痰，辛行苦泄又能疏肝理气，用治咳嗽日久痰多，胸膺作痛者。

用量用法 3～10g，煎服。

使用注意 阴虚有热、气虚无滞者慎用。

化学成分 佛手含挥发油、香豆精类化合物。主要成分有佛手内酯、柠檬内酯、橙皮苷、布枯叶苷（地奥明）等。

药理作用 佛手醇提取物对肠道平滑肌有明显的抑制作用；有扩张冠状血管，增加冠状动脉血流量的作用，高浓度时抑制心肌收缩力、减缓心率、降低血压、保护实验性心肌缺血；佛手有一定的平喘、祛痰作用；佛手多糖对多环节免疫功能有明显促进作用，可促进腹腔巨噬细胞的吞噬功能，明显对抗环磷酰胺所致的免疫功能低下。

（郭建生）

chénxiāng

沉香（Aquilariae Lignum Resinatum） 瑞香科植物白木香 *Aquilaria sinensis*（Lour.）Gilg 含有树脂的木材。主产于海南、广西、广东等地。全年均可采收，割取含树脂的木材，除去不含树脂的部分，阴干。

性味归经 辛、苦，微温。归脾、胃、肾经。

功效主治 行气止痛，温中止呕，纳气平喘。用于胸腹胀闷疼痛，胃寒呕吐呃逆，肾虚气逆喘急。

功用阐述 ①气芳香走窜，味辛行散，性温祛寒，善温散胸腹阴寒，行气止痛，治寒凝气滞之胸腹胀痛，脾胃虚寒之脘腹冷痛。②辛温散寒，味苦降泄，善温胃散寒、降逆止呕，治寒邪犯胃，呕吐清水，胃寒久呃。③辛温入肾，苦降下气，能温肾纳气，降逆平喘，适用治下元虚冷，肾不纳气之虚喘证。

用量用法 1～5g，煎服，宜后下。

使用注意 沉香辛温助热，故阴虚火旺者慎用。气虚下陷者也应慎用。

化学成分 含挥发油，其中倍半萜成分有沉香螺醇，白木香酸，白木香醛，白木香醇、去氢白木香醇，白木香呋喃醛，白木香呋喃醇等。

药理作用 沉香水煮液和水煮醇沉液能抑制离体豚鼠回肠的自主收缩，对抗组胺、乙酰胆碱引起的痉挛性收缩。沉香苯提取组分给小鼠灌胃能明显延长小鼠环己巴比妥的睡眠时间。

（郭建生）

chénpí

陈皮（Citri Reticulatae Pericarpium） 芸香科植物橘 *Citrus reticulata* Blanco 及其栽培变种的干燥成熟果皮。主产于广东、四川、湖南等地。药材分为"陈皮"和"广陈皮"。采摘成熟果实，剥取果皮，晒干或低温干燥。

性味归经 苦、辛，温。归肺、脾经。

功效主治 理气健脾，燥湿化痰。用于脘腹胀满，食少吐泻，咳嗽痰多。

功用阐述 ①辛散苦降性温，芳香醒脾，长于理气健脾燥湿，调中快膈，降逆止呕，有行气止痛、健脾和中之功，因其苦温而燥，故寒湿阻中之气滞最宜。治疗中焦寒湿脾胃气滞所致之脘腹胀痛、恶心呕吐、泄泻等，常与燥湿行气药同用。若食积气滞，脘腹胀痛等，可配消食药等。若外感风寒，内伤食滞之腹痛、呕吐、泄泻，可与发散风寒药同用。因脾虚气滞所致之腹痛喜按、不思饮食、食后腹胀、便溏舌淡者，可与健脾益气药同用。②辛散温通，能行能降，燥湿化痰，善行肺经气滞，且辛行苦泄而能宣肺止咳，为治痰之要药。治咳嗽痰多色白，胸膈胀满，恶心呕吐之湿痰咳嗽，常配伍化痰健脾药。若治寒痰咳嗽，多与温化寒痰药同用。若脾虚失运而致痰湿犯肺者，可配健脾益气药。③辛香而行，善疏理气机、调畅中焦而使之升降有序，可配伍降逆止呕药治疗呕吐、呃逆。④辛散温通、入肺走胸，长于理气调中、燥湿化痰，而能行气通痹止痛，可与宽胸逐痰药同用，治疗胸痹胸中气塞短气。

用量用法 3~10g，煎服。

使用注意 陈皮苦燥性温，易伤津助热，舌赤少津，内有实热，阴虚燥咳，及咯血、吐血者慎用。

化学成分 含挥发油 1.5%（压榨法）至 2%（蒸馏法），油中主要成分为 D-柠檬烯。还含 β-月桂烯、α- 及 β-蒎烯等，另含黄酮类成分橙皮苷、新橙皮苷、柑橘素、二氢川陈皮素及 5-去甲二氢川陈皮素；有报道川陈皮含橙皮苷约 8.4%，川陈皮素约 0.15%。另含辛弗林（对羟福林）0.28%~2.54%。

药理作用 陈皮所含挥发油，对胃肠道有温和的刺激作用，可促进消化液的分泌，排除肠管内积气，显示了芳香健胃和驱风下气的效用。陈皮煎剂、醇提物等能兴奋心肌，但剂量过大时反而出现抑制。另外，它还可使血管产生轻度的收缩，迅速升高血压。陈皮中的果胶对高脂饮食引起的动脉硬化也有一定的预防作用。陈皮所含挥发油有刺激性被动祛痰作用，使痰液易咳出。陈皮煎剂对支气管有微弱的扩张作用。其醇提物的平喘效价较高。陈皮煎剂可使肾血管收缩，使尿量减少。陈皮煎剂与维生素 C、维生素 K 并用，能增强消炎作用。陈皮煎剂副作用极小，动物多次试验均未见急性中毒。

附 ①橘核：橘及其栽培变种的干燥成熟种子。性味苦，平；归肝、肾经。功能理气，散结，止痛。适用于疝气疼痛，睾丸肿痛，乳痈乳癖。用量 3~9g。②橘络：橘及其栽培变种的成熟果皮内的筋络。由果皮内撕下，晒干。性味甘、苦，平；归肝、肺经。功能行气通络，化痰止咳。适用于痰滞经络之胸痛、咳嗽、痰多。用量 3~5g。③橘叶：橘及其栽培变种的叶。性味辛、苦，平；归肝经。功能疏肝行气，散结消肿。适用于胸胁作痛，乳痈，乳癖。用量 6~10g。

（郭建生）

huàjúhóng

化橘红 （Citri Grandis Exocarpium） 芸香科植物化州柚 *Citrus grandis* ' Tomentosa ' 或 *Citrus grandis* (L.) Osbeck 的未成熟或近成熟的干燥外层果皮。主产于广东、广西等地。夏季果实未成熟时采收，置沸水中略烫后，将果皮割成 5 或 7 瓣，除去果瓤及部分中果皮，压制成形，干燥。

性味归经 辛、苦，温。归肺、脾经。

功效主治 理气宽中，燥湿化痰。用于咳嗽痰多，食积伤酒，呕恶痞闷。

功用阐述 ①辛散苦降性温，入脾经能芳香醒脾，绝生痰之源，入肺经能化痰止咳，清贮痰之器，调中快膈，而具有行气宽中、燥湿化痰之功，因其苦温而燥，多用于痰湿阻中之咳嗽痰多色白，胸膈胀满，恶心呕吐之湿痰咳嗽。②饮酒过多，易生痰湿，伤及脾胃而影响消化功能。本品行气燥湿，匡扶脾胃，故用治于食积伤酒。③入脾肺，行脾肺之气，脾为气机升降之枢纽，肺主宣发与肃降，脾肺气顺，则呕恶痞闷除。

用量用法 3~6g，煎服。

使用注意 化橘红苦燥性温，易伤津助热，舌赤少津，内有实热，阴虚燥咳，及咯血、吐血者慎用。

化学成分 含挥发油，主成分为柠檬醛、牻牛儿醇、芳樟醇、邻氨基本甲酸甲酯、柠檬烯、α-蒎烯等。又含黄酮类成分：柚皮苷；新橙皮苷；枳属苷；福橘素；川陈皮素；5,7,4′-三甲氧基黄酮；5,6,7,3′,4′-五甲氧基黄酮；5,7,8,3,4′-五甲氧基黄酮；5,7,8,4′-四甲氧基黄酮等。还含水苏碱，伞形花内酯，橙皮油内酯，腐胺，焦性地茶酚，番茄烃，甘氨酸，β-谷甾醇葡萄糖苷，二十九烷等。又含蛋白质，脂肪，糖类，胡萝卜素，维生素 B_1、B_2、C，烟酸，钙，磷。

药理作用 柚皮苷给小鼠腹腔注射 100mg/kg，可降低甲醛性足踝浮肿，但对 5-羟色胺引起的炎症无效；柚皮苷静脉注射 50～250mg/kg，可抑制大鼠因静脉注射微血管舒张素引起的毛细血管通透性增强。所含柚皮苷有消炎镇痛作用。柚皮苷（2g/kg 饮食）与致栓塞饲料喂养大鼠，可延长动物的存活时间，并具有降低血小板聚集，增快血流等作用。柚皮苷毒性很小，以 1% 含量的柚皮苷食物喂饲大鼠 200 日，未见毒性反应。

（郭建生）

méiguihuā

玫瑰花（Rosae Rugosae Flos）

蔷薇科植物玫瑰 *Rosa rugosa* Thunb. 的干燥花蕾。主产于江苏、浙江、福建等地。春末夏初花将开放时分批采摘，及时低温干燥。生用。

性味归经 甘、微苦，温。归肝、脾经。

功效主治 行气解郁，和血，止痛。用于肝胃气痛，食少呕恶，月经不调，跌扑伤痛。

功用阐述 ①芳香行气，苦而疏泄，有疏肝解郁、醒脾和胃、止痛之功，用治肝郁犯胃的胸胁脘腹胀痛，呕恶食少，可与香附、佛手同用。②疏肝解郁而调经，治肝气郁滞之月经不调，经前乳房胀痛，常配当归、川芎。③味苦疏泄，性温通行，能活血散瘀以止痛。与当归、川芎等同用治疗跌打损伤。④《本草正义》曰其："清而不浊，和而不猛，柔肝醒胃，流气活血，宣通窒滞而绝无辛温刚燥之弊，断推气分药之中，最有捷效而最为驯良者，芳香诸品，殆无其匹"。

用量用法 3～6g，煎服。

化学成分 本品含挥发油。油中主要成分为香茅醇、牻牛儿醇、橙花醇、丁香油酚、苯乙醇。此外，尚含槲皮苷、鞣质、脂肪油、有机酸等。

药理作用 玫瑰油可促进大鼠胆汁分泌；玫瑰花对实验性动物心肌缺血有一定的保护作用。

（鲁耀邦）

guànyèjīnsītáo

贯叶金丝桃（Hyperici Perforati Herba）

藤黄科植物贯叶金丝桃 *Hypericum perforatum* L. 的干燥地上部分。夏、秋二季开花时采割，阴干或低温烘干。生用。

性味归经 辛，寒。归肝经。

功效主治 疏肝解郁，清热利湿，消肿通乳。用于肝气郁结，情志不畅，心胸郁闷，关节肿痛，乳痈，乳少，小便不利。

功用阐述 ①辛寒，入肝经而疏肝解郁，治疗情志不畅、气滞郁闷所致之胸中痞闷不舒、胁肋胀痛。②味辛，辛能行气，气行则血行，气血行则经络通，治疗关节肿痛，乳痈，乳少；气行则水行，水行则小便通，可治疗小便不利。

用量用法 2～3g，煎服。外用适量。

化学成分 贯叶金丝桃含黄酮类化合物：槲皮素、芸香苷、甲基橙皮苷、金丝桃属素、金丝桃苷、I_3，II_8-双芹菜素、穗花杉双黄酮等。还含咖啡酸、绿原酸、贯叶连翘素和叶绿素、叶黄素、堇黄素等色素及表儿茶精等成分。

药理作用 本品具有抗抑郁、抗病毒、抗癌抗肿瘤、抗菌消炎、止痛作用。

（鲁耀邦）

qīngpí

青皮（Citri Reticulatae Pericarpium Viride）

芸香科植物橘 *Citrus reticulata* Blanco 及其栽培变种的幼果或未成熟果实的干燥果皮。主产于广东、广西、福建、四川等省区。5～6 月间收集自落的幼果，晒干，称为"个青皮"，7～8 月间采收未成熟的果实，在果皮上纵剖成四瓣至基部，除去瓤肉，晒干，习称"四花青皮"。生用或醋炙用。

性味归经 苦、辛，温。归肝、胆、胃经。

功效主治 疏肝破气，消积化滞。用于胸胁胀痛，疝气疼痛，乳癖，乳痈，食积气滞，脘腹胀痛等。

功用阐述 ①辛散温通，苦泄下行，其性峻烈，入肝胆经，有疏肝胆、破气滞、散结止痛之效，尤宜于肝郁气滞之胸胁胀痛、疝气疼痛、乳房肿痛。治肝郁胸胁胀痛，配柴胡、郁金等；治寒疝腹痛，配乌药、小茴香；治乳房胀痛、结块、乳痈肿痛，配柴胡、浙贝母、瓜蒌等。②辛行苦降温通，入胃能行气止痛、消积化滞。善治脘腹胀痛、冷痛、食积气滞等，可与大腹皮、桂枝、山楂等同用。③气味峻烈，苦泄力大，辛散温通力强，能破气散结，与三棱、莪术等同用，可治疗气滞血瘀之癥瘕积聚，久疟痞块等。

用量用法 3～10g，煎服。醋炙疏肝止痛力强。

化学成分 含有川陈皮素、橙皮苷、新橙皮苷、橙皮素、对羟福林、黄酮化合物等，另外含多种氨基酸，如天冬氨酸、谷氨酸、脯氨酸等。

药理作用 青皮所含挥发油对胃肠道有温和的刺激作用，能促进消化液的分泌和排除肠内积气；其煎剂能抑制肠管平滑肌，呈解痉作用，此作用强于陈皮。青皮对胆囊平滑肌有舒张作用，有利胆作用。其注射液静脉注射有显著的升压作用，对心肌的兴奋性、收缩性、传导性和自律性均有明显的正性作用。其挥发油中的柠檬烯有祛痰、扩张支气管、平喘作用。

（鲁耀邦）

zhǐqiào

枳壳（Aurantii Fructus） 芸香科植物酸橙 *Citrus aurantium* L. 及其栽培变种的干燥未成熟果实。主产于四川、江西、福建等地。7月果皮尚绿时采收，自中部横切为两半，晒干或低温干燥。生用或麸炒用。

性味归经 辛、苦、酸，微寒。归脾、胃经。

功效主治 理气宽中，行滞消胀。用于胸胁气滞，胀满疼痛，食积不化，痰饮内停，脏器下垂。

功用阐述 ①味辛行气消郁，宽胸利膈，治肝郁气滞之脘腹痞满、胸胁胀闷，常配郁金同用。治疗胃肠气滞，脘腹胀满、食积不化、痞闷、吐泻者，常与木香、陈皮等同用。或与大黄、牵牛子等同用，治疗便结不通。②苦降下行，善宽胸利膈，行气消痞，为治气滞胸闷要药。治疗伤寒痞气，胸中痰滞，气塞短气，常配伍桔梗、陈皮等药。或配半夏、官桂以化痰理气，治疗痰饮兼有食积者。③内服枳壳常与益气升阳之黄芪、升麻等药同用，用于气虚下陷之脱肛、子宫下垂。

用量用法 3~10g，煎服。
使用注意 孕妇慎用。

（鲁耀邦）

zhǐshí

枳实（Aurantii Fructus Immaturus） 芸香科植物酸橙 *Citrus aurantium* L. 及其栽培变种或甜橙 *Citrus sinensis* Osbeck 的干燥幼果。主产于四川、江西、福建等地。

5~6月间收集自落的果实，自中部横切为两半，晒干或低温干燥，较小者直接晒干或低温干燥。用时洗净、闷透，切薄片，干燥。生用或麸炒用。

性味归经 苦、辛、酸，微寒。归脾、胃经。

功效主治 破气消积，化痰散痞。用于积滞内停，痞满胀痛，泻痢后重，大便不通，痰滞气阻，胸痹，结胸，脏器下垂。

功用阐述 ①辛行苦降，主入脾胃和大肠经，作用较强，善破气除痞、消积导滞而治胃肠积滞诸证，凡气滞脘腹痞满者，不论寒热虚实均可配伍应用。治食积气滞，脘腹胀痛配消食药；治脾胃虚弱，食后脘腹痞满作胀，配白术等补气健脾药；治胃肠积热、热结便秘，配大黄、芒硝；治湿热痢疾、里急后重配黄连等清热燥湿药。②辛行苦泄，能化痰以消痞，破气除满而止痛。善治胸阳不振、痰阻胸痹，痰热结胸，心下痞满、食欲不振，可与薤白、瓜蒌、半夏等同用。③善破气行滞而止痛，可用治其气血阻滞之胸胁疼痛，常与川芎同用；若属寒凝气滞，可配桂枝。④行气以助活血而通经止痛，用于产后气血瘀滞腹痛，配芍药、益母草等。此外，枳实与补气药、升阳药同用，可治疗胃扩张、胃下垂、子宫脱垂、脱肛等脏器下垂病证。

用量用法 3~10g，大量可用至30g，煎服。炒后性较平和。

使用注意 孕妇慎用。

化学成分 橙果皮含挥发油、黄酮苷（主要为橙皮苷、新橙皮苷、柚皮苷、野漆树苷及忍冬苷等）、N-甲基酪胺、对羟福林、去甲肾上腺素、色胺诺林等。另外，尚含脂肪、蛋白质、碳水化合物、

胡萝卜素、维生素 B_2、钙、磷、铁等。

药理作用 枳实能缓解乙酰胆碱或氯化钡所致的小肠痉挛，可使胃肠收缩节律增加。枳实能使胆囊收缩、奥迪括约肌张力增加。枳实或枳壳煎剂对离体子宫有抑制作用，对在体子宫均呈兴奋作用。枳实、枳壳煎剂或酊剂静脉注射对动物离体心脏有强心作用。枳实注射液静脉注射能增加冠状动脉、脑、肾血流量，降低脑、肾血管阻力。枳实煎剂及枳壳的乙醇提取液静脉注射有明显的升高血压作用。枳实、枳壳有抑制血栓形成和抗溃疡的作用。

（鲁耀邦）

shìdì

柿蒂（Kaki Calyx） 柿树科植物柿 *Diospyros kaki* Thunb. 的干燥宿萼。主产于四川、广东、广西等地。冬季果实成熟时采摘或食用时收集，洗净、去柄，干燥或打碎。生用。

性味归经 苦、涩，平。归胃经。

功效主治 降逆止呃。用于呃逆。

功用阐述 味苦降泄，性平和，专入胃经，降胃气而止呃逆，凡胃气上逆所致各种呃逆均可以应用。胃寒呃逆，配丁香、生姜；脾胃虚寒呃逆，与人参同用；胃热呃逆，配黄连、竹茹；痰浊呃逆，配半夏、厚朴；命门火衰，元气暴脱，上逆作呃，则配伍附子、人参等。

用量用法 5~10g，煎服。
化学成分 含鞣质、羟基三萜酸、葡萄糖、果糖及中性脂肪油等。

药理作用 有抗心律失常、镇静、抗生育作用。

（鲁耀邦）

lìzhīhé

荔枝核 （Litchi Semen）

无患子科植物荔枝 *Litchi chinensis* Sonn. 的干燥成熟种子。主产于福建、广东、广西等地。夏季采摘成熟果实，除去果皮及肉质假种皮，洗净，晒干。用时捣碎，生用或盐水炙用。

性味归经 甘、微苦，温。归肝、肾经。

功效主治 行气散结，祛寒止痛。用于寒疝腹痛，睾丸肿痛。

功用阐述 ①主入肝经，辛行苦泄，性温祛寒，能疏肝理气、散结祛寒止痛。寒凝气滞之疝气痛，配小茴香、橘核；睾丸肿痛属湿热者，可配龙胆草、川楝子等。②入肝胃经，能疏肝和胃，理气止痛。善治肝气郁结、肝胃不和之胃脘久痛，与木香同用；肝郁气滞血瘀之痛经、产后腹痛，配香附、川芎等。

用量用法 5~10g，煎服。或入丸散剂。

化学成分 含挥发油，油中成分有 3-羟基丁酮等，还有氨基酸，如 α-亚甲环丙基甘氨酸。

药理作用 荔枝核所含 α-亚甲环丙基甘氨酸有降血糖作用。荔枝核水或醇提取物、荔枝核油具有调血脂和抗氧化作用。荔枝核水提取物对乙型肝炎病毒表面抗原有抑制作用。本品能对抗鼠伤寒沙门菌的诱变作用。

（鲁耀邦）

xiāngfù

香附 （ Cyperi Rhizoma）

莎草科植物莎草 *Cyperus rotundus* L. 的干燥根茎。中国大部分地区均产，主产于广东、河南、四川等地。秋季采挖，燎去毛须，置沸水中略煮或蒸透后晒干，或燎后直接晒干。生用或醋炙。用时碾碎。

性味归经 辛、微苦、微甘、平。归肝、脾、三焦经。

功效主治 疏肝解郁，理气宽中，调经止痛。用于肝郁气滞，胸胁胀痛，疝气疼痛，乳房胀痛，脾胃气滞，脘腹痞闷，胀满疼痛，月经不调，经闭痛经。

功用阐述 ①入肝经，芳香辛行，善散肝气之郁结，为疏肝解郁、行气止痛要药。善治肝郁气滞之胁肋胀痛，常配柴胡、川芎；肝气犯胃之胃脘疼痛，配高良姜；寒疝腹痛多与小茴香同用；气、血、痰、火、湿、食六郁所致胸膈痞满、脘腹胀痛配川芎、苍术等。②辛行长于止痛，不仅疏肝解郁，且能入脾经宽中、消食下气，常用于脾胃气滞证。配砂仁可治疗脘腹胀痛、胸膈噎塞、嗳气吞酸。《本草纲目》称香附"气病之总司"。③辛行苦泄，尤善疏肝理气，调经止痛，为妇科调经要药。与疏肝行气、活血调经药配伍治疗月经不调、痛经、乳房胀痛、胎动不安等。《本草纲目》称其"女科之主帅"。另外，香附还能疏通气血，有行气活血之功。配消痈散结、活血行气之品，可用于瘰疬、痈肿、跌打肿痛等。

用量用法 6~10g，煎服。醋炙止痛力增强。

化学成分 本品含挥发油。油中主要成分为 β-蒎烯、香附子烯、α-香附酮、β-香附酮、广藿香酮、α-莎香醇、β-莎草醇、柠檬烯等。此外尚含生物碱、黄酮类及三萜类等。

药理作用 香附浸膏对实验动物离体子宫均有抑制作用，其挥发油有轻度雌激素样作用；香附水煎剂可明显增加胆汁流量，并对肝细胞功能有保护作用；其水煎剂有降低肠管紧张性和拮抗乙酰胆碱的作用；其总生物碱、苷类、黄酮类及酚类化合物的水溶液有强心、减慢心率及降低血压的作用；香附油对金黄色葡萄球菌有抑制作用，其提取物对某些真菌有抑制作用。

（鲁耀邦）

xiāngyuán

香橼 （Citri Fructus）

芸香科植物枸橼 *Citrus medica* L. 或香圆 *Citrus wilsonii* Tanaka 的干燥成熟果实。主产于浙江、江苏、广东等地。秋季果实成熟时采收，趁鲜切片，晒干或低温干燥。香圆亦可整个或对剖两半后，晒干或低温干燥。生用、炒用或麸炒。

性味归经 辛、苦、酸，温。归肝、脾、肺经。

功效主治 疏肝理气，宽中，化痰。用于肝胃气滞，胸胁胀痛，脘腹痞满，呕吐噫气，痰多咳嗽。

功用阐述 ①辛行苦泄，入肝经能疏理肝气而止痛。配柴胡、香附治疗肝郁胸胁胀痛。本品功同佛手，但效力较逊。②气香醒脾，入脾胃以行气宽中，用于脾胃气滞之脘腹胀痛，噫气吞酸，呕恶食少，常与木香、砂仁同用。③苦燥降泄以化痰止咳，辛行入肺而理气宽胸，常与生姜、紫苏子等同用，治疗痰多、咳嗽、胸闷等。

用量用法 3~10g，煎服。

使用注意 阴虚有热者慎用。

化学成分 枸橼果实含橙皮苷、枸橼酸、苹果酸、果胶、鞣质、β-谷甾醇、胡萝卜苷、枸橼苦素及维生素等。含油 0.3%~0.7%，油中有乙酸芳樟醇酯、右旋柠檬烯、柠檬醛、水芹烯、柠檬油素等。香圆含胡萝卜素类成分，包括叶黄素环氧化物、羟基-α-胡萝卜素、新黄质、β-胡萝卜素氧化物、黄体呋喃素、隐黄素等，以及维生素 A 活性物质。

药理作用 香橼具有抗炎作用；能降低马血细胞之凝集；有抗病毒作用；有促进胃肠蠕动，健胃及祛痰作用。

（鲁耀邦）

suōluózǐ

娑罗子（Aesculi Semen） 七叶树科植物七叶树 *Aesculus chinensis* Bge.、浙江七叶树 *Aesculus chinensis* Bge. var. *chekiangensis*（Hu et Fang）Fang 或天师栗 *Aesculus wilsonii* Rehd. 的干燥成熟种子。主产于陕西、河南、浙江等地。秋季果实成熟时采收，除去果皮，晒干或低温干燥。生用。

性味归经 甘，温。归肝、胃经。

功效主治 疏肝理气，和胃止痛。用于肝胃气滞，胸腹胀闷，胃脘疼痛。

功用阐述 入肝、胃经，既能疏肝解郁以行滞，又可理气宽中以和胃。治疗肝胃气滞之胸闷胁痛、脘腹胀痛，常配预知子、佛手等；治疗经前乳房胀痛，可与香附、路路通等同用。

用量用法 3~9g，煎服。

使用注意 儿童、胃酸分泌不足患者慎用。

化学成分 主含三萜皂苷和黄酮类化合物，三萜皂苷中含七叶皂苷。七叶树种子含脂肪油、淀粉、纤维素、粗蛋白。脂肪油主要为油酸和硬脂酸的甘油酯。

药理作用 娑罗子总皂苷可增加呼吸流速峰值并有体外杀精作用；七叶皂苷有抗炎、保护脑水肿作用。水煎剂可抑制胃酸分泌，保护胃黏膜。

（鲁耀邦）

yùzhīzǐ

预知子（Akebiae Fructus） 木通科植物木通 *Akebia quinata*（Thunb.）Decne.、三叶木通 *Akebia trifoliata*（Thunb.）Koidz. 或白木通 *Akebia trifoliata*（Thunb.）Koidz. var. *australis*（Diels）Rehd. 的干燥近成熟果实。主产于江苏、安徽、湖南等地。夏、秋二季果实绿黄时采收，晒干，或置沸水中略烫后晒干。打碎生用。又称八月札，《中华人民共和国药典》记载为预知子，《中华本草》记载为八月札。

性味归经 苦，寒。归肝、胆、胃、膀胱经。

功效主治 疏肝理气，活血止痛，散结，利尿。用于脘胁胀痛，痛经，经闭，痰核痞块，小便不利。

功用阐述 ①苦泄，主入肝胃，能疏肝理气，和胃止痛。治疗肝气郁滞之脘胁胀痛、肝胃气痛、疝气痛、睾丸肿痛等，配香附、柴胡等疏肝理气之品。②活血止痛，配活血调经药可治疗妇女经闭、痛经。③苦泄散结，与昆布、牡蛎、白花蛇舌草等同用，治疗瘰疬、乳房肿瘤或消化道肿瘤。④味苦降泄而疏通水道，配木通、石韦等利尿通淋药，治疗小便不利、石淋等。⑤又有杀虫作用，可单用。

用量用法 3~9g，煎服。

使用禁忌 孕妇慎服。

化学成分 木通果实含糖类、茎、枝含木通皂苷，为常春藤皂苷元、齐墩果酸的葡萄糖与鼠李糖苷，并含多量钾盐。种子含脂肪油约18%，其中主含油酸甘油酯、亚麻酸甘油酯及软脂酸甘油酯等。

药理作用 三叶木通煎液对金黄色葡萄球菌、铜绿假单胞菌、福氏志贺菌及大肠埃希菌均有抑制作用。

（鲁耀邦）

bāyuèzhá

八月札（Akebiae Fructus） 见预知子。

méihuā

梅花（Mume Flos） 蔷薇科植物梅 *Prunus mume*（Sieb.）Sieb. et Zucc. 的干燥花蕾。入药分白梅花、红梅花两种。白梅花主产于江苏、浙江等地，红梅花主产于四川、湖北等地。初春花未开放时采摘，及时低温干燥。生用。

性味归经 微酸，平。归肝、胃、肺经。

功效主治 疏肝和中，化痰散结。用于肝胃气痛，郁闷心烦，梅核气，瘰疬疮毒。

功用阐述 ①芳香行气，入肝、胃经，能疏肝解郁、醒脾、理气和中。治疗肝胃气滞之胸胁胀痛、脘腹痞满、郁闷心烦，可与玫瑰花、柴胡同用。②芳香行气，化痰散结，可用于痰气郁结之梅核气、瘰疬毒疮等。

用量用法 3~5g，煎服。

使用注意 低血压患者慎用。

化学成分 梅花含挥发油，其中主要含苯甲醛、苯甲醇、4-松油烯醇、棕榈酸、苯甲酸、异丁香油酚等共70余种成分。

药理作用 有降压作用。

（鲁耀邦）

xièbái

薤白（Allii Macrostemonis Bulbus） 百合科植物小根蒜 *Allium macrostemon* Bge. 或薤 *Allium chinense* G. Don 的干燥鳞茎。主产于江苏、浙江等地。夏、秋两季采挖，洗净，除去须根，蒸透或置沸水中烫透，晒干。生用或炒用。

性味归经 辛、苦，温。归心、肺、胃、大肠经。

功效主治 通阳散结，行气导滞。用于胸痹心痛，脘腹痞满胀痛，泻痢后重。

功用阐述 ①辛散苦泄、入心经而温通心阳，能散阴寒之凝滞，通胸阳之闭结，为治胸痹要药。配瓜蒌、半夏、丹参等化痰宽胸、理气活血之品可广泛用于寒痰阻滞、胸阳不振或痰瘀所致的胸痹证。②性温滑利，入肺经而能宣壅滞、降痰浊而达行气导滞、止咳平喘之功，用于外感风寒，肺失宣畅，咳喘气急，胸部胀满，痰多稀薄者。③辛行苦降，入大肠经，有行气导滞、消胀止痛之功，治疗大肠气滞之腹胀痞满、泻痢后重、赤白下痢，单用有效或配木香、黄柏；胃寒气滞之脘腹胀痛，可与高良姜、砂仁同用。此外，薤白还可用于咽喉肿痛、疮疖痈肿等，如《太平圣惠方》中治咽喉肿痛方及《圣济总录》中薤白膏。

用量用法 5~10g，煎服。

使用注意 薤白辛散行气，气虚者慎服。滑利之品，无滞者不宜使用。胃弱纳呆者及不耐蒜味者不宜服用。

化学成分 含大蒜氨酸、甲基大蒜氨酸、大蒜糖等，醇提取物含有前列腺素 A_1 和 B_1 等。

药理作用 薤白提取物可促进纤维蛋白溶解、降低血清过氧化脂质、抗血小板凝集，降低动脉脂质斑块，具有预防实验性动脉硬化作用；薤白提取物对动物心肌缺氧、缺血及缺血再灌注心肌损伤有保护作用；薤白煎剂可抑制痢疾志贺菌、金黄色葡萄球菌、肺炎链球菌。

(鲁耀邦)

tánxiāng

檀香（Santali Albi Lignum） 檀香科植物檀香 *Santalum album* L. 树干的干燥心材。主产于印度、澳大利亚、印度尼西亚，中国海南、广东、云南等地亦产。以夏季采收为佳。除去边材，镑片或劈碎。生用。

性味归经 辛，温。归脾、胃、心、肺经。

功效主治 行气温中，开胃止痛。用于寒凝气滞，胸膈不舒，胸痹心痛，脘腹疼痛，呕吐食少。

功用阐述 ①辛散温通而芳香，善调肺气、利胸膈，有行气散寒止痛之功。治寒凝气滞、胸腹冷痛，可配白豆蔻、砂仁等；治疗寒凝气滞之胸痹绞痛，可配延胡索、荜茇等。②檀香性沉降，有理气调中，散寒开胃止痛之功。治胃脘寒痛，呕吐食少，可单味研末，干姜汤泡服；治噎膈饮食不下，配橘红、茯苓等。

用量用法 2~5g，煎服，后下。入丸散，1~3g。

使用注意 阴虚火旺，实热吐衄者慎用。

化学成分 含挥发油。油中主要成分为倍半萜类化合物，α-和 β-檀香萜醇占 90% 以上，并含檀萜烯，檀萜烯酮等。

药理作用 檀香液对离体蛙心呈负性肌力作用；对四逆汤、五加皮中毒所致心律不齐有拮抗作用；檀香油有利尿作用；对痢疾志贺菌、结核分枝杆菌有抑制作用。

(鲁耀邦)

huángshānyao

黄山药（Dioscorea Panthaicae Rhizoma） 薯蓣科植物黄山药 *Dioscorea panthaica* Prain et Burk. 的干燥根茎。主产于湖北、湖南、四川等地。秋季采挖，除去须根，洗净，切片，晒干。生用，研粉。

性味归经 苦、微辛，平。归胃、心经。

功效主治 理气止痛，解毒消肿。用于胃痛，吐泻腹痛，跌打损伤；外治疮痈肿毒，瘰疬痰核等。

功用阐述 ①辛散苦泄，能行气止痛，治疗气滞胃痛及吐泻腹痛，常配木香、陈皮等同用。②味辛行血，味苦清泻，能清热解毒，活血消肿散结，治疗疮痈肿毒，跌损瘀肿，瘰疬痰核，可与连翘、丹参、夏枯草等同用。

用量用法 15~30g，煎服。外用适量，捣烂敷患处。

(鲁耀邦)

zhīzhūxiāng

蜘蛛香（Valerianae Jatamansi Rhizoma Et Radix） 败酱科植物蜘蛛香 *Valeriana jatamansi* Jones 的干燥根茎和根。主产于四川、贵州等地。秋季采挖，除去泥沙，晒干。生用。

性味归经 微苦、辛，温。归心、脾、胃经。

功效主治 理气止痛，消食止泻，祛风除湿，镇惊安神。用于脘腹胀痛，食积不化，腹泻痢疾，风湿痹痛，腰膝酸软，失眠。

功用阐述 ①辛行苦温香燥，主入脾胃，能理气止痛，芳香化湿。治疗脘腹胀痛，配珠宝香；治疗食积不化或小儿疳积，可配槟榔；治疗霍乱上吐下泻，可单用煨水服。②辛散祛风，苦温除湿，治疗风湿痹痛，可配五加皮。③入心经而镇静安神，配夜交藤等可治失眠、心悸。

用量用法 3~6g，煎服。外用适量，磨汁涂。

使用注意 阳虚气弱及孕妇忌用。

化学成分 根和根茎含挥发性成分，主要为 α-蒎烯，柠檬烯，1,8-桉叶素，对-聚伞花素，乙酸龙脑酯，龙脑，橙花叔醇，橄榄醇，4-甲氧基-8-戊基-1-萘酸，二十烷酸甲酯，乙酰缬草三酯，二氢异缬草三醌，缬草三酯，异戊酰氧基羟基二氢异缬草三酯。缬草苦苷，蒙花苷及其异戊酸酯。另印度产蜘蛛香含乙酰氧基缬草三酯，巴基斯坦产蜘蛛香含二氢缬草三酯。此外，本品尚含绿原酸和咖啡酸。

药理作用 有镇静、催眠，抗惊厥和镇痛作用。

（鲁耀邦）

gōujú
枳橘（Ponciri Fructus） 芸香科植物枳橘 Poncirus trifoliata (L.) Raf. 干燥未成熟果实。主产江苏、浙江、四川等地。5～6月拾取自然脱落在地上的幼小果实，晒干；略大者自中部横切为两半，晒干者称绿衣枳实；未成熟果实，横切为两半，晒干者称绿衣枳壳。取原药材，除去杂质，洗净，润软，对剖，干燥，筛去灰屑。生用或炒用。

性味归经 微辛、苦，性温。归肝、胃经。

功效主治 疏肝和胃，理气止痛，消积化滞。主治胸胁胀满，脘腹胀痛，乳房结块，疝气疼痛，睾丸肿痛，跌打损伤，食积，便秘，子宫脱垂。

功用阐述 ①辛温行散，苦而降泄，能疏肝和胃，理气止痛，可用于肝气郁滞、肝胃不和的胃脘胀痛、胁肋胀痛，可单用煎水服；治疗乳房胀痛、疝气疼痛、睾丸肿痛可泡酒服用或配青皮、小茴香等。②辛行苦泄，能消积化滞，治疗食积气滞、脘腹胀满、大便秘结，可配山楂、大黄等。③有升清降浊之功，单用或配黄芪、柴胡可治疗子宫下垂、胃下垂、脱肛等。

用量用法 9～15g，煎服；或煅研粉服。外用适量，煎水洗；或熬膏涂。

使用注意 气血虚弱、阴虚有火或孕妇慎服。

化学成分 果实含枳属苷、橙皮苷、野漆树苷、柚皮苷、新橙皮苷等黄酮类化合物。柚皮苷只存在于果皮，果肉中不含。果皮含挥发油约 0.47%，油中含α-蒎烯、β-蒎烯、月桂烯、柠檬烯、莰烯、γ-松油烯、对-聚伞花素、石竹烯等。

药理作用 有调节胃肠及子宫平滑肌舒缩功能、抗病毒、抗炎、抗过敏作用，增加心、脑、肾及冠状动脉血流量。果皮所含橙皮苷和柚皮苷能抑制大鼠眼晶状体的醛糖还原酶。

（鲁耀邦）

xiāoshíyào
消食药（digestant medicinal） 以消食化积为主要功效，主治饮食积滞证的药物。又称消导药。饮食以适量为宜，若暴饮暴食，超过脾胃受纳运化能力，则可导致饮食停滞，形成食积。出现脘腹胀满，嗳气吞酸，恶心呕吐，不思饮食，大便失常等症状。若脾胃虚弱，运化功能减退，虽无过量饮食，亦可出现饮食不消、饮食停滞，形成食积。出现食欲减退、餐后腹胀、嗳气、大便失常等症状。

作用特点 此类药物主归中焦脾胃，多味甘性和缓，对饮食积滞有渐消缓散之力，能促进饮食消化、消除胀满、恢复正常饮食，故有消食、和中、健胃之功，主治饮食停滞。是《素问·至真要大论》"坚者消之，结者散之。"治则的体现。

适应范围 消食药主要用于治疗脘腹胀满，嗳气吞酸，恶心呕吐，不思饮食的饮食积滞证，以及脾胃虚弱、消化不良证。其中有些消食药兼有活血、行气、化痰、清热解毒、涩精止遗等功效，还可用于治疗瘀血证、气滞证、痰多咳喘、热毒证、遗精滑精等。

配伍规律 消食药大多药性缓和，为了增强疗效，可选用多种消食药联合应用；食积重症，可配伍泻下药以攻逐积滞；食积多兼有气滞，故一般多配伍理气药，使气行而积消；若积滞化热者，当配苦寒清热、泻下之品；若寒湿困脾或胃有湿浊，当配温燥、芳香化湿之品；若中焦虚寒者，宜配温中健脾之品；对于脾胃素虚，运化无力，食积内停者，不宜单用消食药，当配伍健脾益气之品，以标本兼顾，使消积而不伤正。

使用注意 消食药物虽药性和缓，但仍属消导祛邪之品，部分药物有耗气之弊，故气虚而无积滞者慎用。

药理毒理 消食药与功效相关的主要药理作用有：促进消化，促进消化液分泌和增进胃肠运动。大多数消食药含有脂肪酶、淀粉酶、胰酶、蛋白酶或维生素 B 等，可促进食物的消化。如山楂含有脂肪酶，可促进脂肪的分解消化；麦芽、谷芽和六神曲均含有淀粉酶，可促进淀粉的消化；六神曲含有胰酶、蛋白酶、酵母菌及维生素 B，有促进消化、增进食欲作用。鸡内金能使健康人的胃液分泌量增加30%～70%，胃液酸度也明显增高，消化力增强。鸡内金可使胃运动期显著延长，静止期缩短，使胃收缩波的强度明显增高。山楂对乙酰胆碱和钡离子引起的兔十二指肠平滑肌的收缩具有明显抑制作用，并能促进弛张状态大鼠胃平滑肌的收缩，显示对胃肠活动的调节作用。阿魏挥发油能排除胃肠道积气，加强胃的运动。六神曲含有乳酸杆菌，在肠内分解糖类产生乳酸，能抑制腐败菌繁殖，防止蛋白质在肠内异常发酵，减少肠内产气。消食药上述药理作用对于深入认识山楂治油腻肉食积滞，六神曲、麦芽治淀粉类食积，鸡内金治各种食积等传统经验提供了药理学依据。

常用药物 临床常用的消食药有山楂、阿魏、鸡内金、鸡矢藤、麦芽、六神曲、莱菔子、稻芽、谷芽、隔山消等。

（崔 瑛）

shānzhā

山楂（Crataegi Fructus） 蔷薇科植物山里红 *Crataegus pinnatifida* Bge. var. *major* N. E. Br. 或山楂 *Crataegus pinnatifida* Bge. 的干燥成熟果实。主产于山东、河南、河北等地。秋季果实成熟时采收。切片，干燥，生用或炒用。

性味归经 酸、甘，微温。归脾、胃、肝经。

功效主治 消食健胃，行气散瘀，化浊降脂。用于肉食积滞，胃脘胀满，泻痢腹痛，瘀血经闭，产后瘀阻，心腹刺痛，胸痹心痛，疝气疼痛，高脂血症。焦山楂消食导滞作用增强。用于肉食积滞，泻痢不爽。

功用阐述 ①酸甘，归脾胃经，有健运脾胃、消磨除滞之力，故功善消食化积。如清·黄宫绣《本草求真》云：山楂"所谓健脾者，因脾有食积，用此酸咸之味以为消磨，俾食行而痰消，气破而泄化，谓之为健，止属消导之健矣"。又云："楂酸与咸，最能消化肉食。"清·张锡纯《医学衷中参西录》亦曰："其味酸而甘，能补助胃中酸汁，故能消化饮食积聚，以治肉积尤效。"故山楂能治疗各种饮食积滞所致之脘

腹胀满、不思饮食、大便不调，尤为消化油腻肉食积滞之要药。炒用则能止泻止痢，治伤食泄泻、痢疾。②归肝经入血分，有活血化瘀之功。常用于治疗瘀血阻滞所致的痛经、产后腹痛、胸痹心痛、疝气痛诸证，是化瘀行气之良药。正如《医学衷中参西录》所言："山楂，味至酸微甘，性平，皮赤肉红黄，故善入血分为化瘀血之要药。能除瘕癖癥瘕、女子月闭、产后瘀血作痛。……且兼入气分以开气郁痰结，疗心腹疼痛。"临床常与活血行气之品配伍使用。

用量用法 9~12g，大剂量可用至30g，煎服。

使用注意 脾胃虚弱而无积滞者或胃酸分泌过多者均慎用。

化学成分 山楂含黄酮类、黄烷醇类及其聚合物、有机酸类、三萜类和氨基酸、脂肪酸、维生素C、无机盐、红色素等。

药理作用 单用本品治疗高血脂、高血压、冠心病、肝炎、细菌性痢疾等有效。山楂所含脂肪酸能促进脂肪消化，并能增加胃消化酶的分泌而促进消化，且对胃肠功能有一定调整作用。山楂提取物能扩张冠状动脉，增加冠状动脉血流量，保护缺血缺氧的心肌；并可强心、降血压及抗心律失常；有降血脂，抗动脉粥样硬化的作用，熊果酸为调血脂的有效成分。此外，山楂有抗氧化、免疫增强、抑菌等作用。

附 山楂叶：蔷薇科植物山里红 *Crataegus pinnatifida* Bge. var. *major* N. E. Br. 或山楂 *Crataegus pinnatifida* Bge. 的干燥叶。性味酸，平。归肝经。功能活血化瘀，理气通脉，化浊降脂。适用于气滞血瘀，胸痹心痛，胸闷憋气，心悸健忘，眩晕耳鸣，高脂血症。

用量3~10g；煎汤或泡茶饮。外用，煎汤外洗。

（崔 瑛）

màiyá

麦芽（Hordei Fructus Germinatus） 禾本科植物大麦 *Hordeum vulgare* L. 的成熟果实经发芽干燥的炮制加工品。中国大部分地区均产。将大麦洗净，浸泡4~6小时，捞出，保持适宜湿度、温度，待幼芽长至0.5cm时，晒干或低温干燥。生用、炒黄或炒焦用。

性味归经 甘，平。归脾、胃经。

功效主治 行气消食，健脾开胃，回乳消胀。用于食积不消，脘腹胀痛，脾虚食少，乳汁郁积，乳房胀痛，妇女断乳，肝郁胁痛，肝胃气痛。①生麦芽：健脾和胃，疏肝行气。用于脾虚食少，乳汁郁积。②炒麦芽：行气消食回乳。用于食积不消，妇女断乳。③焦麦芽：消食化滞。用于食积不消，脘腹胀痛。

功用阐述 ①入脾胃，能"消化一切米、面、诸果食积"（《本草纲目》），可单用煎汤或研末服，也常与山楂、神曲、陈皮等配伍，以增强消食除胀之效。②"治妇人奶乳不收，乳汁不止。"（《滇南本草》），故常用于断乳或妇女乳汁瘀积之乳房胀痛。可单用大剂量煎服。③归肝经，"善舒肝气"（《医学衷中参西录》），故治肝郁气滞或肝胃不和之胁肋、脘腹胀满，可与柴胡、佛手等配伍。

用量用法 10~15g，煎服；回乳炒用60~120g。

使用注意 哺乳期妇女不宜大量使用。

化学成分 麦芽主要含 α-及 β-淀粉酶，转化糖酶，麦芽糖及大麦芽碱，腺嘌呤，胆碱，蛋白

质，氨基酸，维生素 B、D、E，细胞色素 C 等。

药理作用 麦芽所含淀粉酶能将淀粉分解成麦芽糖和糊精，其煎剂对胃酸及胃蛋白酶的分泌有轻度促进作用；从炒麦芽水煎剂中提出一种胰淀粉酶激活剂，亦可助消化。因淀粉酶不耐高温，麦芽炒焦及入煎剂将会降低其活力。生麦芽可扩张母鼠乳腺泡及增加乳汁充盈度，炮制后则作用减弱；麦芽有类似溴隐亭类物质，具有多巴胺激动剂作用，能抑制泌乳素分泌。麦芽催乳和回乳的双向作用不在于生用或炒用，而在于剂量的大小。麦芽浸剂口服可使家兔与正常人血糖降低，水提醇沉注射剂可使血糖降低 40% 或更多，作用可持续 7 小时。大麦碱的药理作用类似麻黄碱，其中 A 和 B 还有抗真菌作用。此外，有一定降血脂、保肝作用。

（崔 瑛）

liùshénqǔ

六神曲（Medicated Leaven）

面粉和其他药物混合后经发酵而成的加工品。又名神曲。中国各地均有生产。其制法是：取较大量面粉或麸皮，与杏仁泥、赤小豆粉以及鲜青蒿、鲜苍耳、鲜辣蓼自然汁，混合拌匀，使干湿适宜，放入筐内，复以麻叶或楮叶，保温发酵一周，长出黄菌丝时取出，切成小块，晒干即成。生用或炒用。

性味归经 甘、辛，温。归脾、胃经。

功效主治 消食和胃。用于饮食积滞证。

功用阐述 ①辛散、甘温和煦，归中焦脾胃，具有消食和胃之功。能"化水谷宿食，癥结积滞，健脾暖胃"（《药性论》）。治食积不化、脘腹胀满、泄泻，

可配伍麦芽、山楂等炒焦同用，习称"焦三仙"；治脾虚食少、食后作胀，可配伍人参、白术、麦芽等。②味辛，能散肌表风寒，外感兼食积者尤宜。

用量用法 6~15g，煎服，消食宜炒焦用。

使用注意 脾阴不足，胃火盛，及孕妇慎服。

化学成分 六神曲为酵母制剂，含酵母菌、淀粉酶、维生素 B 复合体、麦角甾醇、蛋白质及脂肪、挥发油等。

药理作用 六神曲因含有多量酵母菌和复合维生素 B，故有增进食欲，维持正常消化功能等作用。

（崔 瑛）

dàoyá

稻芽（Oryzae Fructus Germinatus）

禾本科植物稻 *Oryza sativa* L. 的成熟果实经发芽干燥的炮制加工品。中国大部分地区均产。将稻谷用水浸泡后，保持适宜的温、湿度，待须根长至约 1cm 时，干燥。生用、炒用或炒焦用。

性味归经 甘，温。归脾、胃经。

功效主治 消食和中，健脾开胃。用于食积不消，腹胀口臭，脾胃虚弱，不饥食少。炒稻芽偏于消食，用于不饥食少。焦稻芽善化积滞，用于积滞不消。

功用阐述 专归脾胃，既能消积，兼能健胃和中，助消化而不伤正气，故曰"消宿食，开胃"（《日华子本草》）。治食积不化者，常与麦芽、神曲等配伍。对脾虚食少、饮食不消者尤为适宜。常与党参、白术、麦芽等同用，以补气健脾行滞。

用量用法 9~15g，煎服。

化学成分 含蛋白质，脂肪油，淀粉，淀粉酶，麦芽糖，腺

嘌呤，胆碱以及天冬氨酸，γ-氨基丁酸等 18 种氨基酸。

药理作用 所含淀粉酶能帮助消化。可通过抑制肥大细胞组胺释放而具有抗过敏活性。

（崔 瑛）

gǔyá

谷芽（Setariae Fructus Germinatus）

禾本科植物粟 *Setaria italica* (L.) Beauv. 的成熟果实经发芽干燥的炮制加工品。将粟谷用水浸泡后，保持适宜的温度、湿度，待须根长至约 6mm 时，晒干或低温干燥。生用、炒用或炒焦用。

性味归经 甘，温。归脾、胃经。

功效主治 消食和中，健脾开胃。用于食积不消，腹胀口臭，脾胃虚弱，不饥食少。炒稻芽偏于消食，用于不饥食少。焦稻芽善化积滞，用于积滞不消。

功用阐述 甘温，既能消食积，又能开胃，主治脾胃虚弱，食积不消。对于食积不化者，常与麦芽、神曲等配伍；对于脾虚食少、食后腹胀者，常与白术、山药、陈皮等配伍。

用量用法 9~15g，煎服。

化学成分 主要含淀粉酶。其他尚含蛋白质、脂肪油、淀粉、麦芽糖、腺嘌呤、胆碱、聚胺氧化酶等。

药理作用 所含淀粉酶能将糖淀粉完全水解为麦芽糖，有一定助消化作用。

（崔 瑛）

jīnèijīn

鸡内金（Galli Gigerii Endothelium Corneum）

雉科动物家鸡 *Gallus gallus domesticus* Brisson 的干燥沙囊内壁。中国各地均产。杀鸡后，取出鸡肫，趁热剥取内壁，洗净，干燥。生用、炒用或醋制用。

性味归经 甘，平。归脾、胃、小肠、膀胱经。

功效主治 健胃消食，涩精止遗，通淋化石。用于食积不消，呕吐泻痢，小儿疳积，遗尿，遗精，石淋涩痛，胆胀胁痛。

功用阐述 ①归脾胃经，能"宽中健脾，消食磨胃"，故为饮食积滞常用之品。其消食健脾作用较强，能广泛用于米面薯芋乳肉食积及疳积。轻者单用研末服即有效，重者常与山楂、麦芽等消食药同用，以增强疗效。②主小便利，遗尿（《名医别录》），故又常用治遗尿、遗精。单用研末服，或与桑螵蛸、菟丝子等配伍以增强疗效。③"鸡内金鸡之脾胃也，……中有瓷、石、铜、铁皆能消化，其善化瘀积可知。""不但能消脾胃之积，无论脏腑何处有积，鸡内金皆能消之，是以男子痃癖、女子癥瘕，久久服之皆能治愈"（《医学衷中参西录》）。故鸡内金又有化坚消石、消癥之功，常用治结石、癥瘕积聚、妇女经闭。治沙石淋痛，可配金钱草、海金沙；治胆石症，可配金钱草、郁金；治癥瘕，可配三棱、莪术等。

用量用法 3~10g，煎服；研末服，每次1.5~3g。

使用注意 脾虚无积滞者慎用本品。

化学成分 含胃激素、角蛋白、微量胃蛋白酶、淀粉酶、多种维生素与微量元素，以及多种氨基酸等。

药理作用 口服粉剂后，胃液分泌量、酸度和消化力均见提高，胃运动功能明显增强；体外实验能增强胃蛋白酶、胰脂肪酶活性。动物实验可加强膀胱括约肌收缩，减少尿量，提高醒觉。鸡内金酸提取物可加速放射性锶的排泄，有效成分为氯化铵。

（崔 瑛）

láifúzǐ

莱菔子（Raphani Semen） 十字花科植物萝卜 *Raphanus sativus* L. 的干燥成熟种子。中国各地均产。夏季果实成熟时采收。生用或炒用，用时捣碎。

性味归经 辛、甘，平。归肺、脾、胃经。

功效主治 消食除胀，降气化痰。用于饮食停滞，脘腹胀痛，大便秘结，积滞泻痢，痰壅喘咳。

功用阐述 ①味辛行散，归脾胃经，既能消食化积，又善行气消胀。治食积气滞之脘腹胀满或疼痛，嗳气吞酸，可与山楂、神曲、陈皮等同用；治食积气滞兼脾虚者，配白术、山楂等。②"下气定喘，治痰"（《本草纲目》），而能止咳平喘。治咳喘痰壅，胸闷兼食积者，可单用本品为末服；或与白芥子、紫苏子等同用，以增强疗效。

用量用法 5~12g，煎服；炒后性缓，有香气，可避免生品服后恶心的副作用，长于消食、化痰。生用吐风痰。

使用注意 莱菔子辛散耗气，故气虚及无食积、痰滞者慎服。不宜与人参同用。

化学成分 含莱菔素，芥子碱，脂肪油（油中含大量芥酸、亚油酸、亚麻酸、芥子酸甘油酯等），β、γ-谷甾醇，糖类及多种氨机酸、维生素等。

药理作用 莱菔子提取液对家兔有缓和而持续的降压作用且效果稳定，亦无明显毒副作用；其注射液的降压作用与药物浓度有关。莱菔子能增强离体兔回肠节律性收缩和抑制小鼠胃排空。在体外对多种革兰阳性菌和阴性菌均有较强的抗菌活性；莱菔素 1mg/ml 浓度能显著抑制葡萄球菌和大肠埃希菌；其水浸剂（1∶3）在试管内对同心性毛癣菌等6种皮肤真菌有不同程度的抑制作用。莱菔子还有抗菌、祛痰、镇咳、平喘、改善排尿功能及降低胆固醇，防止动脉硬化等作用。莱菔子于体外能中和破伤风毒素与白喉毒素。

（崔 瑛）

āwèi

阿魏（Ferulae Resina） 伞形科植物新疆阿魏 *Ferula sinkiangensis* K. M. Shen 或阜康阿魏 *Ferula fukanensis* K. M. Shen 的树脂。主产于新疆。春末夏初，盛花期至初果期，分次由茎上部往下斜割，收集渗出的乳状树脂，阴干。生用。

性味归经 苦、辛，温。归脾、胃经。

功效主治 消积，化癥，散痞，杀虫。用于肉食积滞，瘀血癥瘕，腹中痞块，虫积腹痛。

功用阐述 ①苦泄辛温，"辛则走而不守，温则通而能行，故能消积"（《本草经疏》），主治各种食积，尤善治肉食积滞，常配伍山楂等消食药，以增强消食化积之功。②"其味既兼辛与温，则气更活不滞，故书载治痞癖秒，是以温疟鬼魅、蛊毒传尸、恶气痞积等症，服之最为得宜"（《本草求真》），故常配伍三棱、白芥子等，治腹中痞块、瘀血癥瘕等证。③"其气臭烈殊常，故善杀诸虫"（《本草经疏》），可用治疟疾、疟母结癖。

用量用法 1~1.5g，内服入丸散，不宜入煎剂；外用适量入膏药。

使用注意 脾胃虚弱及孕妇忌用。

化学成分 含挥发油、树脂

及树胶等。挥发油中含蒎烯及多种二硫化合物，树脂中含阿魏酸、阿魏酸酯等。

药理作用 阿魏挥发油乳剂有抗过敏作用。抑制皮肤过敏和抗原诱发的哮喘。阿魏能明显抑制未孕动物子宫的自发性收缩，但对孕兔离体子宫呈兴奋作用，二者作用相反，可能与动物体内孕酮水平有关；阿魏的脂溶性成分可抗生育。阿魏体外对人型结核杆菌有抑制作用。

（崔瑛）

jīshǐténg

鸡矢藤（Paedriae Herba） 茜草科植物鸡矢藤 *Paederia scandens*（Lour.）Merr. 或毛鸡矢藤 *Paederia scandens*（Lour.）Merr. var. *tomentosa*（Bl.）H.-M. 的地上部分及根。主产于中国南方各省。多为野生，也有栽培品。夏季采收地上部分，秋冬挖掘根部。洗净，地上部分切段，根部切片，鲜用或晒干。生用。

性味归经 甘、苦，微寒。归脾、胃、肝、肺经。

功效主治 消食健胃，化痰止咳，清热解毒，止痛。用于饮食积滞，小儿疳积；热痰咳嗽，热毒泻痢，咽喉肿痛，痈疮疖肿，烫火伤；胃肠疼痛，胆绞痛，肾绞痛，痛经，分娩疼痛，神经痛以及各种外伤、骨折、手术后疼痛等。

功用阐述 ①甘平归脾胃经，既消食化积，又健运脾胃。治食积腹痛、腹泻，可单味煎服或配山楂、神曲等同用；治脾虚食少、消化不良，配党参、白术、麦芽同用；治小儿疳积，用鸡矢藤根与猪小肚炖服。②味苦性微寒，入肺经，能清热化痰止咳。治热痰咳嗽，单味煎服有效，或配瓜蒌、黄芩等以增强清肺化痰疗效。

③苦泄寒清，又能解热毒。治咽喉肿痛，可单用或配合黄芩、金银花等，以增强解毒之功；治痈疮疖肿、烫火伤，可内服，或鲜嫩叶捣烂外敷。④有良好的止痛效果，可治多种痛证，但以注射剂止痛为佳，可用于治胃肠疼痛、胆绞痛、肾绞痛、痛经、分娩疼痛、神经痛以及各种外伤、骨折、手术后疼痛等。此外，煎汤外洗或鲜品捣敷，可治湿疹、神经性皮炎、皮肤瘙痒等。

用量用法 15~60g，煎服；外用适量，捣敷或煎水洗。

化学成分 全草含鸡矢藤苷、鸡矢藤次苷、鸡矢藤苷酸、车叶草苷，以及生物碱、齐墩果酸等。叶含熊果酚苷。

药理作用 鸡矢藤水蒸馏液腹腔注射对小鼠有明显镇痛作用，与吗啡相比，镇痛作用出现较慢，但较持久。注射液有抗惊厥、镇静及局部麻醉作用。鸡矢藤总生物碱能抑制离体肠肌收缩，而增强离体子宫收缩力。醇浸注射剂有降压作用。对金黄色葡萄球菌和福氏志贺菌有抑制作用。此外，有一定保肝、抗肿瘤作用。

（崔瑛）

géshānxiāo

隔山消（Cynanchi Auriculati Radix） 萝藦科植物耳叶牛皮消 *Cynanchum auriculatum* Rayle ex Wight 的块根。主产于四川、云南、东北等地。多为野生，亦有栽培品。冬季采挖，洗净晒干，切片。生用。

性味归经 甘、苦，平。归脾、胃、肝经。

功效主治 消食健胃，理气止痛，催乳。用于饮食积滞，气滞脘腹胀痛，乳汁不下或不畅。

功用阐述 ①苦泄，归脾胃二经，有较强的消食、行气作用。

治食积饱胀，可单用为粉吞服。治小儿疳积，可与鸡内金、鸡矢藤配伍。若治小儿痞块，可单用煎汤服用。②归脾、胃、肝经，能理气止痛，主治脾胃、肝经气滞疼痛。治脾胃气滞之脘腹胀痛，常配青木香、砂仁；治肝郁气滞的胁痛、食少，可与柴胡、香附、白芍等同用。③能疏理肝胃气机而通气下乳，可单用本品炖肉食以催乳或与通草、王不留行等配伍，以增强疗效。

用量用法 6~15g，煎服；研末服，1~3g。研末吞服比煎服效果好。

使用注意 过量服用易引起中毒。

化学成分 隔山消含多种混合苷；胡萝卜苷；β-香树脂醇乙酸酯；谷甾醇；白首乌二苯酮；甘油-1-棕榈酸酯；东莨菪内酯；齐墩果酸；2,4-二羟基苯乙酮；奎乙酰苯；对羟基苯乙酮；4-羟基-3-甲氧基苯乙酮；2,4-二羟基-5-甲氧基苯乙酮；3-羟基-4-甲氧基苯甲酸以及磷脂成分、游离糖、维生素、氨基酸等。

药理作用 隔山消可以显著提高小肠运动受抑制小鼠的小肠推进功能。隔山消块根粉末的混悬液对大鼠脾虚泄泻模型不同剂量组均能使大鼠逐渐恢复正常。此外白首乌苷水溶性清膏对小鼠体液免疫和细胞免疫均有增强作用。白首乌提取的粗 C_{21} 甾体酯苷对免疫功能抑制小鼠有免疫调节作用。白首乌甾体总苷有较强的体外抑瘤作用，其抗肿瘤作用可能与诱导肿瘤细胞凋亡有关；白首乌通过消除自由基、抑制脂质过氧化提高机体免疫功能，改善细胞的生物氧化而有一定抗衰老作用。另外，耳叶牛皮消（白首乌）还有促进毛发生长、降血脂、抑制心肌收缩、调节氧代谢等药理作用。

（崔瑛）

qūchóngyào

驱虫药（anthelmintic）

凡以驱除或杀灭人体内寄生虫为主要功效，常用于治疗肠道寄生虫病的药物。

作用特点 此类药物主要入脾、胃、大肠经，部分药物具有一定的毒性，可麻痹或杀灭人体内的寄生虫，特别是对肠道寄生虫起作用，以促使虫体排出体外。故可用治蛔虫病、蛲虫病、绦虫病、钩虫病、姜片虫病等多种肠道寄生虫病。对机体其他部位的寄生虫，如血吸虫、阴道滴虫等，部分驱虫药物亦有驱杀作用。某些驱虫药物兼有行气、泻下、杀虫止痒的作用。

适应范围 驱虫药主要用治蛔虫、蛲虫、绦虫、钩虫、姜片虫等所致的肠道寄生虫病。因所患虫病不同，患者症状有异。但一般多见脐腹疼痛，腹泻腹胀，不思饮食或多食善饥，嗜食异物，或耳鼻瘙痒、肛门奇痒等；若迁延日久，则见面色萎黄，肌肉消瘦等症。部分症状较轻者，只在大便检查时才被发现。另外，此类药物亦可用治食积气滞、小儿疳积、疥癣瘙痒等病证。

配伍规律 应用驱虫药时，应根据寄生虫的种类及患者体质强弱、证情缓急，选用适宜的驱虫药物，并依据兼证进行适当配伍。如大便秘结者，常配伍泻下药；兼有积滞者，常配伍消积导滞药；脾胃虚弱者，常配伍健运脾胃之品；体质虚弱者，须先补后攻或攻补兼施。但驱虫药一般更多与泻下药同用，以利虫体排出体外。

使用注意 某些驱虫药药性峻烈或具有毒性，应用时要控制剂量，以防中毒或损伤正气。驱虫药一般应空腹服用，可使药力充分作用于虫体而保证疗效。对发热或腹痛剧烈者，不宜急于驱虫，待症状缓解后，再行驱虫药。

药理毒理 驱虫药与功效相关的主要药理作用有：麻痹或杀灭虫体、抗真菌等作用。驱虫药大多对寄生虫虫体有麻痹作用，使其瘫痪以致死亡。驱虫药具有的麻痹或杀灭虫体等作用，是驱除肠道寄生虫的药理学基础。而抗真菌作用则是中药杀虫治疗皮肤病的药理学基础。

常用药物 临床常用的驱虫药有使君子、苦楝皮、槟榔、南瓜子、鹤草芽、雷丸、鹤虱、榧子、芜荑等。

（胡锡琴）

shǐjūnzǐ

使君子（Quisqualis Fructus）

使君子科植物使君子 *Quisqualis indica* L. 的干燥成熟果实。主产于四川等地。9～10月果皮变紫黑时采收，晒干。去壳，取种仁生用或炒香用。

性味归经 甘，温。归脾、胃经。

功效主治 杀虫消积。用于蛔虫病，蛲虫病，虫积腹痛，小儿疳积。

功用阐述 ①味甘气香而不苦，性温入脾胃经，有良好的杀虫作用，尤其擅长驱杀蛔虫，为驱蛔要药。因既可驱杀蛔虫，又具缓和的滑利通肠之性，尤宜于小儿蛔虫病。轻证单用本品炒香嚼服，重证常配伍苦楝皮等驱虫药同用。若治蛲虫病，常配伍百部、槟榔等同用。②甘温略补，温而不燥；既能驱虫，又能健脾消疳。用治小儿疳积面色萎黄、形瘦腹大、腹痛有虫者，常配伍

槟榔、神曲等药同用。

用量用法 9～12g，捣碎煎服；使君子仁6～9g，多入丸散或单用，作1～2次分服。小儿每岁1～1.5粒，炒香嚼服，一日总量不超过20粒。

使用注意 大量服用或与热茶同服，可致呃逆、眩晕、呕吐、腹泻等反应。故不宜过量服用，同时服药时当忌饮茶。疳积非虫证所致者不宜用。部分患者服后出现过敏性紫癜等过敏反应，故有过敏史者忌服。

化学成分 种仁含使君子氨酸，约0.5%，以钾盐形式存在，即使君子酸钾；脂肪油23.9%，油中含油酸48.2%，棕榈酸29.2%，硬脂酸9.1%，肉豆蔻酸4.5%及花生酸、甾醇等。

药理作用 体外实验使君子对猪蛔虫有较强的驱除效用，主要麻痹猪蛔头部。使君子酸钾及脂肪油是驱蛔的有效部位，其所含吡啶类及油对人、动物亦均有明显的驱蛔效果。使君子粉有驱蛲虫作用。使君子水浸剂对某些致病性皮肤真菌有一定抑制作用。

（胡锡琴）

kǔliànpí

苦楝皮（Meliae Cortex）

楝科植物川楝 *Melia toosendan* Sieb. et Zucc. 或楝 *Melia azedarach* L. 的干燥树皮及根皮。主产于四川、湖北、安徽等地。春、秋二季剥取根皮或干皮，或除去粗皮，晒干。切丝，生用。

性味归经 苦，寒；有毒。归肝、脾、胃经。

功效主治 杀虫，疗癣。用于蛔虫病，蛲虫病，虫积腹痛；外用治疥癣瘙痒等。

功用阐述 ①苦寒有毒，有较强的杀虫作用，可治多种肠道寄生虫，为广谱驱虫中药，尤多

用治蛔虫病，蛲虫病。治蛔虫病，可单用或配使君子、槟榔、大黄等驱虫和泻下药；治蛲虫病，常配百部、乌梅，保留灌肠用；若治钩虫病，常配石榴皮同用。②苦寒又能清热燥湿，杀虫止痒。外用治疥疮、头癣、湿疮、湿疹瘙痒等证，单用本品即可。

用量用法　3～6g，煎服。外用适量，研末，用猪脂调敷患处。

使用注意　本品有毒，不宜过量或持续久服。孕妇、肝肾功能不全者、严重心脏病、活动性肺结核、贫血、胃溃疡、体质虚弱、脾胃虚寒者均应忌用或慎用。婴幼儿慎用。

化学成分　本品主含川楝素，苦楝酮、苦楝萜酮内酯、苦楝萜醇内酯、苦楝萜酸甲酯、苦楝子三醇等。另含楝树碱、山柰酚、树脂、鞣质、香豆素类化合物等。

药理作用　川楝素能透过虫体表皮，直接作用于蛔虫肌肉，扰乱其能量代谢，导致收缩性疲劳而痉挛。对猪蛔虫有抑制以至麻痹作用。能麻痹小鼠蛲虫，并抗血吸虫。大剂量川楝素对大鼠中枢有抑制作用，可引起呼吸衰竭。川楝素对肉毒中毒动物有治疗作用，与抗毒血清合用，可明显降低抗毒血清用量。此外，本品对金黄色葡萄球菌、紫色毛癣菌、奥杜安小孢子菌等有抑制作用，体外筛选表明，对人宫颈癌有抑制作用。

（胡锡琴）

bīngláng

槟榔（Arecae Semen）　棕榈科植物槟榔 *Areca catechu* L. 的干燥成熟种子。主产于广东、云南。国外以菲律宾、印度及印度尼西亚产量最多。春末至秋初采收成熟果实，用水煮后，干燥，除去果皮，取出种子，晒干。浸透切薄片或捣碎，生用、炒黄或炒焦。

性味归经　苦、辛，温。归胃、大肠经。

功效主治　杀虫，消积，行气，利水，截疟。用于绦虫病，蛔虫病，姜片虫病，虫积腹痛，积滞泻痢，里急后重，水肿脚气，疟疾等。

功用阐述　①苦辛，驱虫谱广，兼可泻下，以泻下驱虫为特点，是临床驱虫的常用药。对绦虫、蛔虫、蛲虫、钩虫、姜片虫等多种肠道寄生虫都有驱杀作用，尤擅用治绦虫病。治绦虫病可单用，现代多配南瓜子同用，其驱杀绦虫疗效更佳；若治蛔虫病、蛲虫病，常配伍使君子、苦楝皮等其他驱虫药；若治姜片虫病，则配伍乌梅、甘草等。②辛散苦泄沉降，入胃、大肠经，善行胃肠之气，消积导滞，兼能缓泻通便。用治食积气滞、腹胀便秘，常配木香、大黄等药以增强行气消积，泻下导滞之功；若治泻痢后重，常配木香、黄连等，以增行气导滞、止痢之效。③既能利水，又能行气，气行则水运。用治水肿实证，二便不利，常配伍木通、泽泻等利水消肿药同用；用治脚气肿痛，常配伍木瓜、吴茱萸等，以增祛湿消肿，舒筋活络之功。④本品用治疟疾，常配常山、草果等同用，可增强截疟之效。

用量用法　3～10g，煎服；驱绦虫、姜片虫30～60g。焦槟榔功能消食导滞，用于食积不消，泻痢后重。

使用注意　下气破积之力较强，故脾虚便溏或气虚下陷者忌用；孕妇慎用。服用剂量过大可见头昏、流涎、恶心等。

化学成分　含生物碱，主要为槟榔碱，以及少量的槟榔次碱、去甲基槟榔碱、去甲基槟榔次碱、异去甲基槟榔次碱、槟榔副碱、高槟榔碱等，均与鞣酸结合形式存在。含鞣质约15%，另含脂肪油、氨基酸、槟榔红色素等。

药理作用　槟榔可使绦虫虫体弛缓性麻痹，能使猪肉绦虫各部位都麻痹，仅能使牛肉绦虫头节和未成熟节片麻痹；亦可麻痹或驱杀蛲虫、蛔虫、钩虫、肝吸虫、血吸虫。槟榔碱能兴奋 M 胆碱受体，促进唾液、汗腺分泌，增加肠蠕动，减慢心率，降低血压，滴眼可使瞳孔缩小。槟榔提取物体外试验具有明显抑制血管紧张素转移酶（ACE）的活性，产生快速而显著的降血压作用；其聚酚化合物对艾氏腹水癌可显著抑制，对海拉（HeLa）细胞有中度细胞毒作用。另外，对皮肤真菌、流感病毒、幽门螺旋杆菌均有抑制作用，对病毒感染性人类免疫缺陷疾病有一定作用。

（胡锡琴）

nánguāzǐ

南瓜子（Cucurbitae Semen）　葫芦科植物南瓜 *Cucurbita moschata*（Duch.）poiret 的种子。主产于浙江、江西、河北等地。秋季果实成熟时采收，取出种子，洗净，晒干。研粉生用，新鲜种子效佳。

性味归经　甘，平。归胃、大肠经。

功效主治　杀虫。用于绦虫病，血吸虫病。

功用阐述　甘平，杀虫而不伤正气；主治绦虫病，亦治蛔虫病。主治绦虫病，常与槟榔同用，以增疗效。先用南瓜子60～120g研粉，冷开水调服，两小时后服槟榔60～120g 的水煎剂，再过半小时，服玄明粉15g，促使泻下以利虫体排出。亦可单用新鲜南瓜子 30~60g，研烂，加水、冰糖或蜂蜜调匀，空腹顿服。此外，南瓜子还治血吸虫病，但须较大剂量（120g~200g），长期服用。

用量用法 研粉，60~120g。冷开水调服。

使用注意 用量宜大，鲜药尤佳。

化学成分 主含南瓜子氨酸，另含脂肪油、蛋白质、维生素及胡萝卜素。

药理作用 本品对牛肉绦虫和猪肉绦虫的中段和后段节片均有麻痹作用，并与槟榔有协同作用；可抑制日本血吸虫在动物体内向肝脏移行，能抑制和杀灭血吸虫幼虫；使成虫虫体萎缩、生殖器退化，但不能杀灭。大量南瓜子氨酸可使小鼠兴奋狂躁，而兔和猫则表现安静；可使兔血压升高、呼吸加快，对离体兔肠有抑制作用。

（胡锡琴）

hècǎoyá

鹤草芽（Agrimoniae Gemma） 蔷薇科植物龙芽草（即仙鹤草）*Agrimonia pilosa* Ledeb. 的干燥带短小根茎的芽。中国各地均产。秋末茎叶枯萎后至次春植株萌芽前采挖，掰下带短小根茎的幼芽，洗净，晒干或低温干燥。生品研粉用。

性味归经 苦、涩，凉。归肝、小肠、大肠经。

功效主治 杀虫。用于治疗绦虫病。

功用阐述 善驱绦虫，兼有泻下作用，有利于虫体排出，为治绦虫病的专药。主治绦虫病，单用本品研粉，晨起空腹顿服，一般在服药后5~6小时可排出虫体。临床现有浸膏、胶囊及鹤草酚的衍生物等多种制剂应用。此外，用治滴虫性阴道炎，本品制

成栓剂，有一定疗效。

用量用法 研粉吞服。成人30~45g，小儿0.7~0.8g/kg，每日1次，早晨空腹服用。

使用注意 不宜入煎剂，因有效成分几乎不溶于水，遇热易被破坏。服药后偶见恶心、呕吐、腹泻、头晕、出汗等反应，一般可自行缓解。对年老体弱、小儿营养不良、心脏病或过敏性体质者均应慎用或忌用。服药期间忌食油腻食品及饮酒。

化学成分 主含鹤草酚，另含仙鹤草内酯、仙鹤草醇、芹黄素、儿茶酚、鞣质等。鹤草酚为间苯三酚类衍生物，是杀灭绦虫的有效成分。

药理作用 鹤草酚主要作用于绦虫头节，亦可作用于颈节、体节，抑制虫体的糖原分解；对猪肉绦虫、羊肉绦虫、短小膜壳绦虫及莫氏绦虫有直接杀灭作用。能促进动物体内血吸虫转移，使虫体萎缩、退化，甚至杀死成虫；对蛔虫有持久的兴奋作用，可抑杀阴道滴虫、血吸虫、疟原虫、囊虫等。

（胡锡琴）

léiwán

雷丸（Omphalia） 白蘑科真菌雷丸 *Omphalia lapidescens* Schroet. 的干燥菌核。主产于四川、云南、贵州等地。秋季采挖，洗净，晒干，粉碎。生用。

性味归经 微苦，寒。归胃、大肠经。

功效主治 杀虫消积。用于绦虫病，钩虫病，蛔虫病，虫积腹痛，小儿疳积。

功用阐述 ①驱虫面广，对多种肠道寄生虫均有驱杀作用，尤以驱杀绦虫效佳。用治绦虫病，可单味研末吞服，每次20g，日服3次，连用3天；若治钩虫病、蛔

虫病，常与槟榔、牵牛子、苦楝皮等同用；用治蛲虫病，常与大黄、牵牛子等同用；用治脑囊虫病，则常与半夏、茯苓等同用。②可杀虫消积，主入阳明经以开滞消疳。用治小儿疳积，常配伍使君子、槟榔、苍术等杀虫、消积、健脾药同用。

用量用法 15~21g，不宜入煎剂，一般研粉服，一次5~7g，饭后用温开水调服，一日3次，连服3天。

使用注意 不宜入煎剂。因雷丸含蛋白酶，加热至60℃左右即易于破坏而失效。脾胃虚寒者慎服。

化学成分 主含雷丸素，是一种蛋白水解酶。此酶为一条多肽链的糖蛋白，含较多的酸性氨基酸，碱性氨基酸则含量较低。此外，尚含雷丸多糖如S-4001、S-4002，以及微量元素钙、铝、镁等。

药理作用 本品所含蛋白酶能使绦虫虫体蛋白质分解破坏，使其头部不再附于肠壁而排出体外；雷丸乙醇提取物能杀灭猪蛔虫，雷丸煎剂可使阴道毛滴虫虫体颗粒变形。另外，雷丸有抗炎及提高动物免疫功能、抑制小鼠肉瘤 S_{180} 的作用。

（胡锡琴）

hèshī

鹤虱（Carpesii Fructus） 菊科植物天名精 *Carpesium abrotanoides* L. 或伞形科植物野胡萝卜 *Daucus carota* L. 的干燥成熟果实。前者主产于华北地区，称北鹤虱，为本草书籍所记载的正品。后者主产于江苏、浙江、安徽、湖北、四川等地，称南鹤虱。秋季果实成熟时采收，晒干。生用或炒用。

性味归经 苦、辛，平；有小毒。归脾、胃经。

功效主治 杀虫消积。用于蛔虫病，蛲虫病，绦虫病，虫积腹痛，小儿疳积。

功用阐述 ①苦降辛行，有小毒，能杀虫，可用于多种肠道寄生虫病。主治蛔虫病及胆道蛔虫症，单味药应用或配伍苦楝皮、槟榔等增强驱虫之力。若治蛲虫病，常配百部同用。治绦虫病，则常配槟榔、南瓜子、雷丸等驱虫药。②驱虫面较广，并能消疳积。主治小儿虫疳，多配使君子、槟榔等驱虫消积药同用。

用量用法 3~9g，煎服。

使用注意 本品有小毒，部分患者服后可有不同程度的头昏、恶心、腹痛、腹泻等反应，一般可自行缓解；若剂量过大导致中毒，则症见恶心、呕吐、头痛、四肢无力，严重时可致阵发性抽搐。孕妇、体弱、腹泻者忌用。

化学成分 天名精果实中含缬草酸及天名精倍半萜内酯化合物等，挥发油中含天名精内酯、鹤虱内酯等。

药理作用 天名精果实可杀绦虫、蛔虫。天名精内酯对动物中枢神经系统有显著抑制作用，能使小鼠在短暂兴奋后转入抑制，呈麻醉状态，对抗尼可刹米（可拉明）和士的宁引起的惊厥，与巴比妥类有协同作用。对犬、大鼠脑组织的呼吸有抑制作用，对家兔有降温、降压作用。另外，能杀灭阴道毛滴虫。

（胡锡琴）

fěizi

榧子（Torreyae Semen）红豆杉科植物榧 *Torreya grandis* Fort. 的干燥成熟种子。主产于浙江、福建等地。秋季种子成熟时采收，除去肉质假种皮，洗净，晒干，生用或炒用，用时捣碎。

性味归经 甘，平。归肺、胃、大肠经。

功效主治 杀虫消积，润肺止咳，润燥通便。用于钩虫病，蛔虫病，绦虫病，虫积腹痛，小儿疳积，肺燥咳嗽，大便秘结。

功用阐述 ①可杀虫消积，润滑肠道，因其缓泻，有利虫体排出；又味甘性平而不伤胃，故可用治钩虫、蛔虫、绦虫等多种肠道寄生虫引起的虫积腹痛，常与使君子、苦楝皮、槟榔等同用，以增驱虫之功。②亦甘润入肺，能润肺燥止咳嗽。因其力较弱，以肺燥咳嗽轻症为宜，或配川贝母、炙桑叶、沙参等养阴润肺止咳药以增药力。③甘润平和，入大肠经，有润肠通便之效。用治肠燥便秘、大便秘结，或痔疮便秘，单用炒熟嚼服，或配火麻仁、郁李仁、瓜蒌仁等润肠通便药。

用量用法 9~15g，煎服。

使用注意 入煎服宜生用。大便溏薄，肺热咳嗽者不宜用。民间有用以堕胎，故孕妇慎用。服榧子时，不宜食绿豆，以免影响疗效。

化学成分 榧子主含脂肪油，油中主要成分为亚油酸、硬脂酸、油酸；尚含麦朊、甾醇、草酸、葡萄糖、多糖、挥发油、鞣质等。

药理作用 榧子能驱除绦虫、钩虫，有杀死血吸虫尾蚴作用，浸膏体外对猪蛔虫、蚂蟥有毒性作用。日本榧子可收缩子宫，民间用于堕胎。

（胡锡琴）

wúyí

芜荑（Ulmi Fructus）榆科植物大果榆 *Ulmus macrocarpa* Hance 果实的加工品。主产于河北、山西等地。夏季果实成熟时采集，晒干，搓去膜翅，取出种子浸于水中，待发酵后，加入榆树皮面、红土、菊花末，用温开水调成糊状，摊于平板上，切成小方块，晒干入药。

性味归经 辛、苦，温。归脾、胃经。

功效主治 杀虫消积。用于蛔虫病，绦虫病，蛲虫病，小儿疳积，疥癣恶疮。

功用阐述 ①辛行苦下，具杀虫消积之功。用治蛔虫、蛲虫、绦虫病之面黄、腹痛，可单用本品和面粉炒成黄色，研末，米饮送服；或配槟榔、木香等煎服。②既能杀虫，又能消积疗疳。用治小儿疳积、消瘦、泄泻等症者，常配使君子、芦荟、白术等消积健脾药同用。③味苦，可燥湿杀虫止痒。用治疥癣、恶疮，以本品研末，用醋或蜂蜜调涂患处。

用量用法 3~10g，煎服。入丸散，每次 2~3g。外用适量，研末调敷。

使用注意 脾胃虚弱者，以及脾、肺燥热者忌服。

化学成分 含鞣质、糖类等。

药理作用 芜荑体外有显著杀灭猪蛔虫作用。可不同程度地抑制紫色毛癣菌、奥杜安小孢子菌等 12 种皮肤真菌，还可抗疟。

（胡锡琴）

zhǐxuèyào

止血药（hemostatic） 凡以制止体内外出血，治疗各种出血病证为主的药物。中医认为，血为水谷精微之所化。在正常情况下，血运行于脉管之中，流布于全身，如环无端，运行不息，内以荣养五脏六腑，外以濡养四肢百骸，是人体重要的营养物质之一。若血液不循常道，离经妄行，或从口、鼻，或从尿道、肛门，或从肌肤而外溢，即为出血。凡非生理性的出血统称为血证。

作用特点 止血药入血分，因心主血、肝藏血、脾统血，故此类药物以归心、肝、脾经为主，尤以归心、肝二经者为多。制止体内外出血是此类药物的基本特点，因其药性有寒、温、散、敛之异，故此类药物分别有凉血止血、温经止血、化瘀止血、收敛止血等不同作用，以消除导致血不循经的原因，从而达到止血的目的。

适应范围 止血药主要用治血液不循常道，或上溢于口鼻诸窍，或下泄于前后二阴，或渗于肌肤所导致的咯血、咳血、衄血、吐血、便血、尿血、崩漏、紫癜以及外伤出血等体内外各种出血病证。西医诊断为肺结核、支气管扩张、胃及十二指肠溃疡、溃疡性结肠炎、痔疮、尿路感染、功能性子宫出血、习惯性或先兆性流产、血小板减少性紫癜、外伤及术后出血等出血性疾病，亦可用此类药物治疗。

药物分类 根据止血药的药性和功效不同，可分为凉血止血药、化瘀止血药、收敛止血药和温经止血药四类。

配伍规律 血动之由不同，止血之法各异。使用止血药除根据不同病证有针对性地选用止血药外，还应进行必要的配伍。如血热妄行而出血者，宜配清热泻火、清热凉血药同用；阴虚火旺、阴虚阳亢而出血者，宜配滋阴降火、滋阴潜阳的药同用；瘀血内阻而出血者，宜配活血祛瘀药同用；阳虚不能摄血者，宜配温阳益气药同用。根据前贤"下血必升举，吐衄必降气"的用药经验，故对于便血、崩漏等下部出血病证，应适当配伍升举之品；而对于衄血、吐血等上部出血病证，可适当配伍降气之品。

使用注意 出血宜止血，止血易留瘀，这是运用此类药物始终要注意的问题。尤其是凉血止血药和收敛止血药，易凉遏恋邪、有止血留瘀之弊，故出血兼有瘀滞者不宜单独使用。若出血过多，气随血脱者，应遵循"有形之血不能速生，无形之气所当急固"的原则，当大补元气，以挽救虚脱，非止血药力所能及。

药理毒理 止血药与功效相关的主要药理作用有：收缩局部血管，缩短出血时间、凝血时间，缩短凝血酶原时间，增加凝血酶活性，抑制纤维蛋白溶解等作用。三七、紫珠、小蓟、槐花、灶心土能使局部血管收缩而止血，白茅根、槐花、侧柏叶、艾叶能降低毛细血管通透性和脆性，白及、紫珠、血余炭、花蕊石、三七、小蓟、地榆、羊蹄能增强血小板的活性，血余炭、三七、茜草、白茅根、小蓟、槐花、大蓟、地榆能促凝血因子生成，白及、紫珠、大蓟、小蓟、地榆、艾叶、仙鹤草能抑制纤维蛋白溶酶的活性。其中，促进血液凝固和抑制纤维蛋白溶解是其主要的药理作用。三七、茜草、蒲黄既能促凝，又能抗凝。此外，部分药物尚有抗炎、抗病原微生物、镇痛、调节心血管功能等作用。

(周祯祥)

liángxuè zhǐxuèyào

凉血止血药 (blood-cooling hemostatic)

既能止血，又能清泻血分之热，适用于热伤血络，迫血妄行所致各种出血病证的药物。性属寒凉，味多甘苦，入血分，部分药物尚有清热解毒之功，又可治热毒疮疡、水火烫伤。此类药物性寒凝滞，易凉遏留瘀，一般不宜过量使用，或需配少量的活血散瘀药同用，使之血止而不留瘀。临床常用的凉血止血药有瓦松、土大黄、大蓟、大蓟炭、小蓟、白茅根、地榆、苎麻根、侧柏叶、槐花、槐角。

(周祯祥)

xiǎojì

小蓟 (Cirsii Herba)

菊科植物刺儿菜 *Cirsium setosum* (Willd.) MB. 的干燥地上部分。中国大部分地区均产。夏、秋二季花开时采割集。除去杂质，晒干，生用或炒炭用。

性味归经 甘、苦，凉。归心、肝经。

功效主治 凉血止血，散瘀解毒消痈。用于衄血、吐血、尿血、血淋、便血、崩漏，外伤出血，痈肿疮毒。

功用阐述 ①味甘，性凉，归心肝二经。心主血，肝藏血。本品性凉，走血分，善清血分之热而凉血止血，兼能活血散瘀，有止血而不留瘀之特点，"凡咳血、吐血、衄血、二便下血之因热者，服之莫不立愈"(《医学衷中参西录》)。因性凉入心经，长于清心，凉血止血，兼能利尿通淋，故为治尿血、血淋之要药，常与滑石、淡竹叶等清热利尿通淋药同用。②性凉，能活血散瘀，解毒消痈，善"解一切疔疮痈疽肿毒"(《本草纲目拾遗》)，适用于热毒疮疡，内服外用皆能奏效，以鲜品为佳。可单用捣敷患处，也可与连翘、蒲公英等清热解毒药同用。

用量用法 5~12g，煎服。外用鲜品适量，捣烂敷患处。

化学成分 主含黄酮类成分：蒙花苷、芸香苷；酚酸类成分：绿原酸、原儿茶醛、咖啡酸；甾醇类成分：蒲公英甾醇、β-谷甾醇、豆甾醇等。

药理作用 小蓟提取物有凝血和止血作用，其水煎剂对白喉棒状杆菌、肺炎链球菌、溶血性链球菌、金黄色葡萄球菌、铜绿假单胞菌、变形杆菌、大肠埃希菌、伤寒沙门菌等均有不同程度的抑制作用，小蓟提取液对白血病细胞、肝癌细胞、宫颈癌细胞的生长有抑制作用，抑制率高达88.27%。此外，小蓟尚能降脂、利胆、利尿、强心、升压等。

（周祯祥）

dàjì

大蓟（Cirsii Japonici Herba）

菊科植物蓟 Cirsium japonicum Fisch. ex DC. 的干燥地上部分。中国大部分地区均产。夏、秋二季花开时采割地上部分，除去杂质，晒干，生用或炒炭用。

性味归经 甘、苦，凉。归心、肝经。

功效主治 凉血止血，散瘀解毒消痈。用于衄血、吐血、尿血、便血、崩漏，外伤出血，痈肿疮毒。

功用阐述 ①性凉，入心、肝经血分，长于凉血止血，兼能散瘀，寓行血于凉血止血之中，凉血可使热清血宁，行血不致凉遏留瘀，诚为凉血止血之佳品。适用于热伤血络，迫血外溢之衄血、吐血、尿血、便血、崩漏，以及外伤出血等多种出血证，尤多用于吐血、咯血及崩漏，可单用，或与小蓟、侧柏叶等凉血止血药同用。②性凉苦泄，有泻火解毒，散瘀消痈之效，大凡内外痈肿皆可用之，尤以血热毒盛者为佳。既可单用内服，亦可外敷，以鲜品为佳，或配金银花、连翘等清热解毒药同用。

用量用法 9~15g，煎服。

化学成分 主含黄酮苷类成分：柳穿鱼叶苷；甾醇类成分：豆甾醇；挥发油：单紫杉烯、丁香烯等。

药理作用 大蓟有效成分柳

穿鱼叶苷有止血活性，其水浸剂、乙醇-水浸出液和乙醇浸出液均有降压作用，乙醇浸剂对人型结核杆菌有抑制作用，大蓟提取液对白血病细胞、肝癌细胞、宫颈癌细胞、胃癌细胞等的生长有抑制作用，抑制率高达92.34%。

（周祯祥）

dàjìtàn

大蓟炭（Cirsii Japonici Herba Carbonisata）

大蓟的炮制加工品。中国大部分地区均产。夏、秋季花开时采割地上部分，除去杂质，晒干，炒炭用。

性味归经 苦、涩，凉。归心、肝经。

功效主治 凉血止血。用于衄血、吐血、尿血、便血、崩漏，外伤出血。

功用阐述 大蓟经制炭后，其寒凉之性减弱，收敛止血作用增强，可用于衄血、吐血、尿血、便血、崩漏，外伤出血等体内外多种出血证，常与大蓟、小蓟等凉血止血药同用。

用量用法 5~10g，多入丸散服。

化学成分 主含柳穿鱼黄素、柳穿鱼叶苷、刺槐素、刺槐苷、香叶木素、槲皮素、5,7,8-三羟基-6,4′-二甲氧基黄酮、邻苯二酚等成分。

药理作用 大蓟炭能缩短出血和凝血时间。

（周祯祥）

diyú

地榆（Sanguisorbae Radix）

蔷薇科植物地榆 Sanguisorba officinalis L. 或长叶地榆 Sanguisorba officinalis L. var. longifolia (Bert.) Yü et Li 的干燥根。前者主产于黑龙江、吉林、辽宁等地，后者习称"绵地榆"，主要产于安徽、浙江、江苏等地。春季将发芽时或

秋季植株枯萎后采挖。除去须根，洗净，晒干生用，或炒炭用。

性味归经 苦、酸、涩，微寒。归肝、大肠经。

功效主治 凉血止血，解毒敛疮。用于便血，痔血，血痢，崩漏，水火烫伤，痈肿疮毒。

功用阐述 ①苦寒清热，酸涩收敛，主入血分，长于清血分之热以治本，又能涩血妄行以治标，且有"清不虑其过泄，涩亦不虑其或滞"（《本草求真》）之特点，故为凉血止血之要药。大凡血热妄行之出血诸证，得此则热清血安，络固血凝。因其性沉降下行，善走下焦，故尤宜于便血、痔血、血痢、崩漏等下部出血之证，可单用或同醋煎服，也可与槐花相须为用。②苦寒能泻火解毒，味酸涩能敛疮生肌，既能解诸热毒痈，用治疮疡痈肿初起或湿疮溃烂；又能调敷烫火伤，促进创面愈合，故为治水火烫伤之要药。治疮疡痈肿初起，可与金银花、连翘等清热解毒药配伍；治湿疮溃烂，可与煅石膏、枯矾研末外掺；治水火烫伤，可单用研末麻油调敷。

用量用法 9~15g，煎服。外用适量，研末涂敷患处。

使用注意 地榆性寒酸涩，凡虚寒性便血、下痢、崩漏及出血有瘀者慎用。对于大面积烧伤患者，不宜使用地榆制剂外涂，以防其所含鞣质被大量吸收而引起中毒性肝炎。

化学成分 主含鞣质：地榆素 H-1~H-11、1,2,6-三没食子酰-β-D 葡萄糖等。黄烷-3-醇衍生物：右旋儿茶素等。三萜皂苷类成分：地榆糖苷，地榆皂苷 A、B、C、D、E 等。

药理作用 地榆煎剂能缩短出血时间，炒地榆粉外用对烫伤

面有显著收敛作用，能减少渗出，降低感染及死亡率；地榆水煎剂对伤寒沙门菌、脑膜炎奈瑟球菌、大肠埃希菌、铜绿假单胞菌等均有不同程度的抑制作用。此外，地榆制剂尚有抗炎、抗肿瘤及促进造血等作用。

（周祯祥）

huáihuā

槐花 （Sophorae Flos） 豆科植物槐 Sophora japonica L. 的干燥花及花蕾。中国大部分地区均产。夏季花开放或花蕾形成时采收，及时干燥，除去枝、梗及杂质。前者习称"槐花"，后者习称"槐米"。生用、炒用或炒炭用。

性味归经 苦，微寒。归肝、大肠经。

功效主治 凉血止血，清肝泻火。用于便血，痔血，血痢，崩漏，吐血，衄血，肝热目赤，头痛眩晕。

功用阐述 ①味苦，性属寒凉，善清泻血分之热，有凉血止血之效，适用于血热出血诸证。因其味厚而沉，偏走下焦，"凉血之功独在大肠"（《药品化义》），故以凉大肠，清血热见长，对大肠火盛或湿热蕴结所致的痔血、便血最为适宜，常与地榆、栀子等清热泻火、凉血止血药同用。②苦能清泻，寒能胜热，入肝经，长于清泻肝火。"凡人肝气通于目。若肝气有热，热肿于目，故令赤痛"（《诸病源候论》）。故本品适用肝火上炎所致的头痛、目赤、眩晕等证，可单用煎汤代茶饮，或与菊花、夏枯草等清肝泻火药同用。

用量用法 5~10g，煎服。

使用注意 脾胃虚寒及阴虚发热而无实火者慎用。

化学成分 主含黄酮类成分：槲皮素、芸香苷、异鼠李素等；三萜皂苷类成分：赤豆皂苷Ⅰ、Ⅱ、Ⅲ、Ⅴ、大豆皂苷Ⅰ、Ⅲ、槐花皂苷Ⅰ、Ⅱ、Ⅲ等。

药理作用 本品对红细胞有凝集作用，能缩短凝血时间；所含芦丁能增加毛细血管稳定性，降低其通透性和脆性，可预防出血；其煎液能降低心肌收缩力，减慢心率；槲皮素能抑制病毒复制，降低血压，增强毛细血管抵抗力，减少毛细血管脆性，扩张冠状动脉，增加冠状动脉血流量；槐花浸液对紫色毛癣菌、奥杜安小孢子菌、羊毛状小孢子菌、星形诺卡菌等皮肤真菌均有不同程度的抑制作用。

（周祯祥）

huáijiǎo

槐角 （Sophorae Fructus） 豆科植物槐 Sophora japonica L. 的干燥成熟果实。中国大部分地区均产。冬季采收，除去杂质，干燥。生用或蜜炙用。

性味归经 苦，寒。归肝、大肠经。

功效主治 清热泻火，凉血止血。用于肠热便血，痔肿出血，肝热头痛，眩晕目赤。

功用阐述 ①苦寒，能入血清热，凉血止血，止血作用不及槐花，但清降泻热之力较强，又因其质地滋润，兼能润肠，主治痔血、便血，尤多用于痔疮肿痛出血，常与地榆、黄芩等清热止血药同用。②苦寒沉降，主入肝经，长于清泻肝胆之火，故凡头痛、眩晕、目赤等属肝家血热者用之最宜。常与菊花、夏枯草等清肝泻火药同用。

用量用法 6~9g，煎服。

化学成分 主含黄酮类成分：槐角苷、槐属双苷、芦丁、槐角黄酮苷、山奈酚、槲皮素等；生物碱类成分：金雀花碱、苦参碱、槐根碱等。

药理作用 槐角黄酮苷能促进血液凝固、减低血管壁通透性、增强毛细血管抵抗力，并能降低血压。从槐角中提取的染料木素有雌激素样作用、抗癌、抗生育、抗菌、降血脂、抗氧化、消炎等作用，能较好地防治骨质疏松。

（周祯祥）

cèbǎiyè

侧柏叶 （Platycladi Cacumen） 柏科植物侧柏 Platycladus orientalis（L.）Franco 的干燥枝梢和叶。中国各地均有产。多在夏、秋二季采收，除去粗梗及杂质，阴干，生用或炒炭用。

性味归经 苦、涩，寒。归肺、肝、脾经。

功效主治 凉血止血，化痰止咳，生发乌发。用于吐血，衄血，咯血，便血，崩漏下血，肺热咳喘，血热脱发，须发早白。

功用阐述 ①苦涩性寒，入血分。既能凉血清热以制血动之由，又能固涩宁络以止血溢于外，使热清则血不妄行，络固则血自归经，为凉血、收敛止血之佳品，大凡吐血、衄血、咯血、便血、崩漏下血等出血诸证，因血分有热所致者皆宜。单用有效，或与生地、荷叶等凉血清热药同用。②苦能泄降，寒能清热，又入肺经，故能清降肺气，化痰止咳。适用于肺热咳喘，痰黄稠黏，咯之不爽者。可单用，或与贝母、瓜蒌等清热化痰药同用。③苦寒，入肝经。肝为风木之脏，主藏血，发乃血之余。侧柏叶能凉血祛风而"重生发鬓须眉"（《本草蒙筌》），"黑润鬓发"（《日华子本草》），有生发乌发之效，适用于血热脱发或须发早白。

用量用法 6~12g，煎服。外

用适量。止血多炒炭用，化痰止咳宜生用。

化学成分 主含黄酮类成分：槲皮苷、槲皮素、山柰酚等；挥发油：柏木脑、α-蒎烯、乙酸松油酯等；尚含鞣质等。

药理作用 侧柏叶煎剂能明显缩短出血时间及凝血时间，对金黄色葡萄球菌、卡他球菌、痢疾志贺菌、伤寒沙门菌、白喉棒状杆菌等均有抑制作用。此外，尚有镇咳、祛痰、平喘及神经保护等作用。

（周祯祥）

báimáogēn
白茅根（Imperatae Rhizoma）

禾本科植物白茅 *Imperata cylindrica* Beauv. var. *major*（Nees）C. E. Hubb. 的干燥根茎。中国大部分地区均产。春、秋二季采挖，除去须根及膜质叶鞘，洗净，晒干，切段生用。

性味归经 甘，寒。归肺、胃、膀胱经。

功效主治 凉血止血，清热利尿。用于血热吐血，衄血，尿血，热病烦渴，湿热黄疸，水肿尿少，热淋涩痛。

功用阐述 ①寒凉而味甚甘，能清血分之热而不伤于燥；又不黏腻，故凉血而不虑其积瘀，为凉血止血常用之品。适用于吐血，衄血，尿血等多种血热出血之证。因其性沉降，入膀胱经，兼能利尿，故对膀胱湿热蕴结之尿血、血淋最为适宜。可单用煎汁或鲜品捣汁服用，或与小蓟、大蓟等清热凉血药同用。②性寒下降，入膀胱经，功能清热利尿，导湿热下行，用治湿热下注膀胱，水肿，小便不利，热淋涩痛，有利水消肿、利尿通淋之效；用治湿热熏蒸肝胆，身目发黄如橘子色者，有利湿退黄之用。前者可与

车前子、滑石等清热利尿通淋药同用，后者可与茵陈、栀子等利湿退黄药同用。此外，白茅根甘能生津，寒能清热，又入气分，"清泄肺胃尤有专长"（《本草正义》）。既能入肺清热以宁嗽定喘，适用于肺热喘咳，可配桑白皮、黄芩等以清肺化痰，止咳平喘；又能入胃滋阴以生津止渴，适用于热病烦渴，胃热呕吐，常配石斛、天花粉等以增强清热生津止渴之功。

用量用法 9～30g，煎服。

化学成分 根茎含芦竹素、印白茅素、薏苡素、羊齿烯醇、西米杜鹃醇、异山柑子萜醇、白头翁素；还含甾醇类：豆甾醇、β-谷甾醇、菜油甾醇；糖类：多量蔗糖、葡萄糖及少量果糖、木糖；简单酸类：枸橼酸、草酸及苹果酸。

药理作用 白茅根水煎液能显著缩短出血和凝血时间，其水煎剂和水浸剂有利尿作用，给药5～10天，利尿作用最为明显，20天左右即不明显；白茅根煎剂对肺炎链球菌、卡他球菌、流感嗜血杆菌、金黄色葡萄球菌及福氏志贺菌、宋内志贺菌等有抑制作用。此外，本品尚有抗炎、增强免疫等作用。

（周祯祥）

zhùmágēn
苎麻根（Boehmeriae Rhizome Et Radix）
荨麻科植物苎麻 *Boehmeria nivea*（L.）Gaud. 的干燥根及根茎。主产于江苏、浙江、安徽等地。冬、春季采挖，洗净，晒干，切段生用。

性味归经 甘，寒。归心、肝经。

功效主治 凉血止血，安胎，清热解毒。用于尿血，胎漏下血，胎动不安；外治热毒痈肿。

功用阐述 ①性寒而入血分，功能凉血止血，凡血分有热，络损血溢之诸出血证，皆可应用。因其入膀胱经，兼能利尿，故对于热盛下焦，脉络受损，迫血妄行之尿血、血淋最为适宜，常与白茅根、车前子等凉血止血、利尿通淋药同用。②既能凉血止血，又入肝经，能清肝热而安胎，历来视为安胎之要药。大凡胎动因于血热者多见，故用本品可达清热安胎之效，适用于胎漏，胎热不安，常与阿胶、当归等养血安胎药同用。③性寒，能清热解毒，故可用治热毒痈肿，多以外用为主，常以鲜品捣敷患处。

用量用法 10～30g，煎服；外用适量，捣烂敷患处。

化学成分 主含酚酸类成分：绿原酸、咖啡酸、奎宁酸；尚含19-α-羟基熊果酸等。

药理作用 苎麻根能够缩短止血时间，使出血部位血小板增加；苎麻根黄酮苷能使怀孕子宫收缩力明显减弱，频率减慢，张力减弱，而使未怀孕子宫收缩力增强，频率加快，张力也有所提高；苎麻根有机酸和生物碱体外对溶血性链球菌、肺炎链球菌、大肠埃希菌、金黄色葡萄球菌、铜绿假单胞菌等均有不同程度的抑制作用。

（周祯祥）

tǔdàhuáng
土大黄（Rumicis Radix）
蓼科植物巴天酸模 *Rumex patientia* L. 或皱叶酸模 *Rumex crispus* L. 的干燥根。主产于河北。春季采挖，除去茎叶及须根，洗净，干燥，或趁鲜切厚片，晒干，生用。

性味归经 苦、辛，凉。归心、肺经。

功效主治 凉血止血，杀虫，通便。用于衄血，咯血，便血，

崩漏，疥癣瘙痒，大便秘结。

功用阐述 ①味辛能行，苦凉泻热，善走血分，既能凉血热而止妄行，又能行血脉而不留瘀。适用于衄血、咯血、便血、崩漏等多种血热出血证，常与墨旱莲、地锦草等清热凉血药同用。②外用能清热解毒，杀虫止痒，可用治热毒疮疡，尤以"治疥癣最效"（《质问本草》），故常用于疥、癣等多种瘙痒性皮肤疾病，可单用本品煎水外洗，或与硫黄、川椒等杀虫止痒药同用。③苦能通泄，凉能清热，有泻热通便之功，适用于热结便秘。可单用，或配其他泻下药同用。

用量用法 9~15g，煎服；外用适量。

化学成分 主含蒽醌类成分：大黄酚、大黄素、大黄素甲醚等，尚含酸模素、胡萝卜素、维生素B_2、维生素C、挥发油、鞣质、草酸钙等。

药理作用 土大黄水煎剂能促进血液凝固，降低血管脆性，加强毛细血管收缩性作用；有明显的镇咳，祛痰，平喘作用；大黄酚、大黄素对金黄色葡萄球菌、乙型链球菌、白喉棒状杆菌、肺炎链球菌、流感嗜血杆菌、大肠埃希菌等均有不同程度的抑制作用。另有抗肿瘤、缓泻等作用。

(周祯祥)

wǎsōng

瓦松（ Orostachyis Fimbriatae Herba ） 景天科植物瓦松 *Orostachys fimbriata* （Turcz.）Berg. 的干燥地上部分。中国各地均产。夏、秋二季花开时采收，除去根及杂质，切段，生用或炒炭用。

性味归经 酸、苦，凉。归肝、肺、脾经。

功效主治 凉血止血，解毒，敛疮。用于血痢，便血，痔血，

疮口久不愈合。

功用阐述 ①味酸收涩，苦凉泻热，入肝经血分，功能收敛、凉血止血，可用于血热妄行所致的多种出血证。因其兼能通便，故以治血痢、便血、痔血等下部出血证最为适宜，可单用本品煎服，或煎水局部熏洗，或配伍白芍、炮姜等以清肠解毒，止血止痢。②苦凉能泻火解毒，味酸能收湿敛疮，善"治百毒，疗火疮"（《本草再新》），"涂诸疮不敛"（《本草纲目》），适用于热毒疮疡，及疮口久溃不敛者，可单用本品捣敷患处。

用量用法 3~9g，煎服；外用适量，研末涂敷患处。

化学成分 主含黄酮类成分：山奈素、槲皮素、山奈酚-7-鼠李糖苷等，尚含大量草酸、瓦松苷、植物色素、脂肪等。

药理作用 本品有抗炎、镇痛作用，瓦松粗提物有明显的抗菌效应，对金黄色葡萄球菌、大肠埃希菌、铜绿假单胞菌和甲型链球菌等均有明显抑制作用；瓦松苷有明显的强心作用，瓦松提取物对肝癌、胃癌细胞有一定的抑制活性。

(周祯祥)

huàyū zhǐxuèyào

化瘀止血药（ stasis-resolving hemostatic ） 既能止血，又能化瘀，具有止血而不留瘀的特点，适用于瘀血内阻，血不循经之出血病证的药物。部分药物尚能消肿、止痛，还可用治跌打损伤、经闭、瘀滞心腹疼痛等。此类药物中行散之力较强者，孕妇当慎用。临床常用的化瘀止血药有三七、景天三七、菊叶三七、花蕊石、茜草、蒲黄、降香、独一味、亚乎奴、竹节参等。

(周祯祥)

sānqī

三七（ Notoginseng Radix Et Rhizoma ） 五加科植物三七 *Panax notoginseng* （Burk.）F. H. Chen 的干燥根。主产于广西、云南等地。夏末秋初开花前或冬季种子成熟后采收。挖取其根，拣尽杂质，捣碎研末或晒干。生用。

性味归经 甘、微苦，温。归肝、胃经。

功效主治 散瘀止血，消肿定痛。用于咯血，吐血，衄血，便血，崩漏，外伤出血，胸腹刺痛，跌扑肿痛。

功用阐述 ①味甘微苦性温，入肝经血分，既能止血妄行，又能活血散瘀，有止血不留瘀，化瘀不伤正的特点。凡血液不循常道，溢出脉外所致的咯血、吐血、衄血、便血、崩漏、外伤出血等全身各部的出血证，用之皆宜。因其"能于血分化其血瘀"（《本草求真》），故对瘀阻络损之体内外出血最宜，单味内服外用均有良效。②三七善化瘀血，以通为用，能促进血液运行，使血脉通利，瘀血消散，而达消肿定痛之效，尤以止痛称著，为治瘀血诸痛之佳品，外伤科之要药。凡跌打损伤，瘀血肿痛，或胸腹刺痛，可单用为末，黄酒或白开水送服，或与红花、土鳖虫等活血止痛药同用。对于疮疡初起肿痛者，与大黄末等份，醋调敷，可使肿消痛止。此外，本品尚能补虚强壮，可治虚损劳伤，常与猪肉炖服。

用量用法 3~9g，煎服；研粉吞服，一次1~3g。外用适量。

使用注意 因其"善化瘀血"（《医学衷中参西录》），故孕妇慎用。

化学成分 主含四环三萜类成分：人参皂苷 Rb_1、Rd、Re、Rg_1、Rg_2、Rh_1，三七皂苷 R_1、

R_2、R_3、R_4、R_6、R_7、七叶胆苷，三七皂苷 A、B、C、D、E、G、H、I、J 等，尚含三七素、槲皮素及多糖等。止血活性成分为三七氨酸。

药理作用 三七具有促凝血和抗凝血的双向调节作用，既能缩短出、凝血时间，又能抑制血小板聚集，抗血栓形成。三七皂苷能扩张冠状动脉，改善心肌供氧供应，对各种药物诱发的心律失常、心动过速、室颤均有明显的拮抗作用；能扩张血管，降低血压，抗脑缺血，改善学习记忆。此外，本品尚有镇静、镇痛、抗炎、抗疲劳、抗衰老、促进造血、促进免疫、调节代谢、预防肿瘤等作用。

（周祯祥）

jīngtiānsānqī

景天三七 （Sedi Aizoon Herba） 景天科植物景天三七 *Sedum aizoon* L. 的干燥全草。主产于山西、浙江、江苏等地。夏、秋季二季采挖，除去泥沙，晒干，生用。

性味归经 甘、微酸，平。归肝、心经。

功效主治 散瘀止血，安神。用于吐血，咯血，衄血，紫癜，崩漏，外伤出血，心悸失眠，烦躁不安。

功用阐述 ①味甘，性平偏凉，入血分，既能凉血止血，又能化瘀止血，有止血不留瘀之特点，其止血之功似三七而力稍逊。可用于吐血，咯血，衄血，紫癜，崩漏，外伤出血等体内外多种出血证，尤宜于血热有瘀之出血，可单用鲜品煎服或捣汁服。②兼能安神，可用于心悸失眠，烦躁不安等心神不宁证，可与枸杞子、珍珠母等同用，共奏养心平肝，宁心安神之功。

用量用法 全草用 15～30g，

鲜品加倍；根用 6～10g，鲜品加倍；煎服。外用适量，局部捣敷。

化学成分 主含糖类：葡萄糖、果糖、景天庚糖、蔗糖等；黄酮类：槲皮素、杨梅素、杨梅苷等；另含生物碱，齐墩果酸、β-谷甾醇、熊果酸、没食子酸等。

药理作用 景天三七能缩短凝血时间及出血时间，所含谷甾醇能阻止人体对胆固醇的吸收，降血脂，防止血管硬化；黄酮类可扩张血管，促进血液循环，降低心肌耗氧量，降血糖、降血压，有抗脑血栓和心绞痛的作用；齐墩果酸可以保护肝脏，起到延缓老年性肝组织纤维化的作用。

（周祯祥）

júyèsānqī

菊叶三七 （Gynurae Segeti Radix Et Herba） 菊科植物菊叶三七 *Gynura segetum* （Lour.） Merr. 的干燥根或全草。主产于四川、云南、广西等地。秋冬挖根，除去残茎、须根及泥土，晒干。夏秋采全草，洗净，鲜用或晒干。

性味归经 甘、微苦，平。归肝、胃经。

功效主治 散瘀止血，解毒消肿。用于吐血，衄血，尿血，便血，崩漏，外伤出血，产后瘀血腹痛，跌打损伤，痈疖疮疡，蛇虫咬伤。

功用阐述 ①既能止血，又能化瘀，有止血而不留瘀的特点，功似三七而力弱。可用于瘀血阻滞，血不归经所致的吐血、衄血、尿血、便血、崩漏，及外伤出血等体内外多种出血证，内服外用皆宜。②活血散瘀，解毒消肿，用于产后瘀血腹痛，跌打损伤，可单用本品黄酒煎服。对于痈疖疮疡，蛇虫咬伤，可单用本品捣烂外敷，亦有良效。

用量用法 6～10g，煎服。研

末冲服每次 1.5～3g，每日 1～3 次。外用适量，鲜品捣烂敷患处。

使用注意 孕妇慎用。

化学成分 主含生物碱、有机酸、鞣质。

药理作用 菊叶三七水提取物能缩短出、凝血时间，并有镇痛、局部麻醉等作用。

（周祯祥）

qiàncǎo

茜草 （Rubiae Radix Et Rhizoma） 茜草科植物茜草 *Rubia cordifolia* L. 的干燥根及根茎。主产于安徽、江苏、山东等地。春、秋二季采挖，除去杂质，洗净，润透，切厚片或段，干燥，生用或炒炭用。

性味归经 苦，寒。归肝经。

功效主治 凉血，祛瘀，止血，通经。用于吐血，衄血，崩漏，外伤出血，瘀阻经闭，关节痹痛，跌扑肿痛。

功用阐述 ①味苦能泄，寒能清热，入肝经血分，既能清血中之热以止血，又能通壅积之瘀以行血，凉血与行瘀并举，止血而无留瘀之患，行血而无妄行之忧，为"行血凉血之要药"（《本草经疏》）。适用于血热出血诸证，对吐血、衄血、崩漏等出血属血热夹瘀者更宜，常与小蓟、白茅根等凉血止血药同用。本品外用亦有较好的止血作用，可用于外伤出血。②寒凉入血，能通经行瘀，为"除瘀去血之品"（《本草求真》）。适用于血热瘀阻之经闭，关节痹痛，以及跌打损伤，瘀肿疼痛等，尤为妇科调经要药。《本草纲目》记载："用治女子经水不通，以一两煎酒服之，一日即通，甚效。"

用量用法 6～10g，煎服。

化学成分 主含萘醌类成分：大叶茜草素，茜草萘酸，茜草萘酸苷Ⅰ、Ⅱ，茜草双酯等；蒽醌类成分：羟基茜草素、异羟基茜草素、伪羟基茜草素、茜草素等。尚含萜类、多糖及环肽化合物等。

药理作用 茜草温浸液能缩短复钙时间、凝血酶原时间及白陶土部分凝血活酶时间，茜草体外对凝血活酶生成、凝血酶生成及纤维蛋白形成均有促进作用。其提取物有抗炎、抗肿瘤、抗氧化、增多白细胞作用，其煎剂有明显的镇咳和祛痰作用，水提取液对金黄色葡萄球菌、肺炎链球菌、流感嗜血杆菌和部分皮肤真菌有一定抑制作用。

（周祯祥）

púhuáng

蒲黄（Typhae Pollen） 香蒲科植物水烛香蒲 *Typha angustifolia* L.、东方香蒲 *Typha orientalis* Presl 或同属植物的干燥花粉。主产于浙江、江苏、山东、安徽等地。夏季采收蒲棒上部的黄色雄花序，晒干后碾轧，筛取细粉，生用或炒炭用。

性味归经 甘，平。归肝、心包经。

功效主治 止血，化瘀，通淋。用于吐血、衄血、咯血、崩漏、外伤出血，经闭痛经，胸腹刺痛，跌扑肿痛，血淋涩痛。

功用阐述 ①甘缓不峻，性平无寒热之偏，长于收敛止血，又能活血行瘀，止血与行血并行，涩血与散瘀兼备，有止血不留瘀的特点，诚为止血行瘀之良药。广泛用于吐血、衄血、咯血、崩漏、外伤出血等体内外多种出血证，无论属寒属热，有无瘀滞皆可，但以属实夹瘀者尤宜。可单用，或配伍其他止血药同用。②蒲黄入血分，能活血通经，消瘀行滞，凡经闭痛经，胸腹刺痛，跌扑肿痛等瘀血作痛者，每与五

灵脂相须为用，可使脉道通畅，瘀祛痛止。③功能利尿通淋，行瘀止血，适用于溺道瘀阻，血淋涩痛，常与滑石、车前子等利尿通淋药同用。

用量用法 5～10g，煎服，包煎。外用适量，敷患处。止血多炒用，化瘀、利尿多生用。

使用注意 孕妇慎用。

化学成分 主含黄酮类成分：柚皮素、异鼠李素-3-O-新橙皮苷、香蒲新苷、槲皮素、异鼠李素等。尚含甾类、挥发油、多糖、酸类及烷类等。

药理作用 蒲黄水浸液、煎剂或50%乙醇浸液均有促进凝血作用，且作用显著而持久；蒲黄多种制剂能够降低血压、减轻心脏负荷，增加冠状动脉血流量，改善微循环，提高机体耐缺氧能力，减轻心肌缺血性病变；蒲黄能兴奋子宫，增强肠蠕动，能够降低血液胆固醇和三酰甘油等脂质含量，改变血脂成分；此外，蒲黄还具有抗炎、利胆、利尿、镇痛、平喘及抗缺血再灌注损伤等作用。

（周祯祥）

huāruǐshí

花蕊石（Ophicalcitum） 变质岩类岩石蛇纹大理岩。主产于陕西、河南、河北等地。采挖后，除去杂石及泥沙，洗净，干燥，砸成碎块用，或经火煅，研细后用。

性味归经 酸、涩，平。归肝经。

功效主治 化瘀止血。用于咯血、吐血，外伤出血，跌扑伤痛等。

功用阐述 ①味酸涩，归肝经，入血分，"功专止血"（《玉楸药解》）。既能收敛止血，又能化瘀止血，止中有行，散中有收，止血而不留瘀，散血而不妄行，

为止血之佳品。且药性平和，故对于体内外出血诸证，无论有无瘀滞，属寒属热皆可运用，尤宜于出血兼有瘀滞者。可单用本品，或与白及、血余炭等止血药合用。②尚能化瘀止痛，适用于跌打损伤，瘀肿疼痛，常与制乳香、制没药等活血散瘀，消肿止痛药同用，可使瘀祛肿消，通则不痛。

用量用法 4.5～9g，多研末服。外用适量。

使用注意 孕妇忌用。

化学成分 主含钙、镁的碳酸盐，并混有少量铁盐、铝盐，及锌、铜、钴、镍、铬、镉、铅等元素以及少量的酸不溶物。

药理作用 本品能缩短凝血时间和出血时间，减少出血量。花蕊石炮制后止血作用略有增强，并能抗惊厥。

（周祯祥）

jiàngxiāng

降香（Dalbergiae Odoriferae Lignum） 豆科植物降香檀 *Dalbergia odorifera* T. Chen 树干和根的干燥心材。主产于海南、广东、广西等地。全年均可采集。除去边材，劈成小块，碾成细粉或磨片用。

性味归经 辛，温。归肝、脾经。

功效主治 化瘀止血，理气止痛。用于吐血、衄血，外伤出血，肝郁胁痛，胸痹刺痛，跌扑伤痛，呕吐腹痛。

功用阐述 ①辛散温通，色赤入血，长于化瘀止血，无止血留瘀之弊，适用于瘀血阻络，血液不循常道，溢出脉外所致的体内外出血诸证，尤其对外伤出血，用本品研末外敷，每有卓效，故为外科常用之佳品。②味辛，入气分能行气，入血分能散瘀，气血兼顾，行气活血，相得益彰，

可使气行瘀散，脉络通畅，通则不痛，故止痛效佳，大凡肝郁胁痛，胸痹刺痛，以及跌打损伤，瘀肿疼痛皆宜，常与五灵脂、川芎等化瘀止痛药同用。此外，本品辛温气香，入脾经，其性主降，能理气化湿，和中止呕，适用于湿浊内阻，脘腹痞闷，呕吐腹痛等症，常与藿香、木香等化湿行气药同用。

用量用法 9~15g，煎服，后下。外用适量，研细末敷患处。

化学成分 主含挥发油：橙花叔醇、β-甜没药烯、反式β-金合欢烯等；黄酮类成分：异柄花素、木犀草素、甘草素、异甘草素等。

药理作用 降香水煎液的乙酸乙酯提取物能显著缩短体外凝血时间和出血时间。降香挥发油可明显抑制血栓形成，有抗血栓作用。降香乙醇提取物有抗惊厥、镇痛作用。

（周祯祥）

dúyīwèi
独一味（Lamiophlomis Herba）

唇形科植物独一味 *Lamiophlomis rotata*（Benth.）Kudo 的干燥地上部分。主产于西藏、青海、云南等地。秋季花果期采割，洗净，晒干，切碎用。

性味归经 甘、苦，平。归肝经。

功效主治 活血止血，祛风止痛。用于跌打损伤，外伤出血，风湿痹痛，黄水病。

功用阐述 ①味甘性平，无寒热之偏，入肝经血分，既能止血，又能活血，可用于多种体内外出血证，尤多用于外伤性出血，内服外用皆宜。②功能活血化瘀、祛风止痛，可用于外伤骨折、筋骨扭伤、风湿痹痛，可单用或配伍其他活血疗伤、祛风通络药。

此外，尚可用治黄水病。

用量用法 2~3g，煎服。

化学成分 主含黄酮类成分：木犀草素、木犀草苷、槲皮素、萹蓄苷等，环烯醚萜类化合物：独一味素 A、B、C 等。

药理作用 独一味浸膏能缩短出血时间，局部止血力强；独一味及其单味制剂有较强的抗炎、镇痛作用。此外，本品尚有抗菌、增强免疫、抗肿瘤、保肝、降脂等作用。

（周祯祥）

yàhūnú
亚乎奴（Cissampelotis Herba）

防己科植物锡生藤 *Cissampelos pareira* L. var. *hirsuta*（Buch. ex DC.）Forman 的干燥全株。主产于云南、广西、贵州等地。春、夏二季采挖。除去泥沙，晒干。

性味归经 甘、苦，温。归肝、脾经。

功效主治 消肿止痛，止血，生肌。用于外伤肿痛，创伤出血。

功用阐述 ①苦温，既能止血，又能化瘀，可用于多种出血证，尤多用于外伤性出血，可单用本品外敷，效果较好。②功能活血化瘀，消肿止痛。用于跌打损伤，外伤肿痛，可单用本品酒调或蛋清调敷患处。

用量用法 外伤肿痛，干粉适量加酒或蛋清调敷患处；创伤出血，干粉适量外敷，一日 1 次。

使用注意 重症肌无力患者禁服。

化学成分 全草含锡生藤碱，根含海牙亭碱、海牙替定碱、海牙替宁碱、氯化锡生藤酚灵、右旋-4-O-甲基箭毒碱、荷苞牡丹碱、去氧荷苞牡丹碱、轮环藤宁碱、岛藤碱，及右旋异谷树碱。

药理作用 海牙亭碱碘甲烷盐有肌松作用，海牙亭碱对在体

兔心及离体蛙心有强心作用，对离体肠管有兴奋作用，锡生藤碱对人体鼻咽癌细胞有细胞毒活性。

（周祯祥）

zhújiéshēn
竹节参（Panacis Japonici Rhizoma）

五加科植物竹节参 *Panax japonicus* C. A. Mey. 的干燥根茎。主产于云南、广西、福建等地。秋季采挖，除去主根和外皮，干燥。用时捣碎。

性味归经 甘、微苦，温。归肝、脾、肺经。

功效主治 散瘀止血，消肿止痛，祛痰止咳，补虚强壮。用于痨嗽咯血，跌扑损伤，咳嗽痰多，病后虚弱。

功用阐述 ①既能止血，又能散瘀，有止血不留瘀之特点，可用于体内外多种出血病证，对于出血兼有瘀滞者尤宜。因其主入肺经，故尤善治痨嗽咯血，可与三七、白及等止血药同用。②功能活血散瘀，消肿止痛，可用于血瘀诸痛证，尤为治跌打伤痛之要药。轻者可单用捣烂，温酒冲服，也可磨酒外搽；重者可配伍川芎、红花等活血理伤、消肿止痛药同用。③入肺经，功能祛痰止咳，用于咳嗽痰多。因其又能补虚，故凡虚劳咳嗽，有痰无痰者皆宜，可单用本品煎水饮服，亦可配胡桃仁、蜂蜜等补肺止咳药同用。④味甘性温，功能补虚强壮，且补而不峻，用于病后体虚，倦怠乏力者，可以之蒸鸡服，或与党参、当归等益气养血之品同用。

用量用法 6~9g，煎服。

化学成分 主含竹节参皂苷、人参皂苷、三七皂苷 R_2、氨基酸、糖类、挥发油及无机元素等。

药理作用 竹节参提取液有抗炎、镇痛作用；竹节参提取物

能增加冠状动脉血流量，降低心肌耗氧量，具有抗疲劳、抗衰老作用；竹节参总皂苷能增强免疫功能，有抗肿瘤作用。

(周祯祥)

shōuliǎn zhǐxuèyào

收敛止血药 (astringent hemostatic)

以收敛止血为主要作用，治疗出血证的药物。大多味涩，或为炭类或质黏，故以收敛止血为主要作用；主入心肝脾经，性多平，血热出血或虚寒性出血均可应用。部分药物分别兼有解毒敛疮、止泻止痢止带等功效。其性收涩，多用于吐血、咯血、衄血、尿血、便血、崩漏等出血证而无明显邪气和瘀滞者。某些药物又可用治疮疡、烫伤及泻痢等证。多味涩收敛，易留瘀恋邪，故多配伍化瘀止血药或活血化瘀药使用，使止血而不留瘀。出血证属正气虚衰者，当配伍补虚药，以标本兼治。为加强止血之效，此类药物可配入多种止血方剂中，但瘀滞性出血证除外。味涩收敛，有留瘀恋邪之弊，故不宜久服，且用量不宜过大。收敛性较强的收敛止血药，出血有瘀或出血初期邪实者慎用。临床常用药物：白及、仙鹤草、血余炭、松花粉、断血流、棕榈、紫珠叶、大叶紫珠、广东紫珠、藕节、檵木。

(全 华)

báijí

白及 (Bletillae Rhizoma)

兰科植物白及 *Bletilla striata* (Thunb.) Reichb. f. 的干燥块茎。主产于贵州、四川、湖南、湖北等地。夏、秋二季采挖，除去须根，洗净，置沸水中煮或蒸至无白心，晒至半干，除去外皮，晒干，生用。

性味归经 苦、甘、涩，微寒。归肺、肝、胃经。

功效主治 收敛止血，消肿生肌。用于咯血、吐血、外伤出血，疮疡肿毒、皮肤皲裂。

功用阐述 ①味涩收敛，质地黏腻，收敛止血作用较强，可治咯血、吐血、衄血、外伤出血等体内外诸出血证，主入肺、胃经，故善治肺胃出血证。可以单用，或与三七等止血药配伍，以增强止血作用。②味苦清泻，性寒凉，能消散血热之痈肿；味涩质黏，能敛疮生肌。为治疮疡之常用药，疮疡肿毒初起未溃者，可使之消肿，单用或与金银花等清热解毒消肿药配伍；疮疡已溃久不收口，或皮肤皲裂，可敛疮生肌。

用量用法 6~15g，煎服；研末吞服3~6g。外用适量。

使用注意 不宜与川乌、制川乌、草乌、制草乌、附子同用。

化学成分 主含菲类、联苄类、联菲类、葡萄糖苷类、甾类、萜类、脂类等。

药理作用 白及有止血、促进伤口愈合、抗溃疡等作用。白及煎剂可明显缩短出血和凝血时间。白及粉对胃黏膜有明显保护作用，对实验性犬胃及十二指肠穿孔有明显治疗作用。对实验性烫伤、烧伤动物模型能促进肉芽生长，促进疮面愈合。还有抑菌、抗肿瘤等作用。

(全 华)

xiānhècǎo

仙鹤草 (Agrimoniae Herba)

蔷薇科植物龙牙草 *Agrimonia pilosa* Ledeb. 的干燥地上部分。主产于浙江、江苏、湖北。夏、秋二季茎叶茂盛时采割，除去杂质，干燥，生用或炒炭用。

性味归经 苦、涩，平。归心、肝经。

功效主治 收敛止血，截疟，止痢，解毒，补虚。用于咯血、吐血、崩漏、疟疾、血痢、痈肿疮毒、阴痒带下，脱力劳伤。

功用阐述 ①味涩收敛，长于收敛止血，药性平和，广泛用于咯血、吐血、衄血、尿血、便血、崩漏等全身各部出血之证。无论寒热虚实，皆可应用。治血热出血证，常与生地黄、侧柏叶等凉血止血药配伍；治虚寒性出血证，常与艾叶、党参等温经止血药、益气补血药配伍。②味苦清泻，有截疟、解毒、杀虫止痒之功，可治疟疾寒热，痈肿疮毒，阴痒带下。③具涩敛之性，能涩肠止泻止痢，兼能补虚，又能止血，故善治慢性泻痢及血痢，常与地榆等收敛之品同用。④尚有补虚、强壮作用，与大枣同煮用治劳力过度所致之脱力劳伤。

用量用法 6~12g，煎服。外用适量。

使用注意 本品具涩敛之性，用治腹泻、痢疾以慢性泻痢为宜。

化学成分 主含木犀草素-7-葡萄糖苷，槲皮素，芸香苷，仙鹤草B，鞣质，维生素K等。

药理作用 仙鹤草具有止血、抗炎、抗肿瘤、镇痛等作用。醇浸膏能收缩周围血管促凝血，增加血小板数而止血；仙鹤草素能加强心肌收缩，使心率减慢。仙鹤草酚对猪肉绦虫、囊尾蚴、幼虫、莫氏绦虫和短壳绦虫均有确切的抑杀作用，对疟原虫和阴道滴虫有抑制和杀灭作用。

(全 华)

xuèyútàn

血余炭 (crinis carbonisatus)

人发制成的炭化物。中国大部分地区均产。取头发，除去杂质，碱水洗去油垢，清水漂净，晒干，焖煅成炭，放凉。

性味归经 苦，平。归肝、

胃经。

功效主治 收敛止血，化瘀，利尿。用于吐血，咯血，衄血，血淋，尿血，便血，崩漏，外伤出血，小便不利。

功用阐述 ①味苦涩敛止血，兼能化瘀，有止血而不留瘀的优点。且药性平和，可内服、外用于多种出血之证。既治衄血、咳血等上部出血证，衄血多外用；又治血淋、尿血、崩漏、痔漏等下部出血证，因兼利尿，尤多用于血淋、尿血，血淋可与小蓟、白茅根等止血利尿药配伍。②味苦而降，能逐瘀利窍，通利水道，可治小便不利，常与滑石等利窍之品同用。此外，本品外用能生肌敛疮，可用治溃疡不敛，水火烫伤。

用量用法 5～10g，煎服。

化学成分 主含优质蛋白，脂肪，黑色素等。

药理作用 血余炭有止血、抑菌作用。能明显缩短出血、凝血时间和血浆复钙时间。血余炭煎剂对金黄色葡萄球菌、伤寒沙门菌、甲型副伤寒沙门菌及福氏志贺菌有较强的抑制作用。

（金 华）

sōnghuāfěn

松花粉（Pini Pollen） 松科植物马尾松 *Pinus massoniana* Lamb.、油松 *Pinus tabulieformis* Carr. 或同属数种植物的干燥花粉。主产于云南、浙江、河北、辽宁。春季花刚开时，采摘花穗，晒干，收集花粉，除去杂质。

性味归经 甘，温。归肝、脾经。

功效主治 收敛止血，燥湿敛疮。用于外伤出血，湿疹，黄水疮，皮肤糜烂，脓水淋漓。

功用阐述 ①外用，有较强的收敛止血之功，可用治多种出血，以外伤性出血尤为多用。②性温燥，善收敛，能燥除水湿而敛疮，可用治湿疹，湿疮等皮肤糜烂，脓水淋漓者。

用量用法 外用适量，撒敷患处。

化学成分 主含脂肪油、色素、甾醇、黄酮等。

药理作用 松花粉能缩短出血、凝血时间，有效降低高脂血症血清中的血脂，同时具有抗疲劳、抗衰老、保肝、改善心脑功能和性功能等作用。

（金 华）

duànxuèliú

断血流（Clinopodii Herba） 唇形科植物灯笼草 *Clinopodium polycephalum*（Vaniot） C. Y. Wu et Hsuan 或风轮菜 *Clinopodium chinense*（Benth.）O. Kuntze 的干燥地上部分。主产于浙江、江西、福建。夏季开花前采收，除去泥沙，晒干。

性味归经 微苦、涩，凉。归肝经。

功效主治 收敛止血。用于崩漏，尿血，鼻衄，牙龈出血，创伤出血。

功用阐述 断血流味涩收敛，苦凉泻热，入肝经血分，功专止血，既能收敛止血，又能凉血止血，可用治崩漏、尿血、衄血等血热出血诸证，内服、外用皆效，尤宜于崩漏。

用量用法 9～15g，煎服。外用适量，研末敷患处。

化学成分 主含皂苷、黄酮、氨基酸、多糖、酚酸、挥发油等。

药理作用 断血流醇提物能显著缩短出血时间和毛细血管凝血时间，减少出血量。断血流皂苷有免疫抑制作用，尚有抗炎、抑菌等作用。

（金 华）

zōnglǘ

棕榈（Trachycarpi Petiolus） 棕榈科植物棕榈 *Trachycarpus fortunei*（HooK. f.） H. Wendl. 的干燥叶柄。主产于湖南、四川、江苏、浙江。采棕时割取旧叶柄下延部分和鞘片，除去纤维状的棕毛，晒干，煅炭用。

性味归经 苦、涩，平。归肺、肝、大肠经。

功效主治 收敛止血。用于吐血，衄血，尿血，便血，崩漏。

功用阐述 棕榈炭味苦涩，收敛止血作用较强，主入肺、肝、大肠经，药性平和，可用治吐血、衄血、尿血、便血、崩漏等各种出血病证。本品"止下血尤良"（《本草求真》），故多用于崩漏。因其收敛性强，止血易留瘀，故以治出血而无瘀滞者为宜。此外，本品苦涩收敛，兼能止泻止带，可用治久泻久痢，妇人带下。

用量用法 3～9g，一般炮制后用。

使用注意 棕榈味涩性敛，出血兼有瘀滞及湿热下痢初起者不宜使用。

化学成分 主含木犀草素-7-O-葡萄糖苷，木犀草素-7-O-芸香糖苷，麦黄酮-7-芸香糖苷，原儿茶醛，原儿茶素等。

药理作用 棕榈炭有止血作用。陈棕皮炭、陈棕的水煎剂灌胃均能缩短小鼠出血、凝血时间。

（金 华）

zǐzhūyè

紫珠叶（Callicarpae Formosanae Folium） 马鞭草科植物杜虹花 *Callicarpa formosana* Rolfe 的干燥叶。主产于广东、广西。夏、秋二季枝叶茂盛时采摘，干燥，生用。

性味归经 苦、涩，凉。归肝、肺、胃经。

功效主治　凉血收敛止血，散瘀解毒消肿。用于衄血，咯血，吐血，便血，崩漏，外伤出血，热毒疮疡，水火烫伤。

功用阐述　①味涩收敛，苦凉清热，入血分，既能收敛止血，又能凉血止血，广泛用于体内外诸出血证，内服、外用皆效。因其主入肺、胃经，故以咯血，呕血等肺胃出血之证尤多用，常与白及等收敛止血药配伍，以协同增效。②苦泄散瘀消肿，性凉清热解毒，可外用于热毒疮疡及水火烫伤。

用量用法　3~15g，煎服；研末吞服1.5~3g。外用适量，敷于患处。

化学成分　主含紫珠萜酮、木犀草素、芹菜素等黄酮类成分；还含有苯乙醇苷类，三萜类，甾醇等成分。

药理作用　紫珠叶有止血、促进组织愈合、抑菌等作用。水煎剂灌胃可缩短小鼠凝血时间、出血时间，增高血小板数。对金黄色葡萄球菌、白念珠菌、痢疾志贺菌、伤寒沙门菌等有一定抑制作用。

（金　华）

dàyèzǐzhū

大叶紫珠（Callicarpae Macrophyllae Folium）　马鞭草科植物大叶紫珠 *Callicarpa macrophylla* Vahl 的干燥叶或带叶嫩枝。主产于广东、广西、贵州。夏、秋二季采摘，晒干。

性味归经　辛、苦，平。归肝、肺、胃经。

功效主治　散瘀止血，消肿止痛。用于衄血，咯血，吐血，便血，外伤出血，跌扑肿痛。

功用阐述　①收敛止血，兼能散瘀，可用治体内外多种出血证，内服、外用皆效。主入肺、

胃经，故善治咯血，呕血等肺胃出血之证，常与白及等收敛止血药配伍。②苦泄散瘀消肿，活血止痛，可外用治疗跌打损伤瘀血肿痛。

用量用法　15~30g，煎服。外用适量，研末敷于患处。

化学成分　主含五环三萜类化合物、甾醇类化合物。

药理作用　大叶紫珠有止血、抑菌等作用。可使局部小血管收缩，缩短凝血时间。

（金　华）

guǎngdōngzǐzhū

广东紫珠（Callicarpae Caulis Et Folium）　马鞭草科植物广东紫珠 *Callicarpa kwangtungensis* Chun 的干燥茎枝和叶。主产于广东、浙江、江西。夏、秋二季采收，切成10~20cm的段，干燥。

性味归经　苦、涩，凉。归肝、肺、胃经。

功效主治　收敛止血，散瘀，清热解毒。用于衄血，咯血，吐血，便血，崩漏，外伤出血，肺热咳嗽，咽喉肿痛，热毒疮疡，水火烫伤。

功用阐述　①味涩收敛，苦凉清热，长于收敛止血，兼能凉血、散瘀，可用治体内外多种出血证，内服、外用皆效。主入肺、胃经，故善治咯血，呕血等肺胃出血之证，常与白及等收敛止血药配伍。②苦泄散瘀消肿止痛，性凉清热解毒，可外用于热毒疮疡、水火烫伤，常与地榆等凉血止血清热之品同用。

用量用法　9~15g，煎服。外用适量，研粉敷患处。

化学成分　主含黄酮、三萜、酚酸、甾醇等。

药理作用　广东紫珠乙醇提取物可明显缩短出血和凝血时间。对金黄色葡萄球菌、伤寒沙门菌

在体外有较强的抑制作用，对实验性炎症早期的渗出可明显抑制炎症反应。

（金　华）

ǒujié

藕节（Nelumbinis Rhizomatis Nodus）　睡莲科植物莲 *Nelumbo nucifera* Gaertn. 的干燥根茎节部。主产于浙江、安徽、江苏。秋、冬二季采挖根茎（藕），切取节部，洗净，晒干，除去须根。生用或炒炭用。

性味归经　甘、涩，平。归肝、肺、胃经。

功效主治　收敛止血，化瘀。用于吐血，咯血，衄血，尿血，崩漏。

功用阐述　藕节味涩收敛，专司止血，兼能化瘀，有止血而不留瘀的特点。可用治咳血、吐血、衄血、尿血、崩漏等各种出血之证。其药性平和，主入肺、胃经，故善治吐血、咳血、咯血等上部出血病证。鲜品性偏凉，血分有热更宜；炒炭收敛止血之功更著。本品药性和缓，单用力薄，多作辅药用。血热出血，常与侧柏叶等凉血止血药配伍；瘀血阻滞者，常与茜草等化瘀止血药配伍。

用量用法　9~15g，煎服。

化学成分　主含淀粉、鞣质、维生素、氨基酸和蛋白质等。

药理作用　藕节能缩短凝血时间。

（金　华）

jìmù

檵木（Loropetalum）　金缕梅科植物檵木（檵花）*Loropetalum chinense*（R. Br.）Oliv. 的根、茎、叶或花。主产于山东、河南、浙江、江苏。檵木的花在夏季采收，叶在生长季节均可采收，根、茎四季可采。洗净，晒干，生用。

性味归经 苦、涩，平。归肝、胃、大肠经。

功效主治 收敛止血，清热解毒，止泻。用于出血证，水火烫伤，泄泻、痢疾。

功用阐述 ①味涩收敛性平，主入肝、胃、大肠经，能收敛止血，可用于多种出血病证，善治便血、子宫出血等下部出血证。鲜品捣烂外敷可用于外伤出血。②既能止血生肌，又能清热解毒，可治水火烫伤。以檵木叶烧灰存性，麻油调涂，或以鲜檵木叶捣烂，滤汁加茶油，清疮后，将药液涂于疮面上，治疗烧伤。③苦涩，功能收敛止泻，可治泄泻、痢疾。单用本品水煎服，或加糖水煎服，或配收敛止泻药同用。

用量用法 花 6~10g，茎叶 15~30g，根 30~60g，鲜品加倍，煎服。外用适量。

化学成分 花主含槲皮素和异槲皮苷，叶含没食子酸、鞣质、黄酮类（主要是槲皮素）。

药理作用 叶的合剂和干叶粉末均有止血作用；所含黄酮能增强冠状动脉血流量，并有强心、扩张外周血管作用；对链球菌、葡萄球菌、伤寒沙门菌及大肠埃希菌均有抑制作用。

（金 华）

wēnjīng zhǐxuèyào
温经止血药（meridian-warming hemostatic）
药性温热，具有温内脏，益脾阳而止血作用的药物。多性温，主归脾经。能温内脏，益脾阳，固冲脉而统摄血液，以达温经止血之效。因其性温热，尚能温里散寒，或温中止呕止泻，或温经散寒调经。温经止血药主治脾不统血，冲脉失固之虚寒性出血病证，如便血、崩漏、衄血等，出血日久，颜色暗淡。或又可用治脾胃虚寒之呕吐、泄泻、

腹痛，及下焦虚寒之腹痛、痛经、月经不调等证。出血因脾不统血所致者，配伍补脾气温阳药同用；属肾虚冲脉失固者，应与益肾暖宫之品同用，以标本兼顾。温经止血药多炒炭用以增止血之效。此类药物性温热，热盛火旺之出血证忌用。临床常用药物：艾叶、炮姜、灶心土。

（金 华）

àiyè
艾叶（Artemisiae Argyi Folium）
菊科植物艾 *Artemisia argyi* Lévl. et Vant. 的干燥叶。主产于山东、安徽、湖北、河北。夏季花未开时采摘，除去杂质，晒干，生用、捣绒或炒炭用。

性味归经 辛、苦，温；有小毒。归肝、脾、肾经。

功效主治 温经止血，散寒止痛；外用祛湿止痒。用于吐血、衄血，崩漏，月经过多，胎漏下血，少腹冷痛，经寒不调，宫冷不孕；外治皮肤瘙痒。醋艾炭温经止血，用于虚寒性出血。

功用阐述 ①气香味辛，温可散寒，暖气血而温经脉，温经止血作用较强。善治虚寒性出血证，主入肝、肾经，故尤宜于肝肾不足，下元虚冷，冲任不固所致崩漏、胎漏下血、月经过多，为妇科止血常用药，常与干姜、阿胶等同用，以增强温脾、止血作用。②专入三阴经而直走下焦，温经散寒止痛，暖宫助孕，善治下焦虚寒或寒客胞宫的月经不调，经行腹痛、宫寒不孕及带下清稀等证，常与香附、肉桂等调经、散寒之品同用。③性温入中焦，温中散寒止痛，可治脾胃虚寒所致的脘腹冷痛。常与干姜等温里药配伍，以增强温中散寒作用。或炒热熨敷脐腹亦可。④辛温除湿，苦燥杀虫，煎汤外洗，能祛

湿止痒，可治湿疹、阴疮等瘙痒性皮肤病，常与地肤子、白鲜皮等燥湿、止痒之品同用。此外，艾叶捣绒，制成艾条、艾炷等，用以熏灸体表穴位，能温煦气血，透达经络，"主灸百病"（《名医别录》）。

用量用法 3~9g，煎服。外用适量，供灸治或熏洗用。

使用注意 阴虚血热者慎用。艾叶挥发油可引起皮肤黏膜灼热潮红，口服对胃肠有刺激性，可使中枢神经过度兴奋导致惊厥。

化学成分 主含挥发油、倍半萜类、环木菠烷型三萜及黄酮类成分等。

药理作用 艾叶具有止血、镇痛、抗炎等作用。生艾叶水提物灌胃能缩短小鼠出血时间、增加血小板数。醋艾叶炭水提物灌胃对醋酸所致小鼠扭体疼痛反应有抑制作用，并能提高小鼠热板痛阈值。艾叶油对多种过敏性哮喘有对抗作用，还有明显的抗过敏、镇咳、祛痰、抑菌、抗病毒等作用。

（金 华）

páojiāng
炮姜（Zingiberis Rhizoma Praeparatum）
干姜的炮制加工品。中国大部分地区均可加工炮制。

性味归经 辛，热。归脾、胃、肾经。

功效主治 温经止血，温中止痛。用于阳虚失血，吐衄崩漏，脾胃虚寒，腹痛吐泻。

功用阐述 ①性热，主入脾经，能温经止血，善治脾阳不足，脾失统摄之吐血、便血、崩漏等，常与人参、附子等同用，以增强益气助阳、温经止血作用。②性热，善暖脾胃，能温中散寒止痛止泻，为治虚寒性腹痛、腹泻之佳品，可单用研末饮服或与高良

姜等温中之品同用。

用量用法 3～9g，煎服。炮姜未成炭者偏于温中散寒，炮姜炭长于温经止血。

使用注意 本品药性温热，阴虚内热及血热妄行者不宜用。

化学成分 主含挥发油、树脂、淀粉等。

药理作用 炮姜能显著缩短出血和凝血时间，对应激性及幽门结扎型胃溃疡、醋酸诱发的胃溃疡均有抑制作用。

（金 华）

zàoxīntǔ

灶心土（oven earth） 烧木柴或杂草的土灶内底部中心的焦黄土块。中国农村均有。在拆修柴火灶或烧柴火的窑时，将烧结的土块取下，用刀削去焦黑部分及杂质即可。

性味归经 辛，温。归脾、胃经。

功效主治 温中止血，止呕，止泻。用于虚寒性出血，胃寒呕吐，脾虚久泻。

功用阐述 ①性温，味辛微涩，专入中焦，温暖脾阳而止血，为温经止血之要药。善治脾气虚寒，不能统血之出血病证，尤宜于虚寒性吐血、便血，常与附子、白术等助阳、健脾之品同用。②性温质重，温中和胃而降逆止呕。善治脾胃虚寒，胃气不降之呕吐，常与干姜、半夏等温中止呕之品同用。③性温入脾胃，能温脾暖胃，涩肠止泻，善治脾胃虚寒之脘腹疼痛，脾虚久泻，常与附子、干姜等温里药配伍，以增强温中散寒止痛作用。

用量用法 15～30g，布包，先煎；或60～120g，煎汤代水。

使用注意 本品性温，凡阴虚失血及热证呕吐反胃者忌服。

化学成分 主含硅酸、氧化铅、氧化铁，尚含氧化钠、氧化钾、氧化镁等。

药理作用 灶心土能缩短凝血时间，抑制纤维蛋白酶溶解，增加血小板 III 因子活性而止血，能减轻洋地黄酊引起的呕吐，有止呕作用。

（金 华）

huóxuè huàyūyào

活血化瘀药（blood-activating and stasis-resolving medicinal） 以通畅血行，消散瘀血为主要作用，治疗瘀血证的药物。简称活血药或化瘀药。其中活血作用峻猛者，又称破血药或逐瘀药。瘀血是血液运行障碍所形成的病理产物，包括阻滞于血脉及脏腑内运行不畅的血液，以及因出血滞留于体内而未能消散的"离经之血"。瘀血形成后，反过来又成为致病因素，影响全身或局部的血液运行，从而产生了以疼痛、出血、瘀斑、癥积等为主要特征的瘀血证。

作用特点 活血化瘀药味多辛苦，"辛以行散，苦以泄滞"；性多温或平，温可通行血脉，故能使机体血脉通畅，瘀滞消散。即《黄帝内经》所谓"疏其气血，令其条达"之义。除此之外，通过通畅血行，消散瘀血这一基本作用，还可产生止痛、调经、疗伤、消癥、通痹、消痈等功效。部分药物性偏寒凉，能凉血清热，对血热瘀滞更为适宜。

适应范围 活血化瘀药适应范围很广，遍及内、外、妇、儿、伤等临床各科。如各种瘀血疼痛，包括头、胸、胁、腹痛，癥瘕积聚，关节痹痛，中风半身不遂，跌扑损伤，痈肿疮疡，月经不调，经闭，痛经，产后腹痛等一切瘀血阻滞者。西医诊为心、脑血管疾病，慢性肝炎和早期肝硬化，慢性肾炎，肾衰竭，肿瘤，风湿性关节炎，类风湿关节炎，软组织损伤，骨折，功能性月经不调，原发性痛经，产后子宫复旧不全等疾病属瘀血证者，均可用此类药物治疗。

药物分类 活血化瘀药根据其作用特点和临床应用的不同，分为活血止痛药、活血疗伤药、活血调经药和破血消癥药四类。

配伍规律 应用活血化瘀药时，应根据瘀血证的不同病因和具体临床表现选用相应的药物，并进行配伍：如寒凝致血瘀，当配伍温里散寒药；热灼营血而致血瘀，当配伍清热凉血药；瘀血兼正虚，当配伍补益药；癥瘕积聚，当配伍软坚散结药；风湿痹痛，当配伍祛风湿药；痈疽肿痛，当配伍清热解毒药。由于人体气血之间的密切关系，气行则血行，气滞则血凝，故此类药物常与行气药同用，以增强其活血化瘀的作用。

使用注意 此类药物易耗血动血，对于妇女月经过多、出血而无瘀血现象者，以及孕妇均当慎用或忌用。其中破血逐瘀之品，药性峻猛，体虚者更应慎用。

药理毒理 活血化瘀药与其功效相关的主要药理作用有：改善血液流变学，抗血栓形成，如改善血瘀证血液的浓、黏、凝、聚状态，抑制血小板聚集，增强纤溶活性；改善微循环，如使流动缓慢的血流加速，缓解微血管痉挛，降低毛细血管通透性；改善血流动力学，如多数药物能扩张冠状动脉，增加冠状动脉血流量，降低外周阻力，从而改善了心功能；消退动脉粥样斑块，改善心肌代谢，增强心肌抗缺氧能力；抑制异常组织增生，通过抑制胶原合成，促进增生分解，使增生变性的结缔组织转化吸收；对子宫平滑肌，有的活血化瘀药能加强子宫收缩，如益母草、红花等，有的药具有解除痉挛作用，如川芎等；具有活血止痛功效的药物确有较强的镇痛作用，如延胡索、川芎、乳香、没药等；能调节机体免疫功能，有抗菌、抗感染、抗肿瘤等作用。

（袁 静）

huóxuè zhǐtòngyào

活血止痛药（blood-activating and pain-relieving medicinal）

以活血祛瘀、行气止痛为主要作用的药物。常具有辛行、辛散之性，故多兼行气。主治气滞血瘀所致的痛证，如头痛、胸胁痛、心腹痛、肢体痹痛、痛经、产后腹痛、跌打损伤瘀痛等。亦可用于其他瘀血病证。临床常用的活血止痛药有川芎、延胡索、郁金、姜黄、片姜黄、没药、乳香、枫香脂、夏天无、银杏叶、五灵脂等。此类药物易耗血动血，不宜用于妇女月经过多以及出血而无瘀血现象者，对于孕妇尤当慎用或忌用。

（袁 静）

chuānxiōng

川芎（Chuanxiong Rhizoma）

伞形科植物川芎 *Ligusticum chuanxiong* Hort. 的干燥根茎。主产于四川。夏季当茎上的节盘显著突出，并略带紫色时采挖。用时切片，生用或酒炙用。

性味归经 辛，温。归肝、胆、心包经。

功效主治 活血行气，祛风止痛。用于胸痹心痛，胸胁疼痛，月经不调，闭经，痛经，产后腹痛，跌扑肿痛，头痛，风湿痹痛。

功用阐述 川芎辛散温通，既活血，又行气，为"血中气药"（《本草汇言》）。①能"中开郁结"（《本草汇言》），广泛用于血瘀气滞所致胸、胁、腹诸痛证。治瘀血痹阻心脉所致的胸痹心痛，常与丹参、桂枝等活血通脉、温通心阳药同用；治肝郁气滞而致血行不畅之胸胁疼痛，常与柴胡、香附等疏肝理气药同用；若偏于瘀血所致胁肋刺痛，常与桃仁、红花等祛瘀止痛药同用。②善"下调经水"（《本草汇言》），为妇科活血调经要药，治血瘀经闭、痛经、月经不调，常与桃仁、红花等活血调经药同用；治寒凝血瘀之月经不调、痛经，常与桂枝、当归等温经散寒、养血活血药同用；治产后恶露不下，瘀阻腹痛，常与当归、炮姜等养血祛瘀、温经止痛药同用。③又能"上行头目""旁通络脉"（《本草汇言》）。川芎辛温升散，性善疏通，有祛风止痛之功，为治头痛、风湿痹痛之良药，尤善治头痛。治风寒头痛，常与白芷、细辛等祛风散寒止痛药同用；治风热头痛，常与菊花、僵蚕等散风热止痛药同用；治风湿头痛，常与羌活、防风等祛风胜湿药同用；治血虚头痛，常与当归、白芍等养血药同用；治瘀血头痛，常与赤芍、麝香等活血通窍止痛药同用。治风湿痹痛，常与独活、防风等祛风湿药同用。另，川芎治疗跌打损伤，瘀肿疼痛，常与没药、三七等活血消肿止痛药同用。

用量用法 3～10g，煎服。

使用注意 阴虚火旺，多汗，月经过多及孕妇均当慎用。

化学成分 主含挥发油、生物碱、酚类物质等。挥发油主要有藁本内脂、香烩烯等。生物碱主要有川芎嗪等。酚类物质主要有阿魏酸等。

药理作用 川芎嗪和阿魏酸均可较明显地扩张冠状动脉，增加冠状动脉血流量及心肌供氧量。川芎嗪还易透过血脑屏障，改善脑血液循环；能抑制血小板聚集，抗血栓形成。阿魏酸也具有类似作用，它能够抑制磷酸二酯酶，提高血小板和血浆中环腺苷酸（CAMP）含量，从而减少血栓素 A_2（TXA_2）的合成。川芎嗪、阿魏酸和川芎内脂都具有平滑肌解痉作用，且川芎嗪和阿魏酸对子宫平滑肌的解痉有协同作用。川芎嗪还可改善慢性肾衰患者的肾功能，有抗肿瘤转移的作用。川芎水煎剂有明显的镇静和降压作用。此外，川芎还有抑菌、抗炎、抗维生素 E 不足的作用等。

（袁 静）

yánhúsuǒ

延胡索（Corydalis Rhizoma）

罂粟科植物延胡索 *Corydalis yanhusuo* W. T. Wang 的干燥块茎。主产于浙江。夏初茎叶枯萎时采挖，置沸水中煮至恰无白心时取出，晒干。切厚片或捣碎研粉，生用或醋炙用。

性味归经 辛、苦，温。归肝、脾经。

功效主治 活血，行气，止痛。用于胸胁、脘腹疼痛，胸痹心痛，经闭痛经，产后瘀阻，跌扑肿痛。

功用阐述 延胡索辛散温通，苦以泄滞。既善活血，又可行气，为止痛之良药，《本草纲目》云其"能行血中气滞，气中血滞，故专治一身上下诸痛"，治各种痛证，皆可配伍应用，尤以治内脏诸痛所常用。治心血瘀阻之胸痹心痛，常与丹参、川芎等活血止痛药或瓜蒌、薤白等宽胸、通阳药同用。治胃痛，偏气滞者，常与香附、木香等行气止痛药同用；痛及两胁，肝郁化热者，常与川楝子同用，以疏肝泻热，行气止痛，如金铃子散；偏血瘀者，常与丹参、五灵脂等活血止痛药同用；偏寒者，亦可配伍高良姜、桂枝等散寒止痛药同用，如安中散。治寒凝气滞之疝气痛，常与小茴香、吴茱萸等行气散寒止痛药同用。治气滞血瘀之痛经、闭经、产后瘀滞腹痛，常与红花、当归等活血调经止痛药同用。治跌扑肿痛，常与乳香、没药等活血消肿止痛药同用。

用量用法　3~10g，煎服。研末吞服，每次1.5~3g。醋制后可增强其止痛作用。

使用注意　孕妇慎用。

化学成分　主含多种生物碱，主要有延胡索甲素、乙素、丙素、丁素、戊素等，其中以延胡索乙素、甲素、丑素和去氢延胡索甲素的生物活性最强。还含淀粉、挥发油、树脂等。

药理作用　延胡索多种制剂及生物碱均有明显的镇痛作用，其中以乙素、丑素最强，甲素次之。延胡索醇提物可扩张冠状血管，降低冠状动脉阻力，增加冠状动脉血流量，保护心肌，降低血压和总外周阻力。延胡索乙素还有明显的镇静、催眠与安定作用；能抗缺血再灌注心律失常；保护脑缺血损伤，明显减轻脑水肿；亦有保护实验性胃溃疡的作用。丑素的镇静、安定作用不及乙素，癸素更弱。

（袁　静）

yùjīn

郁金（Curcumae Radix）

姜科植物温郁金 *Curcuma wenyujin* Y. H. Chen et C. Ling、姜黄 *Curcuma longa* L.、广西莪术 *Curcuma kwangsiensis* S. G. Lee et C. F. Liang 或蓬莪术 *Curcuma phaeocaulis* Val. 的干燥块根。前两者分别习称"温郁金"和"黄丝郁金"，其余按性状不同习称"桂郁金"或"绿丝郁金"。主产于四川、浙江、广西等地。冬季采挖，蒸或煮至透心，干燥。

性味归经　辛、苦，寒。归肝、心、肺经。

功效主治　活血止痛，行气解郁，清心凉血，利胆退黄。用于胸胁刺痛，胸痹心痛，闭经、痛经，乳房胀痛，热病神昏，癫痫发狂，血热吐衄，黄疸尿赤。

功用阐述　①辛行苦泄，既能活血，又能行气。适用于血瘀气滞之胸胁腹痛，因其性寒，尤宜于血瘀气滞而偏热者。治心血瘀阻之胸闷疼痛，常与丹参、降香等活血行气止痛药同用；治肝郁气滞胁肋胀痛，常与柴胡、香附等疏肝理气药同用；治肝郁有热，气滞血瘀之痛经、乳房胀痛，常与香附、丹皮等行气活血药同用。②辛散苦泄，性寒入心能清心热、解郁结、开心窍。治湿温病湿浊蒙蔽心窍所致神志不清，常与石菖蒲、竹沥等化湿豁痰开窍药同用；治痰浊蒙蔽心窍之癫痫发狂，常与白矾同用，以祛痰开窍。③性寒入肝胆能清利肝胆湿热而退黄、排石。治湿热黄疸，常与茵陈、栀子等清热利湿退黄药同用；治胆石症，常与金钱草、鸡内金等利胆排石药同用。④性寒凉血，苦泄以降气，《神农本草经疏》谓其"降下火气则血不妄行"，故达止血之效。治肝郁化火，气火上逆之吐血、衄血、倒经，常与生地、大蓟等凉血止血药同用。

用量用法　3~10g，煎服。

使用注意　不宜与丁香、母丁香同用。

化学成分　主含挥发油、姜黄素、姜黄酮、淀粉、脂肪油等。挥发油中主要成分为α-、β-姜黄烯，倍半萜醇，樟脑，榄香烯，莰烯等。

药理作用　郁金能改善血液流变性，抑制血栓形成；扩张血管，抗心肌缺血，降低血脂；能保护肝细胞及促进肝细胞再生；有一定的抑菌、利尿、镇痛作用。郁金水煎剂及姜黄素均能促进胆汁分泌，有利胆作用，能松弛胆道括约肌。郁金提取液有抗氧化作用，且其中的活性成分榄香烯对肿瘤细胞有直接杀伤作用。郁金二酮有明显的中枢神经抑制作用。此外，水煎剂还有抗动物早孕的作用。

（袁　静）

jiānghuáng

姜黄（Curcumae Longae Rhizoma）

姜科植物姜黄 *Curcuma longa* L. 的干燥根茎。主产于四川。冬季茎叶枯萎时采挖，煮或蒸至透心，晒干，切片生用。

性味归经　辛、苦，温。归脾、肝经。

功效主治　破血行气，通经止痛。用于血瘀气滞之胸胁刺痛，胸痹心痛，痛经、闭经，癥瘕，风湿肩臂疼痛，跌扑肿痛。

功用阐述　①辛行苦泄温通，能活血行气以止痛，为血中气药，广泛用于血瘀气滞诸痛证，因其性温，尤宜于血瘀寒凝者。治血瘀气滞寒凝之心腹疼痛，常与当归、乌药等活血行气，散寒止痛药同用；治血瘀气滞之痛经、闭经、产后腹痛，常与川芎、红花等活血调经止痛药同用；治跌打损伤，瘀肿疼痛，常与苏木、乳香等活血消肿止痛药同用。②辛以外散风寒湿邪，内行经脉气血，温以散寒通滞，能通经止痛。治风寒湿痹，尤长于行肢臂而除痹痛，常与羌活、桂枝等祛风湿止痛药同用。

用量用法 3～10g，煎服。外用适量。

使用注意 孕妇忌用。

化学成分 主含挥发油和姜黄素类化合物。挥发油主要有姜黄酮、姜烯、龙脑等。姜黄素类化合物有姜黄素、去甲氧基姜黄素、去二甲氧基姜黄素等。

药理作用 姜黄素及姜黄醇提取物能提高大鼠心肌耐缺氧能力，对心肌的缺血性损伤有一定的保护作用；能增强纤溶活性，抑制血小板聚集，抗血栓形成；有护肝和抗溃疡作用。姜黄素、姜黄乙醇提取物及挥发油均有利胆，降血脂作用。姜黄素和挥发油对金黄色葡萄球菌有较好的抗菌作用。姜黄的乙醇提取物对多种真菌有抑制作用。姜黄素对实验性炎症有明显抑制作用。姜黄煎剂有镇痛作用，亦能利胆、抑制肝炎病毒，改善肝脏实质病损，并有一定的抗肿瘤作用。

（袁 静）

piànjiānghuáng
片姜黄（Wenyujin Rhizoma Concisum） 姜科植物温郁金 *Curcuma wenyujin* Y. H. Chen et C. Ling 的干燥根茎。主产于浙江。冬季茎叶枯萎后采挖，趁鲜纵切厚片，晒干。

性味归经 辛、苦，温。归脾、肝经。

功效主治 破血行气，通经止痛。用于胸胁刺痛，胸痹心痛，痛经、闭经，癥瘕，风湿肩臂疼痛，跌扑肿痛。

功用阐述 片姜黄与姜黄，二者虽同属姜科植物，性味功用基本相同。但姜黄是姜黄的根茎，片姜黄是温郁金的根茎；前者以治血瘀气滞所致的心胸胁腹诸痛为宜，后者以治肩臂疼痛为长。

用量用法 3～9g，煎服。

使用注意 孕妇慎用。

化学成分 片姜黄亦含挥发油和姜黄素类化合物。其挥发油中主要成分是：莪术酮、1,8-桉叶素、左旋樟脑、异莪术烯醇、莪术烯醇、龙脑、莪术烯、吉马酮、β-榄香烯等。表-莪术酮和莪术酮是片姜黄的专属性成分；莪术烯醇和异莪术烯醇是片姜黄的特征性成分。

药理作用 片姜黄水煎剂可抑制去卵巢大鼠的肥胖，提高机体的抗氧化力，改善脂代谢。片姜黄的抗炎活性和抗肿瘤效果远不及姜黄。

（袁 静）

mòyào
没药（Myrrha） 橄榄科植物地丁树 *Commiphora myrrha* Engl. 或哈地丁树 *Commiphora molmol* Engl. 的干燥树脂。主产于索马里、埃塞俄比亚。11月至次年2月采收。置干燥通风处保存。生用或制用。

性味归经 辛、苦，平。归心、肝、脾经。

功效主治 散瘀定痛，消肿生肌。用于胸痹心痛，胃脘疼痛，痛经，闭经，产后瘀阻，癥瘕腹痛，风湿痹痛，跌打损伤，疮痈肿痛或久溃不敛。

功用阐述 ①辛散苦泄，善入血分而活血止痛。治血瘀胸痹心痛，可单味研末，温酒调服，或配乳香、川芎等活血行气止痛药同用；治血瘀气滞之胃脘疼痛，常与延胡索、五灵脂等活血止痛药同用；治妇女瘀血痛经、闭经，常与红花、益母草等活血通经药同用；治产后瘀阻腹痛，常与桃仁、益母草等活血止痛药同用；治癥瘕积聚，常与丹参、土鳖虫（䗪虫）等化瘀消癥药同用；治风湿入络，痹阻疼痛，常与乳香、羌活等活血行气、祛风湿止痛药同用；治跌打损伤，瘀肿疼痛，常与乳香、自然铜等活血疗伤药同用。②气香走散，内服活血散瘀，消肿止痛，外用生肌敛疮。治疮疡初起，红肿热痛，常与乳香、朱砂等解毒消肿药同用；若疮疡溃破久不收口，常与乳香共研末外敷。

用量用法 3～5g，煎服，炮制去油，多入丸散用。

使用注意 孕妇及胃弱者慎用本品。

化学成分 含树脂、挥发油、树胶等。树脂主要为 α-、β-没药酸、没药尼酸等；挥发油主要含丁香油酚、枯醛、樟烯等；树胶水解生成阿拉伯胶、半乳糖等。尚含有多种呋喃倍半萜类化合物。

药理作用 没药含油树脂部分能降低兔胆固醇，防止动脉壁斑块的形成；抑制血小板聚集。其石油醚提取物可抗实验性炎症，并有明显退热作用。没药酊剂对黏膜有收敛作用。没药水浸剂对多种致病真菌有抑制作用。没药倍半萜类成分还具有抗肿瘤活性，能抑制前列腺癌细胞的增殖。

（袁 静）

rǔxiāng
乳香（Olibanum） 橄榄科植物乳香树 *Boswellia carterii* Birdw. 及同属植物 *Boswellia bhaw-dajiana* Birdw. 树皮渗出的树脂。主产于埃塞俄比亚、索马里。春夏季采收。生用或制用。

性味归经 辛、苦，温。归心、肝、脾经。

功效主治 活血行气止痛，消肿生肌。用于胸痹心痛，胃脘疼痛，痛经，闭经，产后瘀阻，癥瘕腹痛，风湿痹痛，筋脉拘挛，跌打损伤，痈肿疮疡。

功用阐述 ①辛散温通，既活血行气止痛，又化瘀伸筋蠲痹。

治血瘀气滞之疼痛，常与没药相须为用，或配伍它药。如治气血瘀滞之心腹、胃脘疼痛，常与延胡索、丹参等活血止痛药同用；治痛经、闭经、产后瘀阻腹痛，常与桃仁、红花等活血通经药同用；治风寒湿痹，拘挛疼痛，常与羌活、防风等祛风湿止痛药同用。②既能内服活血消肿，又能外用生肌敛疮，为外、伤科要药。治跌打损伤，瘀血肿痛，常与没药、血竭等散瘀定痛药同用；治疮疡初起，红肿热痛，常与金银花、白芷等清热解毒，消痈散结药同用；若溃破久不收口，常与没药同用，研末外敷；治痈疽、瘰疬、痰核坚硬不消者，常与麝香、雄黄等解毒散结消肿药同用。

用量用法 3～5g，煎服，或入丸散。外用适量，研末调敷。

使用注意 孕妇及胃弱者慎用本品。

化学成分 含树脂、树胶、挥发油等。树脂主要成分为游离 α-、β-乳香脂酸、结合乳香脂酸、乳香树脂烃等。挥发油主要成分为派烯、消旋柠檬烯、α-、β-水芹烯等。树胶为阿糖酸的钙盐和镁盐等。

药理作用 乳香有较明显的抗炎、镇痛、消肿作用，及抗胃、十二指肠溃疡作用和抗肿瘤作用。其乳香脂酸对细胞免疫和体液免疫有抑制作用。乳香油胶树脂渗出物可减少动物肝脏胆固醇合成。

（袁 静）

guǎngzǎo

广枣（Choerospondiatis Fructus） 为漆树科植物南酸枣 Choerospondias axillaris（Roxb.）Burtt et Hill 的干燥成熟果实。是蒙古族习用药材。主产于浙江、福建、湖北等地。夏秋季采摘成熟果实。晒干。

性味 甘、酸，平。

功效主治 行气活血，养心，安神。用于气滞血瘀之胸痹作痛，心悸气短，心神不安。

功用阐述 广枣在蒙药中常用于治疗心病。如治气滞血瘀和心阴虚之胸痹作痛，可单味应用，如心泰片；或与全蝎、蜈蚣等通络止痛药同用。治心悸，心区刺痛，常与丹参、苦参等活血止痛，抗心律失常药同用，如广枣三味颗粒。治心烦失眠、心神不安，常与安定神志药同用。

用量用法 1.5～2.5g，煎服；或入丸散。

化学成分 主含黄酮类化合物和酚酸类及其衍生物。黄酮类化合物包括二氢黄酮和儿茶素及其苷类化合物。酚酸类及其衍生物有原儿茶酸、没食子酸、3,3-二甲基鞣花酸等。

药理作用 广枣总黄酮具有显著增加冠状动脉血流量，降低动脉血压，减慢心率，降低心肌耗氧量等作用；改变血液流变学，从而改善血液循环和微循环；显著抑制血小板聚集；明显增强实验小鼠的细胞免疫和体液免疫功能。广枣总黄酮和乙醇粗提物均能抗实验性心律失常。广枣所含鞣花酸及3,3,-O-二甲基鞣花酸亦具有抗血小板聚集作用。

（袁 静）

tiānxiānzǐ

天仙子（Hyoscyami Semen） 茄科植物莨菪 Hyoscyamus niger L. 的干燥成熟种子。主产于内蒙古、河北、河南等地。夏末秋初采摘果实，曝晒，打下种子。晒干。

性味归经 苦、辛，温；有大毒。归心、胃、肝经。

功效主治 解痉止痛，平喘，安神。用于胃脘挛痛，喘咳，癫狂等。

功用阐述 ①止痛速效且力强。治胃脘挛急作痛，单味研末或水煎服，即能缓解痉挛而收止痛之效。②苦降肺气，解痉平喘。治年久喘嗽，用本品烧烟熏吸。多用本品制成针剂，止咳平喘之效佳。③有安定神志之功。治癫狂、惊痫，常与牛黄、鲤鱼胆等清热化痰开窍药同用。

用量用法 0.6～1.2g，煎服；或作散剂，0.06～0.6g。外用：研末调敷；煎水洗；或烧烟熏。

使用注意 心脏病、心动过速、青光眼患者及孕妇禁用。

化学成分 含生物碱，脂肪油，甾醇等。生物碱主要为莨菪碱、东莨菪碱及阿托品等。脂肪油主要是肉豆蔻酸、棕榈酸、硬脂酸等。

药理作用 天仙子对实验小鼠癌细胞有明显的抑制作用。东莨菪碱和阿托品均能抑制腺体分泌，对支气管及胃肠平滑肌有松弛作用，能明显镇痛。莨菪碱能调节微血管口径，减轻血管内皮细胞损伤，改善血液流变学，增加微血管的自律运动。阿托品对实验大鼠脑缺血再灌注损伤有脑保护作用；能解除迷走神经对心脏的抑制，从而使心率增加；还有散瞳、升高眼压和调节眼麻痹的作用。天仙子还有抗癫痫作用。

（袁 静）

báiqūcài

白屈菜（Chelidonii Herba） 罂粟科植物白屈菜 Chelidonium majus L. 的干燥全草。主产于东北、华北。夏秋季采挖全草。阴干或晒干。生用。

性味归经 苦，凉；有毒。归肺、胃经。

功效主治 解痉止痛，止咳平喘。用于胃脘挛痛，咳嗽气喘，百日咳。

功用阐述 ①有较强的解痉止痛作用，尤多用治胃脘挛急疼痛甚者，可单味水煎服，或配陈皮以增强行气止痛之功；或与丁香、乌贼骨等温中、制酸止痛药同用，以缓解痉挛。②治咳喘日久、百日咳，可单味制成糖浆，或配生甘草等药以止咳祛痰，降逆平喘。

用量用法 9~18g，煎服。

化学成分 主含生物碱类和非生物碱类。前者包括白屈菜碱、原鸦片碱、人血草碱等；后者包括白屈菜酸、胆碱、白屈菜醇、强心苷、挥发油等。

药理作用 白屈菜碱抑制中枢神经，对神经末梢作用较强；可兴奋心脏，升高血压，扩张冠状动脉。别隐品碱和原阿片碱可减慢心率，抗心律失常。白屈菜及白屈菜碱具有明显的镇痛作用。白屈菜提取物对中枢有较弱的镇静及催眠作用。白屈菜有抗肿瘤作用。水煎剂有抗组胺性支气管痉挛作用和镇咳作用。白屈菜碱、原阿片碱能抑制各种平滑肌，对胃肠道、支气管及泌尿系统的平滑肌痉挛有明显的解痉作用。白屈菜总碱和提取物均有不同的抗菌、抗病毒作用。总提取物、酚性成分及生物碱均能促进胆汁分泌，降低胆酸含量，有明显的利胆作用。白屈菜乙醇提取物对实验性肝损伤有一定的保护作用。

（袁　静）

dēngzhǎnxìxīn

灯盏细辛（Erigerontis Herba）

菊科植物短葶飞蓬 Erigeron breviscapus（Vant.）Hand.-Mazz 的干燥全草。主产于云南。夏秋季采挖。晒干。

性味归经 辛、微苦，温。归心、肝经。

功效主治 活血通络止痛，祛风散寒。用于中风偏瘫，风湿痹痛，胸痹心痛，头痛，牙痛。

功用阐述 辛散温通，有较强的活血通络止痛作用。治中风偏瘫，民间常用其蒸鸡蛋，或炖猪脚服，或以水煎服，或浸白酒服。治胸痹心痛，可与丹参同用，以增强活血通脉止痛之功。其温经散寒作用亦可用于风寒湿痹。治风寒头痛，亦可单味水煎服。治牙痛，可用鲜品捣烂加红糖敷痛处。

用量用法 煎服，9~15g；或研末蒸蛋服。外用适量。

化学成分 含黄酮类化合物，咖啡酸酯类化合物，酚酸类化合物以及其他类化合物。

药理作用 灯盏细辛的黄酮类成分野黄芩苷能有效改善大脑中动脉梗死大鼠缺血再灌流的脑组织的局部血流量；能扩张冠状动脉，增加冠状动脉血流量，改善局部血供，防止急性心肌梗死再灌注损伤。灯盏细辛能增加红细胞变形能力，抑制红细胞、血小板的凝集，降低血脂等生物大分子物质在血浆中的含量，还有抗肝纤维化和保护肝细胞作用。

（袁　静）

fēngxiāngzhī

枫香脂（Liquidambaris Resina）

金缕梅科植物枫香树 Liquidambar formosana Hance 的干燥树脂。主产于浙江、江西、福建等地。7、8月间割裂树干，到10月至次年4月采收流出的树脂。阴干。

性味归经 辛、微苦，平。归肺、脾经。

功效主治 活血止痛，解毒生肌，凉血止血。用于跌扑损伤，痈疽肿痛，吐血，衄血，外伤出血等。

功用阐述 ①辛散，既能活血通络止痛，又能止血。治跌打损伤，常与乳香等活血消肿止痛药制膏外用；治风湿痹痛，可配草乌、地龙等祛风湿、通络止痛药同用。②能活血解毒，生肌敛疮。治疮痈初起肿痛，可与轻粉共研末外敷，以活血止痛，解毒消疮；若疮痈溃烂，可与乳香、没药等活血止痛，生肌敛疮药同用；治瘰疬、痰核，可与木鳖子等药以攻毒疗疮，消肿散结；治臁疮不愈，可单味研末外敷。③性平偏凉，能凉血止血。治血热出血，常与生地、玄参等清热凉血药同用。此外，民间还常以本品研末，温水送服，治胃痛。

用量用法 1~3g，宜入丸散服。外用适量。

化学成分 主含挥发油，其中桂皮酸类约占6.4%，萜类约占84.4%，其他成分占9.2%。尚含阿姆布酮酸，路路通酮酸，枫香脂熊果酸等。

药理作用 枫香脂可明显降低氯仿引起的小鼠心律失常的发生率，可提高冠状动脉血流量，其作用强度及持续时间优于苏合香。枫香脂及其挥发油可明显抑制大鼠血栓形成。

（袁　静）

xiàtiānwú

夏天无（Corydalis Decumbentis Rhizoma）

罂粟科植物伏生紫堇 Corydalis decumbens（Thunb.）Pers. 的干燥块茎。主产于江西。春至初夏采挖。晒干。

性味归经 苦、微辛，温。归肝经。

功效主治 活血止痛，舒筋通络，祛风除湿。用于中风偏瘫，头痛，跌扑损伤，风湿痹痛，腰腿疼痛。

功用阐述 ①苦泄辛散温通，善活血通络止痛。治中风偏瘫、头痛常与地龙、天麻等息风止痉、通络止痛药同用；治跌打损伤疼痛，可单用或配乳香、没药等活血止痛药同用。②辛散苦燥，能祛风湿，舒筋活络。治风湿痹痛，关节拘挛不利，或腰腿疼痛，偏风寒湿，常与独活、威灵仙等祛风寒湿药同用；偏风湿热，常与秦艽、防己等祛风湿热药同用。此外，本品还可降血压。

用量用法 6～12g，研末分3次服。

化学成分 主含生物碱，如延胡索乙素、原阿片碱、空褐鳞碱、藤荷包牡丹定碱等。

药理作用 夏天无生物碱具有抗实验性脑缺血作用；能明显抗心律失常，减少心肌在缺血和复灌期发生室颤的危险性；对实验动物有降血压作用；能抑制血小板聚集；提高实验大鼠记忆力，有促智作用；对炎症反应的各个环节均有影响，从而对急慢性炎症均有抑制作用；并有镇痛、镇静和安定作用。空褐鳞碱可使动物产生强直性昏厥样现象，表现木僵、嗜睡、肌肉僵硬。苯丙胺可拮抗之。

（袁　静）

yínxìngyè

银杏叶（Ginkgo Folium） 银杏科植物银杏 *Ginkgo biloba* L. 的干燥叶。中国大部分地区均产，主产于四川、山东、河南。秋季叶尚绿时采收，及时干燥。

性味归经 甘、苦、涩，平。归心、肺经。

功效主治 活血化瘀，通络止痛，敛肺平喘，化浊降脂。用于瘀血阻络，胸痹心痛，中风偏瘫，肺虚咳喘，高脂血症。

功用阐述 ①功善散瘀血，通心脉，止疼痛。治瘀血阻络，胸痹心痛，常与丹参、川芎等活血止痛药同用；治中风偏瘫，常与红花、地龙等活血通络药同用。②味涩敛肺，能收敛肺气而定喘咳。治肺虚或肺肾两虚之咳喘，可单用或与蛤蚧、核桃仁等药同用，以补肺肾，平喘咳。③苦泄清脂降浊。现代临床常用于治疗高脂血症。

用量用法 9～12g，煎服。

使用注意 有实邪者忌用。

化学成分 主含黄酮类化合物，萜内酯化合物，聚戊烯醇类脂，多糖类化合物，有机酸类，挥发油等。

药理作用 银杏叶提取物能扩张冠状动脉及脑动脉，增加冠状动脉血流量和脑血流量；有抗心肌缺血和缩小心肌梗死范围的作用；有改善脑血液循环，促进记忆作用；改善血液流变学，抑制血小板聚集；明显降低大鼠血清三酰甘油含量。银杏叶乙醇提取物和黄酮苷类对气管平滑肌具有直接松弛作用，对胃肠道平滑肌有解痉作用，前者还有抗溃疡作用，后者能大大降低门静脉压，对肝硬化有潜在治疗作用。银杏叶中黄酮类化合物可明显降低大鼠脂质过氧化，提高血清超氧化物歧化酶（SOD）活性，从而抗衰老。银杏叶水煎剂对金黄色葡萄球菌、痢疾志贺菌及铜绿假单胞菌有抑制作用。银杏叶多种提取物具有抗肿瘤作用。

（袁　静）

shìcǎo

蓍草（Achilleae Herba） 菊科植物蓍 *Achillea alpine* L. 的干燥地上部分。主产于云南、四川、贵州等地。夏秋季开花时采割，除去杂质，阴干。

性味归经 苦、酸，平。归肺、脾、膀胱经。

功效主治 活血止痛，解毒，利湿。用于跌打损伤，肠痈腹痛，乳蛾咽痛，泄泻痢疾，热淋涩痛，湿热带下，蛇虫咬伤。

功用阐述 ①功善活血止痛。治跌打损伤肿痛，常以单味泡酒涂擦伤处，或配半夏、白芷等消肿止痛药研末内服。②善活血解毒。治肠痈腹痛，可与大血藤、败酱草等活血消肿排脓药同用；治乳蛾咽痛，可与板蓝根、山豆根等解毒利咽药同用；治泄泻痢疾，可与黄连、木香等清大肠湿热、行气止痛药同用；治蛇虫咬伤，民间常以本品配水慈姑捣烂，或晒研末，调淘米水敷伤口；亦可单味捣敷患处。③尚可解毒利湿。治热淋涩痛，可与车前子、滑石等清热利尿通淋药同用；治湿热带下，可与黄柏、龙胆等清下焦湿热药同用。

用量用法 15～45g，煎服；必要时日服二剂。

化学成分 含愈创木内酯类，倍半萜内酯，甾醇类，黄酮类，挥发油，蓍草酸等成分。

药理作用 蓍草酸性乙醇、酸性乙酸乙酯和乙醚提取物对金黄色葡萄球菌、大肠埃希菌、铜绿假单胞菌、痢疾志贺菌和乙型链球菌有抑制作用。蓍草总有机酸部分具有明显的抗炎作用。蓍草浸剂内服有止血作用。

（袁　静）

wǔlíngzhī

五灵脂（Trogopterori Faeces） 鼯鼠科动物复齿鼯鼠 *Trogopterus xanthipes* Milne-Edwards 的干燥粪便。主产于河北、山西、甘肃等地。全年均可采收。晒干，生用或醋炙、酒炙用。

性味归经 苦、咸、甘，温。归肝经。

功效主治 活血止痛，化瘀止血。用于瘀血阻滞痛证和瘀滞出血证。

功用阐述 ①苦泄温通，专入肝经血分，善活血止痛，为治瘀滞诸痛证之要药，常与蒲黄相须为用，即失笑散。如治胸痹心痛，常与丹参、川芎等活血止痛药同用；治脘腹胁肋刺痛，常与延胡索、香附等活血行气止痛药同用；治痛经、产后腹痛，常与益母草、当归等活血调经药同用；治跌打骨折肿痛，常与乳香、没药等活血消肿止痛药同用。②既活血化瘀，又能止血。治瘀血内阻，血不循经之出血，尤多用于妇女血瘀崩漏、月经过多，可单味炒后研末，温酒送服，或配蒲黄、茜草等化瘀止血药同用。

用量用法 3~10g，煎服，包煎。本品生用有腥臭味，醋炙可增强其化瘀止血作用，酒炙可增强其活血止痛作用。

使用注意 孕妇慎用。不宜与人参同用。

化学成分 主含三萜类化合物、含氮化合物、酚酸及简单单萜、二萜酸、维生素样物质、树脂和无机盐等。其中含氮化合物包括尿嘧啶、尿素、尿酸等。

药理作用 五灵脂水煎剂具有抑制血小板聚集，促纤溶作用；保护胃黏膜，抗胃溃疡；提高实验小鼠细胞免疫功能；激活机体中重要脏器的超氧化物歧化酶（SOD）活性，降低脑缺血组织丙二醛（MDA）含量，抗脑缺血。五灵脂的乙酸乙酯提取物有抗炎作用。五灵脂体外可抑制结核杆菌及多种真菌，并有缓解平滑肌痉挛及镇痛作用。

（袁　静）

huóxuè liáoshāngyào

活血疗伤药（ blood stasis-removing and tissue regeneration medicinal）以活血消肿止痛，续筋接骨疗伤为主要作用的药物。主治跌打损伤，骨折筋损，瘀肿疼痛等伤科疾患，部分药物兼止血生肌敛疮，可治金疮出血。此类药也可用于血瘀闭经、月经不调、外科疮疡，及其他瘀血病证。临床常用的活血疗伤药有土鳖虫、马钱子、马钱子粉、自然铜、血竭、儿茶、刘寄奴、北刘寄奴、苏木、骨碎补等。某些药物因活血峻猛或有毒，孕妇当慎用或忌用。有毒药物用时必须严格掌握剂量、用法。

（袁　静）

tǔbiēchóng

土鳖虫（ Eupolyphaga Steleophaga）鳖蠊科昆虫地鳖 *Eupolyphaga sinensis* Walker 或冀地鳖 *Steleophaga Plancyi*（Boleny）的雌虫干燥体。又称䗪虫。中国大部分地区均有，主产于江苏、浙江、湖北等地。夏秋季捕捉，人工饲养的可随时捕捉。捉到后置沸水烫死。晒干或烘干。

性味归经 咸，寒；有小毒。归肝经。

功效主治 破血逐瘀，续筋接骨。用于跌打损伤，筋伤骨折，血瘀闭经，产后瘀滞腹痛，症瘕痞块。

功用阐述 ①咸寒入血，性善走窜，能活血消肿，续筋接骨，为骨伤科常用药。治骨折伤痛，可单味研末调敷或黄酒冲服，或配自然铜、骨碎补等活血续伤药同用，如接骨紫金丹；骨折筋伤后期筋骨软弱者，常与续断、杜仲等补肝肾强筋骨药同用，如壮筋续骨丸。②还能破血逐瘀而消癥积，通月经。治血瘀闭经、产后瘀滞腹痛，常与大黄、桃仁等活血通经药同用，如下瘀血汤；治癥瘕积块，常与桃仁、鳖甲等活血消癥、软坚散结药同用，如

鳖甲煎丸。

用量用法 3~10g，煎服；研末服，1~1.5g。外用适量。

使用注意 孕妇禁用。

化学成分 主含挥发油、氨基酸、蛋白质、糖类、脂肪、脂溶性维生素，酚类、甾醇、微量元素、有机酸及生物碱等。

药理作用 土鳖虫提取液及水提醇沉液具有抗凝血和抗血栓作用。总生物碱能提高心肌和脑缺血的耐受力，降低心、脑组织的耗氧量。土鳖虫还能提高实验小鼠的红细胞免疫黏附能力，纠正环磷酰胺引起的体重下降，并增加脾脏及胸腺免疫器官的重量；还有镇痛、保肝、调节血脂作用。

（袁　静）

mǎqiánzǐ

马钱子（ Strychni Semen）马钱科植物马钱 *Strychnos nux-vomica* L. 的干燥成熟种子。主产于印度、越南、缅甸，现中国云南、广东、海南亦产。冬季采收成熟果实，取出种子，晒干。用砂烫至表面鼓起并显棕褐色或深棕色。

性味归经 苦，温。有大毒。归肝、脾经。

功效主治 通络止痛，散结消肿。用于跌打损伤，骨折肿痛，风湿顽痹，麻木瘫痪，痈疽疮毒，咽喉肿痛。

功用阐述 ①苦泄温通，功善通利经络，制止疼痛，为伤科止痛之佳品。治跌打损伤，骨折肿痛，常与乳香、没药等活血止痛药同用，内服或外敷。②善活络搜风，《医学衷中参西录》云"其开通经络，透达关节，实远甚于他药也。"为治风湿顽痹、拘挛疼痛之常用药，单用有效，或配羌活、全蝎等祛风湿、通络止痛药同用；治手足麻木，半身不遂，常与乳香、穿山甲等活血

通经药同用。③为大毒之品，可以毒攻毒，散结消肿。治痈疽疮毒，多外用，单用即效；治喉痹肿痛，可配青木香、山豆根等解毒消肿药等分为末吹喉，如番木鳖散。

用量用法 内服宜制用，多入丸散，日服 0.3~0.6g。外用适量，研末调敷。

使用注意 孕妇禁用。内服不宜生用及多服久服。本品所含有毒成分能被皮肤吸收，故外用不宜大面积涂敷。

化学成分 主含生物碱、脂肪油、蛋白质、绿原酸、番木鳖苷等。其生物碱主要为士的宁（即番木鳖碱）、马钱子碱、番木鳖次碱等。

药理作用 马钱子碱有镇痛、镇静、镇咳、祛痰和较弱的平喘作用；对心律失常有一定的对抗作用。士的宁具有较强的中枢兴奋作用，首先兴奋脊髓的反射功能，其次兴奋延髓的呼吸中枢和血管运动中枢，并能提高大脑皮质的感觉中枢功能；可刺激胃液分泌，促进消化功能，增进食欲，但对人体胃肠平滑肌无兴奋作用。异马钱子碱及其氮氧化物对心肌细胞有保护作用。马钱子碱氮氧化物及马钱子碱有利于改善微循环，增加血流。马钱子总生物碱有抗炎作用。异马钱子碱氮氧化物具有抗肿瘤细胞生长和抗氧化损伤作用。马钱子水煎液可抑制多种细菌及致病皮肤真菌。

（袁　静）

mǎqiánzǐ fěn

马钱子粉 （Strychni Semen Pulveratum） 马钱子的炮制加工品。制法：取制马钱子，粉碎成细粉，按标准测定士的宁含量后，再加适量淀粉，使含量符合规定，混匀，即得。

性味归经 苦，温；有大毒。归肝、脾经。

功效主治 通络止痛，散结消肿。用于跌打损伤，骨折肿痛，风湿顽痹，麻木瘫痪，痈疽疮毒，咽喉肿痛。

用量用法 0.3~0.6g，入丸散用。

使用注意 孕妇禁用。内服不宜生用及多服久服。本品所含有毒成分能被皮肤吸收，故外用不宜大面积涂敷。

（袁　静）

zìrántóng

自然铜 （Pyritum） 硫化物类矿物黄铁矿族黄铁矿。主含二硫化铁（FeS_2）。主产于四川、云南、广东等地。全年可采，采挖后，选黄色明亮的入药。砸碎，以火煅透，醋淬，研末或水飞用。

性味归经 辛，平。归肝经。

功效主治 散瘀止痛，续筋接骨。用于跌打损伤，筋骨折伤，瘀肿疼痛。

功用阐述 味辛而散，善活血散瘀止痛，接骨疗伤，促进骨折愈合，为伤科筋伤骨折之要药。治跌打损伤，骨折筋断，瘀肿疼痛，外用常与土鳖虫、骨碎补等活血续伤药研末，白蜜调敷患处；内服常与乳香、没药等活血消肿生肌药同用。

用量用法 3~9g，煎服；多入丸散服，若入煎剂宜先煎。外用适量。

化学成分 主含二硫化铁（FeS_2），还含有少量的铝、镁、钙、钛、锌，以及微量的镍、砷、铜、锰、钡等，共计二十多种，其中含铁46.6%。

药理作用 自然铜有促进骨折愈合作用，且对多种病原性真菌有不同程度的对抗作用。

（袁　静）

xuèjié

血竭 （Draconis Sanguis） 棕榈科植物麒麟竭 Daemonorops draco Bl. 果实渗出的树脂经加工制成。主产于印度尼西亚、马来西亚。秋季采果实，置蒸笼内蒸煮，使树脂渗出；或将树干割口，使树脂自然流出，凝固而成。打碎研末用。

性味归经 甘、咸，平。归心、肝经。

功效主治 活血定痛，化瘀止血，生肌敛疮。用于跌打损伤，心腹瘀痛，外伤出血，疮疡不敛。

功用阐述 ①善散瘀止痛，为伤科要药。治跌打损伤，常与乳香、没药等活血消肿止痛药同用，如七厘散；治产后瘀滞腹痛、痛经、闭经，常与桃仁、红花等活血通经药同用；治瘀血阻滞心腹刺痛，常与丹参、川芎等活血止痛药同用。②既散瘀，又止血。治外伤出血或其他瘀血阻滞之出血，可单味研末外敷，亦可配儿茶、三七等止血生肌药同用。③外用还可敛疮生肌。治疮疡久溃不敛，可单味研末外敷，亦可配乳香、没药等活血生肌药同用，如血竭散。

用量用法 研末，1~2g，或入丸剂。外用研末撒或入膏药用。

化学成分 主含红色树脂，其中含有血竭红素、血竭素、苯甲酸及其酯类、血竭白素、血竭树脂烃、去甲基血竭素、去甲基血竭红素等。

药理作用 血竭有显著的止血和镇痛作用；能抑制血小板聚集，促进纤溶活性，抗血栓形成；增加冠状动脉血流量，保护心肌细胞；改善微循环，提高小鼠对减压缺氧的耐受力；对实验性炎症，具有消肿、减少脓性分泌物、收敛、加速伤口愈合的作用；对多种细菌和常见致病性皮肤真菌有不同程度的抑制作用。

（袁　静）

érchá

儿茶（Catechu）　豆科植物儿茶 *Acacia catechu*（L. f.）Willd. 的去皮枝、干的干燥煎膏。主产于云南。冬季采收枝、干，砍成大块，煎煮，浓缩，干燥。打碎生用。

性味归经　苦、涩，微寒。归心、肺经。

功效主治　活血止痛，止血生肌，收湿敛疮，清肺化痰。用于跌扑伤痛，内外伤出血，疮疡不敛，湿疮，肺热咳嗽。

功用阐述　①既能活血以消肿止痛，又能收敛止血。治跌打肿痛，外伤出血，常与血竭、三七等活血止痛、止血药同用；治内伤出血，如吐血衄血等，可单味内服，或配白及、侧柏叶等止血药同用。②苦燥兼涩，能收湿敛疮生肌。治疮疡不敛，常与乳香、没药等活血生肌药研末外用；治牙疳口疮，常与硼砂、冰片等清热解毒、防腐生肌药等份为末外搽；治皮肤湿疮、湿疹，常与龙骨、轻粉等药配伍外用，以增强收湿敛疮之功。③性凉苦降，内服还能清肺化痰，治肺热咳嗽有痰，可配瓜蒌、贝母等清热化痰药同用。

用量用法　1~3g，煎服，包煎；多入丸散。外用适量。

化学成分　主含儿茶鞣酸、d-儿茶素及表儿茶素。此外还含有儿茶红、槲皮素、没食子酸、树胶等。

药理作用　儿茶素有抑制血小板聚集和抗血栓形成作用；并能保肝、利胆、降血糖、降血脂；抑制自由基生成，抗脂质过氧化。儿茶水溶液及儿茶素具有止泻作用。儿茶混悬液和水煎剂对多种细菌有抑制作用；儿茶煎剂和表儿茶素均有抗肿瘤的作用。静脉滴注儿茶制剂，可使豚鼠血压下降。儿茶提取物可有效抑制甲型流感病毒感染细胞。

（袁　静）

liújìnú

刘寄奴（Artemisiae Anomalae Herba）　菊科植物奇蒿 *Artemisia anomala* S. Moore 或白苞蒿 *Artemisia actifiora* Wall. ex DC. 的干燥地上部分。主产于江苏、浙江、江西。8~9月花开时割取地上部分。晒干。

性味归经　苦，温。归心、肝、脾经。

功效主治　散瘀止痛，疗伤止血，活血通经，消食化积。用于跌打损伤，外伤出血，血瘀闭经痛经，产后瘀滞腹痛，癥瘕，食积腹痛。

功用阐述　①苦泄温通，既能活血散瘀而消肿止痛，又可止血而疗伤。治跌打损伤，瘀肿疼痛，可单味研末以酒调服，或配乳香、没药等活血止痛药同用；治外伤出血，亦可鲜品捣烂外敷，或配三七、白及等止血药同用。②善于行散，能破瘀通经止痛。治瘀血阻滞之闭经、痛经、产后腹痛，常与桃仁、红花等活血通经药同用；治癥瘕积聚，常与三棱、莪术等破血消癥药同用。③兼入脾经，能消食化积。治食积不化，脘腹胀痛，可单味煎服，或配山楂、青皮等消食、行气药同用。

用量用法　6~10g，煎服。外用适量，研末外撒或调敷。

使用注意　孕妇慎用。

化学成分　主含奇蒿黄酮、香豆精、异泽兰素、小麦黄素、脱肠草素等。

药理作用　刘寄奴具有抗凝血、抑制血小板聚集、抗血栓形成作用和抗炎、镇痛、消肿、消食化积作用。刘寄奴水煎醇沉液对实验动物的脑循环障碍性缺氧有明显保护作用。刘寄奴溶液能显著降低小鼠全身耗氧量，加速血液循环，增加豚鼠离体冠状动脉灌流量。刘寄奴水煎液对宋内志贺菌、福氏志贺菌有抑制作用。

（袁　静）

běiliújìnú

北刘寄奴（Siphonostegiae Herba）　玄参科植物阴行草 *Siphonostegia chinensis* Benth. 的干燥全草。主产于黑龙江、吉林、河北等地。秋季采收。晒干。

性味归经　苦，寒。归脾、胃、肝、胆经。

功效主治　活血祛瘀，通经止痛，凉血止血，清热利湿。用于跌打损伤，外伤出血，瘀血闭经、月经不调、产后瘀痛，癥瘕积聚，血痢，血淋，湿热黄疸，水肿腹胀，白带过多。

功用阐述　①苦以泄滞，既能活血通经止痛，又可止血。治跌打损伤，瘀肿疼痛，外伤出血，癥瘕积聚，与刘寄奴运用相同。②性寒，能清热凉血，通经止痛。治瘀血闭经、痛经、产后瘀痛，更适宜于证偏有热者，可与丹皮、赤芍等凉血活血药同用。③尚能清热利湿，止血。治血痢，可与黄连、白头翁等清热解毒、凉血止痢药同用；治血淋，可与小蓟、石韦等凉血止血、利尿通淋药同用；治湿热黄疸，可与茵陈、栀子等利湿退黄药同用；治水肿腹胀，可与泽泻、茯苓等利水消肿药同用；治湿热带下，常与黄柏、车前子等清热利湿药同用。

用量用法　6~9g，煎服。

化学成分　主含黄酮类、挥

发油和强心苷等。

药理作用 北刘寄奴具有抗凝血、抑制血小板聚集、抗血栓形成作用。北刘寄奴黄酮类具有抗菌、抗炎、降压、抗氧化、抗变态反应、抗突变作用。北刘寄奴浓缩煎液有明显利胆作用。

(袁 静)

liǎngmiànzhēn

两面针（Zanthoxyli Radix） 芸香科植物两面针 Zanthoxylum niti- dum（Roxb.）DC. 的干燥根。主产于广东、广西。全年可采。晒干。生用。

性味归经 苦、辛，平；有小毒。归肝、胃经。

功效主治 活血化瘀，行气止痛，祛风通络，解毒消肿。用于跌扑损伤，胃痛，牙痛，风湿痹痛，毒蛇咬伤；外治烧烫伤。

功用阐述 ①辛行苦泄，善活血行气，消肿止痛。治跌打损伤，瘀肿疼痛，常与红花、乳香等活血疗伤药同用；治气滞胃脘胀痛，可单味煎服或配陈皮、木香等行气止痛药同用；治牙痛，可单味研粉，置痛处，或单味水煎服含漱。②善祛风通络止痛。治风湿痹痛，可单味浸酒或制成浸膏，或与独活、威灵仙等祛风湿药同用。③能解毒疗疮。治毒蛇咬伤，可单味水煎服，同时用鲜品磨酒外敷；治烫伤，先用本品煎水洗，再用本品研粉，撒布患处。

用量用法 5~10g，煎服。外用适量，可研末调敷或煎水洗患处。

使用注意 孕妇忌服。服用不能过量，忌与酸味食物同服。

化学成分 主含生物碱类、黄酮类、木脂素类、挥发油等成分。其中生物碱类有两面针碱、双氢两面针碱、氧化白屈菜碱等

成分；黄酮类含有牡荆素；木脂素类含两面针结晶-8；挥发油中主要有柠檬烯和糠醛等。

药理作用 两面针提取物对实验动物有较好的镇痛、解痉及安定作用和对肝损伤的保护作用。两面针的多种生物碱不仅能抗实验动物肿瘤，对人体鼻咽癌、肝癌等亦有抗癌作用。两面针水提物可增加麻醉犬心率、心排血量和呼吸频率。两面针乙醇提取液对溶血性链球菌及金黄色葡萄球菌有较强的抑制作用。两面针的水提物、乙醇提取物及乙醇加酸提取物均有抗氧化作用。

(袁 静)

sūmù

苏木（Sappan Lignum） 豆科植物苏木 Caesalpinia sappan L. 的干燥心材。主产于广西、广东、台湾等地。多于秋季采伐，除去白色边材，干燥。用时劈成薄片或研成粗粉。

性味归经 甘、咸，平。归心、肝、脾经。

功效主治 活血祛瘀，消肿止痛。用于跌打损伤，骨折筋伤，瘀滞肿痛，血瘀闭经、痛经、产后瘀阻，胸腹刺痛，痈疽肿痛。

功用阐述 ①功善活血消肿止痛，为骨伤科常用药。治跌打损伤，骨折筋伤，瘀滞肿痛，可单味研末外敷，或与刘寄奴、泽兰等活血消肿止痛药煎汤熏洗患处，内服常与乳香、血竭等活血止痛疗伤药同用。②有祛瘀通经止痛之功，又为妇科经产及其他瘀滞证常用药。治血瘀闭经、痛经及产后腹痛，常与桃仁、红花等活血通经药同用；治心腹瘀痛，常与丹参、川芎等活血止痛药同用；治痈肿疮毒，常与金银花、连翘等解毒消痈药同用。

用量用法 3~9g，煎服。外

用适量。

使用注意 孕妇慎用。

化学成分 主含巴西苏木素、苏木酚、苏木苦素、挥发油、鞣质等。

药理作用 本品能增加冠状动脉血流量，降低冠状动脉阻力，改善微循环；具有镇静、催眠作用，并能对抗士的宁对小鼠的惊厥作用。巴西苏木素具有抗炎和抗血小板聚集作用。苏木酚和苏木水提物亦可抑制血小板聚集。苏木水提液体外对多种动物肿瘤和人癌细胞均有不同程度的抑制作用。

(袁 静)

gǔsuìbǔ

骨碎补（Drynariae Rhizoma） 水龙骨科植物槲蕨 Drynaria for- tunei（Kunze）J. Sm. 的干燥根茎。主产于湖北、江西、四川。全年均可采挖，干燥，或燎去茸毛（鳞片）。

性味归经 苦，温。归肝、肾经。

功效主治 活血疗伤止痛，补肾强骨；外用祛风消斑。用于跌扑闪挫，筋伤骨折，肾虚腰痛，筋骨痿软，耳鸣耳聋，牙齿松动，久泻。外治斑秃、白癜风。

功用阐述 ①能行血脉，续筋骨，为伤科常用之品。治跌打损伤，筋伤骨折，瘀肿疼痛，可单味泡酒服，并外敷，或与自然铜、没药等接骨散瘀止痛药同用。②性温入肾，又善补肾阳，强筋骨。治肾虚腰痛脚弱，常与补骨脂、牛膝等补肾强腰药同用；治肾虚耳鸣耳聋、牙齿松动，常与熟地、山茱萸等补肾益精药同用；治肾虚久泻，可单味煎服，或与补骨脂、肉豆蔻等补肾止泻药同用。③取祛风消斑之功，配斑蝥、烧酒浸擦患处，可治斑秃。

用量用法 3～9g，煎服。外用适量。

使用注意 本品性温助阳，阴虚火旺、血虚风燥者慎用。

化学成分 主含黄酮类化合物，如柚皮苷、骨碎补双氢黄酮苷、北美圣草苷等。其他尚含原儿茶酸、多种四环三萜类化合物及挥发油等。

药理作用 骨碎补总黄酮可明显提高大鼠的骨密度及血钙水平，抑制实验性的骨质丢失，防止骨质疏松。骨碎补水提液能有效抑制牙槽骨吸收，促进牙槽骨再生。骨碎补水提液和醇提液中分别存在着较高活性的能促进骨细胞增殖、分化和钙化的物质。骨碎补水煎醇沉液和双氢黄酮苷均可降低实验动物的血清胆固醇和三酰甘油。骨碎补可使链霉素的耳毒性损伤明显减轻，对卡那霉素的耳毒性有一定的预防作用。骨碎补还有抗炎、强心、镇静、镇痛、抑制血小板聚集和体外抑菌作用。

（袁　静）

xiāntáocǎo

仙桃草（Veronicae Peregrinae Herba）　玄参科植物蚊母草 Veronica peregrine L. 的带虫瘿的全草。主产于福建、江苏、浙江。春、夏之间，趁果实内寄生虫尚未逸出之前采收，立即干燥或蒸后晒干。

性味归经　甘、微辛，平。归肝经。

功效主治　活血消肿，止血，止痛。用于跌打损伤，咳血，吐血，衄血，便血，疝气肿痛。

功用阐述　①辛散活血，药性平和，能活血消肿止痛。治跌打损伤、瘀肿疼痛，常单味熬酒服，药渣外敷伤处；或研粉末，用酒吞服；亦可鲜品适量，捣敷

或煎水洗；或配骨碎补水煎，兑甜酒温服，以活血续伤。②既化瘀，又止血，故止血而不留瘀。治咳血、吐血、衄血，可与蒲黄、仙鹤草等药同用，以增强止血作用。

用量用法　6～15g，煎服。外用适量，研末加白酒调敷患处。

化学成分　主含木犀草素、金圣草素、原儿茶酸、香草酸、甘露醇等。

药理作用　木犀草素有较好的体外促凝血作用。原儿茶酸和木犀草素有抗菌作用。木犀草素和甘露醇有止咳作用。

（袁　静）

táozhī

桃枝（Persicae Ramulus）　蔷薇科植物桃 Prunus persica （L.）Batsch 的干燥枝条。中国大部分地区出产。夏季采收，或随用随采，晒干，生用。

性味归经　苦，平。归心、肝经。

功效主治　活血通络，解毒杀虫。用于心腹刺痛，风湿痹痛，跌打损伤，疮癣。

功用阐述　①苦泄性平，入心、肝血分，其性通利，具有活血止痛、祛瘀通络之功，用于瘀滞心腹疼痛，单味酒煎服用，或与延胡索、五灵脂、蒲黄等配伍同用。用于风湿痹痛、气血不畅，单味浸酒，或与威灵仙、独活等同用。用于跌打损伤、瘀滞肿痛，可与乳香、没药等配伍同用。②苦泄解毒杀虫，善疗疮癣，内服、外用皆宜。多作外用，水煎洗浴，或取煎液局部涂敷。

用量用法　9～15g。外用适量，煎汤洗浴或涂敷。

（郭　忻）

xiǎobógǔ

小驳骨（Gendarussae Herba）　爵床科植物小驳骨 Gendarussa

vulgaris Nees 的干燥地上部分。主产于台湾、福建、广东等地。全年均可采。晒干。

性味归经　辛，温。归肝、肾经。

功效主治　祛瘀止痛，续筋接骨。用于跌打损伤，筋伤骨折，风湿骨痛，血瘀经闭，产后腹痛。

功用阐述　辛散温通，善活血止痛，续筋接骨。治跌打损伤、筋伤骨折，可单味调酒服，或煎水，趁热熏洗筋骨患处。治风湿痹痛，可单味水煎服，以祛风湿，活血止痛。治血瘀经闭、产后腹痛，可配益母草等活血调经药泡酒炖热服。

用量用法　9～15g，煎服。外用适量。

使用注意　孕妇慎用。

化学成分　叶含 β-谷甾醇，根含生物碱爵床脂素和挥发油。其中挥发油中包括了萜类、醇类、芳香族类、烯类、酮类和烷烃化合物，而萜类占大多数。

药理作用　萜类化合物有较好的抗血小板聚集、扩张心脑血管、增加血流量、抑菌、镇痛等生物活性。

（袁　静）

huóxuè tiáojīngyào

活血调经药（blood circulation promotion and stasis removing medicinal）　性味多属辛散苦泄，主入肝经，以活血祛瘀、调经止痛为主要作用的药物。主治瘀血阻滞、血行不畅所致的经闭、痛经、月经不调，以及产后瘀滞腹痛等证。亦治跌打损伤、疮痈肿痛等瘀滞痛证。此类药善行活血，孕妇宜慎用。临床常用药物有小叶莲、牛膝、川牛膝、马鞭草、月季花、丹参、月季花、王不留行、红曲、红花、西红花、鸡血藤、滇鸡血藤、卷柏、泽兰、凌

霄花、桃仁、益母草、茺蔚子等。

(郭 忻)

dānshēn

丹参（Salviae Miltiorrhizae Radix Et Rhizoma）

唇形科植物丹参 *Salvia miltiorrhiza* Bge. 的干燥根和根茎。主产于四川、山东、河北。春、秋两季采挖，晒干，生用或酒炙用。

性味归经 苦，微寒。归心、肝经。

功效主治 活血祛瘀，通经止痛，清心除烦，凉血消痈。用于月经不调，痛经经闭，胸痹心痛，脘腹胁痛，癥瘕积聚，热痹疼痛，心烦不眠，疮疡肿痛。

功用阐述 ①味苦性微寒，归心肝二经，主入血分，功擅活血祛瘀，适用于瘀滞诸证。丹参善调经水，其性偏凉，尤为血热瘀滞的月经不调、经闭、痛经之要药，常与川芎、益母草等同用。丹参能通利血脉、祛瘀消癥，治血行不畅、瘀血阻滞所致的胸胁刺痛、脘腹疼痛，常与砂仁、檀香等同用；用于癥瘕积聚，常与三棱、莪术等配伍，以增活血消癥之力；与防风、秦艽等同用，治热痹关节红肿疼痛，具活血凉血、除痹止痛之功。②能凉血清心，兼能养血安神。常与生地、玄参、黄连等配伍，用于热入营血的高热神昏、烦躁不安；与酸枣仁、柏子仁等同用，用于血不养心的心神不安、心悸失眠。③既清热凉血，又活血散瘀，用于疮疡肿痛，常与金银花、连翘等同用，以奏凉血清热、活血消痈之功。

用量用法 10~15g，煎服。活血祛瘀、清心除烦、凉血消痈宜生用；酒炙丹参可增活血之功。

使用注意 本品与藜芦相反，不宜同用；为活血祛瘀之品，孕妇慎用。

化学成分 含脂溶性成分丹参酮Ⅰ、丹参酮ⅡA、丹参酮ⅡB、丹参酮Ⅲ、隐丹参酮等，水溶性成分丹参酸A、B、C，异阿魏酸、β-谷甾醇等，另含黄酮类、三萜类等成分。

药理作用 丹参水煎液、丹参素等对大鼠心肌缺血具有不同程度的改善作用；丹参素能增加冠状动脉血流量。乙酰丹酚酸A能预防大鼠大脑中动脉血栓形成，显著降低脑梗死范围。丹参素能抑制体外血栓形成，能抗血小板聚集。丹参还有改善微循环、促进组织修复与再生、促进骨折愈合、镇静、镇痛、抗炎、抗菌等作用。

(郭 忻)

hónghuā

红花（Carthami Flos）

菊科植物红花 *Carthamus tinctorius* L. 的干燥花。主产于河南、新疆、四川。夏季花由黄变红时采摘，阴干或晒干，生用。

性味归经 辛，温。归心、肝经。

功效主治 活血通经，散瘀止痛。用于经闭，痛经，恶露不行，癥瘕痞块，胸痹心痛，瘀滞胸胁刺痛，跌扑损伤，疮疡肿痛。

功用阐述 ①辛散温通，入心肝血分，功善活血通经、散瘀止痛，为瘀滞所致诸证要药。擅长通经，用于血滞经闭、痛经，单用有效，亦常与桃仁、川芎、当归等同用，以增活血通经、祛瘀止痛之力；用于产后恶露不行，常与牛膝、川芎等配伍。②又善活血祛瘀、消散癥结，用于癥瘕积聚之证，常与三棱、莪术等破血消癥药同用。③具有活血祛瘀、通脉止痛之功，善治心脉瘀阻之胸痹心痛，常与丹参、郁金、瓜蒌等同用。④红花之活血祛瘀，

若用于瘀滞胁肋刺痛，常与柴胡、丹参、香附等同用。尚能活血消肿、散瘀止痛，用于跌扑损伤、瘀肿疼痛，常与苏木、乳香、没药等同用；用于疮疡肿痛，常配伍赤芍、丹皮、蒲公英等同用，有活血消痈之功。

用量用法 3~10g，煎服。

使用注意 本品为活血通经之品，月经量多或有出血倾向者及孕妇慎用。

化学成分 含红花醌苷、新红花苷、红花苷等苷类和红花素，还含红花多糖，以及多种不饱和脂肪酸、甘油酯类。

药理作用 水煎剂对小鼠、家兔、犬等多种动物离体及在体子宫均有兴奋性，能明显增加子宫的收缩张力和节律，对已孕子宫的作用更加明显。红花黄素、水煎液能抑制血小板聚集，增加纤维蛋白溶解，降低体外血栓的长度和重量。具有扩张血管和降低冠状动脉阻力，增加冠状动脉血流量的作用。能抗心肌缺血所致损伤，显著提高小鼠耐缺氧能力。尚能降血脂。

(郭 忻)

xīhónghuā

西红花（Croci Stigma）

鸢尾科植物番红花 *Crocus sativus* L. 的干燥柱头。又名"藏红花"。原产于西班牙，中国上海已引种成功。秋季花开放时采摘花朵，摘下柱头，阴干或低温干燥，生用。

性味归经 甘，平。归心、肝经。

功效主治 活血化瘀，凉血解毒，解郁安神。用于经闭癥瘕，产后瘀阻，温毒发斑，忧郁痞闷，惊悸发狂。

功用阐述 ①味甘性平，入肝经血分，功善活血通经，且活血祛瘀力强，用于瘀滞经闭癥结、

产后瘀阻腹痛，常与益母草、丹参、香附等同用。②既能活血化瘀，又兼凉血解毒，尤宜于温毒热盛，身发斑疹，症见斑疹色暗而不红活，常与生地黄、玄参等同用，具有散瘀血、解疹毒、消斑疹之功。③入心、肝经，能解肝郁而安神志。尤善治忧郁不解、气结胸闷，甚则导致心神不宁、惊悸发狂等证，单味泡服，或与郁金、丹参等同用，以奏开郁散结、安神定志之功。

用量用法　1～3g，煎服或沸水泡服。

使用注意　本品活血化瘀力强，孕妇慎用。

化学成分　含番红花素，α-、β-胡萝卜素，番红花苦素，番红花醛，豆甾醇，β-谷甾醇，熊果酸，齐墩果酸等。

药理作用　西红花水提取物具有显著的抗血凝作用；煎剂对动物离体或在体子宫有兴奋作用，对已孕子宫作用明显。煎剂能降低实验动物的血压，并能够维持较长时间。

（郭　忻）

táorén

桃仁（Persicae Semen）蔷薇

科植物桃 Prunus persica（L.）Batsch 或山桃 Prunus davidiana（Carr.）Franch. 的干燥成熟种子。主产于北京、山东、陕西、河南、辽宁。果实成熟后采收，除去果肉和核壳，取出种子，晒干，生用、燀用或炒用。

性味归经　苦、甘、平。归心、肝、大肠经。

功效主治　活血祛瘀，润肠通便，止咳平喘。用于经闭痛经，癥瘕痞块，肺痈肠痈，跌扑损伤，肠燥便秘，咳嗽气喘。

功用阐述　①苦、甘性平，为心、肝血分之品，功能活血祛瘀且力强，应用范围广泛。桃仁擅长活血通经，用于瘀滞经闭痛经，常与红花、川芎、当归等同用。苦泄滞血，为破血之品，善祛瘀消癥，又为癥瘕积聚多用，常与桂枝、茯苓、丹皮等同用。既泄血滞，又去血热，善治热壅血瘀所致的内痈，有活血消痈、排脓之功，肺痈、肠痈每恃为要药。治肺痈，多与芦根、冬瓜仁等同用；治肠痈，常与大黄、丹皮等同用。桃仁活血通利、消肿止痛，用于跌扑损伤、瘀肿疼痛，常与蒲黄、川芎、大黄等同用。②甘润性滑，入大肠经，能润肠燥、通积滞、除燥便，多用于年老或血虚津亏的肠燥便秘，常配伍杏仁、柏子仁、郁李仁等同用，以增润肠燥、去燥屎之力。③苦泄下降，具降肺气、止咳喘功效，用于咳嗽气喘，可煮粥服食，或与杏仁等同用。

用量用法　5～10g，煎服。活血祛瘀、止咳平喘宜生用、燀用；血虚便秘炒用。

使用注意　本品活血祛瘀力强，孕妇慎用。不宜过量，可致中毒。性滑利，脾虚便溏者慎用。

化学成分　含苦杏仁苷、苦杏仁酶、脂肪油、挥发油等。

药理作用　桃仁提取液可扩张家兔脑血管及外周血管；能抑制腺苷二磷酸（ADP）诱导的血小板聚集而抗血栓形成。桃仁提取物能防止酒精、四氯化碳等所致动物肝脂质过氧化损伤；苦杏仁苷能抗肝纤维化。水提取物有明显镇痛、抗炎作用。此外，还具有促进产后子宫收缩、镇咳、抗过敏等作用。

（郭　忻）

yìmǔcǎo

益母草（Leonuri Herba）唇形

科植物益母草 Leonurus japonicus Houtt. 的新鲜或干燥地上部分。中国大部分地区均产。夏季茎叶茂盛、花未开或初开时采割，鲜用或晒干，生用。

性味归经　苦、辛，微寒。归肝、心包、膀胱经。

功效主治　活血调经，利尿消肿，清热解毒。用于月经不调，痛经经闭，恶露不尽，水肿尿少，疮疡肿毒。

功用阐述　①苦泄辛散，药性微寒，入血分功擅活血调经，为妇女经产诸证要药。用于瘀血阻滞之经闭痛经、月经不调，单味水煎或熬膏冲服，具祛瘀生新、调经止痛之功。用于产后瘀滞腹痛、恶露不尽，常与当归、川芎、桃仁等配伍同用。②既活血祛瘀，又利水消肿，多用于水瘀互结之水肿、小便不利等证，可单味应用，或与白茅根、泽兰等配伍同用。③药性偏凉，具有清热解毒、活血利湿之功。用于疮疡肿毒或湿热郁于肌肤的皮肤痒疹，可单用鲜品捣敷或干品煎汤外洗。

用量用法　9～30g，煎服；鲜品12～40g。外用适量，鲜品洗净捣敷，或干品煎汤外洗。

使用注意　本品辛散活血，孕妇慎用。

化学成分　含益母草碱、益母草定、水苏碱等多种生物碱，并含亚麻酸、油酸、月桂酸，以及芸香苷等成分。

药理作用　煎剂、醇浸膏及益母草碱对多种动物在体或离体子宫均呈兴奋作用，呈现收缩幅度增大、节律加快。益母草能改善血流动力学，对实验性心肌缺血有保护作用。煎剂能延长血栓形成时间，缩短长度，减轻重量。益母草碱具有明显的利尿作用，并可防治肾小管坏死。

（郭　忻）

chōngwèizǐ

茺蔚子 (Leonuri Fructus)

唇形科植物益母草 Leonurus japonicus Houtt. 的干燥成熟果实。中国大部分地区出产。秋季果实成熟时采割地上部分，晒干，打下果实，除去杂质，生用或炒用。

性味归经 辛、苦，微寒。归心包、肝经。

功效主治 活血调经，清肝明目。用于月经不调，经闭痛经，目赤翳障，头晕胀痛。

功用阐述 ①味辛苦、性偏凉，入肝经血分，功善活血调经，亦为妇女调经之常用，用于瘀滞经闭痛经、月经不调，常与香附、当归、川芎等药配伍，以奏活血调经、祛瘀止痛之效。②辛散苦泄，性凉入肝，既疏风清热，又凉肝明目，善治目疾。用于肝经风热或肝热上攻之目赤翳障，常与黄芩、大黄、车前子等同用。若用于肝火上炎之头晕胀痛，可与菊花、蒺藜、川牛膝等配伍，以增强清肝平肝之力。

用量用法 5~10g，煎服。

使用注意 本品活血行瘀，孕妇慎用。瞳孔散大者慎用。

化学成分 含益母草宁碱、水苏碱等生物碱，脂肪油，以及维生素 A 样物质等成分。

药理作用 茺蔚子总碱、水苏碱对离体子宫均有兴奋作用。水浸液、醇浸液均有降血压作用。

(郭 忻)

zélán

泽兰 (Lycopi Herba)

唇形科植物毛叶地瓜儿苗 Lycopus lucidus Turcz. var. hirtus Regel 的干燥地上部分。中国大部分地区均产。夏、秋二季茎叶茂盛时采割，晒干，生用。

性味归经 苦、辛，微温。归肝、脾经。

功效主治 活血调经，祛瘀消痈，利水消肿。用于月经不调，经闭，痛经，产后瘀血腹痛，疮痈肿毒，水肿腹水。

功用阐述 ①辛散温通，清香苦泄。入肝经血分，疏利悦肝、行而不峻。擅长活血化瘀、调经止痛，为妇科调经要药。用于瘀阻经闭、痛经，常与马鞭草、益母草同用；用于血虚有火、月经不调，常与当归、芍药、甘草等配伍。若产后瘀阻腹痛，常与生地、当归、芍药、生姜等同用。②功能活血消痈，用于疮痈，可单味内服，或以鲜草捣敷，亦可与金银花、黄连、赤芍等配伍，以奏清热凉血、活血消痈之功。③气香入脾，虽能悦脾助运、利水除湿，但利水力弱。用于水肿腹水，常与防己等利水之品配伍，以增利水消肿之力。

用量用法 6~12g，煎服。外用适量，鲜品捣敷。

使用注意 本品为活血祛瘀之品，无瘀滞者及孕妇慎用。

化学成分 含己醛、苯甲酸、紫苏油等挥发油，葡萄糖、半乳糖、果糖等糖类，以及齐墩果酸、委陵菜酸等三萜类成分。尚含酚类、氨基酸、皂苷、鞣质和树脂等成分。

药理作用 泽兰水煎剂有抗体外血栓形成作用，能减轻血栓干重，减弱血小板聚集功能。水提取物能降低血黏度、纤维蛋白原含量和红细胞聚集指数，且能明显改善模拟失重引起的家兔微循环障碍。

(郭 忻)

niúxī

牛膝 (Achyranthis Bidentatae Radix)

苋科植物牛膝 Achyranthes bidentata Bl. 的干燥根。主产于河南。冬季茎叶枯萎时采挖，晒干，生用或酒炙用。

性味归经 苦、甘、酸，平。归肝、肾经。

功效主治 逐瘀通经，补肝肾，强筋骨，利尿通淋，引血下行。用于经闭，痛经，腰膝酸痛，筋骨无力，淋证，水肿，头痛，眩晕，牙痛，口疮，吐血，衄血。

功用阐述 ①苦酸性平，入肝肾二经。入血分，功擅逐瘀通经；性下行，能疏利泄降，尤多用于瘀滞经闭、痛经，常与红花、当归等药配伍，以增活血通经、祛瘀止痛之功。②入肝肾经，功善补肝肾、健腰膝、强筋骨，为肝肾不足或痹证日久所致腰膝酸痛、筋骨无力之要药，常与独活、桑寄生等配伍，以补益肝肾、强筋健骨、祛风除湿。③苦泄利窍，善治下窍不利之淋证或水湿停滞之水肿。常与冬葵子、滑石等配伍，用治膀胱湿热内蕴之淋证，以增强清热利尿通淋之功。治水肿、小便不利，常与泽泻、车前子等同用，以渗利水湿、消除水肿。④泄降下行，能折上亢之肝阳，引气血下行，对肝肾阴虚、阴不维阳，以致阳亢风动，气血并走于上之头痛、眩晕，常与赭石、龟甲等配伍，以滋肝阴、平肝阳、息肝风。⑤苦泄下降，善导热下泄，引血下行，以降上炎之火，可治实热壅盛、气火上炎之齿痛口疮、吐血、衄血等证，常与石膏、知母或白茅根、栀子的药配伍同用。

用量用法 5~12g，煎服。逐瘀通经、利尿通淋、引血下行宜生用；补肝肾、强筋骨宜酒炙。

使用注意 本品活血祛瘀力强，且性善下行，故孕妇应慎用。

化学成分 含三萜皂苷，蜕皮甾酮、牛膝甾酮等甾体类成分，以及多糖类成分。还含多种氨基酸、生物碱、香豆素类等成分。

药理作用 牛膝总皂苷对子宫平滑肌有明显的兴奋作用，能抗生育、抗着床。蜕皮甾酮能降血脂、降血糖。煎剂有镇痛、短暂降压、降低血黏度、抗凝、增强免疫、延缓衰老等作用。

（郭 忻）

chuānniúxī
川牛膝（Cyathulae Radix）

苋科植物川牛膝 *Cyathula officinalis Kuan* 的干燥根。主产于四川、贵州。秋、冬二采挖，烘干或晒干，生用或酒炙用。

性味归经 甘、微苦，平。归肝、肾经。

功效主治 逐瘀通经，通利关节，利尿通淋。用于经闭癥瘕，胞衣不下，跌扑损伤，风湿痹痛，足痿筋挛，尿血血淋。

功用阐述 ①味甘微苦，性平。入血分，功偏逐瘀通经，用于瘀滞经闭、痛经、胞衣不下，常与红花、益母草、当归等药配伍。②活血祛瘀力强，用于跌打损伤、瘀滞作痛，常配伍乳香、没药等，以活血消肿止痛；用于癥瘕积聚，常与三棱、莪术等破血逐瘀药同用，以活血消癥散结。③入肝肾经，性善下行，活血祛瘀兼能补肝肾、强筋骨。治风湿痹痛，常与川乌独活等配伍，以祛风除湿、通络止痛。用于痹证日久、筋骨失养所致的足痿筋挛，常与木瓜、桑寄生等同用。④性善下行，能利下窍，治尿血血淋证，常与瞿麦、白茅根、车前子等配伍同用，以增清热利尿通淋之功。

用量用法 5~10g，煎服。逐瘀通经、利尿通淋宜生用；酒炙活血通利力增，兼能补肝肾、强筋骨。

使用注意 本品活血祛瘀力强，且性善下行，故孕妇应慎用。

化学成分 含β-蜕皮甾酮、微量元素等成分。

药理作用 对实验动物已孕或未孕子宫具有弛缓或收缩作用。能抗生育、降血脂、利胆。

（郭 忻）

jīxuèténg
鸡血藤（Spatholobi Caulis）

豆科植物密花豆 *Spatholobus suberectus Dunn* 的干燥藤茎。主产于广西。秋、冬季采收，除去枝叶，晒干，生用。

性味归经 苦、甘，温。归肝、肾经。

功效主治 活血补血，调经止痛，舒筋活络。用于月经不调，痛经，经闭，风湿痹痛，麻木瘫痪，血虚萎黄。

功用阐述 ①味苦甘，性偏温，入肝经血分，为苦泄、甘补、温通之品。既活血止痛，又兼补血调经，故血瘀、血虚所致的月经病证均可应用。用于血瘀痛经、经闭，常与益母草、香附、红花等同用；若属血虚所致者，常与当归、熟地黄、白芍等配伍同用。②守走兼备，具养血活血、舒筋通络之功，为风湿痹痛、麻木瘫痪所常用。用于风湿痹痛、筋脉不利、手足麻木，常与千年健、苍术等同用，以增祛风通络、活血止痛之功。若用于中风半身不遂、肢体瘫痪，常与益气活血通络的黄芪、丹参、地龙等同用。③甘温补血，补而不滞，用于血虚萎黄，可与黄芪、当归等配伍常服，有益气补血之功。

用量用法 9~15g，煎服。

化学成分 含刺芒柄花素、芒柄花苷、大豆黄素等异黄酮类化合物，β-谷甾醇、豆甾醇、菜油甾醇、鸡血藤醇等甾体类化合物，以及表木栓醇、木栓酮等三

萜类成分。

药理作用 水煎剂小剂量即能增强子宫节律性收缩，已孕子宫较未孕子宫敏感。水提醇沉剂能增加动物股动脉血流量，降低血管阻力。水煎剂能明显对抗动脉粥样硬化。水提物及酊剂有抗炎作用，对免疫系统具有双向调节作用。

（郭 忻）

diānjīxuèténg
滇鸡血藤（Kadsurae Caulis）

木兰科植物内南五味子 *Kadsura interior A. C. Smith* 的干燥藤茎。主产于云南。秋季采收，晒干，生用或熬膏用。

性味归经 苦、甘，温。归肝、肾经。

功效主治 活血补血，调经止痛，舒筋通络。用于月经不调，痛经，麻木瘫痪，风湿痹痛，气血虚弱。

功用阐述 ①苦甘性温，入肝经血分。既活血止痛，又补血调经，用于月经不调、痛经，常与艾叶同用。②能活血祛瘀、舒筋通络，为风湿痹痛，麻木瘫痪所常用。用于风湿关节肿痛，常与千年健、威灵仙、牛膝等同用，以增强祛风通络、活血消肿之功。③味甘性温，亦为甘温补血之品，用于气血虚弱所致遗精、不孕，可与鹿胶配伍水煎取汤，炖鸡蛋服用。

用量用法 15~30g，煎服。或熬膏服。

化学成分 含内南五味子素、南五味子素、异丙南五味子素，以及β-谷甾醇等。

药理作用 水提取液延长兔脑凝血酶原时间；乙醇提取物能抵制由胶原诱导的血小板聚集。并具有抗氧化作用。

（郭 忻）

wángbùliúxíng

王不留行 (Vaccariae Semen)

石竹科植物麦蓝菜 Vaccaria segetalis (Neck.) Garcke 的干燥成熟种子。主产于河北、山东、辽宁。夏季果实成熟、果皮未开裂时采割全草，晒干，打下种子，再晒干，生用。

性味归经 苦，平。归肝、胃经。

功效主治 活血通经，下乳消肿，利尿通淋。用于经闭，痛经，乳汁不下，乳痈肿痛，淋证涩痛。

功用阐述 ①味苦性平，入肝经血分，走而不守，活血通利，常与红花、当归、香附等配伍，用于瘀滞经闭、痛经等证。②苦泄通利，能行血脉、通乳汁，为下乳之要药。用于产后乳汁不下，或乳汁缺乏者，常与穿山甲配伍，以增通乳之效。用于乳痈初起，常与蒲公英、瓜蒌等同用，以行血脉、消痈肿。③味苦泄降，其善下行，具活血利尿通淋之功，常与石韦、瞿麦、滑石等同用，治诸淋涩痛。

用量用法 5~10g，煎服。

使用注意 本品活血通利，孕妇慎用。

化学成分 含王不留行皂苷A、B、C、D，王不留行黄酮苷，异肥皂草苷，以及植物草酸钙、磷脂、豆甾醇等成分。

药理作用 水煎剂对大鼠子宫有兴奋作用，并有抗早孕、抗着床作用。

（郭 忻）

yuèjìhuā

月季花 (Rosae Chinensis Flos)

蔷薇科植物月季 Rosa chinensis Jacq. 的干燥花。中国大部分地区均产。全年均可采收，花微开时采摘，阴干或低温干燥，生用。

性味归经 甘，温。归肝经。

功效主治 活血调经，疏肝解郁。用于气滞血瘀，月经不调，痛经，经闭，胸胁胀痛。

功用阐述 甘温气香，专入肝经。入血分，能活血祛瘀、调经止痛；入气分，能疏泄肝气、解除肝郁，单味泡服，或与玫瑰花、香附、当归等配伍，用于肝郁气滞、瘀血停滞所致的月经不调、痛经、经闭，以及胸胁胀痛等证。此外，月季花尚有活血止痛、消肿散结功效，鲜品捣烂外敷，可治跌扑伤痛、瘀滞肿胀、疮痈肿毒；与夏枯草、浙贝母等配伍，用于瘰疬，以增散结消肿之功。

用量用法 3~6g，煎服。不宜久煎。亦可泡服，或研末服。外用适量，鲜品捣敷。

使用注意 本品活血，孕妇及月经量多者慎用。多服久服，易致腹泻，脾虚便溏者慎用。

化学成分 主含挥发油，主要为香茅醇、橙花醇、丁香油酚等；还含黄酮类、鞣质、没食子酸等成分。

药理作用 所含没食子酸具有较强的抗真菌作用。

（郭 忻）

língxiāohuā

凌霄花 (Campsis Flos)

紫葳科植物凌霄 Campsis grandiflora (Thunb.) K. Schum. 或美洲凌霄 Campsis radicans (L.) Seem. 的干燥花。中国大部分地区均产。夏、秋二季花盛开时采摘，晒干或低温干燥，生用。

性味归经 甘、酸，寒。归肝、心包经。

功效主治 活血通经，凉血祛风。用于月经不调，经闭癥瘕，产后乳肿，风疹发红，皮肤瘙痒。

功用阐述 ①甘酸性寒，归入肝经，性善通利，走而不守，活血祛瘀力强，故具破瘀通经、消癥止痛之功能。用于瘀血停滞所致的月经不调、痛经、经闭，可单味为末，酒调送服，或与当归、红花等同用。用于癥瘕积聚，常与鳖甲、丹皮等同用，以奏活血消癥、软坚散结之功。②性寒泻热，有凉血祛风之功，善治血热生风之皮肤疾患。用于产后乳肿，常与蒲公英、丹皮、赤芍等同用；用于风疹、皮肤瘙痒，可单味为末，酒调服用，或与蝉蜕、地龙、僵蚕等同用。

用量用法 5~9g，煎服。

使用注意 本品为破血之品，孕妇及气血虚弱、无瘀热者慎用。

化学成分 含芹菜素、β-谷甾醇等成分。

药理作用 对小鼠离体未孕子宫具有抑制收缩，对离体已孕子宫能增强收缩频率及强度。水煎剂能抗血栓形成。芹菜素有镇痛作用。

（郭 忻）

xiǎoyèlián

小叶莲 (Sinopodophylli Fructus)

小檗科植物桃儿七 Sinopodophyllum hexandrum (Royle) Ying 的干燥成熟果实。主产于四川、陕西、甘肃等地。秋季果实成熟时采摘，晒干，生用。

性味 甘，平；有小毒。

功效主治 调经活血。用于血瘀经闭，难产，死胎、胎盘不下等。

功用阐述 ①味甘性平，有小毒。入血分，具有活血调经之功，多用于瘀滞所致的经闭，可单味研末冲服，或与红花、丹参等配伍，以活血调经、祛瘀止痛。②活血祛瘀之力颇强，能活血逐瘀，用于难产、死胎、胎盘不下等证，常与益母草、牛膝等同用。

用量用法 3~9g，多入丸散

服用。

使用注意 本品为活血祛瘀之品，孕妇慎用。

（郭 忻）

mǎbiāncǎo

马鞭草（Verbenae Herba） 马鞭草科植物马鞭草 *Verbena officinalis* L. 的干燥地上部分。主产于湖北、江苏、贵州、广西。6～8月花开时采收，晒干，生用。

性味归经 苦，凉。归肝、脾经。

功效主治 活血散瘀，解毒，利水，退黄，截疟。用于癥瘕积聚，痛经经闭，喉痹，痈肿，水肿，黄疸，疟疾。

功用阐述 ①味苦性凉，且入血分，功能活血通经、散瘀消癥，善治瘀滞经闭、经闭，常与益母草、艾叶、香附等同用。治癥瘕积聚，常与三棱、莪术等配伍。②味苦泄降，性凉清热，又善清热解毒。治热毒炽盛所致的喉痹肿痛，常与射干、山豆根等清热解毒、利咽消肿药配伍同用。对于热毒痈肿疮痛，常与蒲公英、野菊花等清热解毒药同用。③性善通利，药性偏凉，具清热利尿之功。水湿内停之水肿、小便不利，常与赤小豆、泽泻等同用，以增利水消肿之力。又能利湿退黄，以治湿热黄疸，常与溪黄草、甘草等同用。④具截疟之功，应用历史悠久，且有治疟疾无问新久之记载，可单味水煎服用。

用量用法 5～10g，煎服。

使用注意 本品为活血通经之品，孕妇慎用。

化学成分 全草含马鞭草苷、β-谷甾醇、熊果酸等；叶含马鞭草新苷、腺苷、三萜皂苷、β-胡萝卜素等。

药理作用 水及醇提取物具有抗炎作用，以醇提取物较佳。

对金黄色葡萄球菌、福氏志贺菌、白喉棒状杆菌有抑制作用。能抑杀疟原虫。对大鼠子宫肌条具有兴奋作用。

（郭 忻）

hóngqū

红曲（Fermentum Rubrum） 曲霉科真菌紫色红曲霉 *Monascus purpureus* Went 寄生在禾本科植物稻 *Oryza sativa* L. 的种仁上而成的红曲米。主产于福建。生用。

性味归经 甘，微温。归脾、大肠、肝经。

功效主治 活血祛瘀，健脾消食，化浊降脂。用于经闭腹痛，产后瘀阻，跌打损伤，饮食积滞，高脂血症。

功用阐述 ①味甘性温，功善活血化瘀。古有红曲治"女人血气痛，及产后恶血不尽"之记载，治瘀滞经闭腹痛、产后恶露不尽，单味水煎，或与益母草、红花等同用。红曲又能活血祛瘀、消肿止痛，常与铁苋菜配伍，治跌打损伤、瘀肿疼痛。②甘温入脾，具健脾消食功效，用于食积不化、脘腹胀满之证，常与麦芽、山楂等同用，以增消食除胀之力。③现代研究及临床应用发现，红曲具有化浊降脂功效。红曲制剂用于痰阻血瘀的高脂血症，具有良效。

用量用法 6～12g，煎服。

使用注意 本品性温，脾阴不足、胃火炽盛者慎用。

化学成分 含糖化酶、麦芽糖酶等多种酶类，红曲色素，红曲多糖，以及红曲霉素的发酵产物，如麦角甾醇、枸橼酸、乳酸等成分。

药理作用 能明显降低血清总胆固醇、总三酰甘油；具有较好的降血压作用。能降低红细胞聚集指数和血小板黏附率。对芽

胞杆菌属、链球菌属等有一定抑菌作用。

（郭 忻）

juǎnbǎi

卷柏（Selaginellae Herba） 卷柏科植物卷柏 *Selaginella tamariscina*（Beauv.）Spring 或垫状卷柏 *Selaginella pulvinata*（Hook. et Grev.）Maxim. 的干燥全草。主产于山东、辽宁、河北。全年均可采收，除去须根，晒干，生用或炒炭用。

性味归经 辛，平。归肝、心经。

功效主治 活血通经。用于经闭痛经，癥瘕痞块，跌扑损伤。卷柏炭化瘀止血，用于吐血，崩漏，便血，脱肛。

功用阐述 ①味辛性平，入肝、心二经，为血分之品。《本草汇言》谓其为"行血通经之药"，能活血通经、散瘀止痛，用于瘀滞经闭、痛经，常与红花、香附、当归等同用。②功善活血祛瘀而能消癥散结，用于癥瘕痞块，常与三棱、莪术、鳖甲等同用，以破血消癥、软坚散结；且能活血散瘀、消肿止痛，常与落得打、自然铜、乳香等同用，用于跌打损伤的瘀肿作痛。③炒炭后止血力强，且具活血功效，故为化瘀止血之品，可用于多种出血。与仙鹤草同用，治吐血；与棕榈、侧柏等分烧炭为末，治便血；与艾叶、阿胶配伍，治崩漏。

用量用法 5～10g，煎服。活血通经宜生用；止血宜炒炭。

使用注意 本品生用活血通经，孕妇宜慎用。

化学成分 含芹菜素、芦丁、扁柏双黄酮、穗花杉双黄酮等黄酮成分，尚含海藻糖、氨基酸、酚性成分等。

药理作用 煎剂有体外抑制

金黄色葡萄球菌作用。卷柏及其炮制品均能显著缩短出血时间。水提取物有抗肿瘤作用，且存在剂量依赖性。

（郭 忻）

pòxuè xiāozhēngyào

破血消癥药 （ blood-activating and mass-removing medicinal）

以破血逐瘀、消癥散结为主要作用，主治瘀血停滞程度较重的经闭、产后腹痛、癥瘕积聚等症的药物。性味多辛苦，部分为虫类药，故兼有咸味，主入肝经，善行走、性峻猛。亦用于胸痹作痛、中风偏瘫、跌打损伤、疮痈肿痛等证。此类药为破血之品，孕妇禁用；药性峻猛，易伤正气，不宜多用久用。临床常用药物有三棱、莪术、干漆、水红花子、水蛭、急性子、穿山甲、虻虫、斑蝥等。

（郭 忻）

ézhú

莪术 （Curcumae Rhizoma）
姜科植物蓬莪术 Curcuma phaeocaulis Val.、广西莪术 Curcuma kwangsiensis S. G. Lee et C. F. Liang 或温郁金 Curcuma wenyujin Y. H. Chen et C. Ling 的干燥根茎。后者习称"温莪术"。主产于四川、广西、浙江。冬季茎叶枯萎时采挖，蒸或煮至透心，晒干，生用或醋炙用。

性味归经 辛、苦，温。归肝、脾经。

功效主治 行气破血，消积止痛。用于癥瘕痞块，瘀血经闭，胸痹心痛，食积胀痛。

功用阐述 ①辛散苦泄，药性偏温。入血分，功能破血祛瘀；入气分，功善行气止痛。亦为气血兼治之品，功偏破气。用于癥瘕痞块，常与三棱、鳖甲等同用，以破血软坚消癥。用于瘀血经闭，

常与桃仁、干漆等配伍，以逐瘀通经。用于胸痹心痛，常与丹参、川芎等同用，以活血止痛。②性刚气峻，破气力强，又消食积。用于食积气滞、脘腹胀痛，常与青皮、槟榔等同用，具有破气滞、消食积之功。

用量用法 6~9g，煎服。行气消积宜生用，破血逐瘀止痛宜醋炙。

使用注意 本品为破血之品，月经过多者及孕妇禁用。本品有耗气伤血之弊，不宜过量、久服。

化学成分 含挥发油，有莪术呋喃烯酮、龙脑、莪术醇、莪术二酮、姜黄素等，还含少量酚性成分和生物碱。

药理作用 莪术挥发油中的莪术醇、莪术二酮能抗肿瘤，对小鼠肉瘤$_{37}$、宫颈癌 U_{14} 等具有较高的抑制率。莪术不同炮制品均有较强的抗血小板聚集及抗凝血作用，能抗血栓形成。醋炙莪术镇痛作用强而持久。莪术尚有保肝、抗早孕、抗菌、抗炎等作用。

（郭 忻）

sānléng

三棱 （Sparganii Rhizoma） 黑三棱科植物黑三棱 Sparganium stoloniferum Buch. -Ham. 的干燥块茎。主产于江苏、河南、山东、江西。冬季至次年春采挖，削去外皮，晒干，生用或醋炙用。

性味归经 辛、苦，平。归肝、脾经。

功效主治 破血行气，消积止痛。用于癥瘕痞块，痛经，瘀血经闭，胸痹心痛，食积胀痛。

功用阐述 ①辛开苦泄，入血分能破血逐瘀，入气分能行散气滞，功偏破血，为气血兼治之品，血瘀气滞之重证，每恃为要药。用于癥瘕痞块，常与川芎、大黄等同用，共奏逐瘀之效。用

于瘀滞痛经、经闭，常与当归、桃仁等同用，以逐瘀通经、祛瘀止痛。用于胸痹心痛，可与丹参、瓜蒌、郁金等配伍同用，以祛瘀通痹、宽胸利气。②辛散行气、苦泄消积，具有行气消积、除胀止痛的作用，用于食积停滞、气机不畅所致的脘腹胀痛，常与厚朴、枳实、莱菔子等同用，共奏消积行气止痛之功。

用量用法 5~10g，煎服。破血逐瘀宜醋炙用，行气消积宜生用。

使用注意 本品破血，孕妇禁用。十九畏中本品不宜与芒硝、玄明粉同用。药性峻猛，易伤正气，不宜久服。

化学成分 含挥发油，有机酸，甾醇类化合物，以及刺芒柄花素。

药理作用 水煎液能显著延长体外血栓形成，缩短血栓长度；能抑制腺苷二磷酸（ADP）诱导的血小板聚集，延长凝血时间。水煎液对离体家兔子宫呈兴奋作用。还有镇痛作用。

（郭 忻）

shuǐzhì

水蛭 （Hirudo） 水蛭科动物蚂蟥 Whitmania pigra Whitman、水蛭 Hirudo nipponica Whitman 或柳叶蚂蟥 Whitmania acranulata Whitman 的干燥全体。中国大部分地区均产。夏、秋二季捕捉，用沸水烫死，晒干，生用或烫用。

性味归经 咸、苦，平；有小毒。归肝经。

功效主治 破血通经，逐瘀消癥。用于血瘀经闭，癥瘕痞块，中风偏瘫，跌扑损伤。

功用阐述 味咸苦，药性平。专入肝经血分，为破血通经、逐瘀消癥之品，作用较为峻猛。用于瘀滞经闭或产后瘀滞腹痛，常

与虻虫、桃仁等同用，以破血通经。用于癥瘕痞块，多与三棱、莪术、桃仁配伍，以破血消癥。用于跌打损伤、瘀滞肿痛，可单味研末，热酒送服，或配伍乳香、没药等同用，以消肿止痛。用于中风偏瘫，经隧不通、血脉阻塞者，可单用；若兼属体虚者，宜与人参等补虚扶正药同用。

用量用法 1~3g，煎服。破血逐瘀宜生用。用滑石粉烫制后的水蛭，易于粉碎，且药性较生用缓和。

使用注意 本品为破血之品，孕妇禁用。

化学成分 主含蛋白质，还有脂肪、糖类、肝素、抗凝血酶，以及微量元素钾、钠、钙、镁等。新鲜水蛭唾液中含抗凝血物质水蛭素。

药理作用 水蛭素对实验性血栓形成有明显抑制作用。水蛭及其制剂能抑制血小板聚集，水蛭素能选择性抑制凝血酶；乙醇提取物具有活化纤溶系统作用；水蛭提取物能降低血液黏度；能促进实验性脑血肿的吸收。能抑制血清总胆固醇（TC）、三酰甘油（TG）的升高而具降血脂作用。体外实验发现，水蛭具有抗肿瘤作用。此外，水提取物有终止小鼠各个时期妊娠的作用。

（郭 忻）

méngchóng

虻虫（Tabanus） 虻科动物黄绿原虻 *Atylotus bivittateinus* Takahasi、华广原虻 *Tabanus signatipennis* Portsch、指角原虻 *Tabanus yao* Macquart 或三重原虻 *Tabanus trigeminus* Coquillett 的干燥雌性全体。中国大部分地区均产。夏、秋二季捕捉，用沸水烫或线穿起，干燥，生用或炒用。

性味归经 苦，微寒；有小毒。归肝经。

功效主治 破血消癥，逐瘀通经。用于癥瘕痞块，蓄血发狂，血瘀经闭，跌打损伤，血瘀肿痛。

功用阐述 虻虫味苦性凉，直入肝经血分，药力峻猛，具有破血消癥、逐瘀通经之功。用于瘀滞所致的癥瘕积聚，常与土鳖虫、水蛭等逐瘀散结消癥之品同用。用于蓄血发狂，常与水蛭、桃仁、大黄等配伍，以峻逐瘀热。用于瘀滞经闭，可配伍熟地黄、水蛭、桃仁等同用。用于跌打损伤之瘀肿疼痛，可与牡丹皮同用，或配伍乳香、没药，以增活血消肿止痛之功。

用量用法 1.5~3g，煎服。焙干研末服 0.3~0.6g。生品味腥，多米炒或焙干用。外用适量，研末调敷。

使用注意 本品破血，药性峻猛，孕妇及体虚无瘀滞者忌用。

化学成分 含蛋白质、氨基酸、胆固醇，以及无机元素。

药理作用 水提取物能明显延长大鼠出血时间而抗凝血。能抑制血小板聚集和血小板黏附，改善血液流变学。具有抗炎、镇痛作用。能兴奋家兔离体子宫。醇提取物有明显溶血作用。

（郭 忻）

bānmáo

斑蝥（Mylabris） 芫青科昆虫南方大斑蝥 *Mylabris phalerata* Pallas 或黄黑小斑蝥 *Mylabris cichorii* Linnaeus 的干燥体。中国大部分地区均产。夏秋二季捕捉，闷死或烫死，晒干，生用或米炒用。

性味归经 辛，热；有大毒。归肝、胃、肾经。

功效主治 破血逐瘀，散结消癥，攻毒蚀疮。用于癥瘕，经闭，顽癣，瘰疬，赘疣，痈疽不溃，恶疮死肌。

功用阐述 ①味辛性热且有大毒。内服善破血通经、消癥散结，力峻性猛，多用于瘀滞重症。用于经闭腹痛，常与桃仁、大黄等同用，以逐瘀通经。用于癥瘕积聚，常与三棱、莪术、人参、黄芪等配伍，以破血消癥、扶正补虚。②外用以毒攻毒，具有蚀疮、消肿散结之功，外治顽癣，微炒为末，以蜜调敷，或与甘遂共为细末，醋调外敷；治赘疣，取斑蝥末，用生油调敷；用于瘰疬，配薄荷同用，以乌鸡汁和丸服用；用于疮痈不溃，将斑蝥研末，和蒜捣膏，以少许贴之，脓出即去药。

用量用法 0.03~0.06g，炮制后多入丸散用。外用适量，研末或浸酒醋，或制油膏涂敷患处，不宜大面积用。外用攻毒蚀疮宜生用；内服破血逐瘀、散结消癥宜米炒。

使用注意 本品有大毒，内服慎用。为破血之品，孕妇禁用。外用可致皮肤起泡，不宜久敷。

化学成分 含斑蝥素，以及油脂、树脂、蚁酸、色素等成分。

药理作用 斑蝥素具有抗肿瘤作用，能抑制小鼠腹水型肝癌细胞的蛋白质合成；其各种衍生物能增多白细胞；还具有增强免疫、抗病毒、抗菌、抗炎等作用。

（郭 忻）

chuānshānjiǎ

穿山甲（Manis Squama） 鲮鲤科动物穿山甲 *Manis pentadactyla* Linnaeus 的鳞甲。主产于广西、广东、贵州、云南。全年均可捕捉，收集鳞甲，洗净，晒干，砂烫或醋淬用。

性味归经 咸，微寒。归肝、胃经。

功效主治 活血消癥，通经下乳，消肿排脓，搜风通络。用于经闭癥瘕，乳汁不通，痈肿疮毒，风湿痹痛，中风瘫痪，麻木拘挛。

功用阐述 ①味咸微寒，入肝经血分，性善走窜，具有行瘀散滞，通经消癥的作用，用于瘀滞经闭，常与当归、红花、桃仁等同用。用于癥瘕积聚，则多与鳖甲、大黄等同用，以破血逐瘀、消癥散结。②擅长通经下乳，用于乳汁不下，可单味为末，酒调送服，或与王不留行、黄芪、木通等配伍，可增通乳之功。③具有活血消肿、排脓促溃之功，为疡科要药。用于疮疡初起红肿，与金银花、白芷、赤芍等同用，能活血清热、消肿散结；用于疮疡脓成未溃，常与黄芪、皂角刺、当归同用，能促溃排脓。④活血通脉、搜风通络。用于风湿痹痛，肢节走注疼痛，常与麻黄、高良姜、石膏等配伍同用。用于中风瘫痪、麻木拘挛，常与川乌等研末调敷。

用量用法 5~10g，煎服。一般砂烫或醋淬后用。外用适量，研末调敷。

使用注意 本品活血通经，孕妇慎用。又具促溃穿透之性，疮疡溃破者慎用。

化学成分 含硬脂酸等，多种氨基酸、多种微量元素，以及挥发油、生物碱等成分。

药理作用 水提醇沉剂能显著增加犬股动脉血流量，降低外周阻力。水煎液具有抗凝血、降低血液黏度的作用。水提取液、醇提取液均有抗炎作用。

（郭 忻）

gānqī

干漆（Toxicodendri Resina）漆树科植物漆树 Toxicodendron vernicifluum（Stokes）F. A. Barkl. 的树脂经加工后的干燥品。主产于四川、湖北、贵州。一般收集盛漆器具底留下的漆渣，干燥，炒用。

性味归经 辛，温；有毒。归肝、脾经。

功效主治 破血通经，消积杀虫。用于瘀血经闭，癥瘕积聚，虫积腹痛。

功用阐述 ①味辛善行，温通行滞，入血分具较强的破血祛瘀攻坚作用，能祛瘀通经，消癥散结。用于瘀血内积、经闭不行，常与大黄、水蛭、生地黄、芍药等同用，以奏破血逐瘀、扶正滋养之功。用于癥瘕积聚，常与三棱、莪术等配伍，以增破血消癥、软坚散结之效。②性毒而具杀虫之功，常于治虫积腹痛，可单味炒后为末调服。用于小儿疳积，常与陈皮、陈粳米等同用，以杀虫消积和胃。

用量用法 2~5g，煎服。生用有毒，宜炒后应用。

使用注意 本品既为漆树树脂加工品，又为破血通经药，故孕妇、无瘀滞者，以及对漆过敏者禁用。本品能损胃气，胃虚者不宜应用。

化学成分 含漆酚，为数种儿茶酚衍生物的混合物。另含少量鞣质、树脂。

药理作用 干漆醇提取物对子宫等离体平滑肌具有解痉作用。小剂量时能使蛙、兔心脏收缩增加而具强心作用，大剂量则抑制心脏。

（郭 忻）

shuǐhónghuāzǐ

水红花子（Polygoni Orientalis Fructus）蓼科植物红蓼 Polygonum orientale L. 的干燥成熟果实。中国大部分地区均产。秋季果实成熟时割取果穗，晒干，打下果实，生用。

性味归经 咸，微寒。归肝、胃经。

功效主治 散血消癥，消积止痛，利水消肿。用于癥瘕痞块，瘿瘤，食积不消，胃脘胀痛，水肿腹水。

功用阐述 ①味咸性凉，入肝经血分，为"消血积，化癖散痞之药"，具散血消癥之功，用于癥瘕痞块，单味熬膏，酒调服用，或与三棱、鳖甲等活血消癥软坚之品同用。用于瘿瘤，或以生、炒水红花子各半，同为末，好酒调服，或与夏枯草、海藻、昆布等配伍同用，以软坚散结消瘿。②性凉入胃，能消食散积止痛，用于食积不化、胃脘胀痛等证，可单味煎服，或配伍麦芽、青皮等消食健胃、除胀止痛之品同用。③能散瘀、利水，《本草汇言》谓其"治水气浮肿"，常用于水肿、腹水，单味熬膏，外用或内服，或配伍大腹皮、黑丑等利水消肿药同用。

用量用法 15~30g，煎服。外用适量，熬膏敷患处。

使用注意 本品性凉散血，脾胃虚寒者及无瘀滞者慎用。过量易致肝损伤，不宜过量久服。

化学成分 含槲皮素、花旗松素、淀粉、蛋白质、胡萝卜素、β-谷甾醇、维生素C等成分。

药理作用 煎剂、酊剂或石油醚提取物对艾氏腹水癌和肉瘤-180具有一定的抑制作用。水提取物具有抗氧化活性；醇提取物经体外实验证实，能抑制大鼠组织脂质过氧化反应。水煎液可明显抑制小鼠细胞免疫和体液免疫，能明显缓解由2,4-二硝基氯苯（DNCB）诱导的迟发型超敏反应。水提取物对热板和醋酸法的小鼠疼痛模型具有镇痛作用，并能促进胃肠蠕动；醇提取物的镇痛及促进胃肠蠕动作用均不如水提取物。人用口服剂量40倍的水红花子可提高免疫性肝损伤小鼠的肝脏损伤程度，具有肝毒性。

（郭 忻）

jíxìngzǐ

急性子（Impatientis Semen）

凤仙花科植物凤仙花 *Impatiens balsamina* L. 的干燥成熟种子。又名凤仙子。夏、秋季果实即将成熟时采收，晒干，生用或炒用。

性味归经 微苦、辛，温；有小毒。归肺、肝经。

功效主治 破血，软坚，消积。用于癥瘕痞块，经闭，噎膈。

功用阐述 ①性急善行，入肝经能破血祛瘀、软坚散结。用于瘀血停滞所致的癥瘕痞块，常与三棱、莪术、鳖甲等配伍同用，以消癥散结。用于瘀滞经闭，可与丹参、红花等配伍，以活血通经。②微苦泄降，能行瘀降气，软坚搜痰，用于痰瘀交阻、胸膈气机不畅之噎膈，可单味酒浸，晒干为末服用。

用量用法 3~5g，煎服。

使用注意 本品破血，孕妇慎用。

化学成分 含脂肪酸，β-谷甾醇，凤仙甾醇，凤仙萜四醇-A，以及山奈酚等成分。

药理作用 煎剂、酊剂、水浸剂对未孕兔离体子宫及已孕或未孕豚鼠子宫均有明显兴奋作用。乙醇提取物能抗过敏，其机制可能与抗一氧化氮（NO）有关。还能抗生育、抗菌。

（郭 忻）

huàtán zhǐké píngchuǎnyào

化痰止咳平喘药（phlegm-resolving, cough-dyspnea-relieving medicinal） 凡能祛痰或消痰，以治疗痰证为主要作用的药物，称

化痰药；以制止或减轻咳嗽和喘息为主要作用的药物，称止咳平喘药。痰，由外感六淫、饮食、七情或劳倦内伤，使肺、脾、肾及三焦功能失常，水液代谢障碍，凝聚而成。既是病理产物，又是致病因素。往往随气机运行，无处不到，为病范围广泛。故元代医家王珪指出："痰为百病之母"，"百病皆由痰作祟"。肺主气，司呼吸，又为娇脏，不耐寒热燥湿，凡外感六淫，或内伤气火、痰湿等，均可伤及肺，以致宣发肃降功能失常，肺气上逆或壅塞不畅，则发为咳嗽喘息。肺为气之主，肾为气之根，若肾虚不能摄纳，则气无根，也可见喘息，呼多吸少，气不得续。

作用特点 化痰药，大都味苦、辛，苦可泄燥，辛能散行。其中性温而燥者，可温化寒痰，燥化湿痰，分别用于寒痰证，痰白质稀；及湿痰证，痰多色白而黏，苔白腻。亦有性寒凉者，能清化热痰，多用于热痰证，痰多色黄，有腥臭味，苔黄腻；其中兼甘味质润者，能润肺燥，化燥痰，适用于燥痰证，痰少而黏或夹血丝，舌红少津；兼味咸者，"咸能软"，可化痰软坚散结，用于痰核、瘰疬、瘿瘤。

咳喘之证，无论外感内伤、寒热虚实，总因肺失宣降。止咳平喘药，主归肺经，味或苦，或辛，或酸；性或寒或温，但偏性不著。可宣、降肺气，以奏止咳平喘之功，兼可润肺燥，化痰湿，清肺热，敛肺气，散肺寒，以适应不同病因、病机所致的咳嗽、气喘。

适应范围 化痰止咳平喘药主治各种痰证，如痰阻于肺之咳喘痰多，痰蒙心窍之昏厥、癫痫，痰蒙清阳之眩晕、嗜睡，痰扰心

神之失眠、躁动不安，肝风夹痰之中风、惊厥，痰阻经络之肢体麻木、半身不遂、口眼喝斜，痰火互结之瘰疬、瘿瘤，痰凝肌肉，流注关节之阴疽流注等，以及外感、内伤所致的咳嗽、气喘。

西医学诊断为急慢性支气管炎、喘息性支气管炎、支气管哮喘、肺源性心脏病、急慢性咽喉炎、血管神经性头痛、老年性痴呆、脑血管意外、脑血栓、神经衰弱症、淋巴结结核、甲状腺肿大、肿瘤等，可用此类化痰止咳平喘药辅助治疗。

药物分类 化痰止咳平喘药根据药性和功用的不同，分为温化寒痰药、清化热痰药及止咳平喘药三类。

配伍规律 使用化痰药除分清不同痰证而选用不同的化痰药外，还应根据成痰之因，审因论治。"脾为生痰之源"，脾虚则津液不归正化而聚湿生痰，故常配健脾燥湿药同用，以标本兼顾。又因痰易阻滞气机，"气滞则痰凝，气行则痰消"，故常配理气药同用，以加强化痰之功。此外，痰证表现多样，临床常根据病因、病机、病证不同，分别配伍平肝息风、安神、开窍、温阳、清热、滋阴降火之品。

咳喘之证，病因、病机复杂，有内伤外感之别，寒热虚实之异。临床上应用时应审证求因，随证选用止咳平喘药。又因咳喘每多夹痰，痰多易发咳喘，如金代刘完素称："治咳嗽者，治痰为先；治痰者，下气为上。"故化痰、止咳、平喘药三者常配伍而用。此外，还需根据病情需要，分别配伍解表、清热、温肺散寒、补益、收敛等药物。

使用注意 痰中带血等有出血倾向者，慎用温燥之性强烈的

刺激性化痰药；麻疹初起有表邪之咳嗽，不宜单投止咳药，尤其是收敛性及温燥之品，当以疏解清宣为主，以免恋邪而致久咳不已或影响麻疹之透发。

毒理药理 化痰止咳平喘药与功效有关的药理作用有：祛痰、抗菌、消炎、止咳、平喘。大部分药物能加强呼吸道分泌功能，利于稀释和排除痰液，如桔梗、远志、前胡、皂荚、天南星、贝母、紫菀、满山红等。其中桔梗、远志、前胡、皂荚作用最强。除满山红外，其余药物的祛痰作用均与所含皂苷有关，能刺激胃或咽喉黏膜，反射性地引起支气管腺体分泌增多，稀释痰液，利于排除。部分药物的祛痰作用还与促进呼吸道纤毛运动有关。桔梗、前胡等有显著的抗炎作用，川贝母、薤菜、紫菀等具有抗菌作用。

半夏、甘草、桔梗、杏仁、款冬花、枇杷叶、浙贝母、薤菜等均有程度不同的止咳作用。可通过抑制咳嗽中枢、减轻炎性刺激等途径起到减轻咳嗽的作用。半夏、杏仁、浙贝母止咳作用和可待因相似。

麻黄、贝母、百部所含生物碱，有直接松弛支气管平滑肌作用，能有效缓解哮喘。百部生物碱提取液，作用与氨茶碱近似，但较缓慢而持久。桔梗、甘草、前胡等均有抗过敏反应的作用。白花前胡素 A、紫花前胡素 C-Ⅲ 和 Pd-C-Ⅳ 均可抑制刀豆球蛋白 A 和磷脂酰丝氨酸诱发的肥大细胞组胺释放。苦杏仁、桃仁的平喘作用是中枢性的。通过在体内分解产生微量氢氰酸，对呼吸中枢有轻微抑制作用，使呼吸趋于平稳，从而发挥止咳平喘作用。

(唐德才)

wēn-huà hántányào

温化寒痰药 （phlegm-cold-resolving medicinal） 药性多温燥，以温肺祛痰，燥湿化痰为主要作用的药物。主治寒痰、湿痰证，如咳嗽气喘、痰多色白、苔腻之证，以及由寒痰、湿痰所致的眩晕、中风痰壅、惊厥抽搐、肢体麻木、阴疽流注等。此类药物大多温燥或具刺激性，故不宜用于燥痰，或痰中带血，阴虚内热者。临床常用药物有半夏、制天南星、制白附子、芥子、猪牙皂、旋覆花、白前、黄荆子、猫爪草等。

(唐德才)

bànxià

半夏 （Pinelliae Rhizoma） 天南星科植物半夏 *Pinellia ternata* (Thunb.) Breit. 的干燥块茎。主产于四川、湖北、河南、安徽等地。夏、秋二季茎叶茂盛时采挖，除去外皮及须根。晒干生用。

性味归经 辛，温；有毒。归脾、胃、肺经。

功能主治 燥湿化痰，降逆止呕，消痞散结。用于湿痰寒痰，咳喘痰多，痰饮眩悸，风痰眩晕，痰厥头痛，呕吐反胃，胸脘痞闷，梅核气；外治痈肿痰核。

功用阐述 ①性温燥，善燥湿而化痰浊，并有止咳作用，为燥湿化痰、温化寒痰要药，尤善治脏腑湿痰。入肺，可燥湿化痰，用治湿痰阻肺，壅滞不宣，咳嗽气逆，痰多色白，常与橘皮同用，以燥化痰湿，理气宣肺。又可温化寒痰冷饮，以治寒饮咳喘，痰多清稀，夹有泡沫，常与温肺化饮之品细辛、干姜同用。痰饮内停，上犯清阳，或风痰上扰之眩晕、心悸及痰厥头痛之证，亦可与桂枝、茯苓、白术以同用，以温化痰饮而奏效。②又入脾胃，擅燥化中焦痰湿，以助脾胃运化，

又能调中和胃，有良好的止呕作用，善治多种呕吐。因其温燥，长于化痰湿，故宜于痰饮或胃寒所致者，宜与生姜同用；与清胃止呕之黄连等同用，还可治疗胃热呕吐。其化痰和胃之功，可治痰饮内阻，胃气不和，夜卧不安。③辛散温通，化痰散结，燥湿行滞，治痰湿互结，气机不畅，脾胃升降失常，心下痞满不痛，或呕吐下痢，常配干姜、黄连、黄芩以苦辛通降，开痞散结；若配瓜蒌、黄连则可治痰热结胸，胸脘痞满，按之则痛。又可用于气滞痰凝之梅核气，咽中哽阻，吐之不出，吞之不下，常配紫苏叶、厚朴等，以行气化痰，散结降逆。④半夏内服消痰散结，治瘿瘤痰核，每与软坚散结消肿之昆布、海藻、浙贝母等同用。外用散结消肿止痛，有毒之品，又可以毒攻毒，故可用治痰滞毒凝所致痈疽发背、无名肿毒初起或毒蛇咬伤等。

用量用法 3～9g，煎服，内服一般炮制后使用。外用适量，磨汁涂或研末以酒调敷患处。

使用注意 本品性温燥，阴虚燥咳、津伤口渴、血证及燥痰者禁服。不宜与川乌、制川乌、草乌、制草乌、附子同用。生品内服宜慎。

化学成分 含半夏淀粉、挥发油、β-谷甾醇、葡萄糖苷、多种氨基酸、皂苷、生物碱、胆碱及少量脂肪。其辛辣性物质为原儿茶醛。

药理作用 本品有明显镇咳作用，与可待因相似但作用较弱，有一定的祛痰作用。能抑制中枢而有止呕作用。水煎醇沉液对多种原因所致的胃溃疡有预防和治疗作用。此外，还能抗心律失常、镇静催眠、降血脂、抗肿瘤。半

夏蛋白有抗早孕作用。

附 炮制加工品包括法半夏、姜半夏、清半夏。

法半夏 将水浸泡至内无干心，取出，再与甘草煎液泡石灰后的混合液同泡至剖面黄色均匀，口尝微有麻舌感时取出，晒干即得。药性辛，温，归脾、胃、肺经。功效燥湿化痰。用于痰多咳喘，痰饮眩悸，风痰眩晕，痰厥头痛。本品长于燥湿和胃，主要用于湿阻中焦，脾不运化而引起的脘腹痞闷，纳呆食少，大便溏薄，身倦乏力懒言等。3～9g，煎服。不宜与川乌、制川乌、草乌、制草乌、附子同用。

姜半夏 经水浸泡漂至内无干心、无麻辣感的生半夏，再加水与生姜、白矾共煮透心，切片晒干而得。药性辛，温。归脾、胃、肺经。功能温中化痰，降逆止呕，用于痰饮呕吐，胃脘痞满。本品长于降逆止呕，可用于各种原因引起的呕吐，如胃寒呕吐、胃虚呕吐、妊娠呕吐、痰饮呕吐等证，为止呕之良药。3～9g，煎服。不宜与川乌、制川乌、草乌、制草乌、附子同用。

清半夏 净半夏用8%白矾水溶液浸泡至内无白心，口尝微有麻舌感，取出，洗净，切厚片干燥而得。清半夏辛燥之性减，长于化湿痰，主要用于体弱痰涎壅盛，或小儿食滞痰阻，病症较轻者。3～9g，煎服。不宜与川乌、制川乌、草乌、制草乌、附子同用。

（唐德才）

zhìtiānnánxīng
制天南星 （Arisaematis Rhizoma Preparatum）
天南星的炮制加工品。天南星是天南星科植物天南星 Arisaema erubescens （Wall.）Schott、异叶天南星 Arisaema heterophyllum Bl. 或东北天南星 Arisaema amurense Maxim. 的干燥块茎。天南星主产于河南、河北、四川等地；异叶天南星主产于江苏、浙江等地；东北天南星主产于辽宁、吉林等地。秋、冬二季采挖，除去须根及外皮，晒干，即生南星；用姜汁、白矾制过用，为制南星。

性味归经 苦、辛，温；有毒。归肺、肝、脾经。

功能主治 燥湿化痰，祛风止痉，散结消肿。用于顽痰咳嗽，风痰眩晕，中风痰壅，口眼㖞斜，半身不遂，癫痫，惊风，破伤风；外用治痈肿，虫蛇咬伤。

功用阐述 ①苦温，辛烈，温燥之性强，入肺、脾经，能燥湿化痰，利膈通经，"治痰功同半夏"，而甚烈于半夏，善治老痰、顽痰。痰湿壅滞，胶结胸膈而致咳嗽痰白胶黏，胸膈胀闷不爽者，常与温化寒痰的半夏相须为用，增加燥化痰湿作用。如属痰热结甚，亦可借其燥散之性，与寒性化痰药如浙贝母、瓜蒌等配伍，共奏清化热痰之功。②苦泄辛散温行，主入肝经，通行经络，既可化湿痰，更善祛风痰，常与化痰开窍石菖蒲配伍，有息痰祛风、定惊止痉之功，适用于中风痰壅，四肢抽搐，癫痫、破伤风等。与平肝息风之天麻共用，能化痰息风，止眩定痛，适用于风痰上扰，头痛眩晕；若风痰留滞经络所致的手足顽麻，半身不遂，口眼㖞斜，除配伍其他祛风化痰药外，还可配伍息风止痉、通络散结之品如全蝎、蜈蚣。

用量用法 3～9g，煎服。

使用注意 孕妇慎用，阴虚燥痰禁服。

化学成分 含天葵皂苷、甘露醇、苯甲酸（安息香酸）、多糖、秋水仙碱、氨基酸及微量元素等。

药理作用 有明显的镇静、镇痛及一定的抗惊厥作用，对乌头碱诱发的心律失常有明显的拮抗作用，有一定的抗肿瘤作用。生品有祛痰作用。

附 天南星：药性苦、辛，温；有毒。归肺、肝、脾经。功能散结消肿。外用治痈肿，蛇虫咬伤。不作内服，外用生品适量，研末以醋或酒调敷患处。

（唐德才）

zhìbáifùzǐ
制白附子 （Typhonii Rhizoma Preparatum）
白附子的炮制加工品。白附子是天南星科植物独角莲 Typhonium giganteum Engl. 的干燥块茎。主产于河南、甘肃、湖北等地。秋季采挖，除去残茎、须根外皮；用硫黄熏1～2次，晒干。或用白矾、生姜制后切片。

性味归经 辛，温；有毒。归胃、肝经。

功能主治 祛风痰，止惊搐，止痛。用于中风痰壅，口眼㖞斜，语言謇涩，惊风癫痫、破伤风、痰厥头痛，偏正头痛。

功用阐述 ①辛温燥烈，入胃、肝经，善祛风痰而解痉止搐，是治疗风痰证的常用药。治中风痰盛，肢节不遂，手足麻木，口眼㖞斜，语言不利，惊风癫痫，常与天南星、半夏、僵蚕等祛风化痰药配伍；兼抽搐者，常配息风止痉的僵蚕、全蝎等同用，增强息风定惊止痉作用。其祛风止痉作用，又常治破伤风颈急项强、角弓反张，常与息风化痰的制南星相须配伍使用。②辛散温通，性锐上行，善逐头面风痰，又具较强的止痛作用，常用治肝风夹痰上扰头痛、眩晕，偏正头痛等头面部诸疾。常与辛散温通，主入足阳明胃经，长于祛风止痛的白芷伍用，相得益彰，共奏祛风化痰止痛之功。治风寒湿偏正头痛，可配伍羌活、细辛等祛风湿散寒止痛药同用，以增强效力。

用量用法 内服炮制后用，3～6g，煎服。

使用注意 辛温燥烈有毒，易耗气伤阴，阴虚血虚动风或热盛动风者、孕妇均不宜用。

化学成分 含琥珀酸、棕榈酸、油酸、亚油酸、亚麻酯、棕榈酸甘油酯、胆碱、尿嘧啶、缬氨酸、酪氨酸、谷氨酸、β-谷甾醇等，还含糖蛋白凝集素。

药理作用 有显著的祛痰及一定的镇咳作用，但无平喘作用。有镇静、止痛、抗惊厥、抗破伤风、抗炎作用。还有抗结核分枝杆菌及抗肿瘤作用。

附 白附子：性味辛，温；有毒。归胃、肝经。功能解毒散结。外用治瘰疬痰核，毒蛇咬伤。不作内服，外用适量捣烂，熬膏或研末以酒调敷患处。

（唐德才）

jièzǐ

芥子（Sinapis Semen） 十字花科植物白芥 *Sinapis alba* L. 或芥 *Brassica juncea*（L.）Czern. et Coss. 的干燥成熟种子。前者习称"白芥子"，后者习称"黄芥子"。主产于山西、安徽、河南、四川等地。夏末秋初，果实成熟时割取全株，晒干后打下种子。生用或炒用。

性味归经 辛，温。归肺、胃经。

功能主治 温肺豁痰利气，散结通络止痛。用于寒痰咳嗽，胸胁胀痛，痰滞经络，关节麻木、疼痛，痰湿流注，阴疽肿毒。

功用阐述 ①辛、温，气锐性利，善走散，温通力强，能温肺豁痰，利膈宽胸，清·黄宫绣

《本草求真》："能治胁下及皮里膜外之痰，非此不达。"临床适用于湿痰壅肺，气滞不行而致咳喘胸闷，痰多不利者，以及水停胸胁而致咳唾引痛者。老人痰壅气滞，饮食不化，咳嗽气喘，痰多胸痞，食欲不振，常与理气化痰消食的紫苏子、莱菔子共用，以化痰降气，消食快膈。与温肺化饮之细辛同用，相辅相成，共奏温化寒痰逐饮之功，擅治寒饮壅肺，咳喘痰多清稀；悬饮咳喘，胸闷胁痛之证，则常与行泻经隧水湿的甘遂相配，寒温并施，共奏豁痰逐饮之功。②辛能散结消痰，温能散寒通滞。《药品化义》称："在四肢两胁，非此不通"。能通经走络，搜剔痰涩，故能散结消肿，通络止痛。用于痰滞经络之肢体疼痛、麻木，筋骨腰背疼痛，常与马钱子同用，加强温通经络，散寒止痛之力；治湿痰阻滞经络引起的阴疽流注肿毒。常配温通经脉，运行气血之肉桂同用，共奏温经通阳，散寒行滞之功。此外，临床亦有用芥子研末调敷穴位发泡，奏温经散寒，疏通经络，调整脏腑功能，用治哮喘、风湿痹证、疼痛等。

用量用法 3～9g，煎服。

使用注意 ①辛散性烈，走窜之性强，易耗气助火，非顽疾证实体壮者慎用。孕妇、气虚阴亏及有出血倾向者忌用。②芥子油对黏膜刺激性很强。对皮肤有发泡作用，皮肤过敏、破溃者不宜外敷。③芥子与水接触后，能释放出硫化氢，刺激肠管蠕动加快，可以引起腹泻，故内服不宜量大。

化学成分 含白芥子苷、芥子酶、芥子碱、胡萝卜苷、脂肪油、蛋白质及黏液质等。芥子中还含有钙、磷、铁、烟酸等。

药理作用 白芥子苷遇水后经芥子酶作用生成的挥发油，为强力的皮肤发红剂、催吐剂，对皮肤黏膜有发泡作用。芥子粉使唾液、淀粉酶活性增加，小量能刺激胃黏膜增加胃液及胰液分泌。白芥子水溶剂对各种皮肤真菌有不同程度的抑制作用，芥子中有效成分有广谱抑菌作用，白芥子有辐射保护和抗衰老作用。白芥子的醇提物还有抗雄激素作用。

（唐德才）

zhūyázào

猪牙皂（Gleditsiae Fructus Abnormalis） 豆科植物皂荚 *Gleditsia sinensis* Lam. 的干燥不育果实。主产于四川、河北、陕西、河南等地。秋季采摘成熟果实，晒干，切片生用，或炒用。

性味归经 辛、咸，温；有小毒。归肺、大肠经。

功能主治 祛痰开窍，散结消肿。用于中风口噤，昏迷不醒，癫痫痰盛，关窍不通，喉痹痰阻，顽痰喘咳，咯痰不爽，大便燥结；外治痈肿。

功用阐述 ①味辛而性窜，外用入鼻则嚏，入喉则吐，能祛痰通窍开闭，故凡中风、痰厥、癫痫、喉痹等属痰涎壅盛，关窍阻闭者，均可用此。常配细辛研末，吹鼻取嚏，细辛辛烈香窜，助本品宣散通窍，使肺气通、牙关开，神志苏醒。或配酸苦涌泄而能祛除风痰之白矾同用，研末调灌，取吐，以奏涌吐痰涎，豁痰开窍醒神之效。②辛能通利气道，咸能软化胶结之痰，顽痰胶阻于肺而见咳逆上气，稠痰难咯，不能平卧者尤宜用之。正如徐灵胎称："稠痰黏肺，不能清涤，非此不可。"配枣膏调服，以缓本品峻猛之性，兼顾脾胃，使痰除而

正气不伤。证重者还可与宣肺平喘之力甚强的麻黄伍用，以增强化痰平喘之力。③外用治疮肿未溃者，有散结消肿之效；又味辛，能"通肺及大肠气"，故有通便作用，内服或与蜂蜜制成肛门栓剂外用能治大便燥结。综观猪牙皂功效，祛痰是其所长。邪在膈上者，服之可涌吐；邪在膈下者，服之能通泄。

使用注意 ①辛散走窜之性强，非顽疾证实体壮者慎用。孕妇、气虚阴亏及有咯血、吐血倾向者忌用。②性燥峻猛，易伤脾胃，内服量不能过大，以免引起呕吐或腹泻。

化学成分 皂苷、纤维素、半纤维素、木质素、果胶是其主要成分。皂苷中主要活性成分是三萜皂苷，水解生成皂荚苷元。尚含鞣质、聚糖、豆甾醇、谷甾醇等。

药理作用 体外对多种致病菌及阴道滴虫有抑制作用，皂苷物及正丁醇提取物有抗肿瘤作用。所含皂苷有显著的祛痰作用，还有一定的保护急性心肌缺血作用。

附 皂角刺：味辛，性温，归肝、胃经。功能消肿托毒，排脓，杀虫。用于痈疽初起或脓成不溃；外治疥癣麻风。3～10g，煎服。外用适量，醋蒸取汁涂患处。痈疽已溃者忌用。

(唐德才)

xuánfùhuā

旋覆花（Inulae Flos） 菊科植物旋覆花 *Inula japonica* Thunb. 或欧亚旋覆花 *Inula britannica* L. 的干燥头状花序。主产于河南、河北、江苏、浙江、安徽等地。夏、秋二季花开时采收，除去杂质，阴干或晒干。生用或蜜炙用。

性味归经 苦、辛、咸，微温。归肺、脾、胃、大肠经。

功能主治 降气，消痰，行水，止呕。用于风寒咳嗽，痰饮蓄结，胸膈痞闷，喘咳痰多，呕吐噫气，心下痞硬。

功用阐述 ①味苦辛咸，性微温，苦降辛开，咸能软坚，温能宣通，入肺可降气化痰而平喘咳，消痞行水而除痞满。正如倪朱谟《本草汇言》所称：旋覆花微咸以软坚散痞，性利以下气行痰水，实消伐之药也。用于痰涎壅肺，不论寒证或热证，皆可应用。因其性温，故治痰浊阻肺，肺气不降，咳喘痰黏，胸闷不舒偏寒者尤宜，多与紫苏子、半夏等配伍，以温化痰湿，降气止咳平喘；若咳嗽痰多色黄，属痰热盛者，则与桑白皮、瓜蒌等同用，以清肺化痰。咳嗽痰多，黏稠难咯者，则宜与味咸软坚之化痰药，如海浮石、海蛤壳等同用。②又归脾、胃经，善降胃气，有良好的降气止呕噫作用，常用于痰浊内停，胃气不和所致噫气、呕吐，心下痞满诸证。正如《本草备要》云："入肺、大肠经，消痰结坚痞，唾如胶漆，噫气不除。"治痰浊内伏于中，清气不升，胃气上逆，吐逆不止，头目眩晕，常与温化痰湿，理气和胃之半夏、橘红、干姜等同用，以化痰降逆；中气虚弱，痰浊内阻，心下痞硬，噫气不除者，常与赭石、人参、半夏等同用，以降逆化痰，益气和胃。③用于胸痹胁痛。旋覆花"主结气""通血脉""行痰水"，凡因气血郁滞，痰水内停，胸脘痞闷，两胁胀痛者，每常用之。治肝郁气滞血瘀，胸痹不畅，两胁疼痛，捶击则舒，常与茜草或红花等活血化瘀药同用，以散结气，通肝络而止痛。④旋覆花质虽轻，却以降为能。既降肺气，又降胃气，故前人有"诸花皆升，旋覆独降"之说。

用量用法 3～9g，煎服，宜包煎。

使用注意 阴虚劳嗽，津伤燥咳者慎用。又因有绒毛，易刺激咽喉作痒而致呛咳、呕吐，故须布包入煎。

化学成分 主要有黄酮类、倍半萜内酯类和萜类化合物，如槲皮素、异槲皮素、咖啡酸、绿原酸、菊糖及旋覆花甾醇A、旋覆花固醇、生物碱、挥发油等。

药理作用 有明显的抗炎、平喘止咳及一定的祛痰作用。所含绿原酸及咖啡酸有较广的抑菌及抗真菌作用，能增加胃中盐酸分泌量，显著增加肠蠕动，提高平滑肌张力，增进胆汁分泌。

附 金沸草：旋覆花的地上部分。味苦、辛、咸，温。归肺、大肠经。功能降气，消痰，行水。用于外感风寒，痰饮蓄结，咳喘痰多，胸膈痞满。用量5～10g。

(唐德才)

báiqián

白前（Cynanchi Stauntonii Rhizoma Et Radix） 萝藦科植物柳叶白前 *Cynanchum stauntonii* (Decne.) Schltr. ex Lévl. 或芫花叶白前 *Cynanchum glaucescens* (Decne.) Hand. -Mazz. 的干燥根茎及根。主产于浙江、安徽、江苏、福建、湖北、江西、湖南等地。秋季采挖，洗净，晒干生用或蜜炙用。

性味归经 辛、苦，微温。归肺经。

功能主治 降气，消痰，止咳。用于肺气壅实，咳嗽痰多，胸满喘急。

功用阐述 ①辛、苦，主归肺经，性微温而不燥热，既能降气，又能祛痰止咳，为治疗肺家咳喘之要药。肺气壅滞，痰多而咳嗽不爽，胸满喘急之证，不论寒热，皆可应用。外感风寒，咳嗽痰多之证，常与发表散风之荆芥伍用，一表一里，升降并举，共奏解表宣肺、化痰止咳之功；痰湿内蕴偏寒，胸闷痰多色白者，常与温燥之半夏同用，以增强燥湿化痰功效；肺热壅盛，咳喘痰黄者，常配泻肺平喘的桑白皮共用，既泻肺热，又降气化痰，以平喘咳。②治疗之证虽异，然化痰降气之功则一，总以肺气壅塞，痰多咯出不爽为使用要点。正如《本草纲目》所言："长于降气，肺气壅实而有痰者宜之。"

用量用法 3~9g，煎服；或入丸散。蜜炙性较缓和，化痰兼能润肺，无耗气伤阴之弊，故可用于肺阴不足，气逆干咳者。

化学成分 柳叶白前根茎含华北白前醇、β-谷甾醇、高级脂肪酸。芫花叶白前根中含白前皂苷、白前皂苷元及白前二糖。

药理作用 均有明显的镇咳、祛痰作用。柳叶白前有显著的抗炎、抗溃疡作用。

（唐德才）

huángjīngzǐ

黄荆子（Viticis Negundinis Fructus） 马鞭草科植物黄荆 *Vitex negundo* L. 的果实。产于江苏、浙江、湖南、四川、广西等地。8~9月采摘果实，晾晒干燥。

性味归经 辛、苦，温。归肺、胃经。

功能主治 祛痰止咳平喘，理气和胃止痛。用于咳喘痰多，胃痛，呃逆。

功用阐述 ①味苦主降，主入肺经，能祛痰下气，以止喘咳。其性温，故治寒痰所致咳喘痰多色白者为宜，每与半夏、旋覆花等温性化痰药同用。与清肺热、涤痰热之品如瓜蒌、贝母等同用，

亦可用于痰热壅肺之咳喘证。②辛散温通，又入胃经，能行中焦之气而止痛，《名医别录》云："主通利胃气，止咳逆，下气。"多用于寒凝气滞，胃气失和所致的胃脘疼痛，呃逆，多与香附、高良姜等理气温中之品同用，以增强疗效。

用量用法 6~9g，煎服。

化学成分 含黄酮类化合物：荭草素Ⅰ、异荭草素Ⅱ、牡荆苷Ⅲ，木脂类化合物，挥发性成分：正癸醇、β-石竹烯、环己烯、蛇床子素等。还含豆甾醇葡糖苷。

药理作用 黄荆子有免疫增强作用，又能解热、镇痛、抑菌、抗氧化。另有抑制肿瘤细胞生长作用。

（唐德才）

māozhǎocǎo

猫爪草（Ranunculi Ternati Radix） 毛茛科植物小毛茛 *Ranunculus ternatus* Thunb. 的干燥块根。主产于长江中下游各地。秋末或早春采挖，除去茎叶及须根，洗净晒干，生用。

性味归经 甘、辛，温。归肝、肺经。

功能主治 化痰散结，解毒消肿。用于瘰疬痰核，疔疮肿毒，蛇虫咬伤。

功用阐述 ①味辛行散，能化痰浊，散郁结，可治痰火郁结之瘰疬痰核，内服、外用均可。常与夏枯草配伍，寒温并用，共奏化痰散结消肿之功。②又具解毒消肿之功，适用于疔疮、蛇虫咬伤，常以鲜品捣敷患处。

用量用法 15~30g，单味药可用至120g，煎服。

化学成分 含挥发性成分、脂肪酸、有机酸、氨基酸，微量元素铁、锰、锌等。还含糖、油及少量植物碱。

药理作用 猫爪草对金黄色葡萄球菌、白色葡萄球菌、痢疾志贺菌有抑制作用，且可抑制耐药性结核分枝杆菌。有祛痰、镇咳及抗炎作用。另有抗肿瘤作用。

（唐德才）

qīng-huà rètányào

清化热痰药（phlegm-heat-resolving medicinal） 以清化热痰为主要作用，治疗热痰证的药物。痰者，既是病理产物，又是致病因子，它"随气升降，无处不到"，痰的性质有寒、热、燥、湿之分，形成复杂的"痰"的病证。清化热痰药性味多寒凉，用于咳嗽气喘，痰黄质稠者；部分药物质润，兼能润燥，临床痰稠难咯，唇舌干燥之燥痰证，宜选质润之润燥化痰药；其他如痰热癫痫、中风惊厥、瘿瘤、瘰疬痰火等也可用清化痰热药治之。应用时，常与清热泻火、养阴润肺药配伍，以期达到清化热痰，清润燥痰的目的。药性寒凉的清热化痰药、润燥化痰药，寒痰与湿痰证不宜。临床常用的清化热痰药有金龙胆草、川贝母、浙贝母、平贝母、伊贝母、湖北贝母、瓜蒌、瓜蒌子、炒瓜蒌子、瓜蒌皮、桔梗、浮海石、竹茹、天竺黄、瓦楞子、前胡、紫花前胡、青礞石、金礞石、昆布、海藻、黄药子、蛤壳、胖大海、竹沥、薄菜等。

（姚映芷）

chuānbèimǔ

川贝母（Fritillariae Cirrhosae Bulbus） 百合科植物川贝母 *Fritillaria cirrhosa* D. Don，暗紫贝母 *Fritillaria unibracteata* Hsiao et K. C. Hsia，甘肃贝母 *Fritillaria przewalskii* Maxim.、梭砂贝母 *Fritillaria delavayi* Franch. 太白贝母 *Fritillaria taipaiensis* P. Y. Li 或瓦布贝母 *Fritillaria unibracteata* Hsiao et K.

C. Hsia var. wabuensis （S. Y. Tang et S. C. Yue）Z. D. Liu, S. Wang et S. C. Chen 的干燥鳞茎。按性状不同习称"松贝""青贝""炉贝"和"栽培品"。主产于四川、云南、甘肃等地。夏、秋二季采挖，除去须根，粗皮，晒干，生用。

性味归经　苦、甘，微寒。归肺、心经。

功效主治　清热化痰，润肺止咳，散结消肿。用于虚劳咳嗽，肺热燥咳，瘰疬、乳痈、肺痈。

功用阐述　①主归肺经，性寒味微苦，清泻肺热化痰，又味甘质润而润肺止咳，尤宜于内伤久咳、燥痰、热痰之证。治肺阴虚劳嗽，久咳有痰者，常配沙参、麦冬等以养阴润肺化痰止咳；治肺热、肺燥咳嗽，常配知母清肺润燥。②归心经，清热化痰，散结消肿。治痰火郁结之瘰疬，常配玄参、牡蛎等化痰软坚；治热毒壅结之乳痈、肺痈，常配蒲公英、鱼腥草等以清热解毒，消肿散结。

用量用法　3~10g，煎服；研末服1~2g。

使用注意　反乌头。脾胃虚寒及有湿痰者不宜用。

化学成分　含多种生物碱：川贝母含青贝碱、松贝碱甲、松贝碱乙，还含川贝母碱和西贝母碱；暗紫贝母含松贝宁、蔗糖；甘肃贝母含有岷贝碱甲、岷贝碱乙；梭砂贝母含有白炉贝碱、炉贝碱。

药理作用　贝母总生物碱及非生物碱部分，均有镇咳作用；川贝母碱均有不同程度的祛痰作用。此外，西贝母碱还有解痉作用；川贝母碱、西贝母碱有降压作用；贝母碱能增加子宫张力；贝母总碱有抗溃疡作用。

（姚映芷）

zhèbèimǔ

浙贝母（Fritillariae Thunbergii Bulbus）　百合科植物浙贝母 *Fritillaria thunbergii* Miq. 的干燥鳞茎。原产于浙江象山，现主产于浙江鄞县。初夏植株枯萎时采挖，洗净，擦去外皮，拌以煅过的贝壳粉，吸去浆汁，切厚片或打成碎块。

性味归经　苦，寒。归肺、心经。

功效主治　清热化痰，散结消痈。用于风热或痰热咳嗽，肺痈吐脓，瘰疬，瘿瘤，痈肿。

功用阐述　①功似川贝母而偏苦泄，长于清化热痰，降泄肺气。多用于治风热咳嗽，配桑叶、牛蒡子散风热、清化痰热，治热痰郁肺之咳嗽，多配瓜蒌、知母等清肺化痰。②苦泄清解热毒，化痰散结消痈，治痰火瘰疬结核，可配玄参、牡蛎等散结；治瘿瘤，配海藻、昆布软坚化痰；治疮毒乳痈，多配连翘、蒲公英等清热消痈；治肺痈咳吐脓血，常配鱼腥草、芦根、桃仁清热排脓。

用量用法　5~10g，煎服；研末服1~2g。

使用注意　反乌头。脾胃虚寒及有湿痰者不宜用。

化学成分　本品含浙贝母碱，去氢浙贝母碱，浙贝宁、浙贝酮，贝母醇，浙贝宁苷等。

药理作用　浙贝母碱在低浓度下对支气管平滑肌有明显扩张作用。浙贝母碱及去氢浙贝母碱有明显镇咳作用，还有中枢抑制作用，能镇静、镇痛。此外，大剂量可使血压中等程度降低，呼吸抑制，小量可使血压微升。

（姚映芷）

píngbèimǔ

平贝母（Fritillariae Ussuriensis Bulbus）　百合科植物平贝母 *Fritillaria ussuriensis* Maxim. 的干燥鳞茎。主产于黑龙江、吉林、辽宁等地。6月茎叶枯萎后季采挖鳞茎，除去须根、外皮及泥沙，晒干，生用。

性味归经　苦、甘，微寒。归肺、心经。

功效主治　清热润肺，化痰止咳。主治肺热燥咳，干咳少痰，阴虚劳嗽，咯痰带血，瘰疬，乳痈等。

功用阐述　①主归肺经，性寒味苦，清泻肺热化痰，质润无苦燥之弊，尤宜于内伤久咳、燥痰、热痰之证。治肺阴久咳有痰者及肺热、肺燥咳嗽，常配清肺润燥的知母同用。②味辛，性寒。清热化痰，散结消肿。治痰火郁结之瘰疬，常配伍牡蛎等化痰软坚药同用。治热毒壅结之乳痈、肺痈，常配蒲公英等以清热解毒，消肿散结。

用量用法　3~9g，煎服；研粉，每次1~2g。

使用注意　反乌头。

化学成分　鳞茎含西贝母碱3β-D 葡萄糖苷，贝母辛碱，西贝母碱，平贝碱甲，平贝碱乙，平贝碱丙及平贝碱苷。

药理作用　西贝母碱3β-D 葡萄糖苷对消化道溃疡有一定的抑制作用。贝母辛碱，西贝母碱有明显的祛痰和降血压作用。

（姚映芷）

yībèimǔ

伊贝母（Fritillariae Pallidiflorae Bulbus）　百合科植物伊犁贝母 *Fritillaria pallidiflora* Schrenk. 或新疆贝母 *Fritillaria walujewii* Regel 的干燥鳞茎。主产于新疆伊犁、阿尔泰。6月茎叶枯萎后季采挖鳞茎，除去须根，晒干，生用。

性味归经　苦、甘，微寒。归肺、心经。

功效主治　清热润肺，化痰

止咳，散结。主治肺热咳嗽，痰黏胸闷，劳嗽咯血，瘰疬，痈肿。

功用阐述 ①苦泄性寒，长于清化热痰，降泄肺气。多用于治肺热咳嗽及痰热郁肺之咳嗽。②苦泄清解热毒，化痰散结消痈，治痰火瘰疬结核、瘿瘤；治疮毒痈肿，多配连翘、蒲公英等。

用量用法 3~10g，煎服。

使用注意 反乌头。

化学成分 伊贝母：鳞茎含全草西贝素，西贝素 3β-D 葡萄糖苷，贝母辛碱，新贝素甲，贝母属碱。

药理作用 西贝素能扩张外周血管而呈明显降压作用；伊贝母浸液对回肠、十二指肠、子宫及小肠有明显松弛作用。西贝素长期给药有肝损害现象。

（姚映芷）

húběibèimǔ

湖北贝母 （Fritillariae Hupehensis Bulbus）

百合科植物湖北贝母 *Fritillaria hupehensis* Hsiao et K. C. Hsia 的干燥鳞茎。主产湖北、湖南、四川等地。夏、秋植株枯萎时采挖，洗净，擦去外皮，生用。

性味归经 微苦，性凉。归肺、心经。

功效主治 化痰止咳，解毒散结。主治外感风热咳嗽，痰热咳嗽，咯痰黄稠，瘰疬，痈肿，乳痈，肺痈。

功用阐述 ①功似浙贝母而偏苦泄，长于清化热痰，降泄肺气。治风热咳嗽，配桑叶、牛蒡子散风热、清化痰热，治痰热郁肺之咳嗽，多配瓜蒌、知母等清肺化痰。②苦泄清解热毒，化痰散结消痈，治痰火瘰疬结核，可配玄参、牡蛎等散结；治瘿瘤，配海藻、昆布软坚化痰；治疮毒乳痈，多配连翘、蒲公英等清热消痈；治肺痈咳吐脓血，常配鱼腥草，芦根、桃仁清热排脓。

用量用法 3~9g，煎服。

使用注意 不宜与川乌、草乌、附子同用。

化学成分 鳞茎含浙贝甲素，浙贝乙素，湖贝甲素，湖贝素苷，湖贝乙素，湖贝嗪，湖贝辛，湖贝啶，湖贝苷。

药理作用 祛痰作用：湖北贝母总皂苷明显增加呼吸道分泌物而祛痰；镇咳作用：湖北贝母总生物碱对咳嗽中枢有明显的抑制作用；平喘作用：湖北贝母总碱松弛呼吸道平滑肌而显著平喘。

（姚映芷）

guālóu

瓜蒌 （Trichosanthis Fructus）

葫芦科植物栝楼 *Trichosanthes kirilowii* Maxim. 或双边栝楼 *Trichosanthes rosthornii* Harms 的干燥成熟果实。中国大部分地区均产，主产于河北、河南、安徽、浙江、山东、江苏等地。秋季采收，将壳与种子分别干燥。生用，或以仁制霜用。

性味归经 甘、微苦，寒。归肺、胃、大肠经。

功效主治 清热化痰，宽胸散结，润肠通便。用于肺热咳嗽，胸痹，结胸，乳痈，肠痈，肠燥便秘。

功用阐述 ①甘寒而润，善清肺热，润肺燥而化热痰、燥痰。用治痰热阻肺，咳嗽痰黄，质稠难咯，胸膈痞满者，可配黄芩、胆南星、枳实清热化痰。若治燥热伤肺，干咳无痰或痰少质黏，咯吐不利者，则配川贝母、天花粉、桔梗润肺排痰。②利气开郁，导痰浊下行而奏宽胸散结之效。治痰气互结，胸阳不振之胸痹疼痛，不得卧者，常配薤白、半夏通阳化痰散结；治痰热结胸，胸膈痞满，按之则痛者，则配黄连、

半夏，清热化痰散结。③清热散结消肿，常配清热解毒药以治痈证，如治肺痈咳吐脓血，配鱼腥草、芦根等清热排脓；治肠痈，可配败酱草、红藤清肠消痈；治乳痈初起，红肿热痛，配当归、乳香、没药清热活血消痈。④润肠燥通便，适用于肠燥便秘，常配火麻仁、郁李仁、生地等同用。

用量用法 9~15g，煎服。

使用注意 不宜与乌头类药材同用。脾虚湿痰不宜。

化学成分 含三萜皂苷，有机酸及盐类、树脂、糖类和色素。种子含脂肪油，皂苷等。瓜蒌皮含多种氨基酸及生物碱等。

药理作用 所含皂苷及总氨基酸有祛痰作用、扩张冠状动脉作用，对心肌缺血有明显的保护作用；并有降血脂作用。瓜蒌煎剂对金黄色葡萄球菌、肺炎链球菌、铜绿假单胞菌、溶血性链球菌及流感嗜血杆菌等有抑制作用。脂肪油有致泻作用。

附 瓜蒌子：瓜蒌的干燥成熟种子。生用，炒用或制霜用。甘、寒。归肺、胃、大肠经。能清热散结消肿，常配清热解毒药以治痈证，如治肺痈咳吐脓血，配鱼腥草、芦根等清肺排脓；治肠痈，可配败酱草、红藤清肠消痈，治乳痈初起，红肿热痛，配当归、乳香、没药清热活血。上述诸证兼便溏者用炒瓜蒌子。

炒瓜蒌子：瓜蒌子的炮制加工品。瓜蒌子甘寒质润多油脂，有润肠通便之功，用于津液不足，肠燥便秘，可与生地黄、火麻仁等生津润肠通便。煎服，9~15g。

瓜蒌皮：瓜蒌的干燥成熟果皮。除去果瓤和种子称瓜蒌皮。味甘、微苦，性寒。归肺、胃经。功能清热化痰，宽胸散结。用于肺热咳嗽，咳嗽痰黄，质稠难咯，

胸膈痞满者，可配黄芩、胆南星、枳实等清气化痰。若治燥热伤肺，干咳无痰或痰少质黏，咯吐不利者，则配川贝母、天花粉、桔梗润肺排痰。治痰气互结，胸阳不通之胸痹疼痛，不得卧者，常配薤白、半夏通阳化痰散结；治痰热结胸，胸膈痞满，按之则痛者，则配黄连、半夏，清热化痰散结。煎服，6~10g。

（姚映芷）

jiégěng

桔梗（Platycodonis Radix）

桔梗科植物桔梗 *Platycodon grandiflorum*（Jacq.）A. DC. 的干燥根。中国大部分地区均有。春秋季采挖，除去须根，刮去外皮，放清水中浸 2~3 小时，切片，晒干生用或炒用。

性味归经 苦、辛，平。归肺经。

功效主治 宣肺，祛痰，利咽，排脓。用于咳嗽痰多，咽痛暗哑，喉痹肿痛，肺痈胸痛，小便癃闭，痢疾里急后重。

功用阐述 ①辛散苦泄，开宣肺气，祛痰，无论寒热皆可应用。风寒束肺，配紫苏、杏仁宣肺化痰；风热犯肺，配桑叶、菊花、杏仁清宣化痰；若痰滞胸痞，常配枳壳宣畅肺气化痰。②宣肺泄邪以利咽开音。若外邪犯肺，咽痛失音者，常配甘草、牛蒡子等宣肺利咽；治咽喉肿痛，热毒盛者，可配射干、马勃、板蓝根等以清热解毒利咽。③性散上行，善利肺气以排壅肺之脓痰。治肺痈咳嗽胸痛。配甘草、鱼腥草、冬瓜仁等以加强清肺排脓之效。

桔梗宣开肺气，肺气宣则腑气通畅，故有间接疏通肠胃的功能，治疗痢疾里急后重，以调气导滞而除后重。桔梗宣开肺气之壅滞，使气化得行，则小便自利，治疗癃闭起到"提壶揭盖"之效。

用量用法 3~10g，煎服。

使用注意 桔梗性升散，凡气机上逆，呕吐、呛咳、眩晕、阴虚火旺咯血等不宜用，胃、十二指肠溃疡者慎服。用量过大易致恶心呕吐。

化学成分 桔梗含多种皂苷，主要为桔梗皂苷，水解生成皂苷元有桔梗皂苷元，远志酸以及少量的桔梗酸。另外还含菊糖、植物甾醇等。

药理作用 所含的桔梗皂苷对口腔、咽喉部位、胃黏膜的直接刺激，可反射性地增加支气管黏膜分泌亢进从而使痰液稀释，易于排出；桔梗粗皂苷有镇静、镇痛、解热等作用，又能降血糖、降胆固醇，松弛平滑肌。桔梗皂苷有很强的溶血作用，但口服能在消化道中被分解破坏而失去溶血作用。

（姚映芷）

zhúrú

竹茹（Bambusae Caulis in Taenias）

禾本科植物青杆竹 *Bambusa tuldoides* Munro、大头典竹 *Sinocalamus beecheyanus*（Munro）McClure var. *pubescens* P. F. Li 或淡竹 *Phyllostachys nigra*（Lodd.）Munro var. Stapf ex Rendle 的茎秆的干燥中间层。主产于长江流域和南方各省。全年均可采制，取新鲜茎，刮去外层青皮，然后将中间层刮成丝状，摊放阴干。生用、炒用或姜汁炙用。

性味归经 甘，微寒。归肺、胃、心、胆经。

功效主治 清热化痰，除烦，止呕。用于肺热咳嗽、胃热呕吐、胎热呕吐。

功用阐述 ①甘寒性润，善清化热痰。治肺热咳嗽，痰黄稠者，常配瓜蒌、桑白皮等清热化痰；治痰火内扰，胸闷痰多，心烦不寐者，常配枳实、半夏、茯苓清心化痰安神。②清热降逆止呕，为治热性呕逆之要药。常配黄连、黄芩、生姜等药用；若治胃虚有热之呕吐，可配人参、陈皮、生姜健脾和胃止呕；治胎热恶阻呕逆，常配枇杷叶等清热降逆。此外，竹茹还有凉血止血作用，可用于吐血、衄血、崩漏等。

用量用法 5~10g，煎服。生用清化痰热，姜汁炙用止呕。

化学成分 含有 2,5-二甲氧基-对-苯醌，β-羟基苯甲醛，丁香酚等。

药理作用 竹茹粉体外对白色葡萄球菌，枯草杆菌，大肠埃希菌，伤寒沙门菌均有较强的抑制作用。

（姚映芷）

zhúlì

竹沥（Bambusae Succus）

禾本科植物青杆竹 *Bambusa tuldoides* Munro、大头典竹 *Sinocalamus beecheyanus*（Munro）McClure var. *pubescens* P. F. Li 或淡竹 *Phyllostachys nigra*（Lodd.）Munro var. Stapf ex Rendle 的新鲜竹杆经火烤灼而流出的淡黄色澄清液汁。

性味归经 甘，寒。归心、肺、肝经。

功效主治 清热豁痰，定惊利窍。用于肺热痰壅，中风痰迷，痰热惊痫。

功用阐述 ①性寒滑利，祛痰力强。治痰热咳喘，痰稠难咯，顽痰胶结者最宜。常配竹沥半夏、黄芩等加强清化痰热之效。②入心肝经，善利窍逐痰泻热而开窍定惊。治中风口噤，配姜汁饮之加强化痰开噤之功；治小儿惊风，常配胆南星、牛黄清热开窍。

用量用法 30~50g，冲服。

使用注意 本品性寒滑，对

寒痰及便溏者忌用。

化学成分 含有十余种氨基酸，葡萄糖、果糖、蔗糖以及愈创木酚、甲酚、苯酚、甲酸、乙酸、苯甲酸、水杨酸等。

药理作用 竹沥中氨基酸具有明显的镇咳、祛痰作用。

（姚映芷）

tiānzhúhuáng

天竺黄（Concretio Silicea Bambusae） 禾本科植物青皮竹 *Bambusa textilis* McClure 或华思劳竹 *Schizostachyum chinense* Rendle 等杆内分泌液干燥后的块状物。主产于云南、广东、广西等地。秋冬二季采收。砍破竹杆，取出，生用。

性味归经 甘，寒。归心、肝经。

功效主治 清热化痰，清心定惊。用于中风痰壅，痰热癫痫，小儿急惊风。

功用阐述 ①既清心、肝之热，又能豁痰利窍，化热痰，化痰清心，定惊之功与竹沥相似而无寒滑之弊。治小儿痰热惊风，常配栀子、僵蚕、郁金等清热化痰定惊；治中风痰壅、痰热癫痫等，常配黄连、菖蒲、郁金清热化痰等；治热病神昏谵语，可配麝香、牛黄、连翘、竹叶卷心清心开窍。②清热化痰，亦常配瓜蒌、贝母、桑白皮等药用于治疗痰热喘咳重证。

用量用法 3～6g，煎服；研粉冲服，每次 0.6～1g。

化学成分 含甘露醇、硬脂酸、竹红菌甲素、竹红菌乙素，还含头孢素和硬脂酸乙酯及氢氧化钾，硅质等。

药理作用 竹红菌乙素具有明显的镇痛抗炎作用，提高痛阈强度要优于吲哚美辛（消炎痛）。竹红菌甲素对革兰阳性菌有很好

的抑制作用。

（姚映芷）

qiánhú

前胡（Peucedani Radix） 伞形科植物白花前胡 *Peucedanum praeruptorum* Dunn 的干燥根。主产于浙江、河南、湖南、四川等地。秋冬季或早春茎叶枯萎或未抽花茎时采挖，除去须根及泥土，晒干，切片生用或蜜炙用。

性味归经 苦、辛，微寒。归肺经。

功效主治 降气化痰，疏散风热。用于痰浊壅肺喘咳，外感风热咳嗽。

功用阐述 ①辛散苦降，性寒清热，善降肺气而祛痰涎，宜于痰热壅肺，肺失宣降之咳喘胸满，咯痰黄稠量多，常配杏仁、桑白皮、贝母清热化痰；因前胡寒性不强，亦可用于湿痰、寒痰证，常与白前相须为用。②味辛性微寒，宣肺而疏散风热，化痰止咳。治外感风热，身热头痛，咳嗽痰多，常配桑叶、牛蒡子、桔梗等同用；配辛温发散、宣肺之品如荆芥、紫苏等同用，也可治风寒咳嗽。

用量用法 3～10g，煎服；生用治疗外感咳嗽或痰浊壅肺，炙用润肺，用于久咳或燥咳。

化学成分 主含挥发油及白花前胡内酯甲、乙、丙、丁。

药理作用 前胡正丁醇提取物能增加冠状动脉血流量，但不影响心率及心肌收缩力。

（姚映芷）

zǐhuāqiánhú

紫花前胡（Peucedani Decursivi Radix） 伞形科植物紫花前胡 *Peucedanum decursivum*（Miq.）Maxim. 的干燥根。主产江西、安徽、湖南等地。秋冬季或早春茎叶枯萎或未抽花茎时采挖，除去

须根及泥土，晒干，切片生用或蜜炙用。

性味归经 苦、辛，微寒。归肺经。

功效主治 疏散风热，降气化痰。主治外感风热，肺热痰郁，咳喘痰多黄稠。

功用阐述 同前胡。

用量用法 3～9g，煎服或入丸散剂。

化学成分 含香豆精类化合物，紫花前胡素，紫花前胡苷元及香柑内酯，香豆精糖苷类化合物，紫花前胡皂苷。

药理作用 显著增加呼吸道的分泌物，有较强的祛痰作用。抑制组胺释放。

（姚映芷）

qīngméngshí

青礞石（Chloriti Lapis） 变质岩类黑云母片岩或绿泥石化云母碳酸盐片岩。主产于湖南、湖北、四川等地。全年可采，除去杂质，煅用。

性味归经 甘、咸，平。归肺、心、肝经。

功效主治 坠痰下气，平肝镇惊。用于顽痰喘咳，痰热惊搐。

功用阐述 ①质重性烈，功专坠降，味咸软坚，善消痰化气，以治顽痰、老痰壅塞中上二焦所致咳喘痰壅难咯，大便秘结。常配沉香、黄芩、大黄同用。②既能攻消痰积，又能平肝镇惊，用于痰热壅盛，内乱神明，为治惊痫之良药。治热痰壅塞，引起的惊风抽搐，以煅礞石为末，用薄荷汁和白蜜调服攻消痰积，顾护脾胃。若痰积惊痫，大便秘结者，可用礞石滚痰丸以逐痰降火定惊。

用量用法 10～15g，煎服，煅用，打碎布包先煎。宜入丸散用 3～6g。

使用注意 本品重坠性猛，

非痰热内结不化之实证不宜使用。脾虚胃弱，小儿慢惊及孕妇忌用。

化学成分 硅酸盐，镁、铝、铁及结晶水。

药理作用 青礞石呈八面体配位的阳离子层夹在两个相同四面体单层间所组成，存在着静态电位差，故能促进阳离子交换，产生吸附作用，这是化痰利水作用机制之一。

（姚映芷）

jīnméngshí

金礞石（Micae Lapis Aureus）

变质岩类蛭石片岩或水黑云母片岩。主产河南、河北等地。

性味归经 味甘、咸，性平。归肺、心、肝经。

功效主治 坠痰下气，平肝镇惊。主治顽痰咳喘，癫痫发狂，烦躁胸闷，惊风抽搐等。

功用阐述 ①质重性烈，功专坠降，味咸软坚，善消痰化气，以治顽痰、老痰壅塞中上二焦所致咳喘痰壅难咯，大便秘结。常配沉香、黄芩、大黄同用。②既能攻消痰积，又能平肝镇惊，用于痰热壅盛，内乱神明，为治惊痫之良药。治热痰壅塞引起的惊风抽搐，以煅礞石为末，用薄荷汁和白蜜调服。若痰积惊痫，大便秘结者，可用礞石滚痰丸以逐痰降火定惊。

用量用法 内服，入丸散3~6g，煎汤10~15g，布包先煎。

使用注意 虚弱之人及孕妇禁服。

化学成分 主要含云母与石英，亦即主含钾、铁、镁、锰、铝、硅酸等与结晶水，亦可含矾。

（姚映芷）

kūnbù

昆布（Laminariae Thallus；Eckloniae Thallus）

海带科植物海带 *Laminaria japonica* Aresch. 或翅藻科植物昆布 *Ecklonia kurome* Okam. 的干燥叶状体。主产于山东、辽宁、浙江等地。夏、秋两季采捞，除去杂质，漂净，切宽丝，晒干。

性味归经 咸，寒。归肝、胃、肾经。

功效主治 消痰软坚，利水消肿。用于瘿瘤，瘰疬，睾丸肿痛，痰饮水肿。

功用阐述 ①咸能软坚，且入肝经，消痰散结。治瘿瘤，常配昆布、贝母等消痰软坚；治瘰疬，常与夏枯草、玄参、连翘辛散痰结；昆布，治睾丸肿胀疼痛，配橘核、昆布、川楝子等入肝经散郁结。②有利水消肿之功，但单用力薄，多与茯苓、猪苓、泽泻等利湿药同用治疗痰饮水肿。

用量用法 6~12g，煎服。

化学成分 含藻胶酸、昆布素，半乳聚糖等多糖类、海带氨酸、谷氨酸、天冬氨酸、脯氨酸等氨基酸，维生素 B_1、B_2、C、P 以及胡萝卜素，碘、钾、钙等无机盐。

药理作用 含碘和碘化物，有防治缺碘性甲状腺肿的作用；海带氨酸及钾盐有降压作用；藻胶酸和海带氨酸有降血清胆固醇的作用；热水提取物对于体外的人体 K_B 癌细胞有明显的细胞毒作用，对 S_{180} 肿瘤有明显的抑制作用，并能提高机体的体液免疫，促进机体的细胞免疫，昆布多糖能防治高血糖。

（姚映芷）

hǎizǎo

海藻（Sargassum）

马尾藻科植物海蒿子 *Sargassum pallidum* (Turn.) C. Ag. 或羊栖菜 *Sargassum fusiforme.* (Harv.) Setch. 的藻体。前者习称"大叶海藻"，后者习称"小叶海藻"。主产于辽宁、山东、福建等沿海地区。夏、秋二季采捞，除去杂质，淡水洗净，切段晒干用。

性味归经 苦、咸，寒。归肝、胃、肾经。

功效主治 消痰软坚，利水消肿。用于瘿瘤瘰疬，脚气浮肿，水肿。

功用阐述 ①咸能软坚，消痰散结。治瘿瘤，常配昆布、贝母消痰软坚；治瘰疬，常与夏枯草、玄参、连翘等辛散痰结；治睾丸肿胀疼痛，配橘核、昆布、川楝子等入肝经散郁结。②有利水消肿之功，但单用力薄，多与茯苓、猪苓、泽泻等利湿药同用治疗痰饮水肿。

用量用法 6~12g，煎服。

使用注意 传统认为反甘草。但临床也每有配伍同用者。

化学成分 羊栖菜和海蒿子均含褐藻酸、甘露醇、钾、碘、灰分等。海蒿子还含马尾藻多糖、岩藻甾醇等。羊栖菜还含羊栖菜多糖 A、B、C 及褐藻淀粉。

药理作用 海藻因含碘化物，对缺碘引起的地方性甲状腺肿大有治疗作用，并对甲状腺功能亢进，基础代谢率增高有暂时抑制作用。褐藻酸硫酸酯有抗高脂血症作用，又可降低血清胆固醇及减轻动脉粥样硬化。水浸剂有降压作用。海藻中所含褐藻酸有类似肝素样作用，表现为抗凝血、抗血栓、降血黏度及改善微循环作用。羊栖菜对枯草杆菌有抑制作用，海藻多糖对 I 型单纯疱疹病毒有抑制作用。

（姚映芷）

huángyàozǐ

黄药子（Dioscoreae Bulbiferae Rhizoma）

薯蓣科植物黄独 *Dioscorea Bulbifera* L. 的块茎。主产于湖北、湖南、江苏等地。秋冬两季采挖。除去根叶及须根，洗净，切片晒干生用。

性味归经 苦，寒；有毒。归肺、肝经。

功效主治 化痰散结消瘿，清热解毒。用于瘿瘤结肿，疮疡肿毒，咽喉肿痛，毒蛇咬伤。

功用阐述 ①能化痰软坚，散结消瘿，治项下气瘿结肿，单以本品浸酒饮；亦可与海藻、牡蛎同用消痰软坚。②能清热解毒，可单用或配其他清热解毒药同用，治疗疮疡肿毒，咽喉肿痛，毒蛇咬伤。此外，黄药子还有凉血止血作用，可用于血热引起的吐血，衄血，咯血等；并兼有止咳平喘作用，亦可治咳嗽、气喘、百日咳等。

用量用法 5～15g，煎服；研末服，1～2g。

使用注意 本品有毒，不宜过量。如多服、久服可引起吐泻腹痛等消化道反应，并对肝肾有一定损害，故脾胃虚弱及肝肾功能损害者慎用。

化学成分 黄药子含黄药子素 A、B、C、D、E、F、G、H，8-表黄药子 F 乙酸酯，薯蓣皂苷元、D-山梨糖醇、二氢薯蓣碱，还含蔗糖、还原糖、淀粉、鞣质。

药理作用 黄药子对缺碘所致的动物甲状腺肿有一定的治疗作用。水浸剂体外对多种致病真菌有不同程度的抑制作用。

(姚映芷)

wǎléngzǐ

瓦楞子（Arcae Concha） 蚶科动物毛蚶 Arca subcrenata Lischke、泥蚶 Arca granosa Linnaeus 或魁蚶 Arca inflata Reeve 的贝壳。产于各地沿海地区。全年捕捞，洗净，置沸水中略煮，去肉，晒干，生用或煅用，用时打碎。

性味归经 咸，平。归肺、胃、肝经。

功效主治 消痰软坚，化瘀散结，制酸止痛。用于瘰疬，瘿瘤，胃酸过多。

功用阐述 ①咸能软坚，消痰散结，常与海藻、昆布等配伍治疗瘰疬，瘿瘤。②既能消痰，又能化瘀，有化瘀散结之功，适用于气滞血瘀及痰积所致的癥瘕痞块，可醋淬为丸单用，也常与三棱、莪术、鳖甲等行气活血消癥软坚之品配伍。③煅用可制酸止痛，用于肝胃不和，胃痛吐酸。

用量用法 9～15g，煎服；研末服，每次 1～3g。生用消痰散结，宜打碎先煎；煅用制酸止痛。

化学成分 均主含碳酸钙，并含有机质及少量铁、镁、硅酸盐、磷酸盐等。

药理作用 碳酸钙能中和胃酸，减轻胃溃疡之疼痛。

(姚映芷)

hǎifúshí

海浮石（Os Costaziae） 胞孔科动物脊突苔虫 Costazia aculeala Canu et Bassler，瘤苔虫 Costazia costazii Audouim 的骨骼，俗称石花；或火山喷出的岩浆形成的多孔状石块，又称大浮海石或小浮海石。前者主产于浙江、江苏、福建沿海，夏秋季捞起，清水洗去盐质及泥沙，晒干；后者主产于辽宁、山东、广东沿海。全年可采，捞出洗净晒干，捣碎或水飞用。

性味归经 咸，寒。归肺、肾经。

功效主治 清肺化痰，软坚散结，利尿通淋。用于痰热咳嗽，肺热久咳。瘰疬结核。

功用阐述 ①性寒能清肺降火，咸能软坚化痰。治热壅肺，咳喘咯痰黄稠者，可与瓜蒌、贝母、胆星等同用清肺化痰；若肝火灼肺，久咳痰中带血者，可配青黛、山栀、瓜蒌等药同用，以泻肝清肺，化痰止血。②味咸软坚散结，清火化痰。常配牡蛎、贝母、海藻等药同用，治疗瘰疬，瘿瘤。

用量用法 10～15g，煎服。打碎先煎。

化学成分 脊突苔虫的骨骼，主含碳酸钙，并含少量镁、铁及酸不溶物质；火山喷出的岩浆形成的多孔状石块上要成分为二氧化硅，亦含氯、镁等。

药理作用 有促进尿液分泌及祛除支气管分泌物的作用。

(姚映芷)

géqiào

蛤壳（Meretricis Concha；Cyclinae Concha） 帘蛤科动物文蛤 Meretrix meretrix Linnaeus 和青蛤 Cyclina sinensis Gmelin 的贝壳。产各地沿海地区。夏秋两季自海滩泥沙中淘取，去肉，洗净。生用或煅用。捣末或水飞用。

性味归经 苦、咸，寒。归肺、胃经。

功效主治 清热化痰，软坚散结。用于痰热咳嗽，痰火郁结，瘰疬痰核，瘿瘤。

功用阐述 ①性寒，清肺热而化痰清火，用治热痰咳喘，痰稠色黄，与瓜蒌仁、海浮石等同用清化痰热肝火犯肺，痰火内郁，灼伤肺络之胸胁疼痛咯吐痰血，常配青黛清肝化痰。②味咸，能软坚散结，常与海藻、昆布等同用化痰软坚，治疗瘿瘤、痰核等。此外，蛤壳有利尿、制酸之功，可用于水气浮肿，小便不利及胃痛泛酸之症。研末外用，可收涩敛疮，治湿疮、烫伤。

用量用法 6～15g；蛤粉宜包煎。生用清肺化痰，软坚散结；煅用制酸止痛。

使用注意　本品性寒，总以治热邪痰结为主，故凡肺虚有寒、中阳不足者忌用。

化学成分　文蛤和青蛤的贝壳均含碳酸钙、壳角质、氨基酸等。另含钠、铝、铁、锶等。

药理作用　有抗衰老作用，对动物过氧化脂质能明显降低，对超氧化物歧化酶活性能明显提高。另有抗炎作用，其与昆布、海藻、牡蛎的组方能抑制大鼠肉芽组织增生，对小鼠冰醋酸致急性腹膜炎有显著抑制效果。

（姚映芷）

pàngdàhǎi

胖大海（Sterculiae Lychnophorae Semen）　梧桐科植物胖大海 *Stereulia lychnophora* Hance 的干燥成熟种子。主产于泰国、柬埔寨、马来西亚等国。4～6 月果实成熟开裂时，采收种子，晒干。

性味归经　甘，寒。归肺、大肠经。

功效主治　清肺化痰，利咽开音，润肠通便。用于痰热咳嗽，肺热音哑，热结便秘。

功用阐述　①甘寒质轻能清宣肺气，化痰利咽开音。常单味泡服，亦可配桔梗、川贝、甘草清宣肺气之品，用于肺热声哑，咽喉疼痛，咳嗽等。②性清润，能润肠通便，清泻火热，可单味泡服，或配清热泻下药以增强药效，用于燥热便秘，头痛目赤。

用量用法　2～3 枚，沸水泡服或煎服。

化学成分　种子外层含胖大海素，果皮含半乳糖、戊糖（主要是阿拉伯糖）。

药理作用　胖大海素对血管平滑肌有收缩作用；能改善黏膜炎症。减轻痉挛性疼痛。水浸液具有促进肠蠕动，有缓泻作用。

（姚映芷）

hàncài

蔊菜（Rorippae Indicae Herba）　十字花科植物植物蔊菜 *Rorippindica*（L.）Hiern 和无瓣蔊菜 *Rorippa dubia*（Pers.）Hara 的全草。产于华东地区及河南等地。

性味归经　辛、苦，平。归肺、肝经。

功效主治　祛痰止咳，清热解毒，利湿退黄。主治咳喘痰多，咽喉肿痛，痈肿疮毒，湿热黄疸。

功用阐述　①既有祛痰止咳之功，又有良好的清热作用。治疗咳嗽痰多，不论寒热，皆可应用。治肺热咳嗽，咯痰黄稠，或有胸痛、发热者，可与鱼腥草、蒲公英、黄芩等清热解毒药配伍；如属肺寒咳喘、痰液清稀、畏寒、苔白滑者，可与紫苏子、白芥子、干姜等温肺化痰药同用。②又具清热解毒作用，治咽喉肿痛、发热。可与鸭跖草、葎草等共奏解毒消肿止痛的功效。③还有利湿退黄疸功效，用于湿热黄疸，常与茵陈、虎杖、地耳草等利湿退黄药同用。

用量用法　10～30g，煎服。

化学成分　含有蔊菜素，有机酸，黄酮类及微量生物碱。无瓣蔊菜含有蔊菜素及蔊菜酰胺。

药理作用　蔊菜素有去痰作用。对肺炎链球菌和流感嗜血杆菌有抑制作用。

（姚映芷）

jīnlóngdǎncǎo

金龙胆草（Conyzae Herba）　菊科植物苦蒿 *Conyza blinii* Lévl. 的干燥地上部分。主产于四川、云南等地。夏、秋季节花开时采挖，晒干，生用。

性味归经　苦，寒。归肺、肝经。

功效主治　清热化痰，止咳平喘，解毒利湿，凉血止血。用于肺热咳嗽，咽喉肿痛，鼻衄，便血，崩漏，外伤出血。

功用阐述　①主归肺经，味苦性平，清肺热化痰，治肺热咳嗽。因其药性平和，配伍后，可用之多种咳嗽。②主归心经入血，具有苦泄火热凉血止血之效。治疗血热妄行之鼻衄，便血，崩漏及外伤出血。

用量用法　6～9g，煎服。

化学成分　全草含生物碱、皂苷、酚性物质及微量的挥发油等成分。

药理作用　金龙胆草皂苷有明显的祛痰作用，对气管纤毛运送黏液速度有促进作用。能对抗组胺引起的气管平滑肌收缩作用，皂苷水溶液对金黄色葡萄球菌和白色葡萄球菌生长有抑制作用。

（姚映芷）

mángguǒyè

杧果叶（Mangiferae Indicae Folium）　漆树科植物芒果 *Mangifera indica* L. 的叶。主产于广西、广东等地，全年可采收，鲜用或晒干备用。

性味归经　酸、甘，凉。归肺、胃、肝经。

功效主治　清热化痰，止咳平喘，行气疏滞。用于肺热咳嗽，热滞腹痛、气胀，以及小儿疳积、消渴等。

功用阐述　叶性凉，入手太阴肺经，可清热化痰，止咳平喘，可治疗肺热咳嗽；其又味酸入肝、胃经，疏肝行气消滞，热滞腹痛，小儿疳积，其味酸且甘，酸甘能化阴，凉可去热，故亦能治消渴。

用量用法　15～30g，煎服；外用适量。

化学成分　主含芒果苷，异芒果苷，高芒果苷，原儿茶酸，没食子酸，没食子酸甲酯，没食子酸乙酯，鞣花酸、抗坏血酸，鞣质、氢氰酸、奎尼酸、侧柏烯等，还含γ-儿茶精、山柰酚、杨梅素、槲皮素，金丝桃苷等黄酮类成分。

药理作用　杜果叶有明显的镇咳、祛痰、平喘作用。主要有效成分芒果苷，具有镇咳、祛痰、抗炎、抗病毒、抗氧化、降血糖、抗肿瘤及调节免疫等广泛的生物活性。芒果苷能显著抑制醋酸腹腔注射引起的小鼠急性腹腔炎症的渗出，明显减轻二甲苯导致的小鼠耳郭急性炎症性肿胀，对于脂多糖引起的家兔发热症状，芒果苷也有较好的解热作用；芒果苷能增加小鼠大鼠的排痰量，有祛痰作用；芒果苷对浓氨水引起的小鼠咳嗽有明显抑制作用；芒果苷在体外对乙型肝炎病毒（HBV）基因转染的人肝癌细胞系2215细胞乙型肝炎e抗原（HbeAg）的分泌有明显抑制作用，但对乙型肝炎表面抗原（HbsAg）分泌的抑制作用较差；在鸭体内进行的芒果苷抑制鸭乙型肝炎病毒感染的实验研究发现，芒果苷有良好的抑制鸭乙型肝炎病毒DNA的作用；芒果苷对中枢神经系统有抑制作用，有抗炎。叶或汁对敏感的人可引起皮炎。对动物有雌性激素样作用。

（姚映芷）

zhǐké píngchuǎnyào

止咳平喘药（cough and dyspnea-relieving medicinal）

具有宣肺、降肺、清肺、润肺、敛肺及化痰之功，以减轻或制止咳嗽和喘息为主要作用的药物。其性或温或寒，其味或辛或苦或甘，个别药具酸涩味，少数药有毒性，主归肺经。其中有的药物偏于止咳，有的偏于平喘，有的则兼而有之。主治外感或内伤所致咳喘证。对于外感咳嗽及麻疹初起，不宜过早使用敛肺止咳药，以免"闭门留寇"。个别麻醉镇咳定喘药，因易成瘾，易恋邪，用之宜慎。少数止咳平喘药有毒，应控制用量，中病即止。临床常用的止咳平喘药有苦杏仁、甜杏仁、紫苏子、百部、紫菀、款冬花、马兜铃、枇杷叶、桑白皮、葶苈子、白果、矮地茶、洋金花、牡荆叶、石吊兰、瓜子金、猪胆粉、满山红、烈香杜鹃、胡颓子叶、暴马子皮、罗汉果、金沸草、华山参、龙脷叶、通关藤、野马追、钟乳石等。

（聂晶）

kǔxìngrén

苦杏仁（Armeniacae Semen Amarum）

蔷薇科植物山杏 Prunus armeniaca L. var. ansu Maxim.、西伯利亚杏 Prunus sibirica L.、东北杏 Prunus mandshurica（Maxim.）Koehne 或杏 Prunus armeniaca L. 的干燥成熟种子。主产于山西、河北、内蒙古等地。夏季采收成熟果实，除去果肉及核壳，晾干，生用或炒、烊用。

性味归经　苦，微温；有小毒。归肺、大肠经。

功效主治　降气止咳平喘，润肠通便。用于咳嗽气喘，胸满痰多，肠燥便秘。

功用阐述　①主入肺经，味苦降泄，兼能宣散，多脂质润，温而不燥，肃降兼宣发肺气而能止咳平喘，为治咳喘之要药，凡咳喘诸证，无论新久、寒热，随证配伍均可应用。如风寒咳喘，胸闷气逆，配麻黄、甘草，以散风寒宣肺平喘；风热咳嗽，发热汗出，配桑叶、菊花，以散风热宣肺止咳；燥热咳嗽，痰少难咯，配桑叶、贝母、沙参，以清肺润燥止咳；肺热咳喘，配石膏等以清肺泻热、宣肺平喘等。②质润多脂，入于大肠，味苦降气，而有降气润肠，通利大便之功。用治肠燥便秘，常与柏子仁、郁李仁等润肠之品同用。

用量用法　5～10g，煎服。宜打碎入煎。生品入煎剂后下。

使用注意　本品性温，又能润肠，故阴虚咳喘及大便溏泻者忌用。其有小毒，用量不宜过大；婴儿慎用。

化学成分　主含苦杏仁苷及脂肪油，油中主要为亚油酸，油酸及棕榈酸。并含有蛋白质、各种游离氨基酸、多种微量元素和维生素。尚含苦杏仁酶、苦杏仁苷酶、绿原酸、肌醇、苯甲醛、芳樟醇等。

药理作用　苦杏仁所含苦杏仁苷口服后，在下消化道分解产生少量氢氰酸，能抑制咳嗽中枢而起镇咳平喘作用。在生成氢氰酸的同时，也产生苯甲醛，后者可抑制胃蛋白酶的活性，从而影响消化功能。苦杏仁油有润滑性通便作用且对蛔虫、钩虫及伤寒沙门菌、副伤寒沙门菌有抑制作用。苦杏仁苷及其水解生成的氢氰酸和苯甲酸体外试验均证明有微弱抗癌作用。此外，苦杏仁苷有抗突变作用，所含蛋白质成分还有明显的抗炎及镇痛作用。

（聂晶）

tiánxìngrén

甜杏仁（Armeniacae Dulcis Semen）

蔷薇科植物杏 Prunus armeniaca L. 的干燥成熟的甜味种子。主产于河北、甘肃、新疆等地。夏季采收成熟果实，除去果肉及核壳，晾干，生用。

性味归经　甘，平。归肺、大肠经。

功效主治　润肺止咳平喘，润肠通便。用于虚劳咳喘，肠燥便秘。

功用阐述 ①味甘性平，入于肺经，功效与苦杏仁类似但药力较缓，且偏于润肺止咳。主要用于虚劳咳嗽。②质润含油，入于大肠，有润肠通便之功。可用治肠燥便秘。③其味甘甜，多供果食。

用量用法 5~10g，煎服。外用，捣敷。

使用注意 本品味甘滋润，故对痰湿咳嗽和风寒咳嗽之人忌食，对腹泻便溏者也应忌之。

化学成分 主含大量的脂肪和蛋白，经实验测得脂肪、黄酮、多糖、蛋白质量分数分别为：46.53%、0.04%、1.73%、31%。还含有膳食纤维，维生素E、矿物质钙、镁、钾等。

药理作用 甜杏仁具有一定的降脂作用。其多糖对羟自由基和超氧阴离子都有较强的有清除作用，且对羟自由基的抑制率随着质量浓度的增加而增强。

（聂 晶）

zǐsūzǐ

紫苏子（Perillae Fructus） 唇形科植物紫苏 *Perilla frutescens* (L.) Britt. 的干燥成熟果实。主产于江苏、安徽、河南等地。秋季果实成熟时采收，晒干，生用或微炒，用时捣碎。

性味归经 辛，温。归肺，大肠经。

功效主治 降气化痰，止咳平喘，润肠通便。用于痰壅气逆，咳嗽气喘，肠燥便秘。

功用阐述 ①温润性降，主入肺经，长于降肺气，化痰涎，气降痰消则咳喘自平。用治痰壅气逆，咳嗽气喘，痰多胸闷，甚则不能平卧之证，常与白芥子、莱菔子配伍，以增降气化痰之功。②富含油脂，能润燥滑肠，又能降泄肺气以助大肠传导。用治肠燥便秘常配杏仁、火麻仁等，以增其效。

用量用法 3~10g，煎服。或入丸、散。

使用注意 本品性温且富含油脂，阴虚喘咳及脾虚便溏患者慎用。

化学成分 主含脂肪油：油中主要含不饱和脂肪酸及亚油酸、亚麻酸，及蛋白质、挥发油、维生素 B_1、氨基酸等。

药理作用 紫苏子具有一定的镇咳、祛痰和平喘作用，其镇咳成分较分散。平喘成分的水溶性大。紫苏油有明显的降血脂作用，给易于卒中的自发性高血压大鼠喂紫苏油可延长其存活率，使生存时间延长。紫苏油还可提高实验动物的学习能力。实验证实其有抗癌作用。

（聂 晶）

bǎibù

百部（Stemonae Radix） 百部科植物直立百部 *Stemona sessilifolia* (Miq.) Miq.、蔓生百部 *Stemona japonica* (Bl.) Miq. 或对叶百部 *Stemona tuberosa* Lour. 的干燥块根。主产于安徽、江苏、山东等地。春、秋二季采挖，除去须根，洗净、置沸水中略烫或蒸至无白心，取出，晒干，切厚片生用，或蜜炙用。

性味归经 甘、苦，微温。归肺经。

功效主治 润肺下气止咳，杀虫灭虱。用于新久咳嗽，肺痨咳嗽，顿咳，外用于头虱、体虱、蛲虫病、阴痒，蜜百部润肺止咳，用于阴虚痨嗽。

功用阐述 ①甘润苦降，微温不燥，主入肺经，功专润肺止咳，无论外感、内伤、暴咳、久嗽，皆可用之。可单用或配伍应用。治风寒咳嗽，配荆芥、桔梗、紫菀等，以发散风寒，宣肺止咳；久咳不已，气阴两虚者，则配黄芪、沙参、麦冬等益气养阴药；治肺痨咳嗽，阴虚者，常配沙参、麦冬、川贝母等，以养阴润肺止咳。②外用有杀虫灭虱之功，可用于蛲虫病、阴道滴虫、头虱及疥癣等。治蛲虫病，以本品浓煎，睡前保留灌肠；治阴道滴虫，可单用，或配蛇床子、苦参等煎汤坐浴外洗，治头虱、体虱及疥癣，可制成20%乙醇液，或50%水煎剂外搽。

用量用法 3~9g，煎服。久咳虚嗽宜蜜炙用。外用适量，水煎或酒浸。

化学成分 主含多种生物碱：百部碱、百部定碱、原百部碱、次百部碱、直立百部碱、对叶百部碱、蔓生百部碱等，还含糖、脂类、蛋白质、琥珀酸等。

药理作用 百部所含生物碱能降低呼吸中枢兴奋性，抑制咳嗽反射，而奏止咳之效。对支气管痉挛有松弛作用，强度与氨茶碱相似。体外试验对人型结核杆菌、肺炎链球菌、葡萄球菌、链球菌、白喉棒状杆菌、痢疾志贺菌、铜绿假单胞菌、伤寒沙门菌、鼠疫杆菌、炭疽杆菌，霍乱弧菌均有抑制作用，对流行性感冒病毒，一切皮肤真菌也有抑制作用。水浸液和醇浸液对体虱、阴虱皆有杀灭作用。此外，尚有一定的镇静、镇痛作用。

（聂 晶）

zǐwǎn

紫菀（Asteris Radix Et Rhizoma） 菊科植物紫菀 *Aster tataricus* L. f. 的干燥根和根茎。主产于河北、安徽、河南等地。春、秋二季采挖，除去有节的根茎（习称"母根"）及泥沙，编成辫状晒干，或直接晒干，切厚片生用，

或蜜炙用。

性味归经 苦、辛，温。归肺经。

功效主治 润肺下气，消痰止咳。用于痰多喘咳，新久咳嗽，劳嗽咳血。

功用阐述 甘润苦泄，性温不燥，主入肺经，长于润肺下气，化痰止咳。对咳嗽之证，无论外感、内伤，病程长短，寒热虚实，皆可用之。如风寒犯肺，咳嗽咽痒，咯痰不爽，配荆芥、桔梗、百部等，以发散风寒，宣肺止咳；若治阴虚劳嗽，痰中带血，则配阿胶、贝母等以养阴润肺，化痰止嗽。此外，取其开宣肺气之力，配伍黄芪、肉桂、车前子等补气助阳利水药，还可用于小便不通等证。

用量用法 5~10g，煎服。外感暴咳生用，肺虚久咳蜜炙用。

使用注意 本品性温，肺热者不宜使用。

化学成分 主含紫菀皂苷A、B、C、D、E、F、G，紫菀苷，紫菀酮，紫菀五肽，紫菀氯环五肽，丁基-D-核酮糖苷，槲皮素，无羁萜，表无羁萜醇，挥发油等。

药理作用 紫菀水煎剂及苯、甲醇提取物均有显著的祛痰作用，初步认为祛痰的有效成分为丁基-D-核酮糖苷；紫菀提取物中分离出的结晶之一有止咳作用。体外试验证明，紫菀对大肠埃希菌、痢疾志贺菌、伤寒沙门菌、副伤寒沙门菌、铜绿假单胞菌有一定抑制作用；所含的表无羁萜醇对小鼠艾氏腹水癌有抗癌作用；槲皮素有利尿作用。

(聂 晶)

kuǎndōnghuā

款冬花（Farfarae Flos） 菊科植物款冬 *Tussilago farfara* L. 的干燥花蕾。主产于内蒙古、甘肃、山西等地。12月或地冻前当花尚未出土时采挖，除去花梗，阴干，生用，或蜜炙用。

性味归经 辛、微苦，温。归肺经。

功效主治 润肺下气，止咳化痰。用于新久咳嗽，喘咳痰多，劳嗽咳血。

功用阐述 辛温而润，主入肺经，功能润肺下气，止咳化痰。治咳喘无论寒热虚实，皆可随证配伍。咳嗽偏寒，可与干姜、紫菀、五味子同用，以温肺止咳；治肺热咳喘，则配知母、桑叶、川贝母同用，以清肺止咳；若配补气药人参、黄芪，可治肺气虚弱，咳嗽不已；若治阴虚燥咳，则配沙参、麦冬，以养阴润燥止咳；肺痈咳吐脓痰者，也可配桔梗、苡仁等消痈排脓药同用。

用量用法 5~10g，煎服。外感暴咳宜生用，内伤久咳宜炙用。

化学成分 主含生物碱类成分：款冬花碱、克氏千里光碱；倍半萜成分：款冬花素、甲基丁酸款冬花素酯、去乙酰基款冬花素；三萜成分：款冬二醇、山金车二醇；尚含芸香苷、金丝桃苷、精油、氨基酸和鞣质等。

药理作用 款冬花煎剂及乙醇提取物有镇咳作用，乙酸乙酯提取物有祛痰作用，醚提取物小量略有支气管扩张作用，醇、醚提取物有呼吸兴奋作用。醚提取物及煎剂有升血压作用；醚提取物能抑制胃肠平滑肌，有解痉作用；提取物及款冬花素有抗血小板激活因子作用。

(聂 晶)

mǎdōulíng

马兜铃（Aristolochiae Fructus） 马兜铃科植物北马兜铃 *Aristolochia contorta* Bge. 或马兜铃 *Aristolochia debilis* Sieb. et Zucc. 的干燥成熟果实。前者主产于黑龙江、吉林、河北等地；后者主产于山东、江苏、安徽等地。秋季果实由绿变黄时采收，晒干，生用、炒用或蜜炙用。

性味归经 苦，微寒。归肺、大肠经。

功效主治 清肺降气，止咳平喘，清肠消痔。用于肺热咳喘，痰中带血，肠热痔血，痔疮肿痛。

功用阐述 ①性寒质轻，主入肺经，味苦泄降，善清肺热，降肺气，又能化痰。故热郁于肺，肺失肃降，发为咳嗽痰喘者最宜，用治肺热咳喘，常配桑白皮、黄芩、枇杷叶等，以清肺止咳平喘；治肺虚火盛，喘咳咽干，或痰中带血者，则配阿胶、牛蒡子等同用，以养阴清肺、宁嗽止血。②又入大肠经，能清大肠积热而清肠消痔，治痔疮肿痛或出血，可煎汤内服，也可配地榆、槐角煎汤熏洗患处。③此外，又能清热平肝降压而治高血压病属肝阳上亢者。

用量用法 3~9g，煎服。外用适量，煎汤熏洗。一般生用，肺虚久咳炙用。

使用注意 本品含马兜铃酸，可引起肾脏损害等不良反应，儿童及老年人慎用，婴幼儿及肾功能不全者禁用。用量不宜过大，以免引起呕吐。虚寒喘咳及脾虚便溏者禁服，胃弱者慎服。

化学成分 北马兜铃果实主含马兜铃酸A、C、D，β-谷甾醇和木兰花碱。马兜铃果实和种子主含马兜铃酸A和季铵生物碱。

药理作用 马兜铃有明显止咳作用，煎剂有微弱祛痰作用；有缓解支气管平滑肌痉挛，扩张支气管作用；有抗炎作用及对多种致病真菌有抑制作用。

(聂 晶)

pípayè

枇杷叶 （Eriobotryae Folium）

蔷薇科植物枇杷 *Eriobotrya japonica* (Thunb.) Lindl. 的干燥叶。中国大部分地区均有栽培。主产于广东、江苏、浙江等地。全年均可采收，晒干，刷去毛，切丝生用或蜜炙用。

性味归经 苦，微寒。归肺、胃经。

功效主治 清肺止咳，降逆止呕。用于肺热咳嗽，气逆喘急，胃热呕逆，烦热口渴。

功用阐述 ①味苦能降，性寒能清，具有清降肺气之功。用治肺热咳嗽，气逆喘急，可单用制膏服用，或与黄芩、桑白皮等同用，以清肺止咳；治燥热咳喘，咯痰不爽，口干舌红者，宜与润燥清肺之品桑叶、麦冬、阿胶等同用。②能清胃热，降胃气而止呕吐、呃逆，治胃热呕吐、呃逆，常配清胃止呕、行气和中之竹茹、陈皮等同用。此外，取其清胃止渴之效，还可用于热病烦渴及消渴等。

用量用法 6~10g，煎服。止咳宜炙用，止呕宜生用。

使用注意 寒咳及胃寒呕吐者慎用。

化学成分 主含挥发油：橙花椒醇、金合欢醇，以及酒石酸、熊果酸、齐墩果酸、苦杏仁苷、鞣质、维生素 B、C，山梨醇等。

药理作用 枇杷叶有镇咳、平喘作用，祛痰作用较差；煎剂在体外对金黄色葡萄球菌有抑制作用，对白色葡萄球菌、肺炎链球菌及痢疾志贺菌亦有抑制作用。乙醚冷浸提取物及所含熊果酸有抗炎作用。所含三萜酸类成分 2α-羟基乌苏酸对糖尿病小鼠有降血糖作用。

（聂 晶）

sāngbáipí

桑白皮 （Mori Cortex）

桑科植物桑 *Morus alba* L. 的干燥根皮。中国大部分地区均产，主产于安徽、河南、浙江等地。秋末叶落时至次春发芽前采挖根部，刮去黄棕色粗皮，剥取根皮，晒干，切丝生用，或蜜炙用。

性味归经 甘，寒。归肺经。

功效主治 泻肺平喘，利水消肿。用于肺热喘咳，水肿胀满尿少，面目肌肤浮肿。

功用阐述 ①甘寒性降，主入肺经，能清泻肺火兼泻肺中水气而平喘。治肺热咳喘，常配地骨皮同用，以清泻肺热、止咳平喘；若水饮停肺，胀满喘急，可配麻黄、杏仁、葶苈子等宣肺逐饮之药同用；治肺虚有热而咳喘气短、潮热、盗汗者，也可与人参、五味子、熟地等补益药配伍。②能泻降肺气，通调水道而利水消肿。用治全身水肿，面目肌肤浮肿，胀满喘急，小便不利者，常配茯苓皮、大腹皮、陈皮等，以增强利水消肿之功。此外，本品还有清肝降压止血之功，可治衄血、咯血及肝阳肝火偏旺之高血压病。

用量用法 6~12g，煎服。泻肺利水，清肝宜生用；肺虚咳喘宜蜜炙用。

使用注意 本品性寒，寒咳慎用。

化学成分 主含多种黄酮类衍生物：桑根皮素、桑皮色烯素等；伞形花内酯，东莨菪素，还含有作用类似乙酰胆碱的降压成分；桑皮呋哺 A。

药理作用 桑白皮丙酮提取物对氨水引起的咳嗽有明显的镇咳作用，对乙酰胆碱引起的豚鼠痉挛性哮喘有明显的平喘作用；并能利尿，尿量及钠、钾、氯化物排出量均增加；煎剂及其乙醇、乙醚、甲醇的提取物，有不同程度的降压作用；对神经系统有镇静、安定、抗惊厥、镇痛、降温作用；对肠和子宫有兴奋作用。煎剂对金黄色葡萄球菌、伤寒沙门菌、痢疾志贺菌及抑制作用。本品对子宫颈癌 JTC28、肺癌细胞有抑制作用。研究表明，还能抗艾滋病毒。

（聂 晶）

tínglìzǐ

葶苈子 （Descurainiae Semen；Lepidii Semen）

十字花科植物播娘蒿 *Descurainia sophia* (L.) Webb. ex Prantl. 或独行菜 *Lepidium apetalum* Willd. 的干燥成熟种子。前者习称"南葶苈子"，主产于江苏、山东、安徽等地；后者称"北葶苈子"，主产于河北、辽宁、内蒙古等地。夏季果实成熟时采割植株，晒干，搓出种子，除去杂质，生用或炒用。

性味归经 辛、苦，大寒。归肺、膀胱经。

功效主治 泻肺平喘，行水消肿。用于痰涎壅肺，喘咳痰多，胸胁胀满，不得平卧，胸腹水肿，小便不利。

功用阐述 ①苦降辛散，性寒清热，专泻肺中水饮及痰火而平喘咳。用治痰涎壅盛，喘息不得平卧，常佐大枣以缓其苦寒之性。还常配紫苏子、桑白皮、杏仁等共用，以增强泄降肺气、止咳平喘之效。②泄肺气之壅闭而通调水道，利水消肿。治腹水肿满属湿热蕴阻者，配防己、椒目、大黄，使湿热水饮从二便排出；治痰热结胸、胸胁积水者，可配杏仁、大黄、芒硝，以泻热逐水。

用量用法 3~10g，煎服，包煎。研末服，3~6g。

使用注意 本品苦寒，虚寒

性咳喘及水肿慎用。

化学成分 北葶苈子主含强心苷类：毒毛旋花子苷配基，伊夫单苷，葶苈子苷，伊夫双苷；异硫氰酸类：葡萄糖异硫氰酸盐的降解产物，异硫氰酸苄酯，异硫氰酸烯丙酯，异硫氰酸丁烯酯；脂肪油类：亚麻酸、亚油酸、油酸、芥酸、棕榈酸、硬脂酸。南葶苈子主含芥子苷，脂肪油，蛋白质，糖类。

药理作用 芥子苷为其止咳有效成分。两种葶苈子提取物，均有强心作用，能使心肌收缩力增强，心率减慢，对衰弱的心脏可增加排血量，降低静脉压。尚有利尿作用。葶苈子的苄基芥子油具有广谱抗菌作用，对酵母菌等20种真菌及数十种其他菌株均有抗菌作用。葶苈子在很低剂量，即可发挥显著的抗癌效果。南葶苈子提取物具有调血脂作用。

（聂　晶）

báiguǒ

白果（Ginkgo Semen） 银杏科植物银杏 *Ginkgo biloba* L. 的干燥成熟种子。主产于广西、四川、河南等地。秋季种子成熟时采收，除去肉质外种皮，洗净，稍蒸或略煮后烘干。用时打碎取种仁，生用或炒用。

性味归经 甘、苦、涩，平；有毒。归肺、肾经。

功效主治 敛肺定喘，止带缩尿。用于痰多喘咳，带下白浊，遗尿尿频。

功用阐述 ①性涩而收，能敛肺定喘，且兼有一定化痰之功，为治喘咳痰多所常用。治寒喘由风寒之邪引发者，配麻黄辛散，敛肺而不留邪，宣肺而不耗气；如肺肾两虚之虚喘，配五味子、胡桃肉等以补肾纳气，敛肺平喘；若治肺热燥咳，喘咳无痰者，宜配天冬、麦冬、款冬花以润肺止咳。②收涩而固下焦。可用于带下，白浊，尿频，遗尿。治妇女带下，属脾肾亏虚，色清质稀者最宜，常配山药、莲子等健脾益肾之品同用；若属湿热带下，色黄腥臭者，也可配黄柏、车前子等，以化湿清热止带。治小便白浊，可单用或与萆薢、益智仁等同用，以固下焦，分清浊。对于遗精、尿频、遗尿，常配熟地、山萸肉、覆盆子等，以补肾固涩。

用量用法 5~10g，煎服。

使用注意 生食有毒。本品有毒，不可多用，小儿尤当注意。过食白果可致中毒，出现腹痛、吐泻、发热、发绀以及昏迷、抽搐，严重者可致呼吸麻痹而死亡。

化学成分 种子含蛋白质、脂肪、淀粉、氰苷、维生素 B_2 及多种氨基酸；外种皮含有毒成分白果酸、氢化白果酸、白果酚、白果醇等。肉质外种皮含白果酸、氢化白果酸、氢化白果亚酸、银杏二酚、白果醇和黄酮类化合物。

药理作用 乙醇提取物有一定的祛痰作用，对气管平滑肌有微弱的松弛作用。能抑制结核杆菌的生长，体外对多种细菌及皮肤真菌有不同程度的抑制作用。白果二酚有短暂降压作用，并引起血管渗透性增加。银杏外种皮水溶性成分能清除机体超氧自由基，具有抗衰老作用，还具有免疫抑制及抗过敏作用。

（聂　晶）

ǎidìchá

矮地茶（Ardisiae Japonicae Herba） 紫金牛科植物紫金牛 *Ardisia japonica*（Thunb.）Blume 的干燥全草。主产于福建、江西、湖南。夏秋二季茎叶茂盛时采挖。除去泥沙、晒干、切段，生用。

性味归经 辛、微苦，平。归肺、肝经。

功效主治 化痰止咳，清利湿热，活血化瘀。用于新久咳嗽，喘满痰多，湿热黄疸，经闭瘀阻，风湿痹痛，跌打损伤。

功用阐述 ①苦降肺气，有显著的止咳祛痰作用，略兼平喘之功。其性平，治咳喘无问寒热，均可配伍应用。治肺热咳喘痰多，可单用，亦可配枇杷叶、银花、猪胆汁等药，以增强清肺化痰、止咳平喘之功；若属寒痰咳喘，则配麻黄、细辛、干姜等温肺化痰止咳平喘药同用。②微苦，入肝经，功能清利湿热。治湿热黄疸，常配茵陈、虎杖等药，以清热利湿退黄；治水肿尿少，配泽泻、茯苓等，利水消肿；治热淋，常配车前草、萹蓄等，以清热利尿通淋。③辛以行血，有活血化瘀，通经止痛之功。治血瘀经闭，风湿痹痛，跌打损伤，可分别配活血调经，祛风湿通络，及祛瘀疗伤药同用。

用量用法 15~30g，煎服。

化学成分 主含挥发油，由龙脑、β-桉叶油醇和4-松油烯醇等61个成分组成，去油后可得岩白菜素。还含紫金牛酚Ⅰ、Ⅱ，2-甲基腰果二酚，冬青醇，恩贝素，槲皮素，槲皮苷，杨梅苷等。

药理作用 矮地茶煎剂及所含岩白菜素均有明显止咳作用；煎剂对小白鼠有明显祛痰作用，其作用强度与等剂量的桔梗相当，祛痰的有效成分可能是杨梅苷及槲皮素。挥发油及紫金牛酚有抗结核作用。煎剂对金黄色葡萄球菌、肺炎链球菌有抑制作用，并对流感病毒有一定的抑制作用。

（聂　晶）

yángjīnhuā

洋金花（Datura Flos） 茄科植物白花曼陀罗 *Datura metel* L. 的

干燥花。主产于江苏、浙江、福建、广东等地。4～11月花初开时采收，晒干或低温干燥，生用或姜汁、酒制用。

性味归经 辛，温；有毒。归肺、肝经。

功效主治 平喘止咳，解痉定痛。用于哮喘咳嗽，脘腹冷痛，风湿痹痛，小儿慢惊，外科麻醉。

功用阐述 ①辛温有毒，药性峻烈，主入肺经，有良好的镇咳平喘之功。对成人或年老咳喘无痰或痰少，而它药乏效者用之。可散剂单服，或配烟叶制成卷烟燃吸；现也常配入复方用治慢性喘息性支气管炎，支气管哮喘。②有良好的麻醉止痛作用，可广泛用于心腹疼痛，风湿痹痛，跌打损伤等多种疼痛疾病。单用即有效，也可配川乌草乌、姜黄等同用，以增强止痛之效。治痹痛，跌打疼痛，除煎汤内服外，还可煎水外洗或敷。③入肝经，有止痉之功。可用于小儿慢惊及癫痫，多与天麻、全蝎、天南星等息风止痉及化痰药配伍，以增强药效。④作麻醉药，常与草乌、川乌、姜黄等同用。以本品为主，或单以本品提取物东莨菪碱制成中药麻醉药，广泛用于各种外科手术麻醉，效果满意。

用量用法 0.3～0.6g。宜入丸、散剂；亦可作卷烟分次燃吸，一日量不超过1.5g。外用适量，煎汤洗或研末外敷。

使用注意 本品有毒，应控制剂量。孕妇、外感及痰热咳喘、青光眼、高血压、心动过速者禁用；体弱者慎用。

化学成分 主含莨菪烷型生物碱：东莨菪碱（天仙子碱）、莨菪碱（天仙子胺）、阿托品。其他尚含黄酮类、醉茄内酯类等。

药理作用 洋金花生物碱具有抑制呼吸道腺体分泌，松弛支气管及胃肠平滑肌的作用。东莨菪碱有一定的镇痛作用；对大脑皮质及中脑网状结构上行激活系统有抑制作用，有显著的镇静效果；对大脑皮质和皮质下某些部位主要是抑制作用，使意识丧失，产生麻醉。但对延髓和脊髓则有不同程度的兴奋作用。有阿托品样解除血管痉挛，改善微循环及组织器官的血流灌注而有抗休克作用。有散瞳，调节眼麻痹及抑制腺体分泌的作用。洋金花生物碱能明显提高血液和大脑皮质超氧化物歧化酶活性，降低丙二醛含量。生物碱小剂量时，兴奋迷走神经中枢使心率减慢；剂量较大时，则阻滞心脏M胆碱受体，使心率加快。较高浓度的莨菪类具有抗心律失常作用和非特异性的钙通道阻滞作用。

（聂 晶）

mùjīngyè

牡荆叶（Viticis Negundo Folium） 马鞭草科植物牡荆 *Vitex negundo* L. var. *cannabifolia*（Sieb. Et Zucc.）Hand. -Mazz. 的新鲜叶。主产于江苏、浙江、江西等地。夏、秋二季叶茂盛时采收，除去茎枝，鲜用。

性味归经 微苦、辛，平。归肺经。

功效主治 祛痰，止咳，平喘。用于咳喘痰多。

功用阐述 辛散苦降，主入肺经，有祛痰止咳平喘之功。用治咳喘痰多，可与苦杏仁、紫苏子等同用，以增其功。现代常用本品之挥发油治气管炎，有良效。

用量用法 鲜用，供提取牡荆油用。

化学成分 主含挥发油：β-丁香烯、香桧烯、石竹烯、β-桉醇、α-蒎烯、莰烯、桉脑、1,8-桉叶油素、丁香酚、β-丁香烯、氧化丁香烯、β-榄香烯等。此外，还含有黄酮苷、萜类、有机酸、生物碱、甾体化合物等。

药理作用 牡荆叶挥发油有显著祛痰作用；对氨水喷雾引咳的小鼠有显著镇咳作用；豚鼠恒压组胺喷雾法试验表明，牡荆叶油乳剂有一定平喘作用；有一定抗组胺作用。牡荆茎叶水煎剂在体外对金黄色葡萄球菌和炭疽杆菌有显著抗菌作用，对大肠埃希菌、乙型链球菌、白喉棒状杆菌、伤寒沙门菌、铜绿假单胞菌和痢疾志贺菌等也有一定抗菌作用。

（聂 晶）

shídiàolán

石吊兰（Lysionoti Herba） 苦苣苔科植物吊石苣苔 *Lysionotus pauciflorus* Maxim. 的干燥地上部分。主产于四川、贵州、广西等地。夏秋二季叶茂盛时采割，除去杂质，晒干，生用。

性味归经 苦，温。归肺经。

功效主治 止咳化痰，软坚散结。用于咳嗽痰多，瘰疬痰核。

功用阐述 ①味苦性降，主入肺经，有止咳化痰之功。用于咳嗽痰多，可与前胡、鱼腥草配伍，以增疗效。②功能化痰软坚散结，用治瘰疬痰核，可与散结之浙贝母、玄参等同用。

用量用法 9～15g，煎服。外用适量，捣敷或煎水外洗。

使用注意 孕妇忌服。

化学成分 主含石吊兰素。

药理作用 石吊兰所含石吊兰素有抗结核菌、抗炎、降压、清除自由基、抗肿瘤作用。

（聂 晶）

guāzǐjīn

瓜子金（Polygalae Japonicae Herba） 远志科植物瓜子金 *Polygala japonica* Houtt. 的干燥全

草。中国大部分地区均产。春末花开时采挖，除去泥沙，晒干，生用。

性味归经 辛、苦，平。归肺经。

功效主治 祛痰止咳，活血消肿，解毒止痛。用于咳嗽痰多，咽喉肿痛，外治跌打损伤，疔疮疖肿，蛇虫咬伤。

功用阐述 ①辛以行散，味苦降泄，主入肺经，功能祛痰止咳。用治咳嗽痰多，可单用，也可配伍桔梗、瓜蒌、浙贝母等化痰止咳药。②祛痰利咽、解毒止痛之功，用于咽喉肿痛，可与大青叶、紫花地丁、野菊花同用，以增其效。③功能活血消肿，解毒止痛，用治跌打损伤，疔疮疖肿，蛇虫咬伤，即可内服，亦可外用。

用量用法 15～30g。外用：适量，捣敷或研末调敷。

化学成分 主含瓜子金皂苷。尚含 β-谷甾醇、β-胡萝卜素、槲皮素等。

药理作用 皂苷类有镇咳祛痰作用，寡糖多酯类有改善认知和脑保护作用、抗抑郁作用。瓜子金已开花植株的根及地上部分的5%浸液具有溶血作用尚有镇静、催眠等作用。

（聂 晶）

zhūdǎnfěn

猪胆粉（Suis Fellis Pulvis）猪科动物猪 *Sus scrofadomestica* Brisson. 胆汁的干燥品。中国各地均有饲养。宰杀后，取猪胆汁，滤过、干燥、粉碎。

性味归经 苦，寒。归肝、胆、肺、大肠经。

功效主治 清热润燥，止咳平喘，解毒。用于顿咳，哮喘，热病燥渴，目赤，喉痹，黄疸，泄泻，痢疾，便秘，痈疮肿毒。

功用阐述 ①苦泄寒清，主入肺经，清肺润燥，止咳平喘。用治肺热肺燥咳喘，可单用或配伍桔梗、瓜蒌等同用，以增强清热止咳之功。②功长清热润燥，解毒。用治热病燥渴，可与天花粉同用，以清热润燥生津止渴；治热毒所致目赤，喉痹，痈疮肿毒等证，可与人工牛黄、肿节风等同用，以增强清热解毒之效。③苦寒清泻，主入肝胆及大肠经，能清泻肝胆大肠积热，可用治黄疸，泄泻，痢疾等证。④清热润燥，入于大肠，用治燥热便秘。可单用，亦可与蜂蜜同用。

用量用法 0.3～0.6g，冲服或入丸散。外用适量，研末或水调涂敷患处。

使用注意 本品苦寒，脾虚便溏者慎用。

化学成分 主含猪去氧胆酸、胆色素、脂类及氨基酸类等。

药理作用 猪胆粉具有镇咳、平喘作用，还有消炎、抗过敏及抑菌作用。

（聂 晶）

mǎnshānhóng

满山红（Rhododendri Daurici Folium）杜鹃花科植物兴安杜鹃 *Rhododendron dauricum* L. 的干燥叶。主产于黑龙江、吉林、辽宁等地。夏秋二季采收，晒干或阴干用。

性味归经 辛、苦，寒。归肺、脾经。

功效主治 止咳，祛痰。用于咳嗽气喘痰多。

功用阐述 满山红味苦性寒，有较好的祛痰止咳作用，但平喘作用较弱。用于咳嗽痰多气喘者，单用即有良好效果。现已制成杜鹃素片、满山红油、满山红胶丸等用于临床。

用量用法 25～50g，煎服。或6～12g，用40%乙醇浸服。

使用注意 本品苦寒，脾胃虚寒者慎用。

化学成分 主含多种黄酮类成分：金丝桃苷、异金丝桃苷、槲皮素等；香豆精类物质：东莨菪素、伞形花内酯；酚酸类物质：香草酸、杜鹃醇、氢醌及微量梫木毒素。又含挥发油类：杜鹃酮（大牻牛儿酮），桉脑，薄荷醇，α-、β-、γ-桉叶醇等。

药理作用 满山红煎剂有明显镇咳作用，主要有效成分是杜鹃酮，水溶液及有效成分杜鹃素呈现显著的祛痰作用。醇浸水溶液能对抗支气管痉挛，呈现平喘作用。适当剂量的满山红制剂具洋地黄样强心作用，大剂量可使心率减慢，收缩力减弱。水煎剂和醇提取物对金黄色葡萄球菌、白色葡萄球菌、甲型链球菌、铜绿假单胞菌等均有抑制作用。此外，本品尚有降血压作用。

（聂 晶）

lièxiāngdùjuān

烈香杜鹃（Rhododendri Anthopogonoidis Folium）杜鹃花科植物烈香杜鹃 *Rhododendron anthopogonoides* Maxim. 的干燥叶。主产于甘肃、青海、四川北部、西藏等地。6～8月采其叶及嫩枝，将枝除去粗皮切段，切段的枝和叶分别用纸遮盖晒干，生用。

性味归经 辛、苦，微温。归肺经。

功效主治 祛痰，止咳，平喘。用于咳嗽，气喘，痰多。

功用阐述 烈香杜鹃辛苦微温，主入肺经，辛温行散，苦降肺气，功能祛痰止咳平喘。主治咳嗽，气喘，痰多。可单用或配伍其他化痰止咳平喘药同用。也常提取分离其挥发油，制成各种剂型，治疗急、慢性气管炎有良好的止咳祛痰作用。

用量用法 15~30g，煎服；或研末，每次1~5g。

化学成分 主含挥发油类成分：α-芹子烯，γ-芹子烯，η-芹子烯、4-苯基-2-丁酮、右旋柠檬烯、β-月桂烯、大牻牛儿酮、杜鹃烯、杜鹃次烯、桉脑、苄基丙酮等；黄酮类：小叶枇杷素-1-（槲皮苷）、小叶枇杷素-2（槲皮素）、小叶枇杷素-3（棉花皮素）、8-申氧基槲皮素和金丝桃苷。还含有酚类物质，有机酸，三萜（或甾体化合物），苷类，鞣质，还原糖等。

药理作用 烈香杜鹃挥发油部分中的牻牛儿酮、α-柠檬烯、苄基丙酮和桉脑有镇咳作用。小叶枇杷素有祛痰作用，挥发油中γ-芹子烯、桉脑、杜鹃次烯、杜鹃烯和柠檬烯有祛痰作用。挥发油和水溶性部分的平喘作用均较弱。挥发油中的柠檬烯、苄基丙酮，牻牛儿酮、杜鹃次烯、γ-芹子烯、桉脑等成分均有一定的抑菌作用。棉花皮素和槲皮素-棉花皮素混合物在试管内对肺炎链球菌、甲型链球菌、卡他球菌、金黄色葡萄球菌及白色葡萄球菌亦有抑制生长的作用。烈香杜鹃总挥发油、总黄酮及棉子素（杂少量槲皮素）等均有显著扩血管作用。小叶枇杷素能降低大鼠毛细血管通透性，使豚鼠回肠平滑肌轻度松弛，且能对抗组胺、乙酰胆碱及毒扁豆碱所致的回肠平滑肌痉挛。

（聂 晶）

hútuízǐyè

胡颓子叶（Elaeagni Folium）

胡颓子科植物胡颓子 *Elaeagnus pungens* Thunb. 的干燥叶。主产于江苏、浙江、江西等地。全年均可采收，鲜用或晒干，生用。

性味归经 酸，性微温。归肺经。

功效主治 平喘止咳，止血，解毒。用于咳喘，咯血、吐血及外伤出血，痈疽发背，痔疮。

功用阐述 ①味酸性温，可温肺敛肺，下气，长于平喘。临床多用治慢性喘息及哮喘虚寒型。单味煎汤或研末服有效，或配其他化痰止咳平喘药同用，也制成片剂及注射液使用。②具良好的收敛止血作用。内服可治咯血及吐血；鲜品外用又可治外伤出血。③外用能解毒消肿。治痈疽发背，可鲜品外敷，治痔疮肿痛则可煎汤熏洗。

用量用法 9~15g，煎服；或研末。外用，适量捣敷，或煎水熏洗。

化学成分 主含萜类化合物：羽扇豆醇、熊果酸、齐墩果酸；黄酮类化合物：熊竹素；甾醇类化合物：β-谷甾醇等。

药理作用 胡颓子叶有扩张支气管，改善实验性支气管炎的病理变化，奏平喘之效。且能使大多数上皮细胞修复。煎剂体外对金黄色葡萄球菌、肺炎链球菌、大肠埃希菌有抑制作用。

（聂 晶）

bàomǎzǐpí

暴马子皮（Syringae Cortex）

木犀科植物暴马丁香 *Syringa reticulata*（Bl.）Hara var. *mandshurica*（Maxim.）Hara 的干燥干皮或枝皮。主产于黑龙江、吉林、辽宁等地。春、秋二季剥取，干燥，生用。

性味归经 苦，性微寒。归肺经。

功效主治 清肺祛痰，止咳平喘。用于咳喘痰多。

功用阐述 苦降肺气，微寒清热，功能清肺祛痰，止咳平喘。用治咳嗽气喘痰多，可单用，或与黄芩、满山红等配伍，以增强化痰止咳平喘之效。

用量用法 30~45g，煎服。或入丸、散。

化学成分 主含篙属香豆素，暴马醛酸甲酯。

药理作用 暴马子皮水煎液有显著的祛痰作用，祛痰的有效成分是酸酚及黄酮类物质。豚鼠口服全皮水煎液有非常明显的平喘作用，平喘的有效成分是萜类。其乙醇提取物的中性部分有止咳作用。水煎液对肺炎链球菌和流感嗜血杆菌有中度抑菌作用。

（聂 晶）

luóhànguǒ

罗汉果（Siraitiae Fructus）

葫芦科植物罗汉果 *Siraitia grosvenorii*（Swingle）C. Jeffrey ex A. M. Lu et Z. Y. Zhang 的干燥果实。主产于广西。秋季果熟时采摘，用火烘干，刷毛，生用。

性味归经 甘，凉。归肺、大肠经。

功效主治 清热润肺，利咽开音，滑肠通便。用于肺热燥咳，咽痛失音，肠燥便秘。

功用阐述 ①味甘性凉，主入肺经，善清热润肺，化痰止咳。常用治肺热咳嗽痰喘，可单用，或配伍清肺止咳之天冬、桑白皮同用；治老年肺燥久咳，则常与百合、玉竹等配伍，以增强润肺止咳之功。②甘凉清润，可利咽止痛。用治咽痛失音，可单用泡茶饮。③甘润入肠，可生津润肠通便，治肠燥便秘，可配蜂蜜泡饮；或与其他润肠药同用。

用量用法 9~15g，煎服。或开水泡服。

使用注意 本品性寒滑肠，脾胃虚寒者忌服。

化学成分 果中主要含三萜苷类：包括赛门苷Ⅰ，罗汉果苷Ⅱ$_E$、Ⅲ、Ⅲ$_E$、Ⅴ、Ⅵ、罗汉果新苷；黄酮类成分：山奈酚-3,7-α-L二鼠李糖苷和罗汉果黄素D-甘露醇；还含蛋白质，维生素C、E，矿物元素等。种仁含油脂成分，其中脂肪酸有亚油酸、油酸、棕榈酸等。

药理作用 罗汉果水提物有较明显的镇咳、祛痰作用。罗汉果水提物对正常小鼠或禁水所致燥结型便秘小鼠均可增加排便粒数和粪便含水率。有降低血清谷丙转氨酶活力的作用，能较显著提高实验动物外周血酸性α-醋酸萘酯酶阳性淋巴细胞的百分率，提示可增强机体的细胞免疫功能，大剂量的罗汉果能提高脾特异性玫瑰花环形成细胞的比率，对外周血中性粒细胞吞噬率无明显作用。水浸出液可抑制变链菌的致龋作用。

（聂　晶）

jīnfèicǎo

金沸草（Inulae Herba） 菊科植物条叶旋覆花 *Inula linariifolia* Turcz. 或旋覆花 *Inula japonica* Thunb. 的干燥地上部分。主产于河南、河北、浙江等地。夏、秋二季采割，晒干，鲜用或生用。

性味归经 苦、辛、咸，温。归肺、大肠经。

功效主治 降气，消痰，行水。用于风寒咳嗽，痰饮蓄结，咳喘痰多，胸膈痞满。

功用阐述 辛温宣散，味苦性降，主入肺经，既能降气化痰而平喘咳，消痰行水而除痞满，又有散寒宣肺之能。治外感风寒咳嗽，可与麻黄、荆芥、生姜等同用，以发散风寒，宣肺止咳；治咳嗽痰喘胸闷，常与前胡、半夏、枳壳配伍，以增强降气化痰止咳之效。此外，金沸草外用治疗疮肿毒，可消肿毒。

用量用法 5~10g，煎服。或鲜用捣汁。外用：适量，捣敷；或煎水洗。

使用注意 本品辛温，阴虚劳咳及温热燥嗽者忌用。

化学成分 主含旋覆花内酯、欧亚旋覆花内酯等。欧亚旋覆花另含天人菊内酯、异槲皮苷、咖啡酸、绿原酸等。

药理作用 金沸草煎剂对单纯疱疹病毒（Ⅰ型）有抑制作用；对金黄色葡萄球菌、肺炎链球菌、铜绿假单胞菌、大肠埃希菌有抑制作用。

（聂　晶）

huàshānshēn

华山参（Physochlainae Radix） 茄科植物漏斗泡囊草 *Physochlaina infundibularis* Kuang 的干燥根。主产于河南、陕西。早春或初夏采收，除去芦头及细根，洗净，晒干，生用。

性味归经 甘、微苦，温；有毒。归肺、心经。

功效主治 温肺祛痰，平喘止咳，安神镇惊。用于寒痰喘咳，惊悸失眠。

功用阐述 ①性温入肺，功能温肺祛痰，平喘止咳。可用于体虚痰喘、寒咳。临床对于长年久咳哮喘，可短期见效。②味甘入心经，有安神之功，可用治惊悸失眠。此外，本品还用治虚寒腹泻。

用量用法 0.1~0.2g，煎服。或制成喷雾剂吸入，也可以制成片剂。

使用注意 不宜多服、久服，以免中毒。青光眼患者禁用。孕妇慎用。前列腺极度肥大者慎用。

化学成分 主含生物碱，其中脂溶性生物碱有东莨菪素（莨菪亭，东莨菪内酯），莨菪碱，东莨菪碱，天仙子碱及山莨菪碱等。水溶性生物碱以胆碱为主。此外，含氨基酸、多糖类、还原糖、甾醇类及淀粉等。

药理作用 华山参具有镇咳、祛痰、平喘作用。本品提取的莨菪亭能增加酚红的排出，降低痰液黏性和痰内中性粒细胞数，提示有祛痰作用。其粉剂和粗提物（热参总生物碱）亦有平喘作用。其所含东莨菪内酯、东莨菪苷是治疗气管炎的有效成分。

（聂　晶）

lóngliìyè

龙脷叶（Sauropi Folium） 大戟科植物龙脷叶 *Sauropus spatulifolius* Beille 的干燥叶。主产于广东、广西等地。夏、秋季采收，晒干，生用。

性味归经 甘、淡，平。归肺、胃经。

功效主治 润肺止咳，通便。用于肺燥咳嗽，咽痛失音，便秘。

功用阐述 ①味甘性平，主入肺经，长于润肺止咳。用治肺燥咳嗽，咽痛失音。可单用，或与枇杷叶、苦杏仁、桔梗等配伍。②甘润之性，有润肠通便之功。可用治肠燥便秘。

用量用法 9~15g，煎服。

化学成分 主含挥发油类成分：棕榈酸、金合欢基丙酮等。还含灰分、维生素C等。

药理作用 100%煎剂对金黄色葡萄球菌、溶血性链球菌有抑制作用。

（聂　晶）

tōngguānténg

通关藤（Marsdeniae Tenacissimae Caulis） 萝藦科植物通关藤 *Marsdenia tenacissima* (Roxb.) Wight et Arn. 的干燥藤茎。主产于云南、贵州、广东等地。秋冬

二季采收，干燥，生用。

性味归经 苦，性微寒。归肺经。

功效主治 止咳平喘，祛痰，通乳，清热解毒。用于喘咳痰多，产后乳汁不通，风湿肿痛，疮痈。

功用阐述 ①苦降肺气，有止咳平喘祛痰之功。用治咳喘痰多，可单用。②功能通乳。用于妇人产后乳汁不通，可与王不留行、当归等同用，以养血活血通乳。③苦寒，善能清热解毒，散结止痛。可用治痈肿疮毒、风湿肿痛及癌肿等。

用量用法 20~30g，煎服。外用适量。

化学成分 主含甾体酯苷类成分：通关藤苷元甲乙丙、通关素、异苦绳苷元等。糖类成分：加拿大麻糖、夹竹桃糖等。有机酸类成分：桂皮酸、乙酸。尚含生物碱、三萜皂苷成分及脂溶性成分。

药理作用 通关藤所含通关素、通光散总苷及其水解物、皂化物均有明显平喘作用，有对抗组胺作用，能缓解因组胺引起的哮喘；有一定祛痰镇咳作用。具有抗癌作用，体外实验表明本品对肿瘤细胞有明显的抑制作用。总苷对肺炎链球菌、流感嗜血杆菌均有抑菌作用。还有一定的降压作用。

（聂 晶）

yěmǎzhuī

野马追 （Eupatorii Lindleyani Herba） 菊科植物轮叶泽兰 Eupatorium lindleyanum DC. 的干燥地上部分。除新疆外中国国各地均有分布。秋季花初开时采割，晒干。切段。

性味归经 苦，平。归肺经。

功效主治 化痰止咳平喘。用于痰多咳嗽气喘。

功用阐述 性味苦平，主入肺经，能降泄肺气而化痰止咳平喘，故可用治痰浊阻肺，肺失宣降所致的咳嗽气喘之证。

用法用量 30~60g，煎服。

化学成分 地上部分含挥发油、黄酮类、生物碱、倍半萜内酯、尖佩兰内酯等。

药理作用 本品所含黄酮与总生物碱有镇咳作用；生物碱对豚鼠离体回肠有明显松弛作用；乙醇与乙醚提取部分对离体回肠有显著的抗组胺作用；黄酮类化合物能增高白细胞数；生物碱具降压功效，并有抑制腺体而致口干等现象。煎液可抑制流感嗜血杆菌、甲型链球菌、金黄色葡萄球菌及卡他球菌。

（蓝森麟）

zhōngrǔshí

钟乳石 （Stalactitum） 碳酸盐类矿物方解石族方解石，主含碳酸钙（$CaCO_3$）。主产于广西、湖北、四川等地。采收后，除去杂石，洗净，晒干，生用或煅用。

性味归经 甘，温。归肺、肾、胃经。

功效主治 温肺，助阳，平喘，制酸，通乳。用于寒痰咳喘，阳虚冷喘，腰膝冷痛，胃痛泛酸，乳汁不通。

功用阐述 ①甘温，入肺归肾，有温肺散寒，纳气平喘之功，可用于寒痰喘嗽，虚劳气喘。对于寒痰哮喘，可与麻黄、苦杏仁配伍，以温肺散寒平喘；用治虚劳喘息，可与山药、五味子、胡桃肉等同用，以温肾纳气平喘。②甘温入肾，有温肾助阳之功，可用于肾阳不足，腰膝冷痛，阳痿早泄者，常与肉苁蓉、巴戟天、补骨脂等补肾助阳药同用，以增其效。③有通乳之功，用于乳汁不通，可与王不留行、通草、漏芦等通乳之品同用，若属气血不足者，可与黄芪、当归等补益气血药同用。④尚可用于胃痛反酸者，有制酸之功。

用量用法 3~9g，煎服，应先煎。

化学成分 主含碳酸钙（$CaCO_3$），其中氧化钙（CaO）为 55.93%。尚含微量元素：铁、铜、钾、锌、锰、镉等。

（蓝森麟）

ānshényào

安神药 （tranquilizing medicinal） 凡以安定神志、治疗心神不宁病证为主的药物。中医认为人体神志的变化与心、肝二脏的功能活动有密切关系，因心藏神、肝藏魂。在外邪侵袭或内伤而引起的心火、肝火、痰火扰及心神；及虚证的心气虚、心肝阴血亏虚引起的心肝失养，均可导致心失所藏，肝不藏魂之心悸怔忡、失眠多梦，惊风、癫狂等神志不宁的病证。

作用特点 安神药主入心、肝经，质重沉降的药物具有镇惊安神作用；甘润滋养类的药物具有养心安神之功效，即体现了《素问·至真要大论》所谓"惊者平之"，及《素问·阴阳应象大论》所谓"虚者补之，损者益之"的治疗法则。某些药物还兼有清热解毒、平肝潜阳、纳气平喘、敛汗、润肠、祛痰等作用。

适应范围 安神药主要用治心神不宁的心悸怔忡，失眠多梦；亦可作为惊风、癫狂等病证的辅助药物。部分安神药又可用治热毒疮肿、肝阳眩晕、自汗盗汗、肠燥便秘、痰多咳嗽等证。

药物分类 安神药根据药性及功效主治的不同，可分为重镇安神药及养心安神药两类。

配伍规律 使用安神药时，

应针对导致神志不宁的病因、病机不同，选用适宜的安神药治疗，并进行相应的配伍。如实证心神不安，应选用重镇安神药，若因火热所致者，则与清泻心火，疏肝解郁，清肝泻火药物配伍；因痰所致者，则与祛痰，开窍药物配伍；因血瘀所致者，则与活血化瘀药配伍；肝阳上扰者，则与平肝潜阳药配伍；癫狂、惊风等证，应以化痰开窍或平肝息风药为主，重镇安神类药物多作为辅药应用。虚证心神不安，应选用养心安神药，若血虚阴亏者，须与补血，养阴药物配伍；心脾两虚者，则与补益心脾药配伍；心肾不交者，又与滋阴降火，交通心肾之品配伍。

使用注意 安神药多属对症治标之品，特别是矿石类重镇安神药及有毒药物，只宜暂用，不可久服，应中病即止。矿石类安神药，如作丸散剂服时，须配伍养胃健脾之品，以免伤胃耗气。

药理毒理 安神药与功效相关的主要药理作用有：镇静、催眠、抗惊厥等。部分药物还有祛痰止咳、抑菌防腐、强心、改善冠状动脉血循环及提高机体免疫功能等作用。现代药理研究证明，安神药对中枢神经系统有不同程度的抑制作用，其中矿石类药材作用强于植物类药材。朱砂、酸枣仁、灵芝、缬草具有强心、改善冠状动脉血循环而有抗心律失常作用。灵芝、远志能祛痰止咳。朱砂、缬草、远志可抑菌防腐。灵芝、酸枣仁能提高机体免疫功能。朱砂有毒为无机汞化合物，汞与人体蛋白质中巯基有特别的亲和力，高浓度时，可抑制多种酶的活性，使代谢发生障碍，直接损害中枢神经系统。

(邱颂平)

zhòngzhèn ānshényào

重镇安神药（setting tranquilizer） 具有质重沉降之性，镇心安神、平惊定志、平肝潜阳等作用的药物。多为矿石、化石、介壳类药物。重则能镇，重可祛怯。主要用于心火炽盛、痰火扰心、肝郁化火及惊吓等引起的心神不宁，心悸失眠及惊痫、肝阳眩晕等实证病证。某些药物还兼有清热解毒、纳气平喘、收敛固涩、活血散瘀、利尿通淋，又可用治热毒疮肿、肾虚咳喘、滑脱诸证、血瘀、淋证、癃闭等证。此类药物为矿石类重镇安神药，只宜暂用，不可久服，对有毒药物应控制用量。如作丸散剂服时，须配伍养胃健脾之品，以免伤胃耗气。临床常用的重镇安神药有朱砂、磁石、龙齿、龙骨、琥珀等。

(邱颂平)

zhūshā

朱砂（Cinnabaris） 硫化物类矿物辰砂族辰砂，主含硫化汞（HgS）。主产湖南、贵州、四川等地，以产于古之辰州（今湖南沅陵）者为道地药材。采挖后，选取纯净者，用磁铁吸净含铁的杂质，去杂石、泥沙，水飞研粉末，晾干，生用。

性味归经 甘，微寒；有毒。归心经。

功效主治 清心镇惊，安神，明目，解毒。用于心悸易惊，失眠多梦，癫痫发狂，小儿惊风，视物昏花，口疮，喉痹，疮疡肿毒等。

功用阐述 ①甘寒质重，专入心经，能重镇安神及清心安神，为镇心、清火、安神定志之药。善治心火亢盛，内扰神明之心神不宁、惊悸怔忡、烦躁不眠者，常与黄连、栀子等清心火药及磁石、龙齿等镇心神药同用。②质重而镇，略有镇惊止痉之功。可治温热病，热入心包之惊风或痰热内闭所致的癫痫者，常与麝香、牛黄等开窍、息风药同用。③性寒，不论内服、外用，均有清热解毒作用，用治热毒壅滞的疮疡肿毒，常与雄黄、山慈菇等解毒消疮药同用；如外用治咽喉肿痛，口舌生疮，可配冰片、硼砂等解毒敛疮药同用。

用量用法 内服，只宜入丸、散服，每次 0.1~0.5g；不宜入煎剂。外用适量。

使用注意 本品有毒，内服不可过量或持续服用，孕妇及肝功能不全者禁服。入药只宜生用，忌火煅。

化学成分 本品主要成分为硫化汞（HgS），含量不少于96%。此外，含铅、钡、镁、铁、锌等多种微量元素及雄黄、磷灰石、沥青质、氧化铁等杂质。

药理作用 朱砂能降低大脑中枢神经的兴奋性，有镇静催眠、抗惊厥、抗心律失常作用，外用有抑制和杀灭细菌、寄生虫作用。

(邱颂平)

císhí

磁石（Magnetitum） 氧化物类矿物尖晶石族磁铁矿，主含四氧化三铁（Fe_3O_4）。习称"灵磁石"或"活磁石"。主产于辽宁、河北、山东、江苏等地。采挖后，除去杂石，选择吸铁能力强者入药。生用或煅后用。

性味归经 咸，寒。归心、肝、肾经。

功效主治 镇惊安神，平肝潜阳，聪耳明目，纳气平喘。用于惊悸失眠，头晕目眩，视物昏花，耳鸣耳聋，肾虚气喘。

功用阐述 ①质重性寒沉降，入心肝肾经，能镇惊安神，益肾，清泻心肝之火作用。主治肾虚肝旺，肝火上炎，扰动心神或惊恐气乱，神不守舍所致的心神不宁、惊悸、失眠及癫痫，常与朱砂同用，以增强镇惊安神作用。②入肝、肾经，既能平肝潜阳，又能益肾补阴，故可用治肝阳上亢之头晕目眩、急躁易怒等症，常与石决明、珍珠、牡蛎等平肝潜阳药及生地、白芍、龟甲等滋阴潜阳药同用。③入肝、肾经，有补益肝肾，聪耳明目之功。用治肾虚耳鸣、耳聋，多配伍熟地黄、山茱萸、山药等滋肾之品。治肝肾不足，目暗不明，视物昏花者，多配伍枸杞子、女贞子、菊花等补肝肾、明目药同用。④入肾经，有益肾纳气平喘之功。用治肾气不足，摄纳无权之虚喘，常与五味子、胡桃肉、蛤蚧等同用，共奏纳气平喘之功。

用量用法　9~30g，煎服；宜打碎先煎。或入丸、散剂，每次1~3g。

使用注意　因吞服后不易消化，如入丸、散，不可多服，脾胃虚弱者慎用。

化学成分　本品主要含四氧化三铁（Fe_3O_4）。其中含氧化亚铁（FeO）31%，三氧化二铁（Fe_2O_3）68%。尚含钙、镁、钾、钠、铬、锰、镉、铜、锌、砷等微量元素。

药理作用　磁石具有抑制中枢神经系统，镇惊、抗惊厥作用。炮制后的磁石与异戊巴比妥钠有协同作用，能延长其对小鼠的睡眠时间，对士的宁引起的小鼠惊厥有对抗作用，使惊厥的潜伏期明显延长。

（邱颂平）

lónggǔ

龙骨（Os Draconis）　古代大型哺乳类动物象类、三趾马类、犀类、鹿类、牛类等骨骼的化石。

主产于山西、内蒙古、陕西等地。全年可采，挖出后，除去泥土及杂质，生用或煅用。

性味归经　甘、涩，平。归心、肝、肾经。

功效主治　镇惊安神，平肝潜阳，收敛固涩。用于心悸失眠，惊痫癫狂，眩晕，滑脱证，湿疮痒疹，疮疡久溃不敛。

功用阐述　①质重，入心、肝经，能镇静安神，为重镇安神的常用药。用治心神不宁，心悸失眠，健忘多梦等证，常与朱砂、琥珀等重镇安神药及菖蒲、远志、酸枣仁等宁心安神药同用。治疗痰热内盛，惊痫抽搐，癫狂发作者，须与牛黄、胆南星等化痰药及羚羊角、钩藤等息风止痉药配伍。②入肝经，质重沉降，有较强的平肝潜阳作用，故常用治肝阳上亢所致的头晕目眩，烦躁易怒等症，多与代赭石、生牡蛎、生白芍等平肝潜阳药同用，以增强潜阳作用。③味涩能敛，有收敛固涩功效，通过不同配伍可治疗遗精、滑精、尿频、遗尿、崩漏、带下、自汗、盗汗等多种正虚滑脱之证。用于治疗肾虚遗精、滑精，每与芡实、沙苑子、牡蛎等固精止遗药配伍。治疗小便频数，遗尿者，常与桑螵蛸、益智仁等缩尿止遗药配伍。治疗气虚不摄，冲任不固之崩漏，可与乌贼骨、五倍子等固崩止血药配伍。治疗自汗，盗汗者，常与牡蛎、浮小麦、五味子等收敛止汗药同用。若大汗不止，脉微欲绝的亡阳证，可与牡蛎、人参、附子同用，以回阳救逆固脱。④本品煅后性收涩，外用有收湿、敛疮、生肌之效，可用治湿疮流水，疮疡久溃不敛，常配伍牡蛎、枯矾等收湿敛疮药研粉外敷。

用量用法　15~30g，煎服；宜

先煎。外用适量。镇静安神，平肝潜阳多生用。收敛固涩，敛疮宜煅用。

使用注意　湿热积滞者不宜使用。

化学成分　主含碳酸钙，磷酸钙。尚含铁、钾、钠、氯、铜、锰、硫酸根等。

药理作用　龙骨水煎剂对小鼠的自主活动有明显抑制作用，能明显增加巴比妥钠小鼠的入睡率；具有抗惊厥作用，其抗惊厥作用与铜、锰元素含量有关；所含钙离子，能促进血液凝固，降低血管壁通透性。并可减轻骨骼肌的兴奋性。

附　龙齿：古代大型哺乳类动物的牙齿骨骼化石。性味甘、涩，凉。归心、肝经。功能镇惊安神。适用于惊痫、癫狂，心悸怔忡，失眠多梦。用量15~30g，打碎先煎。

（邱颂平）

hǔpò

琥珀（succinum）　古代松科植物，如枫树、松树的树脂埋藏地下经年久转化而成的化石样物质。主产于广西、云南、河南、辽宁等地。随时可采，从地下或煤层中挖出后，除杂质，用时研成细粉用。

性味归经　甘，平。归心、肝、膀胱经。

功效主治　镇惊安神，活血散瘀，利尿通淋。用于心神不宁，心悸失眠，惊风，癫痫，痛经，经闭，心腹刺痛，癥瘕积聚，淋证，癃闭。

功用阐述　①质重，入心、肝二经，具有镇惊安神功效。主治心神不宁，心悸失眠，健忘等症，常与菖蒲、远志、酸枣仁等宁心安神药同用。若治小儿惊风癫痫，可与天竺黄、胆南星等化

痰药及全蝎、蜈蚣等息风止痉药同用。②入心、肝血分，有活血通经，散瘀消癥作用，用治血瘀经闭，癥瘕积聚，常与水蛭、虻虫、三棱、莪术、鳖甲等破血通经，软坚消癥药同用。若治心血瘀阻，胸痹心痛证，常与三七研末内服，以增强散瘀止痛作用。③有利尿通淋作用，故可用治淋证、癃闭小便不利之证，因又能散瘀止血，故尤宜于血淋。单用有效。亦可与金钱草、海金沙、木通等利尿通淋药同用。④内服亦能活血消肿，外用可生肌敛疮，尚可用于疮痈肿毒。

用量用法 研末冲服，或入丸、散，每次 1.5～3g。外用适量。不入煎剂。

化学成分 本品主含树脂、挥发油。还含琥珀氧松香酸、琥珀松香酸、琥珀银松香酸、琥珀脂醇、琥珀松香醇及琥珀酸等。

药理作用 琥珀酸具有中枢抑制作用，能明显减少小鼠自主活动，延长戊巴比妥钠的睡眠时间，而且对大白鼠听源性惊厥与小白鼠电休克反应有保护作用，对苦味毒、士的宁、氨基脲引起的惊厥可延长其出现时间。

（邱颂平）

yǎngxīn ānshényào

养心安神药 （heart-nourishing tranquilizer）

具有甘润滋养之性，滋养心肝、益阴补血、交通心肾等作用的药物。药物多为植物类种子、种仁，主要适用于阴血不足、心脾两虚、心肾不交等导致的心悸怔忡、虚烦不眠、健忘多梦、遗精、盗汗等证。某些药物还兼有润肠通便，止咳平喘，理气活血，消肿止痛，祛风通络等作用。又可用治肠燥便秘，咳喘痰多，喉痹，血瘀经闭，痛经，腰腿痛，跌打损伤，脘腹疼痛，

风湿痹痛，疮痈肿毒等证。临床常用的药物有酸枣仁、柏子仁、灵芝、缬草、首乌藤、合欢皮、合欢花、远志等。

（邱颂平）

suānzǎorén

酸枣仁 （Ziziphi Spinosae Semen）

鼠李科植物酸枣 *Ziziphus jujuba* Mill. var. *spinosa*（Bunge）Hu ex H. F. Chou 的干燥成熟种子。主产于辽宁、河北、陕西、山西、内蒙古等地。秋末冬初采收成熟果实，除去果肉及核壳，收集种子，晒干。生用或炒用，用时捣碎。

性味归经 甘、酸，平。归心、肝、胆经。

功效主治 养心补肝，宁心安神，敛汗，生津。用于虚烦不眠，惊悸多梦，体虚多汗，津伤口渴。

功用阐述 ①味甘，入心、肝经，能养心阴，益肝血而有安神之效，为养心安神要药。主治心肝阴血亏虚，心失所养，神不守舍之心悸、怔忡、健忘、失眠、多梦、眩晕等症，常与麦冬、远志等养心安神药合用，同时配伍当归、白芍、何首乌、龙眼肉等补血、补阴药同用。②味酸能敛而有收敛止汗之功效，常用治体虚自汗、盗汗，每与五味子、山茱萸、黄芪等益气固表止汗药同用，以增强止汗作用。③味酸，尚有敛阴生津止渴之功，还可用治伤津口渴咽干者，可与生地、麦冬、天花粉等养阴生津药同用。

用量用法 10～15g，煎服。研末吞服，每次 1.5～2g。本品炒后质脆易碎，便于煎出有效成分，可增强疗效。

化学成分 含皂苷，其组成为酸枣仁皂苷 A 及 B。并含三萜类化合物及黄酮类化合物。此外，

含大量脂肪油和多种氨基酸、维生素 C、多糖及植物甾醇等。

药理作用 酸枣仁皂苷、黄酮苷、水及醇提取物分别具有镇静催眠及抗心律失常作用，并能协同巴比妥类药物的中枢抑制作用；其水煎液及醇提取液还有抗惊厥、镇痛、降体温、降压作用；此外，酸枣仁还有降血脂、抗缺氧、抗肿瘤、抑制血小板聚集，增强免疫功能及兴奋子宫作用。

（邱颂平）

bǎizǐrén

柏子仁 （Platycladi Semen）

柏科植物侧柏 *Platycladus orientalis*（L.）Franco 的干燥成熟种仁。主产于山东、河南、河北等地。秋冬二季种子成熟时采收，晒干，压碎种皮，簸净，晒干。生用。

性味归经 甘，平。归心、肾、大肠经。

功效主治 养心安神，润肠通便，止汗。用于阴血不足，虚烦失眠，心悸怔忡，肠燥便秘，阴虚盗汗。

功用阐述 ①味甘质润，药性平和，主入心经，具有养心安神之功效，多用于心阴不足，心血亏虚以致心神失养之心悸怔忡、虚烦不眠、头晕健忘等症，常与麦冬、熟地黄等滋阴养血药，及酸枣仁、石菖蒲、茯神等宁心安神药同用。②质润，富含油脂，有润肠通便之功。用于阴虚血亏，老年、产后等肠燥便秘证，常与郁李仁、松子仁、杏仁等润肠通便药同用。③甘润，尚可滋补阴液，还可用治阴虚盗汗、小儿惊痫等。

用量用法 3～10g，煎服。

使用注意 便溏及多痰患者慎用。

化学成分 含脂肪油，并含少量挥发油、皂苷及植物甾醇、

维生素 A、蛋白质等。

药理作用 柏子仁单方注射液可使猫的慢波睡眠深睡期明显延长，并有显著恢复体力作用。

（邱颂平）

língzhī

灵芝（Ganoderma） 多孔菌科真菌赤芝 *Ganoderma lucidum* (Leyss. ex Fr.) Karst. 或紫芝 *Ganoderma sinense* Zhao, Xu et Zhang 的干燥子实体。中国大部分地区均产。除野生外，现多为人工培育品种。全年可采收，除去杂质，阴干或在 40~50℃烘干用。

性味归经 甘，平。归心、肺、肝、肾经。

功效主治 补气安神，止咳平喘。用于心神不宁，失眠心悸，肺虚咳喘，虚劳短气，不思饮食。

功用阐述 ①味甘性平，入心经，能补心血、益心气、安心神。故可用治气血不足、心神失养所致的心神不宁、失眠、惊悸、多梦、健忘、体倦神疲、食少等症。可单用研末吞服，或与酸枣仁、柏子仁等养血安神药及当归、白芍、龙眼肉等补血药同用。②味甘能补，性平偏温，入肺经，补益肺气，温肺化痰，止咳平喘，常用治痰饮证，见形寒咳嗽、痰多气喘者，尤其对痰湿型或虚寒型疗效较好。可单用或与党参、五味子等益气敛肺药及干姜、半夏等温阳化饮药同用。③有补养气血作用，故常用治虚劳短气、不思饮食、手足逆冷或烦躁口干等症，常与山茱萸、人参、地黄等补虚药配伍，以增强补养气血作用。

用量用法 6~12g，煎服；研末吞服 1.5~3g。

化学成分 本品含多糖、核苷类、呋喃类、甾醇类、生物碱、三萜类、油脂类、多种氨基酸及蛋白质类、酶类、有机锗及多种微量元素等。

药理作用 灵芝多糖具有免疫调节、降血糖、降血脂、抗氧化、抗衰老及抗肿瘤作用；三萜类化合物能净化血液，保护肝功能；灵芝多种制剂分别具有镇静、抗惊厥、强心、抗心律失常、降压、镇咳平喘作用；此外，灵芝还有抗凝血、抑制血小板聚集及抗过敏作用。

（邱颂平）

xiécǎo

缬草（Valerianae Radix Et Rhizoma） 败酱科植物缬草 *Valeriana officinalis* L. 的根及根茎。主产于陕西、青海、四川等地。9~10 月间采挖，去掉茎叶及泥土，晒干，生用。

性味归经 辛、甘，温。归心、肝经。

功效主治 安神，理气，活血止痛。用于失眠，惊风，癫痫，血瘀经闭、痛经，腰腿痛，跌打损伤，脘腹疼痛。

功用阐述 ①味甘，主入心经，具有养心安神功效。用治心神不宁，失眠少寐，心悸怔忡等症，可与酸枣仁、合欢皮、首乌藤等养心安神药同用。②具有安神镇惊，祛风解痉功效，故对惊风，癫痫等四肢抽搐，神志失常之疾患，常用缬草酊治疗。③味辛行散，具有活血止痛功效，用治瘀血阻滞之经闭，痛经，腰腿痛，跌打损伤等症，常与丹参、益母草、红花、桑寄生、独活等活血通经药及乳香、骨碎补等疗伤止痛药同用。④味辛，行气活血，故可治疗气滞血瘀引起的脘腹疼痛。常与木香、枳壳等理气药及延胡索、五灵脂、蒲黄等活血药同用。⑤外用尚有止血作用，治外伤出血，可用本品研末外敷。

用量用法 3~6g，煎服。外用适量。

化学成分 本品主要含缬草三酯，还含有挥发油，其主要成分为乙酸龙脑酯、异戊酸龙脑酯及龙脑等；又含生物碱、黄酮类、多种氨基酸等。

药理作用 缬草有镇静安神作用，其醇提取物可增强巴比妥的睡眠时间，并有明显扩张冠状动脉血管，改善心肌缺血，降低心肌耗氧量，抗心律失常作用；缬草总生物碱有抗菌作用；宽叶缬草挥发油对离体肠道平滑肌有明显的松弛和解痉作用，并有显著调节血脂作用；缬草提取物有胆道解痉和增加胆汁流速、溶石、抑制胆囊炎症作用。

（邱颂平）

shǒuwūténg

首乌藤（Polygoni Multiflori Caulis） 蓼科植物何首乌 *Polygonum multiflorum* Thunb. 的干燥藤茎。主产于河南、湖北、广东、广西、贵州等地。秋、冬二季采割，除去残叶，捆成把或趁鲜切段，干燥。生用。

性味归经 甘，平。归心、肝经。

功效主治 养血安神，祛风通络。用于失眠多梦，血虚身痛，风湿痹痛，皮肤瘙痒。

功用阐述 ①味甘，入心、肝二经，能补养阴血，养心安神，适用于阴虚血少之失眠多梦，心神不宁，头目眩晕等症，常与合欢皮、酸枣仁、柏子仁等养心安神药同用。②能养血祛风，通络止痛，用治血虚身痛，风湿痹痛等症，常与当归、川芎等活血化瘀药及羌活、独活、桑寄生等祛风湿、止痹痛药同用。③有祛风湿止痒之功，治疗风疹疥癣等皮肤瘙痒症，常与蝉蜕、浮萍、地肤子、蛇床子等煎汤外洗，共收祛风止痒之效。

用量用法 9~15g，煎服。外用适量，煎水洗患处。

化学成分 含蒽醌类化合物，有大黄素、大黄酚、大黄素甲醚等。此外，尚含β-谷甾醇。

药理作用 有镇静催眠作用，与戊巴比妥钠合用有明显的协同作用；首乌藤醇提取物能抑制实验性大鼠高脂血症；对实验性动脉粥样硬化有一定防治作用；并能促进免疫功能。

(邱颂平)

héhuānpí

合欢皮（Albiziae Cortex） 豆

科植物合欢 *Albizia julibrissin Durazz.* 的干燥树皮。中国大部分地区都有分布，主产于长江流域各省。夏、秋二季剥取树皮，晒干，切段生用。

性味归经 甘，平。归心、肝、肺经。

功效主治 解郁安神，活血消肿。用于心神不安，忧郁失眠，肺痈，疮肿，跌扑伤痛。

功用阐述 ①性味甘平，入心、肝经，善解肝郁，为悦心安神要药。适用于情志不遂，忿怒忧郁，烦躁失眠，心神不宁等症，能使五脏安和，心志欢悦，以收安神解郁之效。可单用或与柏子仁、酸枣仁、首乌藤、郁金等安神解郁药配伍应用。②入心、肝血分，能活血祛瘀，续筋接骨，故可用于跌打损伤，筋断骨折，血瘀肿痛之症，可与桃仁、红花等活血祛瘀药及乳香、没药、骨碎补等疗伤续筋接骨药配伍同用。③有活血消肿之功，能消散内、外痈肿。用治肺痈，疮痈肿毒，可与鱼腥草、冬瓜仁、桃仁等消痈排脓药及蒲公英、紫花地丁等清热解毒药同用。

用量用法 6~12g，煎服。外用适量，研末调敷。

使用注意 孕妇慎用。

化学成分 含皂苷，黄酮类化合物，鞣质和多种木脂素及其糖苷，吡啶醇衍生物的糖苷等。

药理作用 合欢皮水煎液及醇提取物均能延长小鼠戊巴比妥钠睡眠时间；对妊娠子宫能增强其节律性收缩，并有终止妊娠抗早孕效应；其水、醇提取物分别具有增强小鼠免疫功能及抗肿瘤作用。

(邱颂平)

héhuānhuā

合欢花（Albiziae Flos） 豆科

植物合欢 *Albizia julibrissin Durazz.* 的干燥花或花蕾。中国大部分地区都有分布，主产于长江流域各省。一般在夏季花半开或未开时采收，晒干，生用。

性味归经 甘，平。归心、肝经。

功效主治 安神解郁。用于心神不安，忧郁失眠。

功用阐述 性味甘平，入心、肝经，有优于合欢皮的解肝郁，悦心神之作用。用治忿怒忧郁，肝气不舒之烦躁郁闷，失眠多梦等症，常与柏子仁、酸枣仁、首乌藤等安神解郁药及郁金、香附、柴胡等疏肝理气药配伍应用。

用量用法 5~10g，煎服。

化学成分 鲜花中主要赋香成分为反-氧化芳樟醇、顺-氧化芳樟醇、芳樟醇、罗勒烯等几种萜类物及异戊醇，4-戊烯-2-酮等。

药理作用 合欢花水煎液灌胃给药能延长小鼠异戊巴比妥钠睡眠时间，且大剂量强于小剂量。

(邱颂平)

yuǎnzhì

远志（Polygalae Radix） 远志

科植物远志 *Polygala tenuifolia* Willd. 或卵叶远志 *Polygala sibirica* L. 的干燥根。主产于山西、陕西、河北、河南等地。春季出苗前或秋季地上部分枯萎后，挖取根部，除去须根及泥沙，晒干。生用或炙用。

性味归经 苦、辛，温。归心、肾、肺经。

功效主治 安神益智，交通心肾，祛痰，消肿。用于心肾不交，引起的失眠多梦、健忘惊悸、神志恍惚，咳痰不爽，疮疡肿毒，乳房肿痛。

功用阐述 ①苦辛性温，性善宣泄通达，既能开心气而宁心安神、又能通肾气而强志不忘，为交通心肾、安定神志、益智强识之佳品。主治心肾不交之心神不宁、失眠、惊悸等症，常与龙齿、朱砂等镇静安神药，及茯神、菖蒲等宁心安神药同用。②味辛通利，能利心窍，逐痰涎，故可用治痰阻心窍所致之癫痫抽搐，惊风发狂等症。常与菖蒲、郁金、白矾、半夏等祛痰开窍药及天麻、全蝎等息风止痉药同用。③苦温性燥，入肺经，能祛痰止咳，故可用治痰多黏稠、咳吐不爽或外感风寒、咳嗽痰多者，常与杏仁、贝母、瓜蒌、桔梗等化痰药同用。④辛行苦泄，功擅疏通气血之壅滞而消散痈肿，常用于痈疽疮毒，乳房肿痛等症。内服、外用均有疗效，内服可单用为末，黄酒送服。外用可隔水蒸软，加少量黄酒捣烂敷患处。⑤味辛入肺，尚能开宣肺气，以利咽喉，治喉痹作痛用远志肉为末，吹之，涎出为度。

用量用法 3~10g，煎服。外用适量。化痰止咳宜炙用。

使用注意 凡实热或痰火内盛者，以及有胃溃疡或胃炎患者慎用。

化学成分 含皂苷，水解后可分得远志皂苷元A和远志皂苷元B。还含远志酮、生物碱、糖及糖苷、远志醇、细叶远志定碱、脂肪油、树脂等。

药理作用 全远志有镇静、催眠及抗惊厥作用。远志皂苷有祛痰、镇咳、降压等作用；煎剂对大鼠和小鼠离体之未孕及已孕子宫均有兴奋作用；乙醇浸液在体外对革兰阳性菌及痢疾志贺菌、伤寒沙门菌、人型结核杆菌均有明显抑制作用；远志煎剂及水溶性提取物分别具有抗衰老、抗突变、抗癌等作用；远志皂苷有溶血作用。

(邱颂平)

pínggān xīfēngyào

平肝息风药（liver-pacifying and wind-extinguishing medicinal）

凡以平肝潜阳或息风止痉为主要作用，治疗肝阳上亢或肝风内动病证的药物。

作用特点 《素问·至真要大论》言："诸风掉眩，皆属于肝。"此类药物皆入肝经，多为介类、昆虫等动物药物及矿石类药物，具有平肝潜阳、息风止痉之主要功效。部分平肝息风药以其质重、性寒沉降之性，兼有清肝明目、镇惊安神、降逆、凉血等作用，某些息风止痉药兼有祛风通络之功。故有"介类潜阳，虫类搜风"之说。

适应范围 主要适用于肝阳上亢、肝风内动证。肝阳上亢是由于肝肾阴亏，肝阳亢扰于上而出现的眩晕耳鸣，头目胀痛，面红目赤，急躁易怒，腰膝酸软，头重脚轻，舌红少津，脉弦或弦数。肝风内动则是泛指患者出现眩晕欲仆、抽搐、震颤等具有"动摇"特点为主的一类证候。部分药物兼有清肝明目、安神、清热解毒，祛外风等作用，分别用治肝热目赤、心神不宁、热毒证及风邪中经络之证等。

西医诊为流行性脑脊髓膜炎、流行性乙型脑炎、高血压病、脑血栓形成、脑出血、乙脑后遗症、血管神经性头痛、梅尼埃病、癫痫、面神经麻痹、神经性头痛或其他急性传染病等表现有肝阳上亢或肝风内动者，均可用此类药治疗。

药物分类 平肝息风药根据药性及功能主治的不同，可分为平抑肝阳药和息风止痉药两类。

配伍规律 使用平肝息风药时，应根据病因、病机及兼证的不同，进行适当的配伍。如阴虚阳亢，当配伍滋养肝肾阴药，益阴以制阳；若肝火炽盛，当配伍清泻肝火药。治肝风内动证，若肝阳化风，则平抑肝阳药与息风止痉药合用；若热极生风，当配伍清热泻火药；若阴血亏虚动风，当配伍滋阴补血药；若脾虚慢惊风，当配伍补气健脾药。兼烦躁不眠者，当配伍安神药；兼窍闭神昏者，当配伍开窍醒神药；夹痰者，当配伍化痰药。

使用注意 此类药物有性偏寒凉或性偏温燥之不同，故应区别使用。若脾虚慢惊者，不宜用寒凉之品；阴虚血亏者，当忌用温燥之品。贝壳、矿石类入药者，入煎剂时应打碎先煎、久煎。一些药物具有毒性，用量不宜过大，孕妇应慎用。

药理毒理 此类药物多具有镇静、抗惊厥、抗癫痫、降低血压等作用，某些药物还有解痉、解热、镇痛等作用。钩藤、天麻、羚羊角、地龙、僵蚕可使自主活动减少，并能增强中枢抑制剂的作用，表现出明显的镇静效应。从肝风内动的临床症状分析，主要与中枢神经系统功能亢进或失调有关。钩藤、地龙、羚羊角、罗布麻叶、天麻等，均有不同程度的降压作用。其中钩藤的降压作用较为确实，其有效成分为钩藤碱及异钩藤碱。羚羊角、地龙等具有良好的解热作用，羚羊角水解液临床用于感染所致的各种高热病症有效。实验证明钩藤、天麻、羚羊角、僵蚕尚有一定镇痛作用。

(吴庆光)

píngyì gānyángyào

平抑肝阳药（pacifying and Yang-subduing medicinal）

凡能平抑或镇潜肝阳，主要用于治疗肝阳上亢病证的药物。又称平肝潜阳药。为介类或矿石类药物，性偏寒凉，有质重潜降之性，主入肝经，故有平肝潜阳之功效，有些兼有清肝热、益肝阴作用。主要适用于肝阳上亢所致的头晕目眩、头痛、耳鸣、急躁易怒、少寐多梦以及肝火上炎之面红、口苦、目赤肿痛、目生翳膜等。平抑肝阳药，与息风止痉药配伍，可用于肝风内动、痉挛抽搐；与安神药配伍，可治疗肝阳上扰之烦躁不眠。临床常用的药物有石决明、牡蛎、罗布麻叶、珍珠母、生铁落、紫贝齿、蒺藜、赭石、稀豆衣等。

(吴庆光)

shíjuémíng

石决明（Haliotidis Concha）

鲍科动物杂色鲍（光底石决明）*Haliotis diversicolor* Reeve、皱纹盘鲍（毛底石决明）*Haliotis discus hannai* Ino、羊鲍 *Haliotis ovina* Gmelin、澳洲鲍 *Haliotis rubber*（Leach）、耳鲍 *Haliotis asinine* Linnaeus 或白鲍 *Haliotis laevigata*（Donovan）的贝壳。主产于广东、海南、山东等沿海地区。夏、秋

二季捕捉。生用或煅用。

性味归经 咸，寒。归肝经。

功效主治 平肝潜阳，清肝明目。用于头痛眩晕，目赤翳障，视物昏花，青盲雀目。

功用阐述 ①咸寒沉降，主归肝经，长于潜降肝阳，清泻肝热，且兼益肝阴之功，《医学衷中参西录》言其"为凉肝、镇肝之要药"，故善治肝肾阴虚，阴不制阳而致肝阳上亢之头痛眩晕，常与生地黄、白芍、牡蛎等养阴、平肝之品同用。②清肝火、益肝阴而明目退翳，为清肝明目常用之品，治目赤肿痛、翳膜遮睛、视物昏花等症，不论虚实，均可应用，故为治目疾的要药。③煅用有收敛、制酸、止血等作用，可用于胃痛泛酸、外伤出血及疮疡久不收口等。

用量用法 6~20g，煎服；应打碎先煎。平肝、清肝宜生用；外用点眼宜煅用、水飞。

使用注意 石决明咸寒易伤脾胃，故脾胃虚寒，食少便溏者慎用。

化学成分 主含碳酸钙，有机质，尚含少量镁、铁、硅酸盐、磷酸盐、氯化物和极微量的碘等。

药理作用 本品含大量钙盐，能中和过多之胃酸，又有解热、镇静、解痉、消炎、止血等作用。九孔鲍的贝壳提取液对金黄色葡萄球菌、大肠埃希菌、铜绿假单胞菌的抑菌效力最强，对实验性四氯化碳肝损伤有保护作用，可以提高耐缺氧能力，抑制机体免疫功能。还可使离体小鼠肺灌流量增加，松弛气管、支气管平滑肌。

（吴庆光）

mǔlì

牡蛎（Ostreae Concha） 牡蛎科动物长牡蛎 Ostrea gigas Thunberg、大连湾牡蛎 Ostrea talien-whanensis Crosse 或近江牡蛎 Ostrea rivularis Gould 的贝壳。中国沿海一带均有分布。全年均可采收。生用或煅用，用时打碎。

性味归经 咸，微寒。归肝、胆、肾经。

功效主治 重镇安神，潜阳补阴，软坚散结。用于惊悸失眠，眩晕耳鸣，瘰疬痰核，癥瘕痞块。煅牡蛎收敛固涩，制酸止痛。用于自汗盗汗，遗精滑精，崩漏带下，胃痛吞酸。

功用阐述 ①质重性寒，入肝、肾经，敛魂魄，长于镇惊安神。常用治脏腑气血阴阳失调之心神不安，惊悸怔忡，失眠多梦等症，常与龙骨相须为用。②咸寒质重，入肝经，有平肝潜阳，益阴之功。用治水不涵木之阴虚阳亢头目眩晕、烦躁不安及虚风内动所致四肢抽搐等症，常与龙骨、白芍、龟甲等同用。③味咸性寒，咸能软坚散结，寒可清热益阴，"治瘰疬结核"（《本草纲目》）。故可治痰火郁结之痰核、瘰疬、瘿瘤等，常与浙贝母、玄参等同用。④主归肝、肾二经，味咸兼涩，有收敛固涩之能，煅后有与煅龙骨相似的收敛固涩作用。通过不同配伍可治疗自汗、盗汗、遗精、滑精、尿频、遗尿、崩漏、带下等滑脱之证。

用量用法 9~30g，先煎。重镇安神，潜阳补阴，软坚散结生用，收敛固涩、制酸止痛煅用。

使用注意 脾胃虚寒及孕妇慎用。多服久服易致纳呆，腹胀，便秘。

化学成分 本品主要含碳酸钙（约占50%）、磷酸钙及硫酸钙。尚含镁、铁、磷酸根、氯离子及钾、钠、铝、硅、锶、锌等，水及有机质。煅烧后碳酸盐分解，产生氧化钙等，有机质则破坏。

药理作用 本品所含钙盐有抗酸及轻度镇静、消炎、降低肌肉兴奋而抑制抽搐作用。从牡蛎中提取牡蛎多糖，具有降血脂、抗凝血、抗血栓及促进机体免疫功能、抗白细胞减少等作用。

（吴庆光）

luóbùmáyè

罗布麻叶（Apocyni Veneti Folium） 夹竹桃科植物罗布麻 Apocynum venetum L. 的干燥叶。主产于中国东北、西北、华北等地。夏季采收。干燥，生用。

性味归经 甘、苦，凉；有小毒。归肝经。

功效主治 平肝安神，清热利水。用于肝阳眩晕，心悸失眠，浮肿尿少。

功用阐述 ①味苦性凉，专入肝经，善于清肝泻火，平抑肝阳。善于治疗肝阳上亢及肝火上攻之头晕目眩、烦躁失眠等。②性味苦凉，功能泻热利水，而有清热利水消肿的作用。故用治湿热水肿、小便不利。

用量用法 6~12g，煎服。

使用注意 药性寒凉，脾虚慢惊者慎用。不宜过量或长期服用，以免中毒。

化学成分 叶含芸香苷、尚含儿茶素、蒽醌、氨基酸、氯化钾等。黄酮类，其主要成分为槲皮素和异槲皮苷。根含加拿大麻苷、毒毛旋花子苷元及毒毛旋花子苷 K。

药理作用 罗布麻叶煎剂有降压、减慢心率、减弱心肌收缩力的作用。并能镇静、增强免疫、抑制血小板聚集、降血脂、抗衰老。罗布麻根煎剂有强心作用，对实验性心血管功能不足，有治疗作用；并能增加肾血流，产生较强的利尿作用。罗布麻叶煎剂、罗布麻总黄酮铝盐对鼻病毒具有明显的早期治疗作用和轻微的预防作用。

（吴庆光）

zhēnzhūmǔ

珍珠母（Margaritifera Concha）

蚌科动物三角帆蚌 *Hyriopsis cumingii*（Lea）、褶纹冠蚌 *Cristaria plicata*（Leach）或珍珠贝科动物马氏珍珠贝 *Pteria martensii*（Dunker）的贝壳。前两种在中国的江河湖沼中均产；后一种主产于海南岛、广东、广西沿海。生用或煅用，用时打碎。

性味归经 咸，寒。归肝、心经。

功效主治 平肝潜阳，安神定惊，明目退翳。用于头痛眩晕，惊悸失眠，目赤翳障，视物昏花。

功用阐述 ①咸寒，归肝经，具平肝潜阳，清泻肝火作用。用于肝阴不足，肝阳上亢所致的头痛眩晕、耳鸣、心悸失眠、烦躁易怒等症，常与石决明、牡蛎同用。②质重入心经，具镇惊安神之功。治疗心悸失眠、心神不宁，可与朱砂、龙骨、琥珀等安神药配伍。③性寒清热，主入肝经，清肝火、益肝阴，为清肝明目之要药。可用治肝热目赤、羞明怕光、翳障，或肝虚目暗、视物昏花等。④研细末外用，能燥湿收敛，用治湿疮瘙痒、溃疡久不收口、口疮等症。

用量用法 10~25g，煎服；宜打碎先煎。或入丸、散剂。外用适量。

使用注意 本品属镇降之品，故脾胃虚寒者、孕妇慎用。

化学成分 含碳酸钙 90% 以上，有机物质约 0.34%，尚含少量锌、镁、铁、硅酸盐、硫酸盐、磷酸盐和氧化物、多种氨基酸及磷脂酰乙醇胺、半乳糖神经酰胺、羟基脂肪酸、蜗壳元等。

药理作用 珍珠层粉角质蛋白水解液对实验性白内障有对抗作用。珍珠层注射液对四氯化碳引起的肝损伤有保护作用。珍珠层粉灌胃，有镇静、抗惊厥作用，并可增加动物常压耐缺氧能力。本品硫酸水解产物能使动物离体心脏跳动幅度增大。珍珠母口服可降低冠心病患者血清过氧化脂质，并有抗过敏性休克作用。注射液能减少胃酸分泌，抗实验性胃溃疡，对皮肤溃疡愈合有促进作用。其盐酸水解产物可抑制组胺引起的豚鼠离体肠管收缩。

（吴庆光）

shēngtiěluò

生铁落（Pulvis Ferri）

生铁煅至红赤，外层氧化时被锤落的铁屑。取煅铁时打下的铁落，去其煤土杂质，洗净，晒干，或煅后醋淬用。

性味归经 辛，凉。归肝、心经。

功效主治 平肝镇惊。用于癫狂，易惊善怒，失眠，疮疡肿毒，关节酸痛，扭伤疼痛。

功用阐述 ①辛凉质重，善于平肝镇惊。用治肝郁火盛之怒狂阳厥之证，亦可用于痰火上扰之狂证。②质重性降，入肝心二经，镇潜浮躁之神气，使心有所主，具镇惊安神之功效。用于易惊善怒，失眠。③性凉，能除肝心二经之火热，用于疮疡肿毒。此外，本品亦用治关节酸痛、扭伤疼痛。

用量用法 30~60g，煎服；或用适量入丸、散用。外用适量，研末调敷。

使用注意 中气虚寒者忌服。

化学成分 主含四氧化三铁，或名磁性氧化铁（Fe_3O_4 或 $FeO \cdot Fe_2O_3$）。

药理作用 生铁落经火煅醋淬后，变成醋酸铁，易于吸收，且能促进红细胞的新生和增加血红素的数值。并具有一定的镇静作用。

（吴庆光）

zǐbèichǐ

紫贝齿（Mauritiae Arabicae Concha）

宝贝科动物蛇首眼球贝 *Erosaria caputserpentis*（L.）、山猫宝贝 *Cypraea lynx*（L.）或绶贝 *Mauritia arabica*（L.）等的贝壳。主产于海南、广东、福建等地。5~7 月间捕捉，除肉，洗净，晒干，生用或煅用。

性味归经 咸，平。归肝经。

功效主治 平肝潜阳，镇惊安神，清肝明目。用于头晕目眩，惊悸失眠，目赤翳障，目昏眼花。

功用阐述 ①咸平，主入肝经，具有平肝潜阳作用。用治肝阳上亢之头晕目眩，常与石决明、磁石、牡蛎等平肝潜阳药同用。②质重，能镇惊安神。适用于肝阳上扰，心阳躁动之惊悸心烦、失眠多梦，常与龙骨、磁石、酸枣仁等安神药同用。③入肝经，具有清肝明目的作用。用治肝热目赤肿痛、目生翳膜、视物昏花等症。

用量用法 10~15g，煎服。宜打碎先煎，或研末入丸、散剂。

使用注意 脾胃虚弱者慎用。

化学成分 含碳酸钙 90% 以上，有机质约 0.47%、尚含少量铁、镁、硫酸盐、磷酸盐、硅酸盐和氯化物等。煅烧后，碳酸盐分解，生成氧化钙等，有机质则被破坏。

（吴庆光）

jílí

蒺藜（Tribuli Fructus）

蒺藜科植物蒺藜 *Tribulus terrestris* L. 的干燥成熟果实。主产于河南、河北、山东等地。秋季果实成熟时采割植株，晒干，打下果实，除去杂质。炒黄或盐炙用。

性味归经 辛、苦，微温；有小毒。归肝经。

功效主治 平肝解郁，活血祛风，明目，止痒。用于头晕目眩，胸胁胀痛，乳闭胀痛，目赤翳障，风疹瘙痒。

功用阐述 ①味苦降泄，主入肝经，有平抑上逆肝阳之功。善治肝阳上亢，头晕目眩，常与钩藤、珍珠母、菊花等平肝药同用。②苦泄辛散，功能疏肝而散郁结。用于治肝郁气滞所致胸胁胀痛，亦可治肝郁乳汁不通、乳房作痛。③辛散苦泄，轻扬疏散，又有祛风止痒之功，常用于风疹瘙痒。单用本品研末冲服，用治白癜风。

用量用法 6～10g，煎服。

使用注意 孕妇慎用。

化学成分 主含脂肪油及少量挥发油、鞣质、树脂、甾醇、钾盐、皂苷、微量生物碱等。

药理作用 蒺藜水浸液及乙醇浸出液对麻醉动物有降压作用；蒺藜总皂苷有显著的强心作用，并有提高机体免疫功能、强壮、抗衰老等作用；蒺藜水煎液有降低血糖作用；水提取物有抗过敏作用。

(吴庆光)

zhěshí

赭石 （Haematitum）

氧化物类矿物刚玉族赤铁矿，主含三氧化二铁（Fe_2O_3）。主产于山西、河北、河南、山东等地。采挖后，除去杂石。生用或醋淬研粉用。

性味归经 苦，寒。归肝、心、肺、胃经。

功效主治 平肝潜阳，重镇降逆，凉血止血。用于眩晕耳鸣，呕吐，噫气，呃逆，喘息，吐血，衄血，崩漏下血。

功用阐述 ①性味苦寒，善清肝火，质重沉降，长于镇潜肝阳。用于肝阳上亢所致的头目眩晕、目胀耳鸣等症，常与怀牛膝、生牡蛎、生白芍等滋阴潜阳药同用；亦可用治小儿急慢惊风。②质重性降，为重镇降逆要药。善降上逆之胃气而具止呕、止呃、止噫之效；又降上逆之肺气而有平喘之功。用治胃气上逆之呕吐、呃逆、噫气不止等证，又可用治哮喘有声，卧睡不得者，或肺肾不足，阴阳两虚之虚喘。③苦寒，入心肝血分，有凉血止血之效，并善于降气、降火，尤适宜于气火上逆，迫血妄行之出血证。

用量用法 9～30g；先煎。外用适量。平肝潜阳、重镇降逆宜生用，止血宜煅用。

使用注意 孕妇慎用。因含微量砷，故不宜长期服用。

化学成分 主含三氧化二铁（Fe_2O_3）。正品钉头赭石含铁60%以上，并含镉、钴、铬、铜、锰、镁等多种微量元素；尚含对人体有害的铅、砷、钛。

药理作用 赭石对肠管有兴奋作用，可使肠蠕动亢进；所含铁质能促进红细胞及血红蛋白的新生；对中枢神经系统具有镇静作用。

(吴庆光)

lǔdòuyī

稆豆衣 （Glycines Testa）

豆科植物大豆 *Glycine max* （L.） Merr. 的干燥黑色种皮。主产于江西、江苏等地，较小者又称黑小豆。以干燥、色黑、无杂质者为佳。

性味归经 甘，平。归肝、肾经。

功效主治 养血平肝，滋阴止汗。用于眩晕头痛，盗汗。

功用阐述 ①甘平，入肝肾经，能养阴血，平降肝阳。故可用治血虚肝旺或肝肾阴虚，肝阳上亢之眩晕、头痛等。②味甘，入肾经，能滋肾阴，退虚热，止盗汗。用治阴虚内热之盗汗。

用量用法 6～10g，煎服。

化学成分 含蛋白质、脂肪油、矢车菊苷、飞燕草素-3-葡萄糖苷、果胶、乙酰内酸及多种糖类成分。

(吴庆光)

xīfēng zhǐjìngyào

息风止痉药 （wind-extinguishing and spasm-stopping medicinal）

凡以平息肝风为主要作用，主治肝风内动惊厥抽搐病证的药物。主入肝经，以息肝风、止痉抽为主要功效。用于温热病热极动风、肝阳化风、血虚生风等所致之眩晕欲仆、项强肢颤、痉挛抽搐等症，以及风阳夹痰、痰热上扰之癫痫、惊风抽搐，或风毒侵袭、引动内风之破伤风、痉挛抽搐、角弓反张等症。部分药兼有平肝潜阳、清泻肝火的作用，亦可用治肝阳眩晕和肝火上攻之目赤、头痛等。此外，某些药尚兼祛外风之功，还可用治风邪中经络之口眼㖞斜、肢麻痉挛、头痛、痹证等。临床常用的药物有羚羊角、山羊角、牛黄、钩藤、天麻、全蝎、地龙、蜈蚣、僵蚕、僵蛹、蚕蛾、珍珠、壁虎、密环菌、玳瑁等。

(吴庆光)

língyángjiǎo

羚羊角 （Saigae Tataricae Cornu）

牛科动物赛加羚羊 *Saiga tatarica* Linnaeus 的角。主产于新疆、青海、甘肃等地。秋季猎取最佳，猎取后锯取其角，晒干。镑片或粉碎成细粉。赛加羚羊被《国际自然与自然资源保护联盟红皮书》列为高濒危物种，严禁狩猎。

性味归经 咸，寒。归肝、心经。

功效主治 平肝息风，清肝明目，散血解毒。用于肝风内动，惊痫抽搐，妊娠子痫，高热痉厥，癫痫发狂，头痛眩晕，目赤翳障，温毒发斑，痈肿疮毒。

功用阐述 ①咸寒质重，主入肝经，善于清泻肝热，平肝息风，镇惊解痉，为治惊痫抽搐之要药。因兼有清热作用，故尤宜于热极生风所致惊痫抽搐，常与钩藤、白芍、菊花等同用。②味咸质重，有平肝潜阳之功。故可用于肝阳上亢所致之头晕目眩、烦躁失眠、头痛，常与石决明、龟甲、生地黄等同用。③善清肝火而明目。故用治肝火上炎之头痛、目赤肿痛、羞明流泪等症。常与决明子、黄芩、龙胆草等同用。④咸寒，入心肝二经，寒以胜热，气血两清，清热凉血散血，泻火解毒。用于温热病壮热神昏、谵语躁狂、甚或抽搐，以及热毒斑疹等。此外，本品有解热、镇痛之效，可用于风湿热痹、肺热咳喘、百日咳等。

用量用法 1~3g，煎服；宜单煎2小时以上。磨汁或研粉服，每次0.3~0.6g。

使用注意 本品性寒，脾虚慢惊者忌用。

化学成分 主含角质蛋白，其水解后可得18种氨基酸及多肽物质。尚含多种磷脂、磷酸钙、胆固醇、维生素A等。此外，含多种微量元素。

（吴庆光）

shānyángjiǎo

山羊角（Naemorhedus Goral Cornu） 牛科动物青羊 *Naemorhedus goral*（Hardwicke）的角。

性味归经 咸，寒。归肝经。

功效主治 平肝镇惊。用于头晕目眩，目赤肿痛，抽搐。

功用阐述 山羊角咸寒，具平肝镇惊之功。用于肝阳上亢之头晕目眩、肝火上炎之目赤肿痛以及肝风内动、惊痫抽搐等证。本品之功用近羚羊角，故可代羚羊角使用。

用量用法 10~15g，煎服。

使用注意 本品性寒，脾虚慢惊者忌用。

（吴庆光）

niúhuáng

牛黄（Bovis Calculus） 牛科动物牛 *Bos taurus domesticus* Gmelin 干燥的胆结石。主产于北京、天津、内蒙古、陕西、新疆、青海、河北、黑龙江等地。宰牛时，如发现有牛黄，即滤去胆汁，将牛黄取出，除去外部薄膜，阴干。研极细粉末用。

性味归经 苦，凉。归心、肝经。

功效主治 清心，豁痰，开窍，凉肝，息风，解毒。用于热病神昏，中风痰迷，惊痫抽搐，癫痫发狂，咽喉肿痛，口舌生疮，痈肿疔疮。

功用阐述 ①味苦性凉，气芳香，入心经，有清化热痰，开窍醒神之功。用于温热病热入心包及中风、惊风、癫痫等痰热蒙闭心窍所致的神昏谵语、高热烦躁、口噤舌謇、痰涎壅塞等症，常与麝香、朱砂、黄连等开窍醒神、清热解毒之品同用。②性凉，入心、肝二经，具清心凉肝，息风止痉之功。用于温热病邪热炽盛以及痰热动风之中风、惊风、癫痫等，症见壮热神昏、惊厥抽搐者。③苦凉，为清热解毒之良药。用于火毒郁结之咽喉肿痛、口舌生疮、痈肿疔疮。

用量用法 0.15~0.35g，多入丸、散用。外用适量，研末敷患处。

使用注意 非实热证不宜用，孕妇慎用。

化学成分 本品含胆酸、脱氧胆酸、胆甾醇，以及胆色素、麦角甾醇、维生素D、钠、钙、镁、锌、铁、铜、磷等；尚含类胡萝卜素及丙氨酸、甘氨酸等多种氨基酸；还含黏蛋白、脂肪酸及肽类（SMC）成分。

药理作用 牛黄有镇静抗惊厥及解热作用，可增强离体蛙心心肌收缩力；牛黄主要成分胆红素有降压及抑制心跳作用；牛黄水溶液成分肽类具有胆囊收缩作用，所含胆酸，尤其是脱氧胆酸，均能松弛胆道口括约肌，促进胆汁分泌而有利胆作用；牛磺酸对四氯化碳引起的急性及慢性大鼠肝损害有显著的保护作用；家兔静脉点滴牛黄，可使红细胞显著增加；牛黄还有抗炎、止血、降血脂等作用。

（吴庆光）

réngōng niúhuáng

人工牛黄（Bovis Calculus Artifactus） 由牛胆粉、胆酸、猪去氧胆酸、牛磺酸、胆红素、胆固醇、微量元素等加工制成。

性味归经 甘，凉。归心、肝经。

功效主治 清热解毒，化痰定惊。用于痰热谵狂，神昏不语，小儿急惊风，咽喉肿痛，口舌生疮，痈肿疔疮。

用量用法 0.15~0.35g，多作配方用。外用适量敷患处。

使用注意 孕妇慎用。

（吴庆光）

tǐwài péiyù niúhuáng

体外培育牛黄（Bovis Calculus Sativus） 以牛科动物牛 *Bos taurus domesticus* Gmelin 的新鲜胆汁作母液，加入去氧胆酸、胆酸、复合胆红素钙等制成。

性味归经 甘，凉。归心、

肝经。

功效主治 清心，豁痰，开窍，凉肝，息风，解毒。用于热病神昏，中风痰迷，惊痫抽搐，癫痫发狂，咽喉肿痛，口舌生疮，痈肿疔疮。

用量用法 0.15～0.35g，多入丸、散剂。外用适量，研末敷患处。

使用注意 孕妇慎用。

(吴庆光)

gōuténg

钩藤（Uncariae Ramulus Cum Uncis） 茜草科植物钩藤 *Uncaria rhynchophylla*（Miq.）Miq. ex Havil.、大叶钩藤 *Uncaria macrophylla* Wall.、毛钩藤 *Uncaria hirsuta* Havil.、华钩藤 *Uncaria sinensis*（Oliv.）Havil. 或无柄果钩藤 *Uncaria sessilifructus* Roxb. 的干燥带钩茎枝。主产于长江以南至福建、广东等地。秋、冬二季采收，去叶，切段，晒干。生用。

性味归经 甘，凉。归肝、心包经。

功效主治 息风定惊，清热平肝。用于肝风内动，惊痫抽搐，高热惊厥，感冒夹惊，小儿惊啼，妊娠子痫，头痛眩晕。

功用阐述 ①性凉，主入肝经，清肝热，平肝阳。可用于肝火上攻或肝阳上亢之头胀头痛，头晕目眩等症，常与天麻、石决明、夏枯草等同用。②入肝、心包二经，有息风止痉作用，并能清泻肝热。用于热极生风之四肢抽搐及小儿高热惊风等。此外，本品具有轻清疏泄之性，能清热透邪，故可用于外感风热之头痛目赤；又有凉肝止惊之效，用于小儿夜啼。

用量用法 3～12g，煎服；宜后下。

使用注意 高血压患者服用钩藤总碱治疗量，个别亦出现心

动过缓、皮疹等副作用，停药后自行消失。

化学成分 主含多种吲哚类生物碱，主要有钩藤碱、异钩藤碱、柯诺辛因碱、柯楠因碱、二氢柯楠因碱，尚含黄酮类化合物、儿茶素类化合物等。

药理作用 钩藤、钩藤总碱及钩藤碱对各种动物的正常血压和高血压都具有降压作用；钩藤乙醇浸液能制止豚鼠实验性癫痫的发作，并有一定的抗戊四氮惊厥作用；水煎剂对小鼠有明显的镇静作用；麻醉大鼠静脉注射钩藤可对抗乌头碱、氯化钡、氯化钙诱导的心律失常；钩藤还有抑制血小板聚集及抗血栓、降血脂等作用。

(吴庆光)

tiānmá

天麻（Gastrodiae Rhizoma） 兰科植物天麻 *Gastrodia elata* Bl. 的干燥块茎。主产于四川、云南、贵州地区，现广为栽培。立冬后至次年清明前采挖，立即洗净，蒸透，敞开低温干燥。生用。

性味归经 甘，平。归肝经。

功效主治 息风止痉，平抑肝阳，祛风通络。用于小儿惊风，癫痫抽搐，破伤风，头痛眩晕，手足不遂，肢体麻木，风湿痹痛。

功用阐述 ①味甘质润，药性平和，主入肝经，功能息风止痉。可用于各种病因之肝风内动，惊痫抽搐，小儿惊风。不论寒热虚实，皆可配伍应用。②息肝风，又平肝阳，为治眩晕、头痛之要药。不论虚证、实证，随不同配伍皆可应用。③又能祛外风，通经络，止痛。用于手足不遂，肢体麻木，风湿痹痛及破伤风等。

用量用法 3～10g，煎服。

使用注意 凡阴血虚损而虚风内动者不宜单独使用，应与补

阴养血药配伍。

化学成分 含天麻苷、天麻苷元、β-甾谷醇、胡萝卜苷、单甲酯、棕榈酸、琥珀酸和蔗糖等；又含天麻多糖、维生素 A、多种氨基酸、微量生物碱及多种微量元素，如铬、锰、铁、钴、镍、铜、锌等。

药理作用 天麻水、醇提取物及不同制剂，均可使小鼠自发性活动明显减少，且能延长给巴比妥钠、环己烯巴比妥钠小鼠的睡眠时间，可抑制或缩短实验性癫痫的发作时间。天麻还有降低外周血管、脑血管和冠状血管阻力，有降压、减慢心率及镇痛抗炎作用。天麻多糖有免疫活性。

(吴庆光)

quánxiē

全蝎（Scorpio） 钳蝎科动物东亚钳蝎 *Buthus martensii* Karsch 的干燥体。主产于河南、山东、湖北等地。春末至秋初期间捕捉，除去泥沙，置沸水或沸盐水中，煮至全身僵硬，捞出，置通风处，阴干。

性味归经 辛，平；有毒。归肝经。

功效主治 息风镇痉，通络止痛，攻毒散结。用于肝风内动，痉挛抽搐，小儿惊风，中风口㖞，半身不遂，风湿顽痹，偏正头痛，破伤风，疮疡，瘰疬。

功用阐述 ①主入肝经，性善走窜，平息肝风，搜风通络，为治痉挛抽搐之要药。用于各种原因之惊风、痉挛抽搐，常与蜈蚣同用。亦用于小儿惊风，中风口㖞，半身不遂等。②善于通络止痛。用于风寒湿痹久治不愈，筋脉拘挛甚则关节变形之顽痹。③搜风通络止痛力较强。用治偏正头痛。④味辛，有毒，有散结、攻毒之功，多作外敷用，用于疮

疬瘰疬。

用量用法 3~6g，煎服。外用适量。

使用注意 本品有毒，用量不宜过大。孕妇慎用。

化学成分 含蝎毒，一种类似蛇毒神经毒的蛋白质；并含三甲胺、甜菜碱、牛磺酸、棕榈酸、软硬脂酸、胆甾醇、卵磷脂及铵盐等；又含钠、钾、钙、镁、铁、铜、锌、锰等微量元素；还有蝎毒素Ⅲ、抗癫痫肽（AEP）等。

药理作用 东亚钳蝎毒和从粗毒中纯化得到的抗癫痫肽（AEP）有明显的抗癫痫作用；全蝎提取液有抑制动物血栓形成和抗凝作用；全蝎对士的宁、烟碱、戊四氮等引起的惊厥有对抗作用；蝎身及蝎尾制剂对动物躯体痛或内脏痛均有明显镇痛作用，蝎尾镇痛作用比蝎身强约5倍；全蝎水、醇提取物分别对人体肝癌和结肠癌细胞有抑制作用。

（吴庆光）

dìlóng

地龙（Pheretima） 钜蚓科动物参环毛蚓 *Pheretima aspergillum*（E. Perrier）、通俗环毛蚓 *Pheretima vulgaris* Chen、威廉环毛蚓 *Pheretima guillelmi*（Michaelsen）或栉盲环毛蚓 *Pheretima pectinifera* Michaelsen 的干燥体。前一种习称"广地龙"，主产于广东、广西、福建等地；后三种习称"沪地龙"，主产于上海一带。广地龙春季至秋季捕捉，沪地龙夏秋捕捉。及时剖开腹部，除去内脏及泥沙，洗净，晒干或低温干燥。生用或鲜用。

性味归经 咸，寒。归肝、脾、膀胱经。

功效主治 清热定惊，通络，平喘，利尿。用于高热神昏，惊痫抽搐，关节痹痛，肢体麻木，半身不遂，肺热喘咳，水肿尿少。

功用阐述 ①咸寒，入肝经，清血分热，息风止痉。适用于热极生风所致的神昏谵语、痉挛抽搐及小儿惊风或癫痫、癫狂等。②性走窜，善于通行经络止痛。用于中风后气虚血滞所致经络不利、半身不遂、口眼㖞斜等症，常与黄芪、当归、川芎等同用。亦用于多种原因导致的经络阻滞、血脉不畅、肢节不利，尤宜于关节红肿疼痛、屈伸不利之热痹。③性寒降泄，长于清肺平喘。用于邪热壅肺，肺失肃降之喘息不止。④咸寒走下入肾，清热结而利水道。用于热结膀胱，小便不通。

用量用法 5~10g，煎服。

使用注意 脾胃虚弱或无实热者忌用。

化学成分 主含多种氨基酸，以谷氨酸、天冬氨酸、亮氨酸含量最高；含铁、锌、镁、铜、铬等微量元素；并含花生四烯酸、琥珀酸等有机酸。尚含蚯蚓解热碱、蚯蚓素、蚯蚓毒素、黄嘌呤、次黄嘌呤、黄色素及酶类等成分。

药理作用 蚯蚓水煎液及蚯蚓解热碱有良好的解热作用；热浸液、醇提取物对小鼠和家兔均有镇静、抗惊厥作用。广地龙次黄嘌呤有显著的舒张支气管作用；并有拮抗组胺及毛果芸香碱对支气管的收缩作用；广地龙酊剂、干粉混悬液、热浸液、煎剂等，均有缓慢而持久的降压作用；地龙提取物有纤溶和抗凝作用。地龙还具有增强免疫、抗肿瘤、抗菌、利尿、兴奋子宫及肠平滑肌作用。

（吴庆光）

wúgōng

蜈蚣（Scolopendra） 蜈蚣科动物少棘巨蜈蚣 *Scolopendra subspinipes mutilans* L. Koch 的干燥体。主产于江苏、浙江、湖北等地。春、夏二季捕捉，用竹片插入头尾，绷直，干燥。

性味归经 辛，温；有毒。归肝经。

功效主治 息风镇痉，通络止痛，攻毒散结。用于肝风内动，痉挛抽搐，小儿惊风，中风口㖞，半身不遂，破伤风，风湿顽痹，偏正头痛，疮疡，瘰疬，蛇虫咬伤等。

功用阐述 ①性温，善走窜，通达内外，搜风定搐力强，为息风止痉之要药。用于各种原因引起的痉挛抽搐，及小儿惊风，中风口㖞，半身不遂，破伤风。②味辛散结，以毒攻毒，具解毒散结，消肿止痛之功。用于热毒内侵或痰湿凝结所致疮疡肿毒、瘰疬结核、蛇虫咬伤。③又能祛风通络止痛。用于风湿痹痛，久治不愈之顽固性头痛或偏正头痛。

用量用法 3~5g，煎服。外用适量。

使用注意 本品有毒，用量不宜过大。孕妇禁用。

化学成分 含有两种类似蜂毒成分，即组胺样物质及溶血性蛋白质；含有脂肪油、胆甾醇、蚁酸及组氨酸、精氨酸、亮氨酸等多种氨基酸；又含糖类、蛋白质以及铁、锌、锰、钙、镁等多种微量元素。

药理作用 蜈蚣水提液对士的宁引起的惊厥有明显的对抗作用；蜈蚣煎剂能改善小鼠的微循环，延长凝血时间，降低血黏度，并有明显的镇痛、抗炎作用；其水浸剂对结核分枝杆菌及多种皮肤真菌有不同程度的抑制作用。

（吴庆光）

jiāngcán

僵蚕（Bombyx Batryticatus） 蚕蛾科昆虫家蚕 *Bombyx mori* Linnaeus 4~5 龄的幼虫感染（或人工接种）白僵菌 Beauveria bassiana (Bals.) Vuillant 而致死的干燥体。主产于浙江、江苏、四川等地养蚕区。多于春、秋季生产，将感染白僵菌病死的蚕干燥。生用或炒用。

性味归经 咸、辛，平。归肝、肺、胃经。

功效主治 息风止痉，祛风止痛，化痰散结。用于肝风夹痰，惊痫抽搐，小儿惊风，破伤风，口眼㖞斜，风热头痛，目赤，咽痛，风疹瘙痒，发颐疔腮。

功用阐述 ①咸、辛、平，入肝、肺二经，既能息风止痉，又能化痰定惊。故对惊风、癫痫而夹痰尤为适宜。②味辛行散，能祛风，化痰，通络。常用治风中经络、口眼㖞斜。③辛散，入肝、肺二经，有祛外风，止痛，止痒之功。用治风热头痛，目赤，咽痛，风疹瘙痒。④味咸，能软坚散结，又兼可化痰，用于发颐、疔腮等。

用量用法 5~10g，煎服。研末吞服，每次 1~1.5g；散风热宜生用，其他多制用。

使用注意 属于血虚而有风寒客邪者忌用。

化学成分 主含蛋白质，脂肪。尚含多种氨基酸以及铁、锌、铜、锰、铬等微量元素；僵蚕体表的白粉中含草酸铵。

药理作用 僵蚕醇水浸出液对小鼠、家兔均有催眠、抗惊厥作用；其提取液在体内、外均有较强的抗凝作用；僵蚕粉有较好的降血糖作用。体外试验，对金黄色葡萄球菌、铜绿假单胞菌等有轻度的抑菌作用，其醇提取物体外可抑制人体肝癌细胞的呼吸，可用于直肠瘤型息肉的治疗。

（吴庆光）

jiāngyǒng

僵蛹（Pupa Bombycis Batryticatus） 以蚕蛹为底物，经白僵菌发酵的制成品。本品为中国科学院动物研究所等单位研制。

性味归经 咸、辛，平。归肝、肺、胃经。

功效主治 祛风止痉，化痰散结。用于惊痫抽搐，中风口㖞，咽喉肿痛，咳嗽痰多，疔腮，发颐等。

功用阐述 ①咸、辛、平，入肝、肺二经，既能息风止痉，又能化痰定惊。故可用于肝风内动，惊痫抽搐。②味辛行散，能祛风，化痰。常用治风中经络、口眼㖞斜；以及咳嗽痰多等症。③辛散，入肺经，有祛风之功。用治风热咽喉肿痛。④味咸，能软坚散结，又兼可化痰，用于疔腮、发颐等症。

用量用法 3~9g，煎服。

化学成分 含有大量草酸铵、白僵菌干菌丝和它的代谢产物，菌丝中存在多种环酯肽类物质。

药理作用 僵蛹有抗惊厥、抑制癌细胞等作用；临床实践亦证明，僵蛹的作用与僵蚕相近，可代替僵蚕药用。

（吴庆光）

cán'é

蚕蛾（Bombyx Masculus） 蚕蛾科动物家蚕蛾 Bombyx mori L. 干燥雄性成虫。主产于四川、广西等地。夏季取雄性蚕蛾，以沸水烫死，晒干。生用或炒用。

性味归经 咸、温。归肝、肾经。

功效主治 补肝益肾，壮阳涩精。用于阳痿、遗精、白浊、尿血、创伤、溃疡。

功用阐述 ①味咸性温，入肝、肾经，能滋补肝肾、温壮肾阳而固精止遗，故可用治肾虚之阳痿、遗精、白浊。②收敛固涩之功，又可用于尿血、创伤、溃疡等。

用量用法 1~5g，多研末或入丸、散用；外用适量，研末撒或调敷患处。

使用注意 阴虚火旺者忌服。

化学成分 主含变态激素，α-蜕皮素及 β-蜕皮素，其中主要的是 α-蜕皮素。

药理作用 雄蚕蛾提取液具有雄性激素样作用；雄蚕蛾含有对成年雄性大鼠精子数量与活动有正向调节的活性成分，并具有抗疲劳、延缓衰老等作用。

（吴庆光）

zhēnzhū

珍珠（Margarita） 珍珠贝科动物马氏珍珠贝 Pteria martensii (Dunker)、蚌科动物三角帆蚌 Hyriopsis cumingii (Lea) 或褶纹冠蚌 Cristaria plicata (Leach) 等双壳类动物受刺激形成的珍珠。前一种海产珍珠，主产于广东、海南、广西等沿海地区；后两种淡水珍珠主产于安徽、江苏、黑龙江等地。全年可采。自动物体内取出，洗净，干燥。水飞或研成极细粉用。

性味归经 甘、咸，寒。归心、肝经。

功效主治 安神定惊，明目消翳，解毒生肌，润肤祛斑。用于惊悸失眠，惊风癫痫，目赤翳障，疮疡不敛，皮肤色斑。

功用阐述 ①甘寒，入心、肝经，质重沉降，重可镇怯，具有安神定惊之效。用于心神不宁、心悸失眠等症。②性寒质重，清心、肝之热而定惊止痉。用于惊风，癫痫等。③性寒清热，入肝经，善清肝明目，消翳。用于肝经风热或肝火上攻之目赤涩痛、眼生翳膜、视物不清。④又能清热解毒，生肌敛疮。用于治口舌生疮，牙龈肿痛，咽喉溃烂，以及疮疡溃烂、久不收口者。此外，本品亦能润肤祛斑，可用于皮肤色斑。

用量用法 0.1～0.3g，多入丸、散用。外用适量。

化学成分 本品主含碳酸钙，多种氨基酸，无机元素有锌、锰、铜、铁、镁、硒、锗等。尚含维生素 B 族、核酸等。

药理作用 珍珠水解液可抑制小鼠的自主活动，并有抑制脂褐素和清除自由基作用；珍珠粉提取物对小鼠肉瘤细胞、肺癌细胞均有显著的抑制作用；珍珠膏有促进创面愈合作用；珍珠粉有抗衰老、抗心律失常及抗辐射等作用。

（吴庆光）

bìhǔ

壁虎（Gekko Swinhonis） 壁虎科动物无蹼壁虎 *Gekko swinhonis* Güenther、多疣壁虎 *Gekko japonicus*（Dumeril et Bibron）、蹼趾壁虎 *Gekko subpalmatus* Güenther 等的全体，以干燥全体入药。主产于河北、山东、江苏。夏秋捕捉，摔死或开水烫死，晒干或焙干。

性味归经 咸，寒；有小毒。归肝经。

功效主治 祛风定惊，解毒散结。用于中风不遂，惊痫抽搐，瘰疬，恶疮，噎膈反胃。

功用阐述 ①味咸性寒，入肝经，既能祛风通络，又能息风定惊，故可用于中风半身不遂，口眼㖞斜，肝风内动，惊痫抽搐，破伤风证等。②咸能软坚，性寒清热，有小毒，性善走窜，能以毒攻毒，有软坚散结、清热解毒之功，可用于热毒内侵，或痰湿凝结，或瘀滞闭阻脉络，所致的瘰疬痰核，疮疡肿毒等；其攻毒散结之功，也用于噎膈反胃。

用量用法 2～5g，煎服；焙研入丸、散，每次1～2g；外用适量，研末调敷。

使用注意 阴虚血少，津伤便秘者慎服。

化学成分 主含脂肪油，含甘氨酸、谷氨酸、脯氨酸、丙氨酸、天冬氨酸、精氨酸、丝氨酸、缬氨酸、苏氨酸、异亮氨酸、组氨酸等 14 种氨基酸，无机元素以钠为主，其次是钾、磷、钙、镁、铁、硅、铝等 18 种元素。

药理作用 壁虎水溶液对人体肝癌细胞的呼吸有明显抑制作用；本品中含有丰富的维生素 F，研究证明维生素 F 有一定的抗癌活性。

（吴庆光）

mìhuánjūn

密环菌（Armillaria Mellea） 白蘑科真菌假密环菌 *Armillariella mellea*（Vahl. ex Fr.）Karst. 的子实体。是一种发光真菌，天麻种子和块茎皆依赖于密环菌供给营养生长。密环菌的固体培养物具有与天麻相似的药理作用和临床疗效，主要适用于头晕目眩、头痛、失眠、半身不遂、肢体麻木等症。

（吴庆光）

dàimào

玳瑁（Carapax Eretmochelydis） 海龟科动物玳瑁 *Eretmochelys imbricata*（Linnaeus）的背甲。主产于海南、台湾、福建等沿海地区及东沙群岛、西沙群岛。菲律宾、印度洋、大西洋、太平洋等地也产。为野生品种。全年捕获，捕后将其倒悬，用沸醋浇泼，将背甲迅速剥下，用水洗净，干燥。

性味归经 甘、咸，寒。入心、肝经。

功效主治 镇心平肝，息风

定惊，清热解毒。用于中风惊痫，神昏痉厥，眩晕，疔疮肿痛。

功用阐述 ①质重潜阳，有镇心安神、清心解毒、平肝息风、定惊止痉之效。用于温热病阳亢火盛所致的壮热、神昏、谵语、惊厥、抽搐之急惊风。②甘寒，滋养肝肾之阴而平肝潜阳。用于肝阳上亢之头晕目眩。③咸寒入心经，清心火而解毒。用于疔疮肿毒、温毒发斑、痘毒等。

用量用法 每次3～6g，入丸剂、散剂。较少煎服。亦可磨汁冲服。

使用注意 玳瑁性寒，阳虚气虚、脾胃虚弱者慎用。

化学成分 含角蛋白及胶质等。甲的角蛋白中含有赖氨酸、组氨酸等多种氨基酸；体脂含有月桂酸、肉豆蔻酸、棕榈酸、硬脂酸、花生酸、非皂化等部分。

药理作用 玳瑁有镇静、解热、降血压等作用。玳瑁紫癜宁对原发性血小板减少性紫癜患者血中的抗血小板抗体具显著抑制作用；该方既能抑制原发性血小板减少性紫癜血清中的抗体活性，又能刺激巨核系祖细胞的增殖、分化与成熟，或增加巨核系集落刺激因子的活性，其作用部位为造血干细胞水平上。

（吴庆光）

kāiqiàoyào

开窍药（resuscitative medicinal） 凡具辛香走窜之性，以开窍醒神为主要作用，主治闭证神昏的药物。又称芳香开窍药。中医理论认为心藏神，主神明，心窍开通则神明有主，神志清醒，思维敏捷。若热邪、寒邪或痰浊等邪气阻闭心窍、清窍被蒙，则神明内闭，症见神识昏迷，人事不省等，中医称为"闭证"。而开通心窍可使神昏、人事不省的患者神识苏醒，称为"开窍"。

作用特点 开窍药味辛气香，善于走窜，皆入心经；善驱散心经的邪气，开启闭塞之窍机，具有开窍醒神、启闭回苏、醒脑复神的作用。部分开窍药因其辛香行散之性，又兼有止痛、辟秽、活血、解毒等作用。

适应范围 主要用治闭证神昏，适用于温病热陷心包、痰浊蒙蔽清窍之神昏谵语，以及惊风、癫痫、中风、中暑、中恶等卒然昏厥，口噤握固之内闭实证。又治湿浊中阻，胸脘冷痛满闷，食少腹胀；血瘀、气滞疼痛，经闭癥瘕；痈疽疔疮等证。

配伍规律 神志昏迷有虚实之别，虚证即脱证，实证即闭证。脱证治当补虚固脱，非本类药物所宜；闭证治当开通心窍、醒神回苏，宜用开窍药治疗。然而闭证又有寒闭、热闭之不同。面青、身凉、苔白、脉迟之寒闭，须施"温开"之法，宜配伍温里祛寒之品；面红、身热、苔黄、脉数之热闭，当用"凉开"之法，宜与清热泻火解毒之品配伍应用。若闭证神昏兼惊厥抽搐者，应配伍平肝息风止痉药；兼烦躁不安者，应配伍安神定惊药物；痰浊壅盛者，应配伍化湿、祛痰药物。如以疼痛为主症者，应配伍行气药或活血化瘀药。

使用注意 开窍药辛香走窜，用于闭证神昏，忌用于脱证。本类药因其辛香行散，故为救急、治标之品，且能耗伤正气，只宜暂服，不可久用，用量亦应较一般药为轻。因本类药物性质辛香，其有效成分易于挥发，内服多入丸、散剂，不宜入煎剂。

药理毒理 研究证实，本类药物对中枢神经系统有兴奋作用，有镇痛、兴奋心脏与呼吸、升高血压的作用。某些药物尚有抗菌、抗炎的作用。现已将部分开窍方剂进行了剂型改革，制成针剂注射给药，能更迅速地发挥药效，如清开灵注射液等，临床用于急症昏迷的抢救，效果更好。现代临床多用于治疗各种原因引起的急性昏迷、多种急性脑病、癫痫发作、脑震荡后遗症、老年痴呆、冠心病、心绞痛等病症。

常用药物 临床常用的开窍药有麝香、冰片、苏合香、安息香、石菖蒲等。

（胡锡琴）

shèxiāng
麝香（Moschus）

鹿科动物林麝 *Moschus berezovskii* Flerov、马麝 *Moschus sifanicus* Przewalski 或原麝 *Moschus moschiferus* Linnaeus 成熟雄体香囊中的干燥分泌物。主产四川、西藏、云南等地。野生麝多在冬季至次春猎取，猎取后，割取香囊，阴干，习称"毛壳麝香"，用时剖开香囊，除去囊壳，称"麝香仁"，其中呈颗粒状者称"当门子"。人工驯养麝多直接从其香囊中取出麝香仁，阴干或用干燥器密闭干燥。本品应密闭，置阴凉干燥处，避光贮存。

性味归经 辛，温。归心、脾经。

功效主治 开窍醒神，活血通经，消肿止痛。用于热病神昏，中风痰厥，气郁暴厥，中恶昏迷，血瘀经闭，癥瘕积聚，胸痹心痛，心腹暴痛，跌打伤痛，痹痛麻木，难产死胎，疮疡痈肿，瘰疬痰核，咽喉肿痛。

功用阐述 ①辛温，气味极香，走窜之性甚烈，开心窍作用颇强，为醒神回苏之要药。可用于多种原因所致之闭证神昏，无论寒闭、热闭，用之皆效。用治温病热陷心包，痰热蒙蔽心窍，小儿惊风及中风痰厥等热闭神昏，常配伍牛黄、冰片、朱砂等组成凉开之剂；因其性温，故尤宜于寒闭神昏，若中风昏厥，中恶胸腹满痛等寒浊或痰湿阻闭气机，蒙蔽神明之寒闭证，常配伍苏合香、安息香等药组成温开之剂。②辛香，入心经血分，开心脉，祛瘀滞，为治心腹暴痛之佳品，常配木香、桃仁等活血行气药。因行血中瘀滞，具活血通经，消肿止痛之效，用治血瘀之多种病证，用于血瘀经闭，常与丹参、红花、川芎等活血通经药同用；若治癥瘕痞块，常配水蛭、三棱等破血消癥药；若治头痛，日久不愈者，常与川芎、桃仁等活血止痛药同用；若治顽痹疼痛麻木者，常与独活、威灵仙、桑寄生等祛风湿、通络止痛药同用。麝香又为伤科要药，治跌扑肿痛、骨折扭挫，内服或外用均有良效，常与乳香、没药、红花等活血消肿止痛药配用。③内服、外用均有良好的活血散结，消肿止痛作用。用治疮疡肿毒、瘰疬痰核，常与雄黄、乳香、没药等解毒消肿、活血生肌药同用；若治咽喉肿痛、溃烂，可与牛黄、蟾酥、珍珠等解毒消肿生肌药配用。④活血通经，有催生下胎之效。传统用治难产、死胎、胞衣不下等，但现代已很少应用。

用量用法 0.03～0.1g，多入丸散用。外用适量。不宜入煎剂。

使用注意 因能兴奋子宫，故孕妇禁用。因辛香走窜、易耗伤正气，忌用于脱证，虚证亦当慎用。有资料报道，麝香膏外用可致过敏，故过敏性体质慎用。

化学成分 麝香所含成分主要有：大环化合物如麝香酮等，甾类化合物如睾酮、雌二醇、胆甾醇，多种氨基酸以及无机盐和其他成分如尿囊素、蛋白激酶激活剂等。

药理作用 麝香对中枢神经系统有双向性作用，小剂量兴奋，大剂量则抑制；可增强中枢神经系统的耐缺氧能力，改善脑循环。能兴奋心脏，增加心脏收缩力，增强心肌功能，具有明显的强心作用；对于血栓导致的缺血性心脏障碍有预防和治疗作用。能明显兴奋子宫、增强宫缩，尤其对在体妊娠子宫更为敏感，对非妊娠子宫的兴奋性则较慢，但作用持久；并可抗着床、抗早孕，且随孕期延长则作用更趋显著。麝香可抑制人体肿瘤细胞，浓度大则作用强，能杀灭小鼠艾氏腹水癌细胞和肉瘤 S_{180} 细胞。麝香水溶性蛋白有增强体液免疫和细胞免疫的作用。另外，麝香可抗炎，其作用与氢化可的松相似。

附 近代研究从灵猫科动物小灵猫 *Viverricula indica* Desmarest.、大灵猫 *Viverra zibetha* Linnaeus 的香囊中采取灵猫香，从仓鼠科动物成龄雄性麝鼠 *Ondatra zibetha* Linnaeus 的香囊中采取麝鼠香，它们具有与麝香相似的化学成分及功效，可用来代替麝香外用或内服。另外，人工麝香有与天然麝香基本相似的疗效，现已广泛用于临床，代替天然麝香，弥补药源的不足。

（胡锡琴）

bīngpiàn

冰片（Borneol） 龙脑香科植物龙脑香 *Dryobalanops aromatica* Gaertn. f. 树脂加工品，或龙脑香树的树干、树枝切碎，经蒸馏冷却而得的结晶，称"龙脑冰片（天然冰片）"，亦称"梅片"。由菊科植物艾纳香 *Blumea balsamifera* (L.) DC. 的新鲜叶经提取加工制成的结晶，称"艾片（左旋龙脑）"。现多用松节油、樟脑等，经化学方法合成，称"合成龙脑（合成冰片）"。龙脑香主产于东南亚地区，中国台湾有引种；艾纳香主产于广东、广西、云南等地。冰片成品须贮于阴凉处，密闭保存。研粉用。

性味归经 辛、苦，微寒。归心、脾、肺经。

功效主治 开窍醒神，清热止痛。用于闭证神昏，目赤肿痛，喉痹口疮，耳道流脓，疮疡肿痛，疮溃不敛，水火烫伤。

功用阐述 ①味辛气香，开窍醒神效似麝香但力较弱，因其性偏寒凉，为凉开之品，更宜用于热闭神昏。用治痰热内闭、暑热卒厥、小儿惊风等热闭证，常与麝香相须为用以增开窍醒神之功，亦常与牛黄、黄连等清心开窍药同用。②苦寒，能清热消肿止痛，为五官科常用药。用治目赤肿痛，单用点眼即效，或配伍炉甘石、硼砂等清热明目药同用；若治咽喉肿痛、口舌生疮，常与硼砂、朱砂等共研细末，吹敷患处以取效；治疗急、慢性化脓性中耳炎，用本品溶于核桃油中滴耳。③又能清热消肿、防腐生肌，故清热消肿、生肌敛疮之外用方中多用冰片。用治疮疡溃后日久不敛，常配珍珠、乳香等生肌敛疮药同用；若治水火烫伤，常配伍银朱、香油制成药膏外用。此外，现代用治冠心病、心绞痛及齿痛，有一定疗效。

用量用法 0.15～0.3g，入丸散用。外用适量，研粉点敷患处。不宜入煎剂。

使用注意 因辛香走窜通利，故孕妇慎用，气血虚者忌用。有冰片引起过敏性皮炎的报道，故过敏性体质慎用。

化学成分 天然冰片主要含有右旋龙脑（ $C_{10}H_{18}O$ ）不得少于 96.0%，又含葎草烯、β-榄香烯、石竹烯等倍半萜，以及齐墩果酸、麦珠子酸、积雪草酸、龙脑香醇、古柯二醇等三萜化合物。艾片为菊科植物艾纳香的叶片提取物，主含左旋龙脑。合成冰片为消旋龙脑混合物。

药理作用 冰片有耐缺氧、镇静作用，经肠系膜可迅速吸收，给药5分钟即可通过血脑屏障，脑蓄积时间较长，且浓度高，此为冰片的芳香开窍提供了初步实验依据。较高浓度可抑制葡萄球菌、链球菌、肺炎链球菌、大肠埃希菌及部分致病性皮肤真菌等。局部外用对感觉神经刺激轻微，有一定的止痛及温和的防腐作用。此外，对中、晚期妊娠小鼠有引产作用。

（胡锡琴）

sūhéxiāng

苏合香（Styrax） 金缕梅科植物苏合香树 *Liquidambar orientalis* Mill. 的树干渗出的香树脂经加工精制而成。主产于土耳其、埃及、叙利亚，中国广西、云南亦产。初夏时将树皮击伤或割破，深达木部，使分泌香树脂渗入树皮内。至秋季剥下树皮，榨取香树脂，残渣加水煮后再榨，除去杂质，再溶解于乙醇中，过滤，蒸去乙醇，即得精制苏合香。成品应置阴凉干燥处，密闭保存。

性味归经 辛，温。归心、脾经。

功效主治 开窍醒神，辟秽，止痛。用于中风痰厥，猝然昏倒，惊痫，胸痹心痛，胸腹冷痛或满闷等。

功用阐述 ①辛温气香，归心经，能开窍醒神，且长于温通、辟秽，故为用治寒闭神昏之要药。用于中风痰厥、惊痫神昏等属于寒邪、痰浊内闭者，常配伍麝香、安息香等药互增疗效。②辛温走窜，芳香辟秽，可收化浊开郁，祛寒止痛之功。用治寒凝气滞或血瘀痰阻之胸痹心痛，脘痞满闷、冷痛等，常与冰片等同用，以增开窍、止痛之效。此外，本品温通散寒，亦为治冻疮的良药，可溶于乙醇中涂敷冻疮患处。

用量用法 0.3～1g，宜入丸散服。外用适量。不入煎剂。

使用注意 因辛香走窜，易耗伤正气，故忌用于脱证神昏。

化学成分 苏合香中主要含挥发油，包括芳樟醇、α,β-蒎烯、月桂烯、樟烯、柠檬烯、桉叶素、松香油醇、肉桂酸、桂皮醛等；此外尚含三萜类化合物。

药理作用 苏合香可增强耐缺氧能力，对实验性心肌梗死能减慢心率、改善冠状动脉血流量和降低心肌耗氧量，能增加血氧含量，而抗心肌缺血，抗心律失常。具有抗血栓的作用，能显著抑制血小板聚集，能促进血浆纤维蛋白原溶解，发挥抗凝血作用，可预防血管内血栓的形成。苏合香为刺激性祛痰药，有较弱的抗菌作用，可用于呼吸道感染。还能增多白细胞。亦有温和的刺激作用，可缓解局部炎症，并促进溃疡与创伤的愈合。

（胡锡琴）

ānxīxiāng

安息香（Benzoinum）

安息香科植物白花树 *Styrax tonkinensis* (Pierre) Craib ex Hart. 的干燥树脂。主产于泰国。树干经自然损伤或选取生长 5～10 年以上的健壮树木，于夏、秋两季割裂树干。收集流出的树脂，放阴凉处，自然干燥后，用纸包好放木箱内贮藏。成品置阴凉处，切忌阳光暴晒，以免受热融化。

性味归经 辛、苦，平。归心、脾经。

功效主治 开窍醒神，行气活血，止痛。用于中风痰厥，气郁暴厥，中恶昏迷，心腹疼痛，产后血晕，小儿惊风，疮疡不敛。

功用阐述 ①味辛气香，其性走窜，有开窍醒神之功。因其香而不燥，窜而不烈，药性平和，可广泛用治多种原因所致的闭证神昏；又因其性平偏温，可祛痰辟秽，尤宜于痰湿秽浊之邪阻闭心窍所致的寒闭神昏证。用治中风痰厥、中恶昏迷而见痰涎壅盛，常与麝香、石菖蒲等配伍，共收开窍醒神、豁痰化浊之效；若温病热陷心包、小儿惊风、中风、中暑、癫痫等证属痰热内闭者，则常与牛黄、朱砂、郁金等药配伍，以清热化痰开窍。本品又行气活血，亦治气郁暴厥，产后血晕。用治气郁暴厥，常与木香、沉香配伍，以行气开郁醒神；用治产后血晕，常与五灵脂配伍，以增活血行气，开窍醒神之功。②辛香行散，苦降泄邪，具有行气活血止痛之功。用治气滞血瘀所致的心腹疼痛或卒然心痛，单味应用即效，或配伍丁香、沉香，以增行气活血止痛之效。此外，外敷用治疮面溃疡，有促进疮面愈合作用。

用量用法 0.6～1.5g，多入丸散用。不入煎剂。外用适量。

使用注意 本品可耗伤气阴，故元气虚损、阴虚火旺者忌服。

化学成分 安息香主含树脂约90%，其成分有 3-桂皮酰苏门树脂酸酯、松柏醇桂皮酸酯、苏合香素、香草醛、桂皮酸苯丙醇酯、游离苯甲酸和桂皮酸等。总苯甲酸含量 10%～20%，总桂皮酸含量 10%～30%。越南安息香主含树脂 70%～80%，其成分有

3-苯甲酰泰国树脂酸酯、松柏醇苯甲酸酯、香草醛，游离苯甲酸 20%，不含桂皮酸。

药理作用 安息香酊剂为刺激性祛痰药，置于热水中吸入其蒸汽，则能直接刺激呼吸道黏膜而增加其分泌，可用于支气管炎以促进痰液排除。吸入时应避免蒸汽的浓度太高而刺激眼、鼻、喉等。外用可作局部防腐剂，并能促进溃疡以及创伤的愈合。主要具有抗基质金属蛋白酶-1、细胞毒和抗溃疡、抗氧化、抗补体、抗菌和抗真菌等活性。

（胡锡琴）

shíchāngpú

石菖蒲（Acorus Tatarinowii Rhizoma）

天南星科植物石菖蒲 *Acorus tatarinowii* Schott. 的干燥根茎。中国长江流域以南各省均有分布，主产于四川、浙江、江苏等地。秋、冬二季采挖，除去须根及泥沙，晒干。生用。

性味归经 辛、苦，温。归心、胃经。

功效主治 开窍豁痰，醒神益智，化湿开胃。用于神昏癫痫，健忘失眠，耳鸣耳聋，脘痞不饥，噤口下痢。

功用阐述 ①辛香温通，入心经，可开窍豁痰，苏醒神志，且兼具化湿，辟秽之效。故善治痰湿秽浊蒙蔽清窍所致之闭证神志昏乱。用于中风痰迷心窍，神志昏乱、舌强不能语，常配半夏、天南星等燥湿化痰药同用；用治痰热蒙蔽，高热、神昏谵语者，常配郁金、竹沥等清心化痰开窍药同用；若治痰热癫痫抽搐，可配竹茹、黄连等清心化痰药；治癫狂痰热内盛者，可配朱砂等清镇心神药。②入心经，还可宣散祛湿，亦安心神兼益心志。善治湿浊蒙蔽，清阳不升，清窍不灵

所致健忘失眠、头晕嗜睡、耳鸣耳聋等症，常与茯苓、远志等配伍，以增强化湿宁心安神之功；若治心神失养之健忘、失眠、多梦或心悸怔忡，常与人参、茯苓、酸枣仁等配伍，以增强养心安神之效。传统又用于开耳喉窍，若治心肾两虚、耳鸣耳聋、头昏、心悸，常与菟丝子、女贞子、夜交藤等补肾养心安神药同用。③辛香苦泄温通，能化湿浊、醒脾胃、消壅滞。用治湿浊中阻，脘痞不饥，胀闷疼痛，常与砂仁、苍术等化湿行气药同用。其芳香化湿，味苦燥湿，入胃经，可行胃肠之气。用治湿浊、热毒蕴结肠中所致水谷不纳，痢疾后重，口噤不开等，常与黄连、茯苓、石莲子等燥湿、解毒、健脾药配伍。此外，用治声音嘶哑，痈疽疮疡，风湿痹痛，跌打损伤等证。

用量用法　3~10g，煎服。鲜品加倍。

使用注意　阴虚阳亢、烦躁汗多及滑精者慎用。

化学成分　本品含挥发油，其中主要为β-细辛醚、α-细辛醚、欧细辛醚、石竹烯、α-葎草烯、石菖醚等，尚含有氨基酸、有机酸和糖类。九节菖蒲含棕榈酸、琥珀酸、5-羟基乙酰丙酸、β-谷甾醇、白头翁素等。

药理作用　石菖蒲有镇静和抗癫痫、抗惊厥作用。有脑保护和益智作用，能明显促进小鼠学习记忆能力。对实验动物心律失常有一定治疗作用，菖蒲挥发油有短暂的降低血压及抑制单胺氧化酶作用。内服可促进消化液分泌，抑制胃肠异常发酵，并能弛缓肠管平滑肌痉挛。有平喘作用，与沙丁胺醇吸入后的即时疗效相似。此外，可抗肿瘤，对小鼠肉瘤 S_{180} 有抑制作用，20%煎剂能在体外全部杀死小鼠腹水癌细胞；高浓度浸出液能抑制常见致病性皮肤真菌。

附　九节菖蒲：古代本草文献称石菖蒲以"一寸九节者良"，故石菖蒲亦称九节菖蒲。但是现代商品药材所用之九节菖蒲为毛茛科植物阿尔泰银莲花 *Anemone altaica* Fisch. ex C. A. Mey 的根茎。主产于陕西、山西、河南等地。夏季采挖，除去须根及泥沙，晒干。生用。辛，温。归心、肝、脾经。功能化痰开窍，安神，化湿醒脾，解毒。适用于热病神昏，癫痫，耳鸣耳聋，多梦健忘，胸闷腹胀，食欲不振，风湿痹痛，痛疽，疥癣。1.5~6g，煎服。外用适量。实验研究表明现代商品药材所用之九节菖蒲有一定毒性，故临床两药不可混淆应用。九节菖蒲有镇静作用，能明显加强硫喷妥钠的催眠作用，抑制小鼠的自发活动，抑制苯丙胺的运动性兴奋。又有镇痛作用。

（胡锡琴）

bǔxūyào

补虚药（tonics）　凡以补虚扶弱，纠正人体正气虚衰，治疗虚证为主要作用的药物。中医认为脏腑亏损，气血阴阳不足是导致虚证的主要病机；其病理性质主要为气、血、阴、阳的亏耗；其病损部位，主要在于五脏。一般说来，气虚以肺脾为主，病重者可影响心肾；血虚以心肝为主，并与脾虚化源不足有关；阴虚以肾肝肺为主，涉及心胃；阳虚以脾肾为主，重证每易影响到心。临床多见神疲体倦，心悸气短，面容憔悴，自汗盗汗，或五心烦热或畏寒肢冷，脉虚无力等症；若病程较长，久虚不复，症状可逐渐如重。

作用特点　补虚药多甘味，具有补虚扶弱作用，既能甘温益气、助阳、养血，又能甘寒滋养阴液。这就是《素问·阴阳应象大论》所谓的"形不足者，温之以气，精不足者，补之以味"的真实含义。具体而言，补虚药的补虚作用又有补气、补阳、补血与补阴的不同，分别主治气虚证、阳虚证、血虚证和阴虚证。此外，部分补虚药还分别兼有祛寒、润燥、生津、清热、收涩等功效。

适应范围　补虚药主要用于人体久病、大病之后，正气不足或先天不足，体质虚弱，或年老体虚所出现的各种虚证；或用于疾病过程中，邪气未尽，正气已衰，抗病能力下降，正虚邪实的病证，与祛邪药同用，达到扶正祛邪的目的。西医诊为支气管哮喘、慢性支气管炎、慢性胃炎、胃下垂、消化性溃疡、慢性结肠炎、慢性肝炎、冠心病、病态窦房综合征、充血性心力衰竭、贫血、原发性血小板减少性紫癜、慢性肾上腺皮质功能减退、生殖功能障碍、糖尿病、骨质疏松症、老年痴呆症等属虚证者，可用本类药物治疗。此外，小儿营养不良、肾小球肾炎、肾病综合征、老年功能退化性疾病、经前期综合征、更年期综合征、银屑病、脱发、混合性结缔组织病、白血病、肿瘤等见虚证者，也可选用本类药物治疗。

药物分类　补虚药根据药性及功效主治的不同，可以分为补气药、补阳药、补血药、补阴药四类。

配伍规律　①各类补虚药之间的配伍应用：由于人体是一个有机的整体，各脏腑及其气血阴阳之间在生理上相互依存，在病理上相互影响，故临床上往往是两种或两种以上的虚证并见，因此，治气虚、阳虚、血虚、阴虚之证，除应选择相应的补虚药外，还常辅以其他类的补虚药。如气虚可发展为阳虚；阳虚者，其气必虚，故补气药常与补阳药同用。气虚生化无力而致血虚；血虚则气无所依存，亦可导致气虚，故补气药常与补血药同用。气虚不能生津而致津液不足；津液大量亏耗，亦可导致气随津脱。热邪既易伤阴，壮火也易食气，而致气阴两虚，故补气药亦常与补阴药同用。津血同源，血虚可致阴虚，阴津大量耗损又可致津枯血燥，血虚常伴阴亏，故补血药又常与补阴药同用。阴阳互根，阴或阳的虚损，常可导致阴损及阳或阳损及阴而致阴阳两虚之证，此时，则需滋阴药与补阳药同用。②补虚药与祛邪药之间的配伍应用：邪之所凑，其气必虚。故补虚药在临床上除用于虚证以补虚扶弱外，还常与各类祛邪药物配伍以扶正祛邪，或与容易损伤正气的药物配伍应用以保护正气，预护其虚。

使用注意 使用补虚药首先应因证选药，必须根据气虚、阳虚、血虚与阴虚的症候不同，选择相应的对证药物，要谨防当补而补之不当。补虚药是治疗虚证的，邪实而正不虚者，误用补虚药有"闭门留寇"之弊，故应忌不当补而误补。补虚药用于扶正祛邪，不仅要分清主次，处理好祛邪与扶正的关系，而且应避免使用可能妨碍祛邪的补虚药，使祛邪而不伤正，扶正更利于驱邪。补气补阳药多药性温热，阴虚有热者慎用；补血补阴药多药性寒凉黏腻碍胃，故阳虚有寒，消化不良者宜慎服。虚证一般病势较缓，病程较长，故无须峻补，宜

小剂量缓慢调养，且宜作为丸剂或蜜膏剂服用。因补虚药多属于厚味，入汤剂须久煎，若属于急性虚脱之证，则宜大剂量急煎峻补，以急救危亡；服用补虚药应多配伍健脾和胃消食药同用，使补而不滞，注意保护脾胃，以免虚不受补，难以奏效。

药理毒理 补虚药与功效相关的主要药理作用有：调节机体免疫功能，改善神经内分泌系统，增强机体抵抗各种应激刺激能力，提高性激素水平，促进蛋白质、核酸合成，调节血脂、血糖代谢，调节大脑皮质功能，改善脑微循环，增加脑血流量，增加心肌收缩力，扩张血管，促进造血功能，调节胃肠运动，抗溃疡，延长细胞寿命，抗氧化，清除自由基等。此外，不少补虚药还能营养细胞，有促进大脑发育和延缓大脑衰退，增强学习记忆功能等作用。

(彭 成)

bǔqìyào

补气药（Qi tonic） 以补益脏气，纠正脏气虚衰的病理偏向为主要功效的药物。此类药物性味以甘温或甘平为主。补气功效中主要是补脾气和补肺气，部分药物能补心气、补肾气，个别药物能补元气，因此，补气药的主治：①脾气虚证，症见食欲不振，脘腹胀满，大便溏薄，体倦神疲，面色萎黄，消瘦或一身浮肿，甚或脏器下垂等；②肺气虚证，症见气少喘促，动者益甚，咳嗽无力，声音低怯、易出虚汗等；③心气虚证，症见心悸怔忡，胸闷气短，活动后加剧等；④肾气虚证，症见尿频或尿后余沥不尽，或遗尿，或男子早泄遗精，女子带下清稀等；⑤元气虚之轻症，常表现为某些脏器虚；⑥元气虚极欲脱，可见气息短促，脉微欲

绝等。部分补气药还兼有养阴、生津、养血等功效，还可用于治疗气阴（津）两虚或气血俱虚证。此类药物中部分味甘壅中，碍气助湿，对湿盛中满者应慎用，必要时应辅以理气除湿之药。临床常用的药物有人参、党参、西洋参、太子参、黄芪、白术、山药、白扁豆、甘草、大枣、刺五加、绞股蓝、红景天、沙棘、蜂蜜等。

(彭 成)

rénshēn

人参（Ginseng Radix Et Rhizoma） 五加科植物人参 *Panax ginseng* C. A. Mey. 的干燥根和根茎。主产于吉林。以吉林抚松县产量大，质量好，称"吉林参"。多于秋季采挖，洗净经晒干或烘干。栽培的俗称"园参"，播种在山林野生状态下自然生长的称"林下山参"，习称"籽海"。

性味归经 甘、微苦，微温。归脾、肺、心、肾经。

功效主治 大补元气，复脉固脱，补脾益肺，生津养血，安神益智。用于体虚欲脱，肢冷脉微，脾虚食少，肺虚喘咳，津伤口渴，内热消渴，气血亏虚，久病虚羸，惊悸失眠，阳痿宫冷。

功用阐述 味甘、微苦而性微温，主归脾、肺、心、肾经。其补气范围广，既能大补元气，又能补肺气、补脾气、补心气和补肾气，其大补元气、复脉固脱之功无药可代，为拯危救脱要药，最宜于因大汗、大吐、大泻、大失血或大病、久病等所致元气虚极欲脱、脉微欲绝等重危证候，故《神农本草经疏》谓其"能回阳气于垂绝，却虚邪于俄顷"，同时，中医学认为元气是人体生命活动原动力的物质基础，元气亏虚，必然导致肺脾心肾等脏腑功能低下，出现相应的气虚表现，

人参的大补元气功能也间接的起到补肺脾心肾气的作用，因此，人参的补肺气、补脾气、补心气和补肾气的功效既有直接作用，又有间接作用。故人参长于补肺气、脾气，善于补心气，还能补肾气，对于肺气虚、脾气虚、心气虚及肾气虚均有较好的治疗作用，故《本草纲目》谓其"治男妇一切虚证"。

人参既能大补元气以养先天，又能健脾益气以培后天，其甘温入脾，能"调中益气"（《汤液本草》）、"和中健脾"（《本草汇言》），为补脾要药；凡饮食劳倦，湿邪困脾，思虑过度，所致脾虚之证，均可用本品加味应用。人参"专入肺"（《本草求真》），"能补肺中之气"（《本草纲目》），"定喘咳"（《本草蒙筌》），"消胸中痰"（《药性论》），为补肺要药；久咳伤肺，燥热伤阴，所致肺虚或肺肾两虚者，均可用本品配伍应用。人参大补元气，气足则津液充盈而口不渴，故人参能生津止渴，用于津亏证、消渴证。人参大补元气，元气充则心气得养，心神得宁，心智得聪，而具安神益智的功效，用于治疗心气不足或心肾气虚、心脾两虚的失眠、健忘等。人参甘温，大补元气，益气以生血，具气血双补之效，故可用治脾胃气虚，化源不足，血虚萎黄之证；又能益气以助阳，故又用治元气不足，命门火衰，阳痿宫冷等证。

总之，人参之功重在大补元气，还可补肺气、补脾气、补心气、补肾气和生津、安神益智，故为治虚劳内伤第一要药。

用量用法 3～9g，煎服；另煎兑入汤剂服；也可研粉吞服，一次2g，一日2次。

使用注意 不宜与藜芦、五灵脂同用。长期服用人参，可出现腹泻、皮疹、失眠、血压升高、忧郁、性功能改变、头痛、心悸等不良反应，出血是人参急性中毒的特征。实证、热证而正气不虚者忌服。

化学成分 主含多种三萜皂苷，挥发油，氨基酸，微量元素，有机酸，糖类，维生素等成分。三萜皂苷类成分有人参二醇类、人参三醇类和人参皂苷；挥发油中成分有倍半萜类，长链饱和羧酸和少量芳香烃类，倍半萜类是主要成分；糖类成分主要有葡萄糖，果糖，半乳糖，阿拉伯糖，鼠李糖，木糖，甘露醇，蔗糖，麦芽糖，棉子糖，人参三糖，人参多糖等；氨基酸类成分主要有精氨酸，γ-氨基丁酸，谷氨酸，天冬氨酸，脯氨酸，赖氨酸等17种氨基酸。

药理作用 人参具有抗休克、强心、降低外周血管阻力和降压、抗缺氧、保护心肌、抗血栓形成等作用；能兴奋垂体-肾上腺皮质系统，抗应激，提高免疫功能，增强造血功能；调节中枢神经系统的兴奋和抑制过程的平衡，提高脑力劳动功能，促进学习记忆，抗疲劳，促进蛋白质、RNA、DNA的合成，调节胆固醇代谢，降血脂、降血糖，有促性腺激素样作用。此外，尚有抗炎、抗过敏、抗利尿、抗溃疡、抗肿瘤、抗氧化、保肝等多种作用。

附 ①人参叶：五加科植物人参 *Panax ginseng* C. A. Mey. 的干燥叶。苦、甘、寒；归肺、胃经。功能补气，益肺，祛暑，生津。适用于气虚咳嗽，暑热烦躁，津伤口渴，头目不清，四肢倦乏。3～9g，煎服。②红参：五加科植物人参 *Panax ginseng* C. A. Mey. 的栽培品经蒸制后的干燥根和根茎。甘、微苦，温。归脾、肺、心、肾经。功能大补元气，复脉固脱，益气摄血。适用于体虚欲脱，肢冷脉微，气不摄血，崩漏下血。3～9g，另煎兑服。

（彭 成）

xīyángshēn

西洋参（Panacis Quinquefolii Radix） 五加科植物西洋参 *Panax quinque folium* L. 的干燥根。主产于美国、加拿大。中国北京、吉林、辽宁等地亦有栽培。均系栽培品，秋季采挖，洗净，晒干或低温干燥。以根条均匀、质硬、体轻、表面横纹紧密、断面淡黄白色者为佳。

性味归经 甘、微苦，凉。归心、肺、肾经。

功效主治 补气养阴，清热生津。用于气虚阴亏，虚热烦倦，咳喘痰血，内热消渴，口燥咽干。

功用阐述 ①甘微苦而凉，入肺经，善于益肺气，补肺阴，清虚火，补而兼清，为清补之品，故善治肺虚久咳，耗伤气阴，阴虚火旺，干咳少痰或痰中带血，及燥热伤肺，咽干咳血。《医学衷中参西录》西洋参谓："性凉而补，凡欲用人参而不受人参之温补者，皆可以此代之"。②补气养阴，清热生津，《本草从新》云其："生津液，除烦倦，虚而有火者相宜。"故常用于外感热病，热伤气阴，肺胃津枯，烦渴少气，体倦多汗等证。

用量用法 3～6g，本品另煎兑服。

使用注意 不宜与藜芦同用。中阳虚衰、寒湿中阻及气郁化火者忌服。

化学成分 主含西洋参皂苷-R$_1$，多种人参皂苷、多种挥发性成分、树脂、淀粉、糖类及氨基酸、无机盐、微量元素、胡萝卜苷等。

药理作用　有抗休克、中枢兴奋作用，还具抗缺氧、抗心肌缺血、抗心肌氧化、增加心肌收缩力、抗心律失常、抗疲劳、抗应激、镇静、催眠、抗惊厥、降血糖、止血和抗利尿等作用。

(彭　成)

tàizǐshēn

太子参（Pseudostellariae Radix）　石竹科植物孩儿参 *Pseudostellaria heterophylla* (Miq.) Pax ex Pax et Hoffm. 的干燥块根。又称"孩儿参"。主产于江苏、安徽、山东等地。夏季茎叶大部分枯萎时采挖，洗净，除去须根，置沸水中略烫后晒干或直接晒干。以条粗、色黄白、无须根者为佳。

性味归经　甘、微苦，平。归脾、肺经。

功效主治　益气健脾，生津润肺。用于脾虚体倦，食欲不振，病后虚弱，气阴不足，自汗口渴，肺燥干咳。

功用阐述　①味甘微苦而性平，入脾经，有近似人参的益气生津功效，但力较弱，故脾胃虚弱而不受峻补者，用之较为适合。尤其对小儿虚汗效果较好，故《饮片新参》称其为"孩儿参"，《中国药用植物志》谓其"治小儿虚汗为佳"。②甘平入肺，既能益肺气，又能润肺燥，补中兼清，常用于燥热伤肺，气阴两虚或热病后期，气津两伤。

用量用法　9～30g，煎服。

使用注意　邪实而正气不虚者慎用。

化学成分　含皂苷、黄酮、氨基酸、多糖、鞣质、香豆素、甾醇及多种微量元素等。

药理作用　有抗疲劳、抗应激、增强免疫、镇咳及抗病毒等作用。

(彭　成)

dǎngshēn

党参（Codonopsis Radix）　桔梗科植物党参 *Codonopsis pilosula* (Franch.) Nannf.、素花党参 *Codonopsis Pilosula* Nannf. var. *modesta* (Nannf.) L. T. Shen 或川党参 *Codonopsis tangshen* Oliv. 的干燥根。主产于山西、陕西、甘肃。秋季采挖，洗净，晒干。以条粗壮、质柔润、嚼之无渣者为佳。

性味归经　甘，平。归脾、肺经。

功效主治　补脾肺气，养血，生津。用于脾肺气虚，食少倦怠，咳嗽虚喘，气血不足，面色萎黄，心悸气短，津伤口渴，内热消渴。

功用阐述　①甘平，入脾经，不燥不腻，善补脾养胃，健运中气，鼓舞清阳，功效近似人参，为常用补中益气之品。故在临床上可代替人参用于脾虚倦怠，食少便溏等证。党参味甘性平，入肺而不燥，有类似人参补肺之功，《本草纲目拾遗》谓其："治肺虚，能益肺气。"用于肺气不足，声低气怯，动则喘促，或肺肾两虚，呼多吸少，短气喘嗽。②能益脾胃，化精微，生阴血，补气生血之效，可治气血双亏，面色萎黄，头晕心悸，体弱乏力。党参有补中州，升清阳，益肺气，布津液，补气生津之功，常用于外感热病，热伤气津，心烦口渴，及热伤气阴，津液大耗，心虚脉微者。

用量用法　9～30g，煎服。

使用注意　不宜与藜芦同用。实证、热证而正气不虚者不宜用。

化学成分　本品含甾醇、党参苷、党参多糖、党参内酯、挥发油、生物碱、黄酮类、氨基酸、无机元素、微量元素等。

药理作用　党参能调节胃肠运动、抗溃疡、增强免疫功能；能升高动物红细胞数、血红蛋白数、网织红细胞数；对神经系统有兴奋作用；兴奋呼吸中枢；能显著升高兔血糖，其升血糖作用与所含糖分有关；还有延缓衰老、抗缺氧、抗辐射等作用。

(彭　成)

huángqí

黄芪（Astragali Radix）　豆科植物蒙古黄芪 *Astragalus membranaceus* (Fisch.) Bge. var. *mongholicus* (Bge.) Hsiao 或膜荚黄芪 *Astragalus membranaceus* (Fisch.) Bge. 的干燥根。主产于内蒙古、山西、黑龙江等地。春秋二季采挖，除去须根及根头，晒干。气微而味微甘。以条粗长、断面色黄白、有粉性者佳。

性味归经　甘，微温。归肺、脾经。

功效主治　补气升阳，固表止汗，利水消肿，生津养血，行滞通痹，托毒排脓，敛疮生肌。用于气虚乏力，食少便溏，中气下陷，久泻脱肛，便血崩漏，表虚自汗，气虚水肿，内热消渴，血虚萎黄，半身不遂，痹痛麻木，痈疽难溃，久溃不敛。

功用阐述　①味甘微温，入脾经，善于补益脾气，升举中阳，"中气不振，脾土虚弱，清气下陷者最宜"（《本草正义》）。又能补气生血、摄血、温中、除热，用于气血两虚证、气不摄血证、中焦虚寒证、气虚发热证，尤善治疗脾虚中气下陷所致的久泻脱肛，子宫脱垂以及便血崩漏等。②能"甘温补气，禀升发之性，专走表分而固皮毛"（《本草正义》），"补肺健脾，实卫敛汗"（《本草汇言》），凡脾肺气虚，自汗，盗汗，黄汗，均可用本品补脾肺，温分肉，固表止汗。③既能补气，又能利水消肿，对于气虚无力推动水液的正常运行而致的水肿有标本兼治之效，故为治气虚水肿尿少的要药。④甘微温，益气升阳，盖阳生阴长，气旺血生，故有补气生血之功，常用于劳倦内伤，气亏血虚，血虚阳浮，肌热面赤，脉大无力之血虚发热证，及思虑过度，劳伤心脾，气血双亏，面色萎黄，心悸失眠。气行则血行，气滞则血凝，黄芪又有补气行滞之效，故可用治气虚血滞，风湿痹痛，麻木拘挛，及中风气虚血滞，半身不遂者。⑤能温养脾胃而生肌，补益气血而托毒，故有补气生肌，托毒排脓之效，可用治疮疡脓成不溃，证属气血不足者。

用量用法　9～30g，煎服。一般认为，治气虚卫表不固、疮疡脓成不溃、溃后不敛者，多用生品；蜜炙可增强其补中益气作用，多用于气血不足、中气下陷、脾肺气虚。

使用注意　凡表实邪盛，疮疡初起，或溃后热毒尚盛者，均不宜用。

化学成分　本品主要含苷类、多糖、黄酮、氨基酸、胡萝卜素、胆碱、甜菜碱、烟酰胺以及叶酸、亚油酸、多种微量元素等。

药理作用　黄芪能促进机体代谢、抗疲劳、促进血清和肝脏蛋白质的更新；有明显的利尿作用，能消除实验性肾炎尿蛋白；能改善实验动物贫血现象；能升高低血糖，降低高血糖；能兴奋呼吸；能增强和调节机体免疫功能。对干扰素系统有促进作用，可提高机体的抗病力；对流感病毒等多种病毒所致细胞病变有轻微抑制作用，对流感病毒感染小鼠有保护作用；有较广泛的抗菌作用；能增强心肌收缩力，保护心血管系统，抗心律失常，扩张冠状动脉和外周血管，降低血压，能降低血小板黏附力，减少血栓形成；还有降血脂、抗衰老、抗缺氧、抗辐射、保肝等作用。

附　炙黄芪：黄芪的炮制加工品。性味甘，温，归肺、脾经。功能益气补中。适用于气虚乏力，食少便溏。9～30g，煎服。

（彭　成）

hóngqí

红芪（Hedysari Radix）　豆科植物多序岩黄芪 *Hedysarum polybotrys* Hand. -Mazz. 的干燥根。春、秋二季采挖，除去须根和根头，晒干。

性味归经　甘，微温。归肺、脾经。

功效主治　补气升阳，固表止汗，利水消肿，生津养血，行滞通痹，托毒排脓，敛疮生肌。用于气虚乏力，食少便溏，中气下陷，久泻脱肛，便血崩漏，表虚自汗，气虚水肿，内热消渴，血虚萎黄，半身不遂，痹痛麻木，痈疽难溃，久溃不敛。

功用阐述　①味甘性微温，归脾经，能补气升阳，可用于气虚乏力，食少便溏，中气下陷，统摄无权，久泻脱肛，便血崩漏。②归肺经，能补肺气，固肌表，止汗液，可用于肺气不固，表虚自汗，容易感冒。③补气以利水消肿，可用于气虚水肿，小便不利。④补气扶正，托毒排脓，敛疮生肌，可用于正气虚弱，疮毒内陷，痈疽难溃，溃久不敛，流脓清稀。⑤并能补气养血生津，可用于气血两虚的血虚萎黄，以及气津两伤的内热消渴。

用量用法　9～30g，煎服。

使用注意　表实邪盛，气滞湿阻，食积停滞，痈疽初起或溃后热毒尚盛等实证，以及阴虚阳亢者，均须禁服。

化学成分　主要含红芪多糖、异黄酮、氨基酸、胆碱、甜菜碱、葡萄糖醛酸、叶酸、亚油酸、亚麻酸、甾醇、多种微量元素等。

药理作用　红芪能加强正常心脏收缩，对衰竭的心脏有强心作用；能升高动物红细胞数、血红蛋白数、网织红细胞数；能显著升高兔血糖，其升血糖作用与所含糖分有关；还有延缓衰老、抗缺氧、抗辐射、利尿等作用。

附　炙红芪：红芪的炮制加工品。甘，温。归脾、肺经。功能补中益气。适用于气虚乏力，食少便溏。9～30g，煎服。

（彭　成）

shānyào

山药（Dioscoreae Rhizoma）　薯蓣科植物薯蓣 *Dioscorea opposita* Thunb. 的干燥根茎。主产于河南，湖南、江南等地亦产。以河南（怀庆府）所产者品质最佳，故有"怀山药"之称。冬季茎叶枯萎后采挖，切去根头，洗净，除去外皮和须根，干燥，或趁鲜切厚片，干燥；也有选择肥大顺直的干燥山药，置清水中，浸至无干心，闷透，切齐两端，用木板搓成圆柱状，晒干，打光，习称"光山药"。以条粗、质坚实、粉性足、色洁白、断面白色、嚼之发黏者佳。

性味归经　甘，平。归脾、肺、肾经。

功效主治　补脾养胃，生津益肺，补肾涩精。用于脾虚食少，久泻不止，肺虚喘咳，肾虚遗精，带下，尿频，虚热消渴。麸炒山药补脾健胃。用于脾虚食少，泄泻便溏，白带过多。

功用阐述　①甘平，既能补脾、肺、肾之气，又能滋脾、肺、肾之阴，兼能收涩止泻、涩精止带，无论脾气虚弱，脾（胃）阴不足，肺气虚衰，肺阴虚亏，肾虚不固，均可用之。其平补气阴，不热不燥，补而不腻，补而兼涩为其所长。故善治脾虚食少，倦怠乏力，久泻不止，肺虚喘咳，肾虚遗精，带下，尿频等。②能补肺脾肾之阴，有养阴生津止渴之效，可用治阴虚内热，口渴多饮，小便频数之消渴病。

用量用法 15~30g，煎服。麸炒可增强补脾止泻作用。

使用注意 湿盛中满或有积滞者不宜单独使用，实热邪实者慎用。

化学成分 含薯蓣皂苷元、黏液质、胆碱、淀粉、糖蛋白、游离氨基酸、维生素C、淀粉酶、微量元素等。

药理作用 山药对实验大鼠脾虚模型有预防和治疗作用，对离体肠管运动有双向调节作用，有助消化作用；促进细胞免疫和体液免疫功能，并有降血糖、抗氧化等作用。

（彭 成）

báizhú

白术（Atractylodis Macrocephalae Rhizoma） 菊科植物白术 *Atractylodes macrocephala* Koidz. 的干燥根茎。主产于浙江、湖北、湖南等地。以浙江于潜产者最佳，称为"于术"。冬季下部叶枯黄、上部叶变脆时采挖，除去泥沙，烘干或晒干，再除去须根。以个大、质坚实、断面色黄白、嚼之略带黏性者为佳。

性味归经 甘、苦、温。归脾、胃经。

功效主治 健脾益气，燥湿利水，止汗，安胎。用于脾虚食少，腹胀泄泻，痰饮眩悸，水肿，自汗，胎动不安。

功用阐述 ①甘温苦燥，善于补脾气，燥化水湿，与脾喜燥恶湿之性相合，前人誉为"脾脏第一要药"，凡脾气虚衰、中气下陷、脾不统血、脾阳不足、脾虚水肿、脾虚痰饮等，均可用本品加味应用。白术长于健脾燥湿，尤适合治疗脾虚水肿、脾虚痰饮。②既能补气健脾，又能固表止汗，为补气固表止汗之常用药，治表虚自汗，单用白术即效。白术能健脾益气，脾健气旺则胎儿得养，加之白术有安胎之效，故适用于妇女妊娠，脾虚气弱，生化无源，胎动不安之证。

用量用法 6~12g，煎服。燥湿、利水宜生用，补气健脾宜炒用，健脾止泻宜炒焦用。

使用注意 本品温燥，阴虚内热或津液亏耗燥渴者慎用，气滞胀闷者忌用。

化学成分 含挥发油，油中主要有苍术酮、苍术醇、苍术醚、杜松脑、苍术内酯等，并含有果糖、菊糖、白术多糖，多种氨基酸及维生素A类成分等。

药理作用 白术对肠管活动有双向调节作用，当肠管兴奋时呈抑制作用，肠管抑制时则呈兴奋作用，并有防治实验性胃溃疡的作用；有补虚强壮作用，抗衰老、抗氧化，能促进细胞免疫功能。还有保肝、利胆、利尿、降血糖、抗血凝、抗菌、抗肿瘤等作用。

（彭 成）

gāncǎo

甘草（Glycyrrhizae Radix Et Rhizoma） 豆科植物甘草 *Glycyrrhiza uralensis* Fisch.、胀果甘草 *Glycyrrhiza inflata* Bat. 或光果甘草 *Glycyrrhiza glabra* L. 的干燥根和根茎。主产于内蒙古、新疆、甘肃等地。春、秋二季采挖，除去须根，晒干。切厚片。以外皮细紧、色红棕、质坚实、断面黄白色、粉性足者佳。

性味归经 甘，平。归心、肺、脾、胃经。

功效主治 补脾益气，清热解毒，祛痰止咳，缓急止痛，调和诸药。用于脾胃虚弱，倦怠乏力，心悸气短，咳嗽痰多，脘腹、四肢挛急疼痛，痈肿疮毒，缓解药物毒性、烈性。

功用阐述 ①味甘性平，入心、肺、脾、胃经；长于补益心气，鼓动血脉，有益气复脉之效，可治心气不足，心动悸，脉结代者，蜜炙后益气之力增强。甘草既能祛痰止咳，又能益气润肺，且性平而药力和缓，无论外感内伤，寒热虚实，新病久咳，均可应用，临床常随症配伍用于风寒咳嗽，风热咳嗽，寒痰咳喘，湿痰咳嗽，肺燥咳嗽等；甘草善于入中焦，具健脾和胃之功，常作辅助用药，能增强补脾药的疗效，又善于缓急止痛，可用于脾胃气虚，倦怠乏力，食少便溏或脘腹或四肢挛急作痛。②味甘，生品性微寒，能清热解毒，常用于治疗咽喉疼痛，痈肿疮毒等证。甘草还有缓和药性、调和百药之功，除用于缓解药物毒性而之外，还可用于调和药物的寒热偏性、烈性，以及矫味等。

用量用法 2~10g，煎服。生用性偏凉，可清热解毒；蜜炙药性微温，并可增强补益心脾之气和润肺止咳作用。

使用注意 不宜与海藻、京大戟、红大戟、芫花、甘遂同用。甘草味甘，能助湿壅气、令人中满，故湿盛而胸腹胀满及呕吐者忌服。长期大量服用本品，可出现浮肿、血压升高、钠潴留、血钾降低、四肢无力、痉挛麻木、头晕、头痛等不良反应，故不宜大量服用。各种水肿、肾病、高血压、低血钾，充血性心力衰竭等患者，均宜慎用。

化学成分 含三萜皂苷类，如甘草甜素等，黄酮类，如甘草苷、异甘草苷、新甘草苷、异甘草素、生物碱、多糖等成分。

药理作用 甘草有抗心律失常作用；有抗溃疡，抑制胃酸分泌，缓解胃肠平滑肌痉挛及镇痛作用，并与芍药的有效成分芍药苷有协同作用；能促进胰液分泌；有明显的镇咳、祛痰作用，有一定平喘作用；有抗菌、抗病毒、抗炎、抗过敏作用；能保护发炎的咽喉和气管黏膜；对某些毒物有类似葡萄糖醛酸的解毒作用；有类似肾上腺皮质激素样作用；还有抗利尿、降脂、保肝等作用。

附 炙甘草：甘草的炮制加工品。甘，平。归心、肺、脾、胃经。补脾和胃，益气复脉。适用于脾胃虚弱，倦怠乏力，心动悸，脉结代。2～10g，煎服。

（彭 成）

dàzǎo

大枣（Jujubae Fructus）

鼠李科植物枣 Ziziphus jujuba Mill. 的干燥成熟果实。主产于河北、河南、山东等地。秋季果实成熟时采收，晒干。以色红、肉厚、饱满、核小者为佳。

性味归经 甘，温。归脾、胃、心经。

功效主治 补中益气，养血安神。用于脾虚食少，乏力便溏，妇人脏躁。

功用阐述 ①甘温，入脾胃经，具补中益气之功，但药力平和，多为调补脾胃的常用辅药，故常用于治疗脾胃虚弱，气虚不足，倦怠乏力，食少便溏等。②甘温，既能通过补气以生血，

又具养血安神之效，既可治脾虚不能生血，气虚血少，面色萎黄，心悸失眠，又可治妇女阴血亏虚，情志抑郁，心神不安之脏躁证。此外，大枣甘缓，有类似甘草的缓和药性，常与峻烈之品同用，如《金匮要略》葶苈大枣泻肺汤、十枣汤等。

用量用法 6～15g，本品宜剪破入煎。

使用注意 湿盛脘腹胀满，食积，虫积，龋齿作痛以及痰热咳嗽均需慎用。

化学成分 含有机酸、三萜苷类、生物碱类、黄酮类、糖类、维生素类、氨基酸、挥发油、微量元素等成分。

药理作用 大枣能增强肌力，增加体重；能增加胃肠黏液，纠正胃肠病损，保护肝脏；有增加白细胞内环腺苷酸（cAMP）含量，抗变态反应的作用；有镇静催眠的作用；还有抑制癌细胞增殖、抗突变、镇痛及镇咳、祛痰等作用。

（彭 成）

fēngmì

蜂蜜（Mel）

蜜蜂科昆虫中华蜜蜂 Apis cerana Fabricius 或意大利蜂 Apis mellifera Linnaeus 所酿的蜜。中国大部分地区均产。春至秋季采收。以含水量少、有油性、稠如凝脂、用木棒挑起时蜜丝不断，并流成折叠状、色白至淡黄色或橘黄色至黄褐色，无异嗅、异味及杂质者为佳。

性味归经 甘，平。归肺、脾、大肠经。

功效主治 补脾肺气，润燥，缓急止痛，解毒；外用生肌敛疮。用于脘腹虚痛，肺燥干咳，肠燥便秘，解乌头类药毒；外治疮疡不敛，水火烫伤。

功用阐述 ①甘平，入脾经，

既能补中益气，又能缓急止痛，可用治脾胃虚弱，脘腹作痛。蜂蜜甘平滋润，入肺经，既可补益肺气，又可润燥止咳，常用于肺燥干咳，肺虚久咳。蜂蜜味甘，质润滑利，入大肠经，润肠通便，适用于体虚津枯，肠燥便秘。②解毒作用，既可解乌头类药毒，又可解食物中毒，外用还能治疗疮疡及水火烫伤。此外，蜂蜜味甘甜，质稠黏，常在中药炮制、制剂中作为液体辅料，不仅能作为赋性剂、黏合剂、矫味剂，而且能增强药效、缓和药性。

用量用法 15～30g，煎服或冲服；外用适量。

使用注意 蜂蜜助湿壅中，又能润肠，故湿阻中满及便溏泄泻者慎用。

化学成分 含糖类、挥发油、蜡质、有机酸、花粉粒、泛酸、烟酸、乙酰胆碱、维生素、抑菌素、酶类、微量元素等成分。

药理作用 蜂蜜促进实验动物小肠推进运动，能显著缩短排便时间；能增强体液免疫功能；有抑菌作用；有解毒作用，可减弱乌头毒性，以加水同煎解毒效果最佳；能减轻化疗药物的毒副作用；有加速肉芽组织生长，促进创伤组织愈合作用；还有保肝、抗肿瘤等作用。

（彭 成）

báibiǎndòu

白扁豆（Lablab Semen Album）

豆科植物扁豆 Dolichos lablab L. 的干燥成熟种子。又名南扁豆，峨扁豆。中国南北各地均有栽培，主产于湖南、安徽、河南，以及江苏、四川等地。秋、冬二季采收成熟果实，晒干，取出种子，再晒干。生用或炒用。

性味归经 甘，微温。归脾、胃经。

功效主治 健脾化湿，和中消暑。用于脾胃虚弱，食欲不振，大便溏泻，白带过多，暑湿吐泻，胸闷腹胀。炒白扁豆健脾化湿。用于脾虚泄泻，白带过多。

功用阐述 ①味甘微温气香，甘温补脾而不滋腻，芳香化湿而不燥烈，有健脾养胃，化湿和中，止泻止带之功，常用于脾虚湿盛，食少便溏，呕吐泄泻；亦可用治妇女脾虚湿盛，湿浊下注，白带过多。如《本草图经》：主女子带下。②能补脾和胃，芳香化湿消暑，虽性偏温，但无温燥助热伤津之弊，故可治夏令外感于寒，内伤暑湿，恶寒发热，头重身倦，脘痞吐泻。

用量用法 9~15g，煎服。本品健脾止泻宜炒用；消暑解毒宜生用。

使用注意 白扁豆含毒性蛋白，生用有毒，加热后毒性大大减弱，故生用研末服宜慎。阴寒内盛者忌用。

化学成分 含蛋白质、脂肪、碳水化合物、糖类、维生素、微量元素、泛酸、酪氨酸酶、胰蛋白酶抑制物、淀粉酶抑制物、血凝素等。

药理作用 白扁豆水煎剂对痢疾志贺菌有抑制作用；其水提物有抗病毒作用，而且对食物中毒引起的呕吐、急性胃肠炎等有解毒作用；尚有解酒毒、河豚中毒的作用；血凝素 B 可溶于水，有抗胰蛋白酶活性；血凝素 A 不溶于水，可抑制实验动物生长，甚至引起肝区域性坏死，加热可使其毒性大减。

附 ①扁豆衣：豆科植物扁豆 *Dolichos lablab* L. 的干燥种皮。甘、苦，温。归脾、胃、大肠经。消暑化湿，健脾和胃。适用于暑湿内蕴，呕吐泄泻，胸闷纳呆，脚气浮肿，妇女带下。用量 5~10g，煎服。②扁豆花：豆科植物扁豆 *Dolichos lablab* L. 的花。甘，平。归脾、胃、大肠经。解暑化湿，止泻，止带。适用于中暑发热，呕吐泻泄，白带。5~10g，煎服。

（彭成）

hóngjǐngtiān

红景天（Rhodiolae Crenulatae Radix Et Rhizoma） 景天科植物大花红景天 *Rhodiola crenulata* (Hook. f. et Thoms.) H. Ohba 的干燥根和根茎。主产于西藏、四川、吉林等地。野生或栽培，秋季花茎凋枯后采挖，除去粗皮，洗净，晒干，切段，生用。

性味归经 甘、苦，平。归心、肺经。

功效主治 益气活血，通脉平喘。主要用于气虚血瘀，胸痹心痛，中风偏瘫，倦怠气喘等。

功用阐述 味甘、苦，性平，入心经，既能益气以行血，又具活血作用，善治气虚血瘀所致的胸痹心痛，中风偏瘫等。入肺经，具益气、平喘之效，常用于治疗肺气亏虚，体倦气喘等。此外，红景天有活血化瘀之力，可用于治疗跌打损伤等瘀血证。

用量用法 3~6g，煎服。外用适量。

使用注意 儿童、孕妇慎用。

化学成分 含红景天苷元、二苯甲基六氢吡啶、β-谷甾醇，还含有多糖等成分。

药理作用 红景天煎剂能明显增强硫喷妥钠催眠作用；能通过刺激中枢神经系统而发挥对内分泌系统的作用；具有抗脂质过氧化作用；能促进 DNA 合成，提高巨噬细胞吞噬功能；能降低心脏的前后负荷，改善心脏功能；能阻止能量代谢的紊乱；具有明显的抗变态反应作用。此外，红景天尚有一定的抗缺氧、抗肿瘤、抗辐射、抗炎、抗毒素、抗疲劳、抗高温等作用。

（彭成）

shājí

沙棘（Hippophae Fructus） 胡颓子科植物沙棘 *Hippophae rhamnoides* L. 的干燥成熟果实。是蒙古族、藏族习用药材。主产于西南、华北、西北地区。野生或栽培。秋、冬二季果实成熟或冻硬时采收，除去杂质，干燥或蒸后干燥，生用。

性味归经 酸、涩，温。归脾、胃、肺、心经。

功效主治 健脾消食，止咳祛痰，活血散瘀。用于脾虚食少，食积腹痛，咳嗽痰多，胸痹心痛，瘀血经闭，跌扑瘀肿。

功用阐述 ①入脾胃经，具有温养脾气，开胃消食的作用，多用于治疗脾虚食少或食积腹痛等。沙棘入肺经，既通过健脾杜绝生痰之源，又具有止咳祛痰之功，可用于治疗痰浊阻肺所致的咳嗽痰多等。②入心经，具有活血祛瘀的作用，可用治胸痹心痛，跌打损伤，妇女月经不调等多种瘀血证。因其较长于活血通脉，故胸痹瘀滞疼痛者多用。

用量用法 3~10g，煎服；或入丸、散。外用：适量，捣敷或研末撒。

化学成分 含维生素（VC、VA、VE、VB$_1$、VB$_2$、VB$_{12}$、VK）及叶酸；黄酮类及萜类；蛋白质及多种氨基酸；脂肪及脂肪酸；糖类。此外，尚含生物碱、香豆素及酸性物质，并富含矿物质和微量元素。

药理作用 沙棘能促进造血细胞的生长；能增强体液免疫功能；能减轻肝损伤；对胃溃疡有保护作用；有抗心律失常作用；

有预防血栓形成和一定的抗凝作用；对肉瘤细胞增殖、骨髓瘤细胞、人急性粒细胞白血病细胞有一定的抑制作用。此外，沙棘尚有一定的抗氧化、抗过敏、促进生长发育、耐缺氧、耐寒冷、耐疲劳、抗突变、对抗平滑肌的收缩等作用。

（彭成）

cìwǔjiā

刺五加（Acanthopanacis Senticosi Radix Et Rhizoma Seu Caulis） 五加科植物刺五加 Acanthopanax senticosus (Rupr. et Maxim.) Harms 的干燥根和根茎或茎。主产于辽宁、吉林、黑龙江、河北、山西等地。春秋二季采挖，洗净、干燥、润透，切厚片，晒干，生用。以条粗、质硬、断面黄白色、气清香者为佳。

性味归经 辛、微苦，温。归脾、肾、心经。

功效主治 益气健脾，补肾安神。用于脾肺气虚，体虚乏力，食欲不振，肺肾两虚，久咳虚喘，肾虚腰膝酸痛，心脾不足，失眠多梦。

功用阐述 ①味辛、微苦，性温，入脾、肾、心经；能补脾气，益肺气，助肾气，安心神。②不仅能补脾气、益肺气，并略有祛痰平喘之效；可用于脾肺气虚，体倦乏力，食欲不振，久咳虚喘者。③既能温助阳气，又可强健筋骨；可用于肾中阳气不足，筋骨失于温养而见腰膝酸痛者。④不但能补心脾之气，而且能养血安神益志；可用治心脾两虚，心神失养之失眠、健忘。

用量用法 9~27g，煎服。多作片剂、颗粒剂、口服液及注射剂使用。

使用注意 阴虚内热之证患者慎用。

化学成分 含多种糖苷，是其主要有效成分。还含有多糖、异嗪皮啶、绿原酸、芝麻素、硬脂酸、β-谷甾醇、白桦脂酸、苦杏仁苷等。

药理作用 刺五加对中枢神经的兴奋和抑制均有影响；具有抗惊厥的作用；有明显的镇咳和祛痰作用；能扩张血管，改善大脑供血量；对血小板聚集有很强的抑制作用，并有抗心律失常作用，能减轻心肌缺血组织损伤，促进表面细胞的再生和心肌梗死区域的恢复；对白色葡萄球菌、奈瑟菌、大肠埃希菌有一定的抑菌作用；既能阻止肾上腺皮质激素引起的肾上腺增生，又能减轻由可的松引起的肾上腺皮质萎缩；既可防止甲状腺素引起的甲状腺肥大，又可防止甲基硫脲嘧啶引起的甲状腺萎缩；能使化学因素和生物因素引起的红细胞、白细胞的增多或减少恢复正常；可使血清无机磷和血糖升高，肌肉和肝糖原增加，并能降低肝和血清中的乳酸盐，提高肌肉中乳酸盐。此外，刺五加尚有一定的抗疲劳、抗应激、抗肿瘤、抗辐射、抗衰老、抗炎、对阿霉素肾病的保护、提高人的嗜酸细胞、α-球蛋白的血浆浓度以及血红细胞的数目和血中碱储量等作用。

（彭成）

jiǎogǔlán

绞股蓝（Gynostemmatis Rhizoma Seu Herba） 葫芦科植物绞股蓝 Gynostemma pentaphllum (Thunb.) Makino. 的根茎或全草。主产于广东、云南、四川、福建等地。野生或家种，秋季采收，洗净，晒干，切段，生用。以体干、色绿、叶全、无杂质者为佳。

性味归经 甘、苦，寒。归脾、肺经。

功效主治 益气健脾，化痰止咳，养心安神。主要用于病后虚弱，气虚阴伤，肺热痰稠，咳嗽气喘，心悸失眠等。

功用阐述 ①味甘入脾，能益气健脾。用于脾胃气虚，体倦乏力，纳食不佳者。因其性偏苦寒，兼能生津止渴，故用治脾胃气阴两伤之口渴、咽干、心烦者，较为适宜。②能益肺气，清肺热，又有化痰止咳之效。常用于气阴两虚，肺中燥热，咳嗽痰黏及肺气虚而痰湿内盛，咳嗽痰多者。③能补益气阴，养心安神，对于案牍劳累，心气不足，心阴亏损，以及劳伤心脾，气血双亏的心悸失眠，健忘多梦，倦怠乏力，尤为适宜。此外，绞股蓝有补肾涩精之功，用于肾虚失固，梦遗滑精者，可单用或配伍应用。绞股蓝还略有清热解毒的作用，可用于肿瘤而有热毒之证。

用量用法 15~30g，煎服；研末吞服，3~6g。亦可泡服。

使用注意 虚寒证忌用。

化学成分 含80多种皂苷，其中有6种与人参皂苷相似。还含有糖类、黄酮类、维生素C以及18种氨基酸和多种无机元素等成分。

药理作用 绞股蓝具有一定的镇静、催眠和镇痛作用；可调节免疫功能；具有抗心肌缺血的作用，能明显降低血清中胆固醇的含量，减少胆固醇在动脉壁的沉积及脂质过氧化物的生成，降低斑块发生率，明显抑制动脉粥样硬化的形成及发展；具有促进生长发育，延长正常细胞寿命，延缓衰老的作用；具有抑制血小板聚集，抗血栓的作用。此外，绞股蓝尚有一定的抗肿瘤、抗氧化、抗应激、抗突变、抗溃疡、抑制肥胖、抗脑缺血等作用。

(彭 成)

yítáng

饴糖 （saccharum granorum）

米、大麦、粟或玉蜀黍等粮食经发酵糖化制成的糖类食品。中国各地均产。饴糖有软硬两种，软者为黄褐色浓稠液体，黏性很大，称胶饴；硬者系软糖经搅拌，混入空气后凝固而成，为多孔之黄白色糖饼，称白饴糖。药用以白饴糖为佳。

性味归经 甘，温。归脾、胃、肺经。

功效主治 补虚温中，缓急止痛，润肺止咳。主要用于脾胃虚寒，里急腹痛，肺虚咳嗽，干咳无痰等。

功用阐述 ①甘温质润，有温补脾气，缓急止痛之功，故常用于劳倦伤中，脾胃虚寒，里急腹痛。②甘温入肺，有补虚润肺止咳之用，故可治肺虚咳嗽，干咳无痰，气短喘促。

用量用法 30~60g，入汤剂分2~3次溶化服。也可熬膏成为丸服。

使用注意 饴糖能助湿生热，令人中满，故湿热内郁、中满吐逆、痰热咳嗽、小儿疳积等证，均需慎用。

化学成分 含大量麦芽糖、葡萄糖、糊精及少量蛋白质、脂肪、维生素B等。

药理作用 饴糖具有麦芽糖的一般作用，临床观察有滋养、止咳、止腹绞痛作用。

(彭 成)

bǔyángyào

补阳药 （Yang tonifying medicinal） 以补助阳气为主要作用，且以补肾阳为主的药物。此类药物性味多属甘温或甘热，甘能补益，温热助阳。故此可以治疗症

见形寒肢冷，腰膝酸软，性欲淡漠，阳痿早泄，遗精滑精，尿频遗尿，宫冷不孕等的肾阳虚证；肾阳虚而不能纳气的呼多吸少，咳嗽喘促；肾阳衰微，火不生土，脾失温运的腹中冷痛，黎明泄泻；肾阳虚而精髓亦亏的头晕目眩，耳鸣耳聋，须发早白，筋骨痿软，小儿发育不良，囟门不合，齿迟行迟；肾阳虚而气化不行的水泛浮肿；下元虚冷，冲任失调，崩漏不止，带下清稀等症。部分补阳药分别兼有祛风湿、强筋骨、固精、缩尿、止泻、固冲任、平喘、益精、补血等功效，又可用治风湿痹证、筋骨痿软、遗精、遗尿、泄泻、胎动不安、咳喘、精血亏虚等兼有肾阳虚证者。此类药物大多药性温燥，易助火伤阴，阴虚火旺者慎用。临床常用的补阳药有冬虫夏草、肉苁蓉、阳起石、杜仲、杜仲叶、沙苑子、补骨脂、胡芦巴、韭菜子、核桃仁、海马、海龙、益智、淫羊藿、巫山淫羊藿、续断、菟丝子、鹿茸、鹿角、鹿角胶、鹿角霜、紫石英、白石英、紫梢花、蛤蚧、锁阳、黑种草子、巴戟天、仙茅、紫河车、哈蟆油、海狗肾、黄狗肾、羊红膻、脐带。

(任艳玲)

lùróng

鹿茸 （Cervi Cornu Pantotrichum） 鹿科动物梅花鹿 *Cervus nippon* Temminck 或马鹿 *Cervus elaphus* Linnaeus 的雄鹿未骨化密生茸毛的幼角。前者习称"花鹿茸"，后者习称"马鹿茸"。花鹿茸主产于东北，马鹿茸主产于东北、西北及西南地区。夏、秋二季锯取鹿茸，经加工后，阴干或烘干。切片，或研细粉用。

性味归经 甘、咸，温。归肾、肝经。

功效主治 壮肾阳，益精血，强筋骨，调冲任，托疮毒。用于肾阳不足，精血亏虚，阳痿滑精，宫冷不孕，羸瘦，神疲，畏寒，眩晕，耳鸣，耳聋，腰脊冷痛，筋骨痿软，崩漏带下，阴疽不敛。

功用阐述 ①甘温能补阳，甘咸能滋养，因其为鹿之督脉所发，精血充足，禀纯阳之性，具生发之气，故能补督脉，壮元阳，益精血，为壮阳起痿，补精填髓之要药，故可用于肾阳不足，精血亏虚，阳痿滑精，宫冷不孕，羸瘦，神疲，畏寒，眩晕，耳鸣耳聋，腰脊冷痛。②入肝、肾经，肾藏精主骨，肝藏血主筋，本品能补肝肾，益精血，肝肾得养，精血充足，筋骨自健，故可用治肝肾不足，筋骨痿软或小儿五迟等。③甘咸温，故又能补督脉，固冲任，《神农本草经》谓其："主漏下恶血。"故鹿茸可用于肾阳虚，冲任不固所致的崩漏、带下。④又能温补精血，外托疮毒，还可用治疮疡久溃不敛或阴疽内陷不起之症。

用量用法 1~2g，研末冲服；或入丸、散。

使用注意 用本品宜从小量开始，缓缓增加，不可骤用大量，以免阳升风动，头晕目赤，或伤阴动血。凡发热者均当忌服。

化学成分 主含氨基酸类脂肪酸、脂类、含氮类化合物，此外还含有硫酸软骨素A等多糖，促雄激素样物质，雌二醇等，以及对人体有益的多种微量元素等成分。氨基酸类成分包括：色氨酸、赖氨酸、组氨酸、精氨酸、天冬氨酸、苏氨酸、丝氨酸、谷氨酸、脯氨酸、甘氨酸、丙氨酸等19种以上；脂肪酸类化合物包括：豆蔻酸、棕榈酸、硬脂酸、棕榈烯酸、油酸、亚油酸、亚麻

酸、花生酸、花生二烯酸和花生四烯酸等；含氮化合物包括：尿嘧啶、次黄嘌呤、尿肝、脲、烟酸及肌酐等；脂类化合物包括：磷脂酰乙醇胺、神经鞘磷脂、磷脂酰胆碱、溶血磷脂酰胆碱、磷脂酰肌醇等磷脂化合物以及胆固醇肉豆蔻酸酯、胆固醇油酯、胆固醇硬脂酸酯等；无机元素含有5种人体必需的常量元素钙、钠、钾、磷、镁和11种人体必需的微量元素铁、锌、铜、铬、锶、镍、钼、钴、锰、钒、锡。

药理作用 鹿茸具有一定的助睡眠、镇静和抗惊厥作用；鹿茸多肽能促进大鼠坐骨神经再生及功能的恢复。鹿茸有明显的抗脂质过氧化作用，鹿茸的正丁醇和乙醚提取物具有抑制单胺氧化酶活性的作用。鹿茸具有性激素样作用，明显改善精液异常不育症的临床症状、精液质量及精子活动力。马鹿茸多肽通过促进表皮细胞和成纤维细胞增殖加速皮肤创伤愈合。鹿茸醇提物对于环磷酰胺对机体的副作用具有一定的对抗作用。鹿茸多肽能明显加速骨痂的形成及骨折的愈合，明显增加骨痂内羟脯氨酸和钙含量。鹿茸肽类物质能抑制肿瘤细胞的增殖；鹿茸多糖在免疫功能低下的机体内，可激活免疫机制杀伤肿瘤细胞，促进抗肿瘤免疫应答，提高防御能力和抗肿瘤能力。鹿茸磷脂类化合物可增强学习和记忆能力，加速条件反射的建立。

（任艳玲）

lùjiǎo

鹿角（Cervi Cornu） 鹿科动物马鹿 Cervus elaphus Linnaeus 或梅花鹿 Cervus nippon Temminck 或已骨化的角或锯茸后翌年春季脱落的角基。分别习称"马鹿角""梅花鹿角""鹿角脱盘"。梅花鹿角主产于东北，马鹿角主产于东北、西北及西南地区。多于春季拾取，除去泥沙，风干。生用，镑片，或锉成细粉用。

性味归经 咸、温。归肾、肝经。

功效主治 温肾阳，强筋骨，行血消肿。用于肾阳不足，阳痿遗精，腰脊冷痛，阴疽疮疡，乳痈初起，瘀血肿痛。

功用阐述 咸温，能温肾阳，强筋骨，行血消肿，《本草纲目》谓其："生用则散热行血，消肿辟邪；熟用益肾补虚，强精活血；炼霜熬膏，则专于滋补矣。"可用于肾阳不足，阳痿遗精，腰脊冷痛，阴疽疮疡，乳痈初起，瘀血肿痛。

用量用法 6~15g，煎服。

使用注意 凡阴虚火旺患者忌服。

化学成分 主含氨基酸，多种微量元素，甾体类生物激素：睾酮、孕酮、垂体泌乳素、雌二醇等。

药理作用 鹿角多肽具有促进性功能的作用。

（任艳玲）

lùjiǎojiāo

鹿角胶（Cervi Cornus Colla） 鹿角经水煎煮、浓缩制成的固体胶。产地同鹿角。生用。

性味归经 甘、咸、温。归肾、肝经。

功效主治 温补肝肾，益精养血。用于肝肾不足所致的腰膝酸冷，阳痿遗精，虚劳羸瘦，崩漏下血，便血尿血，阴疽肿痛。

功用阐述 甘咸温，能温补肝肾，益精养血，《本草汇言》谓其："壮元阳，补血气，生精髓，暖筋骨之药也。"适用于肾阳不足，经血亏虚，虚劳羸瘦，吐衄便血、崩漏之偏于虚寒者，以及阴疽内陷等。

用量用法 3~6g，用水或黄酒等烊化兑服。

使用注意 凡阴虚火旺患者忌服。

（任艳玲）

lùjiǎoshuāng

鹿角霜（Cervi Cornu Degelatinatum） 鹿角去胶质的角块。产地同鹿角。春、秋二季生产，将骨化角熬去胶质，取出角块，干燥。生用。

性味归经 咸、涩、温。归肝、肾经。

功效主治 温肾助阳，收敛止血。用于脾肾阳虚，白带过多，遗尿尿频，崩漏下血，疮疡不敛。

功用阐述 鹿角霜咸温，能温肾助阳，味涩能收敛止血，《医学入门》：谓其"治五劳七伤羸瘦，补肾益气，固精壮阳，强骨髓，治梦遗。"

用量用法 9~15g，煎服，宜先煎。

使用注意 凡阴虚火旺患者忌服。

（任艳玲）

zǐhéchē

紫河车（Hominis Placenta） 健康人的干燥胎盘。将新鲜胎盘除去羊膜和脐带，反复冲洗至去净血液，蒸或置沸水中略煮后，干燥。生用。

性味归经 甘、咸、温。归肺、肝、肾经。

功效主治 温肾补精，益气养血。用于虚劳羸瘦，阳痿遗精，不孕少乳，久咳虚喘，骨蒸劳嗽，面色萎黄，食少气短。

功用阐述 ①乃血肉有情之品，禀受精血结孕之余，甘咸性温，入肺肝肾三经，肺主气，肝藏血，肾藏精，为温肾补精，益气养血之品，用于虚劳羸瘦，阳痿遗精，不孕少乳，骨蒸劳嗽，面色萎黄，食少气短。②能补肺气，益肾精，常用于肺肾两虚，摄纳无权，呼多吸少之久咳虚喘证，且平素单用本品，即可扶正固本。

用量用法 2~3g，研末吞服；也可入丸、散。

使用注意 阴虚火旺者忌服。

化学成分 主含多种抗体，干扰素；多种激素：有促性腺激素 A 和 B，催乳素，促甲状腺激素，催产素样物质，多种甾体激素等；还含有酶类：溶菌酶、激肽酶等；有与血液凝固有关的成分，有类似凝血因子Ⅻ的纤维蛋白稳定因子，尿激酶抑制物和纤维蛋白溶酶原活化物；尚含有红细胞生成素，磷脂，β-内啡肽，氨基多糖体，胎盘乳原，微量维生素 B$_{12}$，乙酰胆碱及碘等。

药理作用 紫河车有抗感染作用，胎盘 γ-球蛋白含有麻疹、流感等抗体以及白喉抗毒素等，可用于预防或减轻麻疹等传染病。紫河车具有增强机体抵抗力、抗疲劳、抗实验性胃溃疡作用。紫河车能产生绒毛膜促性腺素，对胸腺、脾脏、子宫、阴道、乳腺等能显著促进其发育，对甲状腺、睾丸等也有促进作用，对脑垂体、肾上腺、卵巢、胰腺、肝、肾等几无影响。紫河车能稳定纤维蛋白凝块、促进创伤愈合。紫河车还有抗肿瘤、促进乳腺和女性生殖器官发育等作用。

（任艳玲）

qídài

脐带（umbilical cord） 初生健康婴儿的干燥脐带。将新鲜脐带漂洗干净，用金银花、甘草煎汁，加黄酒和脐带同煮，沸后取出，烘干。

性味归经 甘、咸，温。归心、肺、肾经。

功效主治 补肾纳气。用于肾虚喘咳，虚劳羸弱，气血不足，盗汗，久疟。

功用阐述 脐带乃血肉有情之品，禀受精血结孕之余，甘咸性温，入心肺肾三经，肺主气，心主血，肾藏精，为补肾纳气之品，用于肾虚喘咳。脐带能补肾气，常用于虚劳羸弱，气血不足，盗汗，久疟，可扶正固本。

用量用法 1~2 条，煎服；研末，1~3g。

化学成分 主含激素类。

药理作用 脐带激素对雌性幼小鼠有促进发情期的作用，使子宫、卵巢肥大，子宫黏膜肥大增殖；对去势小鼠也有此作用。脐带有性激素样作用。脐带对蛙、小鼠及家兔有麻痹作用，特别对兔，用大剂量时能迅速降低血压，产生痉挛，最后呼吸麻痹而死亡。脐带对兔耳血管有扩张作用，对离体蛙心及蛙骨骼肌有麻痹作用，对兔肠管及子宫则为兴奋作用。

（任艳玲）

yínyánghuò

淫羊藿（Epimedii Folium） 小檗科植物淫羊藿 *Epimedium brevicornu* Maxim.、箭叶淫羊藿 *Epimedium sagittatum*（Sieb. et Zucc.）Maxim.、柔毛淫羊藿 *Epimedium pubescens* Maxim. 或朝鲜淫羊藿 *Epimedium koreanum* Nakai 的干燥叶。淫羊藿主产于陕西、山西、甘肃等地，箭叶淫羊藿主产于华东（除山东省）、华南等地，朝鲜淫羊藿主产于吉林省东部和辽宁省东部等地。夏、秋季茎叶茂盛时采收，晒干或阴干。生用或以羊脂油炙用。

性味归经 辛、甘，温。归肝、肾经。

功效主治 补肾阳，强筋骨，祛风湿。用于肾阳虚衰，阳痿遗精，筋骨痿软，风湿痹痛，麻木拘挛。

功用阐述 ①辛甘性温燥烈，归肝肾经，《名医别录》载"服此使人好为阴阳。西川北部有淫羊，一日百遍合，盖食藿所致，故名淫羊藿。"长于补肾壮阳，强阳起痿，为治疗肾阳虚衰，阳痿遗精的良药。②甘温能温补肾阳，辛温可祛风除湿，所以既能内壮肾阳而强筋健骨，又能外散风湿而通痹止痛，可用于筋骨痿软，风湿痹痛，麻木拘挛。

用量用法 6~10g，煎服。

化学成分 主含黄酮类化合物：异戊烯基的黄酮及其苷类；不含异戊烯基的黄酮类；黄酮醇类：8-异戊烯基取代的黄酮醇类，一般结构的黄酮醇类；双黄酮类：二氢黄酮、查耳酮类；酚苷类：苯乙醇苷、色酮类等；还含有多糖、生物碱、挥发油、维生素 E、鞣质、脂肪酸等。

药理作用 淫羊藿能增强下丘脑-垂体-性腺轴及肾上腺轴、胸腺轴等内分泌系统的分泌功能，促进阳虚动物的核酸、蛋白质合成，增加动物体重，并具有雄性激素样作用。能提高机体免疫功能。淫羊藿有扩张外周血管，改善微循环，增加血流量，降低外周阻力，增加冠状动脉血流量作用。淫羊藿对脊髓灰质炎病毒及其他肠道病毒有抑制作用。淫羊藿还具有抗缺氧、镇静、抗惊厥、降压、降血脂、降血糖、抗衰老及镇咳、祛痰、平喘等作用。

附 巫山淫羊藿（Epimedii Wushanensis Folium）：小檗科植物巫山淫羊藿 *Epimedium wushanense* T. S. Ying 的干燥叶。主产于四川东部、重庆北部、陕西南部、贵州东南部等地。夏、秋季茎叶茂盛时采收，晒干或阴干。生用或以羊脂油炙用。3~9g，煎服。

（任艳玲）

bājitiān

巴戟天（Morindae Officinalis Radix）

茜草科植物巴戟天 *Morinda officinalis* How 的干燥根。主产于广东、广西、福建等地。全年均可采挖，洗净，除去须根，晒至六七成干，轻轻捶扁，晒干。生用或盐炙用。

性味归经 甘、辛，微温。归肾、肝经。

功效主治 补肾阳，强筋骨，祛风湿。用于阳痿遗精，宫冷不孕，月经不调，少腹冷痛，风湿痹痛，筋骨痿软。

功用阐述 ①甘辛微温，归肾肝经，其性温润不燥，有补肾助阳益精之功，故可用治肾阳不足，阳痿遗精，宫冷不孕，腰膝冷痛等。②又能壮肾阳，补血海，暖下元，《本草纲目》言其："补血海。"而有调经止痛的功效，还可用于下元虚冷，月经不调，少腹冷痛等。③甘温能补，辛温能散，有补阳益精，强筋健骨，兼祛风湿的功效，故既可用治风湿痹痛，筋骨痿软。

用量用法 3~10g，煎服。

化学成分 主含蒽醌类化合物：甲基异茜草素、甲基异茜草素-1-甲醚、1-羟基蒽醌、1-羟基-2-甲基蒽醌、1,6-二羟基-2,4-二甲氧基蒽醌、1,6-二羟基-2-甲氧基蒽醌、1-羟基-2-甲氧基蒽醌、大黄素甲醚、2-羟基-3-羟甲基蒽醌、2-甲基蒽醌等；环烯醚萜苷类：车叶草苷、车叶草苷酸、去乙酰车叶草苷酸、环烯醚萜内酯及环烯醚萜苷；糖类：多糖、巴戟素、耐斯糖、菊淀粉等具有特定药理活性的糖类单体物或低聚糖；有机酸类：棕榈酸、

琥珀酸、丁二酸等；还含有氨基酸、挥发性成分及微量元素等。

药理作用 巴戟天低聚糖能提高果蝇性活力和羽化率，促进细胞免疫。巴戟天水提液能够提高荷瘤机体的抗肿瘤功能，巴戟天寡糖具有抗抑郁活性。巴戟天有抗炎、镇痛、抗凝血、抗血小板聚集作用。其对精子顶体结构和功能具有保护作用。

（任艳玲）

xiānmáo

仙茅（Curculiginis Rhizoma）

石蒜科植物仙茅 *Curculigo orchioides* Gaertn. 的干燥根茎。产于西南及长江以南各省，四川产量甚大。秋、冬二季采挖，除去根头和须根，洗净，干燥。切片生用，或经米泔水浸泡切片。

性味归经 辛，热；有毒。归肾、肝、脾经。

功效主治 补肾阳，强筋骨，祛寒湿。用于阳痿精冷，筋骨痿软，腰膝冷痛，阳虚冷泻。

功用阐述 ①辛热燥烈，善补命门而兴阳道，有良好的补火壮阳的功效，故可用于肾阳不足，命门火衰，阳痿精冷，遗尿尿频等证。②辛散燥烈，补肾阳且兼有祛寒湿，强筋骨之功，《开宝本草》谓其治"腰膝风冷挛痛不能行。"故又可用治肾阳不足，筋骨痿软，腰膝冷痛。③辛热，善补命门之火以温煦脾土，故有温阳止泻的功效，可用治阳虚冷泻等。

用量用法 3~10g，煎服。

使用注意 阴虚火旺者忌服；本品燥烈有毒，不宜久服。

化学成分 主含皂苷元及皂苷类：主要为环木菠萝烷型三萜皂苷，其中主要有仙茅皂苷，仙茅皂苷元 A、B、C 等；酚及酚苷类成分：仙茅素 A、B、C，酚苷类成分有仙茅苷、仙茅苷乙等；

木脂素类；黄酮类：杨梅素糖苷、3′,4′,5′-三甲氧基-6,7-亚甲二氧基黄酮；还含有桉烷类、甜味蛋白及多糖类成分、脂肪族类、挥发油等。

药理作用 仙茅甲醇提取物具有增强吞噬细胞的吞噬作用、促进淋巴细胞的增殖，调节免疫作用。仙茅有抗氧化、保肝、降脂、保护心血管作用。仙茅还可改善味觉、增强甜味的活性。仙茅乙醇提取物能够增强雄性大鼠的性行为，并具有雌激素样作用。仙茅乙醇提取物具有抗骨质疏松的作用。仙茅还有抑菌、抗高温、耐缺氧等作用。

（任艳玲）

dùzhòng

杜仲（Eucommiae Cortex）

杜仲科植物杜仲 *Eucommia ulmoides* Oliv. 的干燥树皮。主产于湖北、四川、云南、贵州等地。4~6月剥取，刮去粗皮，堆置"发汗"至内皮呈紫褐色，晒干。生用或盐水炒用。

性味归经 甘，温。归肝、肾经。

功效主治 补肝肾，强筋骨，安胎。用于肝肾不足，腰膝酸痛，筋骨无力，头晕目眩，妊娠漏血，胎动不安。

功用阐述 ①甘温补肝肾，肝充则筋健，肾充则骨强，故为治肾虚腰痛要药，常用于腰膝酸痛，筋骨无力。《本草经疏》言"肾藏精而主骨，肝藏血而主筋，二经虚则腰脊痛而精气乏，筋骨软而腰脚不能践地也。"②味甘能补，性温助阳，归肝、肾经，有补益肝肾之功，故可用治肝肾不足之头晕目眩。③甘温，入肝、肾经，有补益肝肾，调理冲任，固经安胎之功，常用于肝肾不足，冲任不固，妊娠漏血，胎动不安。

用量用法 6~10g，煎服。

使用注意 阴虚火旺者慎用。

化学成分 ①环烯醚萜类：杜仲醇、杜仲醇苷、脱氧杜仲醇、京尼平苷、京尼平苷酸、桃叶珊瑚苷、哈帕苷丁酸酯、筋骨草苷、雷扑妥苷、杜仲醇苷、车叶草苷、车叶草酸、去乙酰车叶草酸等。②杜仲胶。③木脂素类及甾体类：双环氧木脂素类、松脂酚类、丁香树脂醇类、橄榄树脂素类、松柏醇类、吉尼波西狄克酸甲酯等。④苯丙素类：绿原酸、松柏酸、咖啡酸、酒石酸、白桦脂酸、熊果酸、香草酸、癸酸、半己酸等。还有氨基酸、微量元素，及黄酮类、槲皮素、挥发油等。

药理作用 杜仲水煎液有中枢镇静作用。杜仲水煎液及醇提液有降压作用，并能减少胆固醇的吸收。杜仲煎剂能延长戊巴妥钠的睡眠时间，并能使实验动物反应迟钝，嗜睡。杜仲有增强机体免疫功能，对细胞免疫显示双相调整作用。杜仲具有使小鼠胸腺萎缩的作用，增强动物肾上腺皮质功能，对环核苷酸代谢有调节作用。醇沉杜仲水煎液有抗炎、抗病毒作用。杜仲有促进肝糖原堆积、使血糖增高的作用。杜仲可促进人体皮肤、骨骼、肌肉中蛋白质胶原的合成和分解，促进代谢，预防衰老。杜仲的水提液及水提液的不同萃取物能促进成骨细胞的增殖。杜仲水煎液能使离体子宫自主收缩减弱，并拮抗子宫收缩剂（乙酰胆碱、垂体后叶素）而起解痉的作用。杜仲还有镇痛、利尿作用。

（任艳玲）

dùzhòngyè

杜仲叶（Eucommiae Folium）

杜仲科植物杜仲 *Eucommia ulmoides* Oliv. 的干燥叶。主产于湖北、四川、云南、贵州等地。夏、秋二季枝叶茂盛时采收，晒干或低温烘干。生用。

性味归经 微辛、温。归肝、肾经。

功效主治 补肝肾，强筋骨。用于肝肾不足，头晕目眩，腰膝酸痛，筋骨痿软。

功用阐述 微辛性温能补肝肾，肝充则筋健，肾充则骨强，故可强筋骨，常用于肝肾不足，腰膝酸痛，头晕目眩，腰膝酸痛，筋骨痿软。

用量用法 10~15g，煎服。

化学成分 主含木脂素类化合物：双环氧木脂素类、单环氧木脂素类、环木脂素类、新木脂素类；环烯醚萜类、酚类化合物、黄酮类化合物、杜仲胶，还含有维生素及微量元素、氨基酸及挥发成分。

药理作用 杜仲叶煎剂有明显镇痛作用。杜仲叶水煎醇沉液有明显增加冠状动脉血流量的作用。杜仲叶的水溶液、醇溶液、醚溶液及经过提纯的各个成分如糖类、生物碱、桃叶珊瑚苷、绿原酸等均有不同程度的降压作用。杜仲叶醇提物具有类似性激素作用，能增进骨髓生成和增加其骨髓的强度。杜仲叶水煎醇沉液对细胞免疫显示双相的调节作用。杜仲叶醇提取液有抗炎作用。杜仲叶煎剂具有升高血糖作用。杜仲叶水煎剂和醇提取液对离体大鼠子宫均有抑制作用，并能对抗乙酰胆碱对子宫的兴奋作用。杜仲叶水煎剂还有明显抗冻作用、抗衰老、抗脂质过氧化等作用。

（任艳玲）

xùduàn

续断（Dipsaci Radix）

川续断科植物川续断 *Dipsacus asper* Wall. ex Henry 的干燥根。主产四川、湖北、湖南等地。秋季采挖，除去根头和须根，用微火烘至半干，堆置"发汗"至内部变绿色时，再烘干。生用或酒炙、盐炙用。

性味归经 苦、辛，微温。归肝、肾经。

功效主治 补肝肾，强筋骨，续折伤，止崩漏。用于肝肾不足，腰膝酸软，风湿痹痛，跌扑损伤，筋伤骨折，崩漏，胎漏。酒续断多用于风湿痹痛，跌扑损伤，筋伤骨折。盐续断多用于腰膝酸软。

功用阐述 ①苦辛性微温，温以助阳，故有补益肝肾，强筋健骨之功，适用于肝肾不足所致的腰膝酸软，或兼感风寒湿之风湿痹痛。②辛以行散，温以通脉，有通行血脉，续折伤之功，为骨伤科要药，常用于跌扑损伤，筋伤骨折。③补益肝肾，调理冲任，固经安胎，故可用治肝肾不足，冲任不固所致的崩漏，胎漏。

用量用法 9~15g，煎服。

化学成分 主含三萜皂苷、环烯醚萜类、生物碱类、挥发油及微量元素等。

药理作用 续断浸膏、总生物碱、挥发油都可降低子宫的收缩活性，其浸膏与挥发油能抑制妊娠子宫的自发收缩频率，其总生物碱显著抑制妊娠体子宫平滑肌的自发收缩活动，降低其收缩幅度和张力。续断水煎剂能促进成骨细胞的增殖，续断有促进骨折愈合的作用。续断水煎剂具有抗疲劳、调节免疫的作用。续断提取物有抗氧化、改善记忆、抗衰老作用。续断提取物有神经保护作用。续断还有抗炎、抗菌、抗维生素 E 缺乏症等作用。

（任艳玲）

ròucōngróng

肉苁蓉（Cistanches Herba）

列当科植物肉苁蓉 *Cistanche deser-*

ticola Y. C. Ma 或管花肉苁蓉 *Cistanche tubulosa* (Schrenk) Wight 的干燥带鳞叶的肉质茎。主产内蒙古、甘肃、青海等地。春季苗刚出土时或秋季冻土之前采挖，晒干，生用，或酒制用。

性味归经 甘、咸，温。归肾、大肠经。

功效主治 补肾阳，益精血，润肠通便。用于肾阳不足，精血亏虚，阳痿不孕，腰膝酸软，筋骨无力，肠燥便秘。

功用阐述 ①甘咸温质润，温而不燥，补而不腻，既补肾壮阳，又益精血，故可治肾阳不足，精血亏虚所致的阳痿不孕，腰膝酸软，筋骨无力。②咸润，补益精血，润燥滑肠，《玉楸药解》："肉苁蓉，暖腰膝，健骨肉，滋肾肝精血，润肠胃结燥。"故又常用于津枯肠燥便秘，对老人肾阳不足，精血亏虚者尤宜。

用量用法 6~10g，煎服。

使用注意 本品能助阳、通便，故阴虚火旺，实热积滞及大便溏泻者不宜用。

化学成分 主含苯乙醇苷类化合物：麦角甾苷、松果菊苷、肉苁蓉苷A、肉苁蓉苷B、松果菊苷、肉苁蓉苷C、肉苁蓉苷D、类叶升麻苷、2′-乙酰类叶升麻苷、肉苁蓉苷E、肉苁蓉苷F等；还含有糖类、环烯醚萜及其苷类、挥发油、氨基酸、木质素类、无机微量元素等。

药理作用 肉苁蓉水溶性成分对体液及细胞免疫均有增强作用。肉苁蓉能增强肠蠕动、抑制对大肠的水分吸收，具有促进排便作用。肉苁蓉具有一定的雄性激素样作用。肉苁蓉有一定程度的抗衰老作用。肉苁蓉还有镇痛、消炎、镇静等作用。

（任艳玲）

suǒyáng
锁阳（Cynomorii Herba） 锁阳科植物锁阳 *Cynomorium songaricum* Rupr. 的干燥肉质茎。主产于内蒙古、甘肃、青海等地。春季采挖，除去花序，切段，晒干。

性味归经 甘，温。归肝、肾、大肠经。

功效主治 补肾阳，益精血，润肠通便。用于肾阳不足，精血亏虚，腰膝痿软，阳痿滑精，肠燥便秘。

功用阐述 ①甘温，归肝肾经，具有补益肝肾之功，而肝主筋，肾主骨，又可强筋壮骨，用治肾阳不足，精血亏虚之腰膝痿软。②具有补肾阳，益精血之功，可收益精兴阳之效，故常用于肾阳不足，精血亏虚之阳痿滑精。③质润，润滑大肠而通便，又益精养血，故适用于老年虚弱，精血亏虚或血虚津亏之肠燥便秘。

用量用法 5~10g，煎服。

使用注意 阴虚阳亢、脾虚泄泻、实热便秘者均忌服。

化学成分 主含有机酸：没食子酸、原儿茶酸、琥珀酸等；黄酮类：儿茶素、柑橘素等；三萜类：熊果酸、乙酰熊果酸等；甾体类：β-谷甾醇、胡萝卜苷等；挥发性成分、氨基酸类、糖和糖苷类、鞣质类及微量元素等。

药理作用 锁阳水煎剂有耐缺氧、抗疲劳、耐热、耐寒等抗应激作用。锁阳有清除自由基的作用。锁阳中的总苷类和总甾体类有抑制血小板聚集的作用。锁阳水煎剂有增加肠蠕动、促进排便的作用。

（任艳玲）

bǔgǔzhī
补骨脂（Psoraleae Fructus） 豆科植物补骨脂 *Psoralea corylifolia* L. 的干燥成熟果实。主产河南、四川、陕西等地。秋季果实成熟时采收果序，晒干，搓出果实，除去杂质。生用，炒或盐水炒用。

性味归经 辛、苦，温。归肾、脾经。

功效主治 温肾助阳，纳气平喘，温脾止泻；外用消风祛斑。用于肾阳不足，阳痿遗精，遗尿尿频，腰膝冷痛，肾虚作喘，五更泄泻；外用治白癜风，斑秃。

功用阐述 ①辛温苦燥，归肾经，既能温补肾阳，且具收涩之性，多用于肾虚下元不固之阳痿遗精，遗尿尿频，腰膝冷痛。②还具有补火助阳，纳气定喘之功，故适用于肾不纳气，呼多吸少，虚寒喘咳。③辛温，兼具收涩之性，归肾、脾经，又能温脾止泻，故又常用于脾肾阳虚，五更泄泻。④外用尚能消风祛斑，适用于白癜风，斑秃。

用量用法 6~10g，煎服。外用20%~30%酊剂涂患处。

使用注意 本品温燥而涩，能伤阴助火，故阴虚火旺及大便秘结者忌服。

化学成分 主含香豆素类：呋喃香豆素类和拟雌内酯类；黄酮类：异黄酮类、二氢黄酮类、查耳酮类；单萜酚类：补骨脂酚、2,3-环氧补骨脂酚、$\Delta^{1,3}$-羟基补骨脂酚和$\Delta^{1,2}$-羟基补骨脂酚；以及豆甾醇、谷甾醇葡萄糖苷、十三烷、棉子糖等化合物。

药理作用 补骨脂具有抗肿瘤作用。补骨脂有雌激素样作用，能增强阴道角化，增加子宫重量。补骨脂对骨质的作用包括促进骨形成和抑制骨吸收两方面。补骨脂有光敏性，可能促进皮肤黑色素的合成。补骨脂能增加胆汁的分泌和排出，抑制脂质过氧化反应，并用保肝作用。补骨脂具有强心和扩张冠状动脉的作用。补骨脂能增强免疫和内分泌功能，调节神经系统功能，促进骨髓造血。补骨脂还有抗氧化、抗菌、抗过敏、抗抑郁等作用。

(任艳玲)

yìzhì

益智 （Alpiniae Oxyphyllae Fructus）

姜科植物益智 *Alpinia oxyphylla* Miq. 的干燥成熟果实。主产于海南、广东、广西等地。夏、秋间果实由绿变红时采收，晒干或低温干燥。生用或盐水炙用，用时捣碎。

性味归经 辛，温。归脾、肾经。

功效主治 暖肾固精缩尿，温脾止泻摄唾。用于肾虚遗尿，小便频数，遗精白浊，脾寒泄泻，腹中冷痛，口多唾涎。

功用阐述 益智辛温气香兼涩，归脾肾经，功能温脾暖胃，兼益肾火，且带涩性，温宣之中兼有固涩作用，具有温脾开胃、止泻摄唾之功，兼具暖肾固精缩尿，故常用于肾虚遗尿，小便频数，遗精白浊，脾寒泄泻，腹中冷痛，口多唾涎。

用量用法 3~10g，煎服。

化学成分 主含萜类化合物：圆柚醇、香橙烯、刺参酮、7-表-香科酮等；甾醇类化合物：β-谷甾醇、胡萝卜苷棕榈酸酯、β-胡萝卜苷、谷醇棕榈酸酯、豆甾醇等；二苯庚烷类：益智酮甲、益智酮乙、益智醇、益智新醇；黄酮类化合物：白杨素、杨芽黄酮（杨芽黄素）等；酚类化合物：异香草醛、原儿茶酸等；以及细辛醚、棕榈酸、多种微量元素、可溶性总糖、粗脂肪、脂肪酸、多种维生素、蛋白质、氨基酸等。

药理作用 益智乙醇提取物对神经细胞具有保护作用。益智水提物、醇提物有抗炎、抗肿瘤作用。益智甲醇提取物有强心作用。益智水提物有抗过敏反应的作用。益智还有抗氧化、改善记忆等作用。

(任艳玲)

tùsīzǐ

菟丝子 （Cuscutae Semen）

旋花科植物南方菟丝子 *Cuscuta australis* R. Br. 或菟丝子 *Cuscuta chinensis* Lam. 的干燥成熟种子。中国大部分地区均产。秋季果实成熟时采收植株，晒干，打下种子，除去杂质。生用，或盐炙用。

性味归经 辛、甘、平。归肝、肾、脾经。

功效主治 补益肝肾，固精缩尿，安胎，明目，止泻；外用消风祛斑。用于肝肾不足，腰膝酸软，阳痿遗精，遗尿尿频，肾虚胎漏，胎动不安，目昏耳鸣，脾肾虚泻；外治白癜风。

功用阐述 ①辛甘平，入肝肾脾经，辛能润，甘能补，其性平和，既补肾阳，又补肾阴，为阴阳俱补之品，功能补益肝肾，固精缩尿，用于肝肾不足，腰膝酸软，阳痿遗精，遗尿尿频。②又具有益肾养肝，使精血上注而有明目、聪耳之效，故可用治肝肾不足所致的目昏耳鸣。③能补肾益脾而止虚泻，常用于脾肾虚泻。④能补肝肾、固冲任而安胎，又可用治肝肾不足、胎元不固之肾虚胎漏、胎动不安。⑤外用可消风祛斑，适用于白癜风。

用量用法 6~12g，煎服。外用适量。

化学成分 主含黄酮类化合物：槲皮素、山柰酚、金丝桃苷、紫云英苷等；还含有多糖类、生物碱类、萜类、甾体类、挥发油、木质素等化合物，以及糖苷、氨基酸和微量元素等。

药理作用 菟丝子水煎液具有耐缺氧、抗疲劳作用。菟丝子醇浸提物具有促性腺激素样作用，促进卵泡发育，提高垂体促黄体生成素以及下丘脑 β-内啡肽的水平；具有提高精子体外活动能力的作用，具有改善生殖内分泌的功能。菟丝子乙醇提取物可调节免疫功能。菟丝子提取物能够降低血压，增加冠状动脉血流量，降低心肌耗氧量，改善微循环等。菟丝子水提液具有保肝、明目作用。菟丝子黄酮具有调整骨形成和骨吸收的关系、抗骨质疏松症的作用。菟丝子水提物能够促进无色素黑素细胞生成黑素，并能促进黑素小体向成熟发展，明显增强酪氨酸酶的活性。

(任艳玲)

shāyuànzǐ

沙苑子 （Astragali Complanati Semen）

豆科植物扁茎黄芪 *Astragalus complanatus* R. Br. 的干燥成熟种子。主产陕西、河北等地。秋末冬初果实成熟尚未开裂时采收，晒干。生用或盐水炒用。

性味归经 甘，温。归肝、肾经。

功效主治 补肾助阳，固精缩尿，养肝明目。用于肾虚腰痛，遗精早泄，遗尿尿频，白浊带下，眩晕，目暗昏花。

功用阐述 ①甘温，补肾助阳，固精缩尿，《本草纲目》云其：“补肾，治腰痛泄精，虚损劳乏。”故常用于肾虚腰痛，遗精早泄，遗尿尿频，白浊带下。②补益肝肾，益精养肝而明目，故可治肝肾不足，目失所养之眩晕，目暗昏花。

用量用法 9~15g，煎服。

使用注意 沙苑子为温补固涩之品，阴虚火旺及小便不利者忌服。

化学成分 主含氨基酸、多肽、蛋白质、黄酮类、三萜类、有机酸类、鞣质、甾醇及铁、锌、锰、铜等微量元素。

药理作用 沙苑子能减慢心率，降低血压和心肌张力指数，降低血清胆固醇、三酰甘油，增加脑血流量。能改善血液流变学指标，抑制血小板凝聚。具有保护肝糖原积累，降脂降酶作用。能调节机体的生理功能，增强机体免疫力，提高机体的非特异性和特异性免疫功能。还有抗利尿、抗炎、镇痛、解热、耐寒、抗疲劳、镇静、增加体重等作用。

（任艳玲）

géjiè
蛤蚧（Gecko）

壁虎科动物蛤蚧 *Gekko gecko* Linnaeus 的干燥体。主产于广西、云南及广东等地。全年均可捕捉，除去内脏，拭净，用竹片撑开，使全体扁平顺直，低温干燥。用时除去头足及鳞片，切成小块，生用或黄酒浸润后烘干用。

性味归经 咸，平。归肺、肾经。

功效主治 补肺益肾，纳气定喘，助阳益精。用于肺肾不足，虚喘气促，劳嗽咳血，阳痿，遗精等。

功用阐述 ①咸平，为血肉有情之品，平而偏温，温养肺肾，咸以益精血；入肾，壮肾阳，益精血；入肺，补肺气，定喘咳。为肺肾两虚，肾不纳气，久咳虚喘要药，故常用于肺肾两虚，肾不纳气的虚喘气促，劳嗽咳血。②有补肾助阳，益精养血之功，《本草备要》谓其："补肺润肾，益精助阳。"故常用于肾阳不足，精血亏虚之阳痿，遗精。

用量用法 3~6g，多入丸散或酒剂。

使用注意 风寒或实热咳喘者忌服。

化学成分 主含蛋白质、胆固醇、脂肪、氨基酸及微量元素。

药理作用 蛤蚧醇提物具有性激素样作用，能增强机体免疫功能。还具有抗衰老，解痉平喘、抗炎、降低血糖等作用。

（任艳玲）

hétaorén
核桃仁（Juglandis Semen）

胡桃科植物胡桃 *Juglans regia* L. 干燥成熟种子。中国各地广泛栽培，华北、西北、东北地区尤多。秋季果实成熟时采收，除去肉质果皮，晒干，再除去核壳和木质隔膜，生用或炒用。

性味归经 甘，温。归肾、肺、大肠经。

功效主治 补肾，温肺，润肠。用于肾阳不足，腰膝酸软，阳痿遗精，虚寒喘嗽，肠燥便秘。

功用阐述 ①甘温，归肾、肺经，入肾，能补肾固精，宜于肾阳不足，腰膝酸软，阳痿遗精。故《食疗本草》云："食之令人能食，通润血脉，骨肉细腻。"②甘温，归肾、肺经，具有补肾纳气，温肺定喘之功，故用于肺肾不足，肾不纳气所致的虚寒喘嗽证。③甘润富含油脂，尚具有润肠通便的作用，故可用于老人、虚人，津液不足，肠燥便秘。

用量用法 6~9g，煎服。

使用注意 阴虚火旺、痰热咳嗽及便溏者不宜用。

化学成分 主含脂肪、蛋白质、碳水化合物、无机盐、钙、铁、胡萝卜素、维生素 B_1、维生素 PP 等，还含有氨基酸以及锌、镁、锰、铜、铬等微量元素。

药理作用 核桃仁具有增强细胞活力、提高脑神经功能的作用。核桃仁有降低血清中的胆固醇，减低脂质过氧化程度的作用。核桃提取物具有改善小鼠学习与记忆的作用。

（任艳玲）

dōngchóngxiàcǎo
冬虫夏草（Cordyceps）

麦角菌科真菌冬虫夏草菌 *Cordyceps sinensis*（BerK.）Sacc. 寄生在蝙蝠蛾科昆虫幼虫上的子座及幼虫尸体的干燥复合体。主产于四川、青海、西藏等省区。夏初子座出土、孢子未发散时挖取，晒至六七成干，除去似纤维状的附着物及杂质，晒干或低温干燥，生用。

性味归经 甘，平。归肺、肾经。

功效主治 补肾益肺，止血化痰。用于肾虚精亏，阳痿遗精，腰膝酸痛，久咳虚喘，劳嗽咯血。

功用阐述 ①甘平，入肺肾经，平补肺肾，既补肺气，益肺阴，又助肾阳，益精血，兼能止血化痰，正如《本草从新》所言："保肺益肾，止血化痰，已劳嗽。"故可用治肺肾两虚，摄纳无权之久咳虚喘，以及肺肾阴虚之劳嗽咳血。②有助肾阳、益精血、补肾起痿之功，故又常用于肾阳不足，精血亏虚所致的阳痿遗精，腰膝酸痛。此外，又可补肺肾，益精血，实卫气，固腠理，故适用于病后体虚不复，贫血头晕，自汗畏寒，易感风寒。

用量用法 3~9g，煎服。

使用注意 阴虚火旺者，不宜单独使用。

化学成分 主含氨基酸、核苷、多糖、甾醇及甘露醇等，还含有脂肪酸、挥发油以及无机元素等多种成分。

药理作用 冬虫夏草可激活单核吞噬细胞的吞噬作用，具有双向调节细胞免疫及自然杀伤细胞的活性的作用，并具有延缓衰老的作用。冬虫夏草水提液和多糖、腺苷具有抗肿瘤的作用。冬虫夏草煎剂具有降压作用。天然虫草醇提物和虫草提取物具有抗心律失常及抗缺血再灌注损伤的作用。冬虫夏草具有扩张冠状动脉，增加心排血量和冠状动脉血流量，增加心脑组织对氧的摄取利用，改善心肌缺血，降低心肌耗氧量，并具有抗氧化作用。冬虫夏草具有促进造血及升高血小板作用。冬虫夏草菌粉具有预防高血脂，延缓动脉粥样硬化作用。冬虫夏草及其水提液具有平喘和一定的镇咳、祛痰、抗炎、抑菌作用。冬虫夏草水提或醇提物具有保护肾功能作用。冬虫夏草有一定拟雄激素样作用和抗雌激素样作用，对性功能紊乱有调节恢复作用。

(任艳玲)

húlúbā

胡芦巴 （Trigonellae Semen）

豆科植物胡芦巴 Trigonella foenum-graecum L. 的干燥成熟种子。主产于河南、甘肃、四川等地。夏季果实成熟时采割植株，晒干，打下种子，除去杂质。生用，盐水炙或捣碎用。

性味归经 苦，温。归肾经。

功效主治 温肾助阳，祛寒止痛。用于肾阳不足，下元虚冷，小腹冷痛，寒疝腹痛，寒湿脚气。

功用阐述 苦，温；归肾经，具有温肾助阳，祛寒逐湿，温经止痛之功，为温肾阳，暖下元，逐寒湿，止冷痛的良药，故可用治肾阳不足，下元虚冷，小腹冷痛，寒疝腹痛，寒湿脚气。

用量用法 5~10g，煎服。

使用注意 本品苦温性燥，阴虚火旺者忌用。

化学成分 主含皂苷、黄酮、生物碱等。

药理作用 胡芦巴水提取物具有降血脂、降酶保肝、保护胃黏膜、抗肿瘤的作用。胡芦巴具有降血糖、调血脂和减肥作用。胡芦巴水提取物和从中分离出来的凝胶部分具有抗胃溃疡活性。胡芦巴总皂苷对脑缺血损伤有保护作用，具有改善血液流动性及微循环的作用，具有改善记忆障碍、抗衰老作用。胡芦巴还有抗氧化、利尿、抗炎等作用。

(任艳玲)

jiǔcàizǐ

韭菜子 （Allii Tuberosi Semen）

百合科植物韭菜 Allium tuberosum Rottl. ex Spreng. 的干燥成熟种子。中国各地均产。秋季果实成熟时采收果序，晒干，搓出种子，生用或盐水炙用。

性味归经 辛、甘，温。归肝、肾经。

功效主治 温补肝肾，壮阳固精。用于肝肾亏虚，腰膝酸痛，阳痿遗精，遗尿尿频，白浊带下。

功用阐述 ①辛甘温，归肝、肾经，补肾壮阳，兼有收涩之性而能固精止遗，缩尿止带，故韭菜子用治肾阳虚衰，下元虚冷之阳痿不举、遗精遗尿、白浊带下之证。②温补肝肾，强筋壮骨，又可用治肝肾亏虚，腰膝酸痛。

用量用法 3~9g，煎服。

化学成分 主含生物碱、挥发油、皂苷、硫化物、蛋白质、氨基酸、油脂、维生素C等。

药理作用 韭菜子醇提物对去势小鼠性功能障碍有改善作用。韭菜子水煎剂具有抗衰老、恢复免疫功能的作用。

(任艳玲)

yángqǐshí

阳起石 （Actinolitum） 硅酸盐类矿物阳起石 Actinolite 或阳起石石棉 Actinolite asbestus 的矿石。

主产于湖北、河南、山东等地。全年均可采挖。去净泥土、杂质。黄酒淬过，碾细末用。

性味归经 咸，性微温。归肾经。

功效主治 温肾壮阳。用于肾阳不足，阳痿不孕，腰膝酸软。

功用阐述 咸微温，能温肾壮阳，强阳起痿，常用于肾阳不足，阳痿，腰膝酸软。

用量用法 4.5~9g，多入丸剂服。

使用注意 本品阴虚火旺者忌用。不宜久服。

化学成分 主含碱式硅酸镁钙 $[Ca_2Mg_5(Si_4O_{11})_2(OH)_2]$，并含少量锰、铝、钛、铬。

(任艳玲)

zǐshíyīng

紫石英 （Fluoritum） 氟化物类矿物萤石族萤石，主含氟化钙 (CaF_2)。主产于浙江、江苏、辽宁等地。采挖后，除去杂石。生用或煅用。

性味归经 甘，温。归肾、心、肺经。

功效主治 温肾暖宫，镇心安神，温肺平喘。用于肾阳亏虚，宫冷不孕，惊悸不安，失眠多梦，虚寒咳喘。

功用阐述 ①甘温，能助肾阳，暖胞宫，调冲任，《神农本草经》云其："补不足，女子风寒在子宫，绝孕十年无子。久服温中，轻身延年。"故常用治元阳衰惫，血海虚寒，宫冷不孕。②甘温能补，质重能镇，为温润镇怯之品，故用治惊悸不安，失眠多梦。③温肺寒，止喘嗽，《神农本草经》云其："主心腹咳逆邪气。"故用治虚寒咳喘。

用量用法 9~15g，煎服，打碎先煎。

使用注意 阴虚火旺而不能

摄精之不孕症及肺热气喘者忌用。

药理作用 紫石英具有改善排卵障碍等作用。

（任艳玲）

hǎigǒushèn

海狗肾（Callorhini Testis Et Penis） 海狮科动物海狗 *Callorhinus ursins* Linnaeus 及海豹科动物多种海豹的雄性外生殖器。又名腽肭脐。海狗主产于北太平洋，偶见于中国黄海及东海海域；海豹主产于中国渤海沿岸海域，黄海、东海沿岸亦有发现。春季捕捉雄兽，割取阴茎和睾丸，置阴凉处风干。生用，酒炙或炒用。

性味归经 咸，热。归肾经。

功效主治 暖肾壮阳，益精补髓。用于虚损劳伤，阳痿早泄，精冷不育，腰膝痿弱，心腹疼痛。

功用阐述 ①咸热，为血肉有情之物，功善暖肾壮阳，益精补髓，《海药本草》谓其："主五劳七伤，阴痿，少力，肾气衰弱虚损，背膊劳闷，面黑精冷，最良。"可用于虚损劳伤，阳痿早泄，精冷不育，腰膝痿弱。②长于补肾壮阳，用治肾阳衰微，下元久冷，虚寒攻冲，心腹冷痛。

用量用法 2~6g，研末服。

使用注意 阴虚火旺及骨蒸劳嗽等忌用。

化学成分 主含雄性激素甾酮类成分，还含酶、糖、脂肪等。

药理作用 具有提高机体内源性抗氧化酶活性，降低体内过氧化水平，对雄性老龄大鼠具有抗衰老作用。

（任艳玲）

huánggǒushèn

黄狗肾（Canis Dog Testis Et Penis） 犬科动物狗 *Canis familiars* L. 的雄性外生殖器。中国各地均产，主产于广东、广西等地。多在冬季将雄狗杀死，割取阴茎

和睾丸，去除附着的肉及油脂，撑直晾干或烘干。生用。

性味归经 咸，温。归肾经。

功效主治 壮阳益精。用于肾阳衰弱，阳痿，遗精，腰膝酸软等。

功用阐述 咸温，为血肉有情之物，功善壮阳益精，可用于肾阳衰弱，阳痿，遗精，腰膝酸软等。

用量用法 2~6g，研末服；或入丸散。

使用注意 阴虚火旺者忌用。

化学成分 主含雄性激素，还含酶、糖、脂肪等。

（任艳玲）

hǎimǎ

海马（Hippocampus） 海龙科动物线纹海马 *Hippocampus kelloggi* Jordan et Snyder、刺海马 *Hippocampus histrix* Kaup、大海马 *Hippocampus kuda* Bleeker、三斑海马 *Hippocampus trimaculatus* Leach 或小海马（海蛆）*Hippocampus japonicus* Kaup 的干燥体。其中线纹海马、刺海马、大海马主产于东海和南海，小海马中国沿海均有分布。夏、秋二季捕捞，洗净，晒干；或除去皮膜和内脏，晒干。捣碎或碾粉用。

性味归经 甘、咸，温。归肝、肾经。

功效主治 温肾壮阳，散结消肿。用于阳痿，遗尿，肾虚作喘，癥瘕积聚，跌扑损伤；外治痈肿疔疮。

功用阐述 ①甘咸性温，为血肉有情之物，功善温肾阳，壮阳道，《本草纲目》谓其："暖水脏，壮阳道"，用治肾阳不足所致的阳痿不举，肾关不固，遗精遗尿等病证的常用药。②又具有补益肾阳，有引火归元，接续真气之功，故又可用于肾阳不足，摄

纳无权之虚喘。③入血分，有助阳活血，调气散结而止痛之能，故适用于气滞血瘀，聚而成形之癥瘕积聚、跌扑损伤。④还具有调气活血之功，能使血瘀得散，气滞得通，故用治气血凝滞，营卫不和，经络阻塞，肌肉腐溃之痈肿疔疮。

用量用法 3~9g，煎服。外用适量，研末敷患处。

使用注意 阴虚火旺者忌服。

化学成分 主含氨基酸，微量元素，磷脂，脂肪酸等。

药理作用 斑海马甲醇提取物有抗血栓作用。大海马、三斑海马、刺海马的提取物有镇静作用。海马的水、醇提取物具有促进免疫功能及延缓衰老的作用。

（任艳玲）

hǎilóng

海龙（Syngnathus） 海龙科动物刁海龙 *Solenognathus hardwickii*（Gray）、拟海龙 *Syngnathoides biaculeatus*（Bloch）或尖海龙 *Syngnathus acus* Linnaeus 的干燥体。其中刁海龙、拟海龙主产于福建、广东等南海海域；尖海龙中国沿海均有分布，主产于山东黄海、渤海海域。多于夏、秋二季捕捞，刁海龙、拟海龙除去皮膜，洗净，晒干；尖海龙直接洗净，晒干。

性味归经 甘、咸，温。归肝、肾经。

功效主治 温肾壮阳，散结消肿。用于肾阳不足，阳痿遗精，癥瘕积聚，瘰疬痰核，跌扑损伤；外治痈肿疔疮。

功用阐述 ①甘咸性温，功能温肾阳，壮阳道，《本草纲目拾遗》谓其："功倍海马。"适用于肾阳不足所致的阳痿不举，肾关不固，遗精遗尿等症。②入血分，有助阳活血，调气止痛之能，故

适用于气滞血瘀，聚而成形之癥瘕积聚、跌扑损伤。③还具有调气活血之功，能使血瘀得散，气滞得通，故用治气血凝滞，营卫不和，经络阻塞，肌肉腐溃之疮疡肿毒，恶疮发背。

用量用法　3~9g，煎服。外用适量，研末敷患处。

使用注意　阴虚火旺者忌服。

化学成分　主含甾体类：胆甾醇，胆甾烯-4-酮-3 及微量的 N-苯基-β-萘胺；脂肪酸类、蛋白质、氨基酸类、微量元素及黏多糖等。

药理作用　海龙醇提物及水煎剂均有性激素样作用。海龙的各种提取物有抗肿瘤作用。海龙能增加耐缺氧性，降低胆固醇、延长凝血时间，以及抗氧化、延缓衰老、抗疲劳的作用。海龙有加强心肌细胞收缩力的作用。海龙水、醇提取液有抗骨质疏松症的作用。

(任艳玲)

hāmáyóu

哈蟆油（Ranae Oviductus）

蛙科动物中国林蛙 *Rana temporaria chensinensis* David 雌蛙的输卵管。主产于东北各地，以吉林的产品为最佳。于白露前后捕捉肥大的雌蛙，干燥后，用热水浸润，将输卵管取出，除净卵子及内脏，干燥。生用。

性味归经　甘、咸，平。归肺、肾经。

功效主治　补肾益精，养阴润肺。用于病后体弱，神疲乏力，心悸失眠，盗汗，痨嗽咳血。

功用阐述　①甘平补益，咸以入血，归肺、肾二经，善能补益肺肾之精血，故有强壮体魄，补虚扶羸的功效。适用于病后体弱，神疲乏力，心悸失眠，盗汗等。②甘咸而润，滋补肺肾，润

泽五脏，《饮片新参》云："补虚，退热，治体虚，精力不足。"故用治肺肾阴伤，痨嗽咳血。

用量用法　5~15g，需用水浸泡，炖服，或作丸剂服。

使用注意　外感初起及食少便溏者慎用。

化学成分　主含蛋白质、多种氨基酸；甾体激素：雌二醇、孕酮、三碘甲腺原氨酸、甲状腺素、绒毛膜促性腺素等；脂肪酸、磷脂类、核酸类、固醇类、酰胺类多种微量元素，以及维生素 E，维生素 D，维生素 A；还含有碳水化合物，糖类等。

药理作用　哈蟆油具有提高机体免疫功能和应激性能作用。具有抗氧化和抗衰老、调节血脂、影响生长发育和性功能。哈蟆油有耐缺氧和抗焦虑、抗疲劳、镇咳祛痰、调节运动失调等作用。

(任艳玲)

báishíyīng

白石英（quartz）

氧化硅类矿物石英的矿石，主含二氧化硅（SiO_2）。主产于江苏、广东、湖北等地。采得后，拣选纯白的石英。生用或煅用。

性味归经　甘、辛，微温。归肺、肾、心经。

功效主治　温肺肾，安心神，利小便。用于虚寒咳喘，阳痿，心神不安，惊悸善忘，小便不利，水肿。

功用阐述　甘辛温，能温肺肾，《神农本草经》谓其："主消渴，阴痿不足，咳逆，胸膈间久寒，益气，除风湿痹。"可用于肺寒咳喘，阳痿，及风寒湿痹；其甘温能安心神，可用于心神不安，惊悸善忘；另，其利小便，可用于小便不利，水肿，黄疸。

用量用法　9~15g，煎服，宜

先煎。

使用注意　其性燥烈，不可多服、久服。

(任艳玲)

zǐshāohuā

紫梢花（Spongilla Fragilla）

筒骨海绵科动物脆针海绵的干燥群体。主产于分布山东、江苏、河南等地。秋、冬二季采收，晒干。生用。

性味归经　甘，温。归肾经。

功效主治　补肾助阳，固精缩尿。用于肾阳不足，阳痿，遗精，小便不禁，寒湿带下。

功用阐述　性味甘温，归肾经；《本草纲目》：言其"益阳秘精，疗真元虚惫，阴痿遗精，余沥白浊如脂，小便不禁。"具有补肾助阳，固精缩尿之功，适用于肾阳不足，阳痿，遗精，小便不禁，寒湿带下。

用量用法　1.5~3g，煎服。

使用注意　阴虚内热者忌用。

(任艳玲)

hēizhǒngcǎozǐ

黑种草子（Nigellae Semen）

毛茛科植物腺毛黑种草子 *Nigella glandulifera* Freyn et Sint. 的干燥成熟种子。维吾尔族习用药。夏、秋二季果实成熟时采割植株，晒干，打下种子，除去杂质，晒干。生用。

性味　甘、辛，温。

功效主治　补肾健脑，通经，通乳，利尿。用于耳鸣健忘，经闭乳少，热淋，石淋。

功用阐述　性味甘辛温，具有补肾健脑，通经，通乳，利尿之功，可用于耳鸣健忘，经闭乳少，热淋，石淋。

用量用法　2~6g，煎服。

使用注意　孕妇及热性病患者禁用。

化学成分　主含油脂类：十

四烷酸、十五烷酸、十八二烯酸等；挥发油类：异长叶烯、桧萜、麝香草醌等；苷类：黄酮醇皂苷，常春藤的二糖、三糖和四糖皂苷以及胡萝卜苷，对羟基苯甲酸，硬脂酸和十六烷酸甘油酯等；生物碱类：黑种草碱、四氢异喹啉类阿扑啡生物碱（附子碱）等。

药理作用 黑种草子油有抗血栓及血小板凝集作用，能减少三酰甘油的生成，但对胆固醇作用不明显。黑种草子乙醇提取物具有的抗菌和抗氧化作用。

（任艳玲）

yánghóngshān

羊红膻（Pimpinellae Thellungianae Radix Seu Herba）

伞形科植物缺刻叶茴芹 *Pimpinella thellungiana* Wolff. 的干燥全草。主产于陕西、内蒙古、东北等地。夏、秋二季采挖根，晒干用；春夏季采收全草，阴干用或鲜用。

性味归经 辛、甘，温。归心、肾、肺、脾经。

功效主治 温肾助阳，活血化瘀，养心安神，温肺散寒。用于阳痿，精少精冷，胸痹，心痛，气短，心悸怔忡，虚烦不眠，风寒喘咳。

功用阐述 ①性味辛甘温，能温肾壮阳，起痿生精，可用于肾阳不足之阳痿不举，精少精冷。②辛散温通，气膻入血，能活血化瘀，通脉止痛，可用于心阳不振，心脉痹阻之胸痹、心痛、气短。③能养心安神，通心脉，可用于心气不足，心悸怔忡，虚烦不眠。④能辛温发散，甘温壮阳，有温肺化痰散寒之功，可用于风寒喘咳。

用量用法 10~15g，煎服。外洗适量。

使用注意 阴虚内热，肺热咳嗽者忌用。

化学成分 地上部分主含黄酮：芹菜-7-O-葡萄糖醛酸苷、木犀草素-7-O-葡萄糖醛酸苷、芹菜素-7-葡萄糖醛酸甲酯苷等；根中主含挥发油，还含有甾醇类、萜烯类、黄酮类物质及单糖等。

药理作用 羊红膻具有降压、降低心肌耗氧量、增加心肾血流量、预防外源性三酰甘油升高等作用。羊红膻的黄酮苷均能提高正常或病态的耐缺氧能力，能增强心肌及脑组织呼吸酶的活性；并具有一定强壮作用。

（任艳玲）

bǔxuèyào

补血药（blood tonics）

以补血为主要作用，治疗血虚证的药物。性味多属甘温或甘平，主入心、肝血分。血虚证：症见面色苍白或萎黄，唇爪苍白，眩晕耳鸣，心悸怔忡，失眠健忘，或月经愆期、量少色淡，甚至经闭，舌淡，脉细弱等。部分补血药还分别兼有滋肾养肝，滋阴润肺，补益心脾之气等功效，又可用治肝肾阴虚证、阴虚肺燥证或心脾气虚证。此类药物多滋腻碍胃，影响消化，故凡湿浊中阻，脘腹胀满、食少便溏者应慎用。必要时可适当配伍健脾消食药，以助运化。临床常用药物：当归、熟地黄、何首乌、阿胶、白芍、龙眼肉。

（张一昕）

dāngguī

当归（Angelicae Sinensis Radix）

伞形科植物当归 *Angelica sinensis*（Oliv.）Diels 的干燥根。主产于甘肃。秋末采挖，除去须根和泥沙，待水分稍蒸发后，捆成小把，上棚，用烟火慢慢熏干。切薄片，生用或酒炙用。

性味归经 甘、辛，温。归肝、心、脾经。

功效主治 补血活血，调经止痛，润肠通便。用于血虚萎黄，眩晕心悸，月经不调，经闭痛经，虚寒腹痛，风湿痹痛，跌扑损伤，痈疽疮疡，肠燥便秘。酒当归活血通经。用于经闭痛经，风湿痹痛，跌扑损伤。

功用阐述 ①甘温质润，入肝、心血分，为补血要药。适用于血虚诸证。因又能辛散活血，故对血虚、血滞之证有兼顾之效，常与熟地黄、白芍、川芎等补血活血之品同用。②既甘温补血，又辛散活血，并有调经止痛之功，为妇科补血活血、调经止痛的要药。凡是血虚、血滞、气血不和，冲任失调的月经不调、经闭、痛经等证，均可应用，常与熟地黄、白芍、川芎等补血、活血、调经药同用。③补血活血，兼能散寒止痛，故可用治血虚、血瘀、血寒诸痛症。如治虚寒腹痛，常与桂枝、白芍、炙甘草等温补气血、缓急止痛药同用；治血瘀心腹刺痛以及跌打损伤、瘀血肿痛，常与丹参、乳香、没药等活血祛瘀止痛药同用；治产后腹痛、恶露不下，常与红花、桃仁、川芎等活血祛瘀药同用；治风湿痹证，关节疼痛，常与羌活、桂枝、秦艽等祛风湿、通络止痛药同用。④既能活血消肿止痛，又能补血生肌，亦为外科治痈疽疮疡的常用药。治疮疡初期，红肿热痛，常与金银花、天花粉、赤芍等清热解毒、活血消肿药同用；治痈疽脓成不溃，常与黄芪、炮山甲、皂角刺等药同用，以补托排脓；用治痈疽溃后，久溃不敛，常与黄芪、人参、肉桂等药同用，以补托生肌敛疮。⑤能养血润肠通便，故适宜于血虚肠燥便秘证，常与熟地黄、火麻仁、肉苁蓉等养血润肠药同用。此外，还有一定的平喘作用，可用治肺气壅遏的喘咳。

用法用量 6~12g，煎服。

使用注意 湿盛中满，大便泄泻者忌服。

化学成分 主含挥发性油，油中主要成分为藁本内酯、当归酮、香荆芥酚等，还含有阿魏酸、当归多糖、多种氨基酸、维生素A和维生素B_{12}以及人体必需的微量元素等。

药理作用 当归具有促进骨髓造血、促进血红蛋白和红细胞的生成，增强免疫功能、双向调节子宫平滑肌、扩张冠状动脉、抗心肌缺血、抗心律失常、扩张血管、改善外周循环、降血压、抗氧化和清除自由基、抑制血小板聚集、抑制肝合成胆固醇、降血脂、抗血栓、平喘、保肝、镇静、镇痛、抗肿瘤、抗菌、抗辐射损伤等作用。

(张一昕)

shúdìhuáng

熟地黄（Rehmanniae Radix Prae-papata） 玄参科植物地黄 *Rehmannia glutinosa* Libosch. 的块根的炮制加工品。取生地黄（见地黄）酒炖法炖至酒吸尽，取出，晾晒至外皮黏液少稍干时，切厚片或块，干燥，即得；或酒蒸法蒸至黑润，取出，晒至约八成干，切厚片或块，干燥，即得。

性味归经 甘，微温。归肝、肾经。

功效主治 补血滋阴，益精填髓。用于血虚萎黄，心悸怔忡，月经不调，崩漏下血；肝肾阴虚，腰膝酸软，骨蒸潮热，盗汗遗精，内热消渴，眩晕耳鸣，须发早白。

功用阐述 ①甘温滋润，为养血补虚、调经固崩的要药。故善治血虚心肝失养，面色萎黄或苍白，眩晕耳鸣，心悸失眠以及月经不调、崩漏等，常与当归、白芍、酸枣仁等养血调经、安神药同用。②质润入肾、肝经，善能滋补肾肝之阴，亦为补肾阴的要药。用治肝肾阴虚所致的腰膝酸软，骨蒸潮热，盗汗心烦，多梦遗精，内热消渴等，常与山茱萸、山药、龟甲等滋补肝肾药同用。③能补血滋阴，生精填髓，还可用治肝肾精血亏虚的腰膝酸软，眩晕耳鸣，健忘早衰，须发早白等，常与制首乌、菟丝子、枸杞子等补肝肾、益精血药同用。

用法用量 9~15g，煎服。

使用注意 本品性质滋腻，有碍消化，凡脾胃虚弱，脘腹胀满，食少便溏以及气滞痰多者忌服。重用久服宜与陈皮、砂仁等同用，以免黏腻碍胃。

化学成分 主含梓醇、地黄素、甘露醇、维生素A类物质、糖类及氨基酸等成分。

药理作用 熟地黄具有促进失血性贫血小鼠红细胞和血红蛋白的恢复、加快脾集落形成单位和红细胞集落形成单位的增殖与分化、促进肾上腺皮质激素的合成、增强免疫功能、延缓衰老、改善学习记忆、防治骨质疏松、促进血凝、强心、改善心肌劳损和冠状动脉供血不足、改善脑血流量、镇静、降血糖、降血压、降低胆固醇等作用。

(张一昕)

báisháo

白芍（Paeoniae Radix Alba） 毛茛科植物芍药 *Paeonia lactiflora* Pall. 的干燥根。主产于浙江、安徽。夏、秋二季采挖，洗净，除去头尾和细根，置沸水中煮后除去外皮或去皮后再煮，晒干。切薄片。生用、清炒用或酒炙用。

性味归经 苦、酸，微寒。归肝、脾经。

功效主治 养血调经，敛阴止汗，柔肝止痛，平抑肝阳。用于血虚萎黄，月经不调，自汗，盗汗，胁痛，腹痛，四肢挛痛，头痛眩晕。

功用阐述 ①甘能补虚，酸能收敛，有补血敛阴、调经止崩之功，故可用治肝血亏虚，面色萎黄，眩晕心悸，月经不调，崩中漏下等症，常与熟地黄、当归、阿胶等养血调经药同用。②甘补酸收，主入肝经，能补血柔肝，缓急止痛，善治血虚肝旺，气郁胁痛以及肝脾不和脘腹挛急疼痛或肝血不足，筋脉失养的四肢挛急作痛，常与甘草同用，以增强缓急止痛之效。③能敛阴止汗，适用于虚汗证。治气虚自汗，常与黄芪、白术等益气固表药同用；治疗外感风寒，营卫不和的自汗恶风，常与桂枝同用以发散风寒、调和营卫；治疗阴虚盗汗，常与五味子、知母、牡蛎等养阴清热敛汗药同用。④酸敛肝阴，苦降肝阳，用治肝阳上亢的头痛眩晕等症，常与生地黄、代赭石、牡蛎等滋阴、潜阳药同用。

用法用量 6~15g，煎服。

使用注意 不宜与藜芦同用。

化学成分 主含芍药苷、苯甲酰芍药苷、芍药内酯苷、氧化芍药苷、芍药花苷，还含牡丹酚、苯甲酸、β-谷甾醇、鞣质、挥发油、脂肪油、树脂糖、淀粉、黏液质、蛋白质和三萜类等。

药理作用 白芍具有镇痛、调节细胞免疫和体液免疫、增强巨噬细胞吞噬功能、解除实验动物肠管痉挛、调节子宫平滑肌、抗炎、抗应激性胃溃疡、抗血栓形成、抗血小板聚集、扩张冠状动脉、降血压、保肝、镇静、解毒、抗菌、抗肿瘤等作用。

(张一昕)

ējiāo

阿胶（Asini Corii Colla）

马科动物驴 Equus asinus L. 的干燥皮或鲜皮经煎煮，浓缩制成的固体胶。主产于山东。捣成碎块用，或照烫法用蛤粉或蒲黄烫至成阿胶珠用。

性味归经 甘，平。归肺、肝、肾经。

功效主治 补血滋阴，润燥，止血。用于血虚萎黄，眩晕心悸，肌痿无力，心烦不眠，虚风内动，肺燥咳嗽，劳嗽咯血，吐血尿血，便血崩漏，妊娠胎漏。

功用阐述 ①甘平滋润，为血肉有情之品，为补血之佳品，常用治血虚面色萎黄，头晕目眩，心悸乏力等症，单用本品即效，若与当归、白芍、熟地黄等补血药同用，则效果更佳。②味甘质润，入肺、肝、肾经，能滋养肺心肝肾阴，尤以滋阴润肺之功见长。治阴虚肺燥，干咳痰少或无痰，常与麦冬、川贝母、天冬等养阴润肺、化痰止咳之品同用。治心阴不足，心火偏亢，心烦不眠者，常与鸡子黄、白芍、黄连等养阴清心之品同用。治肝肾阴虚，虚风内动，手足瘈疭，常与生地黄、白芍、石决明、钩藤等同用，以滋阴潜阳息风。③味甘质黏，亦有较好的止血作用，对咯血、吐血、尿血、便血、崩漏下血或妊娠下血等多种出血证均有良好的疗效。因其还长于补血、滋阴，故尤宜于出血而有血虚、阴虚表现者。临证时宜根据具体病情适当地配伍。

用法用量 3～9g，入汤剂宜烊化兑服。

使用注意 本品性滋腻，有碍消化，脾胃虚弱者慎用。

化学成分 主含骨胶原蛋白，经水解后得到多种氨基酸：赖氨酸、精氨酸、组氨酸、胱氨酸、色氨酸、苏氨酸、丝氨酸、谷氨酸、脯氨酸、甘氨酸、天冬氨酸、丙氨酸等，另含钙、锌、铁等多种元素。

药理作用 阿胶具有促进造血功能、提高小鼠耐缺氧、耐寒冷、耐疲劳和抗辐射的能力、提高体液免疫功能、抗血栓、抗炎、抗肿瘤、抗休克等作用。尚能改善动物体内钙平衡，促进钙的吸收和在体内的存留。

（张一昕）

héshǒuwū

何首乌（Polygoni Multiflori Radix）

蓼科植物何首乌 Polygonum multiflorum Thunb. 的干燥块根。主产于河南、湖北、广东、广西、贵州。秋、冬二季叶枯萎时采挖，削去两端，洗净，切厚片或块，干燥。

性味归经 苦、甘、涩、微温。归肝、心、肾经。

功效主治 解毒，消痈，截疟，润肠通便。用于疮痈，瘰疬，风疹瘙痒，久疟体虚，肠燥便秘。

功用阐述 ①长于解毒消痈，故可用治痈疽疮疡、瘰疬结核等证，常与金银花、连翘、夏枯草等清热解毒、消痈散结之品同用。②既能截疟，又略兼补益，用治久疟而气血两虚者，常与人参、当归陈皮等同用，共收补虚截疟之效。③功能润肠通便，兼具补益精血之功，故适宜于年老体弱、久病、产后、血虚津亏的肠燥便秘，常与当归、肉苁蓉、火麻仁等养血润肠之品同用。

用量用法 3～6g，煎服。

使用注意 湿痰较重，大便溏泄者不宜用。

化学成分 主要含二苯乙烯苷类、蒽醌类化合物，主要成分为大黄酚和大黄素，其次为大黄酸、大黄素甲醚和大黄酚蒽酮，此外，还含有粗脂肪、卵磷脂、淀粉等。

药理作用 生何首乌具有促进肠管运动和轻度泻下作用，并有调节血脂、抗氧化、抗炎、抗菌、抗病毒、抗癌、抗诱变、抑制平滑肌增生和血小板聚集等药理作用。

附 制何首乌：何首乌的炮制加工品。取何首乌片或块，照炖法用黑豆汁拌匀，置非铁质的适宜容器内，炖至汁液吸尽；或照蒸法清蒸或用黑豆汁拌匀后蒸，蒸至内外均呈棕褐色，或晒至半干，切片，干燥。苦、甘、涩、微温。归肝、心、肾经。功能补肝肾，益精血，乌须发，强筋骨，化浊降脂。适用于血虚萎黄，眩晕耳鸣，须发早白，腰膝酸软，肢体麻木，崩漏带下，高脂血症。6～12g，煎服。现代药理研究表明，制何首乌能增加老年小鼠和青年小鼠脑和肝组织蛋白质含量，抑制脑和肝组织中的 B 型单胺氧化酶活性；延缓老年小鼠胸腺的萎缩，提高老年机体胸腺依赖的免疫功能，对抗环磷酰胺的免疫抑制作用；降低实验动物的高胆固醇，抑制动脉内膜斑块形成和脂质沉积。

（张一昕）

lóngyǎnròu

龙眼肉（Longan Arillus）

无患子科植物龙眼 Dimocarpus longan Lour. 的假种皮。主产于广东、广西、福建。夏、秋二季采收成熟果实，干燥，除去壳、核，晒至干爽不黏。生用。

性味归经 甘，温。归心、脾经。

功效主治 补益心脾，养血安神。用于气血不足，心悸怔忡，健忘失眠，血虚萎黄。

功用阐述 ①甘温补益，归心、脾经，能够补心安神，养血益脾，且既不滋腻，又不壅滞，为性质平和的滋补良药。故适用于思虑过度，劳伤心脾所致的惊悸怔忡、失眠健忘，食少体倦等，常与人参、当归、酸枣仁等同用，以补益心脾，养血安神。②具有补益气血功效，且甘甜平和，宜于久服。亦常用治气血亏虚所致的倦怠乏力，少气懒言，自汗，面色萎黄或苍白等，可单用本品加白糖蒸熟，开水冲服；或配合其他益气补血药同用。

用法用量 9~15g，煎服。

使用注意 湿盛中满或有停饮、痰、火者忌服。

化学成分 主含葡萄糖、蔗糖等糖类，还含蛋白质、脂肪，及维生素 B_1、B_2、C、P 等成分。

药理作用 龙眼肉具有刺激造血系统、增加红细胞及血红蛋白、升高血小板数、抗衰老、抗应激、增强免疫功能、延长小鼠常压耐缺氧存活时间、减少低温下实验动物死亡率等作用。

（张一昕）

bǔyīnyào

补阴药（Yin tonics） 以补阴为主要作用，治疗阴虚证的药物。性味多为甘寒，甘以补益，寒可清热，以补养阴液、生津润燥为主要作用。主治各种阴虚证，由于药物的归经各不相同，分别适用于肺阴虚、胃阴虚、肝阴虚、肾阴虚、心阴虚等，部分补阴药分别兼有清肺热、清胃火、清虚热、清心除烦、润肠通便等功效，又可用治肺热咳嗽、胃热干呕、阴虚烦热、心悸怔忡、虚烦、大便秘结等。此类药物大多甘寒滋腻，脾胃虚弱，痰湿内阻、腹满便溏者慎用。临床常用药物：北沙参、南沙参、麦冬、天冬、玉竹、石斛、黄精、百合、枸杞子、女贞子、墨旱莲、桑椹、龟甲、鳖甲、黑芝麻、楮实子等。

（陈 芳）

běishāshēn

北沙参（Glehniae Radix） 伞形科植物珊瑚菜 *Glehnia littoralis* Fr. Schmidt ex Miq. 的干燥根。主产于山东、河北、辽宁、江苏等地。夏、秋两季采挖根部，除去须根，洗净，稍晾，置沸水中烫后，除去外皮，晒干或烘干，切段，生用。

性味归经 甘、微苦，微寒。归肺、胃经。

功效主治 养阴清肺，益胃生津。用于肺热燥咳，劳嗽痰血，胃阴不足，热病津伤，咽干口渴。

功用阐述 ①质润，味甘而微苦，主入肺经，长于养肺阴、润肺燥，性微寒，兼能清肺热，《本草从新》谓其"专补肺阴，清肺火，治久咳肺痿。"主治阴虚肺燥之干咳少痰或无痰、痰中带血、咽干音哑等，常与养阴润燥、化痰止咳之品配伍，如与麦冬、天冬、知母等同用，以增强疗效。②又入胃经，善补胃阴、生津液，兼能清胃热，常用于外感热病伤阴或久病伤阴，胃阴亏虚之口燥咽干、胃脘隐痛、嘈杂、呕吐、呃逆、舌红少津等，可单用或配伍其他养胃生津之品，如麦冬、石斛、玉竹等。

用量用法 5~12g，煎服，鲜品 15~30g。

使用注意 风寒咳嗽、寒饮喘咳及脾胃虚寒者慎服；不宜与藜芦同用。

化学成分 根主含多种香豆精类化合物：补骨脂素、香柑内酯、花椒毒素等，还含生物碱、北沙参多糖、磷脂、微量挥发油、淀粉等。

药理作用 北沙参多糖可抑制体液免疫作用，提高细胞免疫。促进支气管的分泌，促进排痰和镇咳。醇提取物对正常家兔体温及由伤寒疫苗引起发热的家兔均有降温作用。对用家兔牙髓电刺激法引起的疼痛有镇痛作用。水浸剂有抗突变作用。水浸液试管内对多种皮肤真菌有抑制作用。

（陈 芳）

nánshāshēn

南沙参（Adenophorae Radix） 桔梗科植物轮叶沙参 *Adenophora tetraphylla*（Thunb.）Fisch. 或沙参 *Adenophora stricta* Miq. 的干燥根。主产于贵州、江苏、浙江等地。春、秋两季采挖，除去须根，洗后趁鲜刮去粗皮，洗净，干燥，切片，生用。

性味归经 甘，微寒。归肺、胃经。

功效主治 养阴清肺，益胃生津，化痰，益气。用于肺热燥咳，阴虚劳嗽，干咳痰黏，胃阴不足，食少呕吐，气阴不足，烦热口干。

功用阐述 ①甘润，主入肺经，能补肺阴、润肺燥，性偏微寒，兼能清肺热，力略逊于北沙参，并兼有一定的化痰作用，尤宜于肺燥痰黏，咯痰不利者。治疗阴虚肺燥之干咳少痰或无痰、甚或痰中带血、音哑者，常与川贝母、百部、阿胶等养阴润肺、化痰止咳药配伍。②味甘入胃经，能养胃阴、生津液、清胃热，力虽不及北沙参，但兼能补胃气，对于胃气阴俱虚之证，有气阴双补之功。治疗胃气阴不足之口燥咽干、呕吐、大便秘结、饥不欲食、舌红少津，常与麦冬、生地黄、玉竹等养胃阴、生津清热之品配伍。

用量用法 9~15g，煎服。

使用注意 不宜与藜芦同用。

化学成分 根主含皂苷、多糖、氨基酸、植物甾醇、淀粉等，尚含铁、钙、钾、钠等多种微量元素。

药理作用 南沙参煎剂可提高机体的细胞免疫和非特异性免疫，抑制体液免疫，有调节免疫平衡的功能。浸剂对离体蟾蜍心脏具有明显的强心作用。煎剂有一定的祛痰作用。水浸剂试管内对多种皮肤真菌有不同程度的抑制作用。

（陈 芳）

míngdǎngshēn

明党参（Changii Radix） 伞形科植物明党参 *Changium smyrnioides* Wolff 的干燥根。主产于江苏、浙江、安徽等地。4~5月采挖，除去须根，洗净，置沸水中煮至无白心，取出，刮去外皮，漂洗，干燥，切片，生用。

性味归经 甘、微苦，微寒。归肺、脾、肝经。

功效主治 润肺化痰，养阴和胃，平肝，解毒。用于肺热咳嗽，呕吐反胃，食少口干，目赤眩晕，疔毒疮疡。

功用阐述 ①甘寒清润，主入肺经，有养肺阴、润肺燥、清热化痰之功。治疗燥热咳嗽，干咳少痰等，常配伍北沙参、川贝母、知母等润肺燥、化痰止咳之品。②入胃经，能养胃阴、生津液、清胃热。治疗胃热津伤之咽干口燥、呕吐、舌红少津等，常与山药、麦冬、石斛等益胃生津、和胃止呕药同用。③又入肝经，兼有平抑肝阳之效。治疗肝阳上亢，眩晕、头痛，常配伍石决明、白芍等平肝阳之品。④性微寒，能清热解毒。治疗疮疡疔毒，常与野菊花、紫花地丁等清热解毒之品同用。

用量用法 6~12g，煎服。

化学成分 根含有挥发油：6,9-十八碳二炔酸甲酯、β-蒎烯、橙花叔醇等，脂肪油，另含明党参多糖、天冬氨酸、精氨酸、赖氨酸、苏氨酸等多种氨基酸，钙、钴、铜、钾等多种微量元素；尚含淀粉、β-谷甾醇、豆甾醇、丁二酸等。

药理作用 明党参煎剂及多糖均能显著提高正常小鼠腹腔巨噬细胞 YC-玫瑰花环形成率，显著增加脾和胸腺重量、白细胞总数及淋巴细胞数。显著降低血清胆固醇的水平。其甲醇提取物有明显抗脂质过氧化作用。煎剂及多糖能提高动物在缺氧及高温下的存活时间，提高动物的抗应激能力。提取物具有明显的抗疲劳作用。煎剂显著促进正常小鼠的小肠蠕动。还具有镇咳、祛痰、平喘等作用。

（陈 芳）

màidōng

麦冬（Ophiopogonis Radix） 百合科植物麦冬 *Ophiopogon japonicus*（L. f）Ker-Gawl. 的干燥块根。主产于浙江、四川、贵州等地。夏季采挖，洗净，反复暴晒、堆置，至七八成干，除去须根，干燥，生用。

性味归经 甘、微苦，微寒。归心、肺、胃经。

功效主治 养阴生津，润肺清心。用于肺燥干咳，阴虚痨嗽，喉痹咽痛，津伤口渴，内热消渴，心烦失眠，肠燥便秘。

功用阐述 ①质润味甘，微苦而性微寒，主入胃经，长于养胃阴、生津液，兼能清胃热，为治胃阴不足诸证佳品。治疗燥热伤阴之口干舌燥，常与生地黄、玉竹、北沙参等养阴生津之品配伍。治疗内热消渴，常与天花粉、

葛根、乌梅等养阴、清热、生津药同用。治肠燥津枯便秘，常配伍生地黄、玄参以养阴清热、润肠通便。②甘寒入肺，善养肺阴、润肺燥，苦寒入肺兼能清肺热。治疗燥热伤肺之干咳少痰、咽干口燥，常与北沙参、天花粉、玉竹等养阴润肺之品同用。治疗温燥伤肺，身热咳喘、鼻燥咽干，常配伍桑叶、石膏、枇杷叶等以清燥润肺、益气养阴。③又可入心经，善养阴清心而除烦安神。治疗心阴血不足之虚烦、失眠健忘、心悸怔忡等症，常与生地黄、酸枣仁、当归等养阴安神之品配伍。治疗热伤心营，神烦少寐，常配伍生地黄、玄参、黄连等清营解毒、凉血养阴之品。

用量用法 6~12g，煎服。

使用注意 外感风寒、痰湿咳嗽、脾胃虚寒泄泻者慎用。

化学成分 块根含有多种甾体皂苷，另含高异黄酮类化合物、β-谷甾醇、豆甾醇、多糖等，还含长叶烯、α-广藿香烯、β-绿叶烯、香附子烯等挥发油，钾、钠、镁、铁等多种微量元素。

药理作用 能显著提高心肌收缩力和心脏泵功能，增加冠状动脉血流量，对心肌细胞有保护作用，有抗心肌缺血、抗心律失常、抗休克作用。提高动物耐缺氧能力，延长常压缺氧小鼠的存活时间。提高免疫功能。多糖有降血糖、抗肿瘤、抗辐射作用。有明显的镇静、催眠、抗惊厥作用。可抗疲劳，清除自由基，有延缓衰老趋势。煎剂能明显抑制正常小鼠的胃肠推进运动，对溴新斯的明引起的小鼠胃肠推进运动亢进及乙酰胆碱或氯化钡造成的家兔离体小肠平滑肌强直性收缩均有拮抗作用。煎剂对白色葡萄球菌、大肠埃希菌、伤寒沙门

菌等多种致病菌有抑制作用。

（陈 芳）

shānmàidōng

山麦冬（Liriopes Radix） 百合科植物湖北麦冬 *Liriope spicata* (Thunb.) Lour. var. *prolifera* Y. T. Ma 或短葶山麦冬 *Liriope muscari* (Decne.) Baily 的干燥块根。主产于湖北、江苏、福建等地。夏初采挖根部，洗净，反复暴晒、堆置，至近干，除去须根，干燥，生用。

性味归经 甘、微苦，微寒。归心、肺、胃经。

功效主治 养阴生津，润肺清心。用于肺燥干咳，阴虚痨嗽，喉痹咽痛，津伤口渴，内热消渴，心烦失眠，肠燥便秘。

功用阐述 ①味甘、微苦而性微寒，入胃经，能养胃阴、生津液，兼清胃热。治疗热邪伤津之口渴咽干，常与北沙参、石斛、天花粉等养阴生津之品同用。治疗内热消渴，常与葛根、知母、乌梅等养阴、生津、清热药同用。治肠燥便秘，常配伍生地黄、玄参以养阴清热润肠。②味甘质润，入肺经，有补肺阴、润肺燥之功。治疗肺阴不足，干咳少痰，常配伍百合、北沙参等养阴润燥之品。治疗燥邪伤肺之咽干口燥、鼻燥、干咳无痰，常与桑叶、苦杏仁、川贝母等润燥止咳、清热化痰之品同用。③又入心经，能清心火而除烦安神。治疗热邪扰心之心烦失眠，健忘多梦，常配伍百合、黄连、酸枣仁等清心火、宁心安神之品。

用量用法 9~15g，煎服。

化学成分 块根含多种甾体皂苷，焦谷氨酸，腺苷，黄酮类，多糖等成分。

药理作用 山麦冬有强心作用，能改善心脏泵功能，增加豚

鼠心脏冠状动脉血流量。水溶液提取物有抗心肌缺血及抗心律失常作用。注射液腹腔注射能提高小鼠耐缺氧能力，延长存活时间。有镇静作用。能显著增加小鼠脾脏的重量及小鼠的碳粒廓清作用，增强巨噬细胞的吞噬作用，并对环磷酰胺引起的小鼠白细胞数量下降有极显著的对抗作用。皂苷有抗炎作用。

（陈 芳）

tiāndōng

天冬（Asparagi Radix） 百合科植物天冬 *Asparagus cochinchinensis* (Lour.) Merr. 的干燥块根。主产于贵州、广西、四川等地。秋、冬两季采挖，洗净，除去茎基和须根，置沸水中煮或蒸至透心，趁热除去外皮，洗净，干燥。生用。

性味归经 甘、苦，寒。归肺、肾经。

功效主治 养阴润燥，清肺生津。用于肺燥干咳，顿咳痰黏，腰膝酸痛，骨蒸潮热，内热消渴，热病津伤，咽干口渴，肠燥便秘。

功用阐述 ①甘润苦寒，主入肺经，能养肺阴、润肺燥，其清肺热之力较麦冬为强。治疗燥热咳嗽，常与浙贝母、瓜蒌、知母等清肺润燥化痰之品同用。治疗阴虚有热之干咳少痰或痰中带血、咽痛音哑等，常与麦冬、川贝母、北沙参等养阴清肺、润肺止咳之品同用。②入肾经，能滋肾阴，降虚火。治疗肾虚火旺，腰膝酸痛、眩晕耳鸣、骨蒸潮热，常与熟地黄、牛膝、知母等滋阴降火之品配伍。③还有一定的益胃阴、生津液作用，性寒，兼能清胃热。治疗内热消渴，或热病伤津之口渴，常配伍人参、生地黄、天花粉等养阴清热、生津止渴之品。④味甘多汁，滋阴润燥而滑

肠通便。治疗热邪伤津之肠燥便秘，常与当归、生地黄、玄参等清热养阴、润肠生津之品同用。

用量用法 6~12g，煎服。

使用注意 本品甘寒滋腻，脾胃虚寒、痰湿内盛或外感风寒咳嗽者忌用。

化学成分 块根含甾体皂苷、葡萄糖、果糖、蔗糖、β-谷甾醇、多糖等成分，还含苏氨酸、脯氨酸、甘氨酸等多种氨基酸。

药理作用 有明显的抗心肌缺血和抗心肌梗死作用，及一定的降压作用。能降低胆固醇。保护肝功能。天冬酰胺有镇咳、祛痰作用。水煎剂体外对炭疽杆菌、甲型及乙型溶血性链球菌、白喉棒状杆菌、肺炎链球菌、金黄色葡萄球菌、白色葡萄球菌等多种致病菌有抑制作用。所含多糖对小鼠肉瘤 S_{180} 有明显的抑制作用。有一定抗衰老作用。

（陈 芳）

yùzhú

玉竹（Polygonati Odorati Rhizoma） 百合科植物玉竹 *Polygonatum odoratum* (Mill.) Druce 的干燥根茎。主产于湖南、浙江、河南等地。秋季采挖，除去须根，洗净，晒至柔软后，反复揉搓、晾晒至无硬心，晒干；或蒸透后，揉至半透明，晒干。生用。

性味归经 甘，微寒。归肺、胃经。

功效主治 养阴润燥，生津止渴。用于肺胃阴伤，燥热咳嗽，咽干口渴，内热消渴。

功用阐述 ①甘润，主入肺经，能养肺阴、润肺燥，性微寒，兼能清肺热。治疗阴虚肺燥之干咳少痰、声音嘶哑等，常与麦冬、北沙参、天花粉等养阴润燥之品同用。②又入胃经，质润多汁，善益胃阴、生津止渴。治疗燥热

伤阴，口干舌燥、饥不欲食，常配伍麦冬、北沙参等养胃生津止渴药。治疗阴虚消渴，常与天花粉、石斛、葛根等清热养阴、生津止渴之品同用。③补而不腻，养阴而不敛邪。治疗阴虚外感之身热、微恶风寒、干咳少痰、心烦口干者，常配伍薄荷、淡豆豉、桔梗等疏散透热之品。

用量用法　6~12g，煎服。

使用注意　脾胃虚寒、食少便溏及外感风寒咳嗽者忌服。

化学成分　含甾体皂苷、β-谷甾醇等植物甾醇，玉竹黏多糖，黄酮类成分：山柰酚苷、槲皮素苷等。此外，还含维生素D、多种氨基酸及钙、钾、磷、镁等多种微量元素。

药理作用　玉竹能增强体液免疫和细胞吞噬功能，提高免疫。能清除机体代谢产生的自由基，延缓衰老。玉竹煎剂有降血脂、降血糖作用。抑制结核杆菌生长。煎剂体外对金黄色葡萄球菌、变形杆菌、痢疾志贺菌、大肠埃希菌等有抑制作用。还有一定的抗癌作用。

（陈　芳）

shíhú

石斛（Dendrobii Caulis）　兰科植物金钗石斛 *Dendrobium nobile* Lindl.、鼓槌石斛 *Dendrobium chrysotoxum* Lindl. 或流苏石斛 *Dendrobium fimbriatum* Hook. 的栽培品及其同属植物近似种的新鲜或干燥茎。主产于贵州、云南、四川等地。全年均可采收，鲜用者除去根及泥沙；干用者采收后，除去杂质，用开水略烫或烘软，再边搓边烘晒，至叶鞘搓净，干燥。生用或鲜用。

性味归经　甘，微寒。归胃、肾经。

功效主治　益胃生津，滋阴清热。用于热病津伤，口干烦渴，胃阴不足，食少干呕，病后虚热不退，阴虚火旺，骨蒸劳热，目暗不明，筋骨痿软。

功用阐述　①味甘而性微寒，主入胃经，善益胃阴、生津液、兼能清胃热，为治胃阴不足之要药。治疗热病伤津，胃热口渴较轻者，可单用煎汤代茶饮。治疗胃阴不足，咽干口渴、舌红少津等，常与麦冬、北沙参、山药等养胃益阴生津之品同用。②又入肾经，能滋肾阴，兼能降虚火。治疗肾虚火旺，骨蒸潮热，常与生地黄、黄柏、地骨皮等滋肾阴、退虚热之品同用。治疗肾阴不足，腰膝酸软、筋骨无力，常与熟地黄、牛膝、杜仲等补肝肾、强筋骨之品同用。治疗肾阴亏虚，目暗不明者，常与熟地黄、枸杞子、菟丝子等滋阴益精明目之品同用。

用量用法　6~12g，煎服；鲜品15~30g。入复方宜先煎，单用可久煎。

化学成分　主要含石斛碱、石斛氨碱等生物碱，以及酚类、挥发油；此外，还含有β-谷甾醇、多糖、氨基酸等。

药理作用　流浸膏对离体蟾蜍心脏有抑制作用。石斛碱可降低心肌收缩力，扩张血管，降低血压、抑制呼吸。不同品种的石斛对胃肠运动分别有兴奋或抑制作用。煎剂可提高腹腔巨噬细胞的吞噬功能。煎剂能延缓衰老。有一定的止痛、解热作用。

（陈　芳）

tiěpíshíhú

铁皮石斛（Dendrobii Officinalis Caulis）　兰科植物铁皮石斛 *Dendrobium officinale* Kimura et Migo 的干燥茎。主产于贵州、广西、云南等地。11月至翌年3月采收，除去杂质，剪去部分须根，边加热边扭成螺旋形或弹簧状，烘干；或切成段，干燥或低温烘干，前者习称"铁皮枫斗"（耳环石斛）；后者习称"铁皮石斛"。生用。

性味归经　甘，微寒。归胃、肾经。

功效主治　益胃生津，滋阴清热。用于热病津伤，口干烦渴，胃阴不足，食少干呕，病后虚热不退，阴虚火旺，骨蒸劳热，目暗不明，筋骨痿软。

功用阐述　①与石斛的功效相类似。味甘而性微寒，主入胃经，善益胃阴、生津液、清胃热。治疗胃阴不足，咽干口渴、舌红少津等，常与麦冬、北沙参、山药等养胃益阴生津之品同用。②又入肾经，能滋肾阴、降虚火。治疗肾虚火旺，骨蒸潮热，常与生地黄、黄柏、地骨皮等滋肾阴、退虚热之品同用。治疗肾阴不足，腰膝酸软、筋骨无力，常与熟地黄、牛膝、杜仲等补肝肾、强筋骨之品同用。治疗肾阴亏虚，目暗不明者，常与熟地黄、枸杞子、菟丝子等滋阴益精明目之品同用。

用量用法　6~12g，煎服。

化学成分　茎含多糖，石斛碱、石铜碱、石斛胺等生物碱，菲类化合物：鼓槌菲和毛兰素；还有谷氨酸、天冬氨酸、甘氨酸、亮氨酸等多种氨基酸，铁、锌、锰、铜等微量元素。

药理作用　多糖类能增强机体免疫力。鼓槌菲和毛兰素能抑制肝癌和艾氏腹水癌细胞活性。此外，还有抗衰老、抗肿瘤、降血糖等作用。

（陈　芳）

huángjīng

黄精（Polygonati Rhizoma）　百合科植物滇黄精 *Polygonatum kingianum* Coll. et Hemsl.、黄精

Polygonatum sibiricum Red. 或多花黄精 *Polygonatum cyrtonema* Hua 的干燥根茎。按形状不同，习称"大黄精""鸡头黄精""姜形黄精"。主产于云南、贵州、湖南等地。春、秋两季采挖，除去须根，洗净，置沸水中略烫或蒸至透心，干燥。生用、酒炖或酒蒸用。

性味归经 甘，平。归脾、肺、肾经。

功效主治 补气养阴，健脾，润肺，滋肾。用于脾胃气虚，体倦乏力，胃阴不足，口干食少，肺虚燥咳，劳嗽咳血，精血不足，腰膝酸软，须发早白，内热消渴。

功用阐述 ①甘平质润，入脾经，既能养脾胃之阴，又能补脾胃之气，为治脾胃虚弱的佳品。治疗脾胃阴虚、饥不欲食、口干，常与北沙参、麦冬、石斛等益胃生津之品配伍。治疗脾胃气虚，食欲不振、倦怠乏力者，常与党参、白术、茯苓等益气健脾之品同用。②入肺经，能养肺阴、补肺气、润肺燥。治疗肺阴虚之干咳少痰、短气乏力，常与百部、北沙参、川贝母等养阴润肺止咳之品同用。治疗燥邪伤肺，常与桑叶、苦杏仁等轻宣润燥止咳之品同用。③又入肾经，能滋补肾阴。治疗肾精不足之腰膝酸软、头晕耳鸣、须发早白、视物昏花，常与枸杞子、女贞子、熟地黄等补肾益精填髓之品同用。④能补肺脾肾三脏之气，又能滋阴润燥，为治消渴常用药。治疗阴虚消渴，常与天花粉、石斛、山药等养阴生津之品同用。

用量用法 9~15g，煎服。

化学成分 根茎含黏液质、淀粉、多糖等，多种氨基酸及微量元素，黄酮类等。

药理作用 多糖能增强细胞免疫功能，提高机体免疫力。增加心率、降血脂、抗动脉粥样硬化、增加冠状动脉血流量、抗心肌缺血。有降压作用。水煎液可对抗肾上腺素造成的微循环障碍。抑制肝糖原酶解而有降血糖作用。可延缓衰老。水煎液体外对金黄色葡萄球菌、伤寒沙门菌、真菌等多种病原微生物有抑制作用。提高小鼠耐缺氧能力，显著延长小鼠游泳时间。甲醇提取物有一定的止血作用。

（陈 芳）

bǎihé

百合（Lilii Bulbus） 百合科植物卷丹 *Lilium lancifolium* Thunb.、百合 *Lilium brownii* F. E. Brown var. *viridulum* Baker 或细叶百合 *Lilium pumilum* DC. 的干燥肉质鳞叶。中国大部分地区均有分布，主产于湖南、浙江、江苏、安徽等地。秋季采挖，洗净，剥取鳞叶，置沸水中略烫，干燥。生用或蜜炙用。

性味归经 甘，寒。归心、肺经。

功效主治 养阴润肺，清心安神。用于阴虚燥咳，劳嗽咳血，虚烦惊悸，失眠多梦，精神恍惚。

功用阐述 ①质润，甘补寒清，主入肺经，善养肺阴、润肺燥、清肺热，兼能祛痰止咳。治疗阴虚燥咳，少痰或无痰，甚痰中带血，常与麦冬、川贝母、紫菀等养阴润肺、化痰止咳之品同用。②又入心经，能清心安神。治疗阴虚内热之精神恍惚、虚烦惊悸、失眠多梦等心神不安者，常与知母、生地黄、酸枣仁等清热养阴、宁心安神之品同用。

用量用法 6~12g，煎服。

化学成分 含磷脂类，秋水仙碱等生物碱，百合苷、去酰基百合苷等甾体糖苷，多种氨基酸，钙、镁、磷等多种微量元素，及淀粉、蛋白质、黄酮等。

药理作用 能显著延长小鼠的游泳时间及常压耐缺氧时间，有抗疲劳作用。百合多糖可显著促进 DNA、RNA 的合成，增强免疫功能。有明显的镇静、催眠作用。水煎剂有镇咳、平喘、祛痰作用。还有一定的抗过敏、抗癌作用。

（陈 芳）

gǒuqǐzǐ

枸杞子（Lycii Fructus） 茄科植物宁夏枸杞 *Lycium barbarum* L. 的干燥成熟果实。主产于宁夏、甘肃、内蒙古等地。夏、秋两季果实呈红色时采收，热风烘干，除去果梗，或晾至皮皱后，晒干，除去果梗。生用。

性味归经 甘，平。归肝、肾经。

功效主治 滋补肝肾，益精明目。用于虚劳精亏，腰膝酸软，眩晕耳鸣，阳痿遗精，内热消渴，血虚萎黄，目昏不明。

功用阐述 ①味甘质润，主入肝肾经，善补肝肾、益精血。治疗肝肾亏虚，精血不足之腰膝酸软、眩晕耳鸣、须发早白等，常与当归、制首乌、黄精等滋肾养肝、益精血之品同用。②长于补肝肾、益精血，有较好的明目之功。治疗肝肾亏虚之视物昏花、目暗不明，常与熟地黄、山茱萸、菊花等补肝肾明目之品同用。③有滋肾、生津止渴之功。治疗阴虚消渴，可单用本品蒸熟嚼食，亦常配伍山药、麦冬、天花粉等滋阴生津止渴之品同用。④入肝经血分，有补血功效。治疗血虚证之面色萎黄、失眠多梦、烦躁不安等，常与当归、龙眼肉、酸枣仁等养血安神药同用。

用量用法 6~12g，煎服。

化学成分 果实含多糖、甜

菜碱、维生素 B$_2$、胡萝卜素、维生素 C、烟酸、β-谷甾醇等；生物碱类：阿托品；香豆素类：莨菪亭；以及钾、钙、锌、铜等多种微量元素。种子含天冬氨酸、脯氨酸、丙氨酸等多种氨基酸。尚含牛磺酸、γ-氨基丁酸。

药理作用 枸杞多糖能增强免疫功能，同时具有免疫调节作用。多糖有抗氧化、延缓衰老作用。可增多白细胞，促进造血功能。具有降血糖、降血脂、降血压及保肝、抗脂肪肝、抗肿瘤等作用。可促进乳酸杆菌的生长，刺激其产酸。

（陈 芳）

nǚzhēnzǐ

女贞子（Ligustri Lucidi Fructus） 木犀科植物女贞 *Ligustrum lucidum* Ait. 的干燥成熟果实。主产于浙江、江苏、湖南等地。冬季果实成熟时采收，除去枝叶，稍蒸或置沸水中略烫后，干燥；或直接干燥，生用、酒制用。

性味归经 甘、苦，凉。归肝、肾经。

功效主治 滋补肝肾，明目乌发。用于肝肾阴虚，眩晕耳鸣，腰膝酸软，须发早白，目暗不明，内热消渴，骨蒸潮热。

功用阐述 ①甘补而性凉，善滋补肝肾，为清补之品，药力平和，须缓慢取效。治疗肝肾亏虚、腰膝酸软、眩晕耳鸣、须发早白，常与墨旱莲相须为用，以补益肝肾。②苦泄凉清，既补肝肾阴，又能退虚热。治疗阴虚有热之骨蒸潮热、心烦，常与生地黄、知母、地骨皮等滋阴、清虚热之品同用。③能益阴明目。治疗肝肾阴虚，精血不足之视物昏花、目暗不明，常与枸杞子、菟丝子、熟地黄等补肝肾、明目之品同用。

用量用法 6~12g，煎服。

化学成分 果实含齐墩果酸、乙酰齐墩果酸、女贞子酸、熊果酸等有机酸类，女贞子多糖，女贞苷，多种氨基酸及微量元素，挥发油等。

药理作用 多糖能提高免疫功能。齐墩果酸对Ⅱ、Ⅲ、Ⅳ型变态反应有明显抑制作用。女贞子煎剂、女贞素、齐墩果酸均有良好的降血糖、降血脂及抗动脉粥样硬化作用。对四氯化碳引起的大鼠急性肝损伤有明显的保护作用。能抗疲劳、清除氧自由基、延缓衰老。显著升高外周白细胞数量，增加冠状动脉血流量，抗血小板聚集，防治血栓的形成。煎剂有明显的抗炎作用。对金黄色葡萄球菌、大肠埃希菌、伤寒沙门菌等有抑制作用。此外，还有抗癌、利尿等作用。

（陈 芳）

mòhànlián

墨旱莲（Ecliptae Herba） 菊科植物鳢肠 *Eclipta prostrata* L. 的干燥地上部分。主产于江苏、浙江、江西等地。花开时采割，晒干。生用。

性味归经 甘、酸，寒。归肾、肝经。

功效主治 滋补肝肾，凉血止血。用于肝肾阴虚，牙齿松动，须发早白，眩晕耳鸣，腰膝酸软，阴虚血热吐血、衄血、尿血、血痢，崩漏下血，外伤出血。

功用阐述 ①味甘能补，入肝、肾经，有滋补肝肾阴的功效。治疗肝肾亏虚、牙齿松动、须发早白、眩晕耳鸣、腰膝酸软，常与女贞子相须为用，以滋补肝肾。②性寒入血分，善凉血止血，又能滋阴。治疗阴虚血热出血之咯血、衄血、便血、尿血、崩漏等，常与生地黄、白茅根、蒲黄等凉

血止血药同用。

用量用法 6~12g，煎服；外用鲜品适量。

化学成分 含生物碱：烟碱；黄酮类成分：芹菜素、木犀草素；香豆精类化合物：蟛蜞菊内酯；三萜类成分：齐墩果酸、刺囊酸；植物甾醇：谷甾醇、豆甾醇等；以及有机酸、有机醇、蛋白质、氨基酸、皂苷等。

药理作用 乙醇提取物对四氯化碳造成的肝损伤有明显保护作用。煎剂能明显增强非特异性免疫和细胞免疫功能。有显著止血作用。增加心脏冠状动脉血流量。提高小鼠在常压或减压耐缺氧条件下的存活率，显著延长生命。对小鼠有镇静、镇痛作用。煎剂体外对金黄色葡萄球菌、伤寒沙门菌、宋内志贺菌、铜绿假单胞菌有抑制作用。煎剂对食管癌 109 细胞有中等程度杀伤作用。

（陈 芳）

sāngshèn

桑椹（Mori Fructus） 桑科植物桑 *Morus alba* L. 的干燥果穗。主产于浙江、江苏、四川等地。4~6 月果实变红时采收，晒干，或略蒸后晒干。生用。

性味归经 甘、酸，寒。归心、肝、肾经。

功效主治 滋阴补血，生津润燥。用于肝肾阴虚，眩晕耳鸣，心悸失眠，须发早白，津伤口渴，内热消渴，肠燥便秘。

功用阐述 ①味甘，主入心、肝、肾经，有滋阴补血功效。治疗肝肾不足、阴血亏虚之眩晕耳鸣、腰膝酸软、须发早白、心悸失眠等，可单用，也常与制首乌、女贞子等滋补阴血药同用。②能滋阴补液，生津止渴。治疗津伤口渴，内热消渴，常配麦冬、石斛等滋阴生津之品。③又能润燥

滑肠。治疗津亏血虚之肠燥便秘，可单用，或与肉苁蓉、黑芝麻等养血润肠之品同用。

用量用法　9~15g，煎服。

使用注意　脾胃虚寒便溏者慎用。

化学成分　果穗含糖、鞣酸、苹果酸、维生素 B_1、维生素 B_2 和胡萝卜素，以及精油、磷脂、矢车菊素、矢车菊苷等。

药理作用　桑椹水煎剂能增强免疫功能，显著减低红细胞膜钠钾 ATP 酶（Na^+-K^+-ATP 酶）活性。

（陈芳）

guījiǎ

龟甲（Testudinis Carapax Et Plastrum）　龟科动物乌龟 Chinemys reevesii（Gray）的背甲及腹甲。主产于湖北、江苏、安徽、浙江等地。全年均可捕捉，以秋、冬两季为多，捕捉后杀死，或用沸水烫死，剥取背甲及腹甲，除去残肉，晒干。生用或醋炙用。

性味归经　咸、甘，微寒。归肝、肾、心经。

功效主治　滋阴潜阳，益肾强骨，养血补心，固经止崩。用于阴虚潮热，骨蒸盗汗，头晕目眩，虚风内动，筋骨痿软，心虚健忘，崩漏经多。

功用阐述　①味咸，入肝、肾经，质重沉降，善滋肝肾阴而清虚热、潜肝阳、息肝风。治疗阴虚内热，骨蒸潮热，盗汗、遗精，常与熟地黄、黄柏、知母等同用，以滋阴降火。治疗肝肾阴虚，肝阳偏亢，头晕目眩，常与生鳖甲、生牡蛎等同用，以增强滋阴潜阳之功。治疗阴虚风动，手足蠕动，常与阿胶、牡蛎、鳖甲等滋阴息风药同用。②为血肉有形之品，善滋养补血，益肾健骨。治疗肾虚之腰膝酸软、筋骨

无力，常与熟地黄、杜仲、牛膝等补肝肾、强筋骨之品同用。③又入心经，能养血补心安神。治疗心血不足，心神失养之惊悸、失眠、健忘、多梦等，常与龙骨、远志、石菖蒲等养心安神药同用。④善滋补肝肾阴以固冲任，性微寒，兼能止血。治疗阴虚血热、冲任不固之崩漏、月经过多，常与生地黄、白芍、黄芩等滋阴清热、凉血止血之品同用。

用量用法　9~24g，煎服，捣碎先煎。

使用注意　脾胃虚寒者及孕妇禁服。

化学成分　背甲及腹甲含天冬氨酸、苏氨酸、丝氨酸、谷氨酸等多种氨基酸，另含锶、铜、锌、铬、锰、磷、镁、铁等多种无机元素，并含二氧化硅、氧化钙、氧化镁等含氧化合物。

药理作用　龟甲煎剂能减低甲状腺功能亢进性大鼠的甲状腺功能及肾上腺皮质功能；提高细胞免疫及体液免疫功能。煎剂对离体子宫有明显的兴奋作用。有延缓衰老作用。

附　龟甲胶：龟甲经水煎煮、浓缩制成的固体胶。咸、甘、凉。归肝、肾、心经。功能滋阴、养血、止血。适用于阴虚潮热，骨蒸盗汗，腰膝酸软，血虚萎黄，崩漏带下。3~9g，烊化兑服。脾胃虚寒及消化不良者慎用。

（陈芳）

biējiǎ

鳖甲（Trionycis Carapax）　鳖科动物鳖 Trionyx sinensis Wiegmann 的背甲。主产于湖北、湖南、江苏等地。全年均可捕捉，以秋、冬两季为多，捕捉后杀死，置沸水中烫至背甲上的硬皮能剥落时，取出，剥取背甲，除去残肉，晒干。生用或醋炙用。

性味归经　咸，微寒。归肝、肾经。

功效主治　滋阴潜阳，退热除蒸，软坚散结。用于阴虚发热，骨蒸劳热，阴虚阳亢，头晕目眩，虚风内动，手足瘛疭，经闭，癥瘕，久疟疟母。

功用阐述　①为血肉有形之品，质重沉降，性寒，主入肝、肾经，善滋阴潜阳息风，为清虚热要药。治疗阴虚发热，骨蒸潮热，常与秦艽、知母、青蒿等清虚热之品同用。治疗阴虚阳亢，头晕目眩，常与生地黄、牡蛎、菊花等滋阴潜阳之品同用。治疗阴虚风动，手足瘛疭，常配伍牡蛎、阿胶、生地黄等滋阴息风之品。②味咸，能软坚散结。治疗经闭，癥瘕，久疟疟母，常与大黄、桃仁、土鳖虫等活血消癥之品同用。

用量用法　9~24g，煎服，打碎先煎。生用滋阴潜阳；醋炙软坚散结。

使用注意　孕妇不宜应用。

化学成分　含骨胶原，碳酸钙、磷酸钙，多糖，肽类，并含天冬氨酸、谷氨酸、甘氨酸等多种氨基酸，以及钙、钠、钾、锰、锌等多种微量元素。

药理作用　鳖甲所含多糖能提高小鼠耐缺氧能力和抗冷冻作用，延长小鼠游泳时间，有抗疲劳作用。可使小鼠血红蛋白含量明显增加，有补血作用。有一定的抗肿瘤作用。

（陈芳）

zhūzǐshēn

珠子参（Panacis Majoris Rhizoma）　五加科植物珠子参 Panax japonicus C. A. Mey. var. major（Burk.）C. Y. Wu et K. M. Feng 或羽叶三七 Panax japonicus C. A. Mey. var. bipinnatifidus（Seem.）

C. Y. Wu et K. M. Feng 的干燥根茎。主产于云南、甘肃、陕西等地。秋季采挖根茎，除去粗皮及须根，干燥；或蒸（煮）透后干燥。生用。

性味归经 苦、甘，微寒。归肝、肺、胃经。

功效主治 补肺养阴，祛瘀止痛，止血。用于气阴两虚，烦热口渴，虚劳咳嗽，跌扑损伤，关节痹痛，咳血、吐血、衄血、崩漏，外伤出血。

功用阐述 ①味甘苦，性微寒，入肺经，能补肺气、养肺阴，兼清肺热。治疗气阴两虚之干咳少痰，常与北沙参、川贝母、知母等养阴润燥之品同用。入胃经，养胃阴、清胃热而生津液。治疗热病伤津，心烦口渴，常与麦冬、天花粉等清热生津之品同用。②入肝经血分，善祛瘀止痛。治疗跌打损伤，瘀肿疼痛，可单用或配伍红花、当归、川芎等活血消肿、止痛疗伤之品。③善止血，能止血而不留瘀，活血而不动血。治疗咳血、吐血、衄血、崩漏、外伤出血等多种出血证，常与大蓟、小蓟、侧柏叶等止血药同用。

用量用法 3～9g，煎服。外用适量，研末敷患处。

化学成分 含竹节参皂苷、珠子参苷等多种皂苷类成分，挥发油，铁、锌、锰等多种微量元素；此外，还含齐墩果酸、琥珀酸、β-谷甾醇等。

药理作用 珠子参根茎皂苷有与人参皂苷类似的免疫作用，能提高小鼠血中碳廓清率，激活腹腔巨噬细胞活性，增强吞噬功能。对心肌缺血再灌注损伤具有保护作用。总皂苷有镇静、镇痛、催眠作用。有明显的抗脂质过氧化作用及抗脑缺血、抗心律不齐、降压、抗实验性溃疡作用。根茎的甲醇提取物具有明显的促进纤维蛋白溶解的作用。水煎液具有抗炎作用。水煎液可明显对抗环磷酰胺和^{60}Co辐射所引起的骨髓造血功能的损伤，明显增多红细胞、血红蛋白、白细胞、血小板数，增加骨髓有核细胞及网织红细胞数。

（陈 芳）

hēizhīma

黑芝麻（Sesami Semen Nigrum）

脂麻科植物脂麻 *Sesamum indicum* L. 的干燥成熟种子。主产于山东、河南、湖北等地。秋季果实成熟时采割植株，晒干，打下种子，除去杂质，再晒干。生用或炒用。

性味归经 甘，平。归肝、肾、大肠经。

功效主治 补肝肾，益精血，润肠燥。用于精血亏虚，头晕眼花，耳鸣耳聋，须发早白，病后脱发，肠燥便秘。

功用阐述 ①质润味甘，主入肝、肾经，有补肝肾、益精血之功。药性平和，味香可口，可单用作食疗佳品久服。治疗肝肾亏虚，精血不足之头晕眼花、耳鸣耳聋、视物模糊、须发早白等，常配伍熟地黄、制首乌、黄精等补肝肾、益精血之品同用。②富含油脂，入大肠经，能润肠通便。治疗肠燥便秘，可单用，或与肉苁蓉、火麻仁、紫苏子等润肠通便之品同用。

用量用法 9～15g，煎服。

使用注意 大便溏薄者慎用。

化学成分 主含脂肪油：油酸、亚油酸、棕榈酸、花生酸等；木脂素类：芝麻素、芝麻林素、芝麻酚；蛋白质及多种氨基酸，车前糖、芝麻糖等糖类。此外，还含有维生素E、植物甾醇、卵磷脂、叶酸、烟酸、细胞色素C、胡麻苷、草酸及多种微量元素等。

药理作用 种子有降血糖、延缓衰老作用。所含亚麻油酸可降低胆固醇，防治动脉硬化。脂肪油有润肠通便的作用。

（陈 芳）

hēidòu

黑豆（Sojae Semen Nigrum）

豆科植物大豆 *Glycine max* (L.) Merr. 的干燥成熟种子。中国大部分地区均有栽培，主产于黑龙江、湖北、四川等地。秋季果实成熟后采收，晒干，碾碎果壳，捡取种子，除去杂质。生用或炒用。

性味归经 甘，平。归脾、肾经。

功效主治 益精明目，养血祛风，利水消肿，解毒。用于阴虚烦渴，头晕目昏，体虚多汗，肾虚腰痛，水肿尿少，痹痛拘挛，手足麻木，药食中毒。

功用阐述 ①甘补性平，入肾经，能益精、养血、明目。治疗阴虚烦渴，头晕目眩，常配伍枸杞子、菟丝子、菊花等补肾明目之品。治疗肾虚腰膝酸软、遗尿，常与沙苑子、桑螵蛸、覆盆子等益肾固精缩尿之品同用。②能祛风湿。治疗风湿痹证，筋脉拘急，常与秦艽、防风、桑枝等祛风湿、舒筋活络之品同用。③入脾经，有健脾、利水消肿之功。治疗水肿、脚气肿痛，常与赤小豆、薏苡仁、茯苓等利水渗湿之品同用。治疗黄疸，常与茵陈、栀子等利湿退黄之品同用。④尚有解毒之功。治疗疮疡肿毒或药食中毒，常与绿豆、生甘草等清热解毒之品同用。

用量用法 9～30g，煎服；或入丸、散。外用适量，煎汤洗患处。

使用注意 脾虚腹胀、肠滑泄泻者慎服。

化学成分 主含蛋白质，脂肪，碳水化合物，异黄酮类，皂苷类，胆碱，叶酸，维生素 B_1、B_2、B_{12}，烟酸等。

药理作用 所含皂苷有明显的降血脂、抗动脉粥样硬化及减肥作用；有明显抗脂肪肝及保肝作用；总黄酮能扩张冠状动脉，增加心肌营养性血流量，降低阻力，减慢心率，减小心肌收缩力，降低血压，增加脑血流量，提高耐常压缺氧能力。皂苷有抗氧化、抗衰老、抗肿瘤作用。总苷有明显的抗病毒作用。大豆磷脂能明显降低血糖。所含大豆素及染料木素有雌激素样作用。

(陈 芳)

chǔshízǐ

楮实子 （Broussonetiae Fructus）

桑科植物构树 *Broussonetia papyrifera* (L.) Vent. 的干燥成熟果实。主产于湖北、山西、湖南、甘肃等地。秋季果实成熟时采收，洗净，晒干，除去灰白色膜状宿萼及杂质，生用或炒用。

性味归经 甘，寒。归肝、肾经。

功效主治 补肾清肝，明目，利尿。用于肝肾不足，腰膝酸软，虚劳骨蒸，头晕目昏，目生翳膜，水肿胀满。

功用阐述 ①甘寒养阴，主入肝肾经，有补肾益阴之功。治疗肝肾阴虚之腰膝酸软、头晕目眩，常与杜仲、续断、牛膝等补肝肾、强筋骨药同用；阴虚见骨蒸潮热者，则常与山茱萸、银柴胡等补肝肾、清虚热之品配伍。②性寒清热，入肝经，又能清肝明目。治疗肝肾不足之目昏，或肝热所生之云翳，常配伍枸杞子、白菊花、密蒙花等养肝明目之品同用。③兼入脾经，能健脾利水。治疗水肿、尿少或大腹水肿，常

与茯苓、泽泻等利水渗湿之品配伍同用。

用量用法 6～12g，煎服。外用适量，捣敷。

使用注意 脾胃虚寒，大便溏泄者慎用。

化学成分 果实含皂苷、维生素 B 及油脂。种子含油，油中含非皂化物、饱和脂肪酸、油酸、亚油酸等。

药理作用 对毛发癣菌有抑制作用。

(陈 芳)

shōusèyào

收涩药 （astringent medicinal）

凡以收敛固涩为主要功效，用以治疗各种滑脱不禁病证为主的药物。又称为固涩药。此类药物味多酸涩，性温或平，主归肺、脾、肾、大肠经，长于固涩收敛，用酸涩以敛其耗散、固滑脱。此类药物分别具有固表止汗、敛肺止咳、涩肠止泻、固精缩尿、收敛止血、固崩止带等作用。收涩药主要作用于正气虚损、固涩无权而至的机体精微物质外泄的病证，临床表现为自汗、盗汗、久咳虚喘、久泻、久痢、遗精、滑精、遗尿、尿崩、崩带不止等。收涩药根据其药性及临床应用的不同，可分为固表止汗药、敛肺涩肠药、固精缩尿止带药三类。此类药物用于治疗正气虚衰的滑脱证皆因正气虚弱、固摄无力所致，治疗乃属于治病之标。因此临床应用此类药时，须与相应的补益类药物配伍使用，以达到标本兼顾。因其药性酸涩敛邪，凡表邪未解，湿热内蕴所致之泻痢、带下、血热出血，以及郁热未清者，均不宜单用收涩药。在祛邪方中使用时，要注意避免"闭门留寇"。

(张 冰 林志健)

gùbiǎo zhǐhànyào

固表止汗药 （superficies strengthening and sweating stopping medicinal）

凡以止汗为主要功效，用于治疗自汗、盗汗的药物。此类药物能行肌表，调节卫分，顾护腠理而有固表止汗之功。肺主皮毛，司汗孔开合，汗为心之液。故此类药物多入肺、心二经。其性味多为甘平，收敛固表止汗，部分药物兼有益气、生津的功效，适用于气虚自汗、阴虚盗汗。临床常用于气虚肌表不固，腠理疏松，津液外泄而自汗；阴虚不能制阳，阳热迫津外泄而盗汗。治自汗当配补气固表药，治盗汗宜配滋阴除蒸药，以达到治病求本的目的。使用注意：凡气分热盛、表证、营卫不和等实邪所致汗出之证，应以祛邪药物治疗为主，一般不宜使用此类药物。临床常用药物有麻黄根、浮小麦、糯稻根须等。

(张 冰 林志健)

máhuánggēn

麻黄根 （Ephedrae Radix Et Rhizoma）

麻黄科植物草麻黄 *Ephedra sinica* Stapf 或中麻黄 *Ephedra intermedia* Schrenk et C. A. Mey. 的干燥根和根茎。主产于山西、河北、甘肃、内蒙古、新疆等地。秋末采挖，除去残茎、须根和泥沙，干燥，切段生用。

性味归经 甘、涩，平。归心、肺经。

功能主治 固表止汗。用于自汗，盗汗。

功用阐述 甘平而涩，入肺经而能行肌表、实卫气、固腠理、闭毛窍，为敛肺固表止汗之要药。《本草正义》曰麻黄"其根专于止汗"故不论自汗、盗汗皆可配伍用之，用于气虚不能卫外，肌表不固，少气乏力而自汗；阴虚

潮热盗汗；产后气血不足而虚汗不止。麻黄根还可研细末，单用或配伍其他敛汗药，外扑以止汗。用药时要考虑具体病情，随证配伍使用能收敛固涩止汗，适用于多种汗证。

用量用法 3～9g，煎服。外用适量，研粉撒扑。

使用注意 收敛固涩之性甚强，功专止汗，故有表邪者忌用。

化学成分 含多种生物碱，主要包括麻黄根素、麻黄根碱A、B、C、D及阿魏酰组胺等。尚含有麻黄宁A、B、C、D和麻黄酚等双黄酮类成分。

药理作用 麻黄根碱A、B、C、D及阿魏酰组胺盐酸盐、麻黄酚和麻黄宁A、B、C、D都具有降压作用。麻黄根甲醇提取物能降低血压，但麻黄素有升血压作用。麻黄根所含生物碱可使蛙心收缩减弱，对末梢血管有扩张作用。从麻黄根中分得的降压活性成分大环精胺生物碱A、B、C、D，有减慢心率作用。对肠管、子宫等平滑肌呈收缩作用。此外，麻黄根尚能抑制低热和烟碱所致的发汗。

（张　冰　林志健）

fúxiǎomài

浮小麦（Tritici Levis Fructus）

禾本科植物小麦 *Triticum aestivum* L. 干燥轻浮瘦瘪未成熟的颖果。中国各地均产。收获时扬起其轻浮干瘪者，或以水淘之，收集浮起者，晒干。生用或炒用。

性味归经 甘、咸，凉。归心经。

功能主治 益气，止汗，除热。用于自汗，盗汗，阴虚发热，骨蒸劳热。

功用阐述 ①味甘性凉，其质轻浮，气味俱薄，主入心经，能益心气，敛心液，重在敛汗，

善于走表实腠理，固皮毛，为固表实卫、养心敛汗之佳品，盗汗自汗可止。故《本经逢原》云："浮麦，能敛盗汗，取其散皮腠之热也。"强调浮小麦重在益气除热，其止汗功效并非收敛所致。②亦能益气阴，敛浮火，除虚热。故又可用于阴虚发热、骨蒸劳热等证。③浮小麦与麻黄根配伍：麻黄根甘平，入肺经，可实表止汗。因其性善行周身肌表，引药至卫分而固腠理是也；浮小麦药性平和，甘能益气，凉可除热，入心经，盖汗为心之液，养心退热，故其能益气除热，凉心止汗。二药伍用，相互促进，益气养心，清热凉气，固表止汗功效益彰。适用于体虚多汗，自汗诸症以及阴虚有热盗汗等症。

用量用法 15～30g，煎服。3～5g，研末服。

使用注意 表邪未尽、汗出者忌用。

化学成分 含淀粉及酶类蛋白质、脂肪、钙、磷、铁、维生素等。

药理作用 具有降血脂作用；具有保护肝脏作用。

附 小麦：禾本科植物小麦 *Triticum aestivum* L. 干燥成熟的颖果。性味甘，微寒；归心经。功能养心除烦。适用于心神不宁，烦躁失眠及妇人脏躁证。30～60g，煎服。

（张　冰　林志健）

nuòdàogēnxū

糯稻根须（Oryzae Glutinosae Radix）

禾本科植物糯稻 *Oryza sativa* L. var. *glutinosa* Matsum 的干燥根及茎基。中国各地均产。糯稻收割后采收，采收后除去残茎，洗净，晒干，切段生用。

性味归经 甘，平。归肺、胃、肾经。

功能主治 固表止汗，退虚热，益胃生津。用于自汗，盗汗，阴虚发热，病后虚热，咽干口渴。

功用阐述 ①味甘性平，主入肺、胃、肾经，能行肌表、实卫气、固腠理、闭毛窍，止汗出，故自汗、盗汗均可用之。且能退虚热。入胃经可益胃生津，故可用于病后虚热，咽干口渴。②糯稻根须配伍黄芪：糯稻根须甘平，功专固表止汗，退虚热；黄芪甘温，补气升阳，益卫固表，利水消肿。两药伍用，一方面能益卫固表，同时又兼能利水消肿，适用于水肿见肌表不固，表虚自汗等证。

用法用量 煎服，15～30g。

使用注意 本品药性平和，多配伍使用。表证无汗出者慎用。忌食辛辣食物。

化学成分 含冬氨酸、苏氨酸、丝氨酸、谷氨酸、脯氨酸、甘氨酸、丙氨酸、缬氨酸、蛋氨酸、异亮氨酸、亮氨酸、酪氨酸、苯丙氨酸、赖氨酸和精氨酸以及两种糖及黄酮类成分。

（张　冰　林志健）

liǎnfèi sèchángyào

敛肺涩肠药（lung and intestine astringent）

以敛肺止咳喘和涩肠止泻痢为主要功效，治疗久咳虚喘、久泻、久痢的药物。此类药物酸涩收敛，主入肺经或大肠经。敛肺止咳喘，即收敛肺气以制止咳嗽喘息，主要用于肺虚咳喘，久治不愈，或肺肾两虚，摄纳无权的虚喘证；涩肠止泻痢，即固涩大肠以制止泄泻、痢疾，多用于大肠虚寒不能固摄或脾肾虚寒所致的久泻、久痢。治久咳虚喘者，若属肺虚，加补肺益气药；如为肾虚，加补肾纳气药。治久泻、久痢兼脾肾阳虚者，则配温补脾肾药；若兼气虚下陷者，

则配补气升提药；若兼脾胃气虚者，则配补益脾胃药。此类药物酸涩收敛有敛邪之弊，属敛肺止咳之品，忌用于外邪束肺、痰多壅肺等所致的咳喘实证；属涩肠止泻之品，忌用于热毒泻痢，湿热泻痢，伤食腹泻等实证泄泻、痢疾。若久咳虚喘或泻痢日久而余邪未尽者，不宜单独使用，需兼顾祛邪。临床常用药物有乌梅、五味子、南五味子、五倍子、肉豆蔻、诃子、赤石脂、禹余粮、罂粟壳、西青果等。

(陈卫平)

wūméi

乌梅 （Mume Fructus） 蔷薇科植物梅 Prunus mume （Sieb.) Sieb. et Zucc. 的干燥近成熟果实。主产于四川、浙江、福建。夏季果实近成熟时采收，低温烘干后闷至皱皮，色变黑时即成。去核生用或炒炭用。

性味归经 酸、涩、平。归肝、脾、肺、大肠经。

功效主治 敛肺，涩肠，生津，安蛔。用于肺虚久咳，久泻久痢，虚热消渴，蛔厥呕吐腹痛。

功用阐述 ①味酸而涩，其性收敛，入肺经，能敛肺气、止咳嗽。主要用于肺虚久咳少痰或干咳无痰证。临床常与罂粟壳、杏仁等配伍同用。②酸涩入大肠经，有较强的涩肠止泻痢作用，是治疗久泻、久痢的常用药。用于久泻，可与肉豆蔻、诃子等同用。若治久痢而湿热邪毒未尽，便脓血者，取其涩肠止痢之功，配伍清热燥湿解毒之黄连同用。③味酸性平，善能生津液、止烦渴。用于虚热消渴和暑热伤津口渴，可单用煎服，或与天花粉、麦冬、人参等同用。④蛔虫得酸则伏，乌梅味酸，具有安蛔止痛、和胃止呕的功效，为安蛔良药。

适用于因寒热错杂，令蛔虫躁动不安所致的蛔厥病证，见腹痛、呕吐、四肢厥冷等症，常配伍黄连、花椒、干姜等同用。⑤乌梅炒炭后，涩重于酸，收敛力强，能止血，固冲止漏，可用于崩漏、便血、尿血、咯血等；外敷能消疮毒，平胬肉。

用法用量 6~12g，煎服。一般生用，止血宜炒炭用。外用适量，捣烂或炒炭研末外敷。

使用注意 表邪未解或内有实热积滞者均不宜服。

化学成分 乌梅主要含枸橼酸、柠檬酸、琥珀酸、苹果酸、酒石酸、谷甾醇、蜡样物质及齐墩果酸样物质。

药理作用 水煎剂能抑制离体兔肠管的运动；有轻度收缩胆囊作用促进胆汁分泌；体外对蛔虫活动有抑制作用；对豚鼠的蛋白质过敏性休克及组胺性休克有对抗作用，但对组胺性哮喘无对抗作用；体外对多种致病性细菌及皮肤真菌有抑制作用；能增强机体免疫功能。

(陈卫平)

wǔwèizǐ

五味子 （Schisandrae Chinensis Fructus） 木兰科植物五味子 Schisandra chinensis （Turcz.) Baill. 干燥成熟果实。习称"北五味子"，主产于辽宁、吉林。秋季果实成熟时采摘，晒干，生用或经醋、蜜拌蒸晒干用。

性味归经 酸、甘，温。归肺、心、肾经。

功效主治 收敛固涩，益气生津，补肾宁心。用于久咳虚喘，梦遗滑精，遗尿尿频，久泻不止，自汗盗汗，津伤口渴，内热消渴，心悸失眠。

功用阐述 ①味酸，甘温而润，既能敛补肺气，又能滋补肾

精，为治疗久咳虚喘之要药。治肺虚久咳，可与罂粟壳同用；治咳喘日久，肺肾两虚，常配伍山茱萸、熟地、山药等同用；本品长于敛肺止咳，配伍麻黄、细辛、干姜等，可用于寒饮咳喘证。②五味俱全，以酸为主，善能敛肺固表止汗。治气虚自汗，可配伍人参、浮小麦等补气敛汗之品，治阴虚盗汗者，常与滋阴药熟地黄、山茱萸、麦冬等同用。③甘温而酸涩，入肾经，能补肾涩精止遗，为治肾虚精关不固遗精、滑精之常用药。治滑精者，可与桑螵蛸、附子、龙骨等同用；治梦遗者，常与麦冬、山茱萸、熟地、山药等同用。④味酸涩性收敛，能涩肠止泻。治脾肾阳虚的久泻，可配伍补骨脂、肉豆蔻、吴茱萸同用；或与吴茱萸同炒香研末，米汤送服。⑤甘温益气，酸甘生津，有益气生津止渴之功。用于热伤气阴，汗多口渴者，常配人参、麦冬同用；治阴虚内热，口渴多饮之消渴证，可与山药、知母、天花粉、黄芪等同用。⑥入心肾经，既能补益心肾，又能宁心安神。用于心神失养的虚烦心悸、失眠多梦，常与麦冬、生地、酸枣仁等同用。

用量用法 2~6g，煎服。研末服，1~3g。

使用注意 本品酸涩收敛之性，有闭门留寇之弊，凡表邪未解，内有实热，咳嗽初起，麻疹初期，均不宜用。

化学成分 主含挥发油、有机酸、鞣质、维生素、糖及树脂等。种子挥发油中的主要成分为五味子素。

药理作用 五味子对神经系统各级中枢均有兴奋作用，对大脑皮质的兴奋和抑制过程均有影响，使之趋于平衡。对呼吸系

有兴奋作用，有镇咳和祛痰作用。能降低血压。能利胆，降低血清转氨酶，对肝细胞有保护作用。有与人参相似的适应原样作用，能增强机体对非特异性刺激的防御能力。能增加细胞免疫功能，使脑、肝、脾脏超氧化物歧化酶（SOD）活性明显增强，故具有提高免疫、抗氧化、抗衰老作用。对金黄色葡萄球菌、肺炎杆菌、肠道沙门菌、铜绿假单胞菌等均有抑制作用。

附 南五味子：华中五味子 *Schisandra sphenanthera* Rehd. et Wils. 的干燥成熟果实。主产于西南及长江流域以南各省。秋季果实成熟时采摘，晒干，生用或经醋、蜜拌蒸晒干用。南五味子与五味子在性味归经、功效主治等方面基本相同，仅功效略有差异。北五味子为传统使用的正品，除收敛固涩外，偏补益心肾，可入滋补药；南五味子功偏敛肺止咳。

（陈卫平）

wǔbèizǐ

五倍子（Galla Chinensis） 漆树科植物盐肤木 *Rhus chinensis* Mill.、青麸杨 *Rhus potaninii* Maxim. 或红麸杨 *Rhus punjabensis* Stew. var. *sinica*（Diels）Rehd. et Wils. 叶上的虫瘿，主要由五倍子蚜 *Melaphis chinensis*（Bell）Baker 寄生而形成。主产于四川、贵州、陕西、河南、湖北。秋季采摘，置沸水中略煮或蒸至表面呈灰色，杀死蚜虫，取出，干燥。按外形不同，分为"肚倍"和"角倍"。

性味归经 酸、涩，寒。归肺、大肠、肾经。

功效主治 敛肺降火，涩肠止泻，敛汗，止血，收湿敛疮。用于肺虚久咳，肺热痰嗽，久泻久痢，自汗盗汗，消渴，便血痔血，外伤出血，痈肿疮毒，皮肤湿烂。

功用阐述 ①酸涩收敛，性寒清降，入肺经，既能敛肺止咳，又能清肺降火，适用于久咳及肺热咳嗽；且又能止血，故亦宜用于咳嗽咯血者。治肺虚久咳，常与五味子、罂粟壳等药同用；治肺热痰嗽，可配伍瓜蒌、黄芩、贝母等药同用。治热灼肺络、咳嗽咯血，常与藕节、白及等药同用。②功能敛肺止汗。治自汗、盗汗，可单用研末，与荞面等份做饼，煨熟食之；或研末水调敷肚脐处。③酸涩入大肠，有涩肠止泻之功。用治久泻久痢，可与诃子、五味子同用，以增强涩肠之功。④入肾，又能涩精止遗。治肾虚精关不固之遗精、滑精者，常与龙骨、茯苓等同用。⑤有收敛止血作用。治崩漏，可单用，或与棕榈炭、血余炭等同用；治便血、痔血，可与槐花、地榆等同用，或煎汤熏洗患处。⑥外用能收湿敛疮，且有解毒消肿之功。治湿疮流水、溃疡不敛、疮疖肿毒、肛脱不收、子宫下垂等，可单味或配合枯矾研末外敷或煎汤熏洗。

用量用法 3～6g，煎服。外用适量，研末外敷或煎汤熏洗。

使用注意 湿热泻痢者忌用。

化学成分 本品主含没食子鞣质、没食子酸以及树脂、脂肪、蜡质、淀粉等。

药理作用 没食子酸对蛋白质有沉淀作用，与皮肤，黏膜的溃疡面接触后，其组织蛋白质即被凝固，形成一层被膜而呈收敛作用；腺细胞的蛋白质被凝固引起分泌抑制，产生黏膜干燥；神经末梢蛋白质的沉淀，可呈微弱的局部麻醉现象。与若干金属、生物碱苷类形成不溶解化合物，因而用作解毒剂。对小肠有收敛作用，可减轻肠道炎症，止腹泻。此外，对金黄色葡萄球菌、肺炎链球菌、伤寒沙门杆菌、副伤寒沙门杆菌、痢疾志贺菌、炭疽杆菌、白喉棒状杆菌、铜绿假单胞菌等均有抑制作用。

（陈卫平）

ròudòukòu

肉豆蔻（Myristicae Semen） 肉豆蔻科植物肉豆蔻 *Myristica fragrans* Houtt. 的干燥种仁。主产于马来西亚、印度尼西亚、斯里兰卡，中国广东、广西、云南亦有栽培。冬、春两季果实成熟时采收，除去皮壳取出种仁，干燥，煨制去油用。

性味归经 辛，温。归脾、胃、大肠经。

功效主治 温中行气，涩肠止泻。用于脾胃虚寒，久泻不止，脘腹胀痛，食少呕吐。

功用阐述 ①辛温而涩，入中焦，能暖脾胃，固大肠，止泻痢，为治疗虚寒泻痢要药。治脾胃虚寒之久泻、久痢者，常与肉桂、干姜、党参、白术、诃子等药同用；配伍补骨脂、五味子、吴茱萸，可治脾肾阳虚，五更泄泻。②辛香温燥，能温中行气，消胀止痛。治胃寒气滞、脘腹胀痛、食少呕吐等证，常配木香、干姜、半夏等药同用。

用量用法 3～10g，煎服。研末服，每次0.5～1g。

使用注意 本品温中固涩，故湿热泻痢者忌用。

化学成分 主含挥发油，另含肉豆蔻醚、丁香酚、异丁香酚及多种萜烯类化合物。

药理作用 肉豆蔻所含挥发油，少量能促进胃液的分泌及胃肠蠕动，而有开胃和促进食欲，消胀止痛的功效；但大量服用则有抑制作用，且有较显著的麻醉作用；挥发油中的萜类成分对细菌和真菌均有抑制作用。肉豆蔻醚对正常人有致幻、抗炎作用；肉豆蔻及肉豆蔻醚能增强色胺的作用，体内外试验均对单胺氧化酶有中度的抑制作用。

（陈卫平）

hēzǐ

诃子（Chebulae Fructus）

使君子科植物诃子 Terminalia chebula Retz. 或绒毛诃子 Terminalia chebula Retz. var. tomentella Kurt. 的干燥成熟果实。主产于云南。秋末冬初果实成熟时采收，除去杂质，晒干。生用或煨用。

性味归经 苦、酸、涩，平。归肺、大肠经。

功效主治 涩肠止泻，敛肺止咳，降火利咽。用于久泻久痢，便血脱肛，肺虚喘咳，久嗽不止，咽痛音哑。

功用阐述 ①酸涩性收，入大肠经，善能涩肠止泻，是治疗久泻、久痢常用药物，可单用。若久泻、久痢属虚寒者，常配伍干姜、罂粟壳、陈皮同用。本品酸涩之性，又能涩肠固脱，涩肠止血。配伍人参、黄芪、升麻等，可用于泻痢日久，中气下陷之脱肛；若治肠风下血，可配伍防风、秦艽、白芷等药。②酸涩能敛，味苦能泄，既收且降，既能敛肺下气止咳，又能清肺利咽开音。治肺虚久咳、失音者，可配伍人参、五味子等同用；治痰热郁肺，久咳失音者，常与桔梗、甘草同用；治久咳失音，咽喉肿痛者，可与硼酸、青黛、冰片等配伍。

用量用法 3~10g，煎服。涩肠止泻宜煨用；敛肺清热，利咽开音宜生用。

使用注意 凡外有表邪、内有湿热积滞者忌用。

化学成分 本品含大量鞣质，其主要成分为诃子酸、原诃子酸等。尚含诃子素，鞣酸酶、番泻苷 A 等。

药理作用 诃子所含鞣质有收敛、止泻作用，除鞣质外，还含有致泻成分，故与大黄相似，先致泻而后收敛。诃子水煎剂除对各种痢疾志贺菌有效外，且对铜绿假单胞菌、白喉棒状杆菌作用较强，对金黄色葡萄球菌、大肠埃希菌、肺炎链球菌、溶血性链球菌、变形杆菌、鼠伤寒杆菌均有抑制作用。

附 西青果：使君子科植物诃子 Terminalia chebula Retz. 的干燥幼果。主产于云南及广东、广西。夏秋季采收未木质化的幼果，放入水中烫 2~3 分钟取出，晒干用。性味苦、酸、涩、平。归肺、大肠经。功能清热生津，解毒。用于阴虚白喉。用量 1.5~3g，内服，煎汤，或含服。

（陈卫平）

chìshízhī

赤石脂（Halloysitum Rubrum）

硅酸盐类矿物多水高岭石族多水高岭石，主含四水硅酸铝 $[Al_4(Si_4O_{10})(OH)_8 \cdot 4H_2O]$。主产于山西、河南、江苏、陕西。全年可采挖，除去杂质，水飞或火煅水飞用。

性味归经 甘、酸、涩，温。归大肠、胃经。

功效主治 涩肠，止血，生肌敛疮。用于久泻久痢，大便出血，崩漏带下；外治疮疡久溃不敛，湿疮脓水浸淫。

功用阐述 ①甘温而酸涩，入大肠经，善涩肠止泻，可止血，是治久泻久痢，下痢脓血之常用药物。治泻痢日久，滑脱不禁，脱肛等证，常与禹余粮同用；若虚寒下痢，便脓血不止者，常配伍干姜、粳米同用。②味酸涩入血分，质重入下焦，善于固涩下焦而治崩漏、便血。治崩漏，常配伍海螵蛸、侧柏叶等同用；治便血、痔疮出血，常与禹余粮、龙骨、地榆等药同用。温涩，既可固冲，又能止带，配伍鹿角霜、芡实等，可用于妇女肾虚带脉失约带下者。③外用有收湿敛疮生肌之功。治疮疡久溃不敛，可与龙骨、乳香、没药、血竭等同用，研细末，掺于疮口。此外，外用亦治湿疮流水、外伤出血等。

用量用法 9~12g，煎服，先煎。外用适量，研末敷患处。

使用注意 本品性温而收涩，湿热积滞泻痢者忌服。孕妇慎用。畏官桂，不宜与肉桂同用。

化学成分 主含含水硅酸铝，另含相当多的氧化铁等物质。

药理作用 有吸附作用。能吸附消化道内的有毒物质、细菌毒素及代谢产物，减少对肠道黏膜的刺激，而呈止泻作用。对胃肠黏膜有保护作用，能制止胃肠道出血，显著缩短家兔血浆再钙化时间。

（陈卫平）

yǔyúliáng

禹余粮（Limonitum）

氢氧化物类矿物褐铁矿，主含碱式氧化铁 $[FeO(OH)]$。主产于河南、江苏。采挖后，除去杂石，洗净泥土，干燥，醋煅用。

性味归经 甘、涩，微寒。归胃、大肠经。

功效主治 涩肠止泻，收敛止血。用于久泻久痢，大便出血，崩漏带下。

功用阐述 ①甘涩质重，能涩肠止泻。治泻痢日久，常与赤石脂相须为用；对虚寒泄泻，当配伍补骨脂、白术等温阳健脾之品。②质重味涩，能收敛止血，主治下焦出血证。治崩漏，常与海螵蛸、赤石脂、龙骨等同用；用于气虚失摄之便血，常配人参、白术、棕榈炭等。③尚能固涩止带。治肾虚带脉不固之带下清稀者，常配伍海螵蛸、煅牡蛎、白果等药同用。

用量用法 9~15g，煎服，先煎；或入丸散。

使用注意 湿热积滞泻痢者忌服。孕妇慎用。

化学成分 本品含氧化铁及磷酸盐，尚有铝、钙、镁、钾、钠、四氧化磷、四氧化硅和黏土杂质。

药理作用 禹余粮的生品、煅品、醋品水煎液能抑制小鼠肠蠕动。生品禹余粮能明显缩短凝血时间和出血时间，而煅品则出现延长作用。据报道禹余粮能促进胸腺增生，提高细胞免疫功能作用。

（陈卫平）

yīngsùqiào

罂粟壳 （Papaveris Pericarpium） 罂粟科植物罂粟 *Papaver somniferum* L. 的干燥成熟果壳。主产于甘肃。秋季将成熟果实或已割取浆汁后的成熟果实摘下，破开，除去种子和枝梗，干燥，醋炒或蜜炙用。

性味归经 酸、涩，平；有毒。归肺、大肠、肾经。

功效主治 敛肺，涩肠，止痛。用于久咳，久泻，脱肛，脘腹疼痛。

功用阐述 ①味酸涩，性平，能固肠道，涩滑脱，适用于久泻、久痢而无邪滞者。治脾虚久泻不止，常与诃子、陈皮、砂仁等同用；治脾虚中寒久痢不止，常与肉豆蔻等同用。若配伍苍术、人参、乌梅、肉豆蔻等同用，可治脾肾两虚之久泻不止。②酸收，

主入肺经，能敛肺脏耗散之气而止咳逆，具有较强止咳作用，适用于肺虚久咳不止之证，可单用蜜炙研末冲服，或配伍乌梅同用。③有良好的止痛作用，可用治胃痛，腹痛，筋骨疼痛等诸痛较剧者。单用有效，或配入复方使用。

用量用法 3~6g。止咳蜜炙用，止泻止痛醋炒用。

使用注意 咳嗽或泻痢初起邪实者忌用。本品有毒，过量或持续服用易成瘾，故只宜暂用，不可常服，也不可过量服用，以免中毒或成瘾。

化学成分 本品含多种生物碱，如吗啡、可待因、那可丁、那碎因、罂粟碱、罂粟壳碱等，另含有多糖、内消旋肌醇、赤癣醇等。

药理作用 罂粟壳所含的吗啡、可待因等有显著的镇痛、镇咳作用，能使胃肠道及其括约肌的张力提高，消化液分泌减少，便意迟钝而起止泻作用。

（陈卫平）

shíliúpí

石榴皮 （Granati Pericarpium） 石榴科植物石榴 *Punica granatum* L. 的干燥果皮。主产于陕西、四川、湖南等地。秋季果实成熟时采果取皮。切小块，晒干，生用或炒炭用。

性味归经 酸、涩，温。归大肠经。

功能主治 涩肠止泻，止血，驱虫。用于久泻，久痢，便血，脱肛，崩漏，带下，虫积腹痛。

功用阐述 酸涩性温，入胃大肠经，能涩肠止泻，用于中气虚弱，久泻久痢，脱肛。又能杀虫止痛。可用于蛔虫、钩虫、绦虫等多种肠道寄生虫病引起的腹痛。尚能收敛止血、止带，可用于便血、崩漏、妇女赤白带下等。

现代临床用于慢性结肠炎、慢性菌痢、阿米巴痢疾等病证属中气虚弱，泻痢不止者，以及蛔虫病、绦虫病、钩虫病等多种寄生虫病，尚用于消化道出血、功能性子宫出血等疾病。

用量用法 3~9g，煎服。外用适量。入汤剂生用，入丸、散剂多炒用，止血多炒炭用。

使用注意 药性酸涩收敛，故泻痢初起忌用。切忌过量。

化学成分 主要包括含鞣质10.4%~21.3%，还含石榴皮碱、伪石榴皮碱、异石榴皮碱、N-甲基异石榴皮等。

药理作用 石榴皮煎剂对白喉棒状杆菌、金黄色葡萄球菌、宋内志贺菌、福氏志贺菌、变形杆菌有抑制作用。水浸剂对红色表皮癣菌、奥杜安小孢子菌及星形诺卡菌等10种皮肤真菌有抑制作用。石榴皮煎剂能抑制流感病毒生长，能抑制生殖器疱疹病毒。血浆蛋白凝固作用，可提高凝血因子功能和小血管收缩功能。此外，石榴皮还有驱虫作用。

（张 冰 林志健）

gùjīng suōniào zhǐdàiyào

固精缩尿止带药 （medicinal for astringing essence and strengthening collapse） 凡以固精、缩尿、止带为主要作用，用于治疗肾虚失藏，下焦不固或肾气不摄，膀胱失约所致的遗精、滑精、遗尿、尿频及冲任不固，带下清稀等证的药物。此类药物酸涩收敛，主入肾、膀胱经，某些药物甘温还兼有补肾之功，治疗上述诸证常与补肾药配伍同用，以达到标本兼治之功。此类药酸涩收敛，对相火内炽，火扰精泄以及外邪内侵，膀胱湿热下注所致的遗精、尿频等不宜应用。临床常用药物有山茱萸、芡实、鸡冠花、刺猬

皮、金樱子、桑螵蛸、海螵蛸、莲子、椿皮、覆盆子等。

(张 冰 林志健)

shānzhūyú

山茱萸 （Corni Fructus）

山茱萸科植物山茱萸 Cornus officinalis Sieb. et Zucc. 除去果核的果肉。亦称山萸肉。主产于河南、浙江等地。秋末冬初果皮变红时采收果实。用文火烘焙或置沸水中略烫，及时挤出果核，晒干或烘干生用。

性味归经 酸、涩，微温。归肝、肾经。

功能主治 补益肝肾，收涩固脱。用于眩晕耳鸣，腰膝酸痛，阳痿遗精，遗尿尿频，崩漏带下，大汗虚脱，内热消渴。

功用阐述 ①味酸微温质润，入肝肾经，其性温而不燥，补而不腻，补益肝肾，既能益精，又可助阳，为平补阴阳之要药。常用治肝肾不足、精血亏虚导致的腰膝酸软、头晕耳鸣、腰膝冷痛、气怯神疲，阳痿不举。《药性论》曰其能："补肾气，兴阳道，添精髓，疗耳鸣"。又能固精缩尿，于补益之中又具封藏之功，为固精止遗之要药，用治肾阳不足，下元不固，遗精滑精，肾虚膀胱失约，遗尿尿频等。尚能补益肝肾，固护冲任，调经止血，治肝肾不足、冲任不固的崩漏及月经过多、漏下不止等。②与养阴生津之品如生地黄、天花粉等同用，可用治消渴病。③配伍补骨脂：山茱萸温补肝肾，既能滋阴补精，又可温补肾阳，为固精止遗要药；补骨脂辛温能补肾助阳，固精缩尿。两药配伍补肾益精作用增强，并能固精缩尿，可用于治疗肝肾亏虚所致的阳痿、遗精、遗尿、头晕等。

用量用法 6～12g，煎服。急

救固脱可用 20～30g。

使用注意 山茱萸温补收敛，故命门火炽，素有湿热而致小便淋涩者，不宜应用。

化学成分 含山茱萸苷、熊果酸、齐墩果酸、5,5'-二甲基糖醛醚、5-羟基甲基糖醛、没食子酸、马钱素及多糖等。

药理作用 山茱萸醇提取物有降血糖、血脂作用，能降低高血糖大鼠的全血比黏度，并能抑制血小板聚集。山茱萸可明显增加血红蛋白的含量，同时可明显增强小鼠体力和抗疲劳能力，提高缺氧耐受力和记忆力。所含多糖有抗衰老、抗氧化作用。山茱萸可使休克动物血压回升，心搏波振幅增大，具有抗休克作用，又有抗心律失常作用。此外，本品尚有一定的抗病原微生物、利尿、抗炎、抗癌等作用。

(张 冰 林志健)

qiànshí

芡实 （Euryales Semen）

睡莲科植物芡 Euryale ferox Salisb. 的成熟种仁。主产于江苏、山东、湖南、湖北、四川等地。秋末冬初采收成熟果实，除去果皮，取出种仁，再除去硬壳，晒干，捣碎生用或炒用。

性味归经 甘、涩，平。归脾、肾经。

功能主治 益肾固精，补脾止泻，除湿止带。用于遗精滑精，遗尿尿频，脾虚久泻，白浊，带下等。

功用阐述 味甘、涩，性平。淡渗甘香，滑泽黏润，润滑而不伤于湿，淡渗而不伤于燥，甘而补脾，涩能收敛，为健脾除湿，涩肠止泻之佳品。凡脾虚而致面色萎黄，脘闷纳少，肠鸣便溏，或湿盛下注，久泻久痢者，用此健脾除湿止泻。且入肾经，善能

益肾固精，用于肾气不固之腰膝酸软，遗精滑精者，亦用于肾元不固之小便不禁或小儿遗尿之证。尚能健脾祛湿，有良好的止带止浊功效，还可用治脾虚湿热带下色黄，质稠腥臭者以及脾肾两虚，下元虚冷，带脉失约，任脉不固而带下清稀如注者。

用法用量 9～15g，煎服。

使用注意 芡实性涩敛，大小便不利者不宜用。凡湿热为患所致之遗精白浊、尿频带下、泻痢者忌用。

化学成分 含淀粉、芡实多糖、蛋白质、脂肪、碳水化合物、钙、磷、铁、维生素 B_1、维生素 B_2、尼古酸、抗坏血酸等。

药理作用 芡实多糖具有降血脂、降血糖、抗氧化、抗心肌缺血、抗癌、增强机体免疫力等功能。

(张 冰 林志健)

jīguānhuā

鸡冠花 （Celosiae Cristatae Flos）

苋科植物鸡冠花 Celosia cristata L. 的干燥花序。中国大部分地区均产。秋季花盛开时采摘，拣净杂质，除去茎及种子，剪成小块，晒干生用或炒炭用。

性味归经 甘、涩，凉。归肝、大肠经。

功能主治 收敛止带、止血、止痢。用于吐血，崩漏，便血，痔血，赤白带下，久痢不止。

功用阐述 ①味甘涩性凉，主入肝与大肠经，其甘涩收敛之性，善能收敛止带，为治疗带下证之常用药物。其收涩止带兼能清热除湿，尤其适用于下焦湿热，带下色黄而有异味，舌红脉滑数等。尚有收敛凉血止血之功，故又适用于血热妄行所致之崩漏下血，经水不止以及湿热蕴结或风热邪毒所致肠风下血或痔疮出血。

又入大肠经，取其凉血收敛止血，清热涩肠止痢之功，可治疗湿热内迫下注，腹痛便脓血，赤白相间，里急后重之赤白痢以及下痢不止等。②鸡冠花配白术：鸡冠花清热止血，收涩止带；白术益气健脾，燥湿止带。两药配伍适用于脾虚湿盛、带脉失约的赤白带下、色白清晰、神疲乏力、腰膝酸软。

用量用法 6~12g，煎服。止血宜用鸡冠花炭。

使用注意 瘀血阻滞崩漏及湿热下痢初起兼有寒热表证者不宜使用。

化学成分 含山柰苷、苋菜红苷、松醇及多量硝酸钾。黄色花序中含微量苋菜红苷，红色花序中主要含苋菜红苷。

药理作用 鸡冠花有引产作用，10%鸡冠花注射液对已孕小鼠、家兔等宫腔内给药有明显中期引产作用。对滴虫有杀灭作用。试管法证明鸡冠花煎剂对人阴道毛滴虫有良好杀灭作用。鸡冠花水煎液有止血作用，能缩短出、凝血时间，血浆复钙时间。

（张　冰　林志健）

cìwèipí

刺猬皮（Erinacei Seu Hemichini Corium） 刺猬科动物刺猬 *Erinaceus europaeus* L. 或短刺猬 *Hemiechinus dauuricus* Sundevall 的干燥皮。中国大部分地区均产。全年可捕捉。将皮剥下，置于通风处阴干，切片炒用。

性味归经 苦、涩，平。归肾、胃、大肠经。

功能主治 固精缩尿，收敛止血，化瘀止痛。用于遗精滑精，遗尿尿频，便血痔血，胃脘刺痛，反胃吐食。

功用阐述 ①为血肉有情之品，炒制后其味苦涩，性善收敛，主入肾经，以收涩为用，长于固精缩尿止遗。适用于肾虚精关不固之遗精、滑精；肾虚膀胱失约之遗尿、尿频者。②又入血分能收敛止血，入胃肠经而善治下焦出血证，以治疗便血、痔疮下血等病症为长，亦可用于鼻衄。故《药性论》曰："主肠风泻血，痔病有头，多年不瘥者"。③亦能化瘀止痛，降逆和胃，用于气滞血瘀，胃痛日久或气血瘀滞，胃气上逆，反胃呕吐者。④刺猬皮收敛固脱，尚可用于治疗久痢及脱肛等证。⑤刺猬皮配益智仁：刺猬皮苦、涩，性平，入肾经，长于固精缩尿止遗；益智仁辛温，入脾、肾经，能温肾助阳，固精缩尿。两药合用，温肾固精缩尿作用增强。适用于遗尿尿频等。⑥刺猬皮配槐花：刺猬皮苦能降泄，以收涩为用，入血分能收敛止血，入胃、肠经而善治下焦出血证；槐花性凉苦降，善走下焦，尤以清大肠之火而凉血止血为长。两药配伍应用，一方面能清热凉血，另一方面又能收敛止血。适用于大肠火盛或湿热蕴结引起的便血、痔漏下血等。

用法用量 3~10g，煎服。研末服，1.5~3g。外用适量，研末撒或调敷。

使用注意 孕妇慎用。

化学成分 上层的刺，由角蛋白所组成，为主要成分。下层的真皮层，主要为胶原与其他蛋白质，如弹性硬蛋白之类和脂肪等组成。

药理作用 刺猬皮提取物有收敛、止血作用，并能够促进平滑肌蠕动。

（张　冰　林志健）

jīnyīngzǐ

金樱子（Rosae Laevigatae Fructus） 蔷薇科植物金樱子 *Rosa laevigata* Michx. 的干燥成熟果实。主产于四川、湖南、广东、江西等地。10~11月果实成熟变红时采收。采得后除去刺及核，纵切两瓣，晒干生用。

性味归经 酸、甘，涩，平。归肾、膀胱、大肠经。

功能主治 固精缩尿，固崩止带，涩肠止泻。用于遗精滑精，遗尿尿频，崩漏带下，久泻久痢。

功用阐述 ①味酸而涩，入肾与膀胱经，功专固敛，善敛虚散之气，固涩滑脱之关，能固精关，止遗滑，缩小便，治遗溺，敛肾气，疗崩带。凡肾气不足，下元不固而致神疲乏力，腰膝酸软，遗精滑精，尿频遗尿，妇女肾虚带下清稀及崩漏带下者均可应用。故《本草经疏》称："涩可去脱，脾虚滑泄不禁，非涩剂无以固之。膀胱虚寒则小便不禁，肾与膀胱为表里，肾虚则精滑，时从小便出。此药性温，味酸涩，入三经而收敛虚脱之气，故能主诸证也。"②且能入大肠涩失禁之关而治滑脱，收虚脱之气而止久泻。凡脾虚失运，气虚下陷之久泻久痢，脾虚泄泻不止之证，脱肛阴挺者，均可用之。性平，功专收敛，无补益可言，治疗滑脱之病，必须因病证配补益药以治其根本。

用量用法 6~12g，煎服。

使用注意 金樱子功专收涩，故有实火、邪实者，不宜使用。

化学成分 含苹果酸、枸橼酸（柠檬酸）、鞣酸及树脂，尚含皂苷、维生素C。另含丰富糖类，其中有还原糖60%（果糖33%），蔗糖19%，以及少量淀粉。

药理作用 金樱子能降低家兔的血清胆甾醇和β-蛋白，减轻动脉粥样化的程度。金樱子有抗病原微生物的作用，其煎剂对流感病毒 PR₃ 株有较强的抑制作用，对亚洲甲型 574 株、乙型 Lee 株、丙型 1233 株和丁型仙台株也有抑制作用。金樱子煎剂对金黄色葡萄球菌、大肠埃希菌有很强的抑制作用，对铜绿假单胞菌也有效。金樱子水煎液有较好的涩肠止泻作用。金樱子还有抑制膀胱、回肠、空肠平滑肌收缩的作用。

（张　冰　林志健）

sāngpiāoxiāo

桑螵蛸（Mantidis Oötheca）

螳螂科昆虫大刀螂 *Tenodera sinensis* Saussure、小刀螂 *Statilia maculata*（Thunberg）或巨斧螳螂 *Hierodula patellifera*（Serville）的干燥卵鞘。分别习称"团螵蛸""长螵蛸"及"黑螵蛸"。中国大部分地区均产。深秋至次春采收。采得后置沸水浸杀其卵，或蒸透晒干用。

性味归经　甘、咸，平。归肝、肾经。

功能主治　固精缩尿，补肾助阳。用于遗精滑精，遗尿尿频，小便白浊，阳痿早泄。

功用阐述　甘、咸，性平，归肝、肾二经，能补肾助阳，缩尿止遗，可用于肾阳不足的阳痿；肾气不固，膀胱不约之尿频、遗尿、小便失禁之证；亦用于心肾虚亏而心悸健忘，遗尿尿频。《本经逢原》谓："桑螵蛸，肝肾命门药也，功专收涩，故男子虚损，肾衰阳痿，梦中失精，遗溺白浊方多用之。"本品为强壮、收敛之品，助阳收敛，固精缩尿为其主要功能，适用于肾阳衰微，精关不固之遗精，早泄及阳痿之证。又常用于肾阳不足所致的遗尿，小便频数等症。为治疗命门火衰，下元虚冷，肾失固藏，精关不固，遗精滑精、白浊的要药。现代临床常用于治疗遗尿、遗精、滑精属肾虚者。

用量用法　5~10g，煎服。

使用注意　桑螵蛸为昆虫螳螂的卵鞘，故入药前必须蒸熟以杀死。本品助阳固涩，阴虚火旺或内有湿热之遗精，膀胱湿热，小便短数者忌用。

化学成分　含蛋白质、脂肪、粗纤维，并有铁、钙及胡萝卜素样的色素。另外，团螵蛸外层与内层均含有 17 种氨基酸，7 种磷脂成分。

药理作用　桑螵蛸含有多种磷脂成分，磷脂是红细胞及其他细胞膜的主要原料，并能促进红细胞的发育。三种桑螵蛸均可增加小鼠胸腺和睾丸指数。桑螵蛸所含磷脂具有减轻动脉粥样硬化的作用。此外，桑螵蛸具有一定的抗缺氧、耐疲劳、利尿、敛汗作用。

（张　冰　林志健）

hǎipiāoxiāo

海螵蛸（Sepiae Endoconcha）

乌贼科动物无针乌贼 *Sepiella maindroni* de Rochebrune 或金乌贼 *Sepia esculenta* Hoyle 的干燥内壳。产于浙江、江苏、广东、福建沿海等地。收集其骨状内壳，洗净，干燥。生用。

性味归经　咸、涩，温。归脾、肾经。

功能主治　收敛止血，涩精止带，制酸止痛，收湿敛疮。用于吐血衄血，崩漏便血，遗精滑精，赤白带下，胃痛吞酸；外治损伤出血，湿疹湿疮，溃疡不敛。

功用阐述　①温涩收敛，质涩性燥，走少阴肾经而能固精止带，可用于治疗肾失固藏而遗精滑精；肝肾不足，任带受损或脾虚湿聚，带脉失约而致带下清稀量多等证。又能收敛止血，调冲任，止吐衄，塞崩漏。凡吐血、衄血、便血、尿血，以及崩漏下血，外伤出血，皆可应用。故《本草纲目》曰其"诸血病皆治"。②亦能入中焦燥湿运脾而制酸，又温胃止痛，用于治疗脾胃虚寒，呕酸疼痛。③外用能收湿敛疮，用治皮肤湿毒而致疮疡流水，久不愈者，可研末外敷，用之能燥湿排脓、敛疮生肌。④现代临床常用于胃酸过多及胃、十二指肠溃疡等。

用量用法　3~10g，煎服。外用适量，研末敷患处。

使用注意　海螵蛸性收涩，久服易致便秘，必要时宜适当配伍润肠药同用；阴虚多热者不宜多用。

化学成分　主含碳酸钙（占 87.3%~91.75%），壳角质，黏液质。尚含多种微量元素，其中含大量的钙，少量钠、锶、镁、铁以及微量硅、铝、钛、锰、钡、铜等。

药理作用　海螵蛸所含碳酸钙可中和胃酸，缓解呕酸及胃灼热（烧心）症状，又可促进溃疡面炎症吸收，阻止出血，减轻局部疼痛。动物实验证明，乌贼骨具有细微孔结构，在填补骨缺损后，为骨组织形成提供网络格子桥，利于骨痂形成。同时钙盐可促进新生骨细胞钙化，以加强成骨作用。以乌贼骨为原料制成的乌贼墨在动物体内具有明显的肿瘤坏死因子诱生作用。乌贼墨喂养小鼠后采集的血清，对人类肿瘤胃癌 GM803 和大肠癌 Y99 细胞株也具有不同程度的杀伤作用。此外，海螵蛸还具有一定的抗放射性作用。

（张　冰　林志健）

liánzǐ

莲子（Nelumbinis Semen）　睡莲科植物莲 *Nelumbo nucifera*

Gaertn. 的干燥成熟种子。主产于湖南、福建、江苏、浙江。秋季果实成熟时采割莲房，取出果实，除去果皮，晒干，去心生用。

性味归经 甘、涩，平。归脾、肾、心经。

功能主治 补脾止泻，止带，益肾涩精，养心安神。用于脾虚泄泻、带下、遗精、心悸失眠。

功用阐述 ①味甘而涩，入于肾经，能益肾固精，《本草纲目》记载其能"固肾气"，常用于治肾气不足，精关不固之遗精滑精或心肾不交之小便白浊，梦遗滑精。②又入脾、肾二经，既能益肾固精，又能固涩止带，为脾虚、肾虚带下常用之品。用治脾虚失运，水湿下注之带下量多色白，或脾肾虚弱，带脉失约之带下清稀，腰膝酸软等症。③尚可补脾，涩肠止泻，《本草纲目》曰："莲子味甘，气温而性涩，禀清香之气，得稼穑之味，乃脾之果也。"最益脾胃，兼养心益肾，素有"脾果"之美称，为补脾之要药，常用于脾虚久泻，食欲不振或脾肾两虚，久泻不止者。④入心肾二经，能补心血，安心神，益肾气，交心肾，能交通水火而媾通心肾，用治心肾不交而虚烦、心悸、头昏失眠等症。⑤莲子配伍芡实：两药均具有益肾固精、补脾止泻、固涩止带的作用，治疗肾虚遗精、遗尿及脾虚食少、久泻、带下病等。但芡实甘平，健脾止泻，祛湿止带，偏于治疗遗精、带下、遗尿之症；莲子又能养心安神，交通心肾，可治疗虚烦失眠、惊悸等。

现代临床常用于结肠炎、细菌性痢疾所致腹泻证属脾虚久泻者；前列腺炎、精囊炎等引起的遗精、滑精证属肾气不足，精关不固者；宫颈炎、阴道炎所致的带下证属脾肾亏虚等。

用量用法 6~15g，煎服，去心打碎用。

使用注意 大便燥结者不宜使用。

化学成分 含淀粉、蛋白质、脂肪、碳水化合物、棉子糖，钙、磷、铁等。

药理作用 莲子提取物可使大鼠胸腺皮质 T 淋巴细胞增多，因而有增强免疫力的作用。能对抗心律不齐。此外，莲子能使血糖降低，并还具有一定收敛镇静作用。

附 ①莲须：甘、涩，平；归心、肾经。功能固肾涩精。适用于遗精、滑精、带下、尿频。3~5g，煎服。②莲房：苦、涩，温；归肝经。功能止血化瘀。适用于崩漏、尿血、痔疮出血、产后瘀阻、恶露不尽。炒炭用。4.5~9g，煎服。③莲子心：苦、寒；归心、肾经。功能清心安神，交通心肾，涩精止血。适用于热入心包，神昏谵语；心肾不交，失眠遗精；血热吐血。2~5g，煎服。④荷叶：苦，平；归肝、脾、胃经。功能清暑化湿，升发清阳，凉血止血。适用于暑热烦渴，暑湿泄泻，脾虚泄泻，血热吐衄，便血崩漏。荷叶炭收涩化瘀止血。适用于出血症及产后血晕。荷叶3~9g，鲜荷叶 15~30g，荷叶炭3~6g；煎服。⑤荷梗：苦，平；归脾、胃经。功能清热解暑，理气化湿，和胃安胎。适用于暑湿胸闷不畅，泄泻，痢疾，带下，妊娠呕吐，胎动不安。3~9g，煎服；鲜品适量。

（张 冰 林志健）

chūnpí

椿皮（Ailanthi Cortex） 苦木科植物臭椿 *Ailanthus altissima*（Mill.）Swingle 的干燥根皮或树皮。主产于浙江、江苏、湖北、河北等地。全年可采，剥下根皮或干皮，刮去外层粗皮，晒干、切断。生用或麸炒用。

性味归经 苦、涩，寒。归大肠、胃、肝经。

功能主治 清热燥湿，收涩止带，止泻，止血。用于赤白带下，湿热泻痢，久泻久痢，便血，崩漏。

功用阐述 苦涩性寒，苦可燥湿，寒以清热，涩能收敛。入大肠经既可清热燥湿而治疗湿热泻痢，且能收敛固涩而治久泻久痢。兼能收涩止带，为止带之常用药物，用于湿热下注，赤白带下，经浊淋漓等证。故《本草通玄》："椿皮，专以固摄为用，故泻痢肠风，遗浊崩带者，并主之"。《药性论》："治赤白痢，肠滑，痔疾泻血不注"。椿皮又入肝经血分，善能清热燥湿，收敛止血，尤宜用于血热崩漏、月经过多、便血痔血者。此外，尚有杀虫功效，内服治蛔虫腹痛；外洗治疥癣瘙痒。现代临床用于泻痢、阿米巴痢疾、便血、带下以及血热崩漏、月经过多等。

用量用法 6~9g，煎服。外用适量。

使用注意 椿皮苦寒，脾胃虚寒者慎用。

化学成分 根皮含苦楝素、鞣质、赭朴酚；根及树干含苦木素；树皮含臭椿苦酮、臭椿苦内酯、乙酰臭椿苦内酯、苦木素、新苦木苦素等。

药理作用 椿皮 100% 煎剂在体外对福氏志贺菌、宋内志贺菌和大肠埃希菌有抑制作用，臭椿酮对阿米巴原虫有强烈的抑制作用。椿皮中的臭椿酮和苦木素均有抗肿瘤作用，对人体鼻咽癌和小鼠白血病疗效较好。此外，椿皮所含鞣质尚有一定的收敛作用。

（张　冰　林志健）

fùpénzǐ

覆盆子（Rubi Fructus）　蔷薇科植物华东覆盆子 Rubus chingii Hu 的干燥果实。主产浙江、福建、湖北等地，夏初果实含青时采收。采收后除去梗、叶，置于沸水中略烫。晒干生用。

性味归经　甘、酸，温。归肝、肾、膀胱经。

功能主治　益肾固精缩尿，养肝明目。用于遗精滑精，遗尿尿频，阳痿早泄，目暗昏花。

功用阐述　①甘酸微温，归肝肾经，可补可敛，善补五脏之阴而益精气，敛耗散之气而生精液，能补肾精，起阳事，养肝血，安五脏，固精关，缩小便。且强肾无燥热之弊，固精无凝涩之害，诚为补肾填精之良品，凡肝肾不足，阴精亏耗而致梦遗滑精，阳痿早泄，遗尿尿频，头晕耳鸣，以及男子不育，女子不孕者，皆可应用。②又有益肝肾明目作用，可用于肝肾不足，目暗不明等症，久服还能改善视力。故《本草从新》曰其能"补肝虚而能明目"。③覆盆子配桑螵蛸：覆盆子甘酸微温，能收涩固精缩尿，补益肝肾；桑螵蛸甘咸性平，归肝肾经，能补肾助阳，固精缩尿。两药配伍能增补肾固精缩尿之力，用治肝肾不足之遗精、尿频、遗尿等。

用量用法　6~12g，煎服。

使用注意　肾虚有火，小便短涩者慎用。

化学成分　含有机酸、糖类及少量维生素 C，果实中还含有三萜成分、覆盆子酸、鞣花酸和β-谷甾醇。

药理作用　覆盆子煎剂对葡萄球菌、霍乱弧菌有抑制作用。覆盆子的 4 种提取组分（水提取液、醇提取液、粗多糖和正丁醇提取部位）均有明显的促进淋巴细胞增殖作用，覆盆子具有激活淋巴细胞的作用。覆盆子水提液直接作用于睾丸间质细胞，能提高甾体合成酶活性，抑制其酶分解，使合成睾酮能力增强，血液睾酮水平升高。以兔的阴道涂片及内膜切片作观察指标，覆盆子似有雌激素样作用。

（张　冰　林志健）

jīnyīnggēn

金樱根（Rosae Radix Et Caulis）　蔷薇科植物金樱子 Rosa laevigata Michaux、小果蔷薇 R. cymosa rattinnick 或粉团蔷薇 R. multiflora var. cathayensis Rehder. & E. H. Wilson 的干燥根和茎。主产于四川、湖南、广东、江西等地。全年均可采收。采后除幼根，洗净，趁新鲜斜切成厚片或短段，晒干。

性味归经　酸、涩，平。归脾、肝、肾经。

功能主治　收敛固涩，止血敛疮，祛风活血，止痛，杀虫。用于滑精，遗尿，痢疾泄泻，崩漏带下，子宫脱垂，痔疾，烫伤。

功用阐述　味酸收涩，性平，收敛固涩，主治遗精、遗尿、泄泻、痢疾、咳血、便血、带下、脱肛、子宫下垂。故《分类草药性》："治一切红崩白带，月经不调，并治遗精"。又能祛风活血，止痛，主治风湿痹痛，跌打损伤，牙痛。尚能止血敛疮，主治咯血、便血、疮疡、烫伤；此外还能杀虫，主治蛔虫症等。现代临床常用于子宫脱垂、细菌性痢疾等。

用量用法　15~60g，煎服。外用适量。捣敷，或煎水洗。

使用注意　酸涩收敛，故泻痢初起忌用。切忌过量。

化学成分　金樱根主要含鞣质，根皮鞣质含量 12.49%~19.21%。

药理作用　金樱根醇提取液对脑缺氧或心肌缺血有改善作用，能明显延长小鼠常压缺氧、特异性心肌缺氧、脑缺血缺氧及游泳的存活时间。金樱根水煎液具有解热、镇痛、止血、止泻等药理作用。

（张　冰　林志健）

yǒngtùyào

涌吐药（emetic formulae）　凡以促使呕吐为主要作用，治疗毒物、宿食、痰涎等停滞在胃脘或胸膈以上所致病证的药物。又名催吐药。

作用特点　此类药物主归胃经，长于升散涌越，能使病邪从口中涌越而去，具有涌吐毒物、宿食、痰涎的作用。涌吐药物的运用，即《素问·阴阳应象大论》所谓"其高者因而越之"之义。属于"八法"中的吐法，旨在因势利导，驱邪外出，以治疗疾病。部分药物还具有祛湿、杀虫、截疟、蚀疮等作用。

适应范围　主要用于误食毒物，停留胃中；或宿食停滞不化，尚未入肠，胃脘胀痛；或痰涎壅盛，阻于胸膈或咽喉，呼吸急促；或痰浊上涌，蒙蔽清窍，癫痫发狂等证。部分药物也可用于治疗湿热证、虫证、疟疾、疮疡不溃、胬肉、疥癣等。

配伍规律　涌吐药刺激性大，药效强，一般单用既可取效，必要时也可与其他涌吐药物配伍。为了减轻涌吐药的毒烈之性，也可酌情与解毒药、止呕药配伍。

使用注意　涌吐药作用强烈，且多具毒性，易伤胃损正，故仅适用于形证俱实者。为了确保临床用药的安全、有效，宜采用"小量渐增"的使用方法，切忌骤用大量；同时要注意"中病即止"，只可暂投，不可连服或久服，谨防中毒或涌吐太过，导致不良反应发生。若用药后不吐或未达到必要的呕吐程度，可饮热开水以助药力，或用翎毛探喉以助涌吐。若药后呕吐不止，应立即停药，并积极采取措施，及时止吐。吐后应适当休息，不宜马上进食。待胃肠功能恢复后，再进流质或易消化的食物，以养胃气，忌食油腻辛辣及不易消化之物。凡年老体弱、小儿、妇女胎前产后，失血患者、高血压、心脏病、胃溃疡等，虽有可吐之证，亦当忌用。因此类药物作用峻猛，用药后患者反应强烈而痛苦不堪，故现代临床已少用。

药理毒理 药理研究表明，此类药物具有催吐的作用，主要是刺激胃黏膜的感受器，反射性地引起呕吐中枢兴奋所致。

常用药物 常用涌吐药有胆矾、常山、甜瓜蒂、甜瓜子、蜀漆、藜芦等。

（崔瑛）

chángshān

常山（Dichroae Radix） 虎耳草科植物常山 *Dichroa febrifuga* Lour. 的干燥根。主产于四川、贵州。秋季采收，除去须根，洗净，晒干生用，或酒炙，或醋炙后用。

性味归经 苦、辛、寒；有毒。归肺、肝、心经。

功效主治 涌吐痰涎，截疟。用于痰饮停聚，胸膈痞塞，疟疾。

功用阐述 ①辛开苦泄，善开泄痰结，生用其性上行，能引吐胸中痰饮，适用于痰饮停聚，胸膈壅塞，不欲饮食，欲吐而不能吐者，可单用，或配甘草，水煎和蜜温服。②"有劫痰截疟之功"（《本草纲目》），故用治各种疟疾寒热，皆有良效。可单用

浸酒服。为避免引起呕吐，常与槟榔配伍。

用量用法 5～9g，煎服；入丸、散酌减。涌吐可生用，截疟宜酒制用。治疟宜在疾病发作前半天或2小时服用，并配伍陈皮、半夏、槟榔等药减轻其致吐的副作用。

使用注意 常山有毒，且能催吐，故用量不宜过大，体虚者及孕妇不宜用。

化学成分 主要含常山碱甲、乙、丙，三者为互变异构体，是抗疟的有效成分，总称常山碱。另含常山次碱、4-喹唑酮及伞形花内酯等。

药理作用 常山水煎剂及醇提液对疟疾有显著的疗效，其中常山碱甲的疗效相当于奎宁，常山碱丙抗疟作用最强，约为奎宁的100倍，常山碱乙次之；常山碱甲、乙、丙还能通过刺激胃肠的迷走与交感神经末梢而反射性地引起呕吐；此外，常山尚能降压、兴奋子宫、抗肿瘤、抗流感病毒、抗阿米巴原虫等。

（崔瑛）

tiánguādì

甜瓜蒂（Melo Pedicellus） 葫芦科植物甜瓜 *Cucumis melo* L. 的果蒂。又名瓜蒂。中国各地均产。夏季果熟时切取果蒂。阴干，生用或炒黄用。

性味归经 苦，寒；有毒。归胃经。

功效主治 涌吐痰食，祛湿退黄。用于风痰癫痫，发狂，宿食停滞，食物中毒，痰涎涌喉，喉痹喘息，湿热黄疸。

功用阐述 ①归胃经，具有涌升之性。"其升则吐，善涌湿热顽痰积饮，去风热头痛、癫痫、喉痹、头目眩晕、胸膈胀满，并诸恶毒在上焦者，皆可除之"

（《本草正》）。故凡宿食停滞胃脘，胸脘痞硬，气逆上冲者，或误食毒物不久，尚停留于胃者，皆可单用本品取吐；若风痰内扰，上蒙清窍，发为癫痫，发狂欲走者，或痰涎涌喉，喉痹喘息者，亦可单用本品为末取吐。②"瓜蒂，乃阳明经除湿热之药"（《本草纲目》）。故治疗湿热黄疸，可单用本品研末吹鼻，令鼻中黄水出而达祛湿退黄之效。也可内服取效。

用量用法 2.5～5g，煎服；入丸散服，每次0.3～1g；外用适量；研末吹鼻，待鼻中流出黄水即可停药。

使用注意 体虚、吐血、咯血、胃弱、孕妇及上部无实邪者忌用。

化学成分 含葫芦素B、葫芦素E（即甜瓜素或甜瓜毒素）、葫芦素D、异葫芦素B及葫芦素B苷。

药理作用 甜瓜素能刺激胃感觉神经，反射地兴奋呕吐中枢而致吐；有保肝、降酶作用，能增强细胞免疫功能；尚能抗肿瘤、降压、抑制心肌收缩力、减慢心率等。

（崔瑛）

tiánguāzǐ

甜瓜子（Melo Semen） 葫芦科植物甜瓜 *Cucumis melo* L. 的干燥成熟种子。中国大部分地区均产。夏、秋二季果实成熟时收集，洗净，晒干。生用或炒用。

性味归经 甘，寒。归肺、胃、大肠经。

功效主治 清肺，润肠，化瘀，排脓，疗伤止痛。用于肺热咳嗽，便秘，肺痈，肠痈，跌打损伤，筋骨折伤。

功用阐述 ①性寒归肺，能清肺热排脓，故不论肺热咳嗽、

还是肺痛吐脓，均可单用，亦可与芦根、冬瓜仁等配伍以增强清肺排脓功效。②甘寒质润，归大肠经，既可清热，又能润燥。主治便秘、肠痛等病。可单用，或与桃仁、大黄等同用。此外，本品也可用于跌打损伤，常与橘核配伍，研末温酒送服。

用量用法　9~30g，煎服。

化学成分　种子含蛋白质，脂肪，维生素 C，胡萝卜素和多种氨基酸。脂肪油中有亚油酸、油酸、棕榈酸、硬脂酸及肉豆蔻酸的甘油酯，卵磷脂，胆甾醇。尚含球蛋白，谷蛋白，半乳聚糖，葡萄糖，树胶，树脂等。果仁中含脂类。

药理作用　全种子及去皮种子的水、乙醇或乙醚提取液和种子脂肪油均对猫有驱虫作用。体外试验对蛔虫和绦虫一般以 1:10 的浓度在 10~90 分钟内都能杀死，但去皮种子的乙醇和乙醚提取液对绦虫的作用则特别弱，在 1.5~3 小时仍不能杀死。将全种子的水提取液对猫作体内试验，1~4g/kg 即可达到全部杀死蛔虫和绦虫的作用。提取物可抑制真菌。

（崔瑛）

dǎnfán

胆矾（chalcanthite）　天然的硫酸盐类矿物胆矾的晶体，或为人工制成的含水硫酸铜（$CuSO_4 \cdot 5H_2O$）。主产于云南、山西。全年均可采收。研末或煅后研末用。

性味归经　酸、涩、辛，寒；有毒。归肝、胆经。

功效主治　涌吐痰涎，解毒收湿，祛腐蚀疮。用于喉痹、癫痫、误食毒物、风眼赤烂、口疮、牙疳、胬肉、疮疡。

功用阐述　①"其性收敛上行，能涌风热痰涎"（《本草纲目》），痰消则诸证即能缓解。故用治痰涎壅盛所致喉痹、癫痫，以及误食毒物。治风痰癫痫，单用本品研末，温醋调下，服后吐出痰涎便醒；若误食毒物，可单用本品取吐，以排出胃中毒物。治喉痹，喉间痰壅闭塞，可与僵蚕共为末，吹喉，使之痰涎吐而喉痹开。②少量外用，有解毒收湿之功，可用于治疗口、眼诸窍火热之证。治风眼赤烂，用本品煅研，泡汤洗眼；治口疮，以之与蟾皮共研末，外敷患处；治牙疳，以本品研末，加麝香少许和匀，外敷。③外用，有解毒祛腐蚀疮作用。可用治皮肤疮疡。

用量用法　0.3~0.6g，温水化服；外用适量，研末撒或调敷，或以水溶化后外洗。

使用注意　胆矾有毒，不宜过量或长期服用，以免引起中毒。体虚者忌用。

药理作用　胆矾内服后能刺激胃壁神经，引起反射性呕吐，并能促进胆汁分泌；外用与蛋白质结合，生成不溶性蛋白质化合物而沉淀，故胆矾浓溶液对局部黏膜具有腐蚀作用，可退翳。另对化脓性球菌、肠道伤寒沙门菌、副伤寒沙门菌、痢疾志贺菌等均有较强的抑制作用。

（崔瑛）

lílú

藜芦（Veratri Rhizoma Et Radix）　百合科多年生植物黑藜芦 *Veratrum nigrum* L. 的根茎。主产于山西、河北、河南等地。夏季抽花茎前采挖根部，洗净，干燥。生用。

性味归经　辛、苦，寒；有毒。归肺、肝、胃经。

功效主治　涌吐，杀虫灭虱。用于痰涎壅盛所致中风、癫痫、误食毒物、疥癣、蚊、蝇、虱子孳生等。

功用阐述　①味辛，有宣壅导滞之力，归肺、胃经，故能涌吐胸膈痰涎和胃中毒物。诚如《本草经疏》所言："藜芦，《本经》主蛊毒、咳逆及《别录》疗哕逆、喉痹不通者，皆取其宣壅导滞之力。苦为涌剂，故能使邪气痰热，胸膈部分之病，悉皆吐出也。"常与郁金、天南星配伍使用。②有毒，外用有杀虫止痒之功。常以本品研末油调涂，治疥癣、白秃等。又可作为杀虫剂，用于人体灭虱、杀灭蚊蝇或农作物杀虫。

用量用法　0.3~0.6g，入丸、散内服。外用适量，研末，油或水调涂。

使用注意　体虚气弱患者及孕妇禁服。反细辛、芍药、人参、沙参、丹参、玄参、苦参。服之吐不止。可饮葱汤解。

化学成分　藜芦根茎含去乙酰基原藜芦碱 A、计明胺、原藜芦碱 A、藜芦马林碱、计米定碱、双去乙酰基原藜芦碱 A、藜芦嗪、新计布定碱、芥芬胺、藜芦酰棋盘花碱、玉红芥芬胺、异玉红芥芬胺、藜芦胺、藜芦碱胺、藜芦甾二烯胺、藜芦米宁、3,15-二当归酰基计明胺、茄咪啶、β-谷甾醇、β-谷甾醇硬脂酸酯、胡萝卜苷、蜡酸、硬脂酸等。

药理作用　藜芦总生物碱口服可引起强烈呕吐；乙醇提取物给麻醉犬静脉注射，能使血压下降，并伴有心跳减慢，呼吸抑制。对慢性高血压狗口服亦有降压作用。藜芦水浸剂对紫色毛癣菌、许兰黄癣菌和各种小孢子癣菌等多种皮肤真菌均有不同程度的抑制作用；藜芦还抑制结核杆菌，对皮肤真菌有抑制作用，但有效剂量接近催吐剂量。1%~5%黑藜芦溶液对蚊、蝇、虱、蚤有强烈杀灭作用。

(崔 瑛)

shǔqī

蜀漆 （Dichroae Folium Et Cacumen）

虎耳草科黄常山属植物黄常山 *Dichroa febrifuga* Lour. 的干燥嫩枝叶。主产于四川、贵州、湖南等地。夏季采集嫩叶，干燥。生用、炒用或酒炒用。

性味归经 苦、辛，温；有毒。归肺、肝经。

功效主治 祛痰，截疟。用于胸中痰饮、癥瘕积聚，疟疾。

功用阐述 味辛，归肺，"其气升散，其性飞腾，能开阴伏之气，能劫蓄结之痰，破血行水，消癥截疟"（《得配本草》），故能涌吐胸中痰饮。治痰饮郁结胸膈之胸膈满闷胀痛，可单用；治癥瘕积聚，配伍三棱、莪术等；治疟疾寒热，配云母、龙骨等。

用量用法 3~6g，煎服。研末服，适量。生用性升，炒炭性稍缓。

使用注意 正气虚弱，久病体弱者慎服。

(崔 瑛)

gōngdú shāchóng zhǐyǎngyào

攻毒杀虫止痒药 （medicinal for counteracting toxic substance, killing parasites and relieving itching）

以攻毒疗疮，杀虫止痒为主要作用，主要治疗疮痈疔毒，疥癣，湿疹湿疮等外科、皮肤科及五官科病证的药物。中医认为湿热瘀毒壅遏、痰湿寒邪瘀阻、气血凝滞而成疮痈疔毒；或血分热燥等致风毒克于皮肤发为疥癣；或风湿热邪阻于肌肤而致湿疹湿疮等疾患，此类药物用于治疗这些病证。

作用特点 大多有毒，以外用为主，兼可内服。此类药物通过外用，能对皮肤、黏膜及病坏组织直接发挥治疗作用；并可通过药物对局部的刺激，或药物为皮肤、黏膜、创面组织吸收，随血液循环分布于全身各部，通过调整功能，对全身发挥治疗作用。其作用主要是以毒为用而攻毒、杀虫、止痒。部分药物还兼补火助阳，通便消积，祛风止痛，止泻，止血等功效。

适应范围 主要适用于某些外科、皮肤科及五官科病证，如疮痈疔毒，疥癣，湿疹湿疮及虫蛇咬伤、癌肿等。现代医学诊为皮肤浅表化脓性炎症、疥疮、真菌感染之皮肤病、湿疹、麻风、梅毒及恶性肿瘤等，也可使用此类药物治疗。

配伍规律 攻毒杀虫止痒药所治病证较复杂，若以单味药物难以治愈时，在选择主要治疗药物时，多配伍其他药物以增强疗效。同时，还应辨证选配其他内服药物同用，以内外兼施。

使用注意 攻毒杀虫止痒药的外用方法因病因药而异，如研末外撒，或煎汤洗渍及热敷、浴泡、含漱，或用油脂及水调敷，或制成软膏涂抹，或制成药捻、栓剂等。此类药物大多有毒，"攻毒"即有以毒制毒之意，无论外用、内服，均应严格掌握剂量及用法，不可过量或持续使用，以防发生毒副作用。制剂时应严格遵守炮制和制剂法度，以减低毒性而确保用药安全。

药理毒理 攻毒杀虫止痒药与功效相关的主要药理作用有：杀菌消炎，外用形成薄膜以保护创面，收敛以凝固表面蛋白质、收缩局部血管。土荆皮、蜂房、蟾蜍、狼毒等药还具有抗肿瘤作用，土荆皮、木槿皮等药尚具止血特点。

(滕佳林)

xiónghuáng

雄黄 （Realgar）

硫化物类矿物雄黄族雄黄，主含二硫化二砷（As_2S_2）。主产于湖南、湖北、贵州。采挖后除去杂质。研成细粉或水飞，生用。

性味归经 辛，温；有毒。归肝、大肠经。

功效主治 解毒杀虫，燥湿祛痰，截疟。用于痈肿疔疮，蛇虫咬伤，虫积腹痛，惊痫，疟疾。

功用阐述 ①温燥有毒，外用或内服均可以毒攻毒而解毒疗疮。常用于痈疽疔毒，疮痈红肿疼痛，或痈疽溃烂不敛，或疮疡积年冷瘘出黄水不瘥者，均可选用。视病情配伍麝香、白矾、硫黄等品，多以外用为主。②具有祛风邪、燥湿邪、杀疥虫、疗湿癣、解疮毒的作用，可治疗疥疮、顽癣、白秃、腋臭等证。用于疥癣，每与蛇床子配伍。③具有杀虫作用，可用于蛔虫等所致虫积腹痛，可与槟榔、牵牛子等同用。④辛散祛风，苦燥痰浊，有解毒、祛痰、截疟、定惊作用，故可用于癫痫、破伤风、疟疾等证。雄黄还可用于小儿喘满咳嗽，蛇虫咬伤等证。

用量用法 外用适量，研末敷，香油调搽或烟熏。内服 0.05~0.1g，入丸散用。

使用注意 容易产生蓄积毒性，内服宜慎，不可久服。外用不宜大面积涂擦及长期持续使用。孕妇禁用。切忌火煅。

化学成分 主要含二硫化二砷（As_2S_2）。约含砷 75%，硫 24.5%，并夹杂有少量铝、铁、钙、镁、硅等杂质。

药理作用 0.125%雄黄体外对金黄色葡萄球菌有100%的杀灭作用，提高浓度也能杀灭大肠埃希菌，以及抑制结核杆菌；其水浸剂（1:2）在试管内对紫色毛癣菌等多种致病性皮肤真菌有不同程度抑制作用。雄黄可通过诱导肿瘤细胞凋亡，抑制细胞 DNA 合成，抗肿瘤血管生成，增强机体的细胞免疫功能等多种因素发挥其抗肿瘤作用。此外，可抗血吸虫及疟原虫。临床亦有长期大量使用雄黄可致突变、致癌、致畸等报道。

（滕佳林）

liúhuáng

硫黄（Sulfur）

自然元素类矿物硫族自然硫。主产于山西、河南、山东、湖南等地。采挖后，加热熔化，除去杂质；或用含硫矿物经加工制得。生硫黄只作外用；内服常与豆腐同煮至豆腐显黑绿色时，取出，漂净，阴干后用。

性味归经 酸，温；有毒。归肾、大肠经。

功效主治 外用解毒杀虫疗疮；内服补火助阳通便。外治用于疥癣，秃疮，阴疽恶疮；内服用于阳痿足冷，虚喘冷哮，虚寒便秘。

功用阐述 ①酸温有毒，以毒攻毒，又祛风邪，燥湿毒，杀疥虫，疗顽癣。为皮肤科外用佳品，尤为疥疮要药。用于疥癣，湿疹，阴疽疮疡或顽硬恶疮。②秉性纯阳，入肾经能大补命门真火而助元阳。治疗阳痿早泄、腰膝冷痛，可与鹿茸、补骨脂等配伍；治疗肾虚寒喘等证，可与黑锡合用。③纯阳性热，能温补命火而生土，暖脏腑化阴气而祛寒，用于元脏虚寒，火不暖土之虚寒久泻，或五更泄泻，每与白术、附子等合用。用于阳气虚衰，阴寒凝滞的虚冷便秘，可与半夏配伍。硫黄还可用于阴寒内盛，凝滞冷痛诸证。

用量用法 外用适量，研末敷或加油调敷患处。内服 1.5～3g，炮制后入丸散服。

使用注意 孕妇慎用；不宜与芒硝、玄明粉同用；阴虚火旺者忌服。

化学成分 硫黄主要含硫（S），另可杂有砷、硒、铁、碲等成分。

药理作用 硫与皮肤接触，产生硫化氢及五硫黄酸，从而可溶解角质、杀疥虫、杀菌。对动物实验性炎症有治疗作用，能使支气管慢性炎症细胞浸润减轻，并促进支气管分泌而祛痰。一部分硫黄在肠内形成硫化氢，刺激肠壁增加蠕动，而起缓泻作用。

（滕佳林）

báifán

白矾（Alumen）

硫酸盐类矿物明矾石经加工提炼制成，主含含水硫酸铝钾$[KAl(SO_4)_2 \cdot 12H_2O]$。主产于甘肃、山西、湖北、安徽、浙江。全年均可采挖。将采得的明矾石用水溶解，滤过，滤液加热浓缩，放冷后所得结晶即为白矾。生用或煅用。煅后称枯矾。

性味归经 酸、涩，寒。归肺、脾、肝、大肠经。

功效主治 外用解毒杀虫，燥湿止痒；内服止血止泻，祛除风痰。外治用于湿疹，疥癣，脱肛，痔疮，聤耳流脓；内服用于久泻不止，便血，崩漏，癫痫发狂。枯矾收湿敛疮，止血化腐。用于湿疹湿疮，脱肛，痔疮，聤耳流脓，阴痒带下，鼻衄齿衄，鼻息肉。

功用阐述 ①性燥收敛而气寒，能燥湿热，敛水湿，杀疥虫，疗顽癣，止瘙痒，为皮肤科常用之品。治疗风热湿毒凝滞于肌肤之湿疹、疥癣，可与硫黄配用。白矾又能蚀腐肉，解疮毒，用于疮痈肿毒，痈疽发背，冷疮成瘘。

溃疡日久等，均可配雄黄等使用。②《本草经疏》言"矾性过涩，涩可止脱。"白矾入大肠经而能涩肠道，固滑脱，常用于久泻不止及痢疾迁延，日久不愈，可配诃子使用。③酸涩收敛，入肝经血分，既能收敛止血，又能凉血，可治疗多种出血证。齿衄者，可以本品煎汤含漱。便血、崩漏下血者，可与五倍子、地榆等合用。④酸苦涌泄，能涌吐痰涎，祛痰开窍，用于中风痰厥，癫痫发狂等证，可与郁金配伍。研末内服，还有祛湿退黄之功，单用或配伍茵陈、金钱草等治湿热黄疸。

用量用法 内服 0.6～1.5g，入丸散服。外用适量，研末敷或化水洗患处。

使用注意 体虚胃弱及无湿热痰火者忌服。

化学成分 为含水硫酸铝钾$[KAl(SO_4)_2 \cdot 12H_2O]$，枯矾为脱水白矾。还含有微量的锌、铁、铜、镁。

药理作用 白矾溶液广谱抗菌，对多种革兰阳性球菌和阴性杆菌、某些厌氧菌、皮肤癣菌、白念珠菌均有不同程度抑制作用，对铜绿假单胞菌、大肠埃希菌、金黄色葡萄球菌抑制明显；体外有抗阴道滴虫、抑制癌细胞、止血、促进溃疡愈合等作用。低浓度的白矾液有消炎、收敛、防腐作用，高浓度则引起肌肉溃烂。白矾水在体外有强烈凝固蛋白质作用，大剂量白矾刺激性大，可引起口腔、喉头烧伤、呕吐、腹泻、虚脱，甚至死亡。枯矾180～260℃炮制品，抑菌作用较好而对黏膜的刺激作用小。

（滕佳林）

zàofán

皂矾（Melanteritum）

硫酸盐类矿物水绿矾的矿石。主含含水

硫酸亚铁（FeSO$_4$·7H$_2$O）。主产于山东、湖南、陕西、甘肃等地。采挖后，除去杂质，密闭封藏。绿矾经煅制后则成绛矾。

性味归经 酸，凉。归肝、脾经。

功效主治 解毒燥湿，杀虫补血。用于黄肿胀满，疳积久痢，肠风便血，血虚萎黄，湿疮疥癣，喉痹口疮。

功用阐述 ①酸涩性寒，能燥湿除热解毒，兼有收涩之功，常用治湿疮疥癣，烫伤等证，可与冰片、樟脑等合用。②性燥，入脾经能燥湿利水，入肝经血分又能补血疗虚，常用于脾胃虚弱，湿热虫积而致气血亏虚，水湿停滞之萎黄水肿或胀满之证，可配当归、白术等品使用，或伍厚朴、陈皮等合用。现代多用其治疗缺铁性贫血。皂矾酸涩气寒入血分，既能收敛止血，又可补虚养血，故常用于病久成虚之肠风下血、久痢或赤白带下，可与白矾、乌贼骨等合用。③杀虫疗疳，并补血。可治疗积滞之证，尤其多用于疳积、虫积而兼气血亏虚者，可与白术、山药等补脾健胃之品配伍。

用量用法 内服 0.8～1.6g，入丸散服。外用适量，研末撒，或调敷，或溶水洗。

使用注意 孕妇慎用。

化学成分 天然绿矾主要含硫酸亚铁（FeSO$_4$·7H$_2$O），因产地不同，常含或多或少的铜、铝、镁、锌等夹杂物质。

药理作用 硫酸亚铁内服对缺铁性贫血，有增加红细胞数量及升高血红蛋白数量作用。外用绿矾能使蛋白质沉淀，其稀薄液有收敛作用，浓溶液则产生刺激作用。

（滕佳林）

shéchuángzǐ

蛇床子（Cnidii Fructus） 伞形科植物蛇床 *Cnidium monnieri*（L.）Cuss. 的干燥成熟果实。中国大部分地区均产。夏、秋二季果实成熟时期采收，除去杂质，晒干。生用。

性味归经 辛、苦，温；有小毒。归肾经。

功效主治 燥湿祛风，杀虫止痒，温肾壮阳。用于阴痒带下，湿疹瘙痒，湿痹腰痛，肾虚阳痿，宫冷不孕。

功用阐述 ①辛苦温燥，有杀虫止痒，燥湿祛风之效，为皮肤病及妇科病常用药。治疗阴部湿痒、湿疹、湿疮、疥癣，常与苦参、黄柏、白矾等配伍，且较多外用。②辛能润肾，苦能除湿，温能祛寒，有散寒祛风、燥湿之功，能除妇人、男子寒湿诸证，用于寒湿带下、湿痹腰痛，尤以兼有肾阳不足者最为适宜，常与山药、杜仲、牛膝等同用。③辛润而不燥，性温能助阳，有温肾暖宫，壮阳起痿之功，尤宜肾阳虚衰之阳痿遗精、宫冷不孕等，多与枸杞、淫羊藿、肉苁蓉等品合用。

用量用法 内服，3～10g。外用适量，多煎汤熏洗，或研末调敷。

使用注意 阴虚火旺或下焦有湿热者不宜内服。

化学成分 果实含挥发油1.3%，已从油中分得 27 个成分。还含香豆精类等成分，如蛇床明素，花椒毒素等。

药理作用 蛇床子有杀灭阴道滴虫作用，对耐药性金黄色葡萄球菌、铜绿假单胞菌及皮肤癣菌有抑制作用，可延长新城鸡瘟病毒鸡胚的生命。所含的花椒毒酚有较强的抗炎和镇痛作用。蛇床子能延长小鼠交尾期，增加子宫及卵巢重量，其提取物也有雄激素样作用，可增加小鼠前列腺、精囊、提肛肌重量。另外，还有抗心律失常，降低血压，祛痰平喘，延缓衰老，促进记忆，局麻，抗诱变，抗骨质疏松，抗皮肤过敏等作用。

（滕佳林）

tǔjīngpí

土荆皮（Pseudolaricis Cortex） 松科植物金钱松 *Pseudolarix amabilis*（Nelson）Rehd. 的干燥根皮或近根树皮。又名土槿皮。主产于浙江、安徽、江苏等地。夏季剥取，除去杂质，晒干。切丝，生用。

性味归经 辛，温；有毒。归肺、脾经。

功效主治 杀虫，疗癣，止痒。用于疥癣瘙痒。

功用阐述 辛温有毒，辛能散风，温可通行经络，具有祛湿止痒，杀虫疗癣功效。为治疥癣之要药，通常只供外用。传统用法为酒浸外擦或研末调涂，现代多制成酊剂使用。治疗癣病、湿疹、皮肤瘙痒可单用酒浸外擦，或配黄柏、苦参等同用。

用量用法 外用适量，醋或酒浸涂擦；或研末调涂患处；或制成酊剂涂擦患处。

使用注意 只供外用，不可内服。

化学成分 根皮含土荆皮酸、β-谷甾醇、鞣质、挥发油、多糖等成分。

药理作用 所含有机酸、乙醇浸膏及苯浸膏，对常见的 10 种致病性皮肤真菌和白念珠菌均有一定抗菌作用。土荆皮酸能抗癌细胞，还能抗早孕，抑制卵子受精。其提取物和制成的止血粉，实验均有良好止血作用。

（滕佳林）

mùjǐnpí

木槿皮 (Hibisci Syriaci Cortex)

锦葵科植物木槿 *Hibiscus syriacus* L. 的干燥茎皮或根皮。中国各地均有栽培，主产于四川、江苏、湖北等地。4~5月间，剥下茎皮或根皮，洗净，晒干。切段或研末用。

性味归经 甘、苦，微寒。归大肠、肝、脾经。

功效主治 清热利湿，杀虫止痒。用于湿热泻痢，肠风下血，脱肛，痔疮，赤白带下，阴道滴虫病，皮肤疥癣，阴囊湿疹。

功用阐述 ①味苦性寒，能燥湿疗癣，杀虫止痒，可外用于疥癣，尤为疗癣要药。凡头癣、体癣、脚癣等皆可使用。治癣疮，可煎水，加肥皂浸水，频频擦之；或浸汁磨雄黄涂擦。治头面钱癣，可为末，醋调敷。湿疹瘙痒亦可局部熏洗。②苦降气寒性滑利，善走下焦清利湿热，可治疗下焦湿热之带下、痢疾，或湿热蕴结肝胆之黄疸。湿热带下、阴痒，可单用煎水洗或酒煎内服，亦可与其他燥湿止带药同用。

用量用法 内服，3~9g。外用适量，浸酒涂擦或煎水熏洗。

使用注意 本品苦寒，脾胃虚弱者慎用。无湿热者慎服。

化学成分 根皮含鞣质、黏液质。

药理作用 木槿皮根的乙酸浸剂，对金黄色葡萄球菌、枯草杆菌、痢疾志贺菌、变形杆菌及常见致病性皮肤真菌均有抑制作用。鞣质能与蛋白质结合生成不溶于水的大分子沉淀物，从而具有收敛性，也能使皮肤发硬，在黏膜表面可起保护作用，制止过多的分泌物，使过量出血停止。外用可局部止血，内服可用于十二指肠溃疡出血。因能减少肠黏膜分泌，故有止泻作用。

(滕佳林)

fēngfáng

蜂房 (Vespae Nidus)

胡蜂科昆虫果马蜂 *Polistes olivaceous* (DeGeer)、日本长脚胡蜂 *Polistes japonicus* Saussure 或异腹胡蜂 *Parapolybia varia* Fabricius 的巢。又名露蜂房。中国大部分地区均产。秋、冬二季采收，晒干，或略蒸，除去死蜂死蛹，晒干。剪块，生用或炒用。

性味归经 甘，平。归胃经。

功效主治 攻毒杀虫，祛风止痛。用于疮疡肿毒，乳痈，瘰疬，皮肤顽癣，鹅掌风，牙痛，风湿痹痛。

功用阐述 ①质轻善走，能祛风邪，疗疮毒，攻坚破积，为外科常用之品。用于疮疡肿毒，乳痈肿痛，疔疮坚硬者，可与清热解毒之黄连、黄柏等合用。用于瘰疬肿痛，可与蛇蜕、玄参等品配伍。②善走表祛风，杀虫止痒，为皮肤科常用药物。用于疥疮、头癣、手癣、湿疹等皮肤瘙痒者，可与蝉蜕配伍使用。③性善走窜，通经入骨，有祛风蠲痹，消肿止痛之功。与独活合用宜于风湿痹痛，与乳香配伍治疗牙痛效佳。蜂房还可用治阳痿、喉痹，以及蛔虫、绦虫病等。

用量用法 外用适量，研末油调敷，或煎水漱口，或熏洗患处。内服3~5g。

化学成分 大黄蜂巢含挥发油 (露蜂房油)、蜂蜡、树脂、蛋白质、铁、钙等。

药理作用 蜂房水提取液对急性和慢性炎症均能抑制，镇痛作用主要对慢性疼痛有效。其丙醇和醇醚提取物均有显著促凝血作用，水提取物能明显促进大鼠体外血栓形成，并能增加血小板的黏附率。提取物有降压、扩张血管及强心作用，并可抗癌、抗白血病、抗菌和降温。蜂房油可驱蛔虫、绦虫。

(滕佳林)

fēnglà

蜂蜡 (Cera Flava)

蜜蜂科昆虫中华蜜蜂 *Apis cerana* Fabricius 或意大利蜂 *Apis mellifera* Linnaeus 分泌的蜡。将取去蜂蜜后的蜂巢，入水锅中加热熔化，除去上层泡沫杂质，趁热过滤，放冷，蜂蜡即凝结成块，浮于水面，取出，即为黄蜡。黄蜡饼经熬炼、脱色等精制加工过程，即成蜂蜡。

性味归经 甘，性微温。归脾经。

功效主治 解毒，敛疮，生肌，止痛。外用于溃疡不敛，臁疮糜烂，外伤破溃，烧烫伤。

功用阐述 有解毒止痛，生肌敛疮之功。用于溃疡不敛，臁疮糜烂，金疮，烧烫伤等，可与麻油、黄丹熬膏摊贴。此外，古人将蜂蜡作内服药，用以止血、止痢。适用于久泻不止，下痢脓血，胎动下血，遗精，带下等证。

用量用法 外用适量，熔化敷患处；常作成药赋型剂及油膏基质。

化学成分 主要成分可分为四大类，即酯类、游离酸类、游离醇类和烃类。

药理作用 蜂蜡具有活性氧清除作用。2.5μg/ml以上浓度完全抑制脂质过氧化。蜂蜡及其乳浊液有抑菌和防腐作用。且将肝素100~150mg悬浮在蜂蜡0.5~1.5ml内，静脉注射给予，可使肝素抗凝血作用时间延长。

(滕佳林)

fēngjiāo

蜂胶 (Propolis)

蜜蜂科昆虫意大利蜂 *Apis mellifera* L. 工蜂采集

的植物树脂与其上颚腺、蜡腺等分泌物混合形成的具有黏性的固体胶状物。在暖和季节每隔10天左右开箱检查蜂群时刮取，刮取后紧捏成球形，包上一层蜡纸，放入塑料袋内，置于凉爽处收藏。

性味归经 苦、辛，寒。归脾、胃经。

功效主治 补虚弱，化浊脂，止消渴；外用解毒消肿，收敛生肌。用于体虚早衰，高脂血症，消渴；外治皮肤皲裂，烧烫伤。

功用阐述 蜂胶有补虚弱、化浊脂、止消渴之功，用于体虚早衰，高脂血症，消渴等，多制成片剂或醇浸液服用。外用能解毒消肿，收敛生肌。用于皮肤皲裂，烧烫伤等，可制成酊剂或软膏涂敷。

用量用法 外用适量，多入丸散，或加蜂蜜适量冲服。内服0.2~0.6g。

化学成分 含树脂50%~60%，蜂蜡30%，芳香挥发油10%和一些花粉等夹杂物。

药理作用 蜂胶对多种细菌有抗菌作用，能抑制金葡菌、链球菌、沙门菌、变形杆菌、炭疽杆菌、大肠埃希菌等20余种细菌。其中，对金黄色葡萄球菌、绿色链球菌、溶血性链球菌和变形杆菌的杀菌作用较青霉素、四环素等抗生素强，对革兰阳性细菌的抗菌作用较革兰阴性细菌为强；10%的蜂胶醇溶液对毛霉、根霉、细黄链霉菌均有抑制作用。尤其对放线菌、真菌中腐生根霉毛霉酵母菌抑制作用较好；体外试验表明，蜂胶提取液对流感病毒、牛痘病毒、假狂犬病病毒、单层猪肾细胞培养病毒等具有不同程度的抗病毒作用。其中，对脊髓灰质炎病毒繁殖的抑制作用最强，而腺病毒敏感性

较差。蜂胶作为天然免疫刺激剂，能强化免疫系统，增强免疫细胞的活力。蜂胶所含类黄酮不但能净化血液，强化心肌细胞膜，增强细胞功能，而且对血小板聚集及血栓形成具有良好的抑制作用；蜂胶还具有很好的降血脂功能，蜂胶中的黄酮类、萜类、酚类、不饱和脂肪酸等化合物是调节血脂的重要功能因子，其作用机制主要是与胆固醇或其转化物胆酸结合，从而抑制其在肠内的吸收，促进降解和排泄而起到降血脂作用。此外，蜂胶还有保肝、抗氧化等作用。

（滕佳林）

zhāngnǎo

樟脑（Camphora） 樟科植物樟 *Cinnamomum camphora*（L.）Presl. 的干枝、叶及根部经加工提取制得的结晶。主产于长江以南地区及西南地区，以台湾产量最大、质量最佳。多为栽培品。每年多在9~12月砍伐老树，锯劈成碎片，置蒸馏器中进行蒸馏，冷却后即得粗制樟脑，再经升华精制而得精制樟脑。因易挥发，应密封保存。

性味归经 辛，热；有毒。归心、脾经。

功效主治 外用除湿杀虫，温散止痛；内服开窍辟秽。用于疥癣瘙痒，湿疮溃烂，跌打损伤，牙痛，痧胀腹痛，吐泻神昏。

功用阐述 ①辛香走窜，有开窍醒神、辟秽化浊之功，故可用治感受疫疠秽浊之气或夏伤风寒暑湿之邪所致痧胀腹痛，吐泻神昏等证，可与乳香、没药配成散剂内服。②辛散有毒，外用能祛风止痒，攻毒杀虫，故为疥癣瘙痒之良药。其芳香温散，散寒除湿，又能解毒疗疮，消肿止痛，又可用治疮疡湿烂及寒湿脚气。

其辛热行散，温经通脉，祛瘀行滞，散寒止痛，还可用于牙痛及跌打损伤、瘀滞肿痛。

用量用法 0.1~0.2g。入丸散剂，或用酒溶化内服。外用适量，研末撒布或调敷。

使用注意 气虚阴亏，有热及孕妇忌服。

化学成分 含一种双环萜酮（$C_{10}H_{16}O$）物质。

药理作用 樟脑涂擦皮肤有温和的刺激和防腐作用，并有局部麻醉作用，临床用樟脑擦剂有止痒和镇痛作用。口服有驱风和轻微祛痰作用。对高级中枢神经兴奋作用明显，大剂量可引起癫痫样惊厥。在体内水溶性代谢产物氧化樟脑，有明显的强心、升压和兴奋呼吸作用。

（滕佳林）

chánsū

蟾酥（Bufonis Venenum） 蟾蜍科动物中华大蟾蜍 *Bufo bufo gargarizans* Cantor 或黑眶蟾蜍 *Bufo melanostictus* Schneider 的干燥分泌物。又称蟾蜍眉脂。主产于山东、河北、江苏、浙江等地。多为野生品种。夏、秋二季捕捉蟾蜍，洗净体表，挤取耳后腺及皮肤腺的白色浆液，盛于瓷器内（忌与铁器接触），晒干贮存。用时以碎块置酒或鲜牛奶中溶化，然后风干或晒干。

性味归经 辛，温；有毒。归心经。

功效主治 解毒，止痛，开窍醒神。用于痈疽疔疮，咽喉肿痛，中暑神昏，痧胀腹痛吐泻。

功用阐述 ①辛行温通走窜，嗅之催嚏，有开窍醒神、辟秽之功。故可用治夏伤暑湿秽浊不正之气及饮食不洁所致痧胀腹痛、吐泻不止、甚则昏厥之证，常与麝香、雄黄等品配伍。②以毒攻

毒，有良好攻毒消肿止痛作用，可用治热毒蕴结、痰火郁结或火毒上攻引发的多种热毒疮肿、恶疮瘰疬、咽喉肿痛溃烂等证，可与轻粉、朱砂或牛黄、麝香等配伍使用。③有麻醉止痛之效，可用于各种原因所致牙痛，效果颇佳。此外，蟾酥能辅助脾胃，消积导滞，还可用治小儿疳积。

用量用法　内服 0.015~0.03g，研细，多入丸散用。外用适量。

使用注意　本品有毒，内服慎勿过量。外用不可入目。孕妇慎用。

化学成分　主要有蟾酥毒素类：如蟾毒、蟾毒配基脂肪酸酯、蟾毒配基硫酸酯等，蟾毒配基类、蟾毒色胺类，以及其他化合物，如多糖类、有机酸、氨基酸、肽类、肾上腺素等。

药理作用　蟾毒配基类和蟾蜍毒素类均有强心作用，又有抗心肌缺血、抗凝血、升压、抗休克、兴奋大脑皮质及呼吸中枢、抗炎、镇痛及局部麻醉作用。蟾毒内酯类和华蟾素均有抗肿瘤作用，并能增多白细胞、抗放射线；还有镇咳、增加免疫力、抗疲劳、兴奋肠管和子宫平滑肌等作用。

附　蟾皮：蟾蜍科动物中华大蟾蜍或黑眶蟾蜍除去内脏的干燥体。辛，凉；有小毒。功能清热解毒，利水消胀。适用于痈疽疮毒、疳积腹胀、瘰疬肿瘤等病证。煎服，3~6g；研末入丸散服，每次 0.3~0.9g。外用适量，可研末调敷患处，或以新鲜蟾皮外贴患处。

（滕佳林）

dàsuàn

大蒜（Allii Sativi Bulbus）　百合科植物大蒜 Allium sativum L. 的鳞茎。中国各地均有栽培。夏季叶枯时采挖，除去须根和泥沙，通风晾晒至外皮干燥。生用。

性味归经　辛，温。归脾、胃、肺经。

功效主治　解毒消肿，杀虫，止痢。用于痈肿疮疡，疥癣，肺痨，顿咳，泄泻，痢疾。

功用阐述　①辛散温通，散痈消肿解毒力强，为内外痈疡之要药。捣烂外敷，可消一切痈肿疮毒。其辛散走表，燥湿解毒，又治头癣、体癣等，可以本品切片外敷。②辛散温通，入脾胃经，能温胃健脾，行气消滞，解毒止泻，故可用于湿热泄泻、痢疾。可取大蒜一头烧熟食用，或配黄连使用。③还有杀虫作用，可用于钩虫、蛲虫病，常与槟榔、苦楝根皮等合用。又具杀痨虫、止顿咳作用，用治肺痨咳嗽或顿咳。

用量用法　外用适量，捣敷，切片擦或隔蒜灸。内服 9~15g，或生食，或制成糖浆服。

使用注意　外用可引起皮肤发红、灼热甚至起泡，故不可敷之过久。阴虚火旺及有目、舌、喉、口齿诸疾不宜服用。孕妇忌灌肠用。

化学成分　主要含大蒜油、大蒜素，硫化亚磺酸酯类，S-烷（烯）-L-半胱氨酸衍生物，γ-L-谷氨酸多肽，苷类，多糖，脂类及多种酶等。

药理作用　大蒜有较强的广谱抗菌作用，对金黄色葡萄球菌、痢疾志贺菌、幽门螺旋杆菌、多种致病性浅部真菌、白念珠菌、恙虫病立克次体、流感病毒 B、疱疹病毒，以及阴道滴虫、阿米巴原虫等，均有不同程度抑杀作用。紫皮蒜的抗菌作用优于白皮蒜，鲜品强于干品。又可降低胆固醇和三酰甘油，防治动脉粥样硬化。大蒜油能抑制血小板聚集，增加纤维蛋白的溶解活性。大蒜

又可抗肿瘤，抗突变和阻断亚硝酸胺合成。亦有不同程度抗炎、增强免疫、抗氧化、延缓衰老、降血压、护肝、降血糖等作用。

（滕佳林）

dàfēngzǐ

大风子（Hydnocarpi Semen）　大风子科常绿乔木植物大风子 *Hydrocarpus anthelmintica* Pierre 的成熟种子。主产于中国云南、台湾、广西，以及越南、柬埔寨、泰国、马来西亚、印度等。夏秋果实成熟时采收。取出种仁，晒干。研末、制霜或取油用。

性味归经　辛，热；有毒。归肝、脾、肾经。

功效主治　攻毒杀虫，祛风燥湿，润肤止痒。用于麻风，疥疮，手足癣，杨梅疮，酒渣鼻，手足皲裂。

功用阐述　皮肤诸疾，多与风、湿、虫、毒有关。大风子辛热而祛风除湿，并有杀虫、劫毒之功，故为传统治疗麻风疥癣、杨梅诸疮之要药。麻风、疥疮现虽少见，但治疗顽癣、湿疹、酒渣鼻等症仍可建功。治癣疮，可与硫黄、枯矾等配伍。治酒渣鼻，可与轻粉、硫黄等研末调涂。

用量用法　内服，0.3~1g，入丸散剂。外用适量，捣敷或烧煅存性，研末调敷，或制成散、膏剂使用。

使用注意　本品毒烈，一般多作外用，内服宜慎；必须作内服剂用时，当稀释于复方中用，不得过量或持续服用。孕妇、体虚及肝肾功能不全者忌用。

化学成分　种仁含脂肪油约 50%，油的脂肪酸有大风子油酸、次大风子油酸及少量饱和脂肪酸、不饱和脂肪酸等。脂肪酸甘油酯是其主要有效成分。

药理作用　大风子油及其脂

肪酸钠盐，在试管中对结核杆菌及其他抗酸杆菌均有抑制作用，脂肪酸钠盐作用较强。次大风子油酸抗麻风药效强于大风子油酸，二者并用强于单用。大风子油及其衍生物对机体组织均有刺激性。肌内注射大风子油能产生重刺激及疼痛，容易发生坏死。口服大风子油可引起呕吐，继续应用则可逐渐耐受。

（滕佳林）

lángdú

狼毒（Euphorbiae Ebracteolatae Radix）

大戟科植物月腺大戟 *Euphorbia ebracteolata* Hayata 或狼毒大戟 *Euphorbia fischeriana* Steud. 的干燥根。主产于东北、华北、江西、西南、西北等地。于春、秋季采挖，去茎叶、泥沙晒干。生用或醋制用。

性味归经　辛、平；有毒。归肝、脾经。

功效主治　散结，杀虫。外用于淋巴结结核，皮癣，阴痒；灭蛆。

功用阐述　①辛散性偏凉而有毒，能泻火攻毒，行散开结。常用于痰湿结聚之淋巴结结核，未溃或已溃流脓均可使用。②善走表攻毒，杀虫疗疮，可用于多种皮肤病或妇科疾病，如疥癣、湿疹、阴痒等。

用量用法　外用适量，磨汁涂，或研末调敷，或熬膏外敷。

使用注意　不宜与密陀僧同用。生品多外用，内服宜醋炙。

化学成分　主含甾醇、酚性成分、氨基酸、有机酸、狼毒苷等成分。

药理作用　狼毒水浸剂（1∶3）在试管内对紫色毛癣菌、铁锈色小孢子菌、同心性毛癣菌、许兰黄癣菌、羊毛状小孢子菌、腹股沟表皮癣菌、红色表皮癣菌等致病皮肤真菌有不同程度的抑制作用。狼毒煎剂有一定镇痛作用。狼毒大戟能杀蛆、灭孑孓。本品另有抗肿瘤、抗结核、增强细胞免疫功能等作用。

（滕佳林）

mùbiēzǐ

木鳖子（Momordicae Semen）

葫芦科植物木鳖 *Momordica cochinchinensis*（Lour.）Spreng. 的干燥成熟种子。主产湖北、广西、四川等地。多为野生，也有栽培。9~11 月采收成熟果实，剖开，晒至半干，取出种子，干燥。用时去壳取仁，捣碎，或制霜用。

性味归经　苦、微甘，凉；有毒。归肝、脾、胃经。

功效主治　散结消肿，攻毒疗疮。用于疮疡肿毒，乳痈，瘰疬，痔瘘，干癣，秃疮。

功用阐述　①能散结消肿，攻毒疗疮。为散血热、除痈毒之要药。凡热毒蕴结之疮疡肿毒、乳痈、肠痈均可使用。瘰疬痰核者，可与生草乌同用捣敷患处。取其疏结宣壅，清热杀虫之力，也用治癣疮、脱肛、酒渣鼻等证。②能通行经络，散结止痛，故可用于风寒湿痹、瘫痪、鹤膝风等筋脉拘挛之症。

用量用法　外用适量，研末，用油或醋调涂患处。内服 0.9~1.2g，多入丸、散用。

使用注意　孕妇及体虚的患者慎用。

化学成分　含木鳖子皂苷、木鳖子酸、木鳖子素、齐墩果酸、甾醇、氨基酸，以及油 35.72%、蛋白质 30.59%、海藻糖等。

药理作用　木鳖子提取物对麻醉犬、猫及兔等有降压作用，大鼠静脉注射木鳖子皂苷，可使血压暂时下降，心搏加快，呼吸短暂兴奋。木鳖子皂苷对离体兔十二指肠呈抑制作用。另有抗炎、抗菌、抗病毒及杀螨作用。

（滕佳林）

sōngxiāng

松香（Colophony）

松科松属若干植物中渗出的油树脂，经蒸馏或提取除去挥发油后所余固体树脂。

性味归经　苦，温。归肝、脾经。

功效主治　祛风燥湿，拔毒排脓，生肌止痛。用于痈疽恶疮，瘰疬，疥癣，白秃，痹症，金疮，扭伤。

功用阐述　味苦性温，其质黏腻，似湿而性极燥。有消肿拔毒排脓，祛风燥湿敛涩之功，故用于痈疽肿毒，初起者可助其内消，已成脓者可促其早溃，溃疡者配用则能生肌敛疮。用于湿烂诸疮及皮肤黏膜创面糜烂者，有收湿敛疮之效。痈疽恶疮，瘰疬，疥癣，白秃，金疮等证，可随证配伍使用。前人以松香外用治疗牙痛、耳聋。现代用其治疗慢性支气管炎、血栓闭塞性脉管炎亦有一定疗效。

用量用法　外用适量，研末撒，或调敷。内服，3~5g，或入丸散，或浸酒服。

使用注意　血虚者，内热实火者禁服。不可久服。未经严格炮制不可服。

化学成分　含松香酸酐及游离的松香酸，并含树脂烃、挥发油等。

药理作用　将松香乙醇溶液涂于皮肤，能防止血吸虫尾蚴感染。单味松香炮制的松香散具有抗凝作用。松香酸对小鼠离体肠肌自发性收缩有明显抑制作用。松香中 α-蒎烯、β-蒎烯具有镇咳祛痰作用。

（滕佳林）

máogèn

毛茛（Ranunculi Herba） 毛茛科多年生草本植物毛茛 *Ranunculus japonicus* Thunb. 的全草。中国各地除西藏外均有生长，夏末秋初采收全草及根，洗净，阴干。一般鲜用。

性味 辛，温；有毒。

功效主治 发泡攻毒，消肿止痛，定喘，截疟，退黄。用于黄疸，哮喘，疟疾，偏头痛，牙痛，鹤膝风，疮痈肿毒。

功用阐述 辛温有毒，对皮肤、黏膜有强烈刺激性，可致充血发泡。凡经脉阻塞，脏腑积毒等证，以之选穴敷贴而引赤发泡，为外治专药。对咳喘、胃痛、疮疖、火眼等症，以及黄疸型肝炎、疟疾、风湿性关节炎等病确有良效。虽为发泡要药，视病情涂敷或外洗时未必都要发泡。

用量用法 外用适量，鲜品捣敷，煎水洗，或干品研末撒。直接敷患处，或按特定部位，循经取穴敷。

使用注意 外敷时间不能过长，以防灼伤正常皮肤。有皮肤过敏史者慎用。体弱、小儿及孕妇不宜用。贴灸穴位时，须在贴敷处垫衬铜钱或带孔胶布，以保护正常皮肤。发泡后，小者不必刺破，大者在无菌条件下刺破放水。敷于面部时，一般以不起泡为原则，用时宜慎。本品只供外用，不作内服。

化学成分 全草含原白头翁素，干品则发生分子重合反应而变成无刺激的二聚物白头翁素。

药理作用 含有强烈挥发性刺激成分，与皮肤接触可引起炎症及水泡，内服可引起剧烈胃肠炎和中毒症状，但很少引起死亡。所含的原白头翁素具有明显的抗组胺作用，可对抗组胺引起的豚鼠支气管痉挛及回肠平滑肌收缩作用。毛茛对金黄色葡萄球菌、链球菌、大肠埃希菌、白念珠菌均有抑制作用；浸剂或煎剂在1：100 以上浓度时，在试管内有杀灭钩端螺旋体的作用。毛茛总苷具有抗癌作用。

（滕佳林）

bádú huàfǔ shēngjīyào

拔毒化腐生肌药（medicinal for drawing out toxin, suppuration and promoting granulation） 以外用拔毒化腐、生肌敛疮为主要作用的药物。此类药物中多数具拔毒化腐作用，仅少数药物具生肌作用，部分兼具拔毒、化腐、生肌三种功效。

作用特点 拔毒化腐生肌药多为重金属类矿物药，或经加工炼制而成。味以辛甘为主，性有寒热之分，多具剧烈毒性或刺激性。此类药物除拔毒攻毒、化腐排脓、生肌敛疮三大主要功效外，部分尚有杀虫、止痒、收湿、退翳等作用。其用法以外用为主，具体方法可根据病情和用途而定，可研末外撒、加油调敷，或制成药捻、外用膏药敷贴，或点眼、吹喉、滴耳等。

适应范围 此类药物主要适用于痈疽疮疡溃后脓出不畅，或溃后腐肉不去，新肉难生，伤口难以愈合之症。长于拔毒化腐之品，主要用于溃疡初期，脓栓未落，腐肉未脱，脓水不净，新肉未生之症；长于生肌敛疮者，常用于溃疡后期，腐肉已脱，脓水将尽，新肉不生之症。此外，还可用于皮肤湿疹、疥癣瘙痒，以及癌瘤、疣痣、瘘管等，部分药物用于治疗五官科的口疮、喉证、目生翳障等。

配伍规律 疮疡发病多与热（火）毒有关，《医宗金鉴》："痈疽原是火毒生"，治病求本，故拔毒化腐生肌药常与清热解毒药配伍。气血壅滞是疮疡发生发展的基本病机，故此类药物亦常与活血化瘀药配伍，以推陈致新，促进疮口愈合。疮疡脓水不净，疮口不敛，或皮肤湿疹，糜烂流滋等，多有湿浊为患，配伍燥湿收脓之品，可促进去腐生肌之功效。因此，除某些轻浅病症外，使用拔毒化腐生肌药外治的同时，常配合适当的内治以提高疗效。

使用注意 应严格控制剂量和用法，外用也不可过量或过久应用，有些药还不宜在头面部及黏膜上使用，以防发生毒副作用。

药理毒理 现代研究表明此类药物有抑制或杀灭病原微生物的作用，有些则具防腐、收敛、保护和促进伤口愈合等作用。对皮肤浅表的化脓性炎症、湿疹、疥疮、真菌感染的皮肤病等有一定的治疗作用，部分药物用于口腔溃疡、结膜炎、角膜混浊、外耳道炎等，有较好的疗效。此类药物中含砷、汞、铅类的药物毒性甚强，可对重要器官造成损害，并可导致死亡。

（陈卫平）

hóngfěn

红粉（Hydrargyri Oxydum Rubrum） 红氧化汞（HgO）。由水银、火硝、白矾各等份混合升华而成。又名升药，红色者称红升，黄色者称黄升。主产于河北、湖北、湖南、江苏等地。研细末入药。

性味归经 辛，热。有大毒。归肺、脾经。

功效主治 拔毒，除脓，去腐，生肌。用于痈疽疔疮，梅毒下疳，一切恶疮，肉暗紫黑，腐肉不去，窦道瘘管，脓水淋漓，久不收口。

功用阐述 有良好的拔毒去腐排脓作用，为只供外用的常用药之一。用于痈疽溃后，脓出不畅，腐肉不去，新肉难生，常与收湿敛疮的煅石膏同用，可随病情不同，调整二药的用量比例，如红粉与煅石膏的用量比为1：9者称九一丹，拔毒力较轻而收湿生肌力较强；2：8者称八二丹，3：7者称七三丹；1：1者称五五丹，9：1者称九转丹，则拔毒提脓之力逐步增强。此外，红粉也可用治湿疮、黄水疮、顽癣及梅毒等。

用量用法 外用适量，研极细粉单用或与其他药味配成散剂或制成药捻。

使用注意 本品有毒，只可外用，不可内服；外用亦不宜久用；孕妇禁用。

化学成分 为粗制氧化汞（HgO），另含少量硫酸汞。

药理作用 红粉在体外对金黄色葡萄球菌、乙型溶血性链球菌、铜绿假单胞菌、大肠埃希菌等有很强的杀菌作用，效力比苯酚大100倍以上；但因红粉的组方配伍和炼制方法不尽相同，致使其成分、杀菌力和疗效也有差别；实验表明，红粉制剂可促进和改善创面微循环，减少微血栓，增加创面营养和血供，有利于创面愈合。

（陈卫平）

lúgānshí

炉甘石（Calamina） 碳酸盐类矿物方解石族菱锌矿，主含碳酸锌（ZnCO$_3$）。主产于广西、湖南、四川。采挖后，除去泥土杂石，洗净，晒干，制用。有火煅、醋淬、火煅后用三黄汤（黄连、黄柏、大黄）淬等制法。水飞后用。

性味归经 甘，平。归肝、脾经。

功效主治 解毒明目退翳，收湿止痒敛疮。用于目赤肿痛，睑弦赤烂，翳膜遮睛，胬肉攀睛，溃疡不敛，脓水淋沥，湿疮瘙痒。

功用阐述 ①甘平无毒，可解毒明目退翳，收湿止痒，为眼科外用要药。用治目赤肿痛，目生翳障，胬肉攀睛，睑弦赤烂等，常配硼砂、玄明粉、冰片等制成眼药点眼；或可与玄明粉各等份为末点眼，治目赤暴肿；若与海螵蛸、冰片为细末点眼，可治风眼流泪。②有生肌敛疮，收湿止痒，解毒诸功效，常用治溃疡不敛，湿疮，湿疹等，可配煅石膏、龙骨、青黛、黄连等同用，以提高药效。如治疮疡不敛，配龙骨同用，研极细末，干掺患处；若配黄连、冰片，可治眼睑溃烂，畏光羞明。

用量用法 外用适量，研末撒或调敷；水飞点眼、吹喉。一般不内服。

化学成分 主要成分为碳酸锌（ZnCO$_3$），尚含铁、钙、镁、锰的碳酸盐。煅炉甘石的主要成分是氧化锌。

药理作用 本品所含的碳酸锌不溶于水，外用能部分吸收创面的分泌液，有防腐、收敛、消炎、止痒及保护创面作用，并能抑制局部葡萄球菌的生长。

（陈卫平）

pīshí

砒石（Arsenolite） 矿物砷华的矿石，或为硫砷铁矿、雄黄等含砷矿物的加工品。主产于江西、湖南、广东、贵州。药材分白砒与红砒二种，白砒为较纯三氧化二砷（AS$_2$O$_3$），红砒含少量硫化砷（AS$_2$S$_3$）等红色矿物质。砒霜是砒石升华而得的精制品。除极少部分来自天然砷矿的氧化物外，大多由砷矿石烧炼升华或由雄黄氧化升华而成。用时研细，或与绿豆同煮后用。

性味归经 辛，大热。有大毒。归肺、脾、肝经。

功效主治 外用攻毒杀虫，蚀疮去腐；内服劫痰平喘，攻毒抑癌。用于恶疮，瘰疬，顽癣，牙疳，痔疮等腐肉不脱等或溃久成瘘，寒痰哮喘，癌肿。

功用阐述 ①性烈，有强烈的蚀疮去腐肉作用。虽可单用贴敷，但易中毒，故多配其他药物以轻其剂缓其毒。治恶疮日久，可配硫黄、苦参、附子、蜡同用，调油为膏，柳枝煎汤洗疮后外涂；配白矾、雄黄、乳香为细末，作药线用，插入瘘管中，可治瘰疬、痔瘘等。②味辛大热，内服能祛沉寒，劫冷痰，平喘哮。治寒痰喘咳，久治不愈，可配淡豆豉为丸服；有大毒，以毒攻毒，可用于多种癌肿。

用量用法 外用适量，研末撒敷，宜作复方散剂或入膏药、药捻用。内服一次0.002～0.004g，入丸、散。

使用注意 砒石有剧毒，内服宜慎，不能持续服用，不可作酒剂服。外用亦应注意，以防局部吸收中毒。孕妇禁用。忌火煅。

化学成分 白砒和砒霜主要成分三氧化二砷（As$_2$O$_3$），红砒尚含少量硫化砷（As$_2$S$_3$）等。

药理作用 砒石有杀灭微生物、疟原虫及阿米巴原虫作用。对癌细胞有特定的毒性，主要通过诱导细胞凋亡杀伤白血病细胞、对急性早幼粒性白血病细胞有诱导分化作用，三氧化二砷还能诱导人肝癌细胞凋亡和明显抑制肝癌细胞增殖，也可诱导多发性骨髓癌细胞凋亡。小量砒石可促进蛋白质合成，活跃骨髓造血功能，促使红细胞及血红蛋白新生。另外，还有抗组胺及平喘作用。

(陈卫平)

qīngfěn

轻粉（Calomelas）

氯化亚汞（Hg_2Cl_2）。是水银、白矾、食盐等经升华法制成。呈白色有光泽的鳞片状或雪花状结晶，或结晶状粉末。主产于湖南、湖北、云南。避光保存。研细末用。

性味归经　辛，寒；有毒。归大肠、小肠经。

功效主治　外用杀虫，攻毒，敛疮；内服祛痰消积，逐水通便。外治用于疥疮、顽癣、臁疮、梅毒、疮疡、湿疹；内服用于痰涎积滞，水肿臌胀，二便不利。

功用阐述　①辛寒有毒，其性燥烈，外用有较强的攻毒杀虫敛疮作用。治疥疮，配硫黄、吴茱萸等研末，油调外涂；治梅毒疥癣，配大风子肉等份为末外涂；治疮疡溃烂，配当归、血竭、紫草等制膏外贴。②内服能祛痰消积，通利二便，逐水退肿。治痰涎积滞，水肿臌胀，二便不利属实证者，可与牵牛子或大黄、甘遂、大戟等同用。但毒性较大，内服宜慎。

用量用法　外用适量，研末掺敷患处。内服每次 0.1 ~ 0.2g，一日 1 ~ 2 次，多入丸剂或装胶囊服，服后漱口。

使用注意　本品有毒，以外用为主，不可过量和久用；内服宜慎，服后要及时漱口，以免口腔发生糜烂、损伤牙齿。孕妇应禁服。

药理作用　轻粉有广谱抑菌作用，对多种革兰阳性及阴性菌及致病性皮肤真菌均有良好抑菌效果。口服有一定泻下和利尿作用。轻粉水浸剂（1∶3）在试管内对皮肤真菌有抑制作用。轻粉内服至肠变成可溶性汞盐，能刺激肠壁增加其反应性蠕动，并促进肠液分泌而有泻下作用。轻粉服后经肾脏排泄，刺激肾脏而促进排尿，过量能引起急性肾炎。

(陈卫平)

qiāndān

铅丹（Plumbum Rubrum）

纯铅加工制成的铅的氧化物。主产于河南、广东、福建、云南。生用或炒用。

性味归经　辛、咸，寒；有毒。归心、脾、肝经。

功效主治　外用拔毒生肌，内服坠痰镇惊。外用治疮疡溃烂，湿疮瘙痒，疥癣，外痔；内服用于惊痫癫狂。

功用阐述　①辛寒，具拔毒化腐生肌、收湿杀虫止痒之功。可治疗多种疮疡、顽癣、湿疹等。配黄明胶，治疮疡初起红肿或脓成未溃者；配煅石膏、轻粉、冰片研细末，外掺疮上治痈疽溃后不敛。铅丹又为制备外用膏药的原料，常与植物油及解毒、活血、生肌药熬制成外贴膏药应用。②体重而性沉，咸走血分，镇心安神，有镇惊坠痰的功效，内服用于惊痫癫狂。但因其可蓄积中毒，内服宜慎。

用量用法　外用适量，研末撒敷或熬膏贴敷。一般不作内服药物，若内服每次 0.3 ~ 0.6g，入丸、散服。

使用注意　本品有毒，内服应慎，外敷也不可大面积使用；不可持续使用，以防蓄积中毒。孕妇禁用。

化学成分　主要含四氧化三铅（Pb_3O_4）。

药理作用　铅丹能直接杀灭细菌、寄生虫，并有抑制黏膜分泌作用。

(陈卫平)

péngshā

硼砂（Borax）

单斜晶系硼砂矿石经提炼精制而成的结晶体。主产于青海、西藏、云南、四川。宜置于密闭容器中防止风化。生用或煅用。

性味归经　甘、咸，凉。归肺、胃经。

功效主治　清热解毒，清肺化痰。用于咽喉肿痛，口舌生疮，目赤翳障，痰热咳嗽。

功用阐述　①能清热解毒，消肿防腐，为喉科及眼科常用药，且较多外用。配伍冰片、玄明粉、朱砂同用，可治咽喉、口齿肿痛。若配伍冰片、炉甘石、玄明粉共为细末点眼，可治火眼、目翳及胬肉。②味咸性凉，入肺经，内服可清热化痰。治痰热咳嗽并有咽喉肿痛者，可配伍玄参、贝母、瓜蒌、黄芩等同用。

用量用法　外用适量，研极细末干撒或调敷患处，或化水含漱。内服，1.5 ~ 3g，入丸散。

使用注意　本品以外用为主，内服宜慎。

化学成分　主要含四硼酸钠（$Na_2B_4O_7 \cdot 10H_2O$），另含少量铅、铝、铜、钙、铁、镁、硅等杂质。

药理作用　硼砂对多种革兰阳性及阴性菌、浅部皮肤真菌及白念珠菌有不同程度抑制作用，并略有防腐作用。对皮肤和黏膜还有收敛和保护作用。实验表明，硼砂能抗电惊厥和戊四氮阵挛性惊厥；减轻机体氮负荷，调整机体微量元素平衡，增加尿氟排出，但不能动员骨氟的移出。

(陈卫平)

mìtuósēng

密陀僧（Lithargyrum）

硫化物类方铅矿族矿物方铅矿提炼银、铅时沉积的炉底，或为铅熔融后的加工制成品。主产于湖南、江苏。除去杂质，研成细粉用。

性味归经 咸、辛，平；有毒。归肝、脾经。

功效主治 外用杀虫收敛，内服祛痰镇惊。外用于疮疡溃烂久不收敛，口疮，湿疹，疥癣，狐臭，汗斑，烧烫伤；内服用于风痰惊痫。

功用阐述 ①能收湿敛疮防腐，促进疮口愈合，常用于疮疡溃烂，久不收敛，及湿疮湿疹等渗出物较多的疾患。单味制成散剂或膏剂外敷，或与轻粉、枯矾、炉甘石等收湿敛疮之品同用；热毒未清者，可与青黛、黄连、黄柏等清热解毒之品同用。本品也可用于未溃之肿疡，有消肿解毒之功效。如治热毒恶疮，可与黄柏、麝香配伍；治坐板疮，与生矾、大黄为末敷；治口舌生疮，用本品与黄柏、青黛、甘草等为末敷。治阴汗湿痒，可单用本品或与蛇床子为末外敷，也可与蛤粉、滑石为末敷。治脚部湿烂，可与轻粉、熟石膏、枯矾为末敷。②外用又能攻毒杀虫，可用于多种皮肤病。如治赤白癜风，常与雄黄、硫黄、蛇床子同用；治腋臭，与白矾、轻粉同用，也可与麝香、大蒜等同用擦两腋。③体重而性沉，有祛痰镇惊的功效，内服可用于风痰惊痫。

用量用法 外用适量，研末撒或调涂，或制成膏药、软膏、油剂。内服 0.2~0.5g，研末，或入丸、散。

使用注意 本品以外用为主，长期大量使用易引起铅中毒。内服宜慎，不可过量，不能超过 1 周，体虚及孕妇、儿童禁服。十九畏中狼毒畏密陀僧，故不能与狼毒同用。

化学成分 主要含氧化铅（PbO）；尚含少量砂石、金属铅、二氧化铅（PbO_2）等夹杂物以及微量铝、锑、铁、钙、镁等。

药理作用 密陀僧膏对多种皮肤真菌有抑制作用，外用时可减轻炎症。密陀僧能与蛋白质结合为蛋白化铅，有收敛作用，可减少黏液分泌，保护溃疡面，用于溃疡、湿疹、肠炎、下痢等。

（陈卫平）

索　引

条目标题汉字笔画索引

说　明

一、本索引供读者按条目标题的汉字笔画查检条目。

二、条目标题按第一字的笔画由少到多的顺序排列，按画数和起笔笔形横（一）、竖（丨）、撇（丿）、点（丶）、折（乛，包括丁乚く等）的顺序排列。笔画数和起笔笔形相同的字，按字形结构排列，先左右形字，再上下形字，后整体字。第一字相同的，依次按后面各字的笔画数和起笔笔形顺序排列。

三、以拉丁字母、希腊字母和阿拉伯数字、罗马数字开头的条目标题，依次排在汉字条目标题的后面。

六　画

十 三 画

十 四 画

十 五 画

条 目 外 文 标 题 索 引

内 容 索 引

说 明

一、本索引是本卷条目和条目内容的主题分析索引。索引款目按汉语拼音字母顺序并辅以汉字笔画、起笔笔形顺序排列。同音时，按汉字笔画由少到多的顺序排列，笔画数相同的按起笔笔形横（一）、竖（丨）、撇（丿）、点（、）、折（乛，包括丁乚乚等）的顺序排列。第一字相同时，按第二字，余类推。索引标目中夹有拉丁字母、希腊字母、阿拉伯数字和罗马数字的，依次排在相应的汉字索引款目之后。标点符号不作为排序单元。

二、设有条目的款目用黑体字，未设条目的款目用宋体字。

三、不同概念（含人物）具有同一标目名称时，分别设置索引款目；未设条目的同名索引标目后括注简单说明或所属类别，以利检索。

四、索引标目之后的阿拉伯数字是标目内容所在的页码，数字之后的小写拉丁字母表示索引内容所在的版面区域。本书正文的版面区域划分如右图。

a	c	e
b	d	f

Z

希腊字母

阿拉伯数字

本卷主要编辑、出版人员

执行总编　谢　阳

责任编审　呼素华　袁　钟

责任编辑　李亚楠　戴小欢

索引编辑　张　安　邓　婷

名词术语编辑　高青青

汉语拼音编辑　王　颖

外文编辑　景黎明

参见编辑　傅保娣

责任校对　李爱平

责任印制　姜文祥

装帧设计　雅昌设计中心·北京